"十二五"职业教育国家规划教材

经全国职业教育教材审定委员会审定

供高专高职临床医学及相关专业使用

外 科 学

（第四版）

主　编　米振生　王品琪
副主编　李雪涛　母传贤　余尚昆　林　坚
编　者（按姓氏汉语拼音排序）
　　　　陈吉兵（河西学院医学院）
　　　　李瑞敏（曲靖医学高等专科学校）
　　　　李雪涛（重庆医学高等专科学校）
　　　　林　坚（红河卫生职业学院）
　　　　米振生（聊城职业技术学院）
　　　　母传贤（商丘医学高等专科学校）
　　　　牛海刚（山西医科大学汾阳学院）
　　　　孙志强（聊城职业技术学院）
　　　　王品琪（遵义医学高等专科学校）
　　　　夏　岚（湖北三峡职业技术学院）
　　　　余尚昆（长沙卫生职业学院）
　　　　朱大卫（遵义医学高等专科学校）

科学出版社

北　京

· 版权所有，侵权必究 ·

举报电话：010-64030229；010-64034315；13501151303（打假办）

内 容 简 介

本书教材是"十二五"职业教育国家规划教材。编写中我们力求保持外科学的科学性、系统性和连贯性，使大家在学完本课程后对外科学有一个整体的认识，熟悉和掌握外科基本知识、基本理论、基本技能，为将来的临床工作打下坚实的基础。本教材在编写时参考了助理医师执业考试大纲，在编排体例上从学生的视角出发，推陈出新，力求实用。课后设置了目标检测，包括选择题和案例分析题，并提供了答案，便于学生复习和巩固。

本书主要供高专、高职临床医学及相关专业使用，也可供参加助理医师执业考试的人员或在职医生参考。

图书在版编目（CIP）数据

外科学 / 米振生，王品琪主编. —4 版. —北京：科学出版社，2016
"十二五"职业教育国家规划教材
ISBN 978-7-03-048972-2

Ⅰ. 外… Ⅱ. ①米… ②王… Ⅲ. 外科学 - 医学院校 - 教材
Ⅳ. R6

中国版本图书馆 CIP 数据核字（2015）第 139576 号

责任编辑：高 磊 / 责任校对：李 影 刘亚琦
责任印制：赵 博 / 封面设计：张佩战

版权所有，违者必究。未经本社许可，数字图书馆不得使用

科 学 出 版 社 出版
北京东黄城根北街 16 号
邮政编码：100717
http://www.sciencep.com

三河市骏杰印刷有限公司印刷
科学出版社发行 各地新华书店经销

*

2003 年 8 月第 一 版　　开本：787×1092　1/16
2016 年 6 月第 四 版　　印张：29
2024 年 2 月第二十次印刷　字数：688 000
定价：64.80 元
（如有印装质量问题，我社负责调换）

前　言

随着临床医学的不断发展，诊断与治疗技术的不断提高，第三版的部分内容已不能满足临床工作的需求，特别是职业教育的迅速发展，对教材内容与形式的要求越来越高。为满足临床工作的需求，适应职业教育新的教学形式，在广泛征求意见的基础上，经过医院、学校专家的认真讨论与研究，我们对全书的内容进行了修订、调整与优化，对教学形式进行了新的改革与创新。

《外科学》是临床医学课程的重要组成部分，是高职高专医学专业的核心课程。本教材是"十二五"职业教育国家规划教材，第四版《外科学》在继承前三版的基础上，运用网络技术，把一些重点、难点和操作过程实现了在线学习，实现了资源共享，极大地提高了学生的学习兴趣。同时，我们力求保持外科学的科学性、系统性和连贯性，使大家在学完本课程后对外科学有一个整体的认识，对外科基本知识、基本理论、基本技能有初步了解，能对外科常见病和多发病作出初步的诊断，制定出治疗措施，为将来的临床工作打下坚实的基础。

《外科学》第四版教材的编写是从学生的视角出发，采用正文与非正文系统的编写方案，结合具体内容设计了"案例"以引出本章节，"资源需求"实现在线教学，并可反复观看学习，让学生带着兴趣、带着问题去学习领会。同时增加了"链接"与"接口"，"链接"部分的内容较表浅，主要目的是开阔同学们的视野，提高学习兴趣，激活思维，这部分内容仅供学生阅读，不属于考核内容；"接口"的内容较深，往往存在于另一门课程之中，为大家学习相关知识指明道路。"考点提示"是在每个章节或每个疾病都设置了考点提示，目的是指出重点，引起学生的注意。"资源需求"是本书的一大特色，实现了在线立体教学。

本教材力求以融入知识、技能、态度三项目标为主要教学模式。在每章章节之前列出学习目标，以便学生明确学习目标；课后有与助理医师考试题目相近的目标检测题，供学生自测。教材中案例分析等材料希望同学们能参考其他资料，相互之间积极讨论，培养学生良好的分析问题、解决问题的能力。

因编者水平有限，编写时间较短，本教材难免存在欠缺之处，恳请广大师生批评指正。

编　者
2015 年 10 月

目 录

第1章　绪论 ………………………………… 1
第2章　手术基本知识和技术 ……………… 5
　第1节　无菌术 ……………………………… 5
　第2节　手术基本操作技术 ………………… 10
第3章　麻醉 ………………………………… 18
　第1节　麻醉前准备和麻醉前用药
　　　　　 ……………………………………… 19
　第2节　局部麻醉 …………………………… 20
　第3节　全身麻醉 …………………………… 23
　第4节　疼痛治疗 …………………………… 26
第4章　围手术期患者的处理 ……………… 28
　第1节　术前准备 …………………………… 28
　第2节　手术后处理 ………………………… 30
　第3节　手术后并发症的防治 ……………… 32
第5章　外科患者的体液平衡失调 ………… 34
　第1节　概述 ………………………………… 34
　第2节　体液代谢失调 ……………………… 36
　第3节　酸碱平衡失衡 ……………………… 44
　第4节　外科患者的营养支持 ……………… 50
第6章　输血与移植 ………………………… 55
　第1节　输血 ………………………………… 55
　第2节　移植 ………………………………… 58
第7章　外科感染 …………………………… 66
　第1节　概述 ………………………………… 66
　第2节　浅部组织的化脓性感染 …………… 69
　第3节　手部急性化脓性感染 ……………… 73
　第4节　全身性外科感染 …………………… 76
　第5节　有芽胞厌氧菌感染 ………………… 77
第8章　损伤 ………………………………… 83
　第1节　机械性损伤 ………………………… 83
　第2节　烧伤和冷伤 ………………………… 86
　第3节　毒蛇咬伤 …………………………… 92
第9章　外科休克 …………………………… 95
　第1节　概述 ………………………………… 95
　第2节　低血容量性休克 …………………… 103

　第3节　感染性休克 ………………………… 105
第10章　多器官功能衰竭 …………………… 109
　第1节　概述 ………………………………… 109
　第2节　急性肾衰竭 ………………………… 111
　第3节　急性呼吸窘迫综合征 ……………… 117
第11章　肿瘤 ………………………………… 121
　第1节　概述 ………………………………… 121
　第2节　常见体表肿瘤和瘤样肿块
　　　　　 ……………………………………… 127
第12章　颅脑损伤 …………………………… 130
　第1节　颅内压增高 ………………………… 130
　第2节　损伤 ………………………………… 134
第13章　颅脑与脊髓先天性畸形 …………… 144
　第1节　先天性脑积水 ……………………… 144
　第2节　颅裂脑膜膨出症 …………………… 145
　第3节　先天性脊柱裂 ……………………… 146
第14章　颈部疾病 …………………………… 148
　第1节　甲状腺疾病 ………………………… 148
　第2节　颈部肿块（自学） ………………… 155
第15章　胸部疾病 …………………………… 160
　第1节　胸部损伤 …………………………… 160
　第2节　脓胸 ………………………………… 168
　第3节　肺癌 ………………………………… 170
　第4节　食管癌 ……………………………… 177
第16章　乳房疾病 …………………………… 182
　第1节　概述 ………………………………… 182
　第2节　急性乳腺炎 ………………………… 184
　第3节　乳腺囊性增生症 …………………… 186
　第4节　乳房肿瘤 …………………………… 187
第17章　腹部疾病 …………………………… 193
　第1节　腹外疝 ……………………………… 193
　第2节　急性腹膜炎 ………………………… 203
　第3节　腹部损伤 …………………………… 212
　第4节　胃、十二指肠溃疡的外科治疗
　　　　　 ……………………………………… 220

第 5 节　阑尾炎 …………………… 228
第 6 节　肠疾病 …………………… 235
第 7 节　直肠肛管疾病 …………… 252
第 8 节　肝脏疾病 ………………… 270
第 9 节　门静脉高压症 …………… 277
第 10 节　胆道疾病 ……………… 284
第 11 节　胰腺疾病 ……………… 295
第 12 节　急腹症的诊断和鉴别诊断
　　　　　　……………………… 302

第 18 章　周围血管疾病 …………… 310
第 1 节　下肢静脉系统疾病 ……… 310
第 2 节　静脉血栓形成 …………… 314
第 3 节　血栓闭塞性脉管炎 ……… 318

第 19 章　泌尿、男性生殖系统疾病 … 325
第 1 节　常见症状及检查方法 …… 325
第 2 节　泌尿系损伤 ……………… 330
第 3 节　尿石症 …………………… 343
第 4 节　泌尿、男性生殖系统感染
　　　　　　……………………… 352

第 5 节　泌尿、男性生殖系统结核
　　　　　　……………………… 357
第 6 节　泌尿、男性生殖系统肿瘤
　　　　　　……………………… 362
第 7 节　泌尿系统梗阻 …………… 371
第 8 节　男性疾病及男性计划生育 … 380

第 20 章　运动系统疾病 …………… 391
第 1 节　骨折概述 ………………… 391
第 2 节　常见骨折 ………………… 402
第 3 节　关节损伤 ………………… 410
第 4 节　关节脱位 ………………… 414
第 5 节　骨与关节的化脓性感染 … 419
第 6 节　骨与关节结核 …………… 424
第 7 节　周围神经损伤 …………… 427
第 8 节　运动系统畸形 …………… 430
第 9 节　颈肩痛与腰腿痛 ………… 434
第 10 节　运动系统慢性损伤 …… 439
第 11 节　骨肿瘤 ………………… 444

目标检测题参考答案 ……………… 453

第1章 绪 论

> 📖 **学习目标**
> 1. 熟悉：外科学的概念和范畴。
> 2. 了解：外科学的发展史。
> 3. 了解：外科学的学习方法。

一、外科学的概念和范畴

外科学（surgery）是一门重要的临床医学学科，一般以需要手术或手法为主要疗法的疾病为研究对象，不但包括疾病的病因、病理、诊断、预防和治疗的知识和技能，还要研究疾病的发生和发展规律。

> **外科学就是治疗体表疾病的学科吗？**
>
> 从历史上看，这种看法确实有一定的道理，因为在古代，外科学的范畴仅仅限于一些体表的疾病和外伤；但随着医学科学的发展，现代外科学的范畴已经包括许多内部的疾病。我国明朝后期（14世纪）已有标明"外科"的医学专著，所记述的疾病多是局部感染，以及皮肤病、外伤及五官疾病等，如《外科理例》、《外科正宗》；当时的医家说"以其痈疽疮疡皆见于外，故以外科名之"。而英文的 surgery 来源于拉丁文 Chirurgia，由希腊文的手 cheir 和工作 ergon 组合而成，说明外科强调通过动手来治疗伤病。

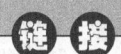

按病因分类，外科疾病大致可分为以下五类：

1. 损伤 由暴力或其他致伤因子引起的人体组织破坏，如骨折、内脏破裂、烧伤等，多需要手术或其他外科处理，以修复组织和恢复功能。

2. 感染 致病微生物侵袭人体，导致组织、器官的损害、破坏，发生坏死和脓肿，如坏疽阑尾的切除、脓肿切开引流等。

3. 肿瘤 绝大多数的肿瘤需要手术切除。

4. 畸形 包括先天性和后天性畸形。先天性畸形，如唇裂、腭裂、先天性心脏病、肛管直肠闭锁等，均需施行手术治疗。后天性畸形，如烧伤后瘢痕挛缩等，也多需手术治疗，以恢复功能和改善外观。

5. 其他性质的疾病 如肠梗阻、下肢静脉曲张、门静脉高压症、胆石症、尿石症、前列腺增生、甲状腺功能亢进症等。

但是外科疾病和内科疾病并没有截然的界限，外科疾病也并非都需要手术治疗。例如，许多外科感染的早期阶段主要使用抗菌药物治疗，而不需要手术；而部分内科疾病发展到一定阶段也需要手术治疗，如胃、十二指肠溃疡多数可用药物治疗，但有并发症时或内科治疗无效的顽固性溃疡则需手术处理。而且随着医学的进展，部分原来认为应当手术的疾病，现在可以改用非手术疗法治疗，如尿路结石过去常需手术治疗而现在绝大部分可通过非手术方法治疗；有的原来不能实施手术的疾病，现在则可以手术治疗，如某些先天性心脏病、冠心病等。特别在近年由于介入放射学和内镜诊疗技术的迅速发展，使外科和内科及其他专科更趋于交叉。所以，随着医学科学的发展和诊疗方法的改进，外科学的范畴将会不断地更新变化。

随着医学的不断发展，外科分工也越来越细，已先后分出普通外科（范围包括腹部、乳房、颈部疾病）、麻醉科、神经外科、胸部外科、泌尿外科、骨外科、烧伤整形外科、小儿外科、心血管外科等。各医院外科分科的粗细主要由医院的规模、专业和水平等而定。

二、外科学的发展概况

我国医学史上外科开展地很早，在2300多年前的周朝，就有了专门的外科医生"疡医"；汉末的医学家华佗已经能使用麻沸散为患者进行术前麻醉。

古代名医——华佗

《后汉书·华佗传》中记载："若疾发结于内，针药所不能及者，乃令先以酒服麻沸散，既醉无所觉，因刳破腹背，抽割积聚；若在肠胃，则断截湔洗，除去病秽；既而缝合，敷以神膏。四五日创愈，一月之间皆平复"。

现代外科学奠基于19世纪40年代，这一时期先后解决了手术疼痛、切口感染和出血、输血等问题。

手术疼痛曾是妨碍外科发展的重要因素之一。1846年美国的Morton首先采用乙醚作为全身麻醉剂，并协助Warren用乙醚麻醉施行了很多手术，自此乙醚就被普遍地应用于外科。1892年德国Schleich首先倡导用可卡因作局部浸润麻醉，但由于其毒性高，不久即被普鲁卡因所替代，至今普鲁卡因仍为安全有效的局部麻醉药。

感染是100余年前外科医生所面临的最大困难之一，当时截肢手术的死亡率达40%~50%。1846年匈牙利的Semmelweis首先提出检查产妇前用漂白粉将手洗净，遂使他治疗的产妇死亡率自10%降至1%，这是抗菌技术的开端。1867年英国的Lister采用苯酚溶液冲洗手术器械，并用苯酚溶液浸泡的纱布覆盖伤口，使他在1867~1870年期间施行的截肢术患者的死亡率降至15%，从而奠定了抗菌术的基本原则。1877年德国Bergmann提出不能将所有的伤口都视为感染的，而不让伤口再被沾污更为重要，并在此基础上提出蒸汽灭菌，并研究了布单、敷料、手术器械等的灭菌措施，在现代外科学中建立了无菌术。这些我们现在看起来理所当然的事，在当时的外科界却接受得很缓慢，因为那时还不知道伤口感染是由细菌引起的；直到德国的Kock于1878年发现了伤口感染的病原菌后，消毒和灭菌法才得到迅速发展。1889年德国Fürbringer提出手臂消毒法，1890年美国Halsted倡议戴橡皮手套，这样使无菌术臻于完善。1929年Fleming发现了青霉素，此后各国研制出一系列抗菌药物。

手术出血也曾是妨碍外科发展的另一重要因素。1872年英国Wells介绍了止血钳；1873年德国Esmarch在截肢时提倡使用止血带，他们是解决手术止血的创始者。1901年美国的Landsteiner发现了血型，从此可用输血补偿术中的失血，先后采用了直接输血法、间接输血法，现在又有了血库的建立，使得输血更加简便易行。

20世纪50年代，低温麻醉和体外循环的研究成功，为心脏直视手术的发展开辟了道路;60年代,由于显微外科的发展,促进了创伤、整形和移植外科的进步。

现代外科学传入我国已有百年历史,但在旧中国发展很慢。新中国成立后,我国外科学建立了比较完整的外科体系,外科技术在普及的基础上有了显著提高;在普及方面,全国的县医院已有了外科设备和医生,部分县级以下医院也开展了外科工作,设备和技术条件不断改善,而且不少县以下的基层医院也开展了外科工作;在提高方面,我国在外科的某些领域处于世界先进水平,如大面积烧伤的治疗、断指再植、肝癌、胆石症、食管癌、脑外科等。另外,某些重要的外科仪器器械如体外循环机、人工肾、心脏起搏器、人工骨关节、震波碎石装置等,都能自行设计生产。

三、学习外科学的方法和要求

1. 树立为人民解除疾苦的崇高职业理想 必须明确学习外科学的根本目的是为人民群众的健康服务。我们只有具备崇高的职业理想和良好的医德医风,时时为患者着想,才能发挥医疗技术的作用。外科医生从事的是一个具有高风险的职业,如果医疗思想不端正,工作疏忽大意,技术不精,就会给患者带来痛苦,甚至严重地损害患者的健康;也会使自己陷入困扰之中。

2. 坚持以人的健康为中心,贯彻理论联系实际的学习方法 外科是一门实践性很强的工作,外科的知识和技能必须亲自参加临床工作才能学到。

名家名言

Osler说:"学习疾病的种种现象,如果没有书,犹如在没有海图指引的海上航行;有书而无病人,则是根本未去海上。"

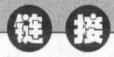

3. 狠抓"三基"教育 "三基"是指基本知识、基本技能、基本理论。只有把基本的东西学到手,才可能取得进一步的发展。手术者必须掌握无菌术和基本操作技能,熟悉局部解剖等,否则有可能造成感染、医源性损伤等并发症;手术基本技能的形成是一个由生疏到熟悉、由笨拙到灵活、由顾此失彼到运用自如的发展过程。常说手术医生应具有"鹰眼、狮心、姑娘手","姑娘手"是指灵巧而言,而要达到灵巧,手术操作动作必须随时得到心智功能的调节才能逐步以完善合理的方式组织起来。

4. 正确对待手术 手术既是一种治疗手段,同时又带来一定的创伤。对患者是否应采用手术治疗,应该全面考虑,权衡得失,严格掌握指征。不允许医生为了私利对患者行手术、用药物等。

医务者的主导性

患者作为卫生服务的对象,医务人员作为提供服务者,和其他的一般服务行业不同,事实上很难做到平等,因为患者缺乏足够的医药知识,也难以掌握接受服务的确切数量、价格和质量,一般都是在医生的安排下接受各种检查、药品和治疗,至于是否真正需要并不了解;所以在卫生服务中医务人员占主导地位,必须具有良好的职业道德。

5. 加强法律意识 目前世界范围内医疗纠纷越来越多,外科领域更是医疗纠纷的高发区。作为外科医生必须尊重患者的权利,保护公民的生命健康权;患者及家属有知情同意权,术前必须对患者及家属解释清楚手术的理由、可能发生的情况、手术后的预后情况等,征得其同意并签字为据。这里必须强调,患者和家属的签字不能作为医生推卸责任的借口;尊重患者的隐私权,在外科医生面前,患者各种隐私暴露无遗,不可把这些当作谈资,未经法律程序不可随意告诉他人,应注意患者的病情也属于隐私范围。

外科学是一门重要的临床医学学科,研究的对象是以需要手术或手法为主要疗法的疾病。外科疾病主要包括损伤、感染、肿瘤、畸形和其他性质的疾病。

现代外科学有百余年的历史,在解决了疼痛、出血、感染三大问题后得以迅速发展。

学习外科学应树立为人民解除疾苦的思想,贯彻理论联系实际的学习方法,抓好"三基"教育,并要加强法律意识。

(米振生)

第2章 手术基本知识和技术

> 📖 **学习目标**
> 1. 掌握：无菌术、灭菌、消毒的概念；手术进行中的无菌原则。
> 2. 熟悉：手术器械、物品灭菌法和消毒法；手术的基本操作技术。
> 3. 了解：手术室的管理制度。

手术是治疗外科疾病的基本方法。在临床上，手术可分为以下几类：

一、按手术的时机分类

1. 择期手术 在一段时间内，手术迟早，不影响治疗效果，容许术前进行充分的准备，选择最有利的时机手术。例如，良性肿瘤切除术、疝修补术等。

2. 限期手术 指应尽快做好术前准备，尽可能早施行的手术，如恶性肿瘤切除术。

3. 急症手术 需在最短时间内施行的手术，如肝破裂修补术、胃穿孔修补术等。

二、按手术中细菌接触的情况分类

1. 无菌手术 指手术的全过程都在无菌条件下进行，如脾切除术、甲状腺肿瘤切除术等。

2. 污染手术 指某些操作步骤很难避免细菌污染的手术，如胃大部切除术、食管癌切除术等。

3. 感染手术 如脓肿切开引流术、肠坏死切除术等。

三、按手术的目的分类

1. 根治性手术 目的是从周围组织完整地切除恶性肿瘤加区域淋巴结清扫，适用于恶性肿瘤早期和中期的患者。

2. 姑息性手术 适用于恶性肿瘤晚期患者，目的是减轻痛苦、延长生命。例如，胃空肠吻合解决胃癌所致的幽门梗阻、结肠造瘘解决直肠癌所致的排便问题等。

3. 诊断性手术 目的是明确诊断，如活体组织检查、剖腹探查等。

第1节 无 菌 术

无菌术（aseptic technique）是针对感染来源所采取的综合预防措施，由灭菌法、抗菌法及一定的操作规则与管理制度组成。将全部活的微生物消灭的方法称灭菌法（asepsis），常用物理方法进行，经灭菌法处理过的物品已绝对无菌；杀灭病原微生物的方法称为抗菌法（antisepsis），临床上常称"消毒"，不要求杀灭全部微生物（如芽胞等），常用化学药物进行，只能达到相对无菌（参见《医用微生物学》）。

外科的无菌术主要是预防手术伤口的感染，同时也是各种手术、穿刺、插管、换药、注射等操作所必须遵守的原则和方法。无菌术应贯穿于术前、术中和术后的各项有关处理中，对无感染的外科患者起到预防作用，对于已有感染者起到防止感染扩散和交叉感染的作用。

> **医院感染的现状**
>
> 　　医院感染（hospital infection）也称医源性感染越来越引起重视，医院感染发生率在城市医院高于乡村医院，综合性大医院高于中小医院，教学医院高于非教学医院。医院环境中的任何物体都可以是传染源，主要是患者、健康带菌者、患者家属、医院工作人员、污染的环境、设备和空气等。美国的统计表明，平均每年因医院感染而死亡者超过 10 万人。我国的数字远高于国外，住院患者医院感染约为 10%，每例医院感染者平均延长住院日达 8~10d，多消耗费用 2000~4000 元人民币，总数达（50~100）亿元人民币/年。严格的无菌操作可减少医院感染的发生。

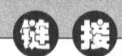

一、手术切口细菌的来源和控制方法

　　细菌广泛存在于周围环境和人体中。手术中，细菌可能通过空气和接触途径污染创口，所以在手术时应使一切器械、物品、空气、手术人员的手，在与切口接触前尽可能达到无菌状态（表 2-1）。

表 2-1　细菌进入切口的途径与控制方法

感染的类型	细菌来源	控制方法
接触感染	手术器械、敷料	灭菌、消毒
	手术者手臂	消毒、穿手术衣、戴手套
	患者手术区皮肤	消毒、铺手术巾
空气感染	灰尘	过滤设备、手术室管理制度
	飞沫	戴口罩

二、手术器械、物品、敷料的灭菌与消毒

（一）常用的灭菌法

1. 高温法

（1）高压蒸汽灭菌法：是物理灭菌法中最可靠、应用最普遍的方法。高压蒸汽灭菌器装置严密，蒸汽不外逸，温度随蒸汽压力增高而升高，当压力增至 104.0~137.3kPa 时，温度可达 121~126℃，在此状态下维持 30min，可杀灭包括细菌芽胞在内的一切微生物。本法适用于耐高温、高压，不怕潮湿的物品，如敷料、手术器械、药品、细菌培养基等；预真空式高压蒸汽灭菌器的特点是先抽吸灭菌器内的空气使其成真空状态，然后由中心供气室经管道将蒸汽直接输入消毒室，冷空气排除较可靠与彻底，蒸汽分布均匀。蒸汽压力可达 170kPa，温度可达 133℃；4~6min 可达灭菌效果，完成整个灭菌过程约需 25min。物品经高压灭菌后可保持包内无菌 2 周。

（2）煮沸灭菌法：是将水煮沸至 100℃，保持 5~10min 可杀灭繁殖体，保持 1~3h 可杀灭芽胞，在水中加入碳酸氢钠至 1%~2% 浓度时，沸点可达 105℃，能增强杀菌作用，

还可去污防锈，适用于不怕潮湿耐高温的搪瓷、金属、玻璃、橡胶类物品。

（3）火烧法：一些耐高温的器械（金属、搪瓷类），在急用或无条件用其他方法消毒时可采用此法，将器械放在火焰上烧灼1～2min，若为搪瓷容器，可倒少量95%乙醇，慢慢转动容器，使乙醇分布均匀，点火燃烧至熄灭1～2min。

2. 紫外线法 多用于室内空气消毒，紫外线只能杀死物品表面的细菌，对没有直接照射的部位无效，紫外线杀菌能力与其波长有密切关系，最佳杀菌波长为2537nm（是细菌对紫外线吸收最快的波长），用于空气消毒时，室内每10m^2安装30W紫外线灯管1支，有效距离不超过2m。照射时间为30～60min，照射前清扫尘埃，照射时关闭门窗，停止人员走动。

3. 电离辐射 应用放射性同位素或直线加速器发生的高能量粒子束进行灭菌，适用于忌热物品的常温灭菌方法，又称"冷灭菌"，尤其对一次性应用的医疗器材、密封包装后需长期储存的器材、精密医疗器材和仪器，以及移植和埋植的组织和人工器官、节育用品等特别适用。

4. 气体灭菌 环氧乙烷是广谱气体杀菌剂，能杀灭细菌繁殖体及芽胞，以及真菌和病毒等，穿透力强，对大多数物品无损害，消毒后可迅速挥发，特别适用于不耐高热和湿热的物品，如精密器械、电子仪器、光学仪器、心肺机、起搏器、书籍文件等，无损害和腐蚀等副作用。

（二）常用的消毒法

1. 药液浸泡 适用于锐利器械、内镜、特殊材料的导管等，常用的消毒液有：1‰苯扎溴铵（新洁而灭）、70%乙醇、10%甲醛、器械消毒液、1‰氯己定（洗必泰）、2%戊二醛等。

2. 气体熏蒸 可用于熏蒸丝线等，常用甲醛蒸汽（表2-2）。

表2-2 常用化学消毒剂使用方法

消毒剂名称	消毒水平	作用原理	使用范围	注意事项
乙醇 Alcohol	中效	使菌体蛋白凝固变性，但对肝炎病毒及芽胞无效	以70%～75%溶液作为消毒剂，多用于消毒皮肤	易挥发需加盖保存并定期调整其浓度，因有刺激性，不宜用于黏膜和创面的消毒
碘酊 Iodine Tincture	高效	使细菌蛋白氧化变性，能杀灭大部分细菌、真菌、芽胞和原虫	2%溶液用于皮肤消毒，擦后20s用75%乙醇脱碘	对皮肤有刺激，高浓度不能用，更不能用于黏膜消毒
苯扎溴铵（新洁尔灭）Benzalkonium Bromide	低效	是阳离子表面活性剂，能吸附带阴电的细菌，破坏细菌的细胞膜导致菌体自溶死亡	0.01%～0.05%溶液用于黏膜消毒；0.1%～0.2%溶液用于皮肤消毒；0.1%～0.2%溶液用于消毒金属器械	对肥皂、碘、高锰酸钾等阴离子表面活性剂有拮抗作用；溶液内不可投入纱布、棉花等
氯己定（洗必泰）Chlorhexidine	低效	具有广谱抑菌杀菌作用	0.02%溶液用于手的消毒浸泡3min，0.05%溶液用于创面消毒，0.1%溶液用于物体表面的消毒	同苯扎溴铵

续表

消毒剂名称	消毒水平	作用原理	使用范围	注意事项
37%～40%的甲醛溶液（福尔马林）Formalin	高效	菌体蛋白变性，酶活性消失。能杀灭细菌、真菌、芽胞和病毒	空气消毒时取福尔马林 12.5ml/m^3 加入等量水加热蒸发成气雾，待药蒸发完毕继续封闭 6h 以上。也可取福尔马林 10ml+高锰酸钾 5g/m^3 密封熏蒸 6h 以上	熏蒸穿透力弱，衣服最好挂起消毒
过氧乙酸 Peracetic Acid (P.A.A.)	高效	能产生新生态氧将菌体蛋白质氧化，使细菌死亡，能杀灭细菌、真菌、芽胞	0.2%溶液用于手的消毒浸泡 1～2min，0.2%～0.5%溶液用于物体表面的擦拭或浸泡 10min，0.5%溶液用于餐具消毒、浸泡 30～60min，1%～2%溶液用于室内空气消毒	浓溶液有刺激性及腐蚀性，不宜用金属器皿盛装，存于阴处，防高温引起爆炸，易氧化分解，须现配现用
碘伏 PVP-I	中高效	是碘与表面活性剂的不定型结合物，能杀灭细菌芽胞	3%溶液用于体温计消毒浸泡 30min，0.5%～1%碘伏液用于手术前皮肤消毒和手消毒	皮肤消毒后留有色素，可用水洗清
戊二醛 Gluaraldehyde	高效	与菌体蛋白质反应，使之灭活。能杀灭细菌、真菌、病毒和芽胞	2%溶液用于各种内镜消毒浸泡 1h，2%溶液用于不耐热手术器械、导管注射器、透析器械消毒，浸泡 10h	消毒后的物品于使用前用生理盐水冲洗，每周过滤 1 次、每 2～3 周更换消毒剂 1 次

三、手术人员和患者手术区域的准备

1. 手术人员的准备　医护人员进手术室要换好清洁衣裤、鞋，戴上口罩和帽子，剪短指甲。参加手术者的手臂要进行消毒，然后穿无菌的手术衣、戴手套。

> **附录　手术人员的准备**
>
> 1. 手臂消毒法　可以清除皮肤表面的细菌，但是不能完全消灭藏在毛囊、皮脂腺深部的细菌。手术过程中这些细菌可逐渐转移到皮肤表面，所以手臂消毒后还要穿手术衣、戴橡胶手套。常用的手臂消毒法如下。
>
> （1）肥皂刷手法：已使用多年，是经典的方法，目前已逐渐被应用新型灭菌剂的刷手法代替。①先用肥皂做一般的洗手，再用无菌毛刷蘸煮过的肥皂水刷洗手臂，从手指尖到肘上 10cm 处，两臂交替刷洗，一次刷完后，手指朝上，肘朝下，用清水冲洗，反复刷洗 3 遍，共约 10min，注意甲缘、甲沟、指蹼等处的刷洗；②用无菌毛巾从手到肘部擦干；③将手和前臂浸泡在 70%的乙醇或 1‰苯扎溴铵溶液内 5min，浸泡范围到肘上 6cm；④消毒完毕，保持拱手姿势，手臂不要下垂，不要接触未消毒的物品。
>
> （2）碘尔康刷手法：用肥皂水擦洗双手至肘上 10cm，共 3min；用清水洗净，无菌纱布擦干；然后用浸透 0.5%碘尔康的纱布涂擦手和前臂并至肘上 6cm 处，共 2 遍。

（3）灭菌王刷手法：清水冲洗双手至肘上10cm，然后用无菌毛刷蘸灭菌王3～5ml刷手和前臂3min，流水冲净，用无菌纱布擦干，用吸足灭菌王的纱布球涂擦手和前臂。

2．穿无菌手术衣、戴手套法

（1）穿无菌手术衣：取手术衣后，用双手分别提起衣领的两端，轻轻抖开手术衣，有腰带的一面向外，将手术衣略向上抛起，双手同时插入袖筒，手向前伸，待巡回护士在后面帮助穿衣，使双手伸出袖口；双手交叉提起左右腰带略向后递，护士在身后系紧衣带和腰带（图2-1）。

（2）戴无菌手套：戴手套时注意手只能接触手套的翻折部，不能接触手套的外面。用左手捏住手套口的翻折部，先将右手伸入手套内，再用已戴好手套的右手指插入左手手套的翻折部，帮助左手伸入手套内。然后将手套翻折部翻回盖住手术衣袖口（图2-2）。

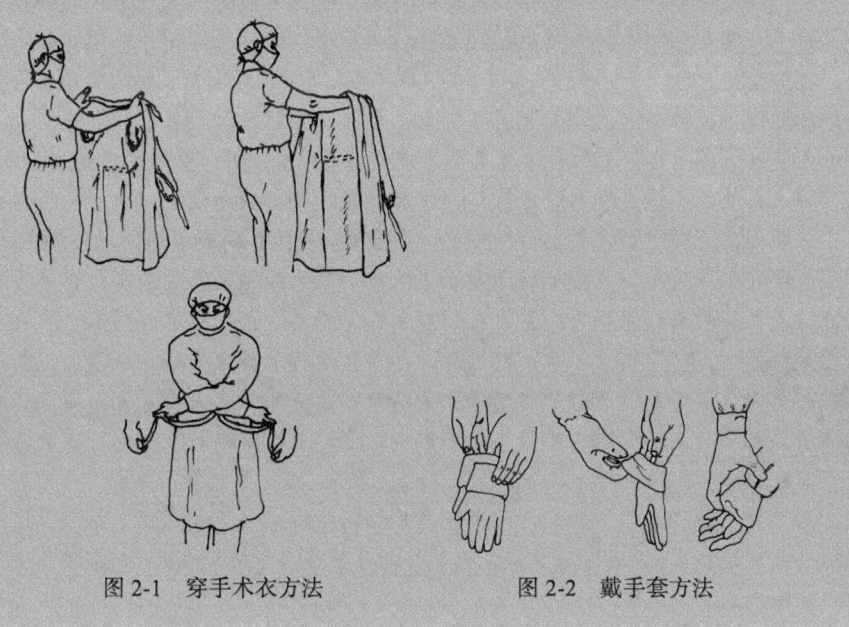

图2-1 穿手术衣方法　　　　图2-2 戴手套方法

2．患者手术区域的准备　手术前，手术区的皮肤应清洗干净，剃除毛发。手术时，手术区皮肤要用碘剂（如1%活力碘、0.5%碘伏）等消毒；然后再铺无菌单，只显露手术切口所必需的区域。

碘消毒剂的特点

碘伏（络合碘、PVP-iodine）为碘的有机复合物，是广谱强效消毒剂，可杀灭病毒、真菌、细菌及芽胞，作用持久、毒性低、不致敏，对皮肤、黏膜无刺激，不需脱碘、容易洗去。碘伏既可用于皮肤黏膜伤口的消毒，也可用于医疗器械浸泡灭菌，10～30min即可。应注意碘能被皮肤、黏膜吸收，若涂擦面积大或过于频繁，可较多进入甲状腺，并逐渐从肾脏排泄，有甲状腺或肾疾患、尤其是妊娠期的患者应慎用。而碘酊虽然消毒效果也好，但对皮肤和黏膜有较强的刺激性，不能用于黏膜、小儿皮肤、会阴部、面部、伤口等处的消毒；并对金属器械有腐蚀性，不适于器械消毒。

四、手术室的管理制度

手术室应与其他科室相隔离,制定严格的管理制度。同一天内要做几个手术时,应先做无菌手术,再做感染手术。每次手术后和每天工作后都应彻底清扫;手术室空气和地面定期进行消毒。

> **附录　手术进行中的无菌原则**
>
> 　　在手术过程中,虽然器械和物品都已灭菌、消毒,手术人员也已洗手、消毒、穿戴无菌手术衣和手套,手术区又已消毒和铺覆无菌布单,为手术提供了一个无菌操作环境。但是,在手术进行中,如果没有一定的规章来保持这种无菌环境,则已经灭菌和消毒的物品或手术区域仍有受到污染,引起伤口感染的可能,有时可能使手术失败,甚至威胁患者的生命。这个所有参加手术的人员必须认真执行的规章,即称无菌操作规则,如发现有人违反时,必须立刻纠正。无菌操作规则包括:①手术人员"洗手"后,手臂即不准再接触未经消毒的物品。穿无菌手术衣和戴无菌手套后,背部、腰部以下和肩部以上都应认为是有菌地带,不能接触;同样,手术台边缘以下的布单,也不要接触。②手术开始前要清点器械、敷料,手术结束时,检查胸、腹等体腔,核对器械、敷料数无误后,才能关闭切口,以免异物遗留腔内,造成严重后果。③手术中如手套破损或接触到有菌地方,应另换无菌手套。前臂或肘部接触有菌地方,应更换无菌手术衣或加套无菌袖套。无菌巾、布单等物,如已被湿透,其无菌隔离作用不再完整,应加盖干的无菌单。④在手术过程中,同侧手术人员如需调换位置时,应先退后一步,转过身,背对背地转到另一位置,以防止污染。⑤不可在手术人员的背后传递器械及手术用品。坠落到无菌巾或手术台边以外的器械物品,不准拾回再用。⑥切口边缘应以大纱布垫或手术巾遮盖,并用巾钳或缝线固定,仅显露手术切口。⑦作皮肤切口及缝合皮肤之前,需用75%乙醇或0.1%苯扎溴铵溶液,再涂擦消毒皮肤一次。⑧切开空腔脏器前,要先用纱布垫保护周围组织,以防止或减少污染。⑨参观手术人员不可太靠近手术人员或站得太高,也不可经常在室内走动,以减少污染的机会。

第2节　手术基本操作技术

一、手术常用器械的认识与使用

(一)常用的手术器械

1. 手术刀　主要用来切开和分离组织。手术刀分刀片和刀柄两部分(图2-3),有不同形状和大小型号。使用时用持针钳夹持刀片前端,上于刀柄上,取下刀片时夹持刀片尾端向前推(图2-4)。

持手术刀方法:有四种持手术刀法,见图2-5。

2. 手术剪　分组织剪和线剪(图2-6)。组织剪头圆,有直、弯两种,分别用于浅、深部组织的剪开和分离。线剪是直剪,头刃或一叶尖头一叶圆头,用于剪断缝线、引物流及敷料。

持手术剪方法:见图2-7。

3. 钳类

(1)血管钳:又称止血钳(图2-8),主要用于止血、分离组织、夹持组织等。有直、弯,大、小、全齿、半齿,有钩、无钩等不同规格。直血管钳用于皮下止血;弯血管钳用于深

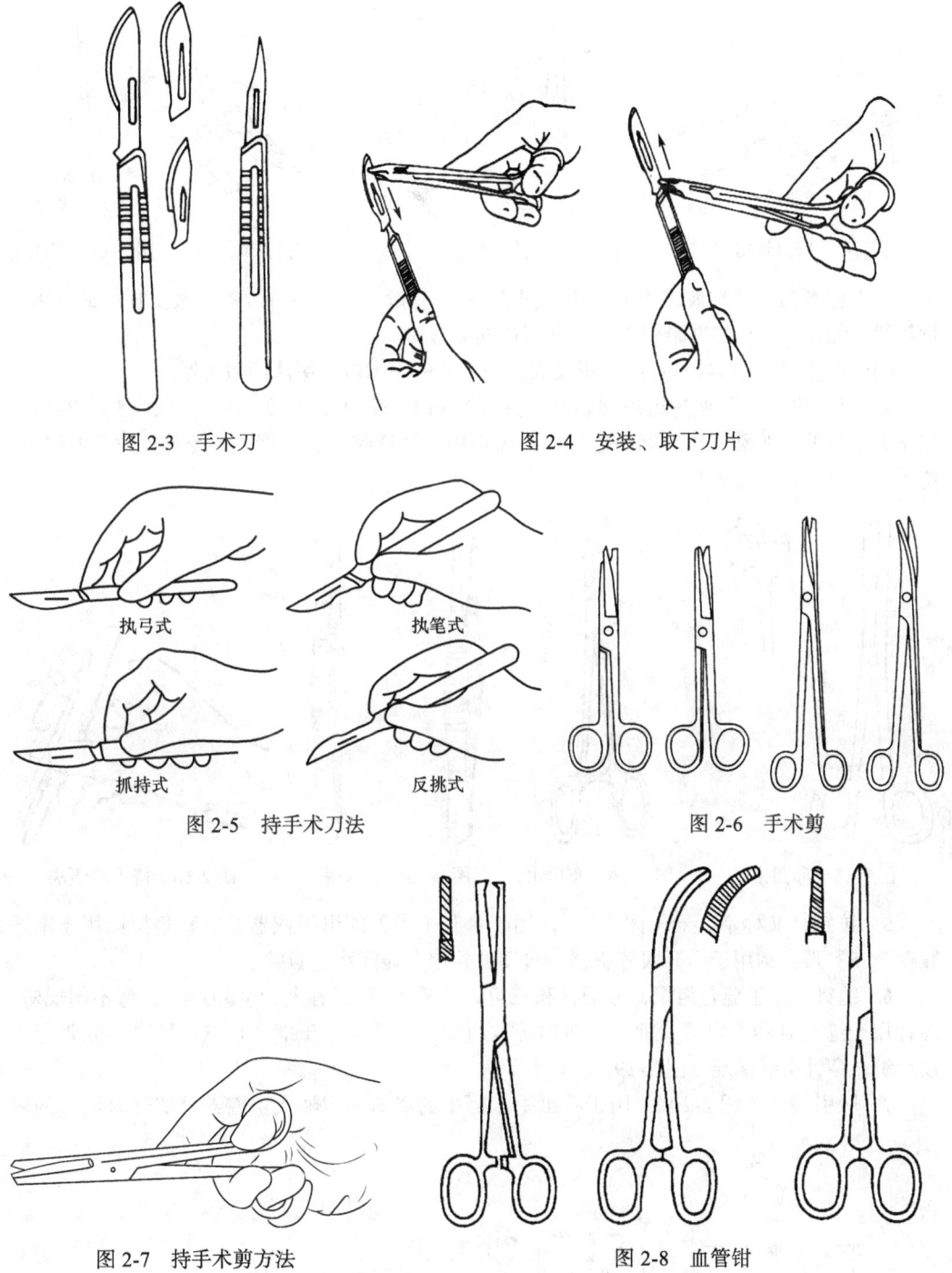

图 2-3 手术刀　　图 2-4 安装、取下刀片

图 2-5 持手术刀法　　图 2-6 手术剪

图 2-7 持手术剪方法　　图 2-8 血管钳

部止血和分离组织；蚊式钳用于精细操作；有钩直钳用于钳夹较厚而易滑脱的组织。持血管钳方法：见图 2-9。

（2）持针钳：又称持针器（图 2-10），用于夹持缝针及持钳打结操作，分大、中、小型号。缝合时应以持针钳的尖端夹持缝针的中、后 1/3 交界处。持持针钳方法：见图 2-11。

（3）组织钳：又称鼠齿钳、Allis 钳（图 2-12），用于夹持组织，以便牵引。其特点是头端有一排细齿，夹持组织不易滑脱，而且组织损伤小，用法同血管钳。

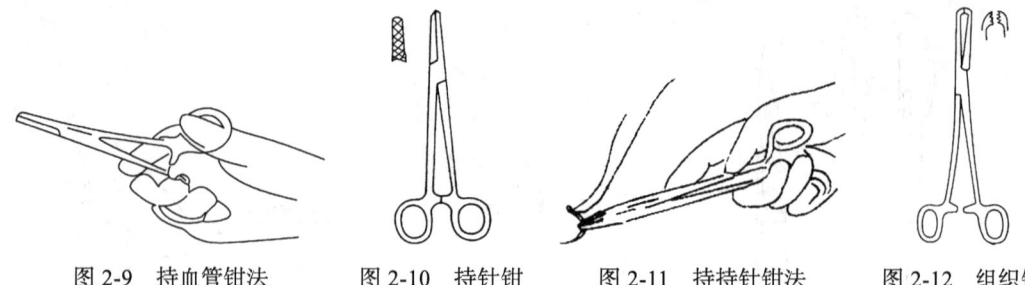

图2-9 持血管钳法　　图2-10 持针钳　　图2-11 持持针钳法　　图2-12 组织钳

（4）卵圆钳：又称海绵钳或环钳（图2-13）。有齿的用于夹持敷料，做皮肤消毒或作持物钳用，无齿的可夹持并牵引脏器。其用法同血管钳。

（5）布巾钳（图2-14）：用于钳夹固定手术野的手术巾，用法同血管钳。

4. 手术镊　用于夹持组织或物品，分有齿和无齿两种，长度不一（图2-15）。有齿镊用于夹持皮肤、肌腱筋膜等韧厚组织。无齿镊用于夹持黏膜、血管、神经等较脆弱的组织。持手术镊方法：见图2-16。

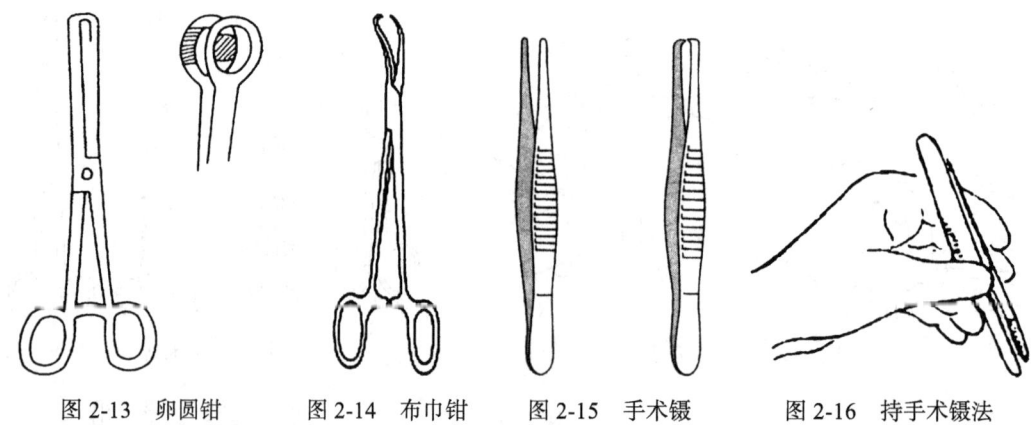

图2-13 卵圆钳　　图2-14 布巾钳　　图2-15 手术镊　　图2-16 持手术镊法

5. 拉钩　又称牵开器（图2-17），用于牵开手术野的组织或器官。直角拉钩用于牵开腹壁，"S"形拉钩用于牵开腹腔脏器，自动拉钩用于显露胸、腹腔。

6. 缝针　用于缝合组织，分圆针和三角针（图2-18），有大、小型号及直、弯不同规格。圆针用于缝合脏器、血管、神经、肌肉等软组织。三角针用于缝合皮肤、韧带、软骨等坚韧组织。穿针引线标准见图2-19。

7. 吸引器头（图2-20）　用于吸出手术野中的渗血、积液及空腔器官切开时漏出的内

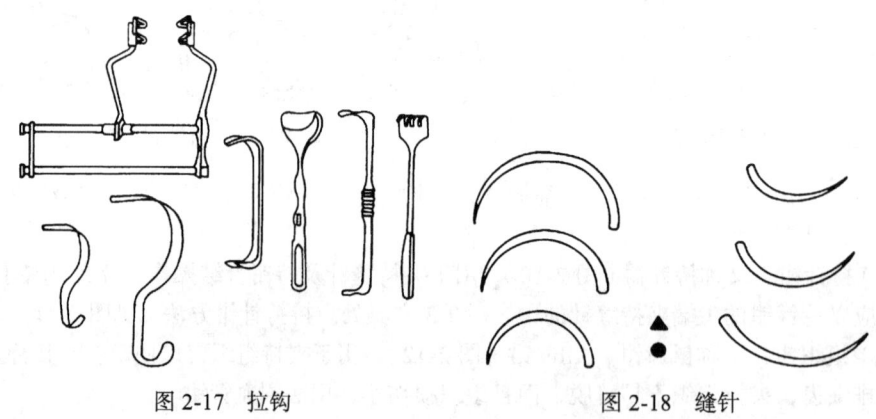

图2-17 拉钩　　　　　　　　　图2-18 缝针

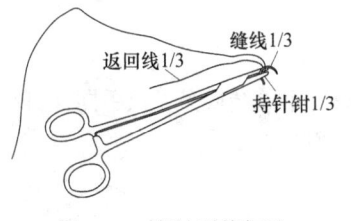
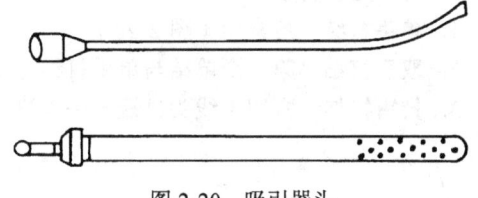

图 2-19　穿针引线标准　　　　图 2-20　吸引器头

容物等，便于显露手术野及减少污染。

（二）手术缝合线

缝合线用于缝合组织和结扎血管。

1．医用丝线　是外科广泛、基本使用的缝线。在组织内反应小，但在体内不吸收而形成异物。

2．医用肠线　分普通肠线和铬制肠线两种，均可吸收。医用肠线是肾脏、膀胱及输尿管手术常常选用的缝线，因为丝线会促进形成结石。医用肠线使用时用盐水浸泡，待软化后拉直，以便于手术操作。目前医用肠线应用有逐渐减少的趋势，将被较理想的可吸收缝线取代。

3．人工合成缝线

（1）可吸收性缝线：天然肠线有抗原性、组织反应较强及吸收速率难测等缺点。目前多采用人工合成的可吸收性缝线，如多聚甘醇酸化合物（PGA）缝线、涂层 Vicryl 缝线等。

（2）不可吸收性缝线：如尼龙缝线、聚酯纤维缝线、聚丙烯缝线等。

二、打　　结

（一）常用结的种类（图 2-21）

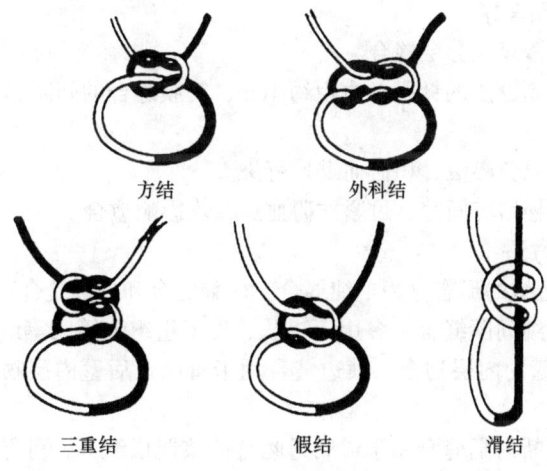

图 2-21　结的种类

1．方结　由方向相反的两个单结组成，适用于各种结扎和缝合后的打结。

2．三重结　是在方结的基础上再加一个单结，第三个单结应与第二个结方向相反。三重结用于有张力的组织、大血管、肠线和合成线的打结。

3．外科结　在打第一个单结时多绕一扣，使摩擦面增大，打第二个单结时第一个结不易松开，用于组织张力较大的打结和结扎固定引流管等。

（二）打结方法

1. **单手打结** 最常用（图 2-22）。
2. **双手打结** 第一个单结与单手打结方法相同，第二个单结换另一只手同样打结。
3. **持钳打结** 常用于线头过短、一人进行手术时（图 2-23）。

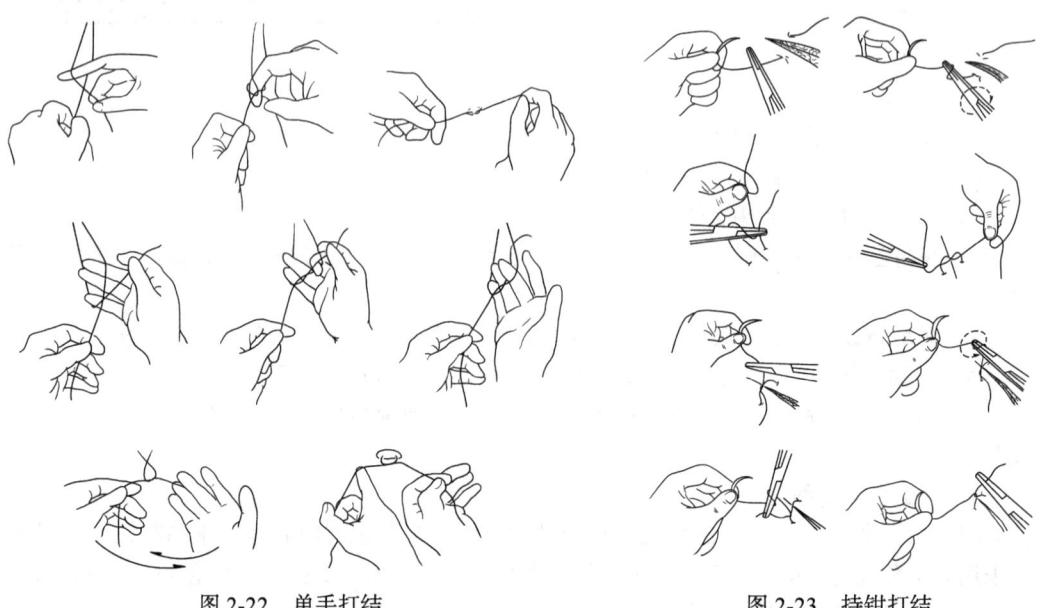

图 2-22　单手打结　　　　　　　　　图 2-23　持钳打结

注意事项：打结收紧时三点成一线。第二道打结方向必须与第一道相反，否则易成滑结。

三、缝　　合

（一）缝合原则和要求

1. 按解剖层次由深至浅分层缝合。
2. 对合整齐，间断缝皮的针距、边距约 1cm，筋膜缝合的间距、边距约 3mm，肠吻合针距 1.5mm、边距 2mm。
3. 不留无效腔，以免渗液、积血而继发感染。
4. 松紧适度，过松留有间隙，过紧妨碍血运，均影响愈合。

（二）基本缝合方法

根据缝合后切口边缘的形态分为单纯缝合、内翻缝合和外翻缝合三类。

1. **单纯缝合** 单纯间断缝合，多用于皮肤、皮下组织和筋膜等组织的缝合。连续缝合用于腹膜和胃肠道后壁的内层吻合。锁边缝合用于胃肠道后壁内层吻合，有较好的止血作用（图 2-24）。
2. **内翻缝合** 间断内翻缝合用于胃肠道吻合的浆肌层缝合，可保持外面光滑，减少粘连（图 2-25）。荷包缝合用于包埋阑尾残端等（图 2-26）。
3. **外翻缝合** 常用于血管缝合，可保持里面光滑（图 2-27）。

四、剪　　线

打结完毕，在直视下以稍张开的线剪尖沿着拉紧的缝线滑至结扣处，再将剪刀向上稍倾斜剪断线（图 2-28）。一般丝线留 1.5mm 左右，肠线、合成线留 2.5mm 左右，皮肤缝线留 1cm 左右以便拆线。

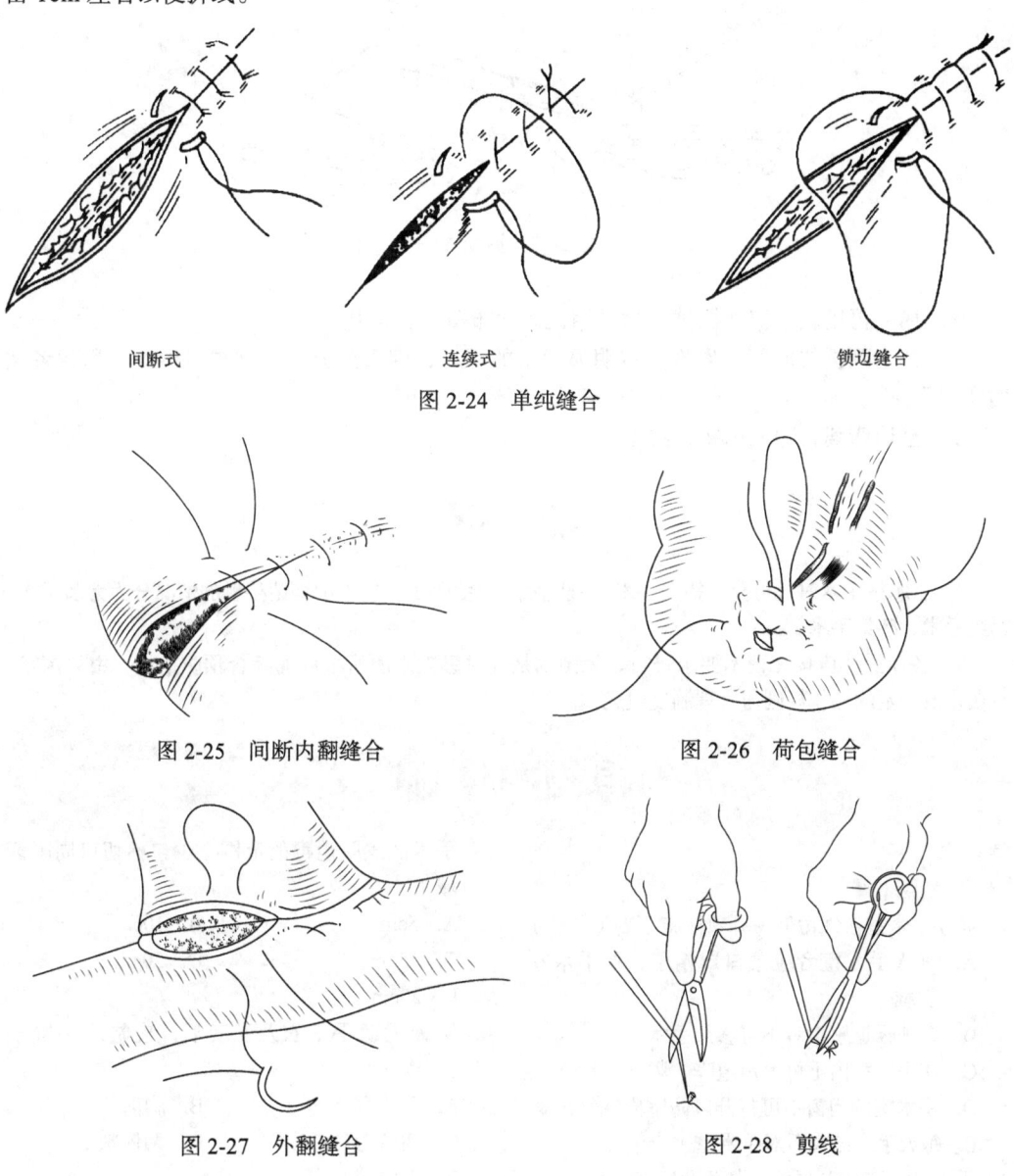

图 2-24　单纯缝合（间断式　连续式　锁边缝合）

图 2-25　间断内翻缝合　　图 2-26　荷包缝合

图 2-27　外翻缝合　　图 2-28　剪线

五、伤口拆线

（一）拆线准备

1. 准备物品　剪刀、碘伏棉球、无菌托盘、胶布、绷带、换药包或盒（内置敷料、平镊、血管钳）等。

2. 拆线者准备　洗手、戴帽子、口罩。

3. 患者准备　向患者解释拆线意义、方法，消除紧张情绪；保持舒适姿势。

（二）拆线方法

1. 揭除敷料，用碘伏消毒切口（包括缝线）。

2. 用镊子将线结向上提起，在线结之下再用线剪在靠近皮肤处剪断缝线，随即抽出（图 2-29）。

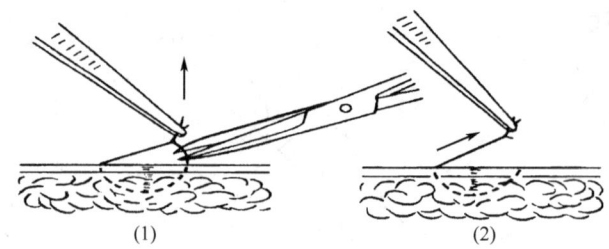

图 2-29 拆线方法

3. 局部再用碘伏棉球擦拭一次，用无菌纱布覆盖，包扎。

4. 如未到拆线时间，发现已有明显感染的切口，则需部分或全部提早拆线，积脓者及时予以引流。

5. 整理床铺，归还用物，洗手。

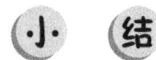

1. 手术按手术时机可分为择期手术、限期手术、急症手术；按术中细菌接触的情况分为无菌手术、污染手术、感染手术。

2. 各项操作应按无菌术要求进行，无菌术是针对感染来源所采取的综合预防措施，由灭菌术、抗菌术及一定的操作规则与管理制度组成。

目 标 检 测

选择题

【A_1/A_2 型题】

1. 防止手术室空气污染，哪项措施不妥（　　）
   A. 进入手术室者应戴口罩帽子，换手术室衣鞋
   B. 有呼吸道感染者不可参加手术
   C. 在手术室内不可大声喧哗、频繁走动
   D. 手术室的门窗不可打开以防室内空气污染
   E. 每天手术结束后对手术室进行消毒

2. 手术刀、剪等锐利器械，常用的消毒法是（　　）
   A. 煮沸消毒   B. 高压蒸汽灭菌
   C. 干热灭菌   D. 甲醛熏蒸
   E. 化学药物浸泡

3. 手术用的敷料，最常用的消毒方法是（　　）
   A. 高压蒸汽灭菌   B. 煮沸消毒
   C. 流动蒸汽灭菌   D. 化学药物浸泡
   E. 甲醛熏蒸

4. 可用 2.5%～3% 碘酊消毒的部位是（　　）
   A. 面部皮肤   B. 肛门和外生殖器
   C. 婴儿腹部皮肤   D. 成人脐部
   E. 供皮区

5. 手术区皮肤消毒的范围至少包括切口周围区域（　　）
   A. 5cm   B. 10cm
   C. 15cm   D. 20cm
   E. 25cm

6. 穿戴无菌手术衣及手套后，应将双手置于（　　）
   A. 头上部   B. 胸前
   C. 后背   D. 两侧腋下
   E. 下腹部

7. 肾手术的手术体位是（　　）
   A. 仰卧位   B. 侧卧位
   C. 俯卧位   D. 截石位
   E. 平卧位

8. 关于戴无菌手套、脱污染手套，下述描述哪项是错误的（　　）
   A. 戴无菌手套时注意勿触及手套外面
   B. 脱污染手套时，手套外面不能触及皮肤
   C. 戴干手套时应先穿手术衣后戴手套
   D. 戴湿手套时应先戴手套后穿手术衣
   E. 戴干手套时应先戴手套后穿手术衣

9. 无菌切口消毒的顺序是
   A. 自上而下　　　　B. 自下而上
   C. 由切口为中心向四周
   D. 由四周向切口
   E. 无一定顺序
10. 连台手术时
    A. 不需要更换手术衣、手套
    B. 先脱手术衣，再脱手套
    C. 先脱手套，再脱手术衣
    D. 不需洗手，另穿手术衣
    E. 手可随意接触
11. 可用于浸泡内镜的消毒液为
    A. 乙醇　　　　　　B. 碘酊
    C. 戊二醛　　　　　D. 过氧乙酸
    E. 含氯消毒液
12. 手术者穿好无菌手术衣、戴好无菌手套后，有菌区不包括
    A. 腰部以下　　　　B. 肩部以上
    C. 胸前部　　　　　D. 腋下部
    E. 背部
13. 下列哪项不属于高温灭菌法
    A. 下排式高压蒸汽灭菌
    B. 预真空式蒸汽灭菌
    C. 煮沸灭菌
    D. 火烧灭菌
    E. 药液浸泡灭菌
14. 物品经高压蒸汽灭菌法灭菌后，一般可保留
    A. 1周　　　　　　B. 10d
    C. 2周　　　　　　D. 20d
    E. 30d
15. 腹部手术的消毒范围包括
    A. 乳头以下，脐以上
    B. 剑突以下，脐以上
    C. 乳头以下至腹股沟韧带
    D. 手术切口周围15cm区域
    E. 锁骨以下至腹股沟韧带
16. 用物理方法杀灭细菌称
    A. 消毒法　　　　　B. 抗菌法
    C. 灭菌法　　　　　D. 隔离法
    E. 无菌术

（米振生）

第3章 麻　　醉

> 📖 **学习目标**
> 1. 掌握：麻醉的概念和种类。
> 2. 熟悉：麻醉前的准备内容和麻醉前用药。
> 3. 了解：常用的局麻方法。

案例3-1

　　患者，男性，55岁，右肺上叶肺癌，拟手术切除。患者口腔内有可摘义齿一颗。问题：应采用哪种麻醉方法？麻醉前要做哪些准备？

　　麻醉（anesthesia）是指暂时性抑制患者的痛觉或痛觉传导，使其耐受手术的措施。临床麻醉的基本任务是手术时消除患者的疼痛、保证患者的安全，为手术创造良好的条件。随着发展，现代麻醉学已不仅局限于手术室内的临床麻醉，还包括了重症监测治疗、急救复苏、疼痛治疗等。

　　麻醉作用的出现，主要是麻醉药物作用于神经系统某一特定部位的结果。根据麻醉药物的给药途径及作用部位的不同，可把麻醉分为两大类：全身麻醉（general anesthesia）和局部麻醉（local anesthesia）。

　　全身麻醉是麻醉药物作用于中枢神经系统的某些部位，使患者意识暂时丧失，全身均不感到疼痛。根据给药途径的不同全身麻醉分为两种：吸入麻醉和静脉麻醉。

　　局部麻醉是麻醉药物作用于某些外周神经或脊髓的某一节段，阻断痛觉的传导，使机体的某一部位暂时失去疼痛的感觉。椎管内阻滞麻醉从广义上讲也属于局部麻醉。

　　在临床麻醉中常用的是将几种麻醉方法和麻醉药物联合使用，称为复合麻醉。这样可以减少每一种药物的剂量及可能出现的副作用，获得良好的麻醉效果，保证患者安全。

复合麻醉有什么优点？

　　全麻药物作用于中枢神经系统，使患者意识消失，完全不知道手术中发生的事情，同时能够消除手术中因长时间保持一个姿势带来的不适，全身痛觉消失并产生一定程度的肌肉松弛作用，为手术创造条件；这种中枢神经系统受抑制的程度是可以调控的，与麻醉药物在体内的浓度相关，全麻过深时对呼吸、心血管有明显抑制作用。局麻时患者神志清楚，容易出现紧张恐惧，小儿更不适合单独应用局麻。临床上可将全麻和局麻联合使用，既能减少全麻药的用量，又能使患者意识、疼痛消失，并发症减少。

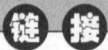

第1节 麻醉前准备和麻醉前用药

一、麻醉前准备

麻醉前准备包括患者的准备、麻醉方法的选择、麻醉药品和器械的准备等。

1. 掌握病情 麻醉师在麻醉前必须访视患者,了解患者的健康状况、心理状态;了解患者的病史,尤其手术史和麻醉史;进行体格检查,注意有无和麻醉有关的畸形等情况,如脊柱有无畸形或感染、口腔有无假牙等;注意化验和其他检查结果,重点了解心、肺、肝、肾和脑的功能。综合判断患者对麻醉和手术的耐受力。

2. 患者准备 做好解释工作,消除患者对麻醉和手术的焦虑和恐惧;术前访视时,应向患者简要介绍麻醉实施方案和安全保证措施,耐心听取并解答患者的问题,取得患者的全面合作。对于极度紧张的患者可给予镇静药物。麻醉过程中患者常会出现呕吐、胃内容物反流导致误吸,造成窒息或吸入性肺炎;因此择期手术患者,麻醉前应禁食12h,禁饮4h,以使胃排空。小儿应在术前4~8h禁食,2~3h禁饮。

3. 麻醉方法的选择 麻醉的选择应在保证效果和安全的前提下,选用有效、简便、经济、副作用小的麻醉方法和麻醉剂。

4. 麻醉药品和器械的准备 再进行麻醉前应准备好麻醉药品、抢救药品及麻醉和抢救器械。即使小手术或简单的麻醉也可能出现严重的意外,必须做好准备工作。

二、麻醉前用药

麻醉前用药是必不可少的准备工作。

1. 麻醉前用药的目的

(1)镇静和催眠:患者在麻醉、手术前常有紧张、焦虑、恐惧的心理,过分紧张会引起心率加快、血压升高、耗氧量增加,影响休息和睡眠。麻醉前用镇静和催眠药可减轻或消除患者的这些反应,使其保持安定,充分合作。

(2)抑制腺体分泌:麻醉前给予抗胆碱能药物,可减少呼吸道腺体的分泌,保持呼吸道通畅,减少呼吸道的并发症。尤其吸入麻醉时,因呼吸道受到药物刺激使分泌物增加,麻醉前必须使用抗胆碱药物。

(3)镇痛:麻醉前使用镇痛药可缓解或消除原发病和麻醉等操作引起的疼痛和不适;并可增强麻醉效果,减少麻醉药物的用量。

(4)抑制不良神经反射:减少术中可能发生的反射性低血压,以及麻醉或手术刺激造成的心律失常。例如,在牵拉内脏时可引起迷走神经反射,致心率减慢、血压下降、呕吐等,严重时可出现心搏骤停。

2. 麻醉前常用的药物 麻醉前常用镇静安定、止痛、抗胆碱等三类药物,通常在进手术室前半小时肌内注射。

(1)安定、镇静、催眠药物:具有抗焦虑、镇静、催眠、抗惊厥作用,并可预防局麻药的毒性作用。常用药物有:①地西泮,成人用量为2.5~5mg,口服或静脉注射;②异丙嗪,成人肌内注射12.5~25mg;③苯巴比妥钠,成人肌内注射0.1~0.2g。

(2)镇痛药:可提高中枢神经系统的痛阈,用于椎管内麻醉可减轻内脏牵拉痛,与全身麻醉药物起协同作用,可减少麻醉药物的用量。常用药物有:①哌替啶,成人用量为25~50mg,肌内注射;②吗啡,成人肌内注射5~10mg。

(3)抗胆碱药:可减少呼吸道分泌,利于保持呼吸道通畅;并可减少胃肠蠕动,防止呕吐。常用药物有：①阿托品，成人用量为 0.5mg，肌内注射；注意高热、甲状腺功能亢进、心动过速者不宜使用。②东莨菪碱，成人肌内注射 0.3mg；该药作用较弱，可用于高热、甲状腺功能亢进、心动过速者。

> **案例 3-1 分析**
>
> 患者为肺癌，需开胸手术。因此必须进行气管插管、机械辅助呼吸，可采用吸入麻醉。麻醉前应注意气道检查，取出口腔内的义齿。常规禁饮食。吸入麻醉会刺激呼吸道，使分泌物增加，必须使用阿托品。

第 2 节 局部麻醉

局部麻醉简称局麻，是指患者神志清醒，身体某一区域感觉神经传导功能暂时被可逆性阻断，运动神经可能被部分阻断或保持完好。局麻适用于较表浅的小手术。

一、常用的局麻药

1. 常用的局麻药 有属于酯类的普鲁卡因、丁卡因，属于酰胺类的利多卡因、布比卡因等。它们的主要特点见表 3-1（参见《药理学》）。

表 3-1 常用局麻药的特点

局麻药	麻醉效力	显效时间（min）	维持时间（h）	渗透性
普鲁卡因	1	1~3	0.75~1	弱
丁卡因	8	5~10	1~1.5	强
利多卡因	2	1~3	2~3	较强
布比卡因	6	5~10	3~7	强

注：维持时间指局部浸润麻醉时持续时间

2. 局麻药的不良反应

（1）中毒反应：指单位时间内血液中局麻药浓度超过了机体的耐受力而引起的不良反应，处理不当可致死。局麻药中毒时对中枢神经系统和心血管系统的影响最严重；中毒轻者表现为兴奋、多语、谵妄、恶心、呕吐、面色苍白、心慌、抽搐；重者表现为抑制，出现昏睡、昏迷、心率减慢、血压下降、呼吸减慢，甚至呼吸、心脏停搏。引起中毒反应的原因有：①局麻药过量；②误注入血管；③在血运丰富的部位注射，未加收缩血管的药物，药物吸收速度过快；④患者耐受力差，如老年人等。预防中毒反应的措施有：①限定局麻药安全用量；②注射前必须抽吸，无血液时方可注药；③无禁忌时（四肢末梢部手术、高血压、冠心病患者禁用肾上腺素），药液中加肾上腺素，以减慢药物吸收速度；④根据患者状态适量减少药量；⑤麻醉前注射镇静催眠药。治疗方法：对于兴奋者给予地西泮、苯巴比妥钠等镇静药，对于抑制者给予升压药、吸氧等处理，心跳呼吸停止时予心肺复苏（参见《急救医学概论》）。

（2）过敏反应：酯类局麻药引起过敏反应比较多见，所以使用普鲁卡因之前应作过敏试验；过敏反应的表现有：荨麻疹、喉头水肿、哮喘、休克等。严重者立即皮下或静脉注射肾上腺素，并予皮质激素和抗组胺药物治疗。

二、常用局麻方法

1. 表面麻醉 指将渗透力强的局麻药与局部黏膜接触所产生的无痛状态。表面麻醉多用于眼、鼻腔、口腔、咽喉、气管、尿道等处，如眼部用1%丁卡因1～2滴滴眼；气管插管或气管镜检查时用1%丁卡因或2%利多卡因3～5ml喷雾；尿道内可用1%丁卡因或2%利多卡因3～5ml用注射器灌注给药；鼻腔内可用蘸有麻药的棉片填塞片刻。

2. 局部浸润麻醉 指在手术切口及其周围组织分层注入局麻药，阻滞组织中的神经末梢（图3-1）。常用0.5%普鲁卡因或0.25%～0.5%利多卡因。麻醉时先在切口一端进针至皮下注入药物形成一皮丘，然后经该皮丘的前缘再进针注药，如此反复形成连续皮丘，操作时患者只有第一次进针感疼痛，称为"一针技术"；切开皮肤后从切口内继续向深层注药，再切开；这样逐层浸润、切开。注意事项：为避免局麻药中毒，应尽量使用低浓度麻药，药物中加入1：40万单位的肾上腺素以减缓药物吸收，每次注药前先抽吸以免注入血管内；感染和肿瘤部位不适合用局部浸润麻醉。

3. 区域阻滞麻醉 围绕手术区，在其四周及底部注射局麻药，以阻滞进入手术区的神经干和神经末梢（图3-2）。主要适用于体表肿块的切除术，以避免将麻药注入病灶内。

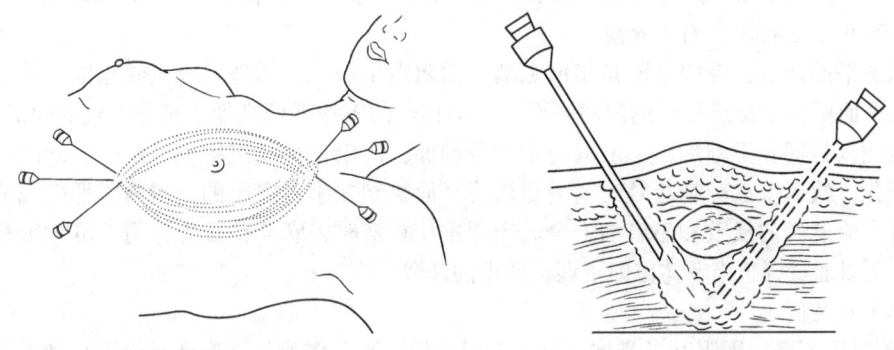

图3-1 局部浸润麻醉　　　　　　图3-2 区域阻滞麻醉

4. 神经干及神经丛阻滞术 指将局麻药注射于神经干、丛、节的周围，暂时阻滞神经的传导功能，使之支配的区域无痛。常用的有：甲状腺手术可用颈丛神经阻滞，上肢手术可用臂丛神经阻滞（图3-3），肋骨骨折时可用肋间神经阻滞止痛等。

三、椎管内麻醉

椎管内阻滞麻醉是将局麻药注入椎管内的蛛网膜下隙或硬脊膜外隙等，使脊神经根受到阻滞，其支配的区域产生麻醉作用。椎管内麻醉是目前临床上常用的麻醉方法之一。

1. 蛛网膜下隙阻滞麻醉

将局部麻醉药注入蛛网膜下隙，阻滞脊神经根，称为蛛网膜下隙阻滞麻醉，简称腰麻。

（1）适应证和禁忌证：适用于下腹部、下肢及会阴肛门的手术。禁忌证：中枢神经系统疾病，如脑膜炎、脑炎、结核及肿瘤等；穿刺部位感染或败血症；心血管功能不全，如严重贫血、休克、心力衰竭、高血压、冠心病等；腹水或腹腔内巨大肿瘤；凝血功能障碍。

（2）穿刺步骤：与腰穿方法相同。患者取侧卧位，背部与手术台的边缘平齐，两手抱膝，脊椎尽量弯曲，使腰椎棘突间隙加宽。穿刺点宜选择在$L_{3\sim4}$或$L_{4\sim5}$间隙，以免损伤脊髓。两侧髂嵴间的连线通过第4腰椎棘突或$L_{3\sim4}$间隙，以此定位。消毒皮肤，覆盖无菌巾，在穿刺点浸润麻醉，选用细腰椎穿刺针（22～26G），针尖经过皮肤、皮下、棘上韧带、棘间韧带、黄韧带而进入硬膜外腔（图3-4），再向前推进，刺破硬脊膜和蛛网膜就进入蛛网膜下隙。穿

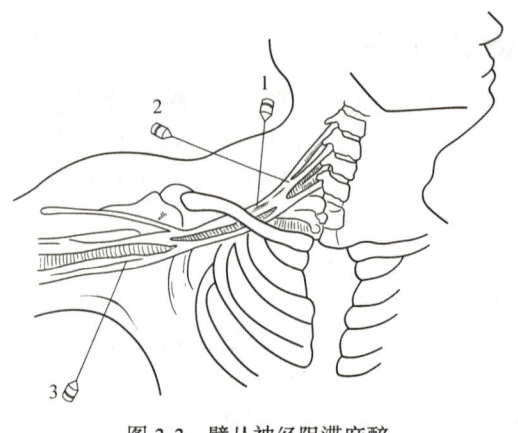
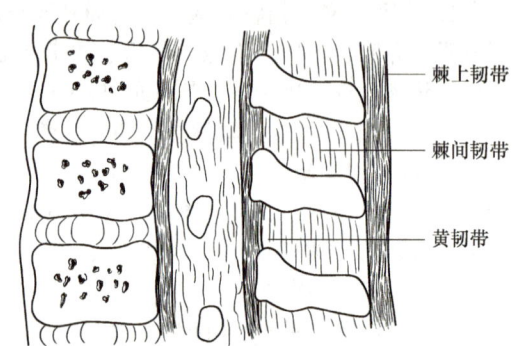

图 3-3　臂丛神经阻滞麻醉
1. 锁骨上径路；2. 肌间沟径路；3. 腋路

图 3-4　椎管解剖层次

过黄韧带和硬脊膜时常有明显的突破感，拔出针芯有脑脊液流出便可注入局麻药。

（3）常用局麻药：有以下几种，一般用重比重的溶液。例如：①普鲁卡因粉 150mg＋0.1% 肾上腺素 0.2ml＋5% 葡萄糖 2.3ml；② 1% 丁卡因、10% 葡萄糖、3% 麻黄碱各 1ml 混合液；③ 0.75% 布比卡因（含糖）。

（4）平面调节：麻醉平面是指痛觉消失的阻滞平面，表示脊神经阻滞范围。感觉神经的阻滞平面要低于交感神经的阻滞平面，运动神经的阻滞平面又低于感觉神经的阻滞平面。麻醉药注入蛛网膜下隙后，一般只需十几分钟即已固定于神经组织中，产生的麻醉范围即不再变化，故要求在药物起效时间内尽快将平面控制在手术需要的范围内，平面调节是否恰当将影响麻醉的成败和患者的安全。当用重比重液时，麻药在重力作用下可在脑脊液内流动，所以通过调整患者体位即可调整所需的麻醉平面。

（5）并发症

1）血压下降：因阻断了身体下部的交感神经所致，多发生在麻醉平面过高和术前准备不足或一般情况较差的患者。

2）呼吸抑制：胸段脊神经阻滞后，肋间肌麻痹，出现呼吸抑制。如麻醉平面过高阻滞了膈神经，膈肌麻痹，则呼吸停止，应立即做人工呼吸进行急救，同时应注意循环及相应处理。

3）头痛：腰穿后脑脊液不断从穿刺孔漏入硬膜外腔，致颅内压下降，颅内血管扩张而引起血管性头痛。头痛多发生于麻醉后 1~3d，抬头或坐起时加重，平卧后减轻或消失。预防腰麻后头痛应采用细腰穿针，避免多次穿刺，术中及术后应注意补液，防止脱水，术后去枕平卧 6~8h。头痛发生后主要是卧床休息，静脉输液和对症治疗，必要时用生理盐水（或右旋糖酐）作硬膜外腔填充。

4）尿潴留：主要由于骶神经麻醉后，膀胱功能恢复晚，多见于肛门或会阴部手术后。发生尿潴留后应予热敷、理疗、针刺、导尿等对症处理。

案例 3-2

患者，女性，因"异位妊娠"入院，决定手术治疗。次日上午入手术室，麻醉士实施硬膜外麻醉，选 L_2、L_3 间隙穿刺，回抽无脑脊液和血液后，给予 1.6% 利多卡因加 0.2% 地布卡因试验剂量 4ml，并给以面罩吸氧，2min 后，患者诉恶心、气短，随后出现抽搐，四肢僵直，意识淡漠，血压下降，心率增快等征象。经抢救无效，患者死亡。

问题：患者死亡原因是什么？

2. 硬脊膜外腔阻滞麻醉

将局麻药注入硬脊膜外隙，阻滞脊神经根，使躯干的某一节段产生麻醉作用，称硬脊膜外隙阻滞麻醉，简称硬膜外阻滞或硬膜外麻醉。连续法是将一塑料导管通过穿刺针留置在硬膜外腔，再通过导管分次注入局麻药，根据病情和手术需要掌握用药量。本法安全性大，麻醉时间又可随意延长，是临床上最常用的一种方法。

（1）适应证和禁忌证：从理论上讲，凡脊神经支配区域的手术均可在硬膜外麻醉下进行，故可包括腰麻的适应证，临床实践中最常用于腹部、胸壁及下肢手术。禁忌证与腰麻相同。

（2）穿刺方法：穿刺点应根据手术部位选定，一般取支配手术范围中央的相应棘突间隙。选择好穿刺间隙后，在穿刺间隙中点进行，穿过皮肤、棘上韧带和棘间韧带而达黄韧带。针尖抵黄韧带时有一种坚实感，阻力增加，突破黄韧带后便有落空感，表明针尖已达硬膜外隙。判断穿刺针进入硬膜外隙的方法：①穿过黄韧带时阻力突然消失，回抽无脑脊液；②负压试验：用一带水柱的细玻璃管，接上穿刺针，穿过黄韧带进入硬膜外隙，玻璃管内的液体被硬膜外隙负压吸入；③阻力试验：用5ml注射器，内装少量生理盐水或局麻药，并保留一小气泡，接上穿刺针。轻轻推动注射器芯，如有阻力，则气泡压缩变小，说明针尖未在硬膜外隙，如无任何阻力，气泡不被压缩，说明在硬膜外隙。确定针尖已在硬膜外隙，然后在针管内插入硬膜外导管（图3-5），拔针后导管应留置2～3cm于硬膜外腔内。先经导管注射相当于一次腰麻剂量的药物称试验剂量，如无意外，5min后再注入维持量。硬膜外麻醉常用药物为利多卡因。

（3）并发症

1）全脊髓麻醉：是最严重的并发症，因误将较大量的局麻药注入到蛛网膜下隙，引起全脊髓包括脊神经根的阻滞，结果造成呼吸和心脏停搏。

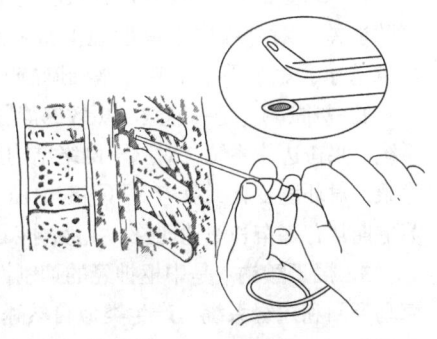

图3-5　硬膜外置管

2）截瘫：由于神经损伤所致，因为穿刺针直接刺伤脊髓或脊神经根，或因椎管内出血、感染致血肿、脓肿压迫脊髓或脊神经根。

案例3-2分析

医疗事故技术鉴定报告认为：采用的麻醉方式、穿刺部位、穿刺操作、麻醉药物及剂量均符合常规操作规程，无原则性的错误。本例为麻醉药品误注入蛛网膜下隙引起的全脊髓麻醉，属于医疗事故。

第3节　全身麻醉

麻醉药经吸入、静脉、肌内注射等途径进入体内，使患者意识消失，全身痛觉消失，神经反射抑制和一定程度的肌肉松弛，称为全身麻醉（简称全麻）。全麻时中枢神经系统抑制的程度与血液中的药物浓度相关，并且可以调控，当药物被代谢或从体内排出后，患者的神志和各种反射可逐渐恢复。

一、吸入麻醉

吸入麻醉指麻醉药经呼吸道吸入进入血液循环，作用于中枢神经系统而产生麻醉作用。

常用的吸入麻醉药有：

1. 氟烷 为无色透明液体，带有苹果香味。氟烷麻醉效能较强，麻醉诱导迅速，麻醉恢复快而舒适。对呼吸道无刺激性，不增加呼吸道分泌物，可松弛支气管平滑肌。增加心肌对儿茶酚胺的敏感性，麻醉期间禁用肾上腺素和去甲肾上腺素。

2. 恩氟烷（安氟醚） 系无色透明液体。麻醉性能较强，诱导和苏醒快而舒适。对呼吸道无刺激性，不增加气道分泌，能扩张支气管。肌肉松弛良好。有癫痫史患者应慎用。

3. 异氟烷（异氟醚） 是恩氟烷的异构体。理化性质与恩氟烷相似。麻醉性能强，对循环功能影响比恩氟烷更小，肌肉松弛作用较强。

4. 氧化亚氮（笑气） 是无色、无刺激性的气体麻醉药。以液态储存于高压钢瓶内。麻醉作用较弱，很少单独应用，为复合麻醉中最常用的辅助药。

二、静脉麻醉

将麻醉药注入静脉，作用中枢神经系统而产生全麻状态者称静脉麻醉。常用药有：

1. 硫喷妥钠 为超短效巴比妥类药。对中枢神经系统有强烈而短暂的抑制作用，但镇痛效能差，对呼吸中枢有明显的抑制作用，易发生喉痉挛及支气管痉挛。硫喷妥钠适用于全麻诱导、短小手术全麻、基础麻醉及抗惊厥治疗。

2. 氯胺酮 是一速效、短效的静脉麻醉药。主要选择性抑制大脑联络径路和丘脑 - 新皮质系统，兴奋边缘系统，对脑干网络结构影响较轻。临床表现为痛觉丧失，意识模糊，似醒非醒，睁眼，对环境变化无反应。可引起血压上升、心率增快等反应，可使唾液、支气管分泌物增加，苏醒期常有兴奋和幻觉现象。氯胺酮麻醉单用只适合于短小及浅表手术，更多用于复合麻醉。

3. 羟丁酸钠 是中枢神经的抑制性介质 γ- 氨基丁酸的中间代谢产物。主要抑制大脑皮质、海马旁回和边缘系统，产生类似自然睡眠的麻醉状态，无镇痛作用。本药毒性极小，常用作麻醉诱导和复合麻醉，对心肺肝肾功能影响均小，尤适于危重、休克及颅内手术患者的复合麻醉。

三、肌松药

肌松药可松弛骨骼肌，是全麻用药的重要组成部分，可避免深度麻醉带来的危害，便于手术操作。但肌松药只能使骨骼肌麻痹，而不能产生麻醉作用，不能使患者神志和感觉消失。常用药物有：琥珀胆碱（司可林）、筒箭毒碱、泮库溴铵等。

四、全身麻醉的实施

（一）全身麻醉的诱导

全身麻醉的诱导指患者接受全麻药后，由清醒状态到神志消失，并进入全麻状态后进行气管内插管的阶段。全麻诱导方法有：

1. 吸入诱导法

（1）开放点滴法：用绷上纱布的金属丝网面罩扣在患者口鼻处，将挥发性麻醉药滴于纱布上，患者将麻醉药蒸气吸入，逐渐进入麻醉状态。

（2）面罩吸入诱导法：用麻醉面罩扣在患者口鼻处，开启麻醉药蒸发器并逐渐增大吸入浓度，待患者进入麻醉状态后，静脉注射肌松药后行气管插管。

2. 静脉诱导法 从静脉缓慢注入硫喷妥钠、依托咪酯等药物，待患者神志消失后再注入肌松药，然后行气管插管。插管成功后，立即与麻醉机相连接并行人工呼吸或机械通气（图3-6）。

（二）全身麻醉的维持

全麻维持期的主要任务是维持适当的麻醉深度以满足手术的要求，并加强对患者的管理，保证安全。

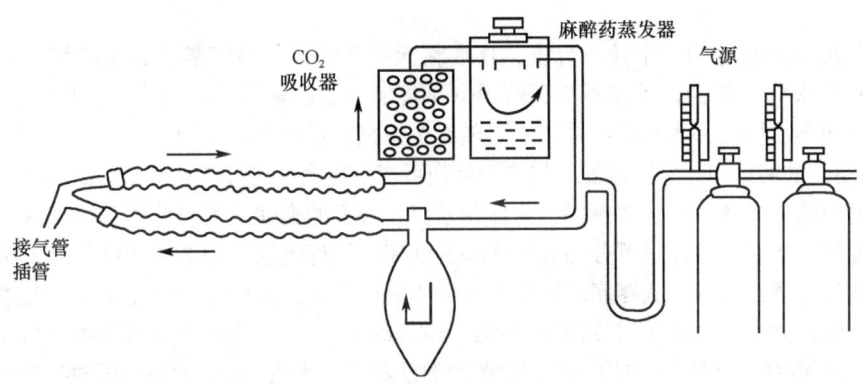

图 3-6　循环吸收密闭式麻醉机原理图

1. 吸入麻醉药维持　挥发性麻醉药需采用专用蒸发器以控制其吸入浓度，以维持适当的麻醉深度。

2. 静脉麻醉药维持　全麻诱导后经静脉给药，以维持适当麻醉深度。静脉给药方法有单次、分次和连续注入法三种。

五、全身麻醉的并发症

（一）呼吸系统的并发症

1. 反流与误吸　全麻时易发生呕吐或反流造成误吸，引起呼吸道阻塞、窒息或吸入性肺炎等，为全麻主要危险之一。常发生于饱食后、腹内压增高（如肠梗阻、产妇）、小儿等患者。

为预防此意外，全麻前应严格禁食，必要时作胃肠减压。对饱食患者的全麻应先安置粗胃管，行胃肠减压，再行清醒气管插管或快速插管，麻醉诱导力求平稳。发生呕吐和反流时，应立即取头低位，头偏向一侧，及时清除口腔、呼吸道分泌物。

2. 呼吸道梗阻

（1）舌后坠：因下颌松弛，舌根后坠堵塞咽喉通道，导致上呼吸道部分或完全梗阻，可听到鼾音。处理方法：托起下颌、放入口咽或鼻咽通气道、头偏一侧或肩背垫高头后仰位。麻醉患者未醒前应去枕平卧，以免发生舌后坠。

（2）喉痉挛：常在浅麻醉下或缺氧时，因咽喉部受到刺激诱发，由于声带关闭，造成呼吸困难，吸气时呈鸡鸣声，缺氧发绀，重者窒息。处理原则是消除诱发原因，解除呼吸困难，包括吸除咽喉部异物、加压吸氧或药物治疗。

（3）下呼吸道分泌物梗阻：常因痰、血液、唾液或误吸物等阻塞下呼吸道，表现为呼吸困难、三凹征、发绀，肺部能听到啰音。处理方法是及时用吸引器将气道内分泌物吸出，减浅麻醉使患者恢复咳嗽反射，吸氧，维持人工通气等。

（4）支气管痉挛：多发生在有哮喘史或慢性支气管炎患者。表现为以呼气为主的呼吸困难，肺部有哮鸣音。应予吸氧及用氨茶碱、激素等药物治疗。

（二）循环系统并发症

1. 低血压　发生低血压的原因有麻醉过深、术中大量失血、迷走神经反射、严重缺氧等。应针对病因进行处理。

2. 心律失常　常见原因有缺氧、迷走神经反射、电解质紊乱、低温等。严重时可出现心搏骤停。

第4节 疼痛治疗

疼痛治疗是麻醉的一个业务分支，疼痛临床业务的开发给麻醉学的发展和业务的延伸提供了一个很好的机会，现在不少医院设立了疼痛门诊。国际疼痛协会（IASP）曾定义：疼痛是一种不愉快的感受和情绪体验，伴随有组织损伤或潜在的组织上损伤。

1. 疼痛的病因和分类 碰撞、扭伤等外伤可产生疼痛，也可在受凉、潮湿、过度劳累和长期不适当的工作体位后发生疼痛，身体各系统、器官的炎症或肿瘤等病变均可以产生程度不同的疼痛。从病程上疼痛可分为急性痛和慢性痛，从疼痛发生的部位又可分为头痛、颈肩痛、胸腹痛、腰腿痛等，从疼痛的来源上可分为软组织痛、关节痛、神经痛等，上述原因所产生的疼痛绝大多数在疼痛门诊可以得到解除或缓解。但是疼痛的原因和疼痛本身是非常复杂的，必须由各专科医生作出一个相对明确的诊断后，才能进行针对疼痛的对症治疗。

2. 疼痛的评估 疼痛是一种主观感觉，要客观判定其轻重程度有一定的困难。目前常用的方法有：

（1）言词评分法（verbal rating scales, VRS）：此法简单、易理解，但不够精确。计分标准为：①无痛（0分）；②轻微疼痛（1分）；③中度疼痛（2分）；④剧烈疼痛（3分）。

（2）视觉模拟评分法（visual analogue scales, VAS）：此法较精确，临床上常使用。在纸上画一条长10cm 的直线，两端分别标有"0"和"10"，"0"代表无痛，"10"代表最剧烈的痛。让患者根据自己感觉到的疼痛程度在直线上标出相应的位置，然后量出从"0"到标记的距离，用mm 表示，评分范围0～100分。

3. 术后镇痛 术后疼痛是最常见的急性疼痛，常用的镇痛药有：阿片类的哌替啶、吗啡、芬太尼，非阿片类的曲马多、非甾体类抗炎药，局麻药类的布比卡因。常用的给药方法有：肌内注射、患者自控镇痛、神经阻滞、硬膜外阻滞等。

4. 慢性疼痛的治疗

（1）常见的慢性疼痛：①软组织及关节劳损性或退变疼痛；②顽固性疼痛：三叉神经痛、疱疹后遗神经痛、椎间盘突出症等；③癌性疼痛：晚期肿瘤痛、肿瘤转移痛等；④特殊疼痛类：血栓闭塞性脉管炎、顽固性心绞痛等。

（2）常用治疗方法：①药物治疗：最常用，骨关节疼痛常用阿司匹林、对乙酰氨基酚等非甾体类抗炎药；三叉神经痛、幻肢痛等神经源性痛可用苯妥英钠、卡马西平等抗癫痫药。②痛点注射：有明显固定的压痛点时，可在痛点注射1% 利多卡因1～4ml 加强的松龙12.5～25mg，即封闭治疗。③其他疗法：如神经阻滞、针灸按摩、理疗、心理治疗等。

（3）癌症疼痛治疗：据统计，全球每天至少有500 万癌症患者在遭受疼痛的折磨，巨大的痛苦使患者茶饭不思，情绪抑郁，甚至产生轻生念头。癌症疼痛对癌症患者、家庭及社会造成的危害是巨大的。自 20 世纪 80 年代，世界卫生组织（WHO）在全球范围内推广"三阶梯止痛方案"，并提出了"让癌症患者无痛"的目标。WHO 三阶梯止痛方案的基本原则是：①按阶梯给药，即根据疼痛分级，选择不同治疗药物。第一阶梯：轻度疼痛，选用非阿片类药物治疗，如阿司匹林、布洛芬等，逐渐提高剂量；第二阶梯：中度疼痛，用非阿片类药不能控制时，选用弱阿片类药物，如可待因；第三阶梯：重度疼痛，选用强阿片类药物，如吗啡、哌替啶。②口服给药，强调患者长期用药的方便性。③按时给药，而不是按需给药。④个体化给药，即药量因人而异，以疼痛消失为剂量标准。长期大量的临床实践证明，按照 WHO 三阶梯止痛原则给药，可以使 90% 以上的严重疼痛得到缓解，能明显改善疼痛患者的生存质量。遗憾的是，尽管有了国际公认的疼痛治疗方案，但仍未使所有的癌痛都获得理想的控制。由于阿片类药物属于国家管制的麻醉药品，且易导致药物成瘾，不仅患者对其有顾虑，而且医生往往也保持谨慎态度，使三阶梯止痛方案的推广受到了极大的限制。对晚期癌痛患者不应过分强调"成瘾"的可能性而影响治疗，医疗目的不仅在于延长生命，更在于提高生命质量。因此，应该采取积极的态度帮助患者控制疼痛。

1. 麻醉分为两大类　全身麻醉和局部麻醉。
2. 麻醉前准备　麻醉师应掌握病情，患者在麻醉前应禁食12h，禁水4h，以使胃排空。
3. 麻醉前用药是必不可少的准备工作　目的：镇静和催眠、抑制腺体分泌、镇痛、抑制不良神经反射。常用的药物：镇静安定、止痛、抗胆碱等三类药物。
4. 局部麻醉　常用的局麻药有普鲁卡因、丁卡因、利多卡因、布比卡因等。不良反应有：中毒反应、过敏反应；常用局麻方法：表面麻醉、局部浸润麻醉、区域阻滞麻醉、神经及神经丛阻滞术。

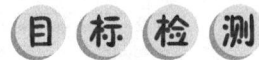

选择题
1. 普鲁卡因的一次限量是
   A. 1g　　　　　　B. 400mg
   C. 60mg　　　　 D. 10mg/kg
   E. 2mg/kg
2. 毒性大不宜用于局部浸润麻醉的局麻药是
   A. 布比卡因　　　B. 利多卡因
   C. 丁卡因　　　　D. 罗比卡因
   E. 普鲁卡因
3. 患者仰卧时所处位置最低的椎体是
   A. C_3和L_3　　　B. T_5和S_4
   C. C_2和L_2　　　D. T_2和L_1
   E. T_{12}和S_1
4. 忌用腰麻的情况是
   A. 老年人
   B. 有高血压病史的患者
   C. 糖尿病
   D. 下肢骨折
   E. 休克
5. 局麻药毒性反应的原因，以下哪项是错误的
   A. 一次用量超过患者的耐量
   B. 患者对局麻药的耐受力降低
   C. 药物误注入血管
   D. 局麻前未应用阿托品
   E. 注射部位血供丰富
6. 饱食后急诊手术，对麻醉的主要不利影响是
   A. 腹胀不适　　　B. 影响肺活量
   C. 麻药用量增大　D. 呕吐物误吸
   E. 影响腹部手术的操作
7. 全麻术前应用阿托品的作用之一是

   A. 镇静
   B. 减少呼吸道黏液分泌
   C. 抗焦虑
   D. 改善微循环
   E. 缓解手术时对内脏的牵引疼痛
8. 指神经阻滞麻醉不宜加肾上腺素，原因是
   A. 有利药物吸收
   B. 可能增加毒性反应
   C. 可能引起指坏死
   D. 使心率增
   E. 影响麻醉效果
（9～12题共用题干）
   A. 骶管阻滞　　　　B. 蛛网膜下隙麻醉
   C. 局部麻醉＋基础麻醉　D. 气管插管全麻
   E. 局部麻醉
9. 胸腔手术采用
10. 小儿短小手术采用
11. 休克患者禁用
12. 肛门手术时采用
（13～17题共用题干）
   A. 阿司匹林　　　　B. 苯巴比妥
   C. 苯妥英钠　　　　D. 丙咪嗪
   E. 芬太尼
13. 解热消炎镇痛药
14. 麻醉性镇痛药
15. 催眠镇静药
16. 抗癫痫药
17. 抗抑郁药物

（牛海刚）

第4章 围手术期患者的处理

> **学习目标**
> 1. 掌握：术前一般准备和特殊准备；术后患者体位、活动和各种不适的处理。
> 2. 熟悉：术后常见并发症的防治。
> 3. 了解：术前准备和术后处理在外科治疗中的重要性，术后常见并发症发生的原因。

案例4-1

患者，男性，65岁，诊断为"回盲部结肠癌"，患高血压5年，口服硝苯地平缓释片，血红蛋白65g/L，准备行"右半结肠癌根治术"。

问题：需如何做术前准备，术后需注意避免那些并发症的发生？

围手术期是指从患者决定手术治疗开始至与本次手术相关治疗的结束。目的是为患者手术做准备和促进术后康复。不同患者术前时间长短不一，需查清病情，做好术前准备。术后，要采取综合治疗措施，防治可能并发症的发生，尽快地恢复生理功能，促使患者早日康复。

第1节 术前准备

术前准备是指患者作出手术决定至手术开始期间，采取各种治疗措施，使患者的心理、生理状态处于最佳，顺利进行手术，快速康复。

患者的术前准备与疾病的轻重缓急、手术范围的大小有密切关系。按照手术的时限性，外科手术可分为三种：①急症手术：如外伤性肠破裂，肝、脾破裂等在最短时间内进行必要的准备后立即手术。②限期手术：需在一定时间内进行手术治疗，如各种恶性肿瘤根治术，手术时间虽可选择，但不宜延迟过久，应在尽可能短的时间内做好术前准备。③择期手术：如一般的良性肿瘤切除术及腹股沟疝修补术等，可在充分的术前准备后选择合适时机进行手术。

术前，要对患者的全身情况有足够的了解，查出可能影响整个病程的各种潜在因素，包括心理和营养状态，心、肺、肝、肾、内分泌、血液及免疫系统功能等。因此，必须详细询问病史，全面地进行体格检查，除了常规的实验室检查外，还需要进行一些涉及重要器官功能的检查评估，以便发现问题。估计患者对手术的耐受力。

一、一般准备

1. 心理准备 手术是有创性的治疗，具有一定风险，会产生躯体痛苦。因此，几乎所有患者术前均会有恐惧、紧张及焦虑等情绪，或对手术及预后有多种顾虑。医务人员应从关怀、鼓励出发，就病情、施行手术的必要性及可能取得的效果，手术的危险性及可能发生的并发症，术后恢复过程和预后，以恰当的言语和安慰的口气对患者作适度的解释，使患者能以积极的心态配合手术和术后治疗。并向患者家属作详细介绍和解释，取得他们的信任和同意，协助做好患者的心理准备工作，配合整个治疗过程顺利进行。应履行书面知情同意手续，包括手术、麻醉的知情同意书、输血治疗同意书等，由患者本人或法律上有责任的亲属（或监护人）签署。

2. 生理准备　是对患者生理状态的调整，使患者能在较好的状态下安全度过手术和术后的治疗过程。

（1）适应性锻炼：颈部手术的体位锻炼、术前练习在床上大小便，教会患者正确咳嗽和咳痰的方法。

（2）输血和补液：施行大中手术者，术前应作好血型和交叉配合试验，备好一定数量的血制品。对有水、电解质及酸碱平衡失调和贫血的患者应在术前予以纠正。

（3）预防感染：手术前，应采取多种措施提高患者的体质，预防感染。例如：对于非手术部位的感染病灶应给予治疗。患者在手术前不与感染者接触。严格遵循无菌技术原则，手术操作轻柔，减少组织损伤等是防止手术野感染的重要环节。非感染性疾病手术时需正确合理地预防性应用抗生素。

（4）胃肠道准备：从术前12h开始禁食，术前4h开始禁止饮水，以防因麻醉或手术过程中的呕吐而引起窒息或吸入性肺炎。必要时可用胃肠减压。

涉及胃肠道手术者，术前1~2d开始进流质饮食，有幽门梗阻的患者，需在术前进行洗胃。如果施行的是结肠或直肠手术，于术前2~3d开始口服肠道制菌药物，术前1d及手术当天清晨行清洁灌肠或结肠灌洗，以减少术后并发感染的机会。

（5）其他：手术前夜，可给予镇静剂，以保证良好的睡眠。如发现患者有与疾病无关的体温升高，或妇女月经来潮等情况，应延迟手术日期。进手术室前，应排尽尿液；估计手术时间长，或是盆腔手术，应留置导尿管，使膀胱处于空虚状态。由于疾病原因或手术需要，可在术前放置胃管。术前应取下患者的可活动义齿，以免麻醉或手术过程中脱落或造成误咽或误吸。

考点：术前禁食、禁水时间

二、特 殊 准 备

除一般术前准备外，根据患者的具体情况，作好多方面的特殊准备。

1. 营养不良　营养不良的患者常伴有低蛋白血症，往往与贫血、血容量减少同时存在，耐受失血、低血容量的能力降低。低蛋白状况可引起组织水肿，影响愈合。术前应尽可能予以纠正。如果血浆白蛋白测定值低于30g/L或转铁蛋白＜0.15g/L，则需术前行肠内或肠外营养支持。

2. 脑血管病　围手术期脑卒中不常见。本类疾病都发生在术后，多因低血压、心房颤动的心源性栓塞所致。危险因素包括老年、高血压、冠状动脉疾病、糖尿病和吸烟等。对无症状的颈动脉杂音，近期有短暂脑缺血发作的患者，应做进一步检查与治疗。近期有脑卒中史者，择期手术应至少推迟2周，最好6周。

3. 心血管病　高血压者应继续服用降压药物，避免戒断综合征（withdrawal syndrome）。血压在160/100mmHg下，可不必做特殊准备。血压过高者（180/100mmHg），术前应选用合适的降血压药物，使血压平稳在一定水平，但不要求降至正常后才做手术。对原有高血压病史，进入手术室血压急骤升高者，应与麻醉师共同处理，根据病情和手术性质，抉择实施或延期手术。

对伴有心脏疾病的患者，施行手术的死亡率明显高于非心脏病者。有时甚至需要外科医生、麻醉医生和内科医生共同对心脏危险因素进行评估和处理。例如，急性心肌梗死患者6个月内不行择期手术。心力衰竭需在控制后3~4周进行手术。

4. 肺功能障碍 术后肺部并发症和相关的死亡率仅次于心血管系统，居第二位。有肺病史或预期行肺切除术、食管或纵隔肿瘤切除术者，术前尤应对肺功能进行评估。危险因素包括慢性阻塞性肺疾病、吸烟、年老、肥胖、急性呼吸系统感染。无效咳嗽和呼吸道反射减弱，会造成术后分泌物的潴留，增加细菌侵入和肺炎的易感性。

如果患者每天吸烟超过10支，停止吸烟极为重要。戒烟1～2周，黏膜纤毛功能可恢复，痰量减少；戒烟6周，可以改善肺活量。术前鼓励患者进行呼吸训练，增加功能残气量，可以减少肺部并发症。

5. 肾疾病 麻醉、手术创伤都会加重肾的负担。术前准备应最大限度地改善肾功能。外科相关的急性肾衰竭的病因几乎都是肾前性的，如低血容量、低血压、脓毒症，或其他原因引起有效循环血容量减少，导致缺血性肾小管坏死。及时纠正肾前病因，恰当地补充钠与水，能预防或减轻急性肾小管坏死的严重程度。

肾衰竭的危险因素包括术前血尿素氮和肌酐升高，充血性心力衰竭、老年、术中低血压、脓毒症、使用肾毒性药物（如氨基糖苷类抗生素和放射性造影剂）等。

6. 糖尿病 糖尿病患者的手术耐受力差，术后并发症的发生率及死亡率会明显增高。糖尿病影响伤口愈合，感染并发症增多。对糖尿病患者的术前评估包括糖尿病慢性并发症（如心血管、肾疾病）和血糖控制情况，并作相应处理：①仅以饮食控制病情者，术前不需特殊准备。②口服降糖药的患者，应继续服用至手术的前一天晚上。禁食患者需静脉输注葡萄糖加胰岛素维持血糖轻度升高状态。③平时用胰岛素者，术前应用葡萄糖和胰岛素维持正常糖代谢。在手术日晨停用胰岛素。对糖尿病患者在术中应根据血糖监测结果，静脉滴注胰岛素控制血糖。严重的、未被认识的低血糖危险性更大。

7. 凝血障碍 术前需仔细询问病史和体格检查，同时结合实验室检查（凝血酶原时间、活化部分凝血活酶时间、血小板计数）。询问患者及家族成员有无出血和血栓栓塞史；是否曾输血，有无出血倾向的表现，是否同时存在肝、肾疾病；是否服用阿司匹林、非甾体抗炎药物或降血脂药（可能导致维生素K缺乏）；抗凝治疗（如心房颤动、静脉血栓栓塞、机械心瓣膜时服华法林）；术前7d停用阿司匹林，术前2～3d停用非甾体抗炎药，术前10d停用抗血小板药氯吡格雷。如果临床确定有凝血障碍，择期手术前应作相应的治疗处理，如输注血小板。

8. 下肢深静脉血栓 由于静脉血栓形成有一定的并发症发生率和死亡率，所以凡是大手术时应预防这一并发症的发生。血栓形成常发生在下肢深静脉，一旦血栓脱落可发生致命的肺动脉栓塞。为此，有静脉血栓危险因素者，应预防性使用低分子量肝素。

第2节 手术后处理

手术后处理是围手术期处理的一个重要阶段，处理得当，能使手术应激反应减轻到最小程度。

一、常规处理

1. 监测 手术后生命体征平稳患者可返回原病房，常规监测生命体征，包括体温、脉率、血压、呼吸频率、尿量，记录出入水量。病情危重者可以送进外科重症监测治疗室。

2. 静脉输液 手术时间较长时，有很多不显性液体丢失，大面积解剖和组织创伤又使大量液体重新分布到第三间隙，术后应接受足够量的静脉输液。术后输液的用量、成分和输注速度，取决于手术的大小、疾病的类型、患者器官功能状态和疾病严重程度。但输液过量又可以导致肺水肿和充血性心力衰竭；休克和脓毒症患者由于液体自血管外渗至组织间隙，会出现全身水肿，此时估计恰当的输液量显得十分重要。

3. 引流 是手术的重要组成部分。其目的有治疗性和预防性两种。通过引流管（或引流条）可观察手术区域的变化情况。应观察和记录引流液的性质、量。注意引流管是否出现堵塞。

二、体 位

手术后，应根据麻醉及患者的全身状况、术式、疾病的性质等选择体位。全身麻醉尚未清醒的患者除非有禁忌，均应平卧，头转向一侧，使口腔内分泌物或呕吐物避免吸入气管，直到清醒。蛛网膜下腔阻滞的患者，亦应平卧或头低卧位12h，以防止因脑脊液外渗致头痛。除麻醉因素外，可根据手术需要安置体位。颅脑手术后，取15°～30°头高脚低斜坡卧位。颈、胸手术后，采用高半坐位卧式，以便于呼吸及有效引流。腹部手术后，多取低半坐位卧式或斜坡卧位，以减少腹壁张力。脊柱或臀部手术后，可采用俯卧或仰卧位。腹腔内有污染的患者，为半坐位或头高脚低位。休克患者，应取下肢抬高15°～20°，头部和躯干抬高20°～30°的特殊体位。肥胖患者可取侧卧位，有利于呼吸和静脉回流。

三、各种不适的处理

1. 疼痛 麻醉作用消失后，切口受到刺激时会出现疼痛。手术后疼痛可引起呼吸、循环、胃肠道和骨骼肌功能变化，甚至引起并发症。有效的止痛会改善大手术的预后。常用的麻醉类镇痛药有吗啡、哌替啶和芬太尼。硬膜外阻滞可留置导管数日，连接镇痛泵以缓解疼痛。

2. 呃逆 手术后发生呃逆者多为暂时性，但有时可为顽固性。早期发生者，可采用压迫眶上缘，短时间吸入二氧化碳，抽吸胃内积气、积液，给予镇静或解痉药物等措施。上腹部手术后，如果出现顽固性呃逆，要特别警惕吻合口或十二指肠残端漏，导致膈下感染之可能。

四、胃 肠 道

剖腹手术后，胃肠道蠕动减弱。小肠蠕动恢复快，胃蠕动恢复较慢，右结肠需48h，左结肠需72h。在食管、胃和小肠手术后，应插鼻胃管，连接负压、间断吸引装置，经常冲洗，确保鼻胃管通畅，留置2～3d，直到正常的胃肠蠕动恢复（可闻及肠鸣音或已排气）。

五、活 动

手术后，早期应该做床上活动，有利于增加肺活量，减少肺部并发症，改善全身血液循环，促进切口愈合，减少因静脉血流缓慢并发深静脉血栓形成的发生率。此外，尚有利于肠道蠕动和膀胱收缩功能的恢复，从而减少腹胀和尿潴留的发生。早期起床活动，应根据患者的耐受程度，逐步增加活动量。例如，深呼吸，四肢主动活动及间歇翻身等。足趾和踝关节伸屈活动，下肢肌松弛和收缩的交替运动，有利于促进静脉回流。

六、缝线拆除

缝线的拆除时间，依据切口部位、患者年龄来决定。头、面、颈部在术后4～5d拆线，下腹部、会阴部在术后6～7d拆线，胸部、上腹部、背部、臀部手术7～9d拆线，四肢手术10～12d拆线（近关节处可适当延长），减张缝线14d拆线。青少年患者可适当缩短拆线

考点：各种切口拆线时间

时间，年老、营养不良患者可延迟拆线时间。

对于初期完全缝合的切口，拆线时应记录切口愈合情况，可分为三类：①清洁切口（Ⅰ类切口），指缝合的无菌切口，如甲状腺手术等。②可能污染切口（Ⅱ类切口），可能带有污染的缝合切口，如胃大部切除术等。皮肤不容易彻底消毒的部位、6h 内的伤口经过清创术缝合、新缝合的切口再度切开者，也属此类。③污染切口（Ⅲ类切口），指邻近感染区或组织直接暴露于污染或感染物的切口，如阑尾穿孔的阑尾切除术等。

切口的愈合也分为三级：①甲级愈合，用"甲"字代表，指愈合优良，无不良反应；②乙级愈合，用"乙"字代表，指愈合处有炎症反应，如红肿、硬结、血肿、积液等，但未化脓；③丙级愈合，用"丙"字代表，指切口化脓，需要作切开引流等处理。应用上述分类分级方法，观察切口愈合情况并作出记录。例如，甲状腺大部切除术后愈合优良，则记以"Ⅰ/甲"。

案例 4-1 分析

1. 术前准备：调整及监测血压、纠正贫血、术前一天清洁肠道。
2. 预防并发症：肺不张、肺炎，切口感染或裂开，下肢深静脉血栓，水、电解质紊乱。

第3节 手术后并发症的防治

手术后可能发生各种并发症，掌握其发生原因及临床表现、预防措施，一旦发生则积极治疗。

一、手术后出血

手术后出血可以发生在手术切口、空腔器官及体腔内。腹腔手术后 24h 之内出现休克，应考虑到有内出血。表现为心搏过速，血压下降，尿排出量减少。B 超检查及腹腔穿刺，可以明确诊断。胸腔手术后从胸腔引流管内每小时引流出血液量持续超过 100ml，就提示有内出血。摄胸部 X 线片，可显示胸腔积液。

二、手术后发热

发热是手术后最常见的症状。非感染性发热的主要原因：手术时间长（>2h），广泛组织损伤，术中输血，药物过敏，麻醉剂（氟烷或安氟醚）引起的肝中毒等。如体温不超过 38℃，可不予处理。感染性发热除伤口和其他深部组织感染外，其他常见发热病因包括肺膨胀不全、肺炎、尿路感染、化脓性或非化脓性静脉炎等。

三、呼吸系统并发症

手术后死亡原因中，呼吸系统并发症占第二位。年龄超过 60 岁者，呼吸系统顺应性差，残气容积和呼吸无效腔增加，有慢性阻塞性肺疾患者（慢性支气管炎、肺气肿、哮喘、肺纤维化），更易招致呼吸系统并发症。

1. 肺膨胀不全 上腹部手术的患者，肺膨胀不全容易发生，可通过叩击胸、背部，鼓励咳嗽和深呼吸，经鼻气管吸引分泌物。严重慢性阻塞性肺疾病患者，雾化吸入支气管扩张剂和溶黏蛋白药物有效。

2. 手术后肺炎 肺膨胀不全，异物吸入和大量的分泌物容易导致肺炎。在手术后死亡的患者中，约一半直接或间接与术后肺炎有关，50%以上的手术后肺炎，系革兰阴性杆菌引起。

四、切口并发症

1. 伤口裂开 系指手术切口的任何一层或全层裂开。主要原因有：①营养不良，组织愈合能力差；②切口缝合技术有缺陷，如缝线打结不紧，组织对合不全等；③腹腔内压力突然增高的动作，如剧烈咳嗽，或严重腹胀。在患者一次腹部突然用力时，自觉切口疼痛和突然松开，有淡红色液体自切口溢出。

预防方法：①加用全层腹壁减张缝线；②在良好麻醉、腹壁松弛条件下缝合切口；③及时处理腹胀；④患者咳嗽时，采用平卧；⑤使用腹带。切口完全裂开时，要立刻用无菌敷料覆盖切口，在良好麻醉条件下重予缝合，同时加用减张缝线。

2. 切口感染 表现为伤口局部红、肿、热、疼痛和触痛，伴有或不伴有发热和白细胞增加。处理原则：在伤口红肿处拆除伤口缝线，使脓液流出，同时行细菌培养。给予抗菌药治疗。

五、泌尿系统并发症

1. 尿潴留 常见原因为老年患者、盆腔手术、会阴部手术或蛛网膜下隙麻醉后排尿反射受抑制，切口疼痛引起膀胱和后尿道括约肌反射性痉挛，以及患者不习惯床上排尿等。有尿潴留发生时，应及时处理，安定患者情绪，协助患者坐于床沿或立起排尿。如无效，可在无菌条件下进行导尿。

2. 泌尿道感染 下泌尿道感染是最常见的获得性医院内感染。原因有泌尿道原已存在的污染，尿潴留和各种泌尿道的操作。急性膀胱炎表现为尿频、尿急、尿痛和排尿。

目标检测

选择题
1. 下列各种引流管，不正确的处理是
   A. 要注意观察各种引流管是否通畅
   B. 仔细记录引流液的色泽和容量
   C. 留置胆管内的"T"形管可在术后1周拔除
   D. 胃肠功能恢复后可将胃肠减压管除去
   E. 腹腔烟卷引流一般在术后 24～72h 拔除
2. 疝手术患者入院时血压 150/96mmHg，针对此血压值正确的处理是
   A. 术前用降压药　　B. 术前不用降压药
   C. 术中用降压药　　D. 术后不用降压药
   E. 术前术后均用降压药
3. 预防术后肺不张最主要的措施是
   A. 应用大量抗生素　　B. 蒸汽吸入
   C. 多翻身，多做深呼吸，鼓励咳嗽
   D. 应用祛痰药物
   E. 氧气吸入
4. 患者，男性，18岁，因急性阑尾炎穿孔行阑尾切除术，术后3d切口红肿，有脓性分泌物，将缝线拆除后引出20ml脓液，10d后再次缝合而愈合，该患者切口愈合类型应记为
   A. Ⅱ/乙　　　　　B. Ⅱ/丙
   C. Ⅲ/甲　　　　　D. Ⅲ/乙
   E. Ⅲ/丙

（牛海刚）

第5章 外科患者的体液平衡失调

> **学习目标**
> 1. 掌握：脱水的病因、临床类型及其临床表现、诊断及治疗；钾代谢异常的病因、临床表现、诊断及治疗；代谢性酸中毒、代谢性碱中毒的病因、临床表现、诊断及治疗。
> 2. 了解：低钙血症和低镁血症的病因、临床表现和治疗原则。

体液平衡包括水平衡、电解质平衡、酸碱平衡和渗透压的平衡，是维持机体正常生命活动基本保证。它是在神经-内分泌系统的调节下，始终维持相对恒定，但又不断更新的动态平衡。疾病、禁食、创伤及手术等，都会干扰或破坏这种平衡。严重的体液失衡，常导致脏器、系统功能障碍，甚至引起休克而危及生命。因此，在外科临床治疗中，掌握如何处理水、电解质及酸碱平衡失调是外科治疗的一个重要内容。

第1节 概　述

一、体液的组成与分布

体液的主要成分是水和电解质，其量与年龄、性别、体形有关。肌肉含水较多（75%～80%），而脂肪细胞则不含水分。成年男性体液量约占体重的60%，而成年女性体液量约占体重的55%，两者均可有上下15%的变化幅度。新生儿体液量占体重的比例最高，可达体重的80%。

体液可分为细胞内液和细胞外液，男性细胞内液可占体重的40%，女性细胞内液可占体重的35%。细胞外液男女均占体重的20%。细胞外液又可分为血浆（占5%）和组织间液（占15%）两部分。组织间液分为功能性组织间液和无功能性组织间液。其中绝大部分的组织间液能迅速与血液或细胞内液进行交换并维持体液平衡，这部分组织间液称为功能性细胞间液。另外还有很少一部分组织间液，仅有缓慢地交换和取得平衡的能力，它们具有各自独特的功能，在维持体液平衡方面作用甚小，被称为无功能性组织间液，如关节腔液、脑脊液、消化液等。无功能性组织间液占体重的1%～2%（占组织间液的10%左右）。某些体液虽然属于无功能性组织间液，但其剧烈变化仍可影响机体的体液平衡。例如，消化液的大量丢失，可以造成体液容量和成分的明显变化而引起体液失衡，这种类型的体液失衡在外科患者中较为常见。

二、正常体液平衡

1. 水平衡　正常成人每天水分的摄入与排出量相对稳定，为2000～2500ml，此为人体的生理需要量（表5-1）。

表 5-1　人体每 24h 水的出入量

每天摄入水量（ml）		每天排出水量（ml）	
饮水	1000～1500	显性失水　尿	1000～1500
食物水	700	粪	100
内生水（代谢水）	300	非显性失水　呼吸蒸发	400
		皮肤蒸发	500
总入量	2000～2500	总出量	2000～2500

注意：高热时患者失水增加，当体温每升高 1℃，多失水 100ml。气管切开患者每天失水约 800ml

2. 电解质的平衡　体液中的电解质包括无机盐和蛋白质，无机盐离子主要有 Na^+、K^+、Ca^{2+}、Mg^{2+}、Cl^-、HCO_3^-、HPO_4^{2-} 等，在机体代谢活动中发挥着重要作用。细胞内液与细胞外液的电解质有较大差异。细胞外液中阳离子主要是 Na^+，主要阴离子是 Cl^-、HCO_3^- 和蛋白质。细胞内液中主要阳离子是 K^+ 和 Mg^{2+}，主要阴离子 HPO_4^{2-} 和蛋白质。细胞内外离子浓度差是通过细胞膜上 Na^+，K^+-ATP 酶（钠 - 钾泵）的运转功能来维持细胞内外的离子交流。

钠（Na^+）主要存在于细胞外液，可维持细胞外液的渗透压和容量，还能维持神经 - 肌肉的兴奋性。其以盐（NaCl）随饮食摄入，成人生理需要量为 5～9g/d，血清钠离子浓度为 135～145mmol/L。Na^+ 的代谢特点是：多吃多排，少吃少排，不吃不排。

钾（K^+）是细胞内液的主要阳离子，主要作用是维持神经 - 肌肉的兴奋性。人体摄入主要来源于食物，其生理需要量为 2～3g/d。钾离子主要存在于细胞内，占总量的 98%，细胞外液中钾离子的含量只占总量的 2%。血清钾离子浓度为 3.5～5.5mmol/L。K^+ 的代谢特点是：多吃多排，少吃少排，不吃也排。

钙（Ca^{2+}）主要维持神经 - 肌肉的兴奋性，参与肌肉收缩、凝血等过程。人体摄入主要来源于食物，正常成人每天需钙量为 0.6～1.0g。人体中 99% 的钙储存在骨骼和牙齿中，1% 的钙储存在血液和软组织中。

镁（Mg^{2+}）参与糖、蛋白质代谢，对降低神经 - 肌肉的兴奋性有重要作用。正常血镁浓度为 0.70～1.10mmol/L。

氯（Cl^-）为细胞外液中主要的阴离子，协同并维持细胞外液的渗透压和容量。

体液带电吗？

体液是不带电的，体液的每一部分都是不带电的，即体液呈电中性。由于电中和基本原理，无论是细胞内还是细胞外，其阳离子电荷总数等于阴离子电荷总数。在病理情况下，一种阳离子增多，必然伴随另一种阳离子减少；一种阴离子减少，必然伴随另一种阴离子增多。例如，细胞外液中 Cl^- 和 HCO_3^- 互为增减，当 Cl^- 减少时，必然伴有 HCO_3^- 的增多；当 Cl^- 增多时，必然伴有 HCO_3^- 的减少。

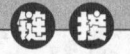

3. 渗透压的平衡　溶质微粒在水中产生的吸水能力（或张力）称为渗透压。渗透压与溶质颗粒数目成正比，而与溶质颗粒本身的大小无关。尽管细胞内外的电解质分布有较大差异，但细胞内、外渗透压相等。渗透压决定了机体内水流动的方向，水从渗透压低的间

隙流向渗透压高的间隙。

无机盐、葡萄糖等颗粒微小物质，可以产生较大的晶体渗透压，可以起到迅速扩容的作用，但这些小分子物质可以自由通过毛细血管壁，所以维持时间较短。蛋白质是胶体大分子物质，不能透过毛细血管壁。其产生的胶体渗透压虽小但维持时间长，但对维持血管内容量有重要作用。正常血浆渗透压为290～310mmol/L，此范围称为等渗。渗透压的稳定对维持细胞内外液的平衡有着重要意义。

体液平衡及渗透压的调节

体液及渗透压的稳定是由神经-内分泌系统调节的。体液丧失水分时，细胞外液渗透压升高，可刺激下丘脑-垂体-抗利尿激素系统。一方面刺激口渴中枢，产生渴感，机体主动饮水；另一方面刺激下丘脑渗透压感受器，抗利尿激素分泌增多，使肾对水的重吸收增多，尿量减少，调节渗透压下降。反之，体内水分增多，细胞外液渗透压降低，口渴反射被抑制，且抗利尿激素分泌减少，使肾对水的重吸收减少，尿量增多，同时调节渗透压升高。此外，醛固酮也参与体液平衡的调节，当血容量减少时，通过肾素-血管紧张素-醛固酮系统作用，醛固酮分泌增加，肾对钠、水的重吸收增加，使血容量上升；当血容量过多时，醛固酮分泌减少，使肾对钠、水的重吸收减少，调节血容量平衡。

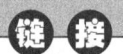

4. 酸碱平衡 体液的适宜酸碱度是机体组织、细胞进行生命活动的重要保证，正常人体液的酸碱度即 pH 为 7.35～7.45，平均为 7.40。在物质代谢过程中，机体虽不断摄入和产生酸性和碱性物质，但能依赖体内的缓冲系统、细胞内外的交换、肺的呼吸和肾的调节，使体液的酸碱度维持在正常范围。

血液中的缓冲系统以 HCO_3^-/H_2CO_3 最为重要。HCO_3^- 的正常值平均为24mmol/L，H_2CO_3 的正常值平均为 1.2mmol/L（HCO_3^-/H_2CO_3 比值为 20∶1）。即使 HCO_3^- 及 H_2CO_3 的绝对值有高低变化，血浆的 pH 仍可保持7.40。肺的呼吸在酸碱平衡的调节作用主要是通过排出 CO_2，使血中的 $PaCO_2$ 下降，从而调节血中 H_2CO_3。在酸中毒时，H^+ 向细胞内移动；碱中毒时，H^+ 向细胞外移动，对维持酸碱平衡有一定意义。肾脏是调节酸碱平衡的重要器官，通过排 H^+ 和 NH_4^+，吸收 Na^+ 和 HCO_3^- 来调节，排出固定酸和保留碱，来维持血浆中 HCO_3^- 浓度的稳定。

第2节 体液代谢失调

案例 5-1

患者，男性，40岁，体重60kg，因食管癌进食困难1个月余。主诉：乏力、口渴不明显、尿少而色深。检查：体温37.5℃，脉搏100次/分，呼吸28次/分，血压100/70mmHg，表情淡漠、头晕、嗜睡、眼窝凹陷、唇舌干燥、皮肤弹性差。实验室检查：血液 Na^+ 140mmol/L，K^+ 3.1mmol/L，HCO_3^- 18mmol/L，尿比重1.018。

问题：
1. 你知道该患者存在哪些水、电解质、酸碱平衡失调吗？
2. 如何治疗？

一、水和钠代谢紊乱

细胞外液中水和钠关系密切，相互依赖。水的丢失必然伴有钠的丢失，而钠的潴留也往往伴随水的潴留。临床上把水和钠的缺失现象，称为脱水。根据水、钠丢失的比例，临床上脱水可分为以下三种临床类型。

（一）等渗性脱水

等渗性脱水指水和钠等比例的丢失，又称急性缺水或混合性缺水。这是外科最常见的脱水类型，又称外科失水。细胞外液可迅速减少，细胞外液的渗透压也基本不变。血清钠仍可在正常范围内（135～145mmol/L）。早期细胞内液不会代偿性向细胞外间隙转移，因此细胞内液容量不发生变化。但如果失水继续发展，细胞内液也将逐渐外移，随同细胞外液一起丢失，导致细胞内缺水。

1. 常见病因

（1）消化液的急性丧失，如大量呕吐、腹泻、肠瘘等。

（2）体液丧失在感染区或软组织内，如急性肠梗阻、大面积烧伤、腹膜炎等。这些丧失的体液的成分与细胞外液基本相同。

2. 临床表现

（1）症状：患者有厌食、恶心、乏力、尿少等，但不口渴。

（2）体征：舌干燥、眼球凹陷及皮肤松驰弹性差。如短期内体液丧失达体重的5%（相当于丧失了细胞外液的25%），患者即可出现血容量不足的表现，如脉搏细速、肢端湿冷、血压不稳或下降等。当体液继续丧失达体重的6%～7%时（相当于丧失了细胞外液的30%～35%），则有更严重的休克表现。休克会导致大量酸性代谢产物，可伴发代谢性酸中毒。如果患者以丢失胃液为主，因为H^+丢失过多则可伴发代谢性碱中毒。

（3）化验：血清Na^+和Cl^-在正常范围。尿比重增高。红细胞计数、血红蛋白量和血细胞比容明显升高。动脉血气分析可明确是否存在酸碱中毒。

3. 诊断 患者大多有明确的体液丢失病史，丢失量越大，持续时间越久，症状就越明显。试验室检查可见血液浓缩现象和血细胞比容增高。血清Na^+和Cl^-无明显降低，尿比重增高。动脉血气分析可判别有无酸（碱）中毒存在。

4. 治疗

（1）治疗原发病，若能消除病因，则缺水将很容易被纠正。

（2）静脉输注平衡盐或等渗盐水，尽快补充其血容量。如患者已出现休克征象，即表示体液丧失量已达体重的5%，需快速补充液体3000ml（按体重60kg计算），以恢复其血容量。所补充的液体应为含钠等渗液，不能只输注葡萄糖液，否侧容易造成低钠血症。另外，在静脉补液时必须监测患者的心脏功能，包括心率、中心静脉压和肺动脉楔压等。对于脱水不明显的患者，可以只补充上述用量的1/2～2/3（即1500～2000ml），以补充缺水和缺钠。如果患者不能正常饮食时，还应补充其日均需水量2000ml和氯化钠4.5g。

（3）缺水得到纠正后，血容量增加和肾排钾增多都会导致细胞外液钾浓度有所降低，所以在纠正缺水时应预防低钾血症的发生。

纠正等渗性脱水首选平衡盐溶液

等渗盐水即生理盐水，其渗透压等同于血浆，但Cl^-含量比血清中Cl^-含量高50mmol/L（Cl^-含量分别为154mmol/L及103mmol/L），大量输入等渗盐水，有导致血氯过高引起高氯性酸中毒的危险。平衡盐溶液的电解质含量与血浆相似，是治疗等渗性缺水的理想液体，同时其中所含的碱性液还可纠正轻度酸中毒。目前常用的平衡盐有两种：①碳酸氢钠等渗盐水（1.25%碳酸氢钠溶液和0.9%氯化钠液的比为1：2）；②乳酸钠林格溶液（1.89%乳酸钠溶液和复方氯化钠溶液之比为1：2）。但对休克、肝功能不良的患者，不宜使用乳酸钠林格溶液，以防乳酸蓄积。

（二）高渗性脱水

高渗性脱水又称原发性缺水，其缺水多于缺钠，血清钠高于正常范围。细胞外液呈高渗状态，使细胞内液移向细胞外间隙，导致细胞内外液都减少。最后，由于脑细胞缺水而导致脑功能障碍的严重结果。

1. 病因

（1）水摄入不足：如吞咽困难、长期禁食、危重患者经鼻胃管或空肠造瘘给予高浓度肠内营养液而补水不足等。

（2）水排出过多：如高热大量出汗、大面积烧伤暴露疗法、糖尿病未控制致大量尿液排出等。

（3）长期使用渗透性利尿药物或静脉输入大量高渗盐水等。

2. 临床表现 因缺水的程度不同表现有所不同，根据脱水的程度一般把高渗性脱水分为三度。

（1）轻度脱水：除口渴外，无其他症状。缺水量占体重的2%～4%。

（2）中度脱水：极度口渴。有乏力、尿少和尿比重增高。唇舌干燥、皮肤弹性差、眼窝凹陷，常有烦躁不安等。缺水量占体重的4%～6%。

（3）重度脱水：除上述症状外，出现狂躁、幻觉、谵妄、昏迷等脑功能障碍表现。缺水量超过体重的6%。

（4）化验：血清Na^+增高，超过150mmol/L；尿比重增高；红细胞计数、血红蛋白量、血细胞比容升高。

3. 诊断 患者有明确的体液丢失病史；有口渴、皮肤弹性差、眼窝凹陷等临床表现；试验室检查可见血液浓缩现象和血细胞比容增高，尿比重增高，血清Na^+超过150mmol/L以上，可作出明确诊断。

4. 治疗

（1）治疗原发病，使患者不再继续失液。

（2）能口服尽量口服补液。不能口服的患者可静脉补充5%葡萄糖溶液或0.45%氯化钠溶液补充已丧失体液。根据临床表现估计患者的失水量占体重的百分比，再按照每丧失体重1%补液400～500ml进行估算，重度缺水者可按照血钠值计算，即补水量（ml）=［血钠测得值（mmol/L）－正常血钠值（mmol/L）］×体重（kg）×4。注意：当日实际补充缺水量应只为计算所得量的1/2～2/3。补液过程中要严密监测患者的心功能情况，即时调整补液速度和补液量。

（3）如果患者不能正常饮食时，还应补充其日均需水量2000ml和氯化钠4.5g。

（4）高渗性脱水患者实际上也缺钠，如果只补水而不补钠，可能造成低钠血症。

（三）低渗性脱水

低渗性脱水又称为慢性缺水或继发性缺水。水和钠同时丢失，但缺钠多于缺水，血清钠低于正常范围，细胞外液呈低渗状态。

1. 病因

（1）消化液持续丢失，如反复呕吐、持续长期胃肠减压、慢性肠梗阻、肠瘘等。

（2）大创面的慢性渗液。

（3）长期使用排钠性利尿剂，如氯噻酮、依他尼酸等，未即时补充钠而致缺钠多过缺水。

（4）等渗性脱水时只补充大量葡萄糖液而未补充电解质，使体内缺钠多于缺水。

2. 临床表现 细胞外液量主要由钠离子维持，所以低渗性脱水易出现血容量不足而呈现周围循环衰竭表现。根据缺钠的程度，低渗性脱水可分为三度。

（1）轻度缺钠：患者感疲乏、头晕、直立性低血压、手足麻木，无口渴。尿量正常或增多，但尿比重下降。血清 Na^+ 低于 135mmol/L，缺氯化钠约为 0.5g/kg 体重。

（2）中度缺钠：上述症状加重，皮肤干皱、眼窝凹陷、恶心、呕吐、脉搏细速、血压下降、脉压小、浅静脉下陷、视物模糊、神情淡漠。尿量减少但是尿比重低。血清 Na^+ 低于 130mmol/L，缺氯化钠为 0.5~0.75g/kg 体重。

（3）重度缺钠：患者神志不清，肌肉痉挛抽搐，腱反射减弱或消失，出现木僵、甚至昏迷，常发生休克、少尿。血清 Na^+ 低于 120mmol/L，缺氯化钠为 0.75~1.25g/kg 体重。

（4）实验室检查：尿比重常在 1.010 以下；血清 Na^+ 低于 135mmol/L；红细胞计数、血红蛋白、血细胞比容升高。

3. 诊断 患者有慢性的体液丢失病史和相应的临床表现，就可以作出初步诊断。再结合实验室检查，可见尿比重降低在 1.010 以下，尿中 Na^+ 和 Cl^- 浓度明显减低，血清 Na^+ 低于 135mmol/L。血钠越低，病情越重。血液有浓缩现象即可作出明确诊断。

低渗性脱水患者为何早期尿量增多而后期尿量减少？

低渗性脱水由于失水多于失钠，血清钠低于正常范围，细胞外液呈低渗状态。机体的代偿机制表现为抗利尿激素分泌减少，使水在肾小管内的再吸收减少，故尿量不减或略有增多；随后由于血容量下降，导致醛固酮和抗利尿激素分泌增加，故尿量减少，尿比重低。

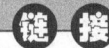

---

4. 治疗

（1）积极治疗原发病。

（2）不能口服补液的患者可静脉输注等渗盐水或高渗盐水补充血容量和纠正细胞外液的低渗状态。输液原则：输液速度应先快后慢，总输入量应分次完成。轻中度脱水者，可按其临床表现估算缺钠量：

需补钠量（mmol）＝缺钠程度 × 体重（kg）（按 17mmol Na^+ 相当于 1g 钠计算）。

重度缺钠者可参考如下公式：

需补钠量（mmol）＝［血钠正常值（mmol/L）－血钠测得值（mmol/L）］
× 体重（kg）×0.6（女性为 0.5）

补充失液量时，第一个 24h 内只补充计算量的 1/2，第二个 24h 内补充计算量剩余的 1/2。在治疗过程中还应补其每天需水量 2000ml 和氯化钠 4.5g。并严密监测患者的心脏功能，根据患者病情随时调整输液计划。当重度缺钠导致休克时，应快速补充血容量纠正休克。可先用晶体液（平衡液、等渗盐水）和胶体液（血浆、右旋糖酐）按 2∶1 或 3∶1 补充。然后静脉滴注高渗盐水（5% 氯化钠溶液）200~300ml 纠正过低的血钠和渗透压。但要严格控制滴速，不超过 150~200ml/h。之后再根据患者病情调整补液计划。

考点提示：
外科临床最常见的脱水是等渗性脱水；掌握各型脱水的临床表现

附：水中毒

水中毒是指水分摄入超过排出，以致水在体内潴留，引起血浆渗透压下降和循环血量增多。血浆水分相对较多而血钠浓度降低，故又称稀释性低钠血症。

1. 病因
（1）各种原因所致的抗利尿激素分泌过多。
（2）肾功能不全，排尿能力下降。
（3）机体摄入水分过多或静脉输液过多。

2. 临床表现
（1）急性水中毒：发病急骤，颈静脉怒张；由于脑细胞肿胀和脑组织水肿造成颅内压增高，引起各种神经精神症状，如头痛、失语、精神错乱、定向力失常、嗜睡、躁动、谵妄，甚至昏迷，进一步发展，有发生脑疝的可能，以致呼吸心脏停搏。
（2）慢性水中毒：症状一般不明显，往往被原发疾病的症状所掩盖，可有软弱无力、恶心呕吐、嗜睡等，体重增加，皮肤苍白而湿润。
（3）化验：实验室检查可见红细胞计数、血红蛋白、血细胞比容和血浆蛋白量都降低。红细胞平均容积增加和红细胞平均血红蛋白浓度降低。血浆渗透压降低。

3. 治疗措施　预防重于治疗。对容易发生抗利尿激素分泌过多的情况，如疼痛、失血、休克、创伤及大手术等患者的输液治疗，应注意避免过量；急性肾功能不全和慢性心功能不全者，更应严格限制入水量，以预防水中毒的发生。一旦发生水中毒，应立即停止水分的摄入，程度较轻者，机体排出多余的水分后，可自行恢复。对严重水中毒患者，除立即禁水外，还需采用利尿剂加强水分的排出，一般采用渗透性利尿剂，如20%的甘露醇静脉快速滴注，也可用袢利尿剂，如呋塞米（速尿）和依他尼酸。

二、钾的代谢异常

（一）低钾血症

临床较常见，血清钾正常范围是3.5～5.5mmol/L，若低于3.5mmol/L，称为低钾血症。

1. 常见病因
（1）摄入不足：长期禁食或进食不足，而静脉补钾又不足者。
（2）丢失过多：如呕吐、腹泻、胃肠减压、肠瘘时丢失含钾的消化液；使用利尿剂，急性肾衰竭多尿期，以及盐皮质激素（醛固酮）过多使钾自肾丢失等。
（3）分布变化：大量使用葡萄糖和胰岛素时，可使部分细胞外钾进入到细胞内参与糖原的合成，导致细胞外低钾。代谢性、呼吸性碱中毒时钾离子也可向细胞内转移。

2. 临床表现　低钾血症时引起神经-肌肉应激性降低和心功能障碍。主要表现为：
（1）神经-肌肉系统：骨骼肌兴奋性下降。最早表现是肌无力，先是四肢软弱无力，以后延及躯干和呼吸肌。腱反射减弱或消失，严重时软瘫，小儿则抬头、翻身困难；呼吸肌麻痹时呼吸困难；平滑肌兴奋性下降，出现恶心、呕吐、腹胀、肠鸣音减弱或消失、尿潴留；心肌兴奋性提高，出现心悸、心动过速、心律不齐，严重时发生室颤和心搏骤停。
（2）中枢神经抑制症状：早期烦躁，严重时神志淡漠和意识不清。
（3）心电图改变：表现为心律失常。典型的心电图改变为早期出现T波降低、变平或倒置，随后出现S-T段降低，Q-T间期延长，若出现U波时更有确诊价值。但低钾血症患者不一定都有心电图表现。

（4）反常酸性尿：低钾血症可导致代谢性碱中毒，这是由于细胞内的 K^+ 与细胞外的 Na^+、H^+ 交换增加（从细胞内每移出 3 个 K^+，就会有 2 个 Na^+ 和 1 个 H^+ 移入）使细胞外 H^+ 浓度降低；另外，远曲肾小管 Na^+、K^+ 交换减少，Na^+、H^+ 交换增多，使排 H^+ 增多。这两方面原因使患者发生低钾性碱中毒。此时，尿液却呈酸性，即称为反常酸性尿。

低钾血症患者是否全身缺钾？

钾离子主要存在于细胞内，大约占体内钾总含量的 98%。细胞外液中的钾含量只有总量的 2%，但却非常重要。因此，血清钾浓度降低并不能反映细胞内是否缺钾，如低钾血症患者合并酸中毒时，细胞内钾转移至细胞外，血清钾可能正常，但细胞内缺钾。当纠正酸中毒后，钾离子进入细胞，细胞外低钾，所以临床上应注意酸中毒掩盖低钾。而在碱中毒时，因细胞外钾转移至细胞内，虽然血钾浓度降低但细胞内并不缺钾。

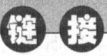

3. 诊断 根据病史和临床表现可作出低钾血症的初步诊断。心电图检查有辅助诊断作用。实验室检查血清钾低于 3.5mmol/L 有诊断意义。

4. 治疗

（1）治疗原发病：防止钾的继续丢失。

（2）及时补钾：口服是最安全的途径，可给予 10% 氯化钾 10ml，每天 3 次。外科的低钾患者常无法口服钾剂，都需经静脉补给。静脉补钾应遵循以下原则：①浓度不过高，氯化钾浓度不超过 0.3%（相当于 40mmol/L）；②滴速不过快，每分钟不超过 80 滴（相当于 20mmol/h）；③补钾不过量，一般缺钾患者每天可补氯化钾 3~6g，最多不超过 6g（每克钾相当于 13.4mmol K^+ 计算，即相当于 80mmol）；④尿少不补钾，当尿量超过 40ml/h 时才能补钾；⑤切忌静脉推注氯化钾溶液，以免导致心搏骤停。

（二）高钾血症

血清钾高于 5.5mmol/L，称为高钾血症。高钾血症较低钾血症少见，但后果严重、处理困难，因此应特别注意预防。

1. 常见病因

（1）钾摄入过多：常见于静脉补钾过多过快过浓、输入含钾药物或输入保存期过久的库血等。

（2）肾排钾减少：常见于肾衰竭者、长期使用保钾利尿剂（螺内酯、氨苯蝶啶等）、盐皮质激素不足等。

（3）体内分布变化：细胞内钾向细胞外转移，如溶血、大量组织损伤及酸中毒等。

2. 临床表现 高钾血症的临床表现无特异性。

（1）可有轻度的神志改变、感觉异常、四肢软弱无力等。

（2）严重有如皮肤苍白、发冷、发绀、低血压等微循环障碍表现。

（3）心跳过缓，心律不齐，严重者心跳于舒张期停搏。高钾血症，特别是血清钾浓度超过 7mmol/L 时，都会有心电图的异常变化。心电图改变为早期出现 T 波高尖，Q-T 间期延长，随后出现 QRS 增宽，P-T 间期延长。

3. 诊断 高钾血症的临床表现常被原发疾病所掩盖。但当出现一些用原发疾病不能解释的症状，又存在引起高钾血症的病因时，即应考虑有高钾血症的可能。应立即做血清钾浓度测定，血清 K^+ 高于 5.5mmol/L 即可确诊。心电图检查有辅助诊断意义。

考点提示：低钾血症是外科临床最常见的电解质紊乱，掌握其临床表现，牢记静脉补钾的原则

4. 治疗 高钾血症一经诊断，应紧急禁钾、降钾、抗酸。

（1）停用一切含钾的食物、药物或输注库存血等。

（2）对抗心律失常：当高钾血症明显抑制心脏时，Ca^{2+}能拮抗K^+对心肌的毒性作用。可缓慢静脉注射10%葡萄糖酸钙或5%氯化钙10ml，如果需要，可在1～2min后再静脉注射1次，可迅速消除室性心律不齐。随后可在生理盐水500ml或5%葡萄糖液中加入10%葡萄糖酸钙20～40ml静脉滴注。但钙对血钾浓度无影响。

（3）降低血钾浓度，可采取下列措施：①先推注5%碳酸氢钠溶液60～100ml，再输注5%碳酸氢钠溶液100～200ml。这种高渗性碱性溶液可使血容量增加，稀释血清钾。同时，纠正酸中毒使钾离子向细胞内转移，增加肾小管排钾。②输注高渗葡萄糖溶液及胰岛素：用25%葡萄糖溶液100ml～200ml，每4～5g糖加入普通胰岛素1U静脉滴注，使钾离子转入细胞内参与糖原的合成。必要时，3～4h可重复给药。③肾功能不全输液量受限制时，可用10%葡萄糖酸钙溶液100ml+11.2%乳酸钠溶液50ml+25%葡萄糖溶液400ml+胰岛素30U，24h缓慢静脉滴注。

（4）阳离子交换树脂：可从消化道交换和排出大量钾离子。每天口服4次，每次15g。为预防便秘、粪块堵塞，应同时服用山梨醇或甘露醇导泻。

（5）透析疗法：有腹膜透析和血液透析两种。用于上述治疗仍无法降低血钾浓度时。

> **考点提示：** 高钾血症最危险，血钾大于7mmol/L时应进行心电监护，掌握临床表现及治疗方法

三、体内钙的异常

血钙浓度为2.25～2.75mmol/L，相当恒定。不少外科患者可发生不同程度的钙代谢紊乱，特别是发生低钙血症。

（一）低钙血症

低钙血症是指血清钙低于2mmol/L。

1. 病因 可见于重症胰腺炎、坏死性筋膜炎、甲状旁腺功能受损、大量输血、大面积烧伤、肾衰竭、消化道瘘和甲状旁腺功能受损的患者。在碱中毒时因血液中游离钙减少也可出现低钙血症的表现。

2. 临床表现及诊断 主要表现为神经-肌肉兴奋性增高，表现为易激动、口唇及四肢末梢麻木和针刺感、手足抽搐、腱反射亢进及耳前叩击试验（Chvostek征）阳性等。血浆Ca^{2+}浓度低于2.0mmol/L有诊断意义。

Chvostek征阳性

用叩诊槌或手指叩击面神经，位置在耳前2～3cm处，引起嘴角抽搐为阳性反应。甲状旁腺功能减退可以诱发Chvostek征。

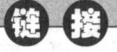

---

3. 治疗 去除病因，治疗原发病。补充钙剂，缓解症状。可用10%的葡萄糖酸钙或5%氯化钙10ml静脉注射。必要时8～12h后重复注射。对需长期治疗的患者，可口服钙剂及维生素D。若补钙后仍有抽搐，应注意有无低镁的可能，以便纠正。

（二）高钙血症

高钙血症是指血清钙高于2.85mmol/L。

1. 病因 多见于甲状旁腺功能亢进症，其次是骨转移性癌，转移至骨的肿瘤细胞可致骨质破坏，骨钙释放，使血清钙升高。特别是在接受雌激素治疗的骨转移性乳腺癌。

2. 临床表现及诊断 早期无特异性症状，可有疲乏、厌食、恶心、呕吐和体重下降，血钙浓度进一步增高时，可出现严重头痛、背和四肢疼痛、口渴和多尿等。甲状旁腺功能亢进者在病程后期可致全身性骨质脱钙，发生多发性病理性骨折。血钙浓度高达4～5mmol/L时可能有生命危险。

3. 治疗 对于甲状旁腺功能亢进者，应作手术治疗，切除腺瘤或增生的腺组织之后，可彻底治愈。对骨转移性癌患者，可预防性地给予低钙饮食，并注意补充足够水分，以利于钙的排泄。

四、镁的代谢异常

镁具有多种生理功能，对神经活动的控制、神经肌肉兴奋性的传递、肌收缩、心脏激动性及血管张力等方面均具有重要作用。正常血镁浓度为0.70～1.10mmol/L。

（一）镁缺乏

1. 病因 主要原因有饥饿、吸收障碍综合征、长时期的胃肠道消化液丧失（如肠瘘）。其他原因还有长期应用无镁溶液作静脉输注治疗、肠外营养液中未加适量镁制剂，以及急性胰腺炎等。

2. 临床表现及诊断 常见临床表现为：面容苍白、肌震颤、手足搐搦及Chvostek征阳性、记忆力减退、精神紧张、易激动，严重者有烦躁不安、谵妄及惊厥等。

血清镁浓度和机体镁缺乏不一定相平行，即镁缺乏时血清镁浓度不一定降低，因此若存在诱发因素，又出现上述症状，则应疑有镁缺乏。镁负荷试验具有诊断意义。临床上镁缺乏者常伴有钾和钙的缺乏。补充钾及钙使低钾血症和低钙血症得到纠正之后，如果症状仍未缓解，应怀疑低镁血症的存在。

3. 治疗 镁缺乏时可用氯化镁溶液或硫酸镁溶液静脉补充，一般可按0.25mmol/（kg·d）的剂量补充镁盐。25%硫酸镁溶液1ml含镁1mmol，60kg体重者可补25%硫酸镁15ml。在解除症状后，仍应每天补镁，持续1～3周。一般用量为5～10mmol/d，相当于25%硫酸镁5～10ml，肌内注射或稀释后静脉注射。静脉补充镁制剂时，要控制输注速度，太快、太多的补充可能引起急性镁中毒，甚至导致心搏骤停。如果镁中毒，应立即静脉注射葡萄糖酸钙或氯化钙溶液作为对抗措施。

（二）镁过多

1. 病因 主要发生在肾功能不全时。烧伤早期、广泛性外伤或外科应激反应、严重细胞外液量不足和严重酸中毒等也可引起血清镁增高，血清镁浓度可>3mmol/L。

2. 临床表现 乏力、疲倦、腱反射消失和血压下降等。血清镁浓度明显增高时，心脏传导功能可发生障碍，心电图改变与高钾血症相似，可显示P-R间期延长，QRS波增宽和T波增高。晚期可出现呼吸抑制、嗜睡和昏迷，甚至心搏骤停。

3. 治疗 发现镁过多，应立即停止给镁。经静脉缓慢输注2.5～5mmol葡萄糖酸钙（相当于10%葡萄糖酸钙溶液10～20ml）或氯化钙溶液，以对抗镁对心脏和肌肉的抑制。同时要积极纠正酸中毒和缺水。如血清镁浓度仍无下降或症状仍不减轻，可考虑采用透析治疗。

案例5-1分析

1. 该患者存在的水、电解质、酸碱平衡失调有：

（1）中度等渗性脱水，诊断依据为患者因食管癌进食困难1个月余，诉乏力、口渴不明显、尿少而色深。体查：眼窝凹陷，唇、舌干燥，皮肤弹性差。实验室检查：血：Na^+

140mmol/L，尿比重1.018。

（2）低钾血症：诊断依据为进食困难1个月余；血K^+3.1mmol/L。

（3）代谢性酸中毒：诊断依据为血HCO_3^-18mmol/L。

2．治疗

（1）实施液体疗法，纠正脱水：第一个24h的补液量为生理需要量+1/2已损失量。生理需要量为2000～2500ml，1/2已损失量=1/2×体重×中度脱水（5%）=1/2×60×5%=1500ml。第一个24h的补液量为3500～4000ml。

（2）先补钾，再纠酸：第一个24h可补给4～5g钾，复查后次日再酌情补给。该患者为轻度酸中毒，脱水纠正后可自行调节到正常。

第3节 酸碱平衡失衡

案例5-2

患者，男性，25岁，因胃、十二指肠溃疡大出血入院。当输入保存期较长的库存血2000ml后，出现呼吸深快、酮味，皮肤发冷，发绀，血压90/70mmHg。实验室检查：血清中K^+6.0mmol/L，Na^+135mmol/L；动脉血pH7.2，血浆HCO_3^-7mmol/L。

问题：患者发生了哪种类型的酸碱失衡？怎样处理？

在病理情况下，外来的或体内产生的酸或碱过量，超过了机体的调节代偿能力，或是因调节功能发生障碍，都会导致酸碱平衡失调。若pH低于7.35为酸中毒，高于7.45为碱中毒，当pH低于6.8或高于7.8时可致人死亡。

而pH、HCO_3^-和$PaCO_2$是反映机体酸碱平衡的三大基本要素。HCO_3^-反映了代谢性因素，HCO_3^-的原发性增加和减少，可引起代谢性酸中毒或碱中毒；$PaCO_2$反映了呼吸因数，$PaCO_2$原发性增高或降低，则引起呼吸性酸中毒或碱中毒。由上可以看出酸碱失衡有四种基本类型，即代谢性酸中毒、代谢性碱中毒、呼吸性酸中毒和呼吸性碱中毒。有时可同时存在两种以上的酸碱失衡，称为混合型酸碱平衡失调。

一、代谢性酸中毒

代谢性酸中毒是临床最常见的酸碱失衡。由于酸性物质的积聚或产生过多，或HCO_3^-减少引起。

1．病因

（1）酸性物质产生过多：高热、休克、抽搐、心搏骤停、长期不能进食、糖尿病等。此外，大量应用酸性药物（如氯化铵、精氨酸等）也会引起代谢性酸中毒。

（2）碱性物质HCO_3^-丢失过多：腹泻、肠瘘、胆胰瘘、绞窄性肠梗阻、腹膜炎等。

（3）肾排酸功能障碍：急性肾衰竭时肾小管排H^+和重吸收HCO_3^-障碍。

2．临床表现 轻症常被原发病的症状所掩盖，重症患者有疲乏、眩晕、嗜睡，可有感觉迟钝或烦躁。

（1）呼吸系统：突出的表现是呼吸加深、加快（为机体代偿经肺增加CO_2排出的表现），呼吸频率有时可达40～50次/分，呼出气带有酮体的烂苹果味（脂肪氧化不全）。

（2）神经系统：患者头痛、眩晕、委靡嗜睡，严重者神志不清或昏迷。

（3）循环系统：心率加快、心音弱，血压不稳定或偏低。面颊潮红（严重缺血缺氧时口唇呈青紫色）。患者易诱发心律不齐、急性肾功能不全和休克（因代谢性酸中毒可降低心肌收缩力和周围血管对儿茶酚胺的敏感性），一旦发生则很难纠正。

（4）实验室检查：血气分析显示 pH 和 HCO_3^-（也称二氧化碳结合力 CO_2CP）明显下降（表 5-2）。代偿期 pH 可在正常范围，但 HCO_3^-、BE（碱剩余）、$PaCO_2$ 均有一定程度降低。

3. 诊断 结合相关病史和临床表现，可作出初步诊断。应立即作血气分析检查以明确诊断及其严重程度。血 pH<7.35，$PaCO_2$ 降低，血中 HCO_3^- 低于 23mmol/L，$PaCO_2$ 低于 40mmol/L，BE<-3mmol/L。

表 5-2 酸碱平衡失调常用的血液化验指标（血气分析）

	项目	正常值（平均值）	代谢性酸中毒	代谢性碱中毒	呼吸性酸中毒	呼吸性碱中毒	临床意义
共用指标	血 pH	7.35~7.45	<7.35	>7.45	<7.35	>7.45	直接反映血液酸碱度
	二氧化碳结合力（CO_2CP）	20~30mmol/L 或 50~70Vol%	↓	↑	↑	↓	反映血浆 HCO_3^- 中的 CO_2 量
呼吸性因素	二氧化碳分压（PCO_2）	4.67~6.00kPa（5.33）（35~45mmHg）	↓	↑	明显↑	明显↓	在物理状态下溶解于血浆中的 CO_2
	碱剩余（BE）	±3mmol/L（0）	负值大	正值大	代偿性正值稍大	代偿性负值稍大	滴定至 pH=7.4 所需的酸或碱量
代谢性因素	标准碳酸氢盐（SB）	24~29mmol/L（27）	明显↓	明显↑	↑	↓	标准状态下 HCO_3^- 的量
	缓冲碱（BB）	45~55mmol/L（50）	↓	↑	↑	↓	血中 HCO_3^-、HPO_4^{2-}、蛋白质、血红蛋白等缓冲物质的总和

代谢性酸中毒可伴有高钾血症、代谢性碱中毒可伴有低钾血症

酸中毒时，大量 H^+ 进入细胞内，由于电中和基本原理，每 1 个 H^+ 和 2 个 Na^+ 移入细胞内，即有 3 个 K^+ 由细胞内移出，从而使细胞外液的 H^+ 浓度降低；另一方面，酸中毒时，肾脏中 H^+-Na^+ 交换加强而 K^+-Na^+ 交换减弱，肾排钾减少，故酸中毒可能伴有高钾血症。同理，碱中毒可能伴有低钾血症。

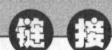

4. 治疗

（1）去除病因是纠正代谢性酸中毒的关键。若机体的调节机制正常，只要能消除病因，补充液体纠正脱水，则较轻的代谢性酸中毒（HCO_3^- 为 16~18mmol/L）常可自行纠正，无需碱剂治疗。

（2）较重的代谢性酸中毒应用碱性药物治疗，常用的药物是5%碳酸氢钠。临床上使用的碳酸氢钠量常常是估计值。临床治疗时首次可给予5%NaHCO₃100~250ml静脉滴注，2~4h后复查血气分析和电解质浓度，然后再调整治疗计划。碱剂补充量可参考以下公式：碳酸氢钠需要量（mmol）=（HCO₃⁻正常值－测定值）mmol×体重（kg）×0.4（如需要换算为5%的碳酸氢钠毫升数则除以0.6）。临床治疗时，应先补充计算量的1/2，再根据复查结果决定余下碱剂是否使用和使用剂量。做到边观察，边治疗。逐步纠正酸中毒，切忌纠酸成碱。另外5%NaHCO₃为高渗溶液，静脉输注过快可导致高钠血症，使血浆渗透压升高。在临床纠正酸中毒过程中可能出现低钙血症和低钾血症，要注意预防。

考点提示： 说出代谢性酸中毒的病因，掌握临床表现及治疗方法

> **补碱原则**
>
> 边治疗边观察，逐步纠正酸中毒，是治疗的原则。临床上根据酸中毒的程度，成人首次补给5%碳酸氢钠100~250ml，用药后定时复查，根据复查结果决定是否需要继续补给。酸中毒纠正后，应注意患者有无低钙血症、低钾血症的出现，应注意防治。

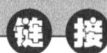

二、代谢性碱中毒

体内HCO₃⁻增多或H⁺丢失过多可引起代谢性碱中毒。

1. 常见病因

（1）酸性胃液丢失过多：这是外科患者发生代谢性碱中毒最常见的原因。见于反复呕吐、长期胃肠减压患者，胃液中含有丰富的HCl和K⁺，丢失胃液可致低氯低钾性碱中毒，低钾血症又可引起或加重代谢性碱中毒。

（2）摄入碱性物质过多：常见于输入碱性药物过多、过快。

（3）缺钾：低血钾时，细胞内的K⁺与细胞外的Na⁺、H⁺交换增加，导致细胞内酸中毒、细胞外碱中毒。

2. 临床表现 症状多被原发病所掩盖，有时可出现呼吸变浅变慢；或有神经精神方面的表现，如嗜睡、精神错乱或谵妄，严重时可昏迷。也可因血清中游离钙减少，引起低钙血症，出现手足抽搐。实验室检查：血气分析显示可见血清pH和HCO₃⁻升高。

3. 诊断 根据相关病史和临床表现，可作出初步诊断。应立即做血气分析检查以明确诊断及其严重程度。血液pH可正常，但HCO₃⁻和BE均有一定程度的增高，失代偿时血液pH、HCO₃⁻明显增高，PaCO₂正常。可伴有低氯血症和低钾血症。

考点提示： 说出代谢性碱中毒的病因，掌握临床表现及治疗

4. 治疗 积极治疗原发病。丢失胃液所致的代谢性碱中毒，可输入等渗盐水，既恢复了细胞外液量又补充了Cl⁻，可纠正低氯碱中毒。碱中毒时几乎同时伴有低钾血症，故须同时补给氯化钾，但应见尿补钾。严重碱中毒时，可应用稀释的盐酸溶液。

附录2 酸碱失衡

一、呼吸性酸中毒

呼吸性酸中毒是指肺泡通气和换气不足，不能充分排出体内生成的CO₂，以致CO₂蓄积，血液PaCO₂增高所致，又称高碳酸血症。

1. 常见病因

（1）医源性因素：如全身麻醉药过深、镇静剂过量、呼吸机使用不当等。

(2)呼吸道梗阻：如窒息、上呼吸道分泌物或异物阻塞、喉痉挛、支气管痉挛、急性肺水肿、血气胸、心搏骤停等。

(3)肺部疾患：如肺组织广泛纤维化、肺不张、重度肺气肿等。

2．临床表现 常与缺氧同时存在。主要表现有：

(1)头痛、发绀、胸闷、气促、呼吸困难等。

(2)严重者血压下降、谵妄、昏迷等。因脑缺氧可致脑水肿、脑疝，甚至呼吸骤停。

(3)血气分析显示血液pH明显下降，$PaCO_2$增高，血浆HCO_3^-正常或增高。

3．治疗措施

(1)积极防治原发病。

(2)改善肺泡通气功能。行气管插管或气管切开术并使用呼吸机，既可将体内CO_2迅速排出，又可纠正缺氧状态。若因呼吸机使用不当引起时，应调整其容量及频率，保证足够的有效通气量。

(3)慢性肺部疾病引起的呼吸性酸中毒大多难治愈。可采取控制感染、促进排痰、扩张小支气管等措施，改善换气功能和减轻酸中毒程度。

二、呼吸性碱中毒

呼吸性碱中毒是因肺泡通气过度，体内生成的CO_2排出过多，以致血$PaCO_2$降低所致，又称低碳酸血症。

1．常见病因 多为过度通气所致，常见于高热、创伤、低氧血症、癔症、中枢神经系统疾病、轻度肺水肿、肝功能衰竭，以及呼吸机使用不当等。

2．临床表现

(1)呼吸由深快转为浅慢或不规则。由于组织缺氧，患者有头痛，头晕，手、足和口周麻木及针刺感，甚至手足抽搐。患者常有心率加快。

(2)实验室检查，pH升高，$PaCO_2$和HCO_3^-降低。

3．治疗措施

(1)积极防治原发病。

(2)使用纸袋或长筒袋罩住口鼻，以增加呼吸道无效腔，减少CO_2的呼出，以提高$PaCO_2$。也可应用镇静剂或吸入含$5\%CO_2$的氧气。手足抽搐者加用钙剂控制。

案例5-2分析

1．诊断：重度代谢性酸中毒。诊断依据：呼吸深快、酮味、皮肤发冷，发绀，血压90/70mmHg；钾6.0mmol/L，动脉血pH7.2，血浆HCO_3^-7mmol/L。

2．治疗：逐步纠正酸中毒。首次给予$5\%NaHCO_3$ 250ml后，定时复查，根据结果再酌情考虑是否需要继续补充。

附录3 液体疗法

临床上对于完全禁食或摄取液体不足的患者要维持体液平衡，而对于已有体液平衡失调的患者要纠正，这些都需要采用液体疗法进行处理。实施液体疗法主要注意以下四方面的问题：即补多少（量的计算）、补什么（补液种类的确定）、怎么补（补液的先后顺序）、补得如何（疗效观察）的问题。

1. 量的计算　补液的总量包括以下三部分。

（1）生理需要量：即正常的每天需要量，成年人每天需2000～2500ml。

（2）已丧失量：也称累计丧失量，指患者从发病到就诊时所丢失的液体量。临床上高渗性脱水、等渗性脱水按其脱水程度计算，低渗性脱水按其缺钠程度计算。已丧失量只是粗略的估计，避免补液过多、过快，一般在第1d补充计算量的1/2，余下的1/2酌情次日补充。

（3）继续损失量：也称额外丧失量，是在治疗过程中继续丢失的液体量。其补充原则是"丢失多少，补充多少"，可根据出入量记录或估算进行判断。故腹泻、呕吐、胃肠减压、引流等患者，应记录其具体的排出量；发热时体温每升高1℃，每天增加水分补充3～5ml/kg体重；出汗湿透一身衬衣裤约丢失液体1000ml；气管切开时呼吸中失水量是正常人的2～3倍，每天应增加500～700ml的水分。在临床上，当日继续损失量一般安排在次日补给。

从上面不难看出：第1天补液量=1/2已丧失量＋生理需要量；第2天补液量=1/2已丧失量＋前1天继续丧失量＋生理需要量；第3天起可能只补给生理需要量＋前1天继续丧失量。但是，补液量只是一个估计数，应边治疗、边观察、边调整。

2. 补液的种类

（1）生理需要量：一般可补充生理盐水500～1000ml、5%～10%葡萄糖1500～2000ml、10%氯化钾20～30ml。

（2）已丧失量：其种类根据体液失衡的性质确定。高渗性脱水以5%葡萄糖溶液为主，脱水基本改善后，再补充适量等渗盐水，糖水与盐水量约按2:1估计；等渗性脱水一般补给等渗盐水和葡萄糖各半量；低渗性脱水以等渗盐水为主，中、重度缺钠者可补给适量高渗盐水如5%氯化钠。血容量不足或已发生休克者，应以平衡盐溶液为主进行扩容，同时补给适量胶体。一般来说，每输入3000ml晶体液，需同时补给500ml胶体液，以维持血浆胶体渗透压，稳定血容量。胶体溶液包括全血、血浆、人体白蛋白及右旋糖酐等。常用液体的成分及用途见表5-3。

表5-3　常用液体的成分及用途

液体名称	液体性质	电解质（mmol/L）						用途
		Na⁺	K⁺	Ca²⁺	HCO₃⁻	乳酸根	Cl⁻	
血浆	胶体	142	5	2.5	24	5	103	补充血容量
5%葡萄糖								补充水分及热量
0.9%氯化钠		154					154	补充水分、钠
林格液		145	4	3			155	补充水分及多种电解质
1.9%乳酸钠	等渗晶体液	167				167		纠正代谢性酸中毒
1.5%碳酸氢钠		178			178			
乳酸钠林格液		130	4	1.8		27.9	109.6	称平衡盐，用于扩充血容量
碳酸氢钠等渗盐水		153			50		103	

续表

液体名称	液体性质	电解质（mmol/L）					用途
		Na⁺	K⁺	Ca²⁺	HCO₃⁻ 乳酸根	Cl⁻	
5%葡萄糖等渗盐水		154				154	补充水、钠、热量
10%氯化钾			1340			1340	补钾
10%氯化钙				900		1800	补充钙盐
11.2%乳酸钠	高渗晶体液	1000			1000		纠正代谢性酸中毒
5%碳酸氢钠		600			600		
5%氯化钠		850				850	补钠
10%葡萄糖							补充水分、热量

（3）继续损失量：按照丢失液体所含的成分补充。例如，发热、气管切开时补充水分（用5%葡萄糖液）；丢失消化液可补充等渗盐水或平衡盐溶液。

3．补液的先后顺序　口服是补液的最好途径；不能口服或口服量不足者需静脉补充，静脉补液时应遵循下列原则：

（1）先盐后糖：先输入盐溶液利于扩充血容量和稳定细胞外渗透压；但高渗性脱水时应先补充5%葡萄糖溶液，以降低血浆渗透压。

（2）先晶后胶：先输入晶体液可使已浓缩的血液得到稀释，改善微循环。然后输入适量胶体液以维持血浆胶体渗透压，稳定血容量。但失血性休克时应尽早补给胶体液，如全血、血浆、右旋糖酐等。

（3）先快后慢：开始输液要快，以迅速改善体液失衡情况。但是，对有心、肺疾病，静脉滴注高渗盐水，静脉使用特殊药物（如钾盐、普萘洛尔、血管活性药物）等，应控制滴注速度。

（4）尿畅补钾：尿量＞40ml/h才可补钾，以免造成后果严重的高钾血症。

4．疗效观察　主要观察指标有：

（1）精神状态：如烦躁、嗜睡、乏力、委靡等症状是否好转。

（2）脱水征：如口渴、皮肤弹性、浅静脉充盈等是否改善。

（3）生命体征：是否恢复正常。

（4）辅助检查：如尿量、尿比重、血常规、电解质测定、心电图、中心静脉压测定是否正常。实施液体疗法时，补液量应根据治疗效果边治疗、边观察、边调整。

考点提示：
制定补液计划的原则

5．安全补液的监护指标

（1）平卧颈静脉瘪陷说明血容量不足，腋窝干燥、舌沟增多提示补液不足。颈静脉怒张说明心功能不全或输液过多。

（2）尿量每小时40～50ml，尿比重在1.020～1.010，提示补液量和速度较好。

（3）咳血性泡沫痰，呼吸困难，肺底出现湿啰音，提示急性左心衰竭；出现双下肢水肿，提示输液过量或右心衰竭。

考点提示：
安全补液的监护指标

第4节 外科患者的营养支持

营养是指人体摄入、消化、吸收和利用食物中的营养成分，维持生长发育、组织更新和良好健康状态的动态过程。外科患者常常由于创伤、感染、肿瘤、手术等引起进食不足及代谢改变，而影响其营养状况，需加强营养支持。营养支持（nutritional support，NS）是近代医学治疗手段的重大进展之一，目的是维持机体组织、器官的结构和功能，维护细胞代谢，参与生理功能调控与组织修复，促进患者康复。

一、营养状况的评估

（一）营养状况测量方法

常用的营养状况测量指标有身高、体重、皮皱厚度（皮下脂肪厚度）、上臂肌围等。

1. 人体测量指标

（1）体重：是评价营养状态的一项重要指标，测量体重应固定时间、衣服、排空膀胱，使用同一体重计。标准体重（kg）＝身高（cm）－105

当1个月内体重损失率＞5%，3个月内体重损失率＞7.5%，6个月体重损失率＞10%，或实际体重低于理想体重90%时，均视为体重显著下降；当体重丢失＞20%时，即视为蛋白质-热能营养不良的证据之一。

（2）体质指数（BMI）：BMI＝体重（kg）/身高（m）^{2}。理想值介于18.5～23.9，＜18.5为消瘦，≥24为超重。

（3）三头肌皮皱厚度（TSF）：是间接判断体内脂肪储存量的一项指标。

（4）上臂肌围（AMC）：用于判断骨骼肌或体内肌肉组织量。

2. 实验室指标

（1）肌酐身高指数（CHI）：肌酐是肌肉蛋白质的代谢产物，尿中肌酐排泄量与体内骨骼肌群基本成正比，用于判断骨骼肌含量。CHI为标准值的60%～80%，表示瘦体组织中度亏缺，＜60%为重度亏缺。

（2）血浆蛋白：血浆白蛋白浓度是评价营养状态最明显的生化指标，血浆白蛋白低于35g/L提示营养不良。

（3）免疫功能测定：营养不良时常伴有免疫功能下降。

（二）营养不良的类型

1. 蛋白质营养不良 见于既往营养状态良好的患者，当发生应激后，因高分解代谢及营养素摄入量不足，使内脏蛋白质消耗，血清白蛋白、转铁蛋白降低，免疫功能受损，细胞免疫与淋巴细胞计数异常，但人体测量值正常。本型多见于严重应激性的患者，如创伤、烧伤、感染等，可通过血清蛋白及免疫功能测定予以诊断。

2. 蛋白质-能量营养不良 因热量摄入不足，逐渐消耗肌肉组织与储存脂肪所致，但内脏蛋白质的产生维持正常。其表现为体重下降，皮皱厚度与上臂肌围等测量值下降，肌肉重量减少，血浆蛋白下降，临床上较易诊断。晚期肿瘤患者常发生此类营养不良。

3. 混合型营养不良 为严重的营养不良，表现为内脏蛋白质合成减少，肌肉组织及皮下脂肪消耗。免疫应答能力与伤口愈合能力下降，感染性并发症及器官障碍发生率增高。本型多发生于慢性疾病及高代谢应激导致饥饿状态的危重患者。

考点提示：
患者营养状况评估

二、肠内营养支持疗法

肠内营养（TEN）是指经口和喂养管提供机体代谢所需的营养物质，是预防和纠正营养不良的一种营养支持疗法。肠内营养支持治疗的优越性除了体现在营养素经消化道消化、吸收、利用符合生理、给药方便、费用低廉外，更显示其有助于维持肠道黏膜结构和屏障功能完整性的优点。

> **哪些患者可接受肠内营养支持？**
>
> 凡有营养支持指征、有胃肠功能并可利用的患者都可接受肠内营养支持。例如，意识障碍或昏迷、脑血管意外、神经性厌食；吞咽、咀嚼困难者；胃肠道疾病稳定期，如消化道瘘、短肠综合征、胰腺炎等；高分解代谢状态，如严重感染、手术、创伤、烧伤等；慢性消耗性疾病。而肠梗阻、活动性消化道出血、严重肠道感染、腹泻及休克者禁忌，吸收不良者慎用。

（一）常用的肠内营养制剂

1. 大分子聚合物

（1）自制匀浆膳：用牛奶、鱼、肉、水果、蔬菜等食品配制。

（2）大分子聚合物制剂：所含蛋白质是从酪蛋白、乳清蛋白或大豆蛋白等水解、分离而来；糖类是淀粉及其水解物形式的葡萄糖多聚体；脂肪来源于植物油。

2. 要素膳食 是一种营养素齐全、水溶后容易被肠道吸收的无渣膳食。它以氨基酸和蛋白质水解物为氮源，以葡萄糖、蔗糖或麦芽糊精为主要热源，脂肪通常为植物来源的中、长链三酰甘油为主；不含乳糖和膳食纤维。要素膳食较适合于消化功能减弱的患者。

3. 特殊配方制剂 常用配方中增加或去除某种营养素，以满足特殊疾病状态下代谢的需要。

（1）高支链氨基酸配方：其特点是支链氨基酸（亮氨酸、异亮氨酸和缬氨酸）的浓度较高，占总氨基酸量的35%～40%以上，而芳香族氨基酸（色氨酸和苯丙氨酸）的浓度较低。本配方适应于肝性脑病和肝硬化患者营养支持。

（2）必需氨基酸配方：含有足够的能量、必需氨基酸、组氨酸、少量脂肪和电解质，适用于肾衰竭患者。

（3）免疫增强配方：增添某些营养素，如核苷酸、锌、精氨酸等，对免疫系统有正性调节作用。

（二）肠内营养支持途径及输注方式

1. 支持途径 有经口和管饲两种。多数患者因经口摄入受限或不足而采用管饲。

（1）胃管：是最常用的喂养途径，但合并吞咽困难或放置气管插管的患者，容易反流而窒息。

（2）空肠造口置管：常与开腹手术同时进行，操作简单，置管安全、可靠。

（3）经皮内镜导管胃造口及空肠造口置管：是在内镜协助下，经腹壁、胃壁造口置管的方法。此方法降低了并发症的发生，延长了留置导管时间。

2. 输注方式

（1）定时灌注：根据正常饮食时间，定时自营养管注入一定量的肠内营养液。适用于胃肠运动良好、贲门功能正常的患者。

（2）连续输注法：营养液经导管24h匀速输入且无间歇。

考点提示：
肠内营养的适应证、方法

（3）间歇持续输注法：在持续匀速输注期间有一定的间歇期，如连续输注16～18h，停止输注6～8h，以保持胃液pH处于正常范围，抑制上消化道细菌的生长。

（三）肠内营养并发症

1. 误吸和吸入性肺炎 是肠内营养最严重的并发症，多见于经鼻胃管灌注时呕吐引起。预防：灌注时，患者取床头抬高30°卧位，掌握好灌注速度，在灌注停止30min后可抽吸，如回抽量＞150ml，提示有胃潴留，应暂停鼻胃管灌注，改用其他方法。

考点提示：
肠内营养并发症的防治

2. 腹胀、腹泻 是最常见的并发症，主要原因是营养液输注速度过快或温度过低，应用高渗性食物、营养液被细菌污染等。预防：应强调缓慢输入，起始速度为20～40ml/h；输入营养液的温度应保持在34～36℃；营养液应现配现用，配好的营养液在室温下放置不能超过8h。

三、肠外营养支持疗法

肠外营养（PN）是指通过静脉途径提供机体代谢过程所需营养素。当患者禁食，所需营养素均经静脉途径提供时，称完全胃肠外营养（TPN）。

> **哪些患者可接受肠外营养支持？**
>
> 当患者出现下列病症而胃肠道不能充分利用时，考虑提供肠外营养支持。①高代谢患者，如严重创伤、烧伤、败血症；②胃肠道不能进食超过5d以上的患者，如急性胰腺炎、肠瘘；③应用机械辅助呼吸的肺部疾病患者；④胃肠道功能减退、食欲差、进食量不足超过1周的患者；⑤既往存在营养不良，如肝脏疾病、心力衰竭或肾功能不全等，又合并急性病变的患者。
>
> 链接

（一）常用的肠外营养制剂

能源性营养物质包括糖类、脂肪和蛋白质；非能源性物质包括水、电解质、维生素和微量元素。

1. 葡萄糖 是非蛋白质热量的主要部分，葡萄糖供给量及葡萄糖输注速度应限制在每分钟＜4mg/kg，血糖应＜11mmol/L，血糖在8～10mmol/L较为理想。

2. 脂肪乳剂 由植物油、乳化剂和等渗剂等组成。其pH为6.5，为等渗液，对静脉无刺激，可从外周静脉输入。成人需要量为1～1.5g/kg体重。

3. 氨基酸 由结晶L-氨基酸按一定的组成模式配制成静脉输注的氨基酸液，有平衡型和非平衡型两类。每天氨基酸补充量为1～1.5g/kg体重，氮的补充量为0.25～0.35g/kg体重，应视病情选择不同的氨基酸液。

4. 电解质 成人电解质的每天需要量为：钠100～126mmol（4～9g）；钾60～80mmol（2～5g）；镁7.5～12.5mmol；钙5～10mmol；磷酸盐10mmol。

5. 微量元素和维生素 日需量有多种推荐方案。

（二）营养支持的途径及输注方法

1. 肠外营养的输注途径 包括经中心静脉肠外营养（CV-JN）和经外周静脉肠外营养（PV-PN）两种。其选择须视病情、输注量及其组成成分而定。当短期（1～2周）营养支持、或作为部分营养补充、或中心静脉置管和护理有困难时，可经周围静脉输注；长期、全量补充时以选择中心静脉途径为宜。

2. 输注方法 ①全营养混合液（TNA）法：将每天所需的营养物质，在无菌条件下按次序混合入输液袋后再输注；②单瓶输注法：在无条件以TNA方式输注时，可以单瓶方式输注。

（三）肠外营养并发症

1. 与中心静脉置管有关的并发症　如气胸、血管损伤、胸导管损伤、神经损伤、空气栓塞等。空气栓塞为最严重并发症。

2. 糖代谢并发症

（1）低血糖：由于突然停止输注高浓度葡萄糖溶液或外源性胰岛素用量过大所致。因很少单独输注葡萄糖溶液，这种并发症已少见。

（2）高血糖：主要是由于葡萄糖溶液输注速度过快和胰岛素相对不足所致，甚至发生非酮性高渗性高血糖性昏迷。由于血糖尿异常升高，血浆渗透压升高，造成渗透性利尿，患者表现为多尿、口渴、头痛甚至昏迷。当出现糖代谢紊乱时，应先抽血送检血糖值再根据结果做相应处理。

3. 感染性并发症　主要是导管性和肠源性感染。

（1）导管性感染：与置管技术、导管使用、导管护理密切相关。患者表现为突然出现寒战、发热，重者发生感染性休克。此时应拔除导管并作导管尖端细菌培养。多数患者拔管后感染易控制。若24h仍不能控制者，应用抗生素抗感染。

（2）肠源性感染：因长期禁食，胃肠黏膜缺乏食物刺激和代谢的能量致肠黏膜结构和屏障功能受损、通透性增加，导致肠内细菌易位和内毒素吸收，并发肠源性的全身性感染。故提倡肠内营养或肠外营养时增加经口饮食。

考点提示：
肠外营养的适应证、输注方法

考点提示：
肠外营养并发症的防治

小　结

1. 人体体液平衡主要包括水、电解质、酸碱平衡。相应平衡失调也有三种。
2. 脱水可分为等渗性脱水、高渗性脱水、低渗性脱水三种类型。外科最常见的是等渗性脱水。
3. 电解质失衡常见的为低钾血症，表现为神经-肌肉兴奋性降低。高钾血症较少见，但对心脏有抑制作用，后果严重。
4. 酸碱失衡基本类型有四种：代谢性酸中毒、代谢性碱中毒、呼吸性酸中毒、呼吸性碱中毒。最常见的为代谢性酸中毒。
5. 外科患者可出现蛋白质、蛋白质-能量及混合性营养不良三种类型，均可通过肠内营养支持或肠外营养支持的方法加以预防或纠正。

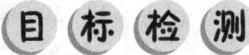

选择题

【A_1型题】

1. 外科患者最易发生水和钠代谢紊乱是
   A. 原发性缺水　　B. 低渗性缺水
   C. 等渗性缺水　　D. 高渗性缺水
   E. 水过多

2. 仅用等渗盐水纠正等渗性脱水时，可导致
   A. 高钠血症　　　B. 高氯血症
   C. 水过多　　　　D. 代谢性碱中毒
   E. 低钙

3. 代谢性酸中毒在没有发展到循环衰竭程度时，首选治疗应该是
   A. 使用碳酸氢钠
   B. 使用乳酸钠
   C. 使用枸橼酸钾
   D. 使用三羟氨基甲基甲烷
   E. 实施病因治疗

4. 低渗性脱水主要指
   A. 血钾低　　　　B. 血钙低
   C. 血镁低　　　　D. 血钠低
   E. 血磷低

5. 代谢性碱中毒伴有的电解质紊乱是
   A. 低钾血症　　　　B. 高钾血症
   C. 镁缺乏　　　　　D. 高钙血症
   E. 高钠血症
6. 维持机体体液平衡的主要器官是
   A. 肺　　　　　　　B. 缓冲系统
   C. 肾　　　　　　　D. 皮肤
   E. 肝
7. 低钾血症的患者，补钾后病情仍无改善时，应首先考虑缺乏
   A. 镁　　　　　　　B. 磷
   C. 钠　　　　　　　D. 氯
   E. 钙
8. 关于低钾血症错误的是
   A. 肌无力为最早的临床表现
   B. 均有典型的心电图改变
   C. 常与镁缺乏同时存在
   D. 严重时可发生多尿
   E. 发生碱中毒时尿呈酸性
9. 治疗等渗性脱水理想的液体是
   A. 5% 碳酸氢钠　　 B. 等渗盐水
   C. 平衡盐溶液　　　D. 5% 葡萄糖
   E. 小分子右旋糖酐
10. 细胞外液中主要的阳离子是
    A. K^+　　　　　B. Na^+
    C. Ca^{2+}　　　D. Mg^{2+}
    E. Fe^{2+}
11. 低渗性缺水常无
    A. 缺水　　　　　　B. 缺钠
    C. 口渴感　　　　　D. 血容量减少
    E. 少尿
12. 代谢性酸中毒最明显的表现是
    A. 呼吸变得又浅又快
    B. 呼吸变得又浅又慢
    C. 呼吸变得又深又慢
    D. 呼吸变得又深又快
    E. 呼吸变得时浅时深

【A_2 型题】

13. 患者，男性，45 岁，腹胀呕吐已半年，多于午后发作，吐出隔夜食物，吐量较大，吐后舒服，由于长期呕吐除脱水外还会造成
    A. 低氯、高钾性碱中毒
    B. 低氯、低钾性碱中毒
    C. 低氯、高钾性酸中毒
    D. 低氯、低钾性酸中毒
    E. 低钾性酸中毒
14. 幽门梗阻患者呕吐 10d，血压 90/75mmHg，血钾 3.1mmol/L，pH7.5，应诊断为
    A. 呼吸性酸中毒
    B. 呼吸性碱中毒
    C. 代谢性酸中毒并低钾血症
    D. 代谢性碱中毒并低钾血症
    E. 代谢性酸中毒合并呼吸性酸中毒
15. 结肠破裂修补术后 5d，患者血钠 136.0mmol/L，血钾 6.8mmol/L，血 pH7.3，近 24h 尿量 520ml，应诊断为
    A. 低渗性脱水　　　B. 高渗性脱水
    C. 低钾血症　　　　D. 高钾血症
    E. 低钾合并等渗性脱水

【A_3 型题】

（16～18 题共用题干）

患者，男性，60 岁，粘连性肠梗阻 5d，出现呼吸深快。查体：面部潮红，心率 110 次/分，血压 90/60mmHg，腱反射减弱。化验：血 pH7.20，血浆 HCO_3^- 15mmol/L。

16. 该患者酸碱失衡诊断为
    A. 呼吸性酸中毒　　B. 代谢性酸中毒
    C. 呼吸性碱中毒　　D. 代谢性碱中毒
    E. 呼吸性酸中毒合并代谢性碱中毒
17. 首选地治疗措施是
    A. 辅助呼吸，加速 CO_2 排出
    B. 静脉滴注平衡盐
    C. 静脉滴注 5% 碳酸氢钠
    D. 静脉滴注 5% 葡萄糖盐水
    E. 快速输入高渗盐水
18. 如输液后患者出现手足抽搐，应立即静脉注射
    A. 5% 碳酸氢钠　　 B. 地西泮（安定）
    C. 硫喷妥钠　　　　D. 5% 葡萄糖盐水
    E. 10% 的葡萄糖酸钙

【B 型题】

（19、20 题共用选项）

    A. 呼吸性酸中毒　　B. 代谢性酸中毒
    C. 呼吸性碱中毒　　D. 代谢性碱中毒
    E. 呼吸性酸中毒合并代谢性碱中毒
19. 幽门梗阻患者可发生
20. 重度肺气肿患者可发生

（朱大卫）

第6章 输血与移植

> **学习目标**
> 1. 掌握：输血的适应证和常见的并发症。
> 2. 熟悉：临床上常用血液成分制品和血浆增量剂的种类。移植的概念及移植的分类。
> 3. 了解：植皮的方法及各种皮片的特点。

第1节 输 血

案例 6-1

患者，男性，6岁，因外伤在某县医院住院治疗期间，输本县血站供应的全血400ml（为三名献血员的血液）。一个月后出院。20d后出现"发热、皮肤黄染"，儿科以"黄疸肝炎"收住院，其父为其输血两次，共计200ml。3d后做血液检验时，发现患者艾滋病病毒抗体初筛呈阳性，1d后对患者父母血液进行艾滋病病毒抗体检测，结果均呈阴性。之后患者血样报国家指定的艾滋病检测实验室，确认李某确实感染上了艾滋病病毒。

事件发生后，患者向某市中级人民法院提起民事诉讼，要求县医院和县卫生局（血站已撤销，县卫生局为原血站的上级主管部门）赔偿其今后治疗费用、精神损失费，共计1000余万元。

问题：请分析该患者发生艾滋病的原因及各方应承担的责任。

输血（blood transfusion）可治疗多种疾病，在外科领域的应用相当广泛。输血包括输全血和各种成分输血，如血浆、红细胞混悬液、血小板、粒细胞混悬液等。目前临床上根据患者的需要，使用成分输血越来越多；另外还有一些血液制品，如白蛋白、免疫球蛋白等。输血可以挽救生命，但也可能带来一些反应甚至严重的并发症，因此要严格掌握输血的适应证。

怎样才能做到安全输血？

发展中国家的人口占世界人口的80%，但输血量仅占20%。艾滋病病毒（HIV）容易通过输血传播，接受HIV感染者的血液后，感染HIV的机会超过90%。虽然每年通过输血挽救了数百万人的生命，但在一些国家血液安全没有保证。输血总是带有某些风险，但在大多数情况下，HIV经输血传播是能预防的。只有以下基本措施到位，才能建立一个安全的供血系统：①必须有一个对卫生部门负责、非盈利的国家输血服务体系；②必须有一个排除卖血或职业献血的政策，同时鼓励经常性的自愿献血；③所有的献血都必须做HIV、乙型肝炎、梅毒、丙型肝炎的筛查。此外医生和患者要认识到只有在必需的时候才能进行输血。

链接

一、输血的适应证

1. 大量失血 失血是输血的主要适应证,特别是严重创伤和手术中出血。

(1) 失血 10%~20% (500~1000ml):血细胞比容(hematocrit, HCT)无明显变化,可输晶体、胶体、代血浆。

(2) 失血 20%~30% (1000~1500ml):血压波动,HCT 下降,加用浓缩红细胞(concentrated red blood cells, CRBC),失血小于 30% 以下原则上不输全血。

(3) 失血大于 30%:可输全血、CRBC 及其他种类液体。晶体/胶体应维持适当比例。

2. 贫血或低蛋白血症 适用于重度贫血者,输 CRBC。低蛋白血症可输血浆或白蛋白。

3. 凝血异常 如血友病、血小板减少症等。依据引起凝血异常的原因补充相关的血液成分。

4. 重症感染 全身严重感染、脓毒血症、化疗致骨髓抑制引起难治性感染可输入浓缩粒细胞。

根据 2000 年卫生部输血指南:Hb>100g/L 不需要输血;Hb<70g/L 可输入浓缩红细胞;Hb 为 70~100g/L 时,根据患者具体情况决定,能不输尽量不输。

二、输血的途径

最常用的途径是静脉输血,动脉输血因操作复杂、并发症严重,现已很少使用。

三、输血的注意事项

1. 输血前必须仔细核对患者和供血者姓名、血型和交叉配合血单。
2. 检查血袋是否渗漏,血液颜色有无异常。
3. 输血过程中要严密观察患者有无不良反应,检查体温、脉搏、血压及尿的颜色等。
4. 输血完毕后,血袋应保留 1d,以便必要时进行实验室检查。
5. 库存血应在短时间内输用,不要在室温下放置过久。

四、输血的并发症

1. 发热反应 为最常见的并发症,常在输血后 15min~2h 发生,可能与血液中有致热原、免疫反应、细菌污染及溶血有关。临床表现为寒战、发热、头痛、皮肤潮红等。处理方法:立即减慢输血速度,严重者应停止输血,发热时使用阿司匹林,寒战时肌内注射异丙嗪等。

2. 过敏反应 多在输血数分钟后发生。临床表现为皮肤红斑、瘙痒、荨麻疹,严重者发生喉头水肿、哮喘、呼吸困难、休克等。处理方法:立即停止输血,应用抗过敏药物如异丙嗪、氢化可的松、地塞米松等,严重时皮下注射肾上腺素。

3. 溶血反应 这是最严重的并发症,多因误输 ABO 血型不合的红细胞所致,少数因输入受到剧烈震荡、高温、保存时间过长等原因已溶血的血液所致。临床表现为输入异型血 10~20ml 后,患者感头痛、胸痛、心前区压迫感、腰痛、烦躁、寒战、高热、血红蛋白尿等,严重时可引起休克、急性肾衰竭致死亡。手术患者表现为不明原因的血压下降、手术野广泛渗血。关键在于预防,严格执行查对制度。治疗主要是抗休克和防止肾衰竭。

4. 疾病传播 病毒和细菌性疾病可经过输血传播;常见的有乙型肝炎、丙型肝炎、艾滋病、疟疾、梅毒等。

案例 6-1 分析

艾滋病的传播途径有性传播、血液传播、母婴传播。

法院认为：本案原告在感染艾滋病毒时只有6岁，可排除性传播这一途径；患者父母艾滋病病毒抗体检测呈阴性，也可以排除母婴传播；其传播途径只能是血液传播。在此，适用举证责任倒置，被告若举不出原告感染由血液传播之外的其他途径，则应推定为输入了含有艾滋病病毒的血液。

县医院属医疗机构，非血液制品的制造人，对血液制品的内在质量既无检测条件且依照有关规定也无检测义务，其主要职责是对血液的有效期、型号进行核对，核查血液是否凝聚或溶血。本案中以县医院举证的护士交班报告、当班护士的当庭证言、记载核对情况的病历（被卫生部门调走，卫生局已承认）及输血惯例来看，该院尽到了核查责任，没有过错。因此，县医院医疗行为对造成输血感染无直接因果关系，不应负民事责任。

原血站对损害后果存在直接因果关系，应负主要责任。经法院调解，县卫生局以"自愿补偿"方式给付原告38万元，原县血站价值11万余元的设备财产所有权归原告。

考点提示： 重点掌握输血最常见的并发症

5. 其他并发症 如细菌污染反应，大量输血所致的低体温、低钙、心力衰竭等。

五、血液成分制品和血浆增量剂

1. 血液成分制品 由于应用血液成分输血具备许多优点，对于血液成分制品的研究，当下取得很大进展，并且在临床上日益受到重视和推广。血液成分分为血细胞（包括红细胞、白细胞、血小板）、血浆和血浆蛋白成分三大类。①红细胞：将血液中的主要成分加工分离，制得浓缩红细胞、去白细胞红细胞、洗涤红细胞、冰冻红细胞，以去白细胞红细胞最为常用。使用前应做血型鉴定和配血试验。②白细胞：主要有浓缩粒细胞，可用于治疗因粒细胞减少而抗生素治疗无效的严重感染。③血小板：血小板的制备有机器单采法与手工法，血小板制剂可用于治疗严重的再生障碍性贫血、输大量库血或体外循环心脏手术后血小板锐减，以及其他导致血小板减少的疾病。④血浆：有新鲜冰冻血浆（fresh frozen plasma, FFP）、普通冰冻血浆（frozen plasma, FP）和冷沉淀（cryoprecipitate, Cryo）等。⑤血浆蛋白成分：以血浆为原料，应用物理和化学方法加工而成的制品。目前外科应用的主要是白蛋白制剂，其他尚有免疫球蛋白和各种凝血制品。

> **什么是自体输血？**
>
> 自体输血是指收集自体血液，在需要时再输还本人。它的优点有：①没有传染疾病的危险；②不引起溶血、发热和过敏反应；③不需检测血型和交叉配合试验；④适用于血型特殊和血源困难者。目前外科自体输血有三种：①自体失血回收：如脾破裂患者，术中将腹腔内血用自体输血装置，抗凝和过滤后再回输给患者；②血液稀释回输：术前自体采血，用血浆增量剂输入补充血容量，术中如失血过多，再将自体采血输入的方法；③术前自体备血：手术前若干日内，定期反复采血储存，然后在手术时或急需时输还患者。

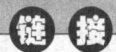

2. 血浆增量剂（plasma volume expander）又称代血浆（plasma substitute）。血容量不足时，可以用代血浆扩充血容量。血浆增量剂是天然或人工合成的高分子物质制成的胶体溶液，目前常用的和不良反应较少的是右旋糖酐和羟乙基淀粉（hydroxyethyl starch, HES）及明胶类代血浆等。

第2节 移　　植

> **案例6-2**
>
> 　　张某，男性，35岁。一年前发现患有慢性肾小球肾炎（尿毒症晚期），目前正接受血液透析治疗，患者母亲、妻子均愿意捐献自己的一只肾进行肾移植。其母亲已60岁，患有糖尿病；其妻身体健康。
> 　　问题：你认为是否可行？移植后有何并发症？应如何处理？

　　移植（transplantation）是将某一个有活力的细胞、组织、器官即移植物，用手术或其他方法移到自体或另一个体（异体）的体表或体内的某一部位，使之继续发挥原有功能。提供移植物的个体称作供者，接受移植物的个体称作受者。器官移植是20世纪医学发展中最引人瞩目的成果之一，经过半个世纪的临床实践，现在已经成为治疗各种器官衰竭的有效手段。

> **临床移植史**
>
> 　　最早见于公元前2世纪印度外科医师Sushruta对自体皮肤移植的描述。1835年爱尔兰医师Bigger完成角膜移植。20世纪初Carrel、Jaboulay、Guthrie等对血管吻合技术的发展和完善，使得现代器官移植的研究和应用逐步开始。1954年美国医师Murray成功完成第一例人类肾移植。1956年美国的Thomas完成了骨髓移植。1963年美国医师Starzl完成肝移植。1963年Hardy施行第一例肺移植。1964年Hardy完成了心脏移植。1981年美国的Reitz完成心肺联合移植。1966年美国Lillebei完成了胰腺移植。1987年小肠移植成功。至今，人体的大多数组织器官可以手术移植。尚未成功的是脑、脊髓的移植。
>
>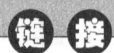

一、概　　述

（一）分类

1. 根据供体来源分类　分为自体移植和异体移植。

（1）自体移植（autograft）：供体和受体是同一个体，称作自体移植术。

（2）异体移植（xenograft）：移植物的供体与受体不属同一个体，称作异体移植术。异体移植分为3类：①同质移植（isograft），即供体与受体虽非同一个体，但两者遗传基因型完全相同（同卵孪生），受体接受来自同系（同基因）供体移植物后不发生排斥反应。②同种移植，即供、受体属同一种属，但遗传基因不相同的个体间的移植，如人与人、狗与狗之间的移植。同种异体移植为临床最常见的移植类型。③异种移植，即不同种属，如猪与人之间的移植，术后如不采用合适的抑制免疫反应的措施，受体对异种移植物将发生强烈的异体排斥反应，此型移植尚未正式应用于临床。

2. 根据移植物供者来源分类　有胚胎、新生儿、成人尸体或活体供者。尸体又分为有心跳的脑死亡尸体和无心跳的尸体。活体供者在一定程度上可以缓解供者器官短缺的矛盾，获取的器官缺血时间短，有血缘关系的亲属供者还具有一定的免疫学优势。

3. 根据移植方法分类　有游离移植、带蒂移植、吻合移植。

4. 按移植解剖位置分类　①原位移植（orthotopic）将供体的器官移植于受体相应的位置。②异位移植（heterotopic）将供体的器官移植于受体的其他位置。

5. 其他　①活体移植：是指不影响供体生命安全和损害其健康的前提下，切取其部分器官移植给受者。②细胞移植：将具有活力的细胞植入受者体内的方法，如输浓缩红细胞、骨髓移植。③组织移植：指移植物为一种或几种组织，如皮肤、血管等。④器官移植：是指移植物为全部或部分器官，如肝、肾、肺。

> **如何避免或减轻移植过程中的免疫排斥反应？**
>
> 　　严格筛选供体和术后大量应用免疫抑制剂是目前预防或减轻移植过程中组织器官发生免疫排斥反应的有效措施：ABO 血型抗原和 HLA 抗原，在排斥反应中起决定作用，因此，首先要求供体与受体间血型必须相容，其次，两者的血清与淋巴细胞相互交叉配合必须是阴性。术后大量应用免疫抑制剂，特别是联合用药使免疫抑制效果显著提高，不良反应明显减少。近年来，各种新型免疫抑制剂的出现，使移植术后的存活率有了根本性的提高，但是，免疫抑制剂的毒副作用不可忽视，如对肝、肾、骨髓的毒性作用，以及导致新生肿瘤、机会感染和肝炎复发等不良反应。常用的免疫抑制剂有糖皮质激素、硫唑嘌呤（Aza）、霉酚酸酯（MMF）、环孢素 A、他克莫司（FK-506）、抗淋巴细胞制剂等。

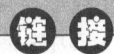

（二）移植免疫

移植免疫（transplantation immunity）是指接受来自另一个体的器官或组织的动物体对移植物引起的免疫反应。

1. 移植抗原

（1）主要组织相容性复合体（major histocompatibility complex，MHC 抗原）：又称人类白细胞抗原（human leukocyte antigen，HLA），是免疫系统中最具多态性的体系。人类 MHC 基因位于第 6 号染色体短臂。MHC 分为三类，Ⅰ类 MHC 主要包括 HLA-A、HLA-B 和 HLA-C 基因，是膜糖蛋白，分布于几乎所有的有核细胞。Ⅱ类 MHC 主要有三对，即 HLA-DR、HLA-DP 和 HLA-DQ，也是一种膜糖蛋白，表达于 B 细胞、巨噬细胞、树突细胞、胸腺上皮细胞和激活的 T 细胞。Ⅲ类 MHC 基因位于Ⅰ、Ⅱ类基因之间，包括补体相关基因、21-羟化酶基因、肿瘤坏死因子基因和热休克蛋白基因等。MHC 具有多态性，即某一个体的两条染色体的 MHC 基因编码相同的等位基因产物的机会甚少，因此要在无关人群中找到所有的 MHC 基因座位都相同的供者的概率很低。然而由于 MHC 的多态性，导致 MHC 的同种抗原性，可寻找最具免疫原性的表位，这对移植物的长期存在有重要作用。

（2）次要组织相容性抗原（minor histocompatibility antigens，mH 抗原）：属于多态性蛋白，引起同种移植排斥的非 MHC 基因编码的抗原，如男性特异性 Y 染色体编码的整套蛋白。mH 抗原在细胞内经处理成为肽后通过移植物细胞的表面 MHC 分子而递呈给 T 细胞，对 mH 抗原发生反应的是 $CD8^+$ 的 T 细胞。由于 mH 抗原的 T 细胞的频率明显低于 MHC 抗原的 T 细胞频率，与 MHC 不相合的移植相比，MHC 相同的移植排斥反应的发生时间要晚，严重性要轻。因为移植物里所有的细胞都表达 mH 抗原，整个移植物最终会被针对 mH 抗原的反应破坏，所以成功的移植需要应用强劲的免疫抑制药物。

（3）其他在移植中具有重要意义的抗原

1）组织特异性抗原（tissue-specific antigens）：仅分布于某些组织中，如皮肤特异性抗原。其重要性如下：①如果 T 细胞的反应恰好是针对供者组织特异性抗原，那么此时，如果用供者淋巴细胞作为刺激细胞去检测对受者组织的受体 T 细胞反应性，可能产生误导性结果。②如果用供者的某种细胞诱导移植耐受未必能产生对其他细胞的耐受。

2）血型抗原（blood group antigens）：是糖蛋白，分为 A、B 和 O 型，位于血管内皮，介导针对血管的免疫反应。故临床血管器官移植应遵循"ABO"输血原则。

2. 同种抗原识别相关分子

（1）T 细胞抗原受体：又称 T 细胞受体（T cell receptor, TCR），只能识别经过处理的并经自身 MHC 分子递呈的抗原。TCR 是两条跨膜的多肽链通过二硫键链接的异二聚体。TCR 对各种抗原肽和 MHC 分子的识别是高度特异性的。抗原特异性 T 细胞对抗原的识别是通过 TCR 与抗原肽和 MHC 形成地能产生活化信息的三分子复合体实现的。由于 TCR 的异二聚体无明显的细胞质内区以传递抗原与 TCR 结合所产生的活化信息，必须与 CD3 结合才能传递活化信息。CD3 复合体有三种与免疫蛋白同源的蛋白和另外两种与免疫球蛋白无关的蛋白。CD3 蛋白具有明显的胞质延伸部分，是与细胞信息传递蛋白相互作用的分子基础。

（2）T 细胞上的附属分子：在 T 细胞表面有一些与特异性抗原识别及 T 细胞活化相关的膜蛋白，包括 CD4、CD8、CD45、CD28 等。其有以下特点：

1）与其结合的配体分子是另一个细胞的表面分子。

2）他们是非多态性和无变度的分子，可作为同一种群不同个体的 T 细胞的鉴别标志。

3）通过与 APC 或靶细胞表面分子特异性结合增强 TCR-抗原肽/MHC 复合体的稳定性。

4）其中一些分子能产生对 T 细胞的功能调节起重要作用的生化信息。常见的作用方式有：$CD4^+$ T 细胞、$CD8^+$ T 细胞、CD45 是 TCR 信息传递所必需的酪氨酸磷酸酶，CD28 是 TCR 细胞活化的第二信号系统的重要分子。

3. 同种抗原识别的分子及细胞机制

（1）同种抗原识别的分子机制：T 细胞通过两条不同的途径识别外来的 MHC 抗原。①直接识别途径（direct pathway）：指受体 T 细胞识别供体抗原递呈细胞递呈的整个同种异体 MHC 分子。T 细胞的细胞毒作用主要通过此识别途径产生。在急性或早期的同种移植排斥中起重要的作用。②间接识别途径（indirect pathway）：指受体 T 细胞识别经过加工的来源于同种异体 MHC 分子的经由受体抗原递呈细胞递呈的肽。过程如下：供体的同种抗原从移植物细胞脱离，然后为受体的抗原递呈细胞所摄取并进行抗原处理，最后经受者抗原递呈细胞系统的 MHC 分子递呈给 T 细胞。间接途径对预防和控制同种移植排斥有重大价值。

（2）同种抗原识别的细胞机制：虽然抗体在移植排斥中起一定的作用，但大多数情况下细胞介导的反应起的作用较抗体的作用重要得多。同种移植物的排斥反应是由能识别同种抗原的 $CD4^+$ T 细胞和 $CD8^+$ T 细胞介导。$CD4^+$ T 细胞（辅助细胞）识别 Ⅱ 类 MHC 分子。$CD8^+$ T 细胞（细胞毒 T 淋巴细胞）识别 Ⅰ 类 MHC 分子。

4. 同种移植排斥的类型及机制

（1）超急性排斥：现存的抗供体抗体可使血管性器官移植即刻出现排斥，这种排斥发生非常迅速而且强烈。这种抗体有 ABO 血型抗体、抗 MHC 抗体、抗异种内皮抗原的抗体。产生的病理改变为血管内凝血，可导致移植物水肿、出血和血管内凝血。目前尚无有效的治疗方法能制止超急性排斥的发生。

（2）急性排斥

1）急性体液性排斥：抗 MHC 抗体和抗 E-M 抗体，激发补体系统导致血管损害为主，兼有炎症性 $CD4^+$ T 细胞的作用，最终导致急性血管炎。

2）急性细胞性排斥：以 $CD8^+$ T 的细胞毒介导的溶细胞作用为主，兼有炎症性 $CD8^+$ T 细胞、巨噬细胞及自然杀伤细胞介导的溶细胞作用。病理改变是实质性细胞坏死伴有淋巴细胞和巨噬细胞浸润为主。

（3）慢性排斥：是急性排斥细胞坏死的延续和结果，炎症性 CD4$^+$T 细胞及巨噬细胞相关的慢性炎症，反复多次抗体或细胞介导的内皮损害，管壁增厚，间质缺乏，最终导致间质纤维化，移植相关血管硬化。

考点提示： 移植排斥的类型

5. 移植耐受 耐受（tolerance）是指不使用免疫抑制剂的情况下机体免疫系统对某一整套特异性抗原的长期无反应状态。对自身抗原耐受是免疫系统的一个最基本的特点。诱导移植耐受的目标是：①对供体抗原长期免疫抑制；②对其他抗原可发生正常的免疫反应；③不要免疫抑制剂。目前已发展了许多诱导耐受的方案，但尚无一种能在临床应用效果达到足以不再使用免疫抑制的程度。移植耐受诱导的基本原则是：在使用免疫抑制剂改变受体免疫功能的情况下，控制同种抗原递呈的途径和形式，驱使 T 细胞走向耐受。

6. 免疫抑制药物 目前器官移植的成功与免疫抑制药物的作用密不可分。移植排斥反应本质上是移植受体针对移植抗原的免疫反应，其中，T 细胞起着关键的作用。免疫抑制剂的作用机制主要是针对 T 细胞的活化、增殖及细胞因子产生等几个环节。

（1）环孢霉素 A 和 FK-506 的作用机制：环孢霉素 A（cyclosporine A，CsA）是从土壤真菌属中提取的抗真菌药物，是含 11 个氨基酸的小环状肽。FK-506 是从土壤中"筑波链霉菌"的肉汤发酵物中提取的大环内酯。两者的作用机制类似，通过与细胞内药物受体形成二聚体，抑制 IL-2 基因的启动，从而抑制 T 细胞的活化、增殖。但 FK-506 的免疫抑制特性比环孢素更强。

（2）西罗莫司的作用机制：西罗莫司（rapamycin，rapa）是从土壤放线菌培养夜中分离出的具有抗真菌作用的大环内酯类抗生素。其作用为：①既可抑制 B 淋巴细胞的增殖，又可抑制 T 淋巴细胞的增殖；②移植 IL-1、IL-6 和 IL-2 诱导的淋巴细胞的增殖作用；③能强烈地抑制 IgG 和供体特异性抗体的产生；④抑制 IL-2 的产生和 IL-2R 的表达方面的作用小；⑤抑制平滑肌细胞增殖、移动的作用。

（3）类固醇激素的作用机制：主要抑制 T 细胞介导的免疫反应。通过抑制多种细胞因子基因的表达来抑制 T 细胞的增殖。

（4）其他的免疫抑制剂：如硫唑嘌呤抑制嘌呤合成，阻止克隆扩增，Rs-61443 抑制淋巴细胞特异性鸟甘酸合成途径。

（三）供者与受者选择

1. 供者选择

（1）免疫学方面的选择：ABO 型抗原和白细胞抗原，是组织相容性抗原，这两类抗原在器官移植后的排斥中起决定作用。

1）血型：ABO 血型必须相同，仅少数器官移植可做不同血型的同种异体移植，但不同血型的肾植移可引起超急性排斥。

2）淋巴细胞毒交叉配合试验：指受者的血清和供者淋巴细胞之间的配合，如肾移植淋巴细胞毒交叉配合试验，必须＜10% 或为阴性才能施行。

3）人类白细胞抗原（HLA 抗原）的血清学测定（HLA 配型）：人的白细胞抗原是机体中最为复杂的抗原系统，其中与移植密切相关的一种抗原系统，称为人的白细胞抗原 A 系统，简称 HLA。HLA 配型与亲属肾移植、骨髓移植的存活率有较密切关系。

（2）其他方面的选择：随移植经验的积累，年龄逐渐放宽。要求无全身性感染和局部化脓性疾病，无 HIV 感染，无恶性肿瘤。

2. 受者选择 除需移植器官患病外，其他器官功能良好；无胃、十二指肠溃疡和全身性疾病，也无恶性肿瘤，一般状况良好，能承受大手术；除严格按照手术适应证外，年龄一般应在 60 岁以下。

> **案例6-2分析1**
>
> 器官移植最大的障碍是可供移植的器官严重短缺，因此，作为亲属（不一定有血缘关系）进行活体供肾已被广泛接受，而且较尸体肾移植效果好。但张某的母亲年龄偏大而且患有糖尿病，不适合供肾；张某和妻子之间的组织配型未配上。因此需等待尸体肾移植。
>
> 一位25岁的男性，因车祸致严重的闭合性脑损伤死亡，家属同意捐献多个器官与组织。医生将供者的肾、肝、心、肺、角膜等取出，然后对尸体进行了化妆，除知情者外，其他人看不出死者进行了器官捐献。张某和死者的组织配型合适，可以进行肾移植。

二、皮肤移植

皮肤移植，又称为植皮术，是利用自体或异体皮片移植到皮肤缺损区域，使创面愈合；或因整形需要再造体表器官的方法。

（一）分类

1. 按皮片来源分类 ①自体皮移植；②同种异体皮移植（包括新鲜的尸体皮）。

2. 按移植方法分类 ①游离植皮，皮片完全脱离原来部位而移植他处；②带蒂植皮，皮片的一部分与原来部位相连，保持皮片的血液供应，用于再造器官；③带血管蒂的游离植皮，将皮片上血管与受皮区血管吻合，可进行较复杂的修复和再造手术。下面重点介绍游离植皮。

（二）各种皮片的特点

1. 表层皮片 为表皮及少量真皮乳头层，成活率高，用于消灭肉芽创面较好。但因过薄，愈合后不耐磨，易受皮下纤维组织收缩影响而变形。

2. 中厚皮片 含表皮及部分真皮层，用途最广，存活率高，愈合后功能也好，不易收缩，色素变化不大。

3. 全厚皮片 包括全层皮肤，但不含有皮下组织，须在新鲜创面上移植，愈合后功能好。

4. 点状植皮 用针挑起皮肤后削取，故皮片边缘薄而中央厚（含真皮），皮片面积小，很易存活，用于肉芽创面移植容易成功。其缺点为，因皮片小，愈合后呈鳞片状，外观不佳。

（三）术前准备

供皮区按手术前常规备皮，小儿不必剃毛。受皮区，如为肉芽创面，手术前数天勤换药，以抗生素溶液或高渗溶液湿敷，使分泌液减少；创面不可有化脓性链球菌存在；大面积烧伤焦痂切除者要准备足够血液。

（四）植皮方法

1. 取皮 常用的取皮器械有滚轴刀、剃须刀及鼓式取皮机等。供皮区用70%乙醇消毒，不用碘酊，否则皮片不易存活；在麻醉下，以植皮刀切取不同厚度皮片；取下的皮片浸泡在冷的等渗盐水中保存（切勿置热盐水中，因在热水中皮片需氧高、易坏死）；供皮区创面立即覆盖一层凡士林纱布，外加多层干纱布用绷带加压包扎；如果切取全厚层皮片，必须将皮片的皮下脂肪修净，缝合供皮区伤口。

2. 植皮 大张植皮法是在新鲜创面上，常用中厚大张游离皮片覆盖，四周边缘以丝线缝合固定，皮片上加敷料行"打包"加压包扎，使皮片紧贴创面。18~24h后，即有毛细血管生入皮片；3~4d后血循环建立，开始存活。邮票植皮法是在肉芽创面上植皮，或皮片来源较少时，将皮片（多用表层皮片）展平贴在凡士林纱布上，然后剪裁成小方块，如邮票状种植在创面上,各皮片之间相隔1cm左右;用凡士林纱布一层紧敷其上,外加多层吸水性强的纱布(烧伤敷料),绷带包扎。

三、断肢(指)再植

断肢(指)再植是对完全离断或不完全断离的肢体,采用清创、血管吻合、骨骼固定、修复肌腱和神经等一系列手术,将肢体重新缝合回原位,使其完全存活并恢复大部分功能。它是一种自体器官再植,手术后不存在排斥反应,但是,存在血管痉挛、血栓形成和感染等问题。

1. 残肢急救 迅速用无菌敷料加压包扎残端,如有搏动性出血,需用止血带,定时放松止血带并压迫肢体近心端血管,减少创口出血;医护人员需保持镇静,观察患者血压、脉搏、呼吸、神志等全身情况,检查有无合并其他损伤,迅速做好抗休克准备;昏迷患者要保持呼吸道通畅。

2. 断肢(指)冷藏和转送 离体组织在室温下缺血6h,即可坏死,故应尽快用无菌单包裹断离肢体,外套塑料袋,用冰块做干冻冷藏,保持在4℃左右低温,立即随患者一起送往医院。冷藏时要防止冰水渗入塑料袋内,切忌将断离肢体浸泡在任何液体中。记录受伤和到达医院时间,迅速将断肢送手术室用肝素盐水灌注,冲洗后保存于2～4℃冰箱中,手术待用。

3. 断肢再植的手术原则 ①彻底清创;②重建骨的连续性,恢复支架作用;③缝合肌腱;④重建血循环;⑤缝合神经;⑥闭合创口;⑦包扎。

四、器官移植

> **案例6-2分析2**
>
> 供肾在体外保存了25h后被植入张某的右髂窝,手术顺利,术后尿量30ml/h,术后8h尿量明显增加,血清肌酐逐渐下降。术后一周出院,继续服用免疫抑制药物,每周回院复查3次。出院后10d,出现全身不适,下肢水肿,体温38℃,体重增加3.5kg,血肌酐轻度升高,B超示移植肾肿大。
>
> 诊断为急性排斥反应,经给予大剂量甲泼尼龙等冲击治疗后,症状缓解,返回工作。
>
> 临床上把排斥反应分为超急性、加速血管、急性和慢性排斥四类。这种分类不仅是时间概念,还包含着不同的发生机制、组织学和临床上的特点。超急性排斥反应目前还无法治疗,加速血管排斥反应可以治疗,急性排斥反应治疗后可能逆转,慢性排斥仍然是一个难题。

(一)肾移植

肾移植是临床各类器官移植中疗效最稳定和最显著的。我国肾移植以尸体肾移植为主,但亲属供肾较尸体肾移植为佳。随着现代外科技术和麻醉的进步,新免疫抑制剂应用,尸体肾移植1年有功能存活率达80%以上,患者存活率达90%～95%。长期存活者工作、生活、心理、精神状态均属满意。

适应证与禁忌证:一般来说,凡是慢性肾衰竭已发展到终末阶段,经一般治疗无明显效果时(如尿素氮持续在35.7mmol/L以上,血肌酐707～884μmol/L以上,肌酐清除率低于5～10ml/min),都是肾移植的适应证。淀粉样变性、结节性动脉周围炎和弥漫性血管炎等禁忌做肾移植。活动性感染、心肺肝等重要器官明显损害和全身情况不能忍受移植术者也属禁忌。

供者准备：亲属供肾，常从兄弟、姐妹或双亲获得，若组织相容性试验证明供肾有长期存活的可能，远亲亦可；如果供、受者是同胞（兄弟姐妹），含有全部相同的HLA抗原（HLA同一性），移植肾长期存活率大于90%。尸体供肾必须满足下列条件：①年龄在50岁以下；②无全身或腹腔内化脓感染病史；③无累及肾脏的疾病，如高血压、糖尿病和红斑狼疮等；④无恶性肿瘤病史；⑤各项生命指标正常，全身各器官功能良好；⑥体液平衡正常，取肾前3d，供者每天保证充足的营养、热量和水分。

手术要点：移植肾放在髂窝，肾动脉与髂内动脉端端吻合，肾静脉与髂外静脉端侧吻合，输尿管经过一段膀胱黏膜下隧道与膀胱吻合，以防止尿液回流。

移植器官是如何保存的？

器官移植要求移植有活力的器官。在常温下，器官缺血时间超过30min（肾超过60~90min）器官即发生不可逆的损害，失去活力。因此，要延长移植器官活力时间，必须迅速改变热缺血（在常温下无血液供应）为冷缺血（在低温下无血液供应）。目前，供移植用脏器的保存，应用"低温"原则。常用方法是冷储存法，也称单纯灌洗保存法：将切取的脏器，用一种特制的冷溶液（0~4℃，高钾、高镁、低钠的"仿细胞内液型"高渗溶液）先做短暂的灌注冲洗，使其中心降温至10℃以下，然后保存于2~4℃冰箱中，直至移植。1988年美国创制一种新的保存液称UW液，可保存肾及胰腺达72h，保存肝20~24h，现在UW液及其改良的UW液已在国际上广泛应用。

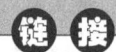

（二）肝移植

目前首次肝移植手术存活率已超过90%，5年存活率也逾75%，而且生活质量良好。肝移植术后早期死亡多由于技术并发症，晚期多由于胆道并发症、全身感染、癌肿复发、排斥反应等。

适应证：适应证是终末期肝病伴有曲张静脉出血、难治性腹水、难治性肝性脑病，自发性细菌性腹膜炎和肝合成功能低下等，缺乏其他有效的治疗方法时，如儿童多为先天性胆道闭锁、某些先天性肝代谢障碍；成人非酒精性肝硬化、胆汁性肝硬化、慢性侵袭性肝炎、累及两侧的原发性肝癌等。

肝移植手术方式：①标准术式原位移植；②背驮式原位肝移植；③减体积性肝移植；④活体部分肝移植；⑤劈离式肝移植。

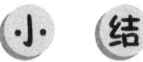

1. 外科患者出现大出血、严重贫血、凝血异常或如严重感染需提高抵抗力时可考虑输血，但需防止因输血所致的发热、过敏、溶血反应的出现及相关的传染病如肝炎的传播。
2. 血液成分制品和血浆增量剂可替代部分输血的功能，又可减少输血的并发症。
3. 移植主要可分为自体移植和异体移植，异体移植又可会为同质移植、同种移植、异种移植。
4. 植皮按方法可分为游离植皮、带蒂植皮、带血管蒂的游离植皮。所取皮片可为表层皮片、中厚皮片、全厚皮片、点状植皮。

目标检测

选择题

【A₁型题】

1. 输血的作用并不包括
   A. 对出血患者补充血容量
   B. 纠正贫血
   C. 改善凝血功能
   D. 杀灭细菌抗感染
   E. 提高血浆蛋白

2. 发现溶血反应时，下列哪项是错误的
   A. 减慢输血速度
   B. 给予 5% 碳酸氢钠 250ml 静脉滴注
   C. 应用甘露醇
   D. 血浆交换治疗
   E. 应用糖皮质激素

3. 输血后非溶血性发热反应多发生在输血后
   A. 30min   B. 1～2h
   C. 2～3h   D. 3～4h
   E. 5h

4. 输血后非溶血性发热反应的最主要原因是
   A. 污染   B. 变态反应
   C. 致热原   D. 过敏反应
   E. 感染

5. 下列不属于细胞移植的是
   A. 脾细胞移植   B. 全血输血
   C. Leydig 移植   D. 血管移植
   E. 骨髓与造血干细胞移植

6. 下列哪种移植不会发生排斥反应
   A. 同种异体肾移植 B. 异体肝细胞移植
   C. 断肢再植   D. 心脏移植
   E. 库存骨移植

7. 关于排斥反应，下列哪点是错误的
   A. 超急性排斥反应是细胞介导的
   B. 急性排斥反应是细胞介导的
   C. 慢性排斥反应主要引起血管内皮损伤
   D. 超急性排斥反应不可逆转
   E. 急性排斥反应经治疗后可能逆转

8. 关于皮肤移植下列哪项是错误的
   A. 皮瓣移植包括带蒂和游离两种
   B. 带蒂皮瓣移植属于异体皮肤移植
   C. 游离皮瓣移植需吻合血管
   D. 游离皮片移植不需吻合血管
   E. 皮瓣可连同骨或肌肉一起移植

9. 下列哪种不是免疫抑制剂
   A. 皮质激素   B. 霉酚酸酯
   C. 环孢素   D. 肾上腺素
   E. 环磷酰胺

【B型题】

（10、11 题共用选项）
   A. 少浆全血   B. 浓缩红细胞液
   C. 新鲜血浆   D. 白蛋白液
   E. 纤维蛋白原

10. 治疗慢性贫血可输入
11. 治疗脑水肿可输入

（12～16 题共用选项）
   A. 种相同、基因不同
   B. 移植游离具有活力的细胞
   C. 移植物保持活力
   D. 移植物保持外形和机械结构
   E. 基因相同的移植

12. 细胞移植是
13. 同种异体移植
14. 支架移植
15. 同卵双生间的异体移植
16. 活体移植

（牛海刚）

第7章 外科感染

> **学习目标**
> 1. 掌握：外科感染的定义和分类；常见浅部组织化脓性感染的临床表现、鉴别诊断和治疗；手部急性化脓性感染的临床表现和治疗；全身性外科感染的定义、临床表现；破伤风的病因、临床表现、预防和治疗。
> 2. 熟悉：浅部组织化脓性感染、手部急性化脓性感染的病因病理。

第1节 概 述

外科感染（surgical infection）是指需要手术治疗的感染性疾病和发生在手术或创伤后的感染，占外科疾病的1/3~1/2。它可由病毒、细菌、真菌、寄生虫等引起，但以病原菌最重要。尽管抗菌药物不断增多，但外科感染的发病率和病死率仍高居不下。外科感染具有以下特点：①外科感染多属几种细菌引起的混合感染；②局部症状和体征明显，感染灶常坏死化脓；③不能单靠抗生素，往往需要手术才能控制。

一、分 类

外科感染有多种分类方法：

（一）按病菌种类和病变性质分类

1. 非特异性感染 亦称化脓性感染，占外科感染的大多数。致病菌有金黄色葡萄球菌、溶血性链球菌、大肠埃希菌、变形杆菌、铜绿假单胞菌（俗称绿脓杆菌）等，可由单一病菌导致感染，也可由几种病菌共同致病形成混合感染。病变的病理过程基本相似，先有急性炎症反应，继而形成局部化脓。常见的非特异性感染有疖、痈、丹毒、急性淋巴结炎、脓性指头炎、急性乳腺炎、急性阑尾炎、急性腹膜炎等。

2. 特异性感染 在致病菌、病程演变及治疗方法等方面与一般的化脓性感染不同，可以引起较为独特的病变。常见的特异性感染有破伤风、气性坏疽、炭疽、结核、念珠菌病等。

（二）按病程分类

1. 急性感染 病变以急性炎症为主，病程在3周以内的外科感染为急性感染，大部分非特异性感染属于此类。

2. 亚急性感染 病程介于急性与慢性感染之间的称亚急性感染。

3. 慢性感染 病程超过2个月或更久的感染为慢性感染，部分急性感染迁延日久可转为慢性感染。

（三）按发生条件分类

感染可按病原体的来源及入侵时间分类。伤口直接污染造成的感染称原发性感染；在伤口愈合过程中出现的病菌感染称继发性感染。病原体由体表或外环境侵入人体造成的感染称为外源性感染；由原存体内的病原体，经空腔脏器如肠道、胆道、肺或阑尾造成的感染称内源性感染。感染也可按照发生条件分类，如条件性感染（在人体局部或全身抗感染能力下降的情况下，原本栖居于人体但未致病的菌群转变为致病微生物而引起的感染称为条件性感染，也称为机会性感染。）、二重感染（菌群交替症）、医院内感染等。

考点提示：
外科感染的定义和分类

二、病　　因

外科感染是由致病微生物侵入人体所引起，但人体的抵抗力与感染的发生有十分密切的关系。

1. 病菌的致病力　外科感染的发生与致病微生物的数量和毒力有关。病菌的黏附因子及病菌所释放的胞外酶、外毒素、内毒素、蛋白酶、磷脂酶、玻璃质酸酶等是造成外科感染发生的主要因素。

2. 局部抵抗力　与局部皮肤黏膜的病变或缺损、血液循环和组织结构等有关。例如，褥疮、下肢静脉曲张发生溃疡均可继发感染。

3. 全身性抗感染能力降低　严重损伤、大面积烧伤、休克、糖尿病、肝硬化、使用免疫抑制剂、高龄老人与婴幼儿患者，机体抗感染能力降低，易发生各类感染性疾病。

三、病　　理

局部组织的损害如各种创伤，甚至肉眼不能察觉到的微小伤口，构成致病菌入侵的门户。随着致病菌的侵入，人体即产生防御反应，在局部出现充血、水肿、坏死等炎症病理变化，全身则出现体温升高、白细胞计数增加等反应。

在感染的早期，渗出的白细胞以中性白细胞为主，以后大单核细胞逐渐增多。吞噬作用是人体最重要的防御功能，主要通过血液中的中性白细胞、大单核细胞和分布于肝、脾、肺和淋巴结等器官内的网状内皮系统来完成。如果吞噬作用能很快将入侵的细菌消灭，则炎症停止发展，组织逐渐修复，可无明显的临床感染出现。如果入侵的细菌量大，毒性强，则炎症反应剧烈，出现红、肿、热、痛等临床感染的表现。

外科感染的转归：

1. 局限化、吸收或形成脓肿　当人体抵抗力占优势，感染便局限化，有的自行吸收，有的形成脓肿。小的脓肿可自行吸收；较大脓肿在破溃或经手术切开排脓后，转为修复过程，病变区逐渐长出肉芽组织，形成瘢痕而愈。

2. 转为慢性感染　人体抵抗力与致病菌毒力处于相持状态。感染病灶被局限，形成溃疡、瘘或硬结，由瘢痕纤维组织包围，不易愈合。病灶内仍有致病菌。在人体抵抗力降低时，感染可以重新急性发作。

3. 感染扩散　在致病菌的毒力超过人体抵抗力的情况下，感染不能局限，可迅速向四周扩散或进入淋巴系统、血液循环，引起严重的全身性感染。

四、临床表现

1. 局部症状　红、肿、热、痛和功能障碍是化脓性感染的典型症状。这些症状不一定全部出现，而随病程迟早、病变范围和位置深浅而异。病变范围小或位置较深的，局部症状可不明显。这些症状的病理基础就是充血、渗出和坏死三个基本变化。

2. 全身症状　轻重不一。感染轻微的可无全身症状；感染较重的常有发热、头痛、全身不适、乏力、食欲减退等；全身性感染严重的患者可以发生感染性休克。一般均有白细胞计数增加和核左移。病程较长时，因代谢的紊乱，包括水和电解质代谢失调，血浆蛋白减少和肝糖的大量消耗，可出现营养不良、贫血、水肿等。

五、外科感染的诊断

外科感染一般可以根据临床表现作出正确诊断。波动感是诊断脓肿的主要依据。波动感的判断：常用于识别浅部脓肿，用双手示指放在脓肿两侧，以一示指稍用力或轻叩击，则另一示指会感到有液体的波动感。在垂直方向再做一次，两个方向均有波动感者为阳性。而深部脓肿，尤其是位于筋膜以下的，波动感不明显，但脓肿表面组织常有水肿现象，局部有压痛，全身症状明显，可穿刺以协助诊断。

必要时，还可进行一些辅助检查，如实验室检查、B超、X线检查和放射性核素检查等。对疑有全身性感染者应抽血液做细菌培养检查，但一次阴性结果并不表示不存在全身性感染，应多做几次检查，以明确诊断。

六、外科感染的治疗

（一）局部疗法

1. 患部制动、休息 可减轻疼痛，而且有利于炎症局限化和消肿。肢体感染的，可抬高患肢，必要时，可予夹板或石膏固定。

2. 外用药 如鱼石脂软膏、莫匹罗星软膏等可消肿、抗感染，适用于皮肤感染。

3. 物理疗法 可用超短波或红外线。有改善局部血液循环，增加局部抵抗力，促进吸收或局限化的作用，较深的感染，可配合使用热敷或湿热敷。

4. 手术治疗 包括脓肿的切开引流和感染脏器的切除。

（二）全身疗法

全身疗法主要用于感染较重，特别是全身性感染的患者。

1. 抗感染药物的应用 较轻或局限的感染可不必口服或注射抗菌药物，范围较大或有扩展趋势的感染，需全身用药。应根据细菌培养与药敏试验选用有效药物，在培养与药敏尚无明确结果时，可根据感染部位、临床表现、脓液性状等估计病原菌种类，选用适当抗菌药物。

2. 全身支持治疗 包括休息，高蛋白、高热量、高维生素饮食，高热患者予以降温，不能进食的患者经静脉滴注。

我国每年约8万人因滥用抗生素死亡

中国是抗生素使用大国，也是抗生素生产大国。年产抗生素原料大约21万吨，出口3万吨，其余自用（包括医疗与农业使用），人均年消费量138g左右（美国仅13g）。

据2006～2007年度卫生部全国细菌耐药监测结果显示，全国医院抗菌药物年使用率高达74%。而世界上没有哪个国家如此大规模地使用抗生素，在美、英等发达国家，医院的抗生素使用率仅为22%～25%。中国的妇产科长期以来都是抗生素滥用的重灾区，上海市长宁区中心医院妇产科多年的统计显示，目前青霉素的耐药性几乎达到100%。而中国的住院患者中，抗生素的使用率则高达70%，其中外科患者几乎人人都用抗生素，比例高达97%。

另据1995～2007年疾病分类调查显示，中国感染性疾病占全部疾病总发病数的49%，其中细菌感染性占全部疾病的18%～21%，每年约有8万人因此死亡。这些数字使中国成为世界上滥用抗生素问题最严重的国家之一。

链接

第2节 浅部组织的化脓性感染

> **案例 7-1**
>
> 患者，男性，57岁，入院前5d，右小腿肿胀发热、行走困难，入院前一天明显加重，全身发热，患处肿胀更明显，疼痛，皮肤略红，皮温明显高于对侧，被他人送来医院就诊。
>
> 查体：右下肢腓肠部明显肿胀，触痛明显，皮温高，有水泡，红肿范围14cm×9cm，从红肿区中央穿刺，抽出脓液，同侧腹股沟淋巴结肿大，触痛，脚踝部外伤并感染，WBC16.4×10^9/L，N82%。
>
> 问题：你知道患者得了什么病吗？需要和哪些疾病相鉴别呢？

一、疖

（一）病因和病理

疖（furuncle）是单个毛囊及其所属皮脂腺和周围组织所发生的急性化脓性感染。致病菌大多为金黄色葡萄球菌和表皮葡萄球菌。人体皮肤的毛囊和皮脂腺容易滋生细菌，导致疖的发生。病理改变是急性化脓性炎症，组织充血、渗出，中性粒细胞聚集等。因金黄色葡萄球菌的毒素含凝固酶，脓栓形成是此菌感染病灶的一个特征。疖常发生于毛囊和皮脂腺丰富的部位，如颈、头、面部、背部、腋部、腹股沟部、会阴部和小腿。多个疖同时或反复发生在身体各部，称为疖病，常见于营养不良的小儿或糖尿病患者。

（二）临床表现

最初，局部出现红、肿、痛的小结节，以后逐渐肿大，呈锥形隆起。3~5d后，结节中央因组织坏死而变软，出现黄白色小脓栓；红、肿、痛范围扩大。5~7d后，脓栓脱落，排出脓液，炎症便逐渐消失而愈。有的疖无脓栓，自溃稍迟，应设法促使脓液排出。疖一般无明显的全身症状。但若发生在血液丰富的部位，全身抵抗力减弱时，可引起畏寒、发热、头痛和厌食等毒血症状。面部特别是"危险三角区"的上唇周围和鼻部疖，如被挤压或挑刺，感染容易沿内眦静脉和眼静脉进入颅内的海绵状静脉窦，引起化脓性海绵状静脉窦炎，出现延及眼部及其周围组织的进行性红肿和硬结，伴疼痛和压痛，并有头痛、寒战、高热甚至昏迷等，病情十分严重，死亡率很高。

（三）诊断与鉴别诊断

疖的表现明显，一般容易诊断。如有发热等全身反应，应化验白细胞或血常规；对疖病还应检查血糖和尿糖，做脓液或血的细菌培养及药物敏感试验。

常需与疖病鉴别诊断的病变有：①痤疮：伴有轻度感染，但病变小而顶端有点状凝脂。②皮脂囊肿（俗称粉瘤）：圆形无痛性肿块，表皮如常，并发感染时表现为红、肿、痛。③痈：有红肿痛的表现，但其病变范围较疖大，还有其他不同表现。

（四）预防和治疗

为了预防疖，应经常保持皮肤清洁，及时更换内衣和避免表皮受伤。在暑天和其他炎热环境中生活工作，应避免汗渍过多和干渴，多进饮料、瓜果等，有条件时饮水内可加金银花、菊花或地丁等的熬液。

治疗原则是争取在早期促使炎症消退，局部化脓时及早使脓液排出体外，并及时消除全身性不良反应。

1. 初起红肿阶段 理疗可选用热敷、超短波、红外线等理疗，外用药可选用鱼石脂软膏、莫匹罗星软膏等消肿、抗感染。

2. 已成脓阶段 见脓点或有波动感时，停用上列各种方法，改用苯酚点涂脓点或用针头、刀尖将脓栓剔出（勿用一般的切开法），禁忌挤压化脓病变。

3. 全身反应较重时 如恶寒发热、头痛、全身不适等，应用抗生素或用中药仙方活命饮、普济消毒饮等。

4. 疖病 除了用上述处理，在疖消隐期间，可用中药防风通圣散。有糖尿病者需控制血糖。

二、痈

（一）病因和病理

痈的病因与疖相似。病菌以金黄色葡萄球菌为主，受感染与皮肤不洁、擦伤、机体抵抗力不足相关。

由于有多个毛囊同时发生感染，痈比疖的炎症浸润范围大，对全身的不良影响较严重。病变可累及深层皮下结缔组织，使其表面皮肤血运障碍甚至坏死；但自行破溃常较慢，致炎症沿皮下组织向外周扩展。此外，随着时间迁延，除了金黄色葡萄球菌繁殖，还可能有其他病菌进入病灶（混合感染）。

（二）临床表现

患者年龄一般在中年以上，老年者居多；一部分患者原有糖尿病。痈可能发生在各处皮肤，但常发生在皮肤较厚的项部和背部（俗称"对口疖"和"搭背"）。初起，有一小片皮肤肿硬，色暗红，其中有几个凸出点或脓点，疼痛常较轻，但有畏寒发热和全身不适。继而，皮肤肿硬范围增大，脓点增大而且可能增多，中心处表面紫褐色（表示组织坏死）。病变的一部分可破溃出脓和坏死脱落，使疮口呈蜂窝状；但少见有肉芽增生，不可能自行愈合。延误治疗时间将使病变扩大加重，甚至导致严重脓毒症。

（三）诊断

诊断痈一般不难。血常规检查白细胞计数明显增加；选择抗菌药物可依据细菌培养、药物敏感试验。应注意患者有无糖尿病、心脑血管病、低蛋白血症等全身性疾病。

（四）预防和治疗

预防痈的注意事项，与疖相同。

治疗应及早用抗菌西药或中药控制脓毒症。抗菌西药可选用青霉素或磺胺甲噁唑、甲氧苄啶，或根据细菌培养和药物敏感试验的结果选药。中药可选用仙方活命饮或普济消毒饮加减。

局部处理：

1. 初期仅有红肿和少数脓点时，可用鱼石脂软膏、金黄散等敷贴，或仅有红肿时涂敷碘伏，每天3~4次。

2. 已出现多个脓点、表面紫褐色或已破溃流脓，必须及时切开引流。在静脉麻醉下作"＋"或"＋＋"形切口，切口线应超出皮肤病变边缘，因为皮下组织病变范围更大。尽量清除已化脓和尚未成脓、却已失活的组织，然后填塞生理盐水（不是油类）纱条，外加干纱布绷带包扎。术后注意敷料渗湿程度和有无明显出血。术后24h更换伤口敷料，创面可以收缩达到瘢痕愈合；但较大的创面需行植皮术修复。

三、皮下急性蜂窝织炎

（一）病因和病理

蜂窝织炎是指疏松结缔组织的弥漫性化脓性感染，常发生于皮下、筋膜下、肌肉间隙或深部疏松结缔组织。蜂窝织炎主要由溶血性链球菌引起，该菌能分泌透明质酸酶，分解结缔组织中的透明质酸，使基质崩解；还能分泌链激酶，可溶解纤维素，故细菌易于通过组织间隙和淋巴管向周围蔓延扩散，表现为组织高度水肿和大量中性粒细胞弥散性浸润，与周围组织界限不清，局部组织一般不发生明显的坏死和溶解。轻者可完全吸收消散而不留痕迹，严重者病变扩散快、范围广，出现全身中毒症状。

（二）临床表现

由于患者的机体条件、受感染的原因和病菌的毒性可有差异，临床上本病可分为下列类型：

1. 一般性皮下蜂窝织炎 患者先可有皮肤损伤，或有手、足等部位的化脓性感染。发生本病时常有恶寒发热和全身不适；患处肿胀疼痛，表皮发红、指压后可稍褪色，红肿边缘界限不清楚。病变部位近侧的淋巴结常有肿痛，如前臂有蜂窝织炎时腋窝淋巴结肿痛，面部有蜂窝织炎时颈部淋巴结肿痛。病变加重扩大时，皮肤可起水疱，一部分变成褐色，或破溃出脓；患者体温增高或过低，甚至出现神志不清。

2. 新生儿皮下坏疽 是新生儿期特有的急性皮下组织化脓性感染。发病后皮下组织广泛坏死，病情发展快，死亡率较高。绝大多数由金黄色葡萄球菌引起，多发生在出生后1周，新生儿的皮肤柔嫩，护理疏忽易致皮肤沾污、擦伤等，病菌侵入皮下组织就会造成本病。病变多在背部、臀部等经常受压处。初起时患儿发热、不进乳、不安或昏睡，皮肤发红、质地稍变硬。继而，病变范围扩大，中心部分色变暗变软，触之有浮动感，有的可起水疱；皮肤坏死时变成灰褐色或黑色，并可破溃。

3. 老年人皮下坏疽 患者以男性居多。常见患者洗澡时长时间浸泡并搓洗。事后发生本病，病菌多为葡萄球菌、链球菌等。患者有寒战发热、全身不适、乏力等表现。背部或侧卧时肢体着床部分有大片皮肤红、肿、疼痛。继而，皮肤变为暗灰色，知觉迟钝，触之有波动感，穿刺可抽出脓性物。全身症状加重，可有气急、心悸、头痛、烦躁、谵妄、昏睡等。

4. 颌下急性蜂窝织炎 感染可起源于口腔或面部。起源于口腔等多为小儿，因迅速波及咽喉而阻碍通气（类似急性咽峡炎），甚为危急。患儿有高热，不能正常进食，呼吸急迫；颌下肿胀明显，表皮仅有轻度红热，检视口底可见肿胀。起源于面部的颌下蜂窝织炎，局部表现红肿痛热，常向下方蔓延，全身反应较重；感染累及颈阔肌内结缔组织后，也可阻碍通气和吞咽。

5. 产气性皮下蜂窝织炎 发生在皮肤受损伤后，病菌是厌氧菌，如肠球菌、兼性大肠埃希菌、拟杆菌、兼性变形杆菌或产气荚膜梭菌。炎症主要在皮下结缔组织，未侵及肌肉层，不同于气性坏疽（产气荚膜梭菌肌炎为主）。初期表现类似一般性蜂窝织炎，特点是扩展快且可触知皮下捻发音，破溃后可有臭味，全身状态较快恶化。

（三）诊断和鉴别诊断

详细询问病史和仔细观察体征，诊断多不困难。化验血常规，注意白细胞过多或减少和有无贫血。有脓性物时涂片检查菌类。病情较重时，应取血和脓做细菌培养和药物敏感试验，并监测意识状态、呼吸、循环等的变化。

对下列病例需重视鉴别诊断：

1. 新生儿皮下坏疽 有皮肤质地变硬时，应与硬皮病区别。后者皮肤不发红，体温不增高。

2. 小儿颌下蜂窝织炎 可引起呼吸急促和不能进食，应与急性咽峡炎区别。后者的颌下肿胀稍轻，而口咽内肿胀发红明显。

3. 产气性皮下蜂窝织炎 应与气性坏疽区别。后者发病前创伤较重（伤及肌肉），伤肢或身躯已难运动；发病后伤口常有某种腥味，脓液涂片检查可大致区分病菌形态，做细菌培养更可确认菌种。

（四）预防和治疗

预防皮下急性蜂窝织炎应平日重视皮肤的清洁卫生，防止损伤；皮肤受伤后要及早处理，有化脓性病变更应及时治疗。婴儿和老年人的抗感染能力较弱，要重视生活护理。

抗菌药物一般先用青霉素或苯唑西林（新青霉素Ⅱ），疑有肠道菌类感染时加甲硝唑。然后根据临床疗效或细菌培养与药敏报告调整用药。如患者能接受口服药剂，可同时用中药普济消毒饮等。

局部处理：一般性蜂窝织炎的早期，可用鱼石脂软膏、莫匹罗星软膏等敷贴；但其病变进展时，或是上述其他各型皮下蜂窝织炎，都应及时切开引流，以缓解皮下炎症扩展和减少皮肤坏死。切开可做多个较小的切口，用药液湿纱条引流。

同时要改善患者全身状态，如高热时行头颈部冷敷；不能正常进饮食时，输液维持体液平衡和营养；呼吸急促时给氧或辅助通气等。此外，对产气性皮下蜂窝织炎患者必须采取隔离治疗措施。

> 考点提示：
> 急性蜂窝织炎的临床表现

四、丹　毒

（一）病因和病理

丹毒（erysipelas）为乙型溶血性链球菌侵袭所致的皮肤淋巴管网的急性炎症，好发于下肢和面部。丹毒虽以"毒"命名，却并不是病毒感染引起的，其主要致病菌为A组β型溶血性链球菌。诱发因素为手术伤口或皮肤破损，但亦可由血行感染。患者常先有皮肤或黏膜的某种病损，如皮肤损伤、足癣、口腔溃疡、鼻窦炎等，发病后淋巴管网分布区域的皮肤出现炎症反应，引流淋巴结也常累及，病变蔓延很快，全身反应剧烈，但很少有组织坏死或化脓。治愈后容易复发。

（二）临床表现

起病急，发病前有全身不适、寒战、恶心、发热等症状。局部表现为边界清楚的水肿性鲜红斑、略高于皮面、压之褪色，病变范围向外周扩展时，中央红肿消退而转变为棕黄。皮损表面可出现水疱，自觉烧灼样疼痛，可伴发淋巴管炎及淋巴结炎。此病容易复发，复发时症状往往较轻，复发性丹毒引起慢性淋巴水肿，下肢反复发作可导致象皮肿。

（三）预防

注意皮肤清洁，及时处理小创口；在接触丹毒患者或是换药后，应当洗手消毒，防止医源性传染；与丹毒相关的足癣、溃疡、鼻窦炎等应积极治疗以避免复发。

（四）治疗

积极治疗局部病灶如足癣、鼻炎等，下肢发病者应抬高患肢。

局部治疗：呋喃西林液湿敷，外用抗生素类软膏配合紫外照射、超短波、红外线等物理治疗。

全身治疗：全身应用抗生素药物，如青霉素静脉滴注480万~800万U/d。

丹毒的日常保健

禁忌一切发物、助湿食品及酒类、辛辣物，多饮开水；加强个人防护，防外伤；日常饮食以清淡为主，如牛、羊肉及海鲜等偏热的食物及辛辣的食物在发病时都不能吃；多休息，不要过于疲劳。过度劳累，能耗伤人体的气血，使机体抵抗能力下降。应劳逸结合，加强体育锻炼，提高机体的抗病能力；在发病期间要戒烟、戒酒。要保持良好的卫生习惯，

链接

为防止接触性传染，不与家人共用洁具，每天要用温水洗脚，切忌用太热的水烫脚；紫外线照射。平素应养成勤洗脚的良好习惯，保持下肢清洁卫生，应勤晒袜，有条件者可以经常更换鞋袜；在全身和局部症状消失后，尚须继续用药数日，不宜过早停药，以防复发；本病痊愈后，往往在原发部位有反复再发的倾向，应保护原发部位，防止意外撞伤、虫叮、蚊咬或用力搔抓。

考点提示：丹毒的局部临床表现

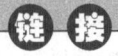

五、浅部急性淋巴管炎和淋巴结炎

（一）病因和病理

病菌从皮肤、黏膜破损处或其他感染病灶侵入淋巴管，导致淋巴管与淋巴结的急性炎症。病原菌主要为溶血性链球菌和金黄色葡萄球菌等，可能来源于口腔炎症、足癣、皮肤损伤及各种皮肤、皮下化脓性感染。

（二）临床表现

1. 淋巴结肿大疼痛和触痛。急性淋巴结炎，局部先有淋巴结肿大疼痛和触痛，可与周围软组织分辨，病变加重时形成肿块难以分辨淋巴结的个数，疼痛和触痛加重，表面皮肤发红、发热，形成脓肿时有波动感，少数甚至破溃出脓。

2. 急性淋巴管炎时，病变部位有一条或多条红线向肢体近侧延伸，硬而有压痛，深层淋巴管炎时不出现红线但患肢肿胀有条形压痛区。

（三）诊断

本病诊断并不困难，深部淋巴管炎与急性静脉炎相鉴别，后者也有皮肤下条索状触痛，沿静脉走行分布，常与血管内留置导管处理不当或输注刺激性药物有关。

（四）治疗

积极处理原发感染病灶是治疗急性淋巴结炎和淋巴管炎的重要措施，可局部热敷并全身应用抗生素，抗生素首选青霉素或苯唑西林（新青霉素Ⅱ），疑有肠道菌类感染时加用甲硝唑，然后根据临床疗效和菌种检验报告调整药物。急性淋巴结炎未成脓时，可局部热敷或以如意金黄散、鱼石脂软膏等药物外敷；脓肿形成后先试行穿刺吸脓，以鉴别血管瘤和血肿，测知脓肿表面组织厚度，然后在麻醉下切开引流。急性淋巴管炎时，可用短波紫外线在红线延伸处照射，亦可用呋喃西林等湿温敷，如果红线条向近侧延伸较快，可在皮肤消毒后用较粗的枕头，在红线的几个点垂直刺入皮下，再以抗菌药液湿敷。全身症状严重高热不退者可加用肾上腺皮质激素。

考点提示：急性淋巴管炎和淋巴结炎的治疗措施

第3节 手部急性化脓性感染

手部急性化脓性感染比较常见。易被忽视的微小损伤如擦伤、刺伤、逆剥和切伤等，有时也可引起手的严重感染，甚至造成不同程度的病残，以致影响手部功能，即使是细微的手部损伤，也应及时处理。

手的解剖特点决定了手部感染的特殊性。

1. 手的掌面皮肤表皮层厚，角化明显。因此，皮下脓肿穿入皮内层时，一般难从表

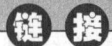

面溃破，可形成哑铃状脓肿。

2. 手的掌面皮下有很致密的纤维组织索，与皮肤垂直，一端连接真皮层，另一端固定在骨膜（在末节手指部位）、腱鞘（在近节、中节手指部位）或掌筋膜（在掌心部位）。这些纤维将掌面皮下组织分成许多坚韧密闭的小腔。感染化脓后很难向四周扩散，而往往向深部组织蔓延，引起腱鞘炎；在手指末节则可直接延及指骨，形成骨髓炎。

3. 掌面组织较致密，手背部皮下组织较松弛，淋巴引流大部分从手掌到手背，故手掌面感染时，手背常明显肿胀，易误诊为手背感染。

4. 手部尤其是手指，组织结构致密，感染后组织内张力很高，神经末梢受压，疼痛剧烈。

5. 手部腱鞘、滑囊与筋膜间隙互相沟通，发生感染后常可蔓延全手，累及前臂。

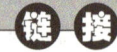

一、甲 沟 炎

（一）病因和病理

指甲的近侧（甲根）与皮肤紧密相连，皮肤沿指甲两侧向远端伸延，形成甲沟。甲沟炎是甲沟及其周围组织的感染。多因微小刺伤、挫伤、倒刺（逆剥）或剪指甲过深等损伤而引起，致病菌多为金黄色葡萄球菌。

（二）临床表现

开始时，指甲一侧的皮下组织发生红、肿、痛，有的可自行消退，有的却迅速化脓。脓液自甲沟一侧蔓延到甲根部的皮下及对侧甲沟，形成半环形脓肿。甲沟炎多无全身症状，如不切开引流，脓肿可向甲下蔓延，成为指甲下脓肿，在指甲下可见到黄白色脓液，使该部指甲与甲床分离。指甲下脓肿亦可因异物直接刺伤指甲或指甲下的外伤性血肿感染引起。如不及时处理，可成为慢性甲沟炎或慢性指骨骨髓炎。慢性甲沟炎时，甲沟旁有一小脓窦口，有肉芽组织向外突出，慢性甲沟炎有时可继发真菌感染。

（三）治疗和预防

预防：剪指甲不宜过短。手指有微小伤口，可涂碘酊后，用无菌纱布包扎保护，以免发生感染。

治疗：早期可用热敷、理疗、外敷鱼石脂软膏或三黄散等，应用磺胺药或抗生素。已有脓液的，可在甲沟处作纵行切开引流。感染已累及指甲基部皮下周围时，可在峡谷侧甲沟各作纵行切口，将甲根上皮片翻起，切除指甲根部，置一小片凡士林纱布条或乳胶片引流。如甲床下已积脓，就将指甲拔去，或将脓腔上的指甲剪去。拔甲时，应注意避免损伤甲床，以免日后新生指甲发生畸形。

二、脓性指头炎

（一）病因和病理

脓性指头炎是手指末节掌面的皮下组织化脓性感染，多由刺伤引起。致病菌多为金黄色葡萄球菌。手指末节掌面的皮肤与指骨骨膜间有许多纵形纤维索，将软组织分为许多密闭小腔，腔中含有脂肪组织和丰富的神经末梢网。在发生感染时，脓液不易向四周扩散，故肿胀并不显著。但形成的压力很高的脓腔，不仅可以引起非常剧烈的疼痛，还能压迫末节指骨的滋养血管，引起指骨缺血、坏死。此外，脓液直接侵及指骨，也能引起骨髓炎。

（二）临床表现

初起，指尖有针刺样疼痛。以后，组织肿胀，小腔压力增高，迅速出现越来越剧烈的疼痛。当指动脉被压，疼痛转为搏动性跳痛，患肢下垂时加重。剧痛常使患者烦躁不安，彻夜不眠。指头红肿并不明显，有时皮肤反而呈黄白色，但张力显著增高，轻触指尖即产生剧痛。此时多伴有全身症状，如发热、全身不适、白细胞计数增加等。到了晚期，大部分组织缺血坏死，神经末梢因受压和营养障碍而麻痹，疼痛反而减轻，但这并不表示病情好转。脓性指头炎如不及时治疗，常可引起指骨缺血性坏死，形成慢性骨髓炎，伤口经久不愈。

（三）治疗

当指尖疼痛但局部肿胀并不明显时，可用热盐水浸泡多次，每次约20min；亦可用药外敷（参看甲沟炎的治疗）。酌情应用磺胺药或抗生素。经上述处理后，炎症常可消退。如一旦出现跳痛，指头的张力显著增高时，即应切开减压、引流，不能等待波动出现后才手术。切开后脓液虽然很少，或没有脓液，但可降低指头密闭腔的压力，减少痛苦和并发症。手术时，在患指侧面作纵形切口，切口尽可能长些，但不可超过末节和中节交界处，以免伤及腱鞘。

考点提示：
脓性指头炎的临床表现和手术指征

三、急性化脓性腱鞘炎和手掌深部间隙感染

（一）急性化脓性腱鞘炎

1. 病因 手的掌面腱鞘炎多因深部刺伤感染后引起，亦可由附近组织感染蔓延而发生。致病菌多为金黄色葡萄球菌。手背伸指肌腱鞘的感染少见。

2. 临床表现 病情发展迅速，24h后，疼痛及局部炎症反应即较明显。典型的腱鞘炎体征为：

（1）患指除末节外，呈明显的均匀性肿胀，皮肤极度紧张。

（2）患指所有的关节轻度弯曲，常处于腱鞘的松弛位置，以减轻疼痛。

（3）任何微小的被动的伸指运动，均能引起剧烈疼痛。

（4）检查时，沿整个腱鞘均有压痛。化脓性炎症局限在坚韧的鞘套内，故不出现波动。

由于感染发生在腱鞘内，与脓性指头炎一样，疼痛非常剧烈，患者整夜不能入睡，多同时有全身症状。化脓性腱鞘炎如不及时切开引流或减压，鞘内脓液积聚，压力将迅速增高，以致肌腱发生坏死，患指功能丧失。炎症亦可蔓延到手掌深部间隙或经滑液囊扩散到腕部和前臂。

尺侧滑液囊和桡侧滑液囊的感染，多分别由小指和拇指腱鞘炎引起。①尺侧滑液囊感染：小鱼际处和小指腱鞘区压痛，尤以小鱼际隆起与掌侧横纹交界处最为明显。小指及环指呈半屈位，如试行将其伸直，则引起剧烈疼痛。②桡侧滑液囊感染：拇指肿胀、微屈、不能外展和伸直，压痛区在拇指及大鱼际处。

3. 治疗 早期治疗与脓性指头炎相同。如经积极治疗仍无好转，应早期切开减压，以防止肌腱受压而坏死。

在手指侧面作长切口，与手指长轴平行。不能在掌面正中作切口，否则易使肌腱脱出，发生粘连和皮肤瘢痕挛缩，影响患指伸直。手术时要小心认清腱鞘，不能伤及血管和神经。尺侧滑液囊和桡侧滑液囊感染时，分别作小鱼际及大鱼际处切口。切口近端至少距腕1.5cm，以免切断正中神经的分支。另一种方法是在腱鞘和滑囊上作两个小切口，排出脓液，然后分别插入细塑料管进行冲洗。术后从一根细塑料管持续滴注抗生素溶液，另一根作为排出液体的通道，疗效较好，患者的痛苦也较小。

（二）手掌深部间隙感染

1. 病因　掌中间隙感染多是中指和环指的腱鞘炎蔓延而引起；鱼际间隙感染则因示指腱鞘感染后引起，也可因直接刺伤而发生感染。致病菌多为金黄色葡萄球菌。

2. 临床表现　掌中间隙感染手掌心正常凹陷消失、隆起、皮肤紧张、发白，压痛明显。中指、环指和小指处于半屈位，被动伸指可引起剧痛。手背部水肿严重。有全身症状如高热、头痛、脉搏快、白细胞计数增加等。鱼际间隙感染大鱼际和拇指指蹼明显肿胀，并有压痛，但掌心凹陷仍在；拇指外展略屈，示指半屈，活动受限，特别是拇指不能对掌。伴有全身症状。

3. 治疗　可用大剂量抗生素。局部早期处理同脓性指头炎。如短期内无好转，应及早切开引流。纵行切开中指与环指间的指蹼，切口不应超过手掌无侧横纹，以免损伤动脉的掌浅弓。用止血钳撑开皮下组织，即可达掌中间隙。亦可在环指相对位置的掌远侧横纹处作一小横切口，进入掌中间隙。鱼际间隙感染一般的治疗与掌中间隙感染相同。引流的切口可直接作在大鱼际最肿胀和波动最明显处。亦可于拇指、示指间指蹼（"虎口"）处作切口，或在第 2 掌骨桡侧作纵行切口。

第 4 节　全身性外科感染

随着分子生物学的发展，对感染病理生理的进一步认识，感染的用词已有变化，当前国际通用的是脓毒症（sepsis）和菌血症（bacteremia）。

脓毒症是指因感染引起的全身性炎症反应，如体温、循环、呼吸有明显的改变者，用以区别一般非侵入性的局部感染。

菌血症是脓毒症的一种，即血培养检出病原菌者。但其不限于以往多偏向于一过性菌血症的概念，如拔牙、内镜检查时，血液在短时间出现细菌，目前多指临床有明显感染症状的菌血症。

脓毒症是严重创伤、烧伤、休克、大手术后常见的并发症，也是外科危重患者重要的死亡原因之一。

（一）病因病理

败血症和脓血症常继发于严重创伤后的感染和各种化脓性感染，如大面积烧伤、开放性骨折、疖、痈、急性弥漫性腹膜炎、胆道或尿路感染等。常见的致病菌是金黄色葡萄球菌和革兰染色阴性杆菌。进行全胃肠外营养而留置在深静脉内的导管，是引起败血症的一个原因。而在使用广谱抗生素治疗严重化脓性感染的过程中，也有发生真菌性败血症的危险。原有抗感染能力降低的患者，如糖尿病、尿毒症、长期或大量应用皮质激素或抗癌药等的患者，患化脓性感染后较易导致全身性感染。

根据致病菌而分为三大类型：

1. 革兰染色阳性球菌　最常见的是金黄色葡萄球菌。多见于严重的痈、急性蜂窝织炎、骨与关节化脓症时，有时也发生在大面积烧伤感染时。临床特点：一般无寒战，发热呈稽留热或弛张热。患者面色潮红，四肢温暖，常有皮疹、腹泻、呕吐，可出现转移性脓肿，易并发心肌炎。发生休克的时间较晚，血压下降也慢，但患者多呈谵妄和昏迷。

2. 革兰染色阴性杆菌　常见的有大肠埃希菌、铜绿假单胞菌、变形杆菌。多见于胆道、尿路、肠道和大面积烧伤感染时。但有时也可由克雷伯菌、肠杆菌、沙雷菌、拟杆菌等所造成。它们的内毒素可以引起血管活性物质的释放，使毛细血管扩张，管壁通透性增加，血管淤滞循环内，并形成微血栓，以致循环血量减少，细胞缺血、缺氧而发生感染性休克。临床特点：一般以突然寒战开始，发热呈间歇热，严重时体温不升或低于正常。有时白细胞计数增加不明显或反见减少。休克发生早，持续时间长。患者四肢厥冷，出现发绀，少尿或无尿，多无转移性脓肿。

3. 真菌 常见致病菌有白色念珠菌、曲霉菌、毛霉菌、新型隐球菌等。往往发生在原有细菌感染经广谱抗生素治疗的基础上，故发生时间较晚。总的说来，其临床表现酷似革兰染色阴性杆菌脓毒症。患者突然发生寒战、高热（39.0~40℃），一般情况迅速恶化，出现神志淡漠、嗜睡、血压下降和休克。少数患者尚有消化道出血。大多数患者的周围血有白血病样反应，出现晚幼粒细胞和中幼细胞，白细胞计数在 $25×10^9$/L。

（二）临床表现

脓毒症的反应表现：①骤起寒战、高热或低温，起病急、发展快；②头痛、头晕、恶心、呕吐、腹胀，面色苍白或潮红，出冷汗，神智淡漠或烦躁、昏迷；③心率快，脉搏细数，呼吸急促或困难；④肝脾可肿大；⑤心率加快、脉搏细速，呼吸急促或困难。

（三）诊断

根据在原发病灶的基础上出现典型脓毒症的临床表现，一般不难作出初步诊断。可根据原发感染灶的性质及其脓液性状，结合一些特征性的临床表现和实验室检查结果综合分析，可大致区分致病菌为革兰染色阳性或阴性杆菌。

实验室检查：①白细胞计数明显增高，一般可达（20~30）×10^9/L 以上，或降低、左移、幼稚型增多，出现毒性颗粒；②可有不同程度的酸中毒、氮质血症、溶血，尿中出现蛋白、血细胞、酮体等，代谢失衡和肝、肾受损征象；③寒战、发热时抽血进行细菌培养，较易发现细菌。

（四）治疗

全身性化脓性感染应用综合性治疗，关键是处理原发病灶。

1. 原发感染灶的处理 及时、彻底地处理原发灶，清除坏死组织和异物、消灭无效腔、脓肿引流等。如静脉导管感染时，拔除导管应属首要措施。危重患者疑为肠源性感染时，应及时纠正休克，尽快恢复肠黏膜的血液灌注；通过早期肠道营养促使肠黏膜的尽快修复；口服肠道生态制剂以维护肠道的正常菌群。

2. 抗菌药物的应用 应早期、大剂量使用抗生素，不要等待培养结果，可先根据原发感染灶的性质及早联合应用估计有效的两种抗生素。对真菌性脓毒症，应尽量停用光谱抗生素，或改用必需的窄谱抗生素，并全身应用抗真菌药物。

第5节 有芽胞厌氧菌感染

一、破 伤 风

破伤风（tetanus）是破伤风梭菌侵入人体伤口、生长繁殖、产生毒素引起的一种急性特异性感染。

（一）病因

破伤风是常和创伤相关联的一种特异性感染。除了可能发生在各种创伤后，还可能发生于不洁条件下分娩的产妇和新生儿。

病菌是破伤风梭菌，为专性厌氧，革兰染色阳性。此菌平时存在于人畜的肠道，随粪便排出体外，以芽胞状态分布于自然界，尤以土壤中为常见。此菌对环境有很强的抗力，能耐煮沸。

创伤伤口的污染率很高，战场中污染率可达25%~80%。但破伤风发病率只占污染者的1%～2%，提示发病必须具有其他因素，主要因素就是缺氧环境。创伤时，破伤风梭菌可污染深部组织（如盲管外伤、深部刺伤等）。如果伤口外口较小，伤口内有坏死组织、血块充塞，或填塞过紧、局部缺血等，就形成了一个适合该菌生长繁殖的缺氧环境。如果同时存在需氧菌感染，后者将消耗伤口内残留的氧气，使本病更易于发生。

（二）病理生理

在缺氧环境中，破伤风梭菌的芽胞发育为增殖体，迅速繁殖并产生大量外毒素，主要是痉挛毒素和溶血毒素两种。痉挛毒素是引起症状的主要毒素。菌体及其外毒素，在局部并不引起明显的病理改变，伤口甚至无明显急性炎症或可能愈合。但痉挛毒素吸收至脊髓、脑干等处，与联络神经细胞的突触相结合，抑制突触释放抑制性传递介质（甘氨酸或氨基丁酸）。运动神经元因失去中枢抑制而兴奋性增强，致使随意肌紧张与痉挛。破伤风毒素还可阻断脊髓对交感神经的抑制，致使交感神经过度兴奋，引起血压升高、心率增快、体温升高、自汗等。

（三）临床表现

一般分为三期，即潜伏期、前驱期和发作期。

1. 潜伏期 通常是7d左右，个别患者可在伤后1～2d就发病。潜伏期越短者，预后越差。还有在伤后数月或数年因清除病灶或异物而发病的。

2. 前驱期 症状是全身乏力、头晕、头痛、咀嚼无力、局部肌肉发紧、扯痛、反射亢进等。

3. 发作期 典型症状是在肌紧张性收缩（肌强直、发硬）的基础上，阵发性强烈痉挛，通常最先受影响的肌群是咀嚼肌，随后顺序为面部表情肌、颈、背、腹、四肢肌，最后为膈肌。相应出现的征象为：张口困难（牙关紧闭）、蹙眉、口角下缩、咧嘴"苦笑"、颈部强直、头后仰；当背、腹肌同时收缩，因背部肌群较为有力，躯干因而扭曲成弓、结合颈、四肢的屈膝、弯肘、半握拳等痉挛姿态，形成"角弓反张"或"侧弓反张"；膈肌受影响后，发作时面唇发绀，通气困难，可出现呼吸暂停。

上述发作可因轻微的刺激，如光、声、接触、饮水等而诱发。间隙期长短不一，发作频繁者，常示病情严重。发作时神志清楚，表情痛苦，每次发作时间由数秒至数分钟不等。强烈的肌痉挛，可使肌断裂，甚至发生骨折。膀胱括约肌痉挛可引起尿潴留。持续的呼吸肌和膈肌痉挛，可造成呼吸骤停。患者死亡原因多为窒息、心力衰竭或肺部并发症。

病程一般为3～4周，如积极治疗、不发生特殊并发症者，发作的程度可逐步减轻，缓解期平均约1周。但肌紧张与反射亢进可继续一段时间；恢复期间还可出现一些精神症状，如幻觉、言语、行动错乱等，但多能自行恢复。少数患者可仅表现为受伤部位肌持续性强直，可持续数周或数月，预后较好。新生儿患此病时，因肌肉纤弱而症状不典型，表现为不能啼哭和吸乳，少活动，呼吸弱或困难。

（四）诊断和鉴别诊断

1. 诊断要点

（1）患者有开放性损伤感染史，或新生儿脐带消毒不严，产后感染，外科手术史。

（2）前驱期表现为乏力、头痛、舌根发硬、吞咽不便及头颈转动不自如等。

（3）典型表现为肌肉持续性强直收缩及阵发性抽搐，最初出现咀嚼不便，咀嚼肌紧张，疼痛性强直，张口困难，苦笑面容，吞咽困难，颈项强直，角弓反张，呼吸困难，紧张，甚至窒息。

（4）轻微的刺激（强光、风吹、声响及震动等），均可诱发抽搐发作。

（5）局部型破伤风，肌肉的强直性收缩仅限于创伤附近或伤肢，一般潜伏期较长，症状较轻，预后较好。

2. 鉴别诊断

（1）化脓性脑膜炎：虽有"角弓反张"状和颈项强直等症状，但无阵发性痉挛，患者有剧烈头痛、高热喷射性呕吐等，神志有时不清，脑脊液检查有压力增高，白细胞计数增多等。

（2）狂犬病：有被疯狗猫咬伤史，以吞咽肌抽搐为主，咽肌应激性增强，患者听见水声或看见水，咽骨立即发生痉挛，剧痛喝水不能下咽，并大量流涎。

（3）其他：如颞颌关节炎、子痫、癔症等。

（五）治疗

破伤风是一种极为严重的疾病，死亡率高，尤其是新生儿和吸毒者，为此要采取积极的综合治疗措施，包括清除毒素来源、中和游离毒素、控制和解除痉挛、保持呼吸道通畅和防治并发症等。

1. 清除毒素来源 凡能找到伤口，伤口内存留坏死组织、引流不畅者，应在抗毒血清治疗后，在良好麻醉、控制痉挛下进行伤口处理、充分引流，局部可用3%过氧化氢溶液冲洗。有的伤口看上去已愈合，应仔细检查痂下有无窦道或无效腔。

2. 中和游离毒素 ①破伤风抗毒素：和人体破伤风免疫球蛋白不能中和与神经组织已结合的毒素，故尽早使用。用前先作过敏试验。第1天用2万～5万U，加入5%葡萄糖溶液500～1000ml内，静脉缓慢滴注，以后每天再用1万～2万U作肌内注射或静脉滴注，共3～5d。新生儿破伤风可用2万U由静脉滴注，此外也可作脐周注射。②人体破伤风免疫球蛋白：可以深部肌内注射。完全可以代替破伤风抗毒素，一般只需注射1次，剂量为3000～6000U。

3. 控制和解除痉挛 ①患者应住隔离单间暗室，避免光、声刺激，防止压疮的发生。②病情较轻者，用地西泮5mg口服或10mg静脉注射，每天3～4次，也可用巴比妥钠0.1～0.2g肌内注射，或10%水合氯醛15ml口服或20～40ml直肠灌注，每天3次。③病情较重者，用氯丙嗪50～100mg，加入5%葡萄糖溶液250ml，静脉缓慢滴注，每天4次。④抽搐严重者，可用硫喷妥钠0.5g作肌内注射（要警惕发生喉头痉挛，用于已作气管切开的患者比较安全），副醛2～4ml，肌内注射（副醛有刺激呼吸道的不良反应，有肺部感染者不宜使用），或肌肉松弛剂，如氧化琥珀胆碱、氯化筒箭毒碱、三碘季铵酚、汉肌松等（在气管切开及控制呼吸的条件下使用）。

4. 保持呼吸道通畅和防治并发症 对病情严重者，防治并发症的关键是早期作气管切开术，保持呼吸道通畅，以免呼吸道并发症发生。

5. 抗生素的应用 大剂量青霉素可抑制破伤风杆菌，并且有助于其他感染的预防，也可口服甲硝唑每次0.4g，每6h 1次，或每次1g直肠给药，每8h 1次，持续7～10d。

（六）预防

1. 主动免疫 注射破伤风类素作为抗原，使机体产生抗体-抗毒素达到免疫的目的，是目前最有效、最可靠、最经济的预防方法。

2. 被动免疫 创伤发生后24h内，皮下或肌内注射破伤风抗毒血清。适用于下列情况：①伤口污染严重；②严重的开放性损伤，如颅脑、胸、腹部开放性损伤及开放性骨折、烧伤；③伤后未及时清理创口或处理不当。

3. 破伤风抗毒血清 有两种：①破伤风抗毒血清：注射后体内抗体可迅速上升，但仅能维持5～7d，注射前必须常规作过敏试验，以免发生过敏反应。②人体破伤风免疫球蛋白：由人体血浆中免疫球蛋白提纯而成。因无血清反应，故不需作过敏试验，是理想的破伤风抗毒素。

二、气性坏疽

气性坏疽是由梭形芽胞杆菌引起的一种严重的以肌组织坏死为特征的急性特异性感染疾病，气性坏疽的感染率高，死亡率也高，未治者死亡率可达100%，80%的气性坏疽患者须截肢。

（一）病因

梭状芽胞杆菌为革兰阳性厌氧杆菌，以产气荚膜杆菌（魏氏杆菌）、水肿杆菌和腐败杆菌为主，其次为产气芽胞杆菌和溶组织杆菌等，临床上见到的气性坏疽，常是两种以上致病菌的混合感染。

梭状芽胞杆菌广泛存在于泥土和人畜粪便中，所以易进入伤口，但并不一定致病。气性坏疽的发生，并不单纯地决定于气性坏疽杆菌的存在，而更决定于人体抵抗力和伤口的情况，即需要一个利于气性坏疽杆菌生长繁殖的缺氧环境。因此，失水、大量失血或休克，而又有伤口大片组织坏死、深层肌肉损毁，尤其是大腿和臀部损伤，弹片存留、开放性骨折或伴有主要血管损伤，使用止血带时间过长等情况，容易发生气性坏疽。

（二）病理生理

气性坏疽的病原菌主要在伤口内生长繁殖，很少侵入血液循环引起败血症。产气夹膜杆菌产生α毒素、胶原酶、透明质酸酶、溶纤维酶和脱氧核糖核酸酶等，红细胞破坏引起溶血、血红蛋白尿、尿少、肾组织坏死、水肿、液化，肌肉大片坏死，使病变迅速扩散、恶化。糖类分解产生大量气体，使组织膨胀；蛋白质的分解和明胶的液化，产生硫化氢，使伤口发出恶臭。由于局部缺血，血浆渗出，以及各种毒素的作用，伤口内的组织和肌肉，进一步坏死和腐化，更利于细菌的繁殖，使病变更为恶化。大量的组织坏死和外毒素的吸收，可引起严重的毒血症。某些毒素可直接侵犯心、肝和肾，造成局灶性坏死，引起这些器官的功能减退。

（三）临床表现

潜伏期可短至6~8h，但一般为1~4d。

1. 局部表现　患者自觉患部沉重，有包扎过紧感。以后，突然出现患部"胀裂样"剧痛，不能用一般止痛剂缓解。患部肿胀明显，压痛剧烈。伤口周围皮肤水肿、紧张、苍白、发亮，很快变为紫红色，进而变为紫黑色，并出现大小不等的水疱。伤口内肌肉由于坏死，呈暗红色或土灰色，失去弹性，刀割时不收缩，也不出血，犹如煮熟的肉。伤口周围常扪到捻发音，表示组织间有气体存在。轻轻挤压患部，常有气泡从伤口逸出，并有稀薄、恶臭的浆液样血性分泌物流出。

2. 全身症状　早期患者表情淡漠，有头晕、头痛、恶心、呕吐、出冷汗、烦躁不安、高热、脉搏快速（100~120次/分），呼吸急促，并有进行性贫血。晚期有严重中毒症状，血压下降，最后出现黄疸、谵妄和昏迷。

（四）鉴别诊断

1. 芽胞菌性蜂窝织炎　感染局限于皮下疏松结缔组织，沿筋膜间隙迅速扩散，但不侵犯肌肉。一般起病较慢，潜伏期为3~5d。虽然也以伤口疼痛开始，伤口周围也有捻发音，但局部疼痛和全身症状较轻，皮肤很少变色，水肿也很轻。

2. 厌氧性链球菌性蜂窝织炎　发病较缓慢，往往在伤后3d才出现症状。毒血症、疼痛、局部肿胀和皮肤改变均较轻。有气肿和捻发音出现，但气肿仅局限于皮下组织和筋膜。伤口周围有一般的炎性表现。渗出液呈浆液脓性，涂片检查有链球菌。

3. 大肠埃希菌性蜂窝织炎　可出现组织间气肿，且有高热和谵妄等毒血症状。但局部肿胀发展较慢，脓液具有大肠埃希菌感染的脓液特征，即脓液稀薄，呈浆液性。脓液涂片检查可发现革兰染色阴性杆菌。

（五）预防

彻底清创是预防创伤后发生气性坏疽的最可靠方法。在伤后 6h 内清创，几乎可完全防止气性坏疽的发生。即使受伤已超过 6h，在大量抗生素的使用下，清创术仍能起到良好的预防作用。故对一切开放性创伤，特别是有泥土污染和损伤严重、无生活力的肌肉者，都应及时进行彻底的清创术，战伤伤口，在清创后，一般应敞开引流，不作缝合。

对疑有气性坏疽的伤口，可用 3% 过氧化氢或 1：1000 高锰酸钾等溶液冲洗、湿敷；对已缝合的伤口，应将缝线拆去，敞开伤口。

青霉素和四环素类抗生素在预防气性坏疽方面有较好的作用，可根据创伤情况在清创前后应用，但不能代替清创术。

应将患者隔离，患者用过的一切衣物、敷料、器材均应单独收集，进行消毒。煮沸消毒应在 1h 以上，最好用高压蒸汽灭菌，换下的敷料应行销毁，以防交叉感染。

（六）治疗原则

1. 立即积极治疗，严格隔离，加强护理，严防交叉感染。
2. 清创引流，切口必须充分，用大量 3% 过氧化氢冲洗，伤口彻底开放。肢体广泛坏死者应行截肢术，以挽救生命。
3. 大量应用抗生素。
4. 高压氧治疗，可在 3 个大气压的纯氧下进行治疗，第一天 3 次，每次 2~4h，以后每天 2 次。
5. 全身支持治疗。
6. 中药治疗。

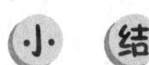
小　结

1. 外科感染按病菌种类分类为非特异性感染和特异性感染。按病程分类为急性感染、亚急性感染和慢性感染。
2. 常见的浅部组织化脓性感染有疖、痈、皮下急性蜂窝织炎、浅部急性淋巴管和淋巴结炎，化脓性感染常形成脓肿，浅部脓肿有波动感，深部脓肿需行穿刺确诊，脓肿切开引流。
3. 手部急性化脓性感染有甲沟炎、脓性指头炎、急性化脓性腱鞘炎和掌深间隙感染等。
4. 脓毒症是指因感染引起的全身性炎症反应。菌血症是脓毒症的一种，即血培养检出病原菌者。
5. 破伤风是破伤风梭菌侵入人体伤口、生长繁殖、产生毒素引起的一种急性特异性感染。典型症状是在肌紧张性收缩（肌强直、发硬）的基础上，阵发性强烈痉挛，通常最先受影响的肌群是咀嚼肌，随后顺序为面部表情肌、颈、背、腹、四肢肌，最后为膈肌。综合治疗措施包括消除毒素来源、中和游离毒素、控制和解除痉挛等。

目标检测

一、选择题

【A_1型题】

1. 化脓性感染时哪项处理不对
    A. 患肢多做活动　　B. 局部热敷
    C. 外用药物　　　　D. 抬高患肢
    E. 支持治疗

2. 预防破伤风最有效的措施为
    A. 处理伤口
    B. 注射破伤风类毒素
    C. 注射 TAT
    D. 用抗生素
    E. 注射 TIG

3. 厌氧菌感染时首选的药物是
   A. 青霉素　　　　　B. 庆大霉素
   C. 甲硝唑　　　　　D. 红霉素
   E. 磺胺药
4. 破伤风最先出现肌肉痉挛的部位为
   A. 咀嚼肌　　　　　B. 面肌
   C. 颈项肌　　　　　D. 腹肌
   E. 四肢肌
5. 厌氧菌感染的伤口冲洗时最好选用
   A. 过氧化氢　　　　B. 乙醇
   C. 碘酊　　　　　　D. 碘伏
   E. 戊二醛
6. 治疗破伤风的最重要环节是
   A. 处理伤口　　　　B. 注射 TAT
   C. 注射破伤风类毒素　D. 控制痉挛
   E. 抗生素治疗

【A₂型题】

7. 患者，男性，20岁，面部患疖2d，下列哪项处理不对
   A. 热敷　　　　　　B. 挤压排脓
   C. 涂碘酊　　　　　D. 用抗生素
   E. 鱼石脂软膏外敷
8. 患者，男性，20岁，因颈部红、肿、热、痛2d入院，诊断为急性蜂窝织炎。目前颈部肿胀明显，观察病情时应特别注意
   A. 意识状态　　　　B. 呼吸情况
   C. 红、肿、热、痛情况　D. 体温情况
   E. 进食情况

【B型题】

（9～11题共用选项）
   A. 金黄色葡萄球菌　　B. 溶血性链球菌
   C. 大肠埃希菌　　　　D. 变形杆菌
   E. 梭状芽胞杆菌

9. 疖的致病菌多为
10. 痈的致病菌多为
11. 急性蜂窝织炎的致病菌多为

二、病例分析

患者，男性，20岁。5d前在玩耍时右前臂被树枝划伤，未予处置。3d后伤肢出现红肿，并伴有寒战、发热、全身不适。患处肿胀、疼痛、表皮发红，红肿范围扩大，边缘界限不清。

体格检查：体温38.8℃，脉搏110次/分，呼吸22次/分，血压120/60mmHg。一般体格检查项目（包括头、颈、胸、腹部）均未见异常。

外科情况：右侧前臂伸侧红肿明显，指压可见稍有退色，红肿边缘界限不清，局部发热，触痛（＋）。同侧腋窝淋巴结轻度肿大，压痛。

辅助检查：白细胞 $17.5×10^9$/L，胸部X线检查未见异常。

问题：
1. 初步诊断及诊断依据是什么？
2. 进一步检查与治疗原则是什么？

（孙志强）

第8章 损 伤

> **学习目标**
> 1. 掌握：机械性损伤的分类、创伤的急救与治疗；烧伤的面积和深度的判断；毒蛇咬伤的判断与治疗。
> 2. 熟悉：烧伤的急救与治疗；毒蛇的分类。

各种致伤因子作用于机体，引起组织破坏与功能障碍，称为损伤（injury）。按照致伤因子的不同损伤可分为四类：①机械性损伤，指机械力作用于人体造成的损伤；②物理性损伤，物理因子如高温、低温、电流、射线、激光等造成的损伤；③化学性损伤，化学物质如强酸、强碱等造成的损伤；④生物性损伤，如咬伤、蜇伤等。

第1节 机械性损伤

机械性损伤又称创伤（trauma），在平时和战时都较为常见。

一、创伤的分类

创伤按照局部皮肤或黏膜是否完整分为两类：

1. 闭合性损伤 伤处的皮肤或黏膜保持完整，但伴有深层组织或内脏的损伤。常见的有①挫伤：钝性暴力所致，局部表现为疼痛、瘀斑、肿胀等；②扭伤：因关节过度伸屈、旋转等造成关节内外侧副韧带损伤，轻者部分断裂，重者完全断裂并伴有滑膜和软骨损伤；③挤压伤：因重物长时间挤压肌肉所致，肌肉因缺血坏死、溶解，可导致肌红蛋白尿和高钾血症，易出现急性肾衰竭；④冲击伤：因爆炸产生的冲击波作用于人体所致，冲击波可经过气体、水或固体传导，其特点为身体表面损伤较轻，而内脏损伤严重。

2. 开放性损伤 伤处的皮肤或黏膜破损，多有外出血，易发生感染。常见的有①擦伤：皮肤被粗糙物擦过所致；②切割伤：利器切割所致，伤口边缘整齐；③裂伤：因钝物撞击导致，伤口边缘不整，周围组织损伤较重；④刺伤：因尖锐器械戳穿导致，创口小而深，有利于厌氧菌的生长；⑤撕脱伤：外力将皮肤、皮下组织等剥脱分离所致；⑥火器伤：因高速的子弹、弹片击中人体所致。

二、创伤的修复

（一）修复过程

创伤后组织的失活和缺损均需要新生的细胞和间质来修复，恢复原有结构和功能。然而人体各种组织细胞增生能力有强（如表皮、黏膜、血管内膜）、有弱（如心脏、骨骼肌），修复程度不一，或需由其他性质细胞增生来代替。修复过程分三阶段：

1. 局部炎症反应阶段 受伤创口裂隙先被血凝块充填，后为纤维蛋白、炎性渗出物充填，达到止血和封闭创口的作用。

2. 细胞增殖分化和肉芽组织生成阶段 开始于创伤炎症期。先后分别出现成纤维细胞、成肌纤维细胞、血管内皮细胞、上皮细胞、成骨细胞等，逐步形成肉芽组织、瘢痕组织、新生皮肤、骨痂组织等，充填组织缺损，连接创口。以后血块逐渐分解、吸收。新生细胞产生的胶原纤维使瘢痕组织比较坚韧，有一定抗张强度。

3. 组织修复塑形阶段 组织细胞增生和基质沉积，使创口初步修复，但未必完全适应生理需要。对瘢痕、骨痂需做塑形、调整，使瘢痕内过多的胶原和基质被逐渐软化，过多的骨痂被吸收，并抑制组织细胞继续增生。后期软组织创口发生收缩，创缘缩短。如瘢痕组织不断过度增生，超过创缘则为病态的瘢痕疙瘩。

（二）影响创口修复的不利因素

创伤局部及全身情况如有不利因素存在，将影响创口的及时愈合。

1. 创口感染 是影响创口修复的最常见原因，细菌影响细胞增生和基质形成，使创口成为化脓病灶。

2. 异物残留或失活组织过多 阻碍新生细胞与基质的充填，不利于创口连接。

3. 伤处血液循环障碍 较重的休克使伤处组织处于长时间低灌注；伤口包扎或缝合过紧使局部缺血；肢体止血带使用时间过久；伤处局部有缺血性疾病等均可使组织修复延缓。

4. 局部制动不够 容易损伤新生组织。

5. 全身因素 ①营养不良，尤其是低蛋白血症；②免疫功能低下，有慢性疾病；③创伤后失血过多；④使用糖皮质激素。以上均可抑制细胞增生，影响修复过程。

（三）创伤修复类型

受损组织的修复有不同的结果。开放伤口的修复和愈合结果有两种类型：

1. 一期愈合 组织修复以原本细胞为主，见于无菌切口和清创缝合伤口。创缘对合好，瘢痕组织少，愈合快，愈后功能良好。

2. 二期愈合 组织修复以纤维组织为主，见于组织缺损大或伴感染的伤口，形成较多瘢痕，愈合慢且功能不良，易引起畸形、管道狭窄、骨不连接等。

考点提示：
创伤的修复过程和修复类型

三、创伤的临床表现和诊断

1. 局部表现 ①疼痛：患者伤处感觉疼痛，2~3d后若疼痛加重，应注意是否继发感染；②肿胀：伤后迅速肿胀多因出血所致，逐渐肿胀是因创伤性炎症所致；③伤口或创面：开放性损伤均有伤口或创面；④功能障碍：如骨关节损伤后会有运动障碍，脑损伤后有意识障碍等。

2. 全身表现 见于创伤较重者。①发热：创伤后因内部出血、组织坏死等可致发热，一般不超过38.5℃；②创伤性休克；③其他，如食欲不振、乏力、尿少、体重下降等。

3. 创伤的诊断 应明确损伤的类型、部位、程度、是否有合并症等，注意分析①病史：受伤的时间、原因、部位、伤时的姿势、症状、处理经过、以往情况等；②查体：既要全面又要突出重点，首先检查是否有需紧急处理的情况，如心脏停搏、窒息、大出血、气胸等，再检查其他部位；③辅助检查：根据情况选用，如可疑骨折时可拍X线片，胸腹腔损伤可行CT、MRI、B超检查，腹腔穿刺等，颅脑损伤可行CT、MRI检查等。

四、创伤的急救和治疗

1. 现场急救 现场急救的顺序为首先处理心跳呼吸骤停、窒息、大出血、张力性气胸、开放性气胸，然后是抗休克、固定骨折、包扎伤口等。①解除窒息：立即去除口咽部的异物、血块、分泌物等；托起下颌，开放气道，必要时行环甲膜穿刺、气管插管、气管切开。

②止血：可用指压止血、止血带止血、填塞止血等。③开放性气胸：应立即堵塞伤口，变开放性气胸为闭合性气胸，并行胸腔闭式引流；张力性气胸应在锁骨中线第2肋间插入粗针头排气，变张力性气胸为开放性气胸，并行胸腔闭式引流。④可疑骨折时，应现场取材，如树枝、木板、枪支等，将骨折肢体进行固定，也可将上肢绑缚在躯体上、下肢绑缚在健肢上。

外伤后如何止血？

一般的出血只要用无菌敷料或清洁的织物填入伤口内压紧，外加绷带等加压包扎即可起到止血的目的，一般不需用止血带。四肢出血量较大且难以控制时，可使用止血带，止血带应扎在伤口的近侧，压力适当，以远端动脉搏动消失为度；患者身上要做好标记，记录上止血带的时间，上止血带时要求每0.5～1h放松2～3min，以免肢体缺血坏死。放松期间需用指压法临时止血。指压动脉止血常用的部位有：面部出血可在下颌角前方约1.2cm处压迫颌外动脉；头顶部出血可在耳前压迫颞动脉；上肢近端出血可在锁骨上窝处压迫锁骨下动脉；下肢出血可在腹股沟处压迫股动脉。

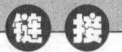

2. 治疗　①闭合性损伤：浅表组织的闭合伤应予制动休息、抬高患肢，早期冷敷和加压包扎可以减轻肿胀和疼痛，48h后改为热敷促进血肿吸收和组织修复，后期加强功能锻炼；②开放性损伤：应力争在6～8h内行清创术，受伤时间较长者，视为感染伤口，则需换药处理。

附录1　清创术

清创术是对新鲜开放性污染伤口进行清洗去污、清除血块和异物、切除失去生机的组织、缝合伤口，使之尽量减少污染，达到一期愈合，有利于受伤部位的功能和形态的恢复。伤口初期处理的好坏，对伤口愈合、受伤部位组织的功能和形态的恢复起决定性作用，应予以重视。

1. 适应证　8h以内的开放性伤口应行清创术，头面部伤口局部血运良好，伤后12h仍可按污染伤口行清创术。如伤口已有明显感染，则只作清创，不予缝合。

2. 麻醉　上肢清创可用臂丛神经阻滞麻醉；下肢可用硬膜外麻醉。较小较浅的伤口可使用局麻；较大复杂严重的则可选用全麻。

3. 手术步骤　①清洗去污，用无菌纱布覆盖伤口，剪去伤口周围毛发，再用肥皂水清洁周围皮肤的污垢油腻，并用生理盐水冲净，再用过氧化氢冲洗伤口，检查伤口，用消毒镊子或小纱布球轻轻除去伤口内的污物、血凝块和异物。②清理伤口，消毒皮肤，铺盖手术巾准备手术。术者戴无菌手套、穿无菌手术衣，清理伤口。对浅层伤口，可修剪伤口周围不整皮缘，清除血块和异物，切除失活组织。对深层伤口，应彻底切除失活的筋膜和肌肉，必要时可扩大伤口和切开筋膜，清理伤口，直至比较清洁和显露血循环较好的组织。如有粉碎性骨折，应尽量保留骨折片；已与骨膜游离的小骨片则应予清除；彻底止血。③修复伤口，清创后再次用生理盐水、过氧化氢清洗伤口。伤口行一期缝合；污染严重或留有无效腔时应置引流物或延期缝合皮肤。

4. 术后处理　合理应用抗生素，防止伤口感染；注射TAT；注意伤肢血运、伤口包扎松紧是否合适、伤口有无出血等；伤口引流条，在术后24～48h内拔除。伤口定期换药。

附录2 换药

换药就是更换敷料，其目的是观察伤口生长情况、充分引流伤口分泌物、除去坏死组织和减轻感染，促进伤口愈合。方法如下：

1．换药时间　对于手术和清创后缝合的切口，一般在术后第3d换药，以观察有无感染，如无感染可等至拆线；感染的伤口需每天换药或敷料湿透后随时换药，以利引流，脓液较少时可1～2d换药一次。

2．施行无菌原则　用两把镊子，一把用于夹持无菌棉球、纱条等，保持无菌状态；另一把用于夹持接触伤口的敷料，两者不可混用。先消毒伤口周围皮肤，然后清拭伤口内分泌物。已沾染分泌物的棉球、纱布等，不应再接触其他部位，须放入专用的容器内，以免造成交叉感染。

3．引流物的选择　一般浅部伤口常用凡士林纱布（油纱）；分泌物多时可用盐水纱布，以利吸附引流，外加多层干纱布，湿透时要随时更换。伤口小而深时，应将凡士林纱条送达伤口底部，但勿堵塞外口，保证引流通畅。分泌物很多（如肠漏患者）的伤口，可用胶管接负压吸引。

4．局部用药　肉芽组织有一定的抗感染能力，故一般无需在局部使用抗菌药。但某些细菌感染可侵蚀伤口组织，需应用抗菌药，如铜绿假单胞菌感染可用0.1%苯氧乙醇、磺胺嘧啶银软膏等。

5．肉芽组织处理　肉芽组织生长良好者，呈新鲜粉红色或红色、颗粒均匀、分泌物少、触之易出血，清洁后外敷油纱及纱布。若发现创面苍白水肿可用3%～5%高渗盐水纱布湿敷；色暗有苔、分泌物多说明有感染，予充分引流，用抗菌药物纱布湿敷；肉芽生长过盛、高出创面周围的皮肤时，可用剪刀或刀片削去；肉芽变硬、不出血说明已老化，应切除以形成新鲜创面。

第2节　烧伤和冷伤

一、烧　伤

案例8-1

孙先生，23岁。因全身多处被火烧伤2h入院，自诉患处疼痛、口渴；查体见：轻度烦躁，痛苦貌；P105次/分、BP105/70mmHg，面颈部及双上肢创面见有大的水疱，疱皮薄，部分疱皮脱落，基底鲜红、剧痛；胸腹部创面见有小的水疱，疱皮厚，基底苍白、疼痛迟钝。右下肢创面呈焦黄色、皮革样、不痛。左下肢创面呈红色，轻度肿胀，感觉过敏，无水疱。测体重为60kg。

请问：烧伤面积和深度怎样？试计算第一个24h的补液量。

烧伤（burns）是指由热力、电流、化学物质、激光、放射线等所致的组织损伤。通常所称的烧伤一般指热力（如火焰、热水、热油、蒸汽、高温物体等）造成的损伤。烧伤是常见病之一，年发病率为总人口的5‰～10‰，其中约10%的患者需住院治疗。

1. 烧伤的临床过程　一般将烧伤临床过程分为四期，各期之间相互交错。

（1）体液渗出期：此期又称为休克期。烧伤无论深浅和面积的大小都会出现体液渗出，其速度以伤后 6～12h 内最快，持续 36～48h。大面积烧伤时因渗出丢失大量的血浆样液体会导致低血容量性休克，是导致患者早期死亡的重要原因。

（2）急性感染期：除休克外，感染是对烧伤患者的另外一大威胁。严重烧伤易致全身性感染，是导致大面积烧伤患者死亡的主要原因。

（3）创面修复期：创面修复时间和烧伤创面的深度等因素有关。

（4）康复期：深度创面愈合后，可形成瘢痕，严重影响外观和功能，需要康复治疗。

考点提示：烧伤的病理生理过程特点

2. 烧伤病情的判断　烧伤病情主要取决于烧伤的面积和烧伤的深度。

（1）烧伤面积的计算：常用的计算方法有两种。①中国九分法：将全身体表面积划分为若干9%等份（表8-1、图8-1）；②手掌法：患者五指并拢，一手掌面积为体表面积的1%，适用于小面积或散在的创面。

计算烧伤面积时注意的问题

计算烧伤总面积时Ⅰ°烧伤不算入面积；面积要整数不要小数，小数可按照四舍五入的办法处理；呼吸道烧伤是一种严重的情况，可导致患者窒息死亡或引起肺部感染，虽然不算入烧伤面积但要特别注明。

计算烧伤面积记忆口诀：3 3 3，5 6 7，13 13 会阴1，5 7 13 21（与表8-1对照）。

表8-1　体表面积中国九分法

部位		占成人体表面积	占儿童体表面积（%）
头颈	发部	3	9×1（9%）	9+（12-年龄）
	面部	3		
	颈部	3		
双上肢	双上臂	7	9×2（18%）	9×2
	双前臂	6		
	双手	5		
躯干	躯干前	13	9×3（27%）	9×3
	躯干后	13		
	会阴	1		
双下肢	双臀	5	9×5+1（46%）	9×5+1-（12-年龄）
	双大腿	21		
	双小腿	13		
	双足	7		

链接

（2）烧伤深度的估计：目前常用三度四分法（表8-2、图8-2）。

表 8-2 烧伤的深度及其特点

烧伤分度		损伤深度	临床表现	愈合过程
一度（Ⅰ°）红斑型		达表皮浅层，生发层健在	局部发红、微肿、灼痛、无水疱	3～5d 内痊愈、脱细屑、不留瘢痕
二度（Ⅱ°）水疱型	浅Ⅱ°	达真皮浅层，部分生发层健在	红、肿、剧痛，出现大水疱，皮薄、内含血浆样黄色液体，水疱去除后创面鲜红、湿润、疼痛更剧，渗出多	如无感染约 2 周愈合。愈合后短期内可见痕迹或色素沉着，但不留瘢痕
	深Ⅱ°	达真皮深层，有附件残留	水疱小、皮厚，去除腐皮后，创面呈白中透红、红白相间或可见细小栓塞的血管网、创面渗出多、水肿明显，痛觉迟钝，拔毛试验微痛	创面愈合由残存的毛囊、汗腺上皮细胞逐步生长使创面上皮化，一般需要 3～4 周愈合，可遗留瘢痕增生及挛缩畸形
三度（Ⅲ°）焦痂型		达皮肤全层，可包括皮下组织、肌肉、骨质	创面上形成的一层坏死组织称为焦痂，呈苍白色、黄白色、焦黄或焦黑色，呈皮革样，可见栓塞的皮下静脉网呈树枝状，创面痛觉消失，拔毛试验易拔出而不感疼痛	在伤后 2～4 周焦痂脱落、形成肉芽创面，面积较大的多需植皮方可愈合，且遗留瘢痕及挛缩畸形

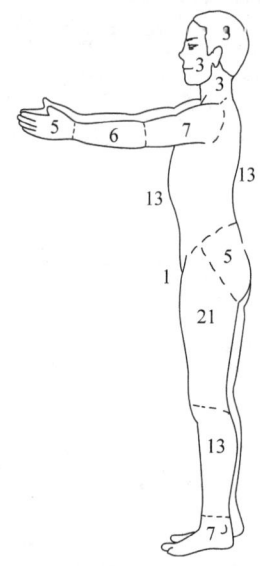

图 8-1 体表面积示意图

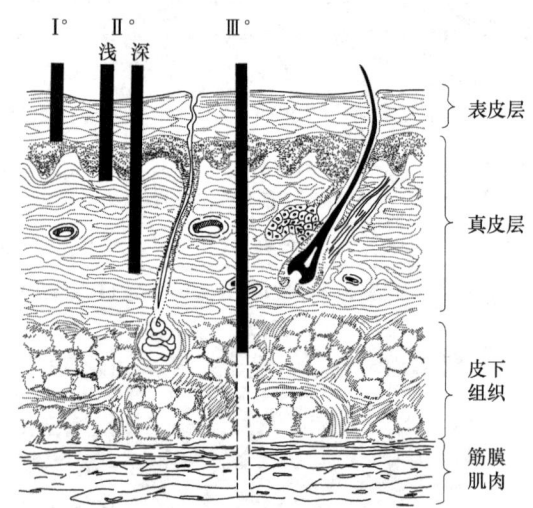

图 8-2 烧伤深度示意图

（3）病情程度：烧伤程度的判断通常包括烧伤面积和深度的判断，同时要考虑到患者的年龄和全身情况，以及是否伴有吸入性损伤等。

1）轻度烧伤：总面积 9% 以下的Ⅱ°烧伤。

2）中度烧伤：总面积在 10%～29% 的Ⅱ°烧伤，或Ⅲ°烧伤面积 10% 以下。

3）重度烧伤：总面积为 30%～49%，或Ⅲ°面积在 10%～19%；或总面积不足 30%，但全身情况较重或已有休克、复合伤、中重度吸入性损伤者。

4）特重烧伤：总面积50%以上，或Ⅲ°烧伤面积20%以上。

> **案例8-1分析1**
>
> 烧伤面积为：6%（面颈部）+18%（双上肢）+13%（胸腹部）+23%（左下肢）=60%，属于特重烧伤。
>
> 烧伤深度：面颈部和双上肢为浅Ⅱ°；胸腹部为深Ⅱ°；右下肢为Ⅲ°；左下肢为Ⅰ°。Ⅰ°烧伤不计入烧伤总面积。
>
> 第一个24h补液量=面积×体重×1.5+2000ml=60×60×1.5+2000=7400ml。

考点提示：
烧伤伤情的判断方法

3. 烧伤的现场急救

（1）灭"火"：要采取措施尽快灭火。热力致伤者，可用清洁水，如自来水（水温15～20℃）冷敷或浸泡创面，持续0.5～1h，以取出后不痛或稍痛为止，适用于中、小面积烧伤，特别是头、面、四肢。①身上着火时，应迅速脱去燃烧的衣服，或就地卧倒，缓慢打滚压灭火焰，或跳入附近水池、河沟内灭火；也可用棉被、雨衣、毯子、雪或砂土压灭火焰。身上着火时不要用手拍打，以免烧伤手部；忌奔跑，以免火更大；也不要大声喊叫，以免呼吸道烧伤。②化学烧伤的急救：各种强酸、强碱烧及皮肤，应立即用水反复冲洗干净，尽快缩短化学剂接触皮肤的时间；石灰溅入眼内时，应先用干燥的纱布、手帕等擦去石灰颗粒，再用水冲洗。

（2）保护创面：灭火后必要时脱去患者衣服，或顺衣缝剪开，不要强行脱下以免撕脱损伤的皮肤；将伤员安置于担架或适当的地方，可用各种现成的敷料做初期包扎或用清洁的衣服、被单等覆盖创面，目的是保护创面，避免再污染或损伤。

（3）止痛：烧伤后疼痛是很剧烈的，可予止痛剂，如口服止痛片或注射哌替啶等。合并呼吸道烧伤或颅脑损伤者忌用吗啡，以免抑制呼吸。

（4）补充液体：口服淡盐水或烧伤饮料（内含氯化钠、碳酸氢钠和苯巴比妥）。如病情严重，应及早静脉输液（可用等渗盐水）。切忌口服大量白水或单纯输入大量5%葡萄糖溶液，以免加重组织水肿。

（5）转送伤员时，大面积烧伤患者最好在伤后4h内送达目的地。如不能及时送到，应就地抗休克，待休克基本平稳后再转送。转送途中应注意补液，给镇静剂，尽量减少颠簸。

4. 烧伤的治疗

（1）轻度烧伤的处理：主要是处理局部创面，并予抗生素、TAT。①初期创面处理：剃净创面及周围的毛发，擦净周围的正常皮肤。用1:1000苯扎溴铵液或氯己定溶液等清洗创面及周围皮肤。用纱布拭净污垢，不要刷洗或擦洗创面。水疱皮未破者予保留，水疱皮已破者应剪除；然后取暴露或包扎治疗。②暴露疗法：即创面暴露在温暖而干燥的空气中（室温30～32℃为宜）。实施暴露疗法时，应保持室内卫生，定时流通空气，做好床边接触隔离。接触创面时，必须注意无菌操作。创面若有渗出物，随时用消毒棉球吸干，保持创面干燥。床单或纱布垫如浸湿应随时更换。浅度烧伤可选择适当中药制剂或磺胺嘧啶银外涂。暴露疗法适用于头面部、会阴部及肢体一侧烧伤，炎夏季节尤为适用。③包扎疗法：在清创后用凡士林纱布覆盖创面，加盖多层消毒纱布与棉垫，以绷带加压包扎，全层敷料应有3～5cm厚。包扎时压力应均匀，指（趾）间用纱布隔开，指（趾）尖应露出，以便观察血循环改变。对包扎疗法的伤员，注意体温变化、伤区有无疼痛加剧、臭味或脓性分泌物等。发现有感染可疑征象时，及时检查创面更换敷料。如无感染现象，可延至10d左右更换敷料。包扎疗法适用于四肢或躯干部的烧伤，以及寒冷季节无条件使用暴露疗法者。

（2）中、重度烧伤的处理：①烧伤休克的防治：烧伤休克的防治原则基本上同一般休克。补液疗法为防治休克的主要措施，补液量需根据烧伤的面积和患者的体重进行计算，并根据患者的反应进行调整。补液公式：第一个24h补胶体液和晶体液总量（ml）=Ⅱ°、Ⅲ°烧伤总面积×体重（kg）×1.5，其中胶体液和晶体液各占一半，再加上每天生理需要的水分2000ml（用5%葡萄糖）。第二个24h补胶体液和晶体液的量为第一个24h量的一半，生理需要量不变。胶体液以血浆为主，Ⅲ°烧伤时补充部分全血，也可用低分子右旋糖酐、羟乙基淀粉等代替部分血浆；晶体液可用平衡盐或等渗盐水。②深度创面的处理：Ⅲ°烧伤，面积较大的需要移植自体皮片才能消灭创面。伤后即取暴露疗法，涂磺胺嘧啶银或2%碘酊，每天3～4次，烤干焦痂，干燥的焦痂可暂时保护创面，减少渗出，减轻细菌侵入。然后按计划分期分批地切除焦痂、植皮。③烧伤感染的防治：注意做好消毒隔离工作，正确处理创面是预防和治疗感染的关键；密切观察病情，一旦发生感染，及时选用敏感抗生素等进行治疗。

怎样减少瘢痕的形成

能在3周内愈合的烧伤，重建的皮肤柔韧性很好，色泽也基本正常，无发红、隆起和较硬的肥大瘢痕；而超过3周愈合的烧伤创面，易形成肥大瘢痕，既影响美观又影响功能。所以如确定为深度烧伤、在3周内不能愈合时，最好采用切痂植皮的方法治疗，以获得较好的功能和外观。另外在烧伤后期用弹力绷带加压包扎或穿弹力服也可减少瘢痕的形成。

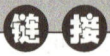

案例8-1分析2

患者烧伤总面积为60%，体重60kg。第一个24h应从烧伤开始时间计算，补胶体液和晶体液总量=60×60×1.5=5400ml，其中给予血浆、全血、低分子右旋糖酐等胶体液2700ml，给予平衡盐、生理盐水等晶体液2700ml；再给予5%葡萄糖2000ml补充水分。在补液过程中，应注意患者的神志、血压、脉搏、末梢循环等情况，尤其注意尿量，及时调整输液的量和速度。

考点提示： 烧伤的补液方法和注意事项

5. 烧伤的预防 加强消防教育，普及消防知识；注意安全用火、用电，尤其加强公共场所的消防管理，减少群死、群伤事故的发生；严格易燃、易爆物品（如油料、煤气、天然气等）的管理。注意儿童安全教育和管理，生活当中的烧伤和烫伤以儿童最多见，应注意预防。

二、冷　伤

冷伤（cold injury）是低温寒冷侵袭人体所引起的损伤。冷伤分为两类：①非冻结性冷伤，因0～10℃的低温加以潮湿条件所致，如冻疮、战壕足、水浸足等；②冻结性冷伤，因冰点以下低温造成，分局部冷伤（冻伤）和全身冷伤（冻僵）两种。

1. 非冻结性冷伤

（1）病因病理：冻疮在我国一般发生于冬季和早春，在长江流域比北方多见。因为长江流域冬季虽然气候较高于北方，但比较潮湿，且防寒措施不及北方地区。儿童常不注意防寒，故患冻疮者常见。战壕足和水浸足过去多发生于战时，因站立在壕沟和冷水中引起，平时也可在某种施工、水田劳动或部队执勤等情况下发生。暴露于低温的局部皮肤，发生血管收缩和血流滞缓，影响细胞代谢。待局部复温后，血管扩张、充血且有渗液，反应较大者在表皮下有积液，形成水疱。

（2）临床表现：发病时往往不自觉，常待足、手等部位出现红肿始能察觉，得温时有痒感或刺痛。可起水疱，水疱去表皮后创面发红、有渗液；并发感染后形成糜烂或溃疡。冻疮常有个体易发因素，并非在相同条件下的人都发病。冻疮易复发，可能与患病后局部皮肤抵抗力降低有关。有的战壕足、水浸足治愈后，再遇低温时患足可有疼痛、发麻、苍白等反应，甚至可诱发闭塞性血管病。

（3）治疗：发生冻疮后，早期治疗包括用衣物覆盖受冻的部位使之保持适当温度，局部可涂冻疮膏，每天温敷数次。有糜烂或溃疡者可用含抗菌药的软膏，也可用冻疮膏。战壕足、浸渍足除了局部处理，宜选用某些具有温经通络、活血化瘀的中药以改善肢体循环。

（4）预防：冬季在野外劳动及执勤的人员，应着防寒、防水服装。患过冻疮的人，特别是儿童，在寒冷季节要注意手、足、耳等的保暖，并可涂擦某些防冻疮霜剂。

2. 冻结性冷伤

（1）病因病理：外界温度低于组织冰点时，细胞外液甚至细胞内液可形成冰晶，复温后冻区的血流暂时恢复，血管扩张，而冻结阶段血管壁已被损伤，故毛细血管通透性增加，局部出现水肿和水疱，血流减慢、淤滞，以致血栓形成。

（2）临床表现：按照冻伤的严重程度，分为三度，各度的表现见表8-3。

表 8-3 冻伤的分度和表现

冷伤分度	损伤深度	临床表现	愈合过程
Ⅰ°	损伤在表皮层	局部皮肤发红、肿胀、刺痛、灼痛	约1周痊愈
Ⅱ°	损伤达真皮层	复温后12～24h出现水疱，疱液浅黄色、透明，基底鲜红，局部疼痛较剧	如无感染，2～3周痊愈
Ⅲ°	损伤达皮肤全层、皮下组织甚至肌肉、骨骼	有显著的水肿和水疱，疱液多属血性，疱底呈灰白色或污秽色。皮肤为青紫、灰白、苍白甚至紫黑色，甲床呈灰黑色	如无继发感染，呈干性坏死；继发感染，则呈湿性坏死

（3）急救与治疗：①快速复温：尽快使伤员脱离寒冷环境后，立即进行温水快速复温。具体方法：将冻肢浸泡于42℃（不宜过高）温水中，至冻区皮肤转红，尤其是指（趾）甲床潮红，组织变软为止，时间不宜过长。无温水时，可将冻肢立即置于自身或救护者的温暖体部，如腋下、腹部或胸部，以达复温的目的。救治时严禁火烤、雪搓，冷水浸泡或猛力捶打患部。②改善局部微循环：Ⅲ°冻伤可用低分子右旋醣酐静脉点滴以降低血液黏稠度，改善微循环。③局部处理：面积小的Ⅰ°、Ⅱ°冻伤，可不包扎，但注意保暖。应在无菌条件下抽出水疱液，如果水疱较大，也可低位切口引流。深度冻伤待坏死组织脱落，创面肉芽组织新鲜后植皮。对冻伤后截肢应取慎重态度，一般任其自行分离脱落。

（4）预防：加强锻炼，增强体质，提高耐寒能力，坚持冷水洗手、洗脸、洗脚和擦浴。身体暴露部位和肢端，如手、足、耳、鼻、颜面等易发生冻伤，注意采取保暖措施。

第3节 毒蛇咬伤

我国南方农村和山区蛇咬伤常见。我国蛇类有160余种，其中毒蛇约有50余种，有剧毒、危害巨大的有10种，如大眼镜蛇、金环蛇、眼镜蛇、五步蛇、银环蛇、蝰蛇、腹蛇、竹叶青、烙铁头、海蛇等，咬伤后能致人死亡。这些毒蛇生活在森林、山区、草地中，当人在这些地方活动时易被毒蛇咬伤。毒蛇的头多呈三角形（图8-3），颈部较细，尾部短粗，色斑较艳，咬人时嘴张得很大，牙齿较长。毒蛇咬伤部常留两个深而粗的牙痕（图8-4）。无法判定是否毒蛇咬伤时，按毒蛇咬伤急救。

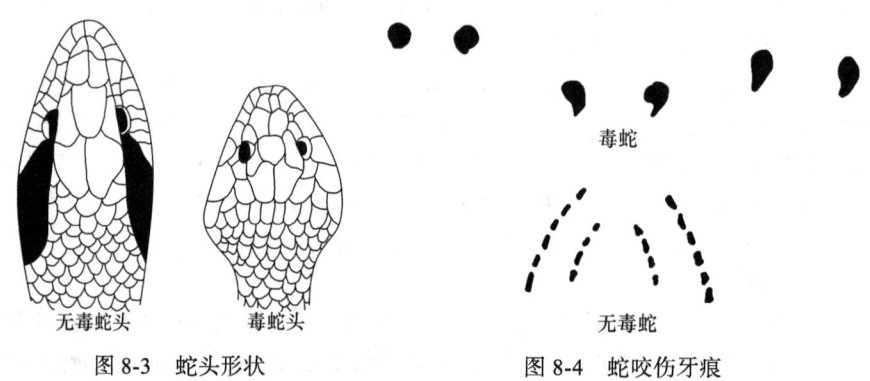

图8-3 蛇头形状　　　　　图8-4 蛇咬伤牙痕

1. 毒蛇的分类　毒蛇大致可分成三大类。

（1）以神经毒为主的毒蛇：有金环蛇、银环蛇及海蛇等，毒液主要作用于神经系统，引起肌肉麻痹和呼吸麻痹。

（2）以血液毒为主的毒蛇：有竹叶青、蝰蛇和龟壳花蛇等，毒液主要影响血液及循环系统，引起溶血、出血、凝血及心脏衰竭。

（3）兼有神经毒和血液毒的毒蛇：有腹蛇、大眼镜蛇和眼镜蛇等，其毒液具有神经毒和血液毒的两种特性。

2. 临床表现　被毒蛇咬伤后，患者出现症状的快慢及轻重与毒蛇种类、蛇毒的剂量与性质有明显的关系。毒蛇在饥饿状态下主动伤人时，排毒量大，后果严重。

（1）神经毒致伤的表现：伤口局部出现麻木，知觉丧失，或仅有轻微痒感。伤口红肿不明显，出血不多，约在伤后半小时后，感觉头昏、嗜睡、恶心、呕吐及乏力。重者出现吞咽困难、声嘶、失语、眼睑下垂及复视。最后可出现呼吸困难、血压下降及休克，致使机体缺氧、发绀、全身瘫痪，患者可迅速死亡。但因局部症状轻，常被人忽略。伤后的第1~2d为危险期，一旦渡过此期，症状就能很快好转，治愈后不留后遗症。

（2）血液毒致伤的表现：咬伤的局部迅速肿胀，并不断向近侧发展，伤口剧痛，流血不止。伤口周围的皮肤常伴有水疱或血疱、皮下瘀斑、组织坏死。严重时全身广泛性出血，如结膜下淤血、鼻出血、呕血、咯血及尿血等。患者可有头痛、恶心、呕吐、腹泻、关节疼痛及高热。因症状出现较早，一般救治较及时，死亡率低于神经毒致伤的患者。但由于发病急，病程较持久，所以危险期也较长，治疗过晚则后果严重。治愈后常留有局部及内脏的后遗症。

（3）混合毒致伤的表现：兼有神经毒及血液毒的症状。

3. 治疗措施

（1）现场急救：很重要，应采取各种措施，迅速排毒并防止毒液的吸收与扩散。阻止毒液吸收：①绑扎法：被毒蛇咬伤后，立即用布条类、手巾或绷带等物，在伤肢近侧5～10cm处或在伤指（趾）根部予以绑扎，以减少静脉及淋巴液的回流，从而达到暂时阻止蛇毒吸收的目的。在后送途中应每隔20min松绑一次，每次1～2min，以防止淤血及组织坏死。②冰敷法：有条件时，在绑扎的同时用冰块敷于伤肢，使血管及淋巴管收缩，减慢蛇毒的吸收。③伤肢制动：受伤后走动要缓慢，不能奔跑，以减少毒素的吸收，最好是将伤肢临时制动后放于低位。

（2）促进蛇毒的排出及破坏：最简单的方法是用嘴吸吮，每吸一次后要用清水漱口，吸吮者口腔黏膜及唇部有溃破时不能用此法。也可用吸乳器、拔火罐等方法，吸出伤口内的蛇毒。伤口较深并有污染者，应彻底清创，以牙痕为中心，将伤口作"+"或"++"形切开，使残存的蛇毒便于流出。伤口扩大后，可用药物作局部湿敷或冲洗，常用的外敷药有30%盐水或明矾水，用于伤口冲洗的外用药有1：5000的高锰酸钾溶液及5%～10%的盐水。

（3）抑制蛇毒作用：主要是内服和外敷有效的中草药和蛇药片，达到解毒、消炎、止血、强心和利尿作用，抗蛇毒血清已广泛用于临床，对同种毒蛇咬伤效果较好。

（4）全身支持疗法：毒蛇咬伤后常伴有不同程度的水电解质紊乱和休克，严重者会出现呼吸衰竭、心力衰竭、急性肾衰竭、溶血性贫血。因而积极的全身治疗及纠正主要脏器的功能是重要的。

4. 预防 要建立蛇伤防治网，发动群众搞好环境卫生，彻底铲除杂草，清理乱石，堵塞洞穴，消灭毒蛇的隐蔽场所，经常开展灭蛇及捕蛇工作。同时要搞好预防蛇伤的基本知识。在野外从事劳动生产的人员，进入草丛前，应先用棍棒驱赶毒蛇，在深山丛林中作业与执勤时，要随时注意观察周围情况，及时排除隐患，应穿好长袖上衣、长裤及鞋袜，必要时戴好草帽。遇到毒蛇时不要惊慌失措，应采用左、右拐弯的走动来躲避追赶的毒蛇，或是站在原处，面向毒蛇，注意来势左右避开，寻找机会自卫。四肢涂擦防蛇药液及口服蛇伤解毒片，也能起到预防蛇伤的作用。

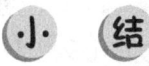

1. 损伤按照致伤因子的不同分为：机械性损伤、物理性损伤、化学性损伤、生物性损伤。
2. 创伤按照局部皮肤或黏膜是否完整分为：①闭合性损伤；②开放性损伤。创伤的局部表现有：疼痛、肿胀、伤口或创面、功能障碍等。全身表现有：发热、休克等。浅表组织的闭合伤应予制动休息等处理；开放性损伤应行清创术。
3. 烧伤病情主要取决于烧伤的面积和烧伤的深度。烧伤面积的计算方法：中国九分法和手掌法。深度采用三度四分法。轻度烧伤主要处理创面，大面积烧伤还要抗休克、防感染。

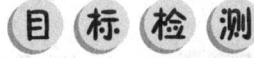

一、选择题

【A₁型题】

1. 容易引起急性肾衰竭的为
  A. 挤压伤 B. 切割伤
  C. 刺伤 D. 挫伤
  E. 裂伤

2. 清创术应在伤后几小时内进行
  A. 2～4h B. 4～6h

C. 6~8h　　　　　D. 8~12h
E. 12~24h

3. 大面积烧伤早期引起休克的主要原因是
   A. 低血容量　　　B. 感染
   C. 疼痛　　　　　D. 心力衰竭
   E. 肾衰竭

4. 下列哪一部位损伤已12h，清创后仍可一期缝合
   A. 上肢　　　　　B. 下肢
   C. 面部　　　　　D. 背部
   E. 足部

5. 某患者同时存在下列伤情，应该首先处理的是
   A. 右侧胫骨开放性骨折　B. 头皮血肿
   C. 右侧肩关节脱位　　　D. 张力性气胸
   E. 右前臂皮肤擦伤

6. 属于闭合性损伤的是
   A. 裂伤　　　　　B. 爆震伤
   C. 剥脱伤　　　　D. 火器伤
   E. 擦伤

7. 头面部烧伤急救时应特别注意
   A. 预防休克
   B. 包敷创面，避免污染
   C. 保持呼吸道通畅
   D. 及时清创
   E. 早用TAT，预防破伤风

8. 烧伤创面包扎疗法，在下列哪种情况，应立即改为暴露疗法
   A. 敷料湿透　　　B. 患者发热
   C. 创面疼痛　　　D. 敷料渗液呈绿色
   E. 血检白细胞增高

9. 浅Ⅱ°烧伤创面特点
   A. 水疱基底苍白
   B. 水疱基底潮红
   C. 皮肤干燥、红斑
   D. 创面焦黄失去弹性
   E. 树枝状栓塞静脉

10. 大面积烧伤急救，患者口渴应给予
    A. 热开水　　　　B. 糖水
    C. 淡盐水　　　　D. 纯净水
    E. 凉茶水

11. 大面积烧伤患者24h内主要的护理措施是
    A. 镇静止痛　　　B. 自理护理
    C. 预防感染　　　D. 保持呼吸道通畅
    E. 保证液体输入

【A₂型题】

12. 张某，男性，21岁，左小腿被钝性暴力打击，形成闭合性损伤，其局部处理下列哪项是错误的
    A. 局部制动　　　B. 抬高患肢
    C. 血肿加压包扎　D. 早期局部热敷
    E. 血肿若进行性增大，需切开止血

13. 8岁男孩，开水烫伤，双下肢有水疱，剧痛，胸腹部有红斑。估计该患儿Ⅱ°烫伤面积是
    A. 20%　　　　　B. 41%
    C. 42%　　　　　D. 46%
    E. 59%

【A₃型题】

某男，28岁，被沸水烫伤，左上肢、颈部、胸腹部、双足和双小腿均有水疱，剧痛；右手掌焦痂呈皮革样，不痛；面部红斑，表面干燥，并发生低血容量性休克。

14. 估计该患者Ⅱ°烧伤面积为
    A. 54%　　　　　B. 49%
    C. 58%　　　　　D. 45%
    E. 39%

15. 输液护理中，判断血容量已补足的简便、可靠依据是
    A. 脉搏在120次/分钟以下
    B. 收缩压在80mmHg以上
    C. 中心静脉压在6cmH₂O以上
    D. 安静，肢端温暖
    E. 尿量30ml/h以上

二、病例分析

患者于今日下午不慎被火焰烧伤颜面部及双前臂，感伤处疼痛发热，无畏寒、发热，无肢体麻木，无胸闷、气促及呼吸困难，无头晕、乏力，无恶心、呕吐，无咳嗽、咳痰，即到我院门诊就诊，予清洗创面等治疗后，为进一步治疗，以"全身多处烫伤"收入我科。受伤以来，精神尚可，未进食，大小便正常。

专科情况：颜面部及双前臂见约5%烧伤创面，红肿，表皮完整，触痛明显，局部可见小水疱，内含淡黄色澄清液体，无化脓。

问题：
1. 初步诊断及诊断依据是什么？
2. 进一步治疗原则是什么？

（孙志强）

第9章 外科休克

> **学习目标**
> 1. 掌握：外科休克的主要临床表现、休克程度的判断和治疗原则。
> 2. 熟悉：外科休克的病因、分类及基本病理特点。
> 3. 了解：低血容量性休克和感染性休克的治疗要点。

案例9-1

患者，男性，19岁，外出务工，不慎从高处坠落，事发后由他人救起。体检：面色苍白、脉搏细弱，四肢湿冷、出汗，左耻骨联合及大腿根部大片瘀斑、血肿。BP 65/50mmHg，P125次/分，T36.8℃。伤后送医院，途中患者渐转入昏迷，皮肤瘀斑，最终死亡。

问题：你知道该患者属何种休克吗？休克程度如何？治疗的原则是什么？

第1节 概 述

休克（shock）是一种由多种病因引起、机体有效循环血容量减少、组织灌注量不足，导致细胞代谢紊乱和功能受损为主要病理生理改变的综合征。氧供给不足和需求增加是休克的本质，产生炎症介质是休克的特征，因此恢复对组织细胞的供氧、促进其有效的利用，重新建立氧的供需平衡和保持正常的细胞功能是治疗休克的关键环节。

> **休克的概念**
>
> 1743年，法国外科医生Le Dran（拉杜兰）从《枪弹伤经验所得的印象》一书中，首先提出shock（休克是shock的音译）这个名词。当时只是用来表达一种震荡或打击，随之发生恶化，知觉丧失以致死亡。医学上用该词来描述患者处于一种危重状态，即面色苍白、四肢湿冷、脉搏细速、尿量减少和神志淡漠等。后来有人使用超微电极给休克提出如下定义：休克是对外来致命性刺激的一个普遍性细胞反应，它使机体的功能下降。同时又为了生命而保留可利用的能量的一组综合征。对休克的认识经历了从整体到系统器官、组织细胞及分子不同水平的研究阶段。

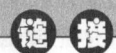

一、分 类

休克的分类方法很多，但尚无一致意见。一般按病因将休克分为低血容量性、感染性、心源性、神经性和过敏性休克五类。目前将创伤和失血引起的休克均划入低血容量性休克范畴。

(一) 低血容量休克

1. 急性大量出血（如上消化道出血、肝脾破裂、宫外孕及外伤性大出血等）引起，临床上称为失血性休克。

2. 大量血浆丧失（如严重烧伤时）引起，临床上称烧伤休克，主要由于大量血浆样体液丧失所致。

3. 脱水（如急性肠梗阻、高位空肠瘘等）引起。由于剧烈呕吐，大量体液丢失所致。

4. 严重创伤（如骨折、挤压伤、大手术等）引起，常称为创伤性休克，除主要原因为出血外，组织损伤后大量体液渗出，分解毒素的释放及细菌污染，神经因素等，均是发病的原因。

考点：休克的常见病因和分类

> **案例9-1分析1**
>
> 患者受伤后休克，属于低血容量性休克。

(二) 感染性休克（中毒性休克）

由于严重的细菌感染引起，多见于严重的革兰阴性杆菌，也可见于革兰阳性菌，以及真菌、病毒和立克次体的感染。临床上按其血流动力学改变分为低排高阻型（低动力型，心排血量减少、周围血管收缩）和高排低阻型（高动力型，心排血量增加、周围血管扩张）两类型。低排高阻型休克在血流动力学方面的改变，与一般低血容量休克相似，高排低阻型休克的主要特点是血压接近正常或略低，心排血量接近正常或略高，外周总阻力降低，中心静脉压接近正常或更高，动静脉血氧分压差缩小等。

(三) 心源性休克

由于急性心肌梗死、严重心律失常、心包填塞、肺动脉栓塞等引起，使左心室收缩功能减退，或舒张期充盈不足，致心排血量锐减。

(四) 神经源性休克

由于剧烈的刺激（如疼痛、外伤等），引起强烈的神经反射性血管扩张，周围阻力锐减，有效循环量相对不足所致。

(五) 过敏性休克

某些物质和药物、异体蛋白等，可使人体发生过敏反应致全身血管骤然扩张，引起休克。

外科常见的休克多为低血容量休克，尤其是创伤性休克，其次为感染性休克，在外科患者中多由于重症胆管炎、弥漫性腹膜炎、绞窄性肠梗阻及烧伤败血症等引起。

二、病 理 生 理

有效循环血容量锐减及组织灌注量不足是各类休克共同的病理生理基础。休克的病理变化大致可分为两类：一类是以血液动力改变为主要的早期变化，为休克代偿期。另一类则是组织血液灌流不足、缺血缺氧引起的一系列损害，为失代偿期（休克抑制期）。休克代偿期和休克抑制期是一个连续性的病理过程。概括起来主要是微循环的变化、代谢变化和内脏器官的继发性损害等。

(一) 微循环的变化

在有效循环量不足引起休克的过程中，占总循环量20%的微循环也相应地发生不同阶段的变化。

1. 微循环收缩期　当循环血量锐减时,血管内压力下降,主动脉弓和颈动脉窦的压力感受器反射性使延髓心跳中枢、血管舒缩中枢和交感神经兴奋,作用于心脏、小血管和肾上腺等,使心跳加快以提高心排血量,肾上腺髓质和交感神经节后纤维释放大量儿茶酚胺,使外周(皮肤、骨骼肌)和内脏(肝、脾等)的小血管和微血管的平滑肌(包括毛细血管前括约肌)强烈收缩,动静脉短路和直接通道开放。结果外周血管阻力和回心血量均有所增加;毛细血管前括约肌收缩和后括约肌相对开放有助于组织液回流吸收和血容量得到部分补偿。但微循环内因前括约肌收缩而致血量减少,组织仍处于低灌注、缺氧状态。若能在此时去除病因积极复苏,休克常较容易得到纠正。

2. 微循环扩张期　当微循环血量继续减少,微循环的变化将进一步发展。长时间的、广泛的微动脉收缩、动静脉短路及直接通道开放,使进入毛细血管的血量继续减少。由于组织灌流不足,氧和营养不能带进组织,出现了组织代谢紊乱,乏氧代谢所产生的酸性物质(如乳酸、丙酮酸等)增多,又不能及时移除,使毛细血管前括约肌失去对儿茶酚胺的反应能力。微动脉及毛细血管前括约肌舒张。但毛细血管后小静脉对酸中毒的耐受性较大,仍处于收缩状态,以致大量血液滞留在毛细管网内,循环血量进一步减少。毛细血管网内的静水压增高,水分和小分子血浆蛋白渗至血管外、血液浓缩、血液黏稠度增加。同时,组织缺氧后,毛细血管周围的肥大细胞受缺氧的刺激而分泌出大量的组胺。促使处于关闭状态的毛细血管网扩大开放范围,甚至全部毛细血管同时开放。这样一来,毛细管容积大增,血液滞留其中,使回心血量大减,致心排血量继续下降,心、脑器官灌注不足,休克加重而进入休克抑制期。此时微循环的特点是广泛扩张,临床上患者表现为血压进行性下降、意识模糊、发绀和酸中毒。

3. 微循环衰竭期　滞留在微循环内的血液,由于血液黏稠度增加和酸性血液的高凝特性,使红细胞和血小板容易发生凝集,在毛细血管内形成微血栓,出现弥散性血管内凝血,使血液灌流停止,加重组织细胞缺氧,使细胞内的溶酶体崩解,释放出蛋白溶解酶。蛋白溶解酶除直接消化组织蛋白外,还可催化蛋白质形成各种激肽,造成细胞自溶,并且损伤其他细胞,最终引起大片组织、整个器官乃至多个器官功能受损。休克发展到出现弥散性血管内凝血,表示进入了微循环衰竭期,病情严重。弥散性血管内凝血消耗了各种凝血因子,且激活了纤维蛋白溶解系统,结果出现严重出血倾向。

(二)代谢改变

1. 代谢性酸中毒　当氧释放不能满足细胞对氧的需要时,将发生无氧糖酵解。缺氧时丙酮酸在胞质内转变成乳酸,在肝脏灌流不足情况下,乳酸不能很好地在肝内代谢,体内将发生乳酸聚积,引起酸中毒。由于蛋白质分解代谢增加,以致血中尿素、肌酐及尿酸增加。

2. 能量代谢障碍　创伤和感染使机体处于应激状态,交感神经-肾上腺髓质系统兴奋,使儿茶酚胺异常增多,肾上腺皮质激素明显升高。上述激素水平的变化还可促进糖异生、抑制糖降解,导致血糖水平升高。

在应激状态下,蛋白质作为底物被消耗,当具有特殊功能的酶类蛋白质被消耗后,则不能完成复杂的生理过程,进而导致多器官功能障碍综合征,应激时脂肪分解代谢明显增强,成为危重患者机体获取能量的主要来源。

(三)内脏器官继发性损害

1. 肺　低灌注和缺氧可损伤肺毛细血管的内皮细胞和肺泡上皮细胞。肺部毛细血管内血液需有通气正常的肺泡,才能进行有效的气体交换。肺泡通气量与肺毛细血管血液灌流量的正常比例(通气/灌流)为 0.8,休克时,患者通气/灌流比例常发生失调,形成急性呼吸窘迫综合征(ARDS)。高龄患者发生 ARDS 的危险性更大,超过 65 岁的老年患者病死率相应增加。具有全身性感染的 ARDS 患者病死率也明显增加。ARDS 常发生于休克期或稳定后 48～72h 内。因休克而死亡的患者中约 1/3 死于此症。

2. 肾 休克早期循环血量不足加上抗利尿激和醛固酮分泌增多，可产生肾前性少尿。如果休克时间短，经输液治疗血压恢复后，肾功能多能恢复。若休克持续时间长，肾缺血超过 3h，可发生肾实质的损害，严重时并发急性肾衰竭。休克并发的急性肾衰竭，除主要由于组织血液灌流不足外，与某些物质（如血红蛋白、肌红蛋白）沉积于肾小管形成管型的机械性堵塞，以及毒性物质对肾小管上皮细胞的损害亦有关。

3. 心 在休克代偿期，虽然体内有大量儿茶酚胺分泌，但冠状动脉的收缩却不明显，故心脏的血液供应无明显减少。进入休克抑制期，心排血量和主动脉压力降低，舒张期血压也下降，可使冠状动脉灌流量减少，心肌缺氧受损，造成心功能不全。此外，低氧血症、代谢性酸中毒及高血钾也可损害心肌。心脏微循环内血栓，可引起心肌局灶性坏死，进一步发展为心力衰竭。

4. 肝脏及胃肠道 休克时，内脏血管发生痉挛，肝脏血流减少，引起肝脏缺血、缺氧、血液淤滞，肝血管窦和中央静脉内微血栓形成，造成肝小叶中心坏死，甚至大块坏死，使肝脏受损。肝脏代谢和解毒功能不全，导致肝功能衰竭。胃肠道缺血、缺氧，引起黏膜糜烂出血，肠黏膜屏障功能受损。

5. 脑 因脑灌注压和血流量下降将导致脑缺氧、缺血，CO_2 潴留和酸中毒会引起脑细胞肿胀，血管通透性增高，使血浆外渗至脑细胞间隙，从而导致脑水肿和颅内压增高。患者可出现意识障碍，严重者可发生脑病，昏迷。

以上内脏器官继发损害，心、肺、肾的功能衰竭是造成休克死亡的三大原因，救治中更应重视。

三、临床表现

按照休克的发病过程可分为休克代偿期和休克抑制期，或称休克早期或休克期。

（一）休克代偿期

由于早期机体对有效循环血容量的减少有相应的代偿能力，患者的中枢神经系统兴奋性提高，交感 - 肾上腺轴兴奋。表现为精神紧张、兴奋或烦躁不安、皮肤苍白、四肢厥冷、心率加快、脉压差小、呼吸加快、尿量减少等。此时，如处理及时、得当，休克可较快得到纠正。否则，病情继续发展，则进入休克抑制期。

（二）休克抑制期

休克没有得到及时治疗，就会进入休克抑制期。患者主要表现为神情淡漠、反应迟钝，甚至可出现意识模糊或昏迷；出冷汗、口唇肢端发绀；脉搏细速、血压进行性下降。严重时，全身皮肤、黏膜明显发绀，四肢厥冷，脉搏摸不清，血压测不出，少尿甚至无尿。若皮肤、黏膜出现瘀斑或消化道出血，提示病情已发展至弥散性血管内凝血阶段。若出现进行性呼吸困难、脉速、烦躁、发绀，一般吸氧而不能改善呼吸状态，应考虑并发 ARDS。

考点：休克的临床表现

四、诊　断

各类休克的临床表现各有特点，症状和体征都不相同。关键是应早期及时发现休克。凡遇到严重损伤、大量出血、重度感染及过敏患者和有心脏病史者，应想到并发休克的可能；临床观察中，对于有出汗、兴奋、心率加快、脉压差小或尿少等症状者，应疑有休克。若患者出现神志淡漠、反应迟钝、皮肤苍白、呼吸浅快、收缩压降至 90mmHg 以下及尿少者，则标志患者已进入休克抑制期。根据休克程度，可分为轻度、中度、重度（表 9-1）。

表 9-1　休克的程度及临床表现

指标	轻度	中度	重度
神志	清楚或烦躁	尚清楚，淡漠	淡漠，迟钝
口渴	口渴	很口渴	极度口渴
脉搏（次/分）	<100	100～200	速而细弱，或摸不到
血压（mmHg）	收缩压正常或稍高，舒张压增高，脉压减小	收缩压为70～90	收缩压<70
呼吸	正常或稍快	深快	深快，浅快，潮式
皮肤色泽	开始苍白	苍白	显著苍白
皮肤温度	正常或发凉	发冷	冰冷
指端发绀	青中带红	青紫	显著青紫，肢端青紫
尿量	正常或减少	尿少	尿少或无尿
内脏衰竭	无	无	有
微血管变化	缺血期	淤滞期	DIC
估计失血量（成人的低血容量性休克）	20%以下（800ml以下）	20%～40%（800～1600ml）	40%以上（1600ml以上）

案例 9-1 分析 2

患者 BP65/50mmHg，属重度休克。

考点：休克的程度判定

五、外科休克的监测

通过监测不但可了解患者病情变化和治疗反应，且为调整治疗方案提供客观依据。

（一）一般监测

1. 意识状态　患者的意识是反映休克的一项敏感指标，是脑组织血液灌流和全身循环状况的反映。如神志清楚，对外界的刺激能正常反应，说明患者循环血量基本足够；相反，若表情淡漠、不安、谵妄或嗜睡、昏迷，反映脑因血循环灌注不良而存在不同程度休克。

2. 皮肤温度、色泽　是体表灌流情况的标志。如患者四肢温暖，皮肤干燥，轻压指甲或口唇时暂时苍白松压后色泽即转正常，表明末梢循环已恢复、休克好转；反之则说明休克仍存在。但"暖休克"者有时会表现四肢温暖，应充分认识。

3. 血压　维持稳定的血压在休克治疗中十分重要。但是，血压并不是反映休克程度最敏感的指标。在判断病情时，还应兼顾其他参数进行综合分析。在观察血压情况时，还要强调定时测量、比较。通常认为收缩压<90mmHg、脉压<20mmHg是休克存在的表现；血压回升、脉压增大则是休克好转的征象。

4. 脉率　脉搏增快多出现在血压下降之前，是休克的早期诊断指标。血压尚较低，但脉率已恢复且肢体温暖者，常表示休克趋向好转。常用脉率/收缩压（mmHg）计算休克指数，帮助判定休克的有无及轻重。指数为0.5为正常；=1.0为轻度休克；>1.0为休克；>1.5为严重休克；>2.0为重度休克。

5. 尿量　是反映肾血液灌注情况的常用指标。尿少通常是早期休克和休克恢复不完全的表现。对疑有休克或已确诊者,应观察每小时尿量,必要时留置导尿管。尿量<25ml/h、尿比重增加者表明仍存在肾血管收缩和供血量不足;血压正常但尿量仍少且尿比重偏低者,提示有急性肾衰竭可能。当尿量维持在 30ml/h 以上时,则休克已纠正。此外,损伤危重患者复苏时使用高渗溶液时可能产生明显的利尿作用;涉及垂体后叶的颅脑损伤可出现尿崩现象;尿路损伤可导致少尿与无尿。判断病情时应予注意。

(二)特殊监测

特殊监测包括以下多种血流动力学监测项目。

1. 中心静脉压(CVP) CVP 代表了右心房或者胸腔段腔静脉内压力的变化,在反映容量及心功能状况方面一般比动脉压要早。CVP 受血容量、静脉回心血量、右心室排血功能的影响,还受胸腔、心包压力及静脉血管张力等因素的影响。CVP 的正常值为 0.49~0.98kPa(5~10cmH$_2$O)。当 CVP<0.49kPa 时,表示血容量不足;CVP>1.47kPa(15cmH$_2$O)时,则提示心功能不全、静脉血管床过度收缩或肺循环阻力增高;若 CVP>1.96kPa(20cmH$_2$O)时,则表示存在充血性心力衰竭。

2. 肺毛细血管楔压(PCWP) 肺动脉压(PAP)和(或)毛细血管楔压(PCWP),可反映肺静脉、左心房和左心室压。此外,还可在作 PCWP 时获得血标本进行混合静脉血气分析,了解肺内动静脉分流或肺内通气/灌流比的变化情况。PAP 的正常值为 1.3~2.9kPa(10~22mmHg);PCWP 的正常值为 0.8~2kPa(6~15mmHg),与左心房内压接近。PCWP 低于正常值反映血容量不足(较 CVP 敏感);PCWP 增高常见于肺循环阻力增高(如肺水肿时)。因此,临床上当发现 PCWP 增高时,即使 CVP 尚属正常,也应限制输液量以免发生或加重肺水肿。

3. 心排血量(CO)和心脏指数(CI) CO 是心率和每搏排出量的乘积,成人 CO 的正常值为 4~6L/min;单位体表面积上的心排血量便称作心脏指数(CI),正常值为 2.5~3.5L/(min·m^2)。休克时,CO 值可有不同程度降低,但"暖休克"者 CO 值却可能正常或增加。

4. 动脉血气分析 动脉血氧分压(PaO$_2$)正常值为 10.7~13kPa(80~100mmHg);当降至 4kPa 时,组织便已处于无氧状态。动脉血二氧化碳分压(PaCO$_2$)正常值为 4.8~5.8kPa(36~44mmHg)。休克时可因肺换气不足,出现体内二氧化碳聚积致 PaCO$_2$ 明显升高;相反,如患者原来无肺部疾病,因过度换气可致 PaCO$_2$ 较低。若患者通气良好,但 PaCO$_2$ 仍超过 5.9~6.6kPa(45~50mmHg)时,常提示严重的肺泡功能不全;PaCO$_2$ 高于 8.0kPa(60mmHg),吸入纯氧仍无改善者则可能是 ARDS 的先兆。动脉血 pH 正常为 7.35~7.45。通过监测 pH、碱剩余(BE)、缓冲碱(BB)和标准重碳酸盐(SB)的动态变化有助于了解休克时酸碱平衡的情况。

5. 动脉血乳酸盐测定 休克患者组织灌注不足可引起无氧代谢和高乳酸血症,无氧代谢是休克患者的特点。监测有助于估计休克及复苏的变化趋势。正常值为 1~1.5mmol/L,危重患者允许到 2mmol/L。若动脉血乳酸盐持续升高,反映病情严重,预后很差。乳酸盐值越高,预后越差。若超过 8.0mmol/L,几乎无生存可能。此外,还可结合其他参数判断病情,如乳酸盐/丙酮酸盐(L/P)比值在无氧代谢时明显升高;正常比值约为 10:1,高乳酸血症时 L/P 比值升高。

6. DIC 的检测 对疑有 DIC 的患者,应测定其血小板、凝血因子及反映纤溶活性的多项指标,当下列五项检查中出现三项以上异常,结合临床上有休克及微血管栓塞表现和出血倾向时,便可诊断 DIC。①血小板计数低于 80×10^9/L。②凝血酶原时间比对照组延长 3s 以上。③血浆纤维蛋白原低于 1.5g/L。④ 3P(血浆鱼精蛋白副凝)试验阳性。⑤血涂片中破碎红细胞超过 2% 等。

7. 胃肠黏膜内 pH（intramucosal pH，pHi）监测 通过经鼻半透膜囊腔胃管向囊腔注入 4ml 盐水，30~90min 后测得该盐水 PCO_2，同时取动脉血经血气机测出动脉 HCO_3^- 间接计算而得；pHi＝6.1＋log（动脉 HCO_3^-/0.33× 胃囊生理盐水 PCO_2）。pHi 不仅反映胃肠道黏膜的局部灌注和供氧情况，其异常亦提示休克及其预后。其正常值为 7.35~7.45；若 pHi ＜7.35 者，则预后不良。

六、治 疗

恢复有效循环血量，保证充足的组织灌注及氧合是休克治疗的主要目标。在恢复血流动力稳定的同时，尽早去除休克的病因及防治并发症是休克治疗的重要部分。应当针对引起休克的原因和休克不同发展阶段的重要生理紊乱采取相应的治疗措施。

（一）一般紧急治疗

一般紧急治疗包括积极处理引起休克的原发伤、病，如创伤制动、止血、保证呼吸道通畅等。采取头和躯干抬高 20°~30°、下肢抬高 15°~20°体位，以增加回心血量。及早建立静脉通路，并以药物（见后）维持血压。早期予以鼻管或面罩吸氧。注意保温，酌情给予镇痛剂。

（二）恢复有效循环血量

恢复有效循环血量是纠正休克引起的组织低灌注和缺氧的关键。应在连续监测动脉血压、尿量和 CVP 的基础上，结合患者皮肤温度、末梢循环、脉搏及毛细血管充盈时间等微循环情况，判断补充血容量的效果。通常首先用晶体液，还应准备全血、血浆、压缩红细胞、清蛋白或血浆增量剂等胶体液输注，也有用 3%~7.5% 高渗盐溶液行休克复苏治疗。

（三）积极处理原发病

外科疾病引起的休克，多存在需手术处理的原发病损，应在尽快恢复有效循环血量后或在积极抗休克的同时，及时施行手术处理，以免延误抢救时机。如内脏大出血的控制、坏死肠袢切除、消化道穿孔修补和脓液引流等。创伤性休克应及时给予止痛、骨折固定，必要时伤口处理；失血性休克应迅速查明原因，及时控制出血；感染性休克需积极手术引流、病灶清除以控制感染，选用有效抗生素。必要时应在积极抗休克的同时进行手术，以免延误抢救时机。

（四）纠正酸碱平衡失调

休克患者由于组织灌注不足和细胞缺氧常有不同程度的酸中毒，而酸性内环境对心肌、血管平滑肌和肾功能均有抑制作用。在休克早期，又可能因过度换气，引起呼吸性碱中毒。按照血红蛋白氧合解离曲线的规律，碱中毒使血红蛋白氧离曲线左移，氧不易从血红蛋白释出，可使组织缺氧加重。一般认为，对休克患者早期不主张应用碱性药物，仅在重度休克合并严重代谢性酸中毒经扩容治疗仍不满意时才考虑使用，常用 5% 碳酸氢钠。而酸性环境有利于氧与血红蛋白解离，从而增加组织供氧。机体在获得充足血容量和微循环改善后，轻度酸中毒常可缓解而不需再用碱性药。但重度休克合并酸中毒经扩容治疗不满意时，仍需使用碱性药物。用药前需保证呼吸功能正常，以免引起 CO_2 潴留和继发呼吸性酸中毒。常用的碱性药物及用量见有关章节，给药后应按血气分析的结果调整剂量。

（五）血管活性药物的应用

严重休克时，单用扩容治疗不易迅速改善循环和升高血压。若血容量已基本补足但循环状态仍未好转，呈现发绀、皮肤湿冷时，则应选用下列血管活性药物。

1. 血管收缩剂 有去甲肾上腺素、间羟胺和多巴胺等。

去甲肾上腺素是以兴奋 α 受体为主、轻度兴奋 β 受体的血管收缩剂，能兴奋心肌、收缩血管、升高血压及增加冠状动脉血流量，作用时间短。常用量为 0.5～2mg，加入 5% 葡萄糖溶液 100ml 内静脉滴注。

间羟胺（阿拉明）间接兴奋 α、β 受体，对心脏和血管的作用同去甲肾上腺素，但作用弱，维持时间约 30min。常用量 2～10mg 肌内注射或 2～5mg 静脉注射；也可取 10～20mg 加入 5% 葡萄糖溶液 100ml 内静脉滴注。

多巴胺是最常用的血管收缩剂，具有兴奋 α、β 受体和多巴胺受体作用，其药理作用与剂量有关。小剂量 [<10μg/(min·kg)] 时，主要是 $β_1$ 和多巴胺受体作用，可增强心肌收缩力和增加 CO，并扩张肾和胃肠道等内脏器官血管；大剂量 [>15μg/(min·kg)] 时则为 α 受体作用，增加外周血管阻力。抗休克时主要取其强心肌收缩力和扩张内脏血管的作用，宜采取小剂量。为提升血压，可将小剂量多巴胺与其他缩血管药物合用，而不增加多巴胺的剂量。多巴酚丁胺对心肌的正性肌力作用较多巴胺强，能增加 CO，降低 PCWP，改善心泵功能。常用量为 2.5～10μg/(kg·min)。小剂量有轻度缩血管作用。

异丙基肾上腺素是能增强心肌收缩和提高心率的 β 受体兴奋剂，剂量为 0.1～0.2mg 溶于 100ml 液体中输入。因对心肌有强大收缩作用和容易发生心律失常，不能用于心源性休克。

2. 血管扩张剂 分 α 受体阻滞剂和抗胆碱能药两类。前者包括酚妥拉明、酚苄明等，能解除去甲肾上腺素所引起的小血管收缩和微循环淤滞，并增强左心室收缩力。其中酚妥拉明作用快，持续时间短，剂量为 0.1～0.5mg/kg 加于 100ml 液体中。酚苄明是一种 α 受体阻滞剂，兼有间接反射性兴奋 β 受体的作用。其能轻度增加心脏收缩力、心排血量和心率，同时能增加冠状动脉血流量，降低周围循环阻力和血压。作用可维持 3～4d。用量为 0.5～1.0mg/kg，加入 5% 葡萄糖溶液或 0.9% 氯化钠溶液 200～400ml 内静脉滴注，1～2h 滴完。

抗胆碱能药物包括阿托品、山莨菪碱和东莨菪碱。临床上较多用于抗休克治疗的是山莨菪碱（人工合成品为 654-2），可对抗乙酰胆碱所致平滑肌痉挛使血管舒张，从而改善微循环。还可通过抑制花生四烯酸代谢，降低白三烯、前列腺素的释放而保护细胞，是良好的细胞膜稳定剂。尤其是在外周血管痉挛时，对提高血压、改善微循环、稳定病情方面，效果较明显。用法是每次 10mg，每 15min 一次，静脉注射，或者 40～80mg/h 持续泵入，直至好转。

硝普钠也是一种血管扩张剂，作用于血管平滑肌，能同时扩张小动脉和小静脉，但对心脏无直接作用。静脉用药后可降低前负荷。剂量为 100ml 液体中加入 5～10mg 静脉滴注。滴速应控制在 20～100μg/min，以防其中的高铁离子转变为亚铁离子。用药超过 3d 者应每天检测血液硫氰酸盐浓度，超过 12.8% 时即应停药。

3. 强心药 包括兴奋 α、β 肾上腺素能受体兼有强心功能的药物，如多巴胺和多巴酚丁胺等，其他还有强心苷如毛花甘丙，可增强心肌收缩力，减慢心率。当在中心静脉压监测下，输液量已充分但动脉压仍低而中心静脉压显示已达 15cmH$_2$O 以上时，可经静脉注射毛花苷丙行快速洋地黄化（0.8mg/d），首次剂量 0.4mg 缓慢静脉注射，有效时可再给维持量。休克时血管活性药物的选择应结合当时的主要病情，如休克早期主要病情与毛细血管前微血管痉挛有关；后期则与微静脉和小静脉痉挛有关。因此，应采用血管扩张剂配合扩容治疗。在扩容尚未完成时，如果有必要，也可适量使用血管收缩剂，但剂量不宜太大、时间不能太长，应抓紧时间扩容。

为了兼顾各重要脏器的灌注水平，常将血管收缩剂与扩张剂联合应用。例如：去甲肾上腺素 0.1～0.5μg/(kg·min) 和硝普钠 1.0～10μg/(kg·min) 联合静脉滴注，可增加心脏指数 30%，减少外周阻力 45%，使血压提到 10.7kPa（80mmHg）以上，尿量维持在 40ml/h

以上。

（六）治疗 DIC 改善微循环

对诊断明确的 DIC，可用肝素抗凝，一般 1.0mg/kg，6h 一次，成人首次可用 10 000U（1mg 相当于 125U 左右）。有时还使用抗纤溶药如氨甲苯酸、氨基己酸，抗血小板黏附和聚集的阿司匹林、双嘧达莫和小分子右旋糖酐。

（七）皮质类固醇和其他药物的应用

皮质类固醇的作用包括：①阻断 α 受体，使血管扩张，降低外周血管阻力，改善微循环；②保护细胞溶酶体，防止其破裂；③强心，增加心排血量；④增进线粒体功能，防止白细胞凝集；⑤促进糖异生，使乳酸转化为葡萄糖，减轻酸中毒。皮质类固醇主要用于感染性休克和其他较严重休克。主张大剂量（如地塞米松 1~3mg/kg）应用，静脉滴注，一般只用 1~2 次。

此外，外源性 ATP 能够通过正常骨骼肌细胞膜，尤以缺血、缺氧致细胞膜通透性增强时药物进入更容易。应用三磷酸腺苷 - 氯化镁（$ATP-MgCl_2$）疗法，具有增加细胞内能量，恢复细胞膜钠 - 钾泵的作用，以及防治细胞肿胀和恢复细胞功能的效果。

其他类药物包括：①钙通道阻断剂如维拉帕米、硝苯地平，具有防止钙离子内流、保护细胞结构与功能的作用。②吗啡类拮抗剂纳洛酮，可改善组织血液灌流和防止细胞功能障碍。③氧自由基清除剂如超氧化物歧化酶（SOD），能减轻缺血再灌注损伤中氧自由基对组织的破坏作用。④调节体内前列腺素（PGS），如输注前列环素（PGI_2）以改善微循环。⑤三磷酸腺苷 - 氯化镁（$ATP-MgCl_2$），增加细胞能量，恢复膜钠 - 钾泵作用，防治细胞肿胀，恢复细胞功能。

案例 9-1 分析 3

患者为失血性休克，治疗的原则是补充血容量，去除病因（抗休克的同时进行手术止血），纠正酸中毒，合理应用血管活性药物（休克早期可用舒张血管药物，后期在充分扩容的基础上可适当应用缩血管药物），防治器官衰竭、支持营养等。

考点：休克的治疗原则

第 2 节　低血容量性休克

低血容量性休克（hypovolemic shock）常因大量出血或体液丢失，或液体积存于第三间隙导致有效循环量降低引起。由大血管破裂或脏器出血引起的称失血性休克；各种损伤或大手术后同时具有失血及血浆丢失而发生的称损伤性休克。目前将失血、失液和损伤因素引起的休克统称为低血容量性休克。失血和失液性休克的原因是血容量骤减，损伤性休克的发病机制较复杂，除有血液和体液的丢失外，还有其他原因。

一、失血性休克

失血性休克（hemorrhagic shock）在外科休克中很常见，多见于大血管破裂，腹部损伤引起的肝、脾破裂，胃、十二指肠出血，门静脉高压症所致的食管、胃底曲张静脉破裂出血等。通常在迅速失血超过全身总血量的 20% 时，即出现休克。严重的体液丢失，可造成大量的细胞外液和血浆的丧失，以致有效循环血量减少，也能引起休克。

治疗主要包括补充血容量和积极处理原发病、制止出血两个方面。注意要两方面同时抓紧进行，以免病情继续发展引起器官损害。

(一) 补充血容量

扩容量常为估计失血量的3～4倍。成人患者可在开始的1～2h内自静脉注入平衡液1000～2000ml（20～40ml/kg），然后按血压回升及尿量情况安排输液量，并根据治疗反应，再决定输新鲜全血或右旋糖酐用量。通常失血小于20%（800ml），胶体液中可全部用代血浆；失血量达20%～40%（800～1600ml），或血细胞比容低于30%、血红蛋白低于90g/L，代血浆与全血各输一半；失血量超过50%（2000ml以上），全血应占2/3。

输入液体的量应根据病因、尿量和血流动力学进行评估，临床上常以血压结合中心静脉压的测定指导补液，见表9-2。

表9-2 中心静脉压与补液的关系

中心静脉压	血压	原因	处理原则
低	低	血容量严重不足	充分补液
低	正常	血容量不足	适当补液
高	低	心功能不全或血容量相对过多	给强心药物，纠正酸中毒，舒张血管
高	正常	容量血管过度收缩	舒张血管
正常	低	心功能不全或血容量不足	补液试验*

*补液试验：取等渗盐水250ml，于5～10min内经静脉注入。如血压升高而中心静脉压不变，提示血容量不足；如血压不变而中心静脉压升高，则提示心功能不全

近年来采取分次小剂量高渗盐溶液治疗经其他措施未能逆转的低血容量性休克，获得了较满意的疗效，具体方法是：于3～4min内静脉注射7.5%NaCl液50ml，每15min重复一次，4h内总量为400ml，然后继续用等渗液维持血压、中心静脉压、心率及尿量。这种等渗盐水或平衡液和血制品适当合用的血容量补充方法，对失血性休克治疗有重要意义。

随着血容量补充和静脉回流的恢复，组织内蓄积的乳酸进入循环，应给予碳酸氢钠纠正酸中毒，还可用高渗盐水输注，以扩张小血管、改善微循环、增加心肌收缩力，其机制与钠离子增加、细胞外液容量恢复有关。但高血钠也有引起血压下降、继发低钾、静脉炎及血小板聚集的危险，应予注意。

(二) 止血

对失血性休克患者作积极的止血处理极为重要，否则休克不易被纠正。临时应用有效止血措施，如指压法控制体表动脉大出血、三腔气囊管压迫控制门静脉高压食管静脉曲张破裂大出血等，可为彻底手术赢得时间。对于肝脾破裂、急性活动性上消化道出血病例，应在保持血容量同时积极进行手术准备，及早施行手术止血。

二、创伤性休克

创伤性休克（traumatic shock）见于严重的外伤，如大血管破裂、复杂性骨折、挤压伤或大手术等，引起血液或血浆丧失，损伤处炎性肿胀和体液渗出，可导致低血容量。受损机体内可出现组胺、蛋白酶等血管活性物质，引起微血管扩张和通透性增高，致有效循环血量进一步降低。另一方面，创伤可刺激神经系统，引起疼痛和神经-内分泌系统反应，影响心血管功能；有的创伤如胸部伤可直接影响心、肺，截瘫可使回心血量暂时减少，颅脑损伤有时可使血压下降等。所以创伤性休克的病情常比较复杂。

治疗：由于创伤性休克也属于低血容量性休克，故其急救也需要扩张血容量，与失血

性休克基本相同。但由于损伤可有血块、血浆和炎性渗液积存在体腔和深部组织，必须详细检查以准确估计丢失量。创伤后疼痛刺激严重者需适当给予镇痛镇静剂；妥善临时固定（制动）受伤部位；对危及生命的创伤如开放性或张力性气胸、连枷胸等，应做必要的紧急处理。手术和较复杂的其他处理，一般应在血压稳定后或初步回升后进行。创伤或大手术继发休克后，还应使用抗生素，避免继发感染。

第3节　感染性休克

感染性休克（septic shock）是外科多见和治疗较困难的一类休克。本病可继发于以释放内毒素的革兰阴性杆菌为主的感染，如急性腹膜炎、胆道感染、绞窄性肠梗阻及泌尿系感染等，称为内毒素性休克。革兰阴性杆菌释放的内毒素与体内补体、抗体或其他成分结合后，可刺激交感神经引起血管痉挛并损伤血管内皮细胞；同时内毒素可促使组胺、激肽、前列腺素及溶酶体酶等炎性介质释放，引起全身性炎症反应综合征（systemic inflammatory response syndrome，SIRS），最终导致微循环障碍、代谢紊乱及器官功能不全等。

感染性休克的血流动力学类型有高动力型和低动力型两种。高动力型（又称高排低阻型）外周血管扩张、阻力降低，CO正常或增高，有血流分布异常和动静脉短路开放增加，细胞代谢障碍和能量生成不足。患者皮肤比较温暖干燥，又称暖休克。低动力型（又称低排高阻型）外周血管收缩，微循环淤滞，大量毛细血管渗出致血容量和CO减少。患者皮肤湿冷，又称冷休克。事实上，"暖休克"较少见，是部分革兰阳性杆菌感染后的休克早期表现；"冷休克"则多见，是革兰阴性杆菌感染所致的休克和革兰阳性杆菌感染休克后期的表现；若病情进一步恶化，患者心功能衰竭、外周血管瘫痪，最终可表现低排低阻型休克，预后极差。临床表现特点见表9-3。

表9-3　感染性休克临床特点

临床表现	低动力型（冷休克）	高动力型（暖休克）
神志	烦躁、淡漠、嗜睡或昏迷	清醒
皮肤颜色	苍白、发绀或花斑样发绀	淡红或潮红
皮肤温度	湿冷或冷汗	温暖，干燥
毛细血管充盈时间	延长	1～2s
脉搏	细速	较慢、有力
脉压（mmHg）	<30	>30
尿量（ml/h）	<25	>30

治疗：感染性休克的病理生理变化比较复杂，治疗也比较困难。原则是在休克未纠正以前，应着重治疗休克，同时治疗感染；在休克纠正后，则应着重治疗感染。

（一）补充血容量

此类患者休克的治疗首先以输注平衡盐溶液为主，配合适当的胶体液、血浆或全血，恢复足够的循环血量。一般应作中心静脉压监测维持正常CVP值，同时要求达到血红蛋白100g/L，血细胞比容30%～33%，以保证正常的心脏充盈压、动脉血氧含量和较理想的血黏度。感染性休克患者，常有心肌和肾受损，故也应根据CVP监测，调节输液量和输液速度，防止过多的输液导致不良后果。

（二）控制感染

控制感染的主要措施是应用抗菌药物和处理原发感染灶。原发感染病灶的存在是发生休克的主要原因，应尽早处理，以尽快纠正休克和巩固疗效。已知致病菌种时，则应选用敏感而较窄谱的抗菌药物。对病原菌尚未确定的患者，可根据临床判断最可能的致病菌种应用抗菌药物，或选用广谱抗菌药。例如，腹腔内感染多数情况下以肠道的多种致病菌感染为主，可考虑选用第三代头孢菌素，如头孢哌酮钠、头孢他啶，加用甲硝唑、替硝唑等，或加用青霉素或广谱青霉素等。

（三）纠正酸碱失衡

感染性休克的患者，常伴有严重的酸中毒，且发生较早，需及时纠正。一般在补充血容量的同时，经另一静脉通路滴注 5% 碳酸氢钠 200ml，并根据动脉血气分析结果，再作补充。

（四）心血管药物的应用

感染性休克时心功能常受损害，改善心功能可给予强心苷（如毛花苷丙）、β 受体激活剂多巴酚丁胺。经补充血容量、纠正酸中毒而休克未见好转时，应采用血管扩张药物治疗，还可与以 α 受体兴奋为主，兼有轻度兴奋 β 受体的血管收缩剂和兼有兴奋 β 受体作用的 α 受体阻滞剂联合应用，以抵消血管收缩作用，保持、增强 β 受体兴奋作用，而又不致使心率过于增速，如山莨菪碱、多巴胺等或者合用间羟胺、去甲肾上腺素，或去甲肾上腺素和酚妥拉明的联合应用。

（五）皮质激素治疗

糖皮质激素能抑制多种炎性介质的释放和稳定溶酶体膜，缓解 SIRS，但应用限于早期，用量宜大，可达正常用量的 10～20 倍，维持不宜超过 48h。否则有发生急性胃黏膜损害和免疫抑制等严重并发症的危险。

（六）其他治疗

其他治疗包括营养支持，对并发的 DIC、重要器官功能不全的处理等。

过敏性休克的抢救流程

1. 立即皮下或肌内注射 0.1% 肾上腺素 0.2～0.5ml，此剂量可每 15～20min 重复注射。

2. 脱离过敏原，结扎注射部位近端肢体或对发生过敏的注射部位采用封闭治疗（0.005% 肾上腺素 2～5ml 封闭注射）。

3. 静脉注射地塞米松 10～20mg，琥珀酸氢化可的松 200～400mg，或甲泼尼龙 120～240mg 静脉滴注。

4. 可酌情选用去甲肾上腺素、间羟胺等，并及时补充血容量。

5. 抗过敏治疗及对症处理，常用的是氯苯那敏 10mg 或异丙嗪 25～50mg，肌内注射，平卧，吸氧，保持呼吸通畅。

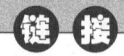

目标检测

一、选择题

【A_1 型题】

1. 休克的根本病因是
   A. 血压下降
   B. 中心静脉压下降
   C. 心排血量下降
   D. 有效循环血量下降
   E. 微循环障碍

2. 所谓有效循环血量是
   A. 每分钟心脏输出的血量
   B. 回流至心脏的血量
   C. 单位时间内通过毛细血管的血量
   D. 单位时间内心血管系统内循环血量
   E. 循环系统内血量加储存脾脏的血量
3. 易引起感染性休克的是
   A. 骨盆骨折　　　　B. 青霉素过敏
   C. 张力性气胸　　　D. 绞窄性肠梗阻
   E. 脾破裂
4. 休克代偿期的表现是
   A. 血压稍升高，脉搏、脉压正常
   B. 血压稍降低，脉搏、脉压正常
   C. 血压稍升高，脉搏快，脉压无变化
   D. 血压稍升高，脉搏快，脉压缩小
   E. 血压稍降低，脉搏快，脉压缩小
5. 反映休克患者组织灌流量最简单而有效的指标是
   A. 血压　　　　　　B. 脉搏
   C. 尿量　　　　　　D. 神志
   E. 肢端温度
6. 为休克患者补充血容量应首选
   A. 全血　　　　　　B. 血浆
   C. 低分子右旋糖酐　D. 平衡盐溶液
   E. 5%葡萄糖溶液
7. 在抗休克过程中应用血管扩张剂必须
   A. 在补足血容量之后
   B. 与血管收缩剂配合使用
   C. 尽早使用
   D. 大剂量使用
   E. 持续静脉点滴
8. 休克患者血压和中心静脉压均低，提示
   A. 血容量严重不足　B. 心功能不全
   C. 血管过度收缩　　D. 血容量相对过多
   E. 血容量相对不足
9. 反映休克患者病情危重的指标是
   A. 神志淡漠
   B. 伴代谢性酸中毒
   C. 脉搏细速120次/分
   D. 收缩压低于10.7kPa
   E. 皮肤出现多处瘀点、瘀斑
10. 下列预防休克的措施中哪项不正确
    A. 及时引流感染病灶　B. 及时止血
    C. 纠正体液失衡　　　D. 骨折及时固定
    E. 用多个热水袋保暖

【A_2型题】

11. 患者，女性，精神紧张、烦躁不安、面色苍白、尿量减少、脉压小。应首先给
    A. 血管收缩药　　　B. 血管扩张药
    C. 静脉补液　　　　D. 利尿剂
    E. 强心药
12. 一成人烧伤面积为60%，7h后入院，经注射吗啡、头孢类抗生素和生理盐水1000ml，仍有休克，应考虑为
    A. 神经性休克　　　B. 感染性休克
    C. 心源性休克　　　D. 低血容量性休克
    E. 中毒性休克
13. 患者，女性，22岁，腹痛伴频繁呕吐3d，以肠梗阻收入院。血Na^+133mmol/L，血K^+ 3mmol/L，HCO_3^- 8mmol/L，BP 80/60mmHg，治疗应首先采取
    A. 纠正酸中毒
    B. 纠正低血钾
    C. 纠正低血钠
    D. 急诊手术，解除肠梗阻
    E. 纠正低血容量

【A_3/A_4型题】

（14～16题共用题干）

某男，32岁，双下肢挤压伤，神志尚清楚，表情淡漠，明显口渴，面色苍白，皮肤湿冷，脉搏112次/分，血压80/60mmHg（12/8kPa），中心静脉压4cmH$_2$O（0.398kPa），毛细血管充盈迟缓。血pH为7.32。

14. 该患者的情况是
    A. 未发生休克　　　B. 休克代偿期
    C. 中度休克　　　　D. 重度休克
    E. 虚脱
15. 其循环系统的病理生理改变是
    A. 心功能不全
    B. 血容量相对过多
    C. 血容量严重不足
    D. 容量血管过度收缩
    E. 以上都不是
16. 应采取的最有效的措施是
    A. 应用收缩血管药物
    B. 补充血容量
    C. 纠正酸中毒
    D. 给予强心药物

E. 应用扩张血管药物

（17~19题共用题干）

患者，男性，30岁，从三楼跌下致左腹部跌伤，左第6、7、8肋骨骨折，脾肠破裂。入院时精神紧张。T 38.5℃，面色苍白，肢端冰冷，脉搏细速，110次/分，血压130/100mmHg，尿量减少。

17. 该患者的休克状态应属于
    A. 休克早期   B. 中度休克
    C. 重度休克   D. 暖休克
    E. 冷休克

18. 目前不宜马上进行的检查是
    A. 血常规   B. 腹腔穿刺
    C. 静脉肾盂造影   D. 中心静脉压测定
    E. 测定二氧化碳结合力

19. 首先考虑的治疗措施为
    A. 静脉输注血管收缩药物
    B. 立即剖腹探查
    C. 迅速补充血容量
    D. 大剂量应用抗生素
    E. 滴注利尿剂改善肾功能

【B_1型题】

（20~22题共用选项）
    A. 中心静脉压低，血压低
    B. 中心静脉压高，血压低
    C. 中心静脉压高，血压正常
    D. 中心静脉压低，血压正常
    E. 中心静脉压正常，血压低

20. 血容量相对不足
21. 容量血管过度收缩
22. 心功能不全或血容量过多

二、病例分析

患者，男性，32岁，4h前，工地劳动时从3m高架上跌落，右侧下胸部着地。伤后自觉右上腹部胀痛难忍，不敢大口呼吸。同时出现口渴、咽干、心悸、四肢发凉。急送医院救治。

体格检查：脉搏120次/分，呼吸22次/分，血压80/50mmHg。面色苍白，表情痛苦，头布冷汗，四肢发凉。胸廓外形正常，右下胸部局部压痛明显，有片状淤血。未触及骨擦音和骨擦感。腹部外形基本正常，全腹压痛、反跳痛、肌紧张，以右上腹部明显。移动性浊音（＋），肠鸣音减弱。辅助检查：血红蛋白90g/L，白细胞$12×10^9$/L。B超提示：肝右叶膈面有液性暗区，肠间隙增宽；立位腹部平片：未见膈下游离气体。

请根据以上病史摘要，写出初步诊断及诊断依据、鉴别诊断、进一步检查与治疗原则。

（母传贤）

第10章 多器官功能衰竭

> **学习目标**
> 1. 掌握：急性肾衰竭的概念、临床表现及治疗原则。
> 2. 熟悉：多器官功能障碍综合征的概念、临床表现及诊断要点。
> 3. 了解：急性呼吸窘迫综合征的病因、诊断要点和防治原则。

第1节 概 述

多器官功能障碍综合征（multiple organ dysfunction syndrome，MODS）是指机体在遭受急性损害后，疾病急性发展过程中同时或序贯发生两个或更多的重要器官的功能障碍或衰竭的动态综合状态。例如：严重脓毒症、损伤，可继发急性呼吸窘迫综合征（ARDS）、急性肾衰竭（ARF）、应激性溃疡等。应强调 MODS 是一个全身性病理连锁反应的动态发展过程，故重视 MODS 的早期诊断和治疗极为重要。

多器官功能障碍综合征的概念

多器官功能障碍综合征过去称为多器官衰竭（multiple organ failure，MOF）或多系统器官衰竭（multiple system organ failure，MSOF），认为是严重感染的后果。随着对发病机制的研究进展，现在已经认识到，MODS 的发病基础是全身炎症反应综合征（systemic inflammatory response syndrome，SIRS），也可由非感染性疾病诱发，如果得到及时合理的治疗，仍有逆转的可能。

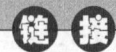

一、病 因

任何引起全身炎症反应的疾病均可能发生 MODS，外科疾病常见于下列情况。
1. 严重损伤或大手术等致广泛组织破坏或失血。
2. 感染性疾病发展至严重脓毒症。
3. 各种原因的休克、心跳呼吸骤停复苏后。
4. 输血、输液、药物使用不当或呼吸机应用失误。
5. 其他，如出血坏死性胰腺炎、绞窄性肠梗阻、全身冻伤复温后等。

患者如原有某种疾病，遭受上述急性损害后更易发生。例如：①慢性器官病变：如冠心病、肝硬化、慢性肾病等。②免疫功能低下：如糖尿病、应用免疫抑制剂（糖皮质激素、抗癌剂等）、营养不良等。

二、发病机制

目前尚未完全明了。根据不同的病因，发病机制略有差异。但是，已认识到各种炎症介质、细胞因子的参与加剧了 SIRS 并导致 MODS 的发生。机体遭受严重的致伤因子侵袭，发生剧烈的防御性反应，一方面保护自身，另一方面又可引起对自身的损害。

（一）过度炎症反应

机体遭受强烈损害时，便可发生剧烈的防御性反应，即 SIRS。它一方面稳定自身而自保，同时又对自身产生损害的作用。机体受到严重损害时，发生一系列剧烈防御性反应，包括各种免疫细胞、内皮细胞和单核-巨噬细胞系统被激活产生大量细胞因子、炎症介质及其他病理性产物。这种炎症反应一旦失控，可不断自我强化，若促炎反应大于抗炎反应可造成广泛的组织破坏，甚受重复打击。结果导致低血压、休克、微循环障碍、心肌抑制、内皮细胞损伤、血管通透性增加、血液高凝和微血栓形成、分解代谢亢进和营养不良等，从而发生 MODS。

（二）炎症反应平衡系统失调

常态下促炎机制与抗炎机制处于平衡状态，一旦促炎机制强于抗炎机制，便导致了 SIRS 的发生。

（三）肠道动力学说

胃肠道是人体最大的细菌和毒素库，应激反应导致胃肠道黏膜的局部屏障功能削弱，大量细菌、毒素进入血液，激活另一种途径的 SIRS，启动 MODS 发生过程。

各种形式的强烈的炎症反应，导致广泛的器官组织破坏、功能下降及丧失，从而形成多器官同时或相继发生功能障碍及衰竭。

三、临床表现和诊断

MODS 的临床过程可有两种类型：①速发型，指原发急症发病 24h 后有两个或更多的器官系统同时发生功能障碍，如 ARDS＋ARF、DIC＋ARDS＋ARF。②迟发型，是先发生一个重要系统或器官的功能障碍，常为心血管或肾或肺的功能障碍，经过一段近似稳定的维持时间，继而发生更多的器官系统功能障碍。此型的形成往往由于继发感染或存在持续的毒素或抗原。各系统器官的功能障碍，有的在临床方面表现比较明显，有的要待病变进展到相当程度才有明显的临床表现。肝、胃肠和血液凝固系统等的功能障碍，至较重时才有明显的临床表现；而心血管、肺、脑和肾的功能障碍大多表现明显。利用化验、心电图、影像和介入性监测方法，可以较早且较为准确地发现器官功能障碍。所以，MODS 的诊断需要结合临床表现和检查结果综合分析。

由于各医院的技术、设备条件不同，较大的医院有急诊专科、加强治疗室（ICU）和较齐全的仪器装置，能够及时确诊各系统器官的功能障碍和病变。在基层医院，技术设备不够齐全，就不容易及时诊断 MODS，为此应做到下列几点：

1. 熟悉 MODS 的高危因素 对急症患者常出现的呼吸加快、心率加速和血压偏低、神志失常、尿量减少等，必须考虑到 MODS 的可能性。

2. 注意症状鉴别 对尿量骤然减少者，应鉴别肾前性（脱水、休克等）、肾后性（尿路梗阻）或肾性（急性肾小管坏死、其他肾内广泛性损害）。对呼吸加快患者，应鉴别呼吸系统病变（梗阻、炎症、肺不张、ARDS 等）、心力衰竭、全身性病变（发热、酸中毒、贫血等）或精神因素（过度紧张等）等。

3. 试验性治疗 受客观因素影响而无法完成诊断且病情又不容等待时，可先行试验性治疗，可能有助于诊断，并不失治疗时机。

4. 密切注意相关因素 某一系统器官有明显的功能障碍时，即应根据其对其他系统器官的影响，病理连锁反应的可能性，检查有关的病理生理改变，并动态看待 SIRS 向 MODS

演变的全过程，做到早期诊断以避免 MODS。比如：发现出血倾向可疑 DIC 时，应注意有无 ARDS、ARF、胃肠出血、脑出血等，观察病情变化和做相关的检验，利于预防和治疗。

四、预防和治疗

由于对 MODS 的病理过程缺乏有效的遏制手段，尚有相当高的死亡率。因此，如何有效预防其发生是提高危重患者救治成功率的重要措施。

1. 积极治疗原发病 无论是否发生 MODS，为抢救患者的生命，原发病应予积极治疗。只有控制原发病，才能有效防止和治疗 MODS。否则，必然使病情加重、恶化。如大面积的创伤，即时的清创、及时的补充体液、防止感染，就容易防止和发现可能出现的肾功能障碍。

2. 重点监测患者的生命体征 生命体征是最容易反映患者器官或系统变化的征象，如果患者呼吸快、心率快，应警惕发生心、肺功能障碍；血压下降肯定要考虑周围循环衰竭。对可能发生 MODS 的高危患者，应进一步扩大监测的范围，如中心静脉压、尿量及尿比重、肺动脉楔压、心电图改变等，可早期发现 MODS。

3. 保护肠黏膜的屏障作用 有效纠正休克、改善肠黏膜的灌注，能维护肠黏膜的屏障功能。尽可能采用肠内营养，防止大量细菌、毒素移位，尤以严重损伤及休克患者，务必及早应用血管活性药物，减轻黏膜缺血的程度及缩短黏膜缺血的时间。加强营养支持，添加食用纤维素和谷氨酰胺等。

4. 防治感染 是预防和治疗 MODS 极为重要的措施。及时去除感染灶和坏死组织，根据致病菌和药敏试验选用有效抗菌药，或广谱抗菌药或几种抗菌药联用，加强无菌操作，避免二重感染。

5. 尽可能改善全身情况 如体液、电解质和酸碱的平衡，营养状态，心理活动等。

6. 早治疗、早干预 及早治疗任何一个首先继发的器官功能不全，阻断病理的连锁反应，及早进行治疗干预，阻断 MODS 的发展。

第 2 节 急性肾衰竭

案例 10-1

患者，男性，21 岁，被拖拉机撞伤后 8h，诊断为外伤后脾破裂、失血性休克，入院急行脾切除术。术中血压偏低用过升压药，术后 24h 尿量 300ml，第二天常规补液 2500ml，尿量仅 200ml，患者出现烦躁不安，频繁作呕，全身水肿，呼吸急促，血压升至 140/100mmHg，心率 120 次/分，两肺底可闻及少许湿啰音，化验血 Cr 400μmol/L，BUN 21mmol/L，K^+ 6.5mmol/L，Na^+ 130mmol/L，Cl^- 90mmol/L，CO_2CP 16mmol/L，尿常规蛋白（++），粗大颗粒管型（++），尿比重 1.011。

问题：你知道目前患者出现了什么情况吗？是什么原因引起的？在预防方面应该吸取什么教训呢？

急性肾衰竭（acute renal failure，ARF）是指由各种原因引起的急性肾功能障碍，以及由此所致的短时间内（几小时至几日）血中氮质代谢产物积聚和水电解质、酸碱平衡失调等一系列病理生理改变的紧急状态。尿量明显减少是肾功能受损最突出的表现。临床常可与其他器官的功能障碍并存而构成多器官功能障碍综合征（MODS）。成人 24h 尿量少于

400ml 为少尿，不足 100ml 为无尿。但尿量不是判断有无急性肾衰竭的唯一指标，有时 24h 尿量超过 800ml，但血中肌酐、尿素氮进行性升高，称为非少尿型急性肾衰竭，多见于手术和创伤后，应予以重视。

一、病因与分类

根据不同病因及早期处理的差异，临床上将急性肾衰竭分为肾前性、肾性、肾后性三类。

（一）肾前性

早期阶段属于功能性改变，肾本身尚无结构损害。但如不能及时处理，可发展为肾实质性损害而成为肾性急性肾衰竭。由于脱水、出血、休克等因素所致的血容量减少；全身性疾病，如肝肾综合征、严重脓毒症等引起的有效循环血量减少；心排血量不足、静脉压力降低、心脏疾病所致的心脏收缩功能不良及肾血管病变等，均可引起肾血液灌注压力不足，不能维持正常肾小球滤过量而引起少尿。

（二）肾后性

肾后性是指由于双侧肾输尿管或孤立肾输尿管完全性梗阻所致肾功能急剧下降。常见原因有结石、盆腔肿瘤压迫输尿管等，解除梗阻后即可恢复。若梗阻时间过久，将可引起肾实质性损害而导致肾性急性肾衰竭。

（三）肾性

各种原因引起的肾实质性急性损害，肾缺血和中毒是其主要形成原因，急性肾小管坏死是其主要形式，约占 3/4。挤压综合征、大面积烧伤、感染性休克、溶血等所致大量肌红蛋白和血红蛋白形成管型堵塞肾小管亦是目前常见原因。

约 60% 的急性肾衰竭与损伤和手术相关。肾前性和肾后性因素所致者，早期阶段仅是功能障碍而无明显器质性损害，若病因未及时纠正而继续进展，将引起肾实质性损害。

考点：急性肾衰竭的分类

二、发病机制

ARF 的发病机制十分复杂，涉及因素甚多，目前仍未完全阐明，主要涉及肾血流动力学改变和肾小管功能障碍两方面。

（一）肾血流动力学改变

在肾缺血、肾毒素等因素作用下，通过一些血管活性物质，主要是内皮素、一氧化氮、花生四烯酸代谢产物、前列腺素和血管紧张素等，使肾血液灌注下降及肾内血管收缩，肾内血液发生重新分布，髓质缺血，特别是外层髓质，呈低灌注状态，肾小球滤过率（GFR）下降。GFR 在不同平均动脉压下能自行调整，当平均动脉压下降至 60mmHg，则 GFR 下降 50%。肾灌注压力降低仅是 ARF 的起始因素。另外氧自由基引起肾血流动力学的改变，与其种类、合成量及作用的血管部位有关。

（二）肾小管功能障碍

肾小管功能障碍指各种因素所导致的肾小管上皮细胞损伤及其功能障碍。肾持续缺血或肾毒素引起肾小管上皮细胞损伤的机制有：①细胞能量代谢障碍及其所致的细胞内钙离子浓度明显增加，激活了钙依赖性酶，导致肾小管低氧性损伤；②肾内炎性介质的合成和释放所引起的肾组织内的炎症反应；③具有细胞直接损害作用的氧自由基的产生等。此外，肾小管上皮在损伤后可诱发肾实质细胞的凋亡，引起其自然死亡。在这些综合因素的作用下，最终引起肾小管上皮细胞变性、坏死和脱落，发生肾小管堵塞和滤液返漏，成为 ARF 持续存在的主要因素。

脱落的黏膜、细胞碎片、Tamm-Horsfall 蛋白均可在缺血后引起肾小管堵塞。严重挤压伤或溶血后产生的血红蛋白、肌红蛋白亦可导致肾小管堵塞。堵塞部位近端肾小管腔内压随之上升，继而肾小囊内压升高。肾小球滤过压接近或等于零时，肾小球即停止滤过。肾小管上皮细胞损伤后坏死、脱落，肾小管壁出现缺损区，小管管腔与肾间质直接相通，致使原尿液反流扩散至肾间质，引起肾间质水肿，压迫肾单位，加重肾缺血，使肾小球滤过率更低。

（三）肾缺血-再灌注损伤

肾缺血、缺氧导致细胞产生一系列代谢改变，最初为与缺血程度相关的细胞内 ATP 减少；若缺血时间延长，ATP 迅速降解为 ADP 和 AMP。AMP 可进一步分解成核苷（腺苷和肌苷）等，弥散到细胞外，导致 ATP 合成原料的不足。若缺血时间更长，可造成线粒体功能不可逆的丧失，导致 ATP 的再生受损。细胞内 ATP 减少使各种依赖于 ATP 能量的离子转运发生障碍，细胞损害的酶被激活及细胞骨架蛋白破坏。这些因素导致细胞水肿、细胞内钙离子浓度升高、细胞内酸中毒及细胞损害，最终引起细胞功能障碍和死亡。

（四）非少尿型急性肾衰竭

非少尿型急性肾衰竭（nonoliguric acute renal failure）的发病机制目前仍不是很清楚，有认为可能代表了肾小管损伤的一种较轻类型。由于肾小管上皮细胞变性坏死、肾小管堵塞等仅发生于部分的肾小管，而有些肾单位血流灌注量并不减少，血管并无明显收缩和血管阻力不高，此时就会出现非少尿型急性肾衰竭。

三、临床表现

临床上急性肾衰竭有少尿型 ARF 和非少尿型 ARF。少尿型 ARF 临床表现为少尿或无尿和多尿两个不同时期。

（一）少尿或无尿期

少尿或无尿期一般为 7～14d，有时可长达 1 个月。少尿期越长，病情越严重，是整个病程的主要阶段。

1. 水、电解质和酸碱平衡失调

（1）高钾血症：是少尿、无尿阶段最重要的电解质紊乱，是急性肾衰竭死亡的常见原因之一。正常人 90% 的钾离子经肾排泄，少尿或无尿时，钾离子排出受限。若同时有严重挤压伤、烧伤或感染时，分解代谢增加，更有大量钾释出，血钾迅速高达危险水平。血钾升高时往往并无明显临床表现，到达一定程度影响心脏功能时，方出现心律失常、甚至心搏骤停。因此必须密切注意血钾及心电图改变。最初心电图变化表现为 Q-T 间期缩短及 T 波高尖；当血钾升高至 6.5mmol/L 以上时，出现 QRS 波增宽、P-R 间期延长、P 波降低。如不紧急处理，则有引起心肌纤颤或心搏骤停的可能。

（2）水中毒：体内水分大量积蓄，导致高血压、心力衰竭、肺水肿及脑水肿，出现恶心、呕吐、头晕、心悸、呼吸困难、水肿、嗜睡以至昏迷等表现。若不严格限制水分和钠的摄入，将导致病情进一步加重。

（3）高磷血症和低钙血症：ARF 时可发生血磷升高，有 60%～80% 的磷转向肠道排泄时，与钙结合成不溶解的磷酸钙而影响钙的吸收，出现低钙血症。低血钙会引起肌肉抽搐，并加重高血钾对心肌的毒性作用。

（4）用高镁血症：正常情况下，60% 的镁由粪便排泄，40% 由尿液排泄。在急性肾衰竭时，血镁与血钾呈平行改变，因此当有高钾血症时必然有高镁血症。高血镁引起神经肌肉传导障碍，可出现低血压、呼吸抑制、麻木、肌力减弱、昏迷甚至心脏停搏。

（5）低氯血症：因氯和钠往往是在相同比例下丢失，低钠血症常伴有低氯血症。若大量胃液丢失，如频繁呕吐时，氯比钠丢失更多。

（6）低钠血症：急性肾衰竭时，低血钠主要是水滞留的结果。同时还有下列情况可能产生低钠血症：钠过多丢失，如呕吐、腹泻、大量出汗时；代谢障碍使"钠泵"效应下降，细胞内钠不能泵出，细胞外液钠含量下降；肾小管功能障碍，钠重吸收减少。

（7）酸中毒：代谢性酸中毒是急性肾衰竭少尿期的主要病理生理改变之一。无氧代谢增加，造成代谢性酸中毒并加重高钾血症；酸性代谢产物不能排出及碱性物质丢失等。突出的表现为呼吸深快，呼出气带有酮味，面部潮红，并可出现胸闷、气急、软弱、嗜睡及神志不清或昏迷，严重时血压下降、心律失常，甚至发生心脏停搏。

2. 代谢产物积聚 蛋白代谢产物（含氮物质）不能经肾排泄，积聚于血中，称为氮质血症。若分解代谢再度增加，如伴有发热、感染、损伤时，则血中尿素氮和肌酐快速升高，病情严重，预后极差。与此同时，血内其他毒性物质如酚、胍等增加，形成尿毒症。临床表现为恶心、呕吐、头痛、烦躁、倦怠无力、意识模糊，甚至昏迷。可合并心包炎、心肌病变、胸膜炎和肺炎等现象。

3. 出血倾向及贫血 由于血小板质量下降、多种凝血因子减少、毛细血管脆性增加，有出血倾向。常有皮下、口腔黏膜、牙龈及胃肠道出血。消化道出血更加速血钾和血尿素氮的升高。有时可发生弥散性血管内凝血。血液的丢失及造血功能的降低，导致血成分减少而呈现贫血状态。

总之，此期表现形式可归纳为：三高（高钾、高镁、高磷）、三低（低钠、低氯、低钙）、三中毒（水中毒、酸中毒、尿中毒），贫血现象、出血倾向。

案例10-1分析1

该患者目前发生了急性肾衰竭（少尿期），主要原因是由于肾前性因素引起（实质性脏器脾脏损伤造成的血容量下降）。

（二）多尿期

当24h尿量增加至400ml以上，即进入多尿期。尿量不断增加，可达3000ml以上。一般历时约14d。在开始的1周内，由于肾小管上皮功能尚未完全恢复，尿量虽有所增加，但血尿素氮、肌酐和血钾继续上升。仍属少尿期的继续，尿毒症并未改善，甚至有进一步恶化的可能。当肾功能逐渐恢复，尿量大幅度增加后，可出现低血钾、低血钠、低血钙、低血镁和脱水现象。此时仍处于氮质血症和水、电解质紊乱状态。由于体质虚弱，极易发生感染，此期仍有较大危险性，可因低血钾或感染而死亡。

多尿期尿量增加有三种形式：突然增加、逐步增加和缓慢增加。后者在尿量增加至一定程度时若停滞不前不再增加，提示肾有难以恢复的损害，预后不良。

非少尿型急性肾衰竭

非少尿型急性肾衰竭：无少尿或无尿过程，每天尿量常超过800ml。但血肌酐呈进行性升高，与少尿型相比，其升高幅度低。严重的水、电解质和酸碱平衡紊乱、消化道出血和神经系统症状均较少尿型少见，感染发生率亦较低。临床表现轻，进程缓慢，需要透析者少，预后相对为好。多尿期后处于恢复阶段，患者体质虚弱，有营养失调、贫血、消瘦、乏力等表现。需待数月方能恢复正常。

考点：急性肾衰竭的临床表现

链接

四、诊　断

1. 详细讯问病史及仔细体格检查 应注意有无各种引起低血压的原因，是否接受过输血，是否接受过主要经肾排泄或有肾毒性药物治疗。若有严重损伤、失血、感染、中毒及严重肝病时，应高度警惕有发生急性肾衰竭的可能。注意可能引起肾输尿管梗阻的各种因素。肾后性 ARF 常表现为突然无尿，全身症状往往不明显。

2. 尿量及尿液检查 结合尿液检查了解肾脏损害程度及功能状态，判定有无其他原发病存在等。

（1）精确记录每小时尿量：危重患者尤其是昏迷者，应留置导尿管，以观察和收集尿液。

（2）注意尿液物理性状：酱油色尿液提示有溶血或软组织严重破坏。

（3）尿比重或尿渗透压测定：肾前性急性肾衰竭时尿液浓缩，尿比重和渗透压高。肾性急性肾衰竭通常为等渗尿，尿比重恒定于 1.010～1.014。

（4）尿常规检查：纸片法检查常不能提示诊断，显微镜检查有一定意义。急性肾小管坏死时，可见肾衰竭管型，为有宽大颗粒管型的肾小管上皮细胞。大量蛋白和红细胞管型常提示为急性肾小球性肾炎。有白细胞管型提示为急性肾盂肾炎。早期肾前性 ARF，尿液检查多无异常。肾后性 ARF，尿液检查可无异常或有红细胞、白细胞。

3. 血液学检查 结合血液学检查了解肾损程度及功能状态，确定机体代谢状态及内环境紊乱形式及程度。了解贫血程度及血液凝固功能。

（1）血常规检查：急性间质性肾炎常有嗜酸性细胞明显增多。

（2）血尿素氮和肌酐：血肌酐和尿素氮呈进行性升高，每天血尿素氮升高 3.6～7.1mmol/L，血肌酐升高 44.2～88.4μmol/L，则表示有进行性 ARF。若尿素氮升高较肌酐明显，其比例大于 20 时提示有高分解代谢存在，常见于严重烧伤、脓毒症时。高分解代谢状态时，高血钾及代谢性酸中毒程度也增加，预后不佳，应予以高度重视。

（3）血清电解质测定、pH 或血浆 HCO_3^- 测定，对 ARF 的进程及代谢紊乱的发现和及时处理至关重要。

4. 补液试验 用于鉴别血容量不足引起的少尿。30～60min 内输入 250～500ml 5% 葡萄糖或 5% 葡萄糖生理盐水。血容量不足者尿量可增加，而肾衰竭者尿量不增加，但有心肺功能不全者不宜用此法。

5. 影像学检查 鉴别 ARF 原发部位，肾后性 ARF 常表现为突然无尿，可采用超声波、腹部 X 线平片、磁共振成像检查、静脉肾盂造影及逆行造影检查发现梗阻存在，也可采用输尿管镜检，既可检查又可治疗。B 型超声检查可显示肾输尿管积水。平片可发现阳性结石影。磁共振成像可不应用造影剂而显示尿路梗阻部位及程度。输尿管插管既可进一步确定梗阻又有治疗作用。

依据以上临床资料，全面确立临床诊断的内容，从而为制订完善的治疗方案提供依据。

五、急性肾衰竭的治疗

若已发展到器质性急性肾衰竭，不论少尿型或多尿型 ARF，都必须严密监护，包括：记录出入水量，防治高血钾，维持营养和热量供给，防治感染。

（一）少尿期治疗

少尿期的治疗原则是维持内环境的稳定。高血钾是主要死亡原因。水中毒往往是医师的认识不足或处理不当所致。

1. 限制水分和电解质 严格记录 24h 出入量，包括尿液、粪便、引流物、呕吐物量和异常出汗量。量出为入，以每天体重减少 0.5kg 为最佳（提示处于液体平衡状态）。根据"显性失水＋非显性失水－内生水"的公式为每日制订补液量，宁少勿多，以免引起水中毒。严禁钾的摄入，包括食物和药物中的钾。除了纠正酸中毒外，一般不补充钠盐，血钠维持在 130mmol/L 左右即可，并注意钙的补充。

2. 维持营养、供给热量 目的是减少蛋白分解代谢至最低程度，减缓血尿素氮和肌酐的升高，减轻代谢性酸中毒和高血钾。补充适量的糖类能减少蛋白分解代谢。尽可能通过胃肠道补充。不必过分限制口服蛋白质，每天摄入40g蛋白质并不加重氮质血症。以血尿素氮和肌酐之比不超过10∶1为准。透析时应适当增加蛋白质的补充。注意维生素的补给。

3. 预防和治疗高血钾 高血钾是少尿期最主要的死亡原因。除了严格控制钾的摄入外，应减少导致高血钾的各种因素，如供给足够的热量、控制感染、清除坏死组织、纠正酸中毒、不输库存血等。当血钾超过5.5mmol/L，应用下列方法治疗：10%葡萄糖酸钙20ml经静脉缓慢注射或加入葡萄糖溶液中滴注，以钙离子对抗钾离子对心脏的毒性作用；或以5%碳酸氢钠100ml静脉滴注或25g葡萄糖及6U胰岛素缓慢静脉滴注，使钾离子进入细胞内而降低血钾。当血钾超过6.5mmol/L或心电图有高血钾图形时，有透析指征。可口服钠型或钙型离子交换树脂与钾交换，使钾排出体外。

4. 纠正酸中毒 一般情况下，酸中毒发展较慢，并可通过呼吸代偿。在血浆HCO_3^-低于15mmol/L时才应用碳酸氢盐治疗。在有严重损伤、感染或循环系统功能不全时，酸中毒常十分严重。注意以碳酸氢盐纠正酸中毒所用的液体量，以避免因血容量过多影响血流动力学的稳定性。

5. 严格控制感染 预防感染和治疗已存在的感染是减缓ARF发展的重要措施。各种管道包括静脉通路、导尿管等，可能是引起感染的途径，应加强护理。需应用抗生素时，应避免有肾毒性及含钾药物。

6. 透析疗法 是救治ARF有效的手段。透析疗法对进行性氮质血症（血尿素氮＞36mmol/L）、高钾血症、肺水肿、心力衰竭、心包炎、代谢性酸中毒和缓解症状等均有良好效果。当血肌酐＞442μmol/L，血钾＞6.5mmol/L，严重代谢性酸中毒，尿毒症症状加重，水中毒出现症状和体征时，应及早采用透析疗法。

常用的透析疗法分为三种：血液透析（hemodialysis, HD）、连续性肾替代治疗（continuous renal replace treatment, CRRT）和腹膜透析（peritoneal dialysis, PD）。以上三种方法的原理、技术各不相同，其疗效和不良反应也不同，临床上针对不同的患者，选择不同的方法；对同一患者，由于病情的变化，必须及时调整透析治疗方案。

（1）血液透析：通过血泵将血液输进至透析器。透析器内的半透膜将血液与透析液分隔，根据血液与透析液间浓度梯度及溶质通过膜的扩散渗透原理进行溶液与溶质交换，以达到去除水分和某些代谢产物的目的。经透析的血液再回输入患者体内。血液透析的优点是能快速清除过多的水分、电解质和代谢产物。缺点是需要建立血管通路，抗凝治疗会加重出血倾向，透析对血流动力学有影响，需特殊设备。本法适用于高分解代谢的ARF，病情危重而心功能尚稳定者。

（2）连续性肾替代治疗：ARF伴血流动力不稳定和多器官功能衰竭时更适宜于应用此治疗方法。原理和方法是利用患者自身血压（静脉或动脉）将血液送入血液滤器，通过超滤清除水分和溶质，血液和替代液体再回输入体内。若动脉血不足以维持血液流动，可应用血液透析机的外部血泵提供动力，进行由静脉到静脉的滤过。CRRT技术都使用高通透性的合成半透膜，根据清除溶质的动力不同和溶质清除机制不同，CRRT技术又分为连续性动脉与静脉血液滤过（CAVH）和连续性静脉与静脉血液滤过（CVVH）等。

（3）腹膜透析：就是通过腹腔内置管和注入透析液，以腹膜作为透析膜，清除体内积聚的水分、电解质和代谢产物。一般用8000～10 000ml透析液可透出水分500～2000ml，尿素氮每天平均下降3.3～7.8mmol/L，应用无钾透析液，每天可清除钾离子7.8～9.5mmol/L。其优点是不需特殊设备，不会影响循环动力的稳定性，不用抗凝剂，不需要血管通路。缺点是对水、电解质和代谢产物的清除相对较慢，会引起腹腔感染和漏液。透析液中应加入肝素（每升中加入 250～500U），用以防止导管堵塞。加入适当的抗生素和严格实施无菌操作，以预防感染。腹膜透析时丢失较多蛋白质，主要是白蛋白，故较长期透析时应予补充。腹膜透析适用于非高分解代谢型 ARF、有心血管功能异常、建立血管通路有困难、全身肝素化有禁忌及老年患者。近期有腹部手术史、腹腔有广泛粘连、肺功能不全和置管有困难者不适合腹膜透析。

（二）多尿期的治疗

多尿期早期，尿量虽有所增加，但肾的病理改变并未完全恢复，病理生理改变仍与少尿期相仿。当尿量明显增加时，又面临水、电解质失衡状态，这一阶段全身情况仍差，蛋白质不足，虚弱，易于感染。

治疗原则：保持水、电解质平衡，增进营养，增加蛋白质的补充，防治感染，预防并发症的发生。当出现大量利尿时，既要防止水分和电解质的过度丢失，还要注意由于补液量过多导致利尿期的延长。一般补充前一天尿量的 2/3 或 1/2，呈轻度负平衡又不出现脱水现象即可。电解质补充则根据血中电解质检测水平而定。当尿量超过 1500ml 时，可酌量口服钾盐，当尿量超过 3000ml 时，应每天补充 3～5g，此时，并补充适量胶体，以提高胶体渗透压。多尿期由于水、电解质失衡、感染等导致死亡者并不少见，故应坚持监测治疗。

考点：急性肾衰竭的治疗

六、急性肾衰竭的预防

ARF 的治疗比较困难且死亡率较高，采取有效的预防措施十分重要。

1. 积极纠正水、电解质和酸碱平衡失调，及时正确的抗休克治疗，补足血容量，解除肾血管收缩，可避免肾性 ARF 发生。

2. 注意高危因素。ARF 的高危因素包括严重损伤、较大的手术、全身性感染、各种因素引起的持续性低血压及肾毒性物质作用，均应及时处理、预防或减轻这些因素的影响，以免引起肾缺血和中毒。

3. 在进行影响肾血流的手术前，应扩充血容量，术中及术后应用甘露醇或呋塞米，以保护肾功能。甘露醇用量不宜超过 100g。呋塞米 1～3g/d，可使少尿型 ARF 转变为非少尿型。多巴胺 0.5～2μg/(kg·min) 可使肾血管扩张，以增加肾小球滤过率和肾血流量。

4. 对严重软组织挤压伤及误输异型血者，在处理原发病同时，应用 5% 碳酸氢钠 250ml 碱化尿液，并应用甘露醇防止血红蛋白、肌红蛋白阻塞肾小管或其他肾毒素物质损害肾小管上皮细胞。

5. 出现少尿时可应用补液试验，既能鉴别肾前性和肾性 ARF，又可能预防肾前性 ARF 发展为肾性 ARF。

案例 10-1 分析 2

该患者在预防中应吸取的教训有两点：①失血性休克时，升压药的应用必须在补足血容量的基础上再行应用；②尿量减少时，应做补液试验，可预防肾前性 ARF 发展为肾性 ARF。

第 3 节 急性呼吸窘迫综合征

急性呼吸窘迫综合征（acute respiratory distress syndrome, ARDS）是因肺实质发生急性

弥漫性损伤而导致的急性缺氧性呼吸衰竭，临床表现以进行性呼吸困难和顽固性低氧血症为特征。

一、病　　因

ARDS 的病因可大致分为直接损伤和间接损伤两类。

1. 直接原因　包括误吸综合征、溺水、吸入毒气或烟雾、肺挫伤、肺炎及机械通气引起的肺损伤。

2. 间接原因　包括各类休克、脓毒症、急性胰腺炎、大量输库存血、脂肪栓塞及体外循环。以全身性感染、全身炎性反应综合征（SIRS）、脓毒症时，ARDS 的发生率最高。

二、病　　理

非心源性肺水肿即漏出性肺水肿是 ARDS 特征性病理改变。由于各种诱发病因导致肺泡上皮细胞及毛细血管内皮细胞的损伤，使肺泡 - 毛细血管膜的通透性增加，体液和血浆蛋白渗出血管外至肺间质和肺泡腔内，形成非心源性肺水肿。引起肺泡 - 毛细血管膜通透性增加的原因较为复杂。中性粒细胞在急性肺损伤中可能起到重要作用。

肺表面活性物质的数量减少和活性降低是引起 ARDS 患者发生顽固性低氧血症和肺顺应性降低的重要原因。炎性反应、肺泡血液灌流不足、肺泡水肿及机械通气等，都可使肺表面活性物质减少和活性降低。结果使肺泡发生萎陷，肺功能残气量（FRC）降低及广泛性肺不张。结果导致肺通气 / 灌流比例失调和肺内分流量增加，引起顽固性低氧血症。

三、临床表现

ARDS 一般在原发病后 12～72h 发生。主要临床表现为：严重的呼吸困难、呼吸频率增快，呼吸做功增加和顽固性低氧血症（hypoxemia）；呼吸道阻力增加和肺顺应性降低；血流动力学表现为肺动脉楔压（PAOP）正常（＜18mmHg），而肺血管阻力（PVR）和肺动脉压（PAP）升高；X 线显示双肺有弥漫性片状浸润和非心源性肺水肿。

间接原因引起的 ARDS，临床过程可大致分为四期。Ⅰ期：除原发病的临床表现和体征（如创伤、休克、感染等）外，出现自发性过度通气，呼吸频率稍增快，$PaCO_2$ 偏低。此期的胸片正常，动脉血气分析除了 $PaCO_2$ 偏低外，其他基本正常。Ⅱ期：发病后 24～48h，表现为呼吸急促，浅而快，呼吸困难，发绀有加重，肺听诊和 X 线片仍显示正常。但到该期的晚期，肺部出现细小啰音，呼吸音粗糙；X 线片显示两肺纹理增多及轻度肺间质水肿。Ⅲ期：进行性呼吸困难，发绀明显，两肺有散在湿性及干性啰音。X 线片显示两肺有弥漫性小斑点片状浸润，尤以周边为重。动脉血气分析为中度以上低氧血症，合并明显的呼吸性碱中毒，有的病例合并代谢性酸中毒（缺氧性）。Ⅳ期：呼吸极度困难，因缺氧而引起脑功能障碍，表现为神志障碍或昏迷。肺部啰音明显增多，并可出现管状呼吸音。X 线片显示两肺有小片状阴影，并融合形成大片状阴影。血气分析呈现重度低氧血症和高碳酸血症，呼吸性碱中毒和代谢性酸中毒同时存在。

四、治疗及预防

1. 原发病的治疗　应重视相关的原发疾病的控制和治疗，以预防 ARDS 的发生与发展。尤其是对全身感染的控制和纠正低血容量导致的组织灌注不足，对于治疗及预防 ARDS 是十分重要的。全身性感染可引起全身性炎性反应综合征，是导致 ARDS 的主要原因之一。必须积极有效地控制感染，清除坏死病灶及合理使用抗生素。

2. 循环支持治疗　循环支持治疗的目的应为恢复和提高组织器官的氧供和氧耗，首先应通过体液治疗以提高有效循环血容量；应用正性肌力药物来增加CO（心排血量）和心脏指数（CI）；为维持组织灌注所需要的灌注压，应适当使用血管活性药物以维持收缩压在100mmHg以上；加强呼吸治疗，改善肺的通气和氧合功能。

3. 呼吸支持治疗　机械通气是治疗通气功能障碍和呼吸衰竭的有效方法，也是ARDS重要的支持治疗措施。通过改善气体交换和纠正低氧血症，为原发病的治疗赢得时间。机械通气的目的是维持良好的气体交换和充分的组织氧合，并应避免或减轻因机械通气引起的心排血量降低、肺损伤和氧中毒等并发症。

4. 肺血管舒张剂的应用　严重的ARDS常伴有肺动脉高压，低氧血症也主要因静脉掺杂和分流增加所致。应用血管舒张药可降低肺动脉压和静脉掺杂，有利于改善低氧血症。经呼吸道途径给予一氧化氮（NO）或前列腺素E_1（PGE_1），可选择性地舒张有通气功能肺泡的血管，并有明显的抗炎性作用，对降低肺动脉压、分流量和无效腔通气有一定效果。

5. 体位治疗　仰卧位改变为俯卧位，能使75%ARDS患者的氧合改善。

6. 营养支持　多数ARDS患者都处在高代谢状态，营养支持应尽早开始，最好用肠道营养。能量的摄取既应满足代谢的需要，又应避免糖类的摄取过多，蛋白摄取量一般为每天1.2～1.5g/kg。

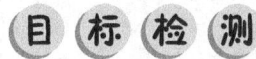

选择题

【A_1型题】

1. 少尿是指24h尿量小于
   A. 70ml　　　　　B. 100ml
   C. 200ml　　　　 D. 400ml
   E. 500ml

2. 下列关于休克患者预防急性肾衰竭的措施中不正确的是
   A. 及时纠正低血容量性休克，避免肾缺血
   B. 矫治休克时不宜使用易引起肾血管收缩的药物
   C. 对有溶血倾向的患者应保持肾小管通畅、碱化尿液，避免肾小管损害
   D. 休克合并DIC时，要及时应用肝素治疗
   E. 患者只要出现尿量减少时，要及时使用利尿剂

3. 急性肾衰竭少尿或无尿期常见的致死原因是
   A. 高磷血症与低钙血症　B. 低钠血症
   C. 低氯血症　　　　　　D. 高镁血症
   E. 高钾血症

4. 最容易引起急性肾衰竭的外伤是
   A. 颅脑外伤　　　　B. 严重挤压伤
   C. 关节扭伤　　　　D. 烧伤
   E. 头皮撕脱伤

5. 透析疗法的适应证有
   A. 血肌酐＞442μmol/L
   B. 血钾＞6.5 mmol/L
   C. 严重代谢性酸中毒
   D. 血尿素氮＞36 mmol/L
   E. 以上都是

【A_2型题】

6. 患者，男性，60岁，因消化道出血入院，入院后患者突然尿量减少，600ml/d，血压90/60mmHg，双肺湿啰音，查血肌酐402mol/L，尿素氮每天上升36～71mmol/L，血钾轻度升高，诊断急性肾衰竭，可能的病因是
   A. 休克
   B. 肾前性急性肾衰竭
   C. 双侧肾盂输尿管梗阻
   D. 肾性急性肾衰竭
   E. 肾后性急性肾衰竭

7. 患者，男性，42岁，患急性重症胰腺炎并发休克36h，经抗休克治疗后行胰腺和其周围坏死组织清除、腹腔引流术。术后心率106次/分，血压96/60mmHg（12.8/8kPa），中心静脉压10cmH₂O（9.8kPa）。呼吸频率22次/分，动脉血氧分压66mmHg（11.5kPa），尿量10ml/h，尿比重1.002。此患者目前最紧急的

并发症是
A. 心功能不全　　B. 肺功能衰竭
C. 肾衰竭　　　　D. 血容量不足
E. 体内抗利尿激素分泌过多

8. 患者，男性，60 岁，急性肾衰竭，血钾 5.6mmol/L，下列治疗措施有原则性错误的是
   A. 10% 氯化钾 20ml 静脉滴注
   B. 口服钠型树脂 15g，每天 3 次
   C. 山梨醇 5g，每 2h 口服一次
   D. 5% 碳酸氢钠溶液 100ml，缓慢静脉滴注
   E. 25% 葡萄糖溶液加胰岛素（3～5U）200ml，缓慢静脉滴注

9. 患者，女性，45 岁，严重骨盆骨折，24h 尿量 200ml，血钾 5.9mmol/L，二氧化碳结合力 13mmol/L，血尿素氮 27mmol/L，下列治疗措施不正确的是
   A. 10% 葡萄糖酸钙溶液 20ml，缓慢静脉注射
   B. 11.2% 乳酸钠溶液 60ml，缓慢静脉注射
   C. 口服钠型树脂 10g，每天 3 次
   D. 血液透析
   E. 输同型库存血 200ml

10. 患者，女性，70 岁。因急腹症入院，急救过程中先后出现少尿、肺水肿、呼吸困难、嗜睡、意识障碍、消化道出血等症状，应诊断为
    A. DIC　　　　　　B. ARF
    C. MODS　　　　D. ARDS
    E. Curling 溃疡

11. 患者，男性，28 岁，血压 160/95mmHg，Hb85g/L，尿蛋白（＋），颗粒管型（＋＋），BUN10mmol/L，Cr220mmol/L，对该患者不宜采取
    A. 低蛋白饮食
    B. 高蛋白饮食
    C. 低钠饮食
    D. 根据尿量多少适当限水
    E. 低磷饮食

【A_3/A_4 型题】
（12、13 题共用题干）
　　患者，男性，45 岁，因上吐下泻住某医院，静脉滴注庆大霉素 24 万 U 治疗 9d，近 5d 来无尿，眼结膜水肿，腹水，双下肢水肿，实验室检查血肌酐 1040μmol/L，血钾 6.8 mmol/L，血尿素氮 42 mmol/L，B 超检查显示左肾盂轻度积水，上极处见一 0.8cm 大小强回声影，后伴声影。

12. 主要诊断是
    A. 庆大霉素过敏反应
    B. 庆大霉素肾中毒，导致急性肾衰竭
    C. 左肾结石
    D. 左肾盂积水
    E. 原发病导致脱水

13. 最好的治疗方法是
    A. 5% 碳酸氢钠静脉滴注
    B. 10% 葡萄糖酸钙静脉滴注
    C. 离子交换树脂保留灌肠
    D. 大剂量呋塞米静脉滴注
    E. 透析疗法

【B_1 型题】
（14、15 题共用选项）
    A. 低血容量性休克
    B. 盆腔肿瘤压迫输尿管
    C. 感染性休克
    D. 四氯化碳中毒
    E. X 线造影剂

14. 肾前性肾衰竭的病因是
15. 肾后性肾衰竭的病因是
（16、17 题共用选项）
    A. 高钾血症
    B. 低钾血症
    C. 代谢性酸中毒
    D. 低钙血症
    E. 高钠血症

16. 急性肾衰竭多尿期主要并发症是
17. 加重高血钾对心肌毒性作用的是
（18～20 题共用选项）
    A. 低血钾　　　　B. 高血钾
    C. 低血钠　　　　D. 高血钠
    E. 低血镁

18. 急性肾衰竭死亡的主要原因是
19. 急性肾衰竭少尿期最重要的电解质失调是
20. 急性肾衰竭少尿期和多尿期共同的电解质失调是

（母传贤）

第11章 肿 瘤

> **学习目标**
> 1. 掌握：肿瘤的临床表现和治疗原则，常见体表肿瘤的特点。
> 2. 熟悉：肿瘤的病因、分期、实验室和影像学检查，常见体表肿瘤的诊断及治疗方法。
> 3. 了解：肿瘤的三级预防和随访。

案例 11-1

患者，女性，50岁，发现左侧甲状腺肿物 3d。

患者 3d 前体检时发现左甲状腺肿物，行 B 超检查提示左侧甲状腺单发低回声结节。无多汗、饥饿、乏力、手颤等不适。自发病以来，精神可，饮食好，睡眠佳，二便正常，体重无明显变化。既往体健，月经规律。无肝炎、结核病史。否认药物过敏史或放射性毒物接触史。

查体：T36.5℃，P80次/分，R18次/分，BP120/60mmHg。营养良好，全身皮肤及巩膜无黄染，浅表淋巴结未扪及肿大。双肺叩清，呼吸音清，未闻及干湿性啰音。心界不大，心音有力，律齐，未闻及杂音。腹软，无压痛和反跳痛，未扪及包块。

外科检查：颈软，无颈抵抗，未见颈动脉搏动、颈静脉怒张，气管居中，甲状腺Ⅰ°大，左侧甲状腺可及一约 1cm×1cm×1cm 大小包块，质韧，偏硬，无压痛，活动度好，边界清晰，未及震颤，听诊甲状腺未闻及血管杂音。

辅助检查：B 超示左叶甲状腺单发结节，直径 0.8cm，低回声，内有少量钙化。

问题：应考虑患者可能为何病？应进一步做哪些检查以确诊？

第1节 概 述

肿瘤（tumor）是机体细胞在各种因素作用下产生的增生与异常分化所形成的新生物。新生物形成后，不会因病因消除而停止生长，其生长不受正常机体的生理调节，而是破坏正常的组织和器官。

> **链接**
>
> **恶性肿瘤的危害**
>
> 目前恶性肿瘤对人类的威胁越来越严重，成为最常见的死亡原因之一。恶性肿瘤是男性第二位死因、女性第三位死因。全世界每年约有 1010 万人患恶性肿瘤。20世纪 70 年代以来，我国的癌症发病率一直呈上升趋势，目前我国每年癌症的发患者数约为 200 万，死于癌症的人数约 150 万，其中超过 60% 为消化系统恶性肿瘤。值得注意的是，农村地区及西部地区癌症的上升速度明显高于城市及全国的平均水平，很多癌症的高发地区都在

农村。我国最常见的恶性肿瘤，城市中依次为肺癌、胃癌、肝癌、肠癌、乳腺癌；农村中依次为胃癌、肝癌、肺癌、食管癌、肠癌。

一、肿瘤的病因

目前认为致癌过程是机体内部因素与外界因素联合作用的结果。估计约80%以上的恶性肿瘤与环境因素有关。

1. 外界因素 ①化学物质：如有机农药、沥青、煤焦油可致肺癌等，亚硝胺可致消化道肿瘤，染料与膀胱癌和肝癌有关等；②物理因素：如X线与白血病和皮肤癌、紫外线与皮肤癌、滑石粉与胃癌等有关；③生物因素：如乙型肝炎病毒与肝癌、EB病毒与鼻咽癌、单纯疱疹病毒与宫颈癌等有关。

2. 内部因素 ①遗传因素：癌症具有遗传易感性，其中结肠息肉病、肾母细胞瘤、神经纤维瘤、视网膜母细胞瘤等有明显的遗传倾向；②内分泌因素：如雌激素与乳腺癌和子宫内膜癌有关，生长激素可促进肿瘤的生长；③免疫因素：免疫缺陷者易患肿瘤，如艾滋病患者和器官移植后长期使用免疫抑制剂的患者等。

二、肿瘤的病理

1. 肿瘤的分类与命名 见表11-1（参见《病理学》）。

表11-1 肿瘤的分类与命名

分类	来源	命名	肿瘤举例
良性肿瘤	各种组织	瘤	脂肪瘤、纤维瘤、血管瘤
临界肿瘤	各种组织	瘤	腮腺混合瘤、骨巨细胞瘤
恶性肿瘤	上皮组织	癌	胃癌、肝癌、乳腺癌、皮肤癌
	间叶组织	肉瘤	骨肉瘤、淋巴肉瘤、脂肪肉瘤
	胚胎性	母细胞瘤	神经母细胞瘤、肾母细胞瘤

另外还有一些传统叫法的名称，如恶性淋巴瘤、精原细胞瘤、白血病等。

2. 恶性肿瘤的转移途径 恶性肿瘤有四个转移途径：①直接蔓延：可直接累及周围的组织和脏器，如胃癌可蔓延至肝脏、横结肠、脾等；②淋巴转移：癌细胞多数首先转移至区域淋巴结，继而至更远的引流淋巴结，但也可出现跳跃式转移，如乳腺癌首先转移至腋窝淋巴结，然后至锁骨下及锁骨上淋巴结；③血行转移：常转移至肺、肝（图11-1）、骨、脑等处；④种植转移：胸腔、腹腔内脏器表面的癌细胞可脱落种植在胸膜或腹膜上。

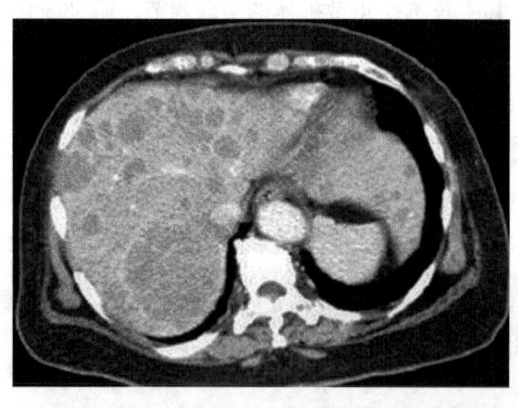

图11-1 肿瘤肝脏转移的CT片

考点：肿瘤的概念、分类、病因

三、肿瘤的表现与诊断

目前的各种治疗恶性肿瘤的方法,可以对患者造成永久的损害或严重的毒副作用,因此在开始治疗前明确诊断是非常重要的;完整的诊断应包括肿瘤的性质、部位、恶性程度、分期等。早期发现、早期诊断、早期治疗的"三早原则"是恶性肿瘤治疗工作的重要原则。

早期癌症的信号

①人体任何部位出现逐渐和迅速增大的无痛性边缘不规则、质硬的肿块;②皮肤及黏膜上的瘢痕、疣或黑痣突然增大,原有的毛发脱落、颜色改变、瘙痒、发热、疼痛或破溃、出血;③头痛、呕吐多发生在早晨或晚上,常以前额、后枕部及两侧明显者;④鼻塞、鼻堵、鼻咽分泌物带血或伴有耳鸣、头痛(特别是单侧头痛)逐渐加重者尤伴恶心、呕吐时;⑤口腔或牙龈等处有长期不愈的白斑、溃疡或结节;⑥久治不愈的咳嗽、干咳或呛咳、痰中带血或有胸痛、肩臂痛、关节痛者;⑦吞咽食物不畅或有哽噎、异物感、胸骨后疼痛者;⑧不明原因的消瘦、乏力、食欲不振、体重下降、上腹饱胀不适,疼痛或伴呕吐及黑便者;⑨上腹不适、恶心、打嗝及食后下腹胀满、长期腹痛、下坠、腹泻或大便变细或黏液便、血便者;⑩无痛性血尿,妇女白带增多或呈水样有臭味或粉红色或不规则阴道出血(尤为绝经后妇女)。

链接

---

1. 局部表现

(1)肿块:是肿瘤的一项重要表现,部位较浅者易发现。良性肿瘤的肿块一般生长较慢、质软或韧、光滑、边界清、易推动;恶性肿瘤一般生长快、质硬、不光滑、边界不清、固定、不易推动。

(2)疼痛:是因为肿瘤生长使内脏被膜受到牵拉、神经受到压迫或侵犯及器官梗阻等原因所致。良性肿瘤一般不痛,恶性肿瘤晚期可出现剧痛,尤以夜间为重。

(3)溃疡:恶性肿瘤生长很快,体表或胃肠道的肿瘤可因供血不足发生坏死、溃烂形成恶性溃疡,并可继发感染。恶性溃疡呈周边隆起、中央凹陷、底部不平、有恶臭血性分泌物,长期换药也不能愈合。

(4)出血:来自恶性溃疡或瘤体破裂,可表现少量或大量出血,如上消化道肿瘤可出现呕血和柏油样便,下消化道肿瘤可有便血,肺癌可有咯血,肾癌和膀胱癌可有血尿,子宫颈癌可有阴道出血等。

(5)梗阻:肿瘤压迫或侵犯空腔脏器所至,如肠道肿瘤致肠梗阻、胆道和胰腺肿瘤致胆道梗阻、胃癌致幽门梗阻、食管癌致食管梗阻等。

2. 全身表现 良性肿瘤对全身影响多不明显;恶性肿瘤早期全身症状不明显,晚期可有乏力、食欲减退、消瘦、贫血等恶病质的表现。

3. 辅助检查

(1)实验室检查:①常规检查:如血尿提示泌尿系肿瘤,大便潜血阳性提示消化系肿瘤,前列腺癌患者血清酸性磷酸酶增高,肝癌和骨肉瘤的碱性磷酸酶增高;②肿瘤标志物:如甲胎蛋白(AFP)提示肝癌,癌胚抗原(CEA)提示消化系肿瘤或肺癌、乳腺癌,绒毛膜促性腺激素(HCG)提示滋养层细胞瘤等。

(2)影像学检查:①X线:平片常用于骨骼(图11-2)、胸部检查(图11-3),钡剂常用于消化道检查,如钡餐检查和钡灌肠检查等,泛影葡胺等碘剂可用于血管、泌尿系统、胆道等造影;②超声:常用于肝、胆、胰、子宫、卵巢等的检查;③CT:可用于颅脑及其他部位检查;④磁共振(MRI):可用于神经系统及其他软组织检查;⑤内镜:可直接观察肿瘤并可取组织进行病理学检查,常用的有胃镜、气管镜、结肠镜、腹腔镜、膀胱镜、直肠镜、乙状结肠镜、纵隔镜、阴道镜、子宫镜等。

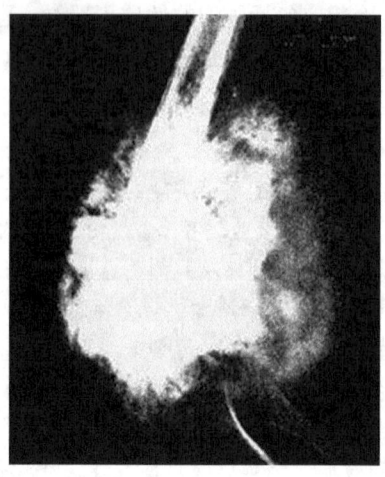
图11-2 股骨骨肉瘤X线片

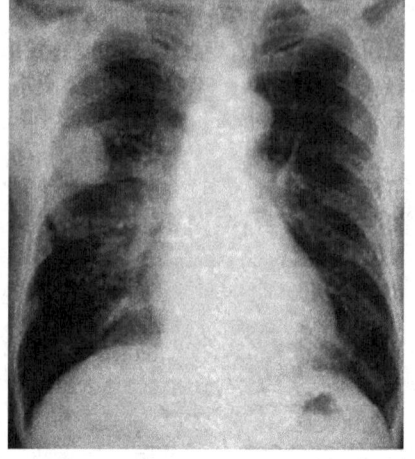
图11-3 周围型肺癌X线片

(3)病理检查:病理学检查是确定肿瘤及其性质的依据。①细胞学检查:如取胃液、尿液、胸腔积液、腹水做离心沉淀,鼻咽、宫颈刮出物涂片,细针穿刺涂片等;此法简便,但准确性较差。②组织学检查:如用特制的粗针穿刺、经内镜钳夹、手术切除肿块等,此类检查结果准确,但可能促使肿瘤扩散,应在术前短期内或手术中完成。现在快速冰冻切片病理检查已广泛用于临床,可在手术中切取肿瘤组织进行快速检查,然后根据肿瘤性质制定手术方案。

肿瘤的分期

恶性肿瘤的分期有助于制定合理的治疗方案、评价疗效、判断预后。国际抗癌联盟提出的TNM分期法是目前大多数肿瘤采用的分期法,各种肿瘤的具体标准由各专业会议协定。T是指原发肿瘤(tumor),N是指淋巴结(lymph node),M是指远处转移(metastasis),根据肿块的程度分别在字母T、N后标以0、1、2、3、4等数字,0表示没有发现肿块,1表示肿块小,2、3表示肿块较大,4表示肿块大,无法判断原发肿瘤体积时用Tx表示;M只分0和1两种情况,0表示无远处转移,1表示有;后来随着早期恶性肿瘤发现率越来越高,增加了原位癌,原位癌是指癌细胞局限于上皮内未破坏基膜者,用Tis表示。根据TNM的不同组合将各种肿瘤分为Ⅰ、Ⅱ、Ⅲ、Ⅳ四期。概括地讲,Ⅰ期癌是小癌,无淋巴结转移;Ⅱ期癌是中等大小的癌,有或没有局部淋巴结转移;Ⅲ期癌是局部晚期癌,有局部淋巴结转移;Ⅳ期癌远处有转移。

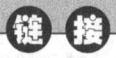

案例11-1 分析1

1. 患者左侧甲状腺单发结节,偏硬,考虑患者甲状腺癌的可能性大,但应与甲状腺瘤或结节性甲状腺肿大进行鉴别。因B超结果不能判断肿瘤的良恶性,因此尚需结合病理检查进行确诊。

2. 为了明确诊断,入院后可行针吸穿刺活检术。

患者针吸穿刺活检术结果显示为髓样癌,首选的治疗方法是什么?

考点:肿瘤的临床表现、诊断

四、肿瘤的治疗

良性肿瘤及临界肿瘤以手术切除为主，临界肿瘤必须彻底切除，否则极易复发或恶变。

恶性肿瘤的治疗方法主要有手术疗法、放射疗法、化学疗法三种手段，手术疗法和放射疗法只能作用于局部属于局部治疗方法，化学疗法因药物可作用于全身各处属于全身治疗方法；另外还有生物治疗和中医药治疗等。目前认识到恶性肿瘤是一种全身性疾病，血行播散是常见的，在确诊时许多患者可能已有亚临床转移。所以制订治疗方案时不能仅着眼于局部，而应从整体考虑，根据肿瘤的性质、分期及全身情况，拟定综合治疗方案。一般Ⅰ期以手术治疗为主；Ⅱ期以局部治疗为主，肿瘤可行手术切除或放疗再辅以全身化疗；Ⅲ期综合使用手术、放疗和化疗；Ⅳ期以全身治疗为主，辅以局部治疗。

1. 恶性肿瘤的手术治疗 手术切除仍是恶性肿瘤最有效的治疗方法。按手术的目的可分为根治性手术和姑息性手术。①根治性手术：切除原发癌所在器官的部分或全部，连同周围正常组织和区域淋巴结整块切除。本法适用于恶性肿瘤早期和部分中期患者。②姑息性手术：是为了改善生存质量，减轻痛苦，延长生存期。本法多用于恶性肿瘤晚期患者或因其他原因不宜做根治术者。常用的手术方式有癌肿姑息性切除、肠造口术（如直肠癌晚期患者行乙状结肠造瘘术）、捷径转流术（如胃癌晚期行胃空肠吻合术）、内分泌腺切除术（如对乳腺癌患者行卵巢切除术）等。

2. 恶性肿瘤的化学疗法 肿瘤的化学疗法（chemotherapy）目前已成为最主要的治疗手段之一。有一些肿瘤单独应用化疗已可能治愈，如睾丸精原细胞瘤、绒毛膜上皮癌、部分白血病等。化疗方案的药物组成通常是将作用于细胞不同周期的药物联合应用。

抗肿瘤药物对正常细胞也有一定的影响，尤其增殖的细胞对其敏感，可出现各种不良反应，如白细胞和血小板减少、恶心、呕吐、腹泻、毛发脱落、血尿、免疫力低下易感染等，化疗期间应经常检查血常规、肝功能、肾功能等。常用抗癌药见表11-2（参见《药理学》）。

表11-2 常用的抗癌药

分类	抗癌作用机制	常用药物
烷化剂	破坏DNA，制止细胞分裂	环磷酰胺、塞替哌、氮芥、白消安、环己亚硝脲
抗代谢类	阻断DNA的合成	氟尿嘧啶、呋喃氟尿嘧啶、甲氨蝶呤、阿糖胞苷
抗生素类	干扰DNA、RNA、蛋白质合成	丝裂霉素、阿霉素、放线菌素D、平阳霉素、博来霉素
生物碱类	干扰细胞内纺锤体形成	长春新碱、长春碱、羟喜树碱、依托泊苷、替尼泊苷
激素类	改变体内环境，影响肿瘤生长	甲状腺素、三苯氧胺、己烯雌酚、黄体酮、泼尼松、丙酸睾酮
其他		顺铂、卡铂、抗癌锑、羟基脲、L-门冬酰胺酶

3. 恶性肿瘤的放射疗法（radiotherapy） 放射疗法是肿瘤的主要治疗手段之一。现在大约70%的恶性肿瘤患者需接受放疗。目前常用的放射治疗机有：①加速器，如电子直线加速器、电子感应加速器，直线加速器（图11-4）是当前临床上应用最多的放疗设备；②^{60}Co治疗机，可放射出γ射线，在发展中国家应较广泛；③深部X线机，已很少使用；④立体定向放射外科（图11-5）。

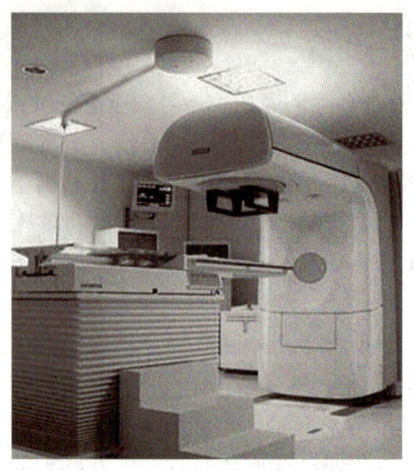
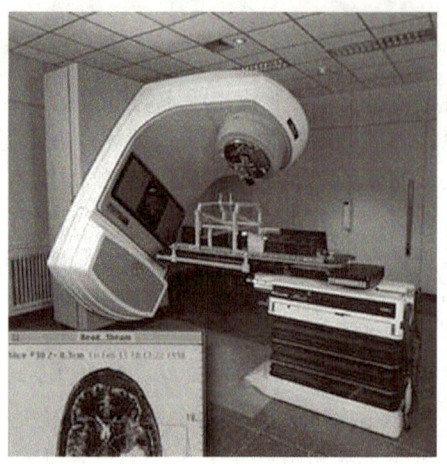

图 11-4　直线加速器　　　　　　　　图 11-5　X 刀

什么是 X 刀、γ 刀？

X 刀、γ 刀属于立体定向放射外科，是采取立体定向等中心技术通过三维空间将高能放射线（X 线、γ 线）一次大剂量聚照在病变部位，即安排若干放射源或者通过旋转放射源，通过准直器将全部放射线束聚集于一点，称之为焦点，焦点位置与病灶完全重合，在焦点上病灶可受到极高的辐射剂量，可以在短时间将病灶靶区的肿瘤或其他病变细胞摧毁，而病灶靶之外的健康组织所受的照射剂量却很小，达到既摧毁病灶又不损伤周围正常组织的目的，因损毁边界锐利如同手术切除一般，故称之为"刀"。根据放射线不同而称为不同的"刀"。并非所有的患者均适合此种疗法，它主要适用于治疗位置固定而体积较小的肿瘤，特别是颅内病变。而且因这些设备昂贵、技术复杂，所以治疗费用较高。

对放射治疗高度敏感的肿瘤有：恶性淋巴瘤、骨髓瘤、精原细胞瘤等；中度敏感的有：皮肤癌、鼻咽癌、食管癌、肺癌、子宫颈癌、乳腺癌等；低度敏感的有：软组织肉瘤、骨肉瘤、消化道腺癌、黑色素瘤等。

放射疗法对正常的细胞也会产生损伤，可引起白细胞和血小板减少、消化道反应、局部皮肤黏膜损害、免疫力低下易感染等。

4. 生物治疗　包括免疫治疗和基因治疗，尚处于发展阶段。

大有前途的肿瘤免疫治疗

免疫疗法是以某种药物或生物制品，特异性或非特异性地调节患者的免疫防护功能，增强机体对肿瘤细胞的限制和杀伤力。主要有：①非特异性免疫增强剂，如卡介苗、棒状杆菌、左旋咪唑、干扰素、白细胞介素、集落刺激因子和肿瘤坏死因子等；②输注抗肿瘤抗体、淋巴因子、免疫活性细胞，以杀伤肿瘤，并防止手术、放疗之后肿瘤复发；③肿瘤免疫疫苗，是特异性免疫。目前肿瘤疫苗分为肿瘤细胞疫苗、肿瘤核酸疫苗、肿瘤基因工程疫苗等。其中通过基因重组技术，将目的基因导入受体细胞而制备的疫苗，是疫苗发展的一次飞跃，已进入临床应用阶段。

5. 中医中药治疗 对治疗恶性肿瘤有一定的效果；配合化学治疗、放射治疗和手术治疗可减轻毒副作用。

> **案例 11-1 分析 2**
>
> 患者病理检查结果为髓样癌，属中等恶性，首选的治疗方法是手术。因髓样癌早期即可出现淋巴转移，手术时应一并行淋巴结清扫术。其他治疗方法包括放疗、化疗及药物介入疗法。

考点：肿瘤的治疗

五、肿瘤的预防

国际抗癌联盟（UICC）认为 1/3 的癌症是可以预防的，1/3 如能早期诊断是可以治愈的，1/3 可以减轻痛苦延长寿命，据此提出了恶性肿瘤三级预防概念。

1. 一级预防 也称病因预防。其目标是防止癌症的发生。其任务包括研究各种癌症病因和危险因素，针对化学、物理、生物等具体致癌、促癌因素和体内外致病条件，采取预防措施，并针对健康机体，采取加强环境保护、适宜饮食、适宜体育活动，以增进身心健康。

2. 二级预防 也称临床前预防、"三早"预防。其目标是防止初发疾病的发展。其任务包括针对癌症症状出现以前的那些潜在或隐匿的疾患，采取"三早"（早期发现、早期诊断、早期治疗）措施。例如，对高危人群进行定期检查，及时治疗癌前病变，尽可能早发现恶性肿瘤等。

> **癌前病变**
>
> 可能发生癌变的良性疾病称为癌前病变。如①皮肤黏膜：慢性溃疡、色素痣、黏膜白斑等；②消化系统：胃溃疡、萎缩性胃炎、肝硬化、息肉等；③乳腺：囊性增生症、纤维腺瘤等；④生殖系统：宫颈糜烂、葡萄胎、包茎、隐睾等。

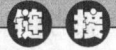

3. 三级预防 其目标是防止病情恶化，防止残疾。其任务是采取多学科综合诊断和治疗，正确选择合理诊疗方案，以尽早消灭癌症，尽可能恢复功能，促进康复，延年益寿，提高生活质量，甚至重返社会。

考点：肿瘤的预防

六、肿瘤的随访

肿瘤经治疗后仍有复发或转移的可能，所以对治疗后的患者应定期进行随访，以便早期发现复发或转移病灶，及时进行处理。随访还可观察疗效，利于进一步改进诊疗技术。恶性肿瘤患者一般术后第 1 年，每 1～2 个月随访一次；第 2、3 年每 3 个月随访一次，第 4、5 年每 6 个月随访一次；5 年后每 1 年随访一次。通常是以 3 年、5 年、10 年生存率来衡量恶性肿瘤的治疗效果。

第 2 节 常见体表肿瘤和瘤样肿块

一、皮样囊肿

在胚胎发育中少量外胚叶组织遗留于皮肤、黏膜下或深部组织内所形成。囊肿好发于眼睑、眉外侧、鼻根、枕部等处。囊肿呈圆形，柔软无痛，位于皮下层，与皮肤不粘连，位置较深者，可与深筋膜或骨膜粘连而不易推动。囊壁有皮肤及汗腺、皮脂腺、毛囊等皮肤附属器。囊内容物呈粥样、浓稠，含有脱落上皮细胞、皮脂或毛发等。

二、皮脂腺囊肿

皮脂腺囊肿俗称"粉瘤"，因皮脂腺导管阻塞后内容物潴留所形成，为体表最常见的肿物之一，其内容物似豆渣，并非真性肿瘤。常发生在成人头、面、背或臀部。肿块呈圆形、边界清楚，基底可推动，与皮肤粘连，有囊性感，中央处有时可见黑色毛囊孔，挤压或破溃后流出白色皮脂。生长缓慢，无症状，并发感染时，囊肿表面和周围有炎性反应，局部疼痛、红肿和触痛，破溃或切开引流有脓性豆渣样内容物，炎症消退后破溃处可愈合，囊肿又重新充盈。

三、脂 肪 瘤

由分化良好的脂肪组织构成。全身任何有脂肪组织的部位均可发生，大多数位于皮下组织内，为局限性肿块，好发于肩、背、臂、腹壁等部位。部分为多发性，以四肢及背部多见。少数可生长在腹内及腹膜后等部位。肿块生长缓慢，无疼痛，呈圆形或扁圆形，质软富弹性，边界清楚，与皮肤不粘连，表面皮肤正常，基底较广泛，有时呈分叶状。

四、血 管 瘤

由血管组织构成的一种良性肿瘤，80%属先天性，女性多见。生长缓慢，有人认为这种肿瘤并非真性肿瘤，而是血管发育畸形或血管增生。常见的血管瘤结构有：

1. 毛细血管瘤 由表浅的毛细血管扩张、迂曲而成（俗称"胎痣"）。多见于婴儿，一般生后即有，始为皮肤红点或小红斑，可迅速增大。全身各部位皮肤均可发生，以头面部多见。瘤体呈鲜红或紫红色，大小不一，形态不规则，边界清楚，表面平坦或隆起，压之褪色，松手后恢复原状。

2. 海绵状血管瘤 由内皮细胞增生构成血管延长扩张并汇集一处而成。多数生长于皮下组织内，也可在肌内、肌间内，少数可在骨或内脏等部位。其形态、质地酷似海绵。瘤体由扩张的静脉和血管窦构成，呈暗红或紫蓝色，柔软界清，具有压缩性和膨胀性，无搏动性杂音。可并发出血、感染或溃烂。

五、黑痣和黑色素瘤

1. 黑痣 为黑色素细胞组成的先天性黑斑。黑痣可分为：①皮内痣：位于真皮内，常稍突起皮肤表面或呈乳头状凸起，有时带有汗毛，最多见；②交界痣：位于表皮与真皮交界处，生长活跃，扁平、色素较深，好发于手、足，可因外伤、磨损、感染而恶变；③混合痣：位于表皮基层和真皮浅层，其交界痣部分，具恶变倾向。手掌、脚底等易摩擦部位的黑痣，或较大、扁平、形态不规则、边缘不清的黑痣，可行预防性切除，切口离痣缘约0.5cm，常规送病检。不应做不完整切除或化学性烧灼，以免刺激恶变；激光或冷冻治疗，由于无法病检，难明黑痣类型或是否恶变，不宜推广。

2. 黑色素瘤 一部分由黑痣恶变而来（与长期摩擦有关），也可自行发生。黑痣恶变表现为迅速增大、色素加深、瘙痒不适、疼痛、溃烂、出血，周围出现色素环或卫星状小瘤，区域淋巴结肿大。黑色素瘤因发展快，较早转移至淋巴结、肺、脑、骨等器官，须及早根治性切除。

六、皮 肤 癌

皮肤癌以鳞状细胞癌和基底细胞癌最常见，好发于裸露部位，如头、面、颈及手背，与长期强烈日晒有关。

1. 鳞状细胞癌 生长较快，早期即形成溃疡，有的呈结节样或菜花状，向深部侵犯较小，基底可移动；有的呈碟状，向深部浸润较明显，破坏性大，常累及骨骼。鳞状细胞癌常合并化脓性感染，伴恶臭、疼痛；可有区域性淋巴结转移。

2. 基底细胞癌 初期多为基底较硬斑块状丘疹，有的呈疣状隆起，而后破溃为溃疡灶改变，不规则，边缘隆起，底部凹凸不平，生长缓慢，转移者极少。好发于眼眶、鼻、前额等处。

各类皮肤癌的早期表现多为红斑状皮损，伴有鳞片状脱屑或痂皮形成，仅凭肉眼观察难以区分其组织学类型，而且易与牛皮癣、湿疹等良性皮肤疾患相混淆，常需借病理检查才能确诊。无论手术、放疗或其他治疗方法，对皮肤癌均有很好的疗效，治愈率可在90%以上。

目 标 检 测

选择题

【A_1型题】

1. 良性与恶性肿瘤判定中，最有诊断意义的是
   A. 生长方式　　　　B. 生长速度
   C. 肿瘤的异型性　　D. 对机体影响
   E. 出血与坏死
2. 区别癌与肉瘤的主要依据是
   A. 浸润性生长、无包膜
   B. 异型性明显，有核分裂象
   C. 通过血道转移
   D. 组织来源
   E. 肿瘤体积巨大
3. 良性肿瘤与恶性肿瘤的主要鉴别是
   A. 有无包膜　　　　B. 生长速度
   C. 分化程度　　　　D. 疼痛程度
   E. 有无溃疡
4. 交界性或临界性肿瘤是指
   A. 良性肿瘤位于两个脏器交界处
   B. 良性肿瘤来源于两种组织者
   C. 形态属良性，但浸润性生长
   D. 良性肿瘤位于重要器官
   E. 有内分泌功能的良性肿瘤
5. 关于肿瘤的转移错误的是
   A. 胃癌可转移至盆腔
   B. 乳腺癌可转移至锁骨上淋巴结
   C. 交界性肿瘤不出现转移
   D. 肝癌可出现脑转移
   E. 肺癌可出现骨转移
6. 确诊肿瘤最可靠的方法是
   A. CT检查　　　　　B. DSA检查
   C. B超检查　　　　D. 肿瘤标志物检查
   E. 病理学检查
7. 来源于间叶组织的肿瘤是
   A. 癌　　　　　　　B. 肉瘤
   C. 母细胞瘤　　　　D. 类癌
   E. 临界肿瘤
8. 恶性肿瘤的特点为
   A. 生长缓慢　　　　B. 包膜完整
   C. 多呈浸润性生长　D. 无转移
   E. 一般不危及生命
9. 肿瘤患者放疗或化疗期间，最主要的观察项目是
   A. 脱发程度　　　　B. 食欲不振
   C. 恶心呕吐　　　　D. 皮肤损害
   E. 血白细胞和血小板计数

【A_2型题】

10. 患者，女性，65岁，背部有一4cm×3cm大小肿块，质软，呈分叶状，边界不太清楚，活动度较小，无压痛，表面皮肤无红肿，未见静脉扩张，最可能的诊断是
    A. 皮肤癌　　　　　B. 平滑肌瘤
    C. 神经纤维瘤　　　D. 皮脂腺囊肿
    E. 脂肪瘤
11. 患者，男性，58岁，下肢慢性溃疡病程10余年，经久不愈，最近出现疼痛，边缘隆起，易出血。为明确诊断最好采用下列哪项检查
    A. 穿刺活检　　　　B. 切取活检
    C. 切除活检　　　　D. 脱落细胞检查
    E. CT扫描检查

【B_1型题】

（12、13题共用选项）
    A. 血行转移　　　　B. 直接蔓延
    C. 淋巴转移　　　　D. 种植性转移
    E. 胃肠道管腔内转移
12. 直肠癌转移到肝是
13. 胃癌转移到肠壁是

（母传贤）

第12章 颅脑损伤

> **学习目标**
> 1. 掌握：颅内压增高的病因、临床表现、诊断和鉴别诊断及治疗。
> 2. 熟悉：各型头皮损伤的诊断及治疗；颅盖骨折、颅底骨折的诊断依据及治疗；各型脑损伤的临床表现和诊断。

第1节 颅内压增高

案例12-1

患者，女性，50岁。因头痛1年，持续性加重伴呕吐、视物不清3d入院。1年前无明显诱因出现阵发性头痛，以右颞顶部为重，并进行性加重，时有夜间痛醒。3天来头痛加重并出现喷射性呕吐，吐后头痛减轻，且有视物模糊。体格检查：神清，合作，双瞳孔等大等圆，光反射正常。胸腹四肢无阳性体征。眼底检查：视神经乳头水肿。

问题：
1. 患者最可能的诊断是什么？
2. 为进一步诊断较理想的辅助检查是什么？
3. 治疗方案是什么？

颅腔为一个骨性半封闭腔隙。成人和颅缝闭合后的儿童，其颅腔容积是固定不变的，为1400～1500ml。颅腔内容物为脑组织、脑脊液和血液三种，它们使颅内保持一定的压力，称为颅内压（intractanial pressure，ICP）。脑脊液介于颅腔壁和脑组织之间，一般以其静水压代表颅内压力，通过侧卧腰椎穿刺或直接脑室穿刺测得，成人的正常颅内压为0.7～2.0kPa（70～200mmH$_2$O），儿童为0.5～1.0kPa（50～100mmH$_2$O）。当成人颅内压持续超过2.0kPa、儿童超过1.0kPa时，即为颅内压增高，临床上出现一系列相应的病理综合征。典型表现有：头痛、呕吐、视神经乳头水肿等。颅内压增高是神经外科最常见的症状。

一、病　　因

造成颅内压增高的原因有以下五类。

1. 颅腔内容物的体积增大　脑水肿是最常见的原因，如脑组织损伤、炎症、缺血缺氧、中毒等导致脑水肿。

2. 脑脊液循环和（或）吸收障碍　导致梗阻性脑积水和交通性脑积水。

3. 脑血流量持续增加或静脉回流障碍　如颅内动静脉畸形、恶性高血压和脑静脉窦血栓等。

4. 颅内占位性病变挤占颅内空间　如颅内血肿、颅内动脉瘤、脑肿瘤、脑脓肿、脑寄生虫病等。

5. 颅腔容积缩小 如颅骨凹陷性骨折、狭颅症、颅底凹陷症等。

二、病理生理

脑组织、脑脊液、脑血流三种颅内容物中的任何一种增加，都可引起另外两种适应性减少，以维持颅内压力的平衡。这种调节作用主要依靠脑脊液的增减来进行（脑脊液分泌则增加，而吸收就减少）。脑脊液总量占颅腔总容积10%左右，血液占颅腔总容积的2%～11%。一般而言允许颅内增加的临界容积约为5%，超过此范围，颅内压开始增高。当颅腔内容物体积增大或颅腔容量缩减超过颅腔容积的8%～10%，则会产生严重的颅内压增高。

考点提示：
颅内压增高的病因

（一）分类

1. 根据病因不同分类 正常情况下，颅腔被大脑镰和小脑幕分割成压力均衡、彼此相通的各分腔，小脑幕以上称幕上腔，又分为左右两分腔，容纳左右大脑半球；小脑幕以下称为幕下腔，容纳小脑、脑桥和延髓。当病因不同时，颅腔各分腔的压力增高也不一致。根据病因不同，颅内压增高可分为：

（1）弥漫性颅内压增高：颅腔内各部位各分腔之间压力均匀升高，不存在明显的压力差，因此脑组织无明显移位，颅内压可增高较多而不发生脑疝。临床所见的脑膜炎、弥漫性脑水肿、急性蛛网膜下隙出血等属此类。

（2）局灶性颅内压增高：由颅内占位性病变引起。病变部位压力首先增高，造成颅内各腔隙间的压力差，使附近的脑组织受到挤压从高压区向低压区移位，常导致脑室、脑干及中线结构移位，甚至导致脑疝。

2. 据病变发展的速度不同分类 颅内压增高可分三类。

（1）急性颅内压增高：见于急性颅脑损伤引起的颅内血肿、高血压脑出血等。其病情发展快，生命体征变化剧烈。

（2）亚急性颅内压增高：见于发展较快的颅内恶性肿瘤、颅内各种炎症等。

（3）慢性颅内压增高：见于颅内良性肿瘤、慢性硬脑膜下血肿等。病情发展慢，可长期无颅内压增高的表现，病情时好时坏。

（二）颅内压增高的后果

1. 脑缺血死亡 当颅内压增高接近平均动脉压时，脑血管麻痹，脑的血液供应几乎中断，导致脑死亡。

2. 脑水肿 颅内压增高后脑供血障碍造成脑组织缺血缺氧，继发脑组织水肿，加重颅内压增高，从而形成恶性循环。

3. 脑疝 当颅内压增高到一定程度时，尤其是局灶性颅内压增高，使附近的脑组织受到挤压从高压区向低压区移位，导致脑移位；若一部分脑组织进入颅内薄弱处或生理性间隙而引起一系列严重的临床症状和体征，称为脑疝。疝出的脑组织压迫脑内重要结构和生命中枢，常常危及生命。常见的脑疝有两种：

（1）小脑幕切迹疝（又称颞叶疝）：为幕上的脑组织通过小脑幕切迹向幕下移位形成，多由幕上一侧颞叶或大脑的外侧面占位性病变引起。疝入的脑组织压迫中脑及大脑脚，并刺激动眼神经。典型的临床表现为：颅内压增高的症状加重，表现为剧烈头痛和频繁呕吐，烦躁不安；进行性意识障碍，表现为嗜睡、浅昏迷以至昏迷，对外界的刺激反应迟钝或消失；患侧瞳孔先短暂缩小（动眼神经受刺激），继之进行性散大（动眼神经逐渐麻痹），对光反射迟钝或消失；病变对侧肢体自主活动减少或消失，最后因病情不断发展，导致双侧肢体瘫痪，呈去大脑强直状态，生命体征紊乱，最后呼吸心脏停搏。

（2）枕骨大孔疝（又称小脑扁桃体疝）：幕下小脑扁桃体及延髓，经枕骨大孔被挤向椎管内，称枕骨大孔疝。临床表现特点：剧烈头痛，频繁呕吐，颈项强直，强迫头位和生命体征改变，以意识障碍和瞳孔变化出现较晚，而呼吸改变明显和呼吸骤停发生较早为特点。

4. 库欣反应（Cushing） 颅内压急剧增高时，患者出现为血压高、脉搏慢、呼吸慢（两慢一高），继而呼吸浅促或潮式呼吸、血压下降、脉搏细速（两快一低），最终呼吸心搏停止，这种变化称为库欣反应，慢性颅内压增高时可不明显。

5. 神经源性肺水肿 5%~10%急性颅内压增高患者可出现神经源性肺水肿，表现为呼吸急促、痰鸣，并有大量血性泡沫痰。

6. 其他 部分患者可出现胃肠功能紊乱及消化道出血。

（三）临床表现

头痛、呕吐、视神经乳头水肿是颅内压增高的典型表现，称为颅内压增高"三主征"。

1. 头痛 是颅内压增高最常见的症状之一。头痛为持续性头痛，并有阵发性加剧，以早晨或晚间较重，发作时可持续数分钟至数小时，部位多在额部、颞部及颈部。头痛程度随颅内压的增高而进行性加重。当用力、弯腰或低头、咳嗽时常使头痛加重，以胀痛、撕裂痛多见。

2. 呕吐 多在头痛剧烈时出现。呕吐呈喷射性，易发生于饭后，常无恶心先兆，突然喷射而出，吐后自觉头痛减轻。颅缝未闭的婴幼儿，因颅内压可缓解，头痛不明显，仅表现为反复的呕吐，易误诊为胃肠疾病。

3. 视神经乳头水肿 是具有诊断价值的重要客观体征之一。一般为双侧，表现为视神经乳头充血、边缘模糊、中央凹陷、视神经乳头隆起、静脉怒张。视神经乳头水肿长期存在，视神经乳头颜色苍白，视野向心性缩小，继发性视神经萎缩，表现为视力下降，严重时失明。

"三主征"并不一定同时出现，发生顺序可先可后。

4. 意识障碍 疾病初期可出现嗜睡、反应迟钝，严重时可出现昏睡、昏迷、抽搐、去大脑强直、瞳孔散大、对光反射消失。

5. 生命体征变化 急性弥散性颅内压增高时生命体征的变化：早期表现为血压高、脉搏慢、呼吸慢（两慢一高），继而呼吸浅促或潮式呼吸、血压下降、脉搏细速（两快一低），最终呼吸心搏停止，这种变化称为库欣反应，慢性颅内压增高时可不明显。

6. 其他症状 头晕、猝倒；小儿可有头颅增大，头皮和额眶部浅静脉怒张、颅缝增宽、前囟饱满隆起。头颅叩诊呈破罐音。

考点提示：
颅内压增高的临床表现"三主征"和库欣（Cushing）反应

（四）诊断

通过仔细询问病史和详细的神经系统检查，往往能发现颅内疾病在引起颅内压增高早期的一系列局灶性症状与体征，及早作出初步诊断。例如，小儿的反复呕吐及头围增大；成人的剧烈头痛、癫痫发作、进行性瘫痪或视力减退等，都应考虑到颅内占位性病变。应注意鉴别神经功能性头痛与颅内压增高所引起的头痛的区别，当有头痛、呕吐、视神经乳头水肿三主征时，则颅内压增高的诊断可以确定。因视神经乳头水肿出现较晚，故应及早地进行以下辅助检查，尽早诊断。

1. 电子计算机X线断层扫描（CT） 为诊断颅内占位性病变的首选辅助检查。可对绝大部分占位性病变作出定位诊断，也有助于定性诊断。

2. 磁共振成像（MRI） 对颅骨骨质现象差、检查时间长、费用较高，当CT不能确诊时，可试行此检查。

3. 脑血管造影、数字减影血管造影（DSA） 用于脑血管畸形或动脉瘤。

4. X线摄片 对诊断颅骨骨折、垂体瘤所致的蝶鞍扩大、听神经瘤引起的内听道孔扩大等有重要价值。单独用于诊断颅内占位性病变目前已少用。

5. 腰椎穿刺 用于测颅内压，对患者有一定危险，可诱发脑疝，应慎重进行。

6. 颅内压监测 临床需要监测颅内压者，可以植入颅内压力传感器，进行持续监测，指导用药和手术时机选择。

考点提示：
颅内压增高的病因诊断

（五）治疗原则

1. 一般措施 凡颅内压增高者，都应留院观察。密切观察神志、瞳孔及生命体征，掌握病情发展的规律和特点。频繁呕吐者应暂禁食，以防吸入性肺炎。对不能正常饮食患者要给予输液支持，注意出入平衡。补液宜偏少，避免过快，通常成人每天输0.9%氯化钠溶液500ml＋葡萄糖溶液1500ml，补液过多时可促使颅内压增高恶化。用缓泻剂疏通大便，避免大便干燥。不可做高位灌肠，以免颅内压骤然升高。呼吸费力者或昏迷患者可尽早行气管切开，保持呼吸道通畅，给患者吸氧有助于降低颅内压。病情稳定时应尽快查明病因。常规使用抗生素预防感染。

2. 病因治疗 对病因明确，无手术禁忌患者，应积极开展手术去除病因，这是控制颅内压增高最合理有效的方法。如颅内积血，行血肿清除术；颅内占位性病变，首先考虑行病变切除；脑积液者行积液分流术等。

3. 降低颅内压

（1）间接降压：适用于暂时不能查明病因的颅内压增高者或已查明病因但仍需非手术治疗者。主要用高渗利尿剂，能口服的口服，不能口服的静脉或肌内注射。常用的口服药物有：①氢氯噻嗪25～50mg，每天3次；②氨苯蝶啶50mg，每天3次；③呋塞米（速尿）20～40mg，每天3次等。常用的注射制剂有：①20%的甘露醇250ml，快速静脉滴注，每天2～4次；②呋塞米20～40mg，每天1～2次，肌内注射或静脉注射。此外，浓缩2倍的血浆100～200ml静脉注射；20%的人血清蛋白20～40ml静脉注射，对减轻脑水肿、降低颅内压有效。

（2）直接降压：包括脑室穿刺置管引流和行减压术。前者一般行侧脑室穿刺，婴幼儿则经未闭的前囟穿刺。穿刺成功后，有时垂死的患者可奇迹般清醒好转，为后续治疗创造了条件。

4. 对症治疗

（1）头痛：可用镇静剂，但禁用吗啡制剂，以免抑制呼吸。

（2）癫痫发作：选用苯妥英钠0.1g、地西泮2.5mg或苯巴比妥0.03g，均每天3次口服。不能口服的用苯巴比妥0.1～0.2g或地西泮5mg肌内注射。

（3）抽搐：用镇静药物如地西泮（安定）、苯巴比妥等。无效者小量分次静脉注射硫喷妥钠控制。

5. 皮质激素应用 地塞米松5～10mg静脉或肌内注射，每天3次。氢化可的松100mg静脉注射，每天1～2次。泼尼松5～10mg口服，每天1～3次。以上药物可减轻脑水肿，有利于缓解颅内压增高。

6. 冬眠低温疗法 通过冬眠药物和物理降温，使患者的体温处于亚低温状态。这可以降低脑的新陈代谢率，减少脑组织的耗氧量，防止脑水肿的发生和发展，对降低颅内压也有一定作用。

7. 脑脊液体外引流 有颅内压监测装置的患者，可经脑室缓慢放出脑脊液少许，以缓解颅内高压。

8. 巴比妥治疗 大剂量戊巴比妥钠和硫喷妥钠注射可降低脑的代谢，减少氧耗及增加脑对缺氧的耐受力，使颅内压降低。但需在有经验专家指导下应用。在给药期间应做血药物浓度监测。临床研究显示，巴比妥疗法并未改善患者预后。

9. 辅助过度换气 目的是使体内的CO_2排出。当动脉血$PaCO_2$每下降1mmHg时，可使脑血流量递减2%，从而使颅内压相应下降。

10. 脑疝引起危象的急救 必须在15～30min内快速静脉给予20%甘露醇250～

考点提示:
颅内压增高的治疗原则

500ml,地塞米松 10mg,呋塞米 20~40mg,同时给氧,以暂时降低颅内压,稳定病情。然后迅速查明病情,去除病因或行减压术。

案例 12-1 分析

1．初步诊断：颅内压增高症。
诊断依据：患者 1 年来的头痛、持续性加重伴喷射性呕吐、视物不清、视神经乳头水肿。
2．为了进一步诊断较理想的辅助检查是：①头颅 X 线片、CT 或 MRI,了解颅脑情况是否存在脑水肿、受压和占位性病变；②腰穿：测定脑脊液压力,分析脑脊液成分。
3．治疗方案：①对症处理：包括脱水,即应用脱水剂、限制水入量、应用激素、冬眠低温治疗；②病因治疗：根据查明病因,如肿瘤切除,有脑疝时紧急行减压术等。

第 2 节 损　　伤

案例 12-2

患者,男性,24 岁。因头部外伤 5h 入院。患者 5h 前因打架斗殴被他人用木棒击伤右颞侧头部,当时昏迷约 10min,清醒后自行回家,随后呕吐 2 次,诉头痛难忍。约 3h 前又再次昏迷,急诊入院。体格检查：体温 36℃,脉搏 60 次/分,呼吸 13 次/分,血压 150/95mmHg。患者呈昏迷状态,头右颞部有一约 3cm×4cm 肿块,有压痛、质较软。右瞳孔 5mm,左瞳孔 2mm,右瞳孔对光反射迟钝,颈软,左侧肢体活动差,左病理征阳性。超声波检查：脑中线左移 1cm。

问题：
1．患者最可能的诊断是什么？
2．为进一步诊断较理想的辅助检查是什么？
3．治疗原则是什么？

颅脑损伤是一种常见外伤,可单独存在,也可与其他损伤复合存在。日常生活中多发生于交通事故、高处跌落、失足跌倒,偶见于难产和产钳引起的婴儿颅脑损伤。战争中多见于火器伤和爆炸导致的冲击伤。其发病率仅次于四肢损伤,居外伤第二位。虽然近年来在颅脑损伤的研究上取得许多成果和进展,但临床上由其造成的残疾率和死亡率仍高居所有损伤之首。颅脑损伤分为头皮损伤、颅骨损伤和脑损伤。其中对预后起决定作用的是脑损伤的程度及处理效果。

外界暴力对颅脑的损伤大致可分为两种方式：一种是直接损伤,即暴力直接作用于头部引起的损伤。另一种是间接损伤,即暴力作用于机体的其他部位,然后传导至头部所致的损伤。一般较严重的颅脑损伤都是这两种致伤因素共同导致的,诊疗过程中要认真分析,才能作出正确的判断。

颅脑损伤分类

1．按损伤组织层次分类　①头皮损伤；②颅骨损伤；③脑损伤。
2．按颅腔是否与外界相通分类　①开放性颅脑损伤：指头皮、颅骨、硬脑膜三层均已破损,颅腔与外界相通；②闭合性颅脑损伤：指硬脑膜完整,颅腔与外界不相通。

链接

3. 按脑组织损伤类型分类　①原发性颅脑损伤：指暴力作用于头部立即引起的损伤，主要有脑震荡、脑挫伤、原发性脑干损伤；②继发性颅脑损伤：指受伤一定时间后出现的脑损伤，如脑水肿、颅内血肿。

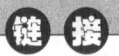

一、头皮损伤

头皮损伤均由直接外力造成，损伤类型与作用物体有密切关系。头皮血供丰富，伤后极易导致大出血，尤其是体弱者和儿童可因此导致休克。头皮外伤愈合能力强，但处理不当可导致严重的颅骨和颅内感染。

（一）头皮解剖

头皮是覆盖于颅骨之外的软组织，在解剖学上可分为五层。

1. 皮层　较身体其他部位的厚而致密，含有大量毛囊、皮脂腺和汗腺。含有丰富的血管和淋巴管，外伤时出血多，但愈合较快。

2. 皮下层　由脂肪和粗大而垂直的纤维束构成，与皮肤层和帽状腱膜层均由短纤维紧密相连，是结合成头皮的关键，并富含血管神经。皮下层易发生皮下血肿。

3. 帽状腱膜层　为覆盖于颅顶上部的大片腱膜结构，前连于额肌，后连于枕肌，且坚韧有张力。帽状腱膜层易发生帽状腱膜下血肿。

4. 腱膜下层　由纤细而疏松的结缔组织构成。

5. 骨膜层　紧贴颅骨外板，可由颅骨表面剥离。骨膜层易发生骨膜下血肿。

（二）头皮血肿

头皮血肿多因钝器打击和碰撞导致的头皮下血管破裂引起，头皮仍保持完整，可分为三种类型。

1. 皮下血肿　特点为比较局限，血肿小、圆形、疼痛、无波动，可自行吸收，一般不需要特殊处理。

2. 帽状腱膜下血肿　帽状腱膜下组织疏松，不受颅缝限制，血肿易扩散。通常血肿面积较大，触之较软，张力低，可有波动感。出血多时血肿可前自眉弓、后达上项线，两侧及颞部，血肿内血液不凝固。血肿较小时可加压包扎，待其自行吸收。较大的血肿的治疗需要在严格的无菌操作下，以粗针穿刺抽尽积血，然后注入适量的抗生素，再加压包扎；若继发感染化脓，则需及时切开引流。

3. 骨膜下血肿　多见于初生儿在分娩时受伤所致。血肿不能跨过颅缝，通常不必处理，可自行吸收；若血肿较大时，张力较高，可有波动感，亦可抽出积血后加压包扎。但要注意有无骨折存在，如有颅骨骨折存在时不能加压包扎，以防将血液经骨缝挤入颅内，导致硬脑膜外血肿。

（三）头皮裂伤

头皮裂伤可由钝器或锐器形成，若帽状腱膜已破，头皮伤口将全部裂开；帽状腱膜未破者，头皮伤口裂开较小。无论伤口大小，出血往往较多，大的伤口若不及时止血，可在短时间内发生失血性休克，甚至死亡。急救时可用手掌压迫或加压包扎，多能制止出血。力争在伤后24h内清创缝合，对污染较轻的伤口超过24h仍可一期清创缝合。创缘略加修剪，但不可切除过多，以免造成缝合张力过大。血管一般不需结扎，将头皮外三层紧密缝合即可。若帽状腱膜破裂者应先缝合帽状腱膜，再缝皮下组织、皮肤。头皮缺损较多时，可用皮瓣旋转缝合法消灭创面。应及时给予抗生素和 TAT 治疗。

（四）头皮撕脱伤

头皮撕脱伤多因长发辫被卷入转动的机器内，使发根连同大块头皮自帽状腱膜下层或连同颅骨骨膜被撕脱所致。因大量失血和疼痛容易导致休克。治疗上应立即止血、止痛、防治休克，及时清创，然后根据撕脱情况进行进一步处理。对头皮部分撕脱患者，清创后原位缝合；对头皮完全撕脱患者，但完整，无明显污染，血管断端整齐，且伤后未超过 6h，可在清创后试行显微外科技术行小血管吻合、头皮原位缝合术；如没有显微外科技术条件，可将撕脱头皮消毒，制成中厚皮片，行游离植皮；若骨膜已撕脱，需在颅骨外板上多处钻孔至板障，待肉芽组织覆盖颅骨后再游离植皮。

考点提示： 头皮损伤的急救及处理原则

二、颅骨骨折

闭合性颅脑损伤中颅骨骨折占 15%~20%。按颅骨骨折部位不同分为颅盖骨骨折及颅底骨折，可单独存在，亦可同时存在。引起颅骨骨折的暴力，常足能损伤脑组织，故应警惕是否合并脑膜、脑、颅内血管和脑神经的损伤。

（一）颅盖骨折

颅盖骨折多由直接暴力造成，依骨折形态分为线形骨折、凹陷性骨折、粉碎性骨折等。

1. 临床表现和诊断 颅盖骨折常伴有轻重不一的头皮损伤，骨折本身依靠触诊很难发现，需结合影像检查明确诊断。例如，颅骨正、侧位 X 线平片。有时需摄骨折部位的切线位 X 线平片，可显示凹陷骨折的凹陷深度。CT 扫描则不仅了解骨折情况，还可了解有无合并脑损伤。

2. 治疗

（1）线形或星形骨折：不需特殊处理，但当骨折线跨过硬脑膜中动脉沟或静脉窦时，则需严密观察，警惕硬脑膜外血肿的发生。

（2）粉碎骨折：一般不需要处理。但碎骨片刺入脑组织时，则应手术摘除碎骨片，缝闭硬脑膜。开放性骨折的碎骨片易致感染，必须全部取出。

考点提示： 颅盖骨折的诊断及治疗原则

（3）凹陷骨折：下陷较轻，不引起脑组织受压，可不处理。骨折凹陷范围 3~5cm，深度超过 1cm 者，尤其位置相当于运动或语言处理中枢时，需手术将下陷骨片撬起复位。位于大静脉窦处的凹陷骨折，如未引起神经体征，即使陷入较深，也不宜手术；必须手术时，术前术中都需做好处理大出血的准备。

（二）颅底骨折

颅底骨折多为间接暴力所致，如高处坠落足、臀着地，反冲力沿脊柱向上达颅底；也可由颅盖骨折延伸至颅底，颅底骨折大多为线形或星形骨折。因颅底部骨质薄、又与硬脑膜紧密相连，骨折时将硬脑膜撕破，易造成开放性脑损伤。根据发生部位可分为颅前窝骨折、颅中窝骨折、颅后窝骨折三种。因骨折部位深在不易发现，X 线检查常不易显示出来，主要是根据症状体征来进行诊断。

1. 临床表现 其临床表现特征主要有：①耳、鼻部的出血和脑脊液漏；②皮肤、黏膜下出现的瘀斑；③脑神经损伤和脑损伤症状。

（1）颅前窝骨折：骨折部位常在筛骨或眶顶，伤后常有鼻出血、眼眶周围广泛淤血斑（"熊猫眼"或"眼镜征"）、球结膜下出血（"兔眼征"）。若脑膜、骨膜同时破裂则合并脑脊液鼻漏，脑脊液经额窦或筛小房由鼻孔流出。颅前窝骨折还可能造成嗅神经和视神经损伤，出现相应症状。

（2）颅中窝骨折：累及蝶骨，可有鼻出血或合并脑脊液鼻漏，脑脊液经蝶窦由鼻孔流出。累及颞骨岩部，脑膜、骨膜及鼓膜均破裂时，则合并脑脊液耳漏，脑脊液经中耳由外耳道流出，若鼓膜完整，脑脊液则经咽鼓管流往鼻咽部，误认为鼻漏，常损伤面神经和听神经引起同侧面神经瘫痪、耳聋、耳鸣等。如骨折线居内则，可累及视神经、动眼神经、滑车神经、三叉神经和展神经。外耳道软组织裂伤出血与本病流出血性脑脊液不同，可见伤口，且仅为血液。

（3）颅后窝骨折：骨折常累及岩骨和枕骨基底部，可出现乳突、颈枕区皮下瘀斑，或在咽后壁发现黏膜下淤血。脑脊液漏至胸锁乳突肌和乳突后皮下，有时可伤及舌咽、迷走神经而产生软腭麻痹、舌歪、吞咽困难和声嘶等。

颅底骨折偶尔可伤及颈内动脉，造成颈动脉-海绵窦瘘或大量鼻出血（表12-1）。

表12-1 颅底骨折类型与表现

骨折部位	淤血斑部位	脑脊液漏部位	脑神经损伤
颅前窝骨折	眶周皮下及球结膜下，"熊猫眼"征、"兔眼征"	鼻或口	嗅神经、视神经损伤。
颅中窝骨折	耳后、乳突部	耳、鼻咽部	面神经、听神经
颅后窝骨折	乳突部、枕下部	胸锁乳突肌和乳突后皮下	可有舌咽神经、迷走神经、舌下神经、副神经

怎样判断是否脑脊液漏？

将口、鼻流出物滴于白色滤纸上，若血迹外周有月晕样淡红色浸渍圈，为脑脊液；或用尿糖试纸测定，脑脊液含糖而鼻腔分泌物不含糖。

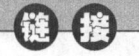

考点提示：
颅底骨折的临床表现

2. 诊断 颅底骨折的诊断及定位，主要靠外伤史和相应的临床表现，X线的诊断价值较低。CT、MRI对诊断有帮助。

3. 治疗 对颅底骨折的患者，其骨折本身无需特殊治疗，应着重观察有无合并脑损伤、脑神经损伤。出现脑脊液耳漏或鼻漏者为开放性骨折，应尽早注射TAT，预防性使用抗生素，取床头抬高15°～30°卧位，用消毒棉球吸附耳、鼻的血性液体，避免擤鼻、打喷嚏、剧烈咳嗽、用力排便等颅内压升降的动作，以免脑脊液逆流，禁止耳鼻道填塞、冲洗、药液滴入和腰椎穿刺，以免颅内感染。脑脊液漏多在1～2周自愈，如超过1个月以上仍不愈合，应考虑做硬脑膜修补术。伤后视力障碍或失明者，需双侧视神经孔照片，发现骨折片挫伤或血肿压迫者，应争取12h内行视神经探查减压术；面瘫患者，多能在1个月恢复，3个月后无恢复，亦应考虑做骨管减压或面神经吻合。

考点提示：
颅底骨折脑脊液漏的处理

三、脑损伤

颅脑损伤中最重要的当属脑损伤。按伤后脑组织是否与外界相通，将脑损伤分为闭合性脑损伤和开放性脑损伤。前者为头部受钝性物体打击或间接暴力所致，不伴有头皮、颅骨损伤，或虽有头皮、颅骨损伤，但脑膜完整，无脑脊液漏。后者多由锐器或火器损伤直接造成，皆伴有头皮损伤、颅骨骨折和脑膜破裂，有脑脊液漏。

按脑损伤形成原因将脑损伤分为原发性脑损伤和继发性脑损伤。前者是指暴力作用于头部后立即发生的脑损伤，主要有脑震荡、脑挫裂伤及原发性脑干损伤等。后者是指头部受伤一定时间后出现的脑损伤,主要有脑水肿和颅内血肿。

1. 损伤机制 了解脑损伤的受伤机制,有助于判断受伤部位及程度(图12-1)。①加速性损伤:指运动着的物体撞击静止状态的头部,脑损伤部位多发生在受力处。②减速性损伤:多见于运动着的头部撞在静止的物体上,如后仰跌倒、高处跌落头先着地等。运动着的头颅突然受阻停止,颅内脑组织受惯性作用,仍继续前后或左右运动,由于损伤最严重处常在受力点的对侧(或两侧),又称对冲伤。③旋转性损伤:一般见于从山坡上滚下,颅腔与颅内组织转动不协调,脑组织受边缘锐利的大脑镰、小脑幕切迹、枕骨大孔等碰撞切割而导致脑-脑干等处的严重损伤。总之,头部运动时受伤,通常比静止时受伤重;枕部或颞部受力,比其他部位受力的伤势重。

2. 脑损伤的分级 分级目的是为了便于制定诊疗常规、评价疗效和估计预后,并对伤情进行鉴定。

(1)伤情轻重分级:①轻型(Ⅰ级):指单纯的脑震荡,有或无颅骨骨折,昏迷在30min以内,有头痛、头晕等自觉症状,神经系统和脑脊液检查无明显改变;②中型(Ⅱ级):指轻度脑挫裂伤或颅内小血肿,有或无颅骨骨折及蛛网膜下腔出血,无脑受压的明显定位体征,昏迷在0.5~12h以内,有轻度神经系统阳性体征、轻度生命体征改变;③重型(Ⅲ级):主要指广泛颅骨骨折,广泛脑挫裂伤,脑干损伤或颅内血肿,昏迷>12h,意识障碍逐渐加重或出现再昏迷,有明显的神经系统阳性体征,有明显生命体征改变。

(2)Glasgow昏迷评分法分级:国际上广泛使用。根据患者睁眼反应、运动反应、语言反应进行评分。评分在13~15分者定为轻度,8~12分为中度,3~7分为重度(表12-2)。

表12-2 格拉斯哥昏迷评分法

睁眼反应	言语反应	运动反应	分别记分
		按吩咐活动	6
	回答正确	刺痛时有定位活动	5
正常睁眼	回答错乱	刺痛时躲避	4
呼唤睁眼	词句不清	刺痛时肢体屈曲	3
刺痛时睁眼	只能发音	刺痛时肢体过伸	2
无反应	无反应	无反应	1

(一)脑震荡

脑震荡是指颅脑外伤后出现一过性脑功能障碍,无肉眼可见的神经病理改变,但显微镜下可见神经组织结构紊乱。

1. 临床表现

(1)意识障碍:伤后立即出现,可为神志不清或完全昏迷,持续数秒或数分钟,一般不超过30min。较重者在意识障碍期间可有面色苍白、出冷汗、脉细速、呼吸浅慢、血压下降、肌张力降低等表现,随着意识恢复很快趋于正常。

(2)逆行性健忘(近事遗忘):指清醒后不能回忆受伤当时及伤前一段时间内发生的事情。

(3)脑损伤后综合征:患者醒后多有头痛、头晕、恶心、轻度呕吐、失眠、情绪不稳定、记忆力减退等症状,多数在数日后逐渐消失,但也有持续较长时间,称为"脑损伤后综合征"。

(4)神经系统检查无阳性体征、脑脊液检查无红细胞、CT检查颅内无异常。

2. 治疗 单纯性脑震荡无需特殊治疗,卧床休息5~7d、镇静止痛。密切观察意识和生命体征,警惕继发性脑损伤。多数患者2周内恢复正常,预后良好。

考点提示:
脑震荡临床表现及治疗

(二)脑挫裂伤

脑挫裂伤是指脑组织的原发性、实质性损伤。脑挫伤是指破坏较轻,软脑膜尚完整者;脑裂伤是指软脑膜、血管和脑组织同时有破裂,伴有蛛网膜下隙出血。两者常同时存在,临床上不易区分,一般合称为脑挫裂伤。继发于脑挫裂伤的脑水肿及血肿具有较重的临床意义。轻者,脑水肿消退后,病灶可形成瘢痕、囊肿或与硬脑膜粘连,成为外伤性癫痫的原因之一。重者广泛性脑挫裂伤数周后形成外伤性脑萎缩。

1. 临床表现

(1)意识障碍:受伤后立即出现,其程度和持续时间与脑挫裂伤的程度、范围直接相关。持续时间一般在半小时以上,可数小时、数天或长期昏迷,与脑损伤程度有关。

(2)头痛、恶心、呕吐:头痛可局限于某一部位,亦可为全头疼,间歇或连续,在伤后1~2周最明显,之后逐渐减轻。可能与颅内压增高、自主神经功能紊乱和外伤性蛛网膜下隙出血的脑膜刺激有关。早期恶心、呕吐可能是脑神经受冲击引起,晚期大多与颅内压改变有关。

(3)局灶的症状、体征:受伤后出现伤灶相应的神经功能障碍或体征,如偏瘫、失语、嗅觉丧失、失明、斜视、面瘫等。

(4)生命体征变化:轻中度脑挫裂伤患者可无明显变化。重度患者可出现血压上升、脉搏徐缓、呼吸深慢,危重者可出现病理呼吸。

(5)颅内压增高与脑疝:继发于脑水肿、颅内血肿等。

(6)CT检查:已成为脑挫裂伤的首选检查,可了解损伤的具体部位、范围及周围脑水肿的程度,也可观察脑室受压和中线结构的移位情况。

(7)腰椎穿刺:脑挫裂伤的患者脑脊液检查一般可见红细胞。但对颅内压明显增高的患者要谨慎。

2. 治疗原则

(1)一般治疗:①静卧,取头高位。②保持呼吸道通畅,必要时安放鼻咽或口咽通气导管,深者及早做气管切开。③呕吐频繁者应禁食,必要时鼻饲,注意营养补充和维持水、电解质、酸碱平衡;常规应用抗生素,预防感染。④镇静、止痛等对症处理。⑤营养支持。⑥高热的处理。

(2)防止脑水肿:是治疗脑挫裂伤极为重要的环节。①脱水治疗:常用20%甘露醇、25%山梨醇或50%葡萄糖溶液等脱水剂;②冬眠降温;③应用皮质激素,稳定脑细胞溶酶体膜,降低脑血管壁通透性;④经鼻导管间断吸氧。

(3)神经营养性药物应用:如ATP、细胞色素C、辅酶A及胞磷胆碱等,加入10%葡萄糖溶液静脉滴注,以供给能量,改善和恢复细胞功能。

(4)手术治疗:重度脑挫裂伤者,经上述治疗无效或怀疑脑疝等,应做脑减压术或局部病灶清除术。

手术指征:①意识障碍进行性加重或已有一则瞳孔散大的脑疝表现;②CT检查发现中线结构明显移位、脑室明显受压;③在脱水治疗过程中病情恶化。

考点提示:
脑挫裂伤的临床表现及治疗原则

脑 干 损 伤

脑干损伤甚为严重,患者昏迷深,瞳孔大小多变,眼球分离固定在不同位置,对光反应消失,常有去大脑强直,双下肢锥体束征阳性,生命体征不稳定,继而呼吸循环功能迅速衰竭。上述症状伤后立即出现,为原发性脑干伤,见于脑干震荡、挫裂伤、出血等;若伤后经一段时间才逐渐出现,多由颅内血肿引起颞叶沟回疝压迫脑干所致,称继发性脑干伤。治疗原则同脑挫裂伤,应着重防治脑疝,维持好呼吸循环功能。

(三）颅内血肿

外伤性颅内血肿是严重的继发性脑损伤，发生率约占闭合性颅脑损伤的10%和重型颅脑损伤的40%～50%。其严重性在于可引起颅内压增高而导致脑疝。早期及时处理，可在很大程度上改善预后。按血肿发生的部位可分为硬脑膜外血肿、硬脑膜下血肿及脑内血肿等。按血肿的数目可分为单发性血肿及多发性血肿。按血肿引起颅内压增高或脑疝早期症状所需的时间，将其分为三型：①急性血肿：72h以内者；②亚急性血肿：3d至3周者；③慢性血肿：超过3周者。

1. 硬脑膜外血肿 约占外伤性颅内血肿的30%，大多为急性型。常为颅骨骨折引起的脑膜中动脉破裂所致，血液积聚在颅骨与硬脑膜之间（图12-1）。颅盖部硬脑膜与颅骨之间附着较颅底松弛，故一般硬膜外血肿发生于颅盖部。血肿最常发生于颞区，多为单发。

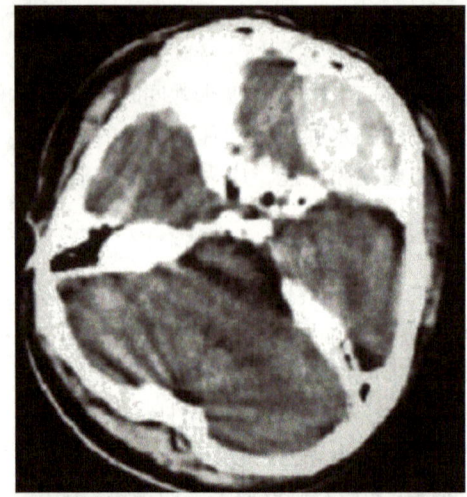
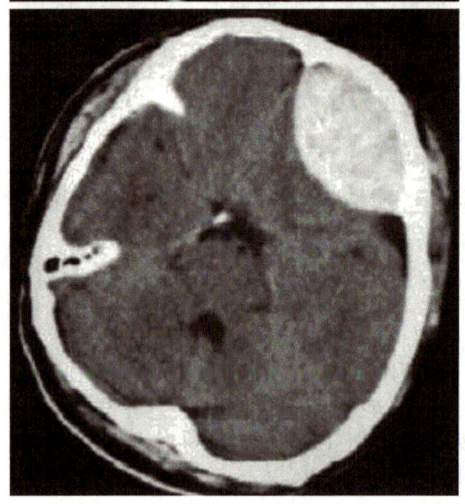

图12-1 硬脑膜外血肿

(1) 临床表现与诊断

1) 意识障碍：典型临床表现为有中间清醒期。头部外伤后，因脑震荡或轻度脑挫裂伤而立即昏迷（原发性昏迷），继而有一段清醒期（意识好转期），随后由于血肿逐步增大，脑疝形成压迫脑干而再度昏迷（继发性昏迷）。中间清醒期是诊断硬脑膜外血肿的重要依据，其长短取决于原发性脑损伤的程度和血肿形成的速度，绝大多数在24h内，少数可达数日。而脑损伤较重或出血速度较快时中间清醒期可不明显，只表现为伤后昏迷程度逐渐加深。脑损伤较局限或无明显的脑损伤史者，早期可无昏迷，只在血肿引起脑疝时才出现。

2) 颅内压增高：脑疝昏迷前常有剧烈的头痛、呕吐等颅内压增高表现。伴有血压升高、呼吸和脉搏缓慢、烦躁或嗜睡、遗尿等表现。

3) 瞳孔改变及神经系统体征：如引发脑疝，可出现患侧瞳孔逐渐散大、对侧椎体束征，极度严重时出现呼吸紊乱或骤停、去大脑强直。

4) X线平片检查：常见骨折线跨越脑膜中动脉；CT检查对于确诊定位、计算出血量、脑组织移位有重大价值。其典型表现为颅骨内板与脑表面之间双凸镜形高密度影。紧急时尚可钻颅探查。

(2) 治疗原则：①非手术治疗：患者伤后无明显意识障碍，病情平稳，CT扫描示幕上血肿＜40ml、幕下血肿＜10ml、中线结构移位＜1.0cm者，可严密监测病情变化，对症治疗。②手术治疗：CT扫描示幕上血肿＞40ml、颞区血肿＞20ml、幕下血肿＞10ml时，可经CT、MRI定位后直接开颅探查，清除积血、止血。

2. 硬脑膜下血肿 约占外伤性颅内血肿的40%，多为对冲伤所致。血肿积聚于硬脑膜与蛛网膜之间，多为大脑皮质血管破裂所致（静脉占多），也可由脑内血肿穿破皮质形成，在颅内血肿中最常见。且常为多发性。硬脑膜下血肿按病程可分急性、亚急性、慢性三类。

（1）临床表现与诊断

1）急性硬脑下血肿：颅内压增高与脑疝的征象多在1~3d内进行性加重。①意识障碍：多数原发性昏迷和继发性昏迷相重叠，呈现昏迷程度逐渐加重；临床表现基本上与硬膜外血肿相似。不同点是发生在严重的脑挫裂伤基础上，昏迷时间长，无中间清醒期或非常短暂。②颅内压增高症状中，呕吐、烦躁多见，生命体征变化明显。③局灶症状多见，源自脑挫裂伤和血肿压迫。④临床症状重，进展快。一侧瞳孔散大后不久，对侧瞳孔也散大，出现病理性呼吸濒死状态。⑤CT检查示在颅骨内板和脑表面之间呈现新月形或半月形高密度、等密度或混杂密度影。本病多与对冲伤并存，故定位征常与着力部位不相符，如瞳孔散大在着力点的对侧，肢体瘫痪及锥体束征出现于着力点的同侧；另外受力侧颅骨常有骨折，血肿侧无骨折。

2）亚急性硬脑膜下血肿：伤后期4~14d出现症状，必要时需借助脑血管造影、CT等确诊。

3）慢性硬脑膜下血肿：伤后2周至数年才出现症状，以半年后发病最常见。致伤力轻，如开门、跌倒时碰触头部，患者往往已记不清头部受伤史。因血肿形成缓慢，周围包膜明显，其内含棕色液体和少量凝血块，故又称外伤性蛛网膜囊肿，常误诊为脑瘤。本病有赖于脑血管造影、CT及MRI检查确诊。

（2）治疗原则：急性与亚急性硬脑膜下血肿的治疗，应紧急手术探查，切开硬脑膜排除积血，暂时降低颅内压，随后经血肿侧的额、顶、颞部行大骨瓣开颅，寻找出血点，妥善止血，吸尽坏死的脑组织，术后按重型脑损伤处理。对慢性硬脑膜下血肿，可行颅骨钻孔置管冲洗引流或开颅血肿清除。

3. 脑内血肿 较少见，发生部位常与脑挫裂伤一致，往往和硬脑膜下血肿并存。CT、MRI可确诊定位。

（1）临床表现与诊断：脑内血肿与伴有脑挫裂伤的复合性硬脑膜下血肿的症状很相似，而且事实上两者常同时存在。及时行CT、MRI可明确诊断。

（2）治疗与预后：脑内血肿的治疗与硬脑膜下血肿相同，多采用骨瓣或骨窗开颅，在清除硬脑膜下血肿和明显挫碎的脑组织后大多数脑内血肿即可显露，将之一并清除。少数脑深部血肿，术中应引起注意：①浅部血肿部位稍隆起，脑皮质张力大且呈青紫色，或软脑膜下有斑块状的薄层血肿，触及局部脑组织较软，均应做试探性脑穿刺，一旦证实即可切开脑皮质清除血肿并止血；②当吸除脑挫裂处的失活脑组织时，若有血凝块从脑深处涌出，提示脑内血肿，应深入寻找，将血肿彻底清除并完善止血。

考点提示：
硬膜外血肿的临床表现及治疗原则

（四）开放性脑损伤

开放性脑损伤是指伤处硬脑膜破裂，脑组织与外界相沟通。

1. 临床表现 除可有闭合性颅脑损伤的所有表现外，尚有以下特点：火器直接击中脑内重要中枢时，患者常立即死亡；头部伤口出血严重，发生休克的机会较闭合伤多；伤道一般有血肿存在，脑水肿出现较早，脑组织可从较大的伤口膨出，起到自动减压作用，脑疝发生较少；伤口处可见脑脊液和脑组织外溢，污染重，常有异物残留，易继发感染；愈合后形成脑与脑膜甚至头皮粘连，可引起癫痫等后遗症。

2. 治疗 必须补液、输血、抗休克，争取在24h内彻底清创，并使用抗生素预防感染和注射TAT。若初期处理良好，创道污染轻，72h仍可清创。

案例12-2分析

1. 初步诊断：①右颞顶部硬膜外血肿；②右颞顶部头皮血肿。

诊断依据：头部右侧外伤，当即昏迷10min，清醒后又昏迷，呕吐、头痛，脉搏60

次/分，呼吸13次/分，血压150/95mmHg，右颞顶包块、右瞳孔散大、光反射迟钝、左肢体活动差、超声脑中线左移。

2．辅助检查：颅脑X线片、CT或MRI，能确定出血部位及量。

3．治疗原则：急诊手术清除积血、止血，对症等治疗。

小 结

颅内压增高是一种常见的继发性病变，可引起一系列的生理紊乱和病理改变，其后果往往比原发病变更为严重。因此，对严重的颅内压增高，需及时作出诊断和采取治疗措施。

颅脑损伤的中心问题是脑损伤，但又往往伴发头皮损伤和颅骨骨折。我们学习时既要把三方面的损伤分别学习，又要作为一个整体来理解。

目 标 检 测

一、选择题

【A_1型题】

1. 在严重颅内压增高的病例中，首选降低颅内压的药物是
   A. 氢氯噻嗪　　　　　B. 乙酰唑胺
   C. 氨苯蝶啶　　　　　D. 甘露醇
   E. 呋塞米（速尿）

2. 小脑幕切迹疝最有意义的临床定诊体征是
   A. 患侧肢体活动减少或消失
   B. 对侧腹壁反射消失
   C. 患侧瞳孔散大
   D. 对侧肢体腱反射亢进
   E. 患侧下肢病理反射阳性

3. 巨大帽状腱膜下血肿处理原则是
   A. 热敷　　　　　　　B. 冷敷
   C. 预防感染　　　　　D. 抽吸后加压包扎
   E. 切开引流

4. 目前诊断颅内占位性病变的首选辅助检查是
   A. MRI　　　　　　　B. CT
   C. DSA　　　　　　　D. 头颅X线平片
   E. 腰椎穿刺

5. 颅底骨折诊断依据，下列选项比较确切的是
   A. 眼睑青紫
   B. 面神经损伤
   C. 嗅觉丧失
   D. 鼻腔、耳道流出血性脑脊液
   E. 颅底X线片

6. 颅底骨折者血性脑脊液耳漏或鼻漏时处理，下列错误的是
   A. 头高足低位
   B. 不打喷嚏
   C. 口腔保持清洁
   D. 外耳道或鼻腔填塞棉球或冲洗
   E. 使用抗生素

7. 典型的硬脑膜外血肿的意识改变是
   A. 持续昏迷　　　　　B. 昏迷→清醒
   C. 昏迷→清醒→昏迷　D. 浅昏迷
   E. 无昏迷

8. 头皮裂伤，现场急救首选措施是
   A. 抗休克　　　　　　B. 止痛
   C. 安慰　　　　　　　D. 压迫止血包扎
   E. 后送

9. 对脑震荡的诊断，主要依据是
   A. 头皮擦伤　　　　　B. 颅骨骨折
   C. 生命体征的变化　　D. 头痛、呕吐
   E. 短暂昏迷和逆行性健忘

10. 小脑幕上硬膜外血肿，血液主要的来源于
    A. 颅骨骨折引起的板障出血
    B. 颅骨骨折导致脑膜中动脉破裂出血
    C. 脑表面的血管破裂出血
    D. 帽状腱膜下的血管破裂出血
    E. 颞部肌肉的血管出血

11. 处理开放性颅脑损伤最重要的原则为
    A. 无专科条件，转院　B. 注射TAT
    C. 止血、清创　　　　D. 止痛、镇静
    E. 输血、输液

【A_2型题】

12. 患者，女性，68岁，因颅内压增高，头痛逐

渐加重，行腰椎穿刺脑脊液检查后突然呼吸停止，双侧瞳孔直径2mm，以后逐渐散大，血压下降，该患者最可能出现了
  A. 小脑幕切迹疝   B. 枕骨大孔疝
  C. 大脑镰下疝   D. 脑干缺血
  E. 脑血管意外

13. 患儿，5岁，阵发性头痛3个月，因突然剧烈头痛、反复呕吐半天急诊入院，检查：神志清醒，双瞳孔正常，颈项强直，半小时后突然呼吸停止，心跳存在，其诊断是
  A. 垂体腺瘤   B. 急性脑水肿
  C. 急性脑膜炎   D. 枕骨大孔疝
  E. 小脑幕切迹疝

14. 患者，男性，38岁，车祸伤及头部，当即出现右侧鼻唇沟变浅，右外耳道流出淡血性液体，右耳听力下降，CT示颅内少量积气。考虑患者出现了
  A. 颅前窝骨折   B. 颅中窝骨折
  C. 颅后窝骨折   D. 额骨骨折
  E. 脑挫裂伤

【A₃型题】
（15～17题共用题干）
患者，男性，25岁，头外伤昏迷5min后清醒。送医院途中再度陷入昏迷，伴呕吐。体检：浅昏迷，双侧瞳孔等大等圆，光反射迟钝，左侧肢体肌力Ⅸ级，巴宾斯基征阳性。

15. 最可能的诊断是
  A. 脑震荡   B. 脑挫裂伤
  C. 硬膜外血肿   D. 硬膜下血肿
  E. 脑内血肿

16. 若行CT检查，典型表现是
  A. 颅内无异常
  B. 颅内散在点片状高密度影
  C. 颅骨内板与脑表面之间双凸镜形高密度影
  D. 颅骨内板下新月形高密度影
  E. 脑内圆形高密度影

17. 头皮裂伤清创的最佳时限，最迟应在
  A. 8h内   B. 12h内
  C. 24h内   D. 48h内
  E. 72h内

（18～20题共用题干）
患者，女性，30岁，4h前跌伤后昏迷5min，清醒后步行回家。1h前因剧烈头痛、呕吐3次来诊。查体：昏迷，P 64次/分，BP 180/90mmHg，R 18次/分，左瞳3mm，右瞳2mm，右侧下肢肌力Ⅲ级。

18. 诊断应考虑
  A. 脑震荡
  B. 脑挫伤
  C. 急性硬膜外血肿
  D. 急性硬膜下血肿
  E. 急性脑内血肿

19. 应立即采取的检查方法是
  A. 脑电图   B. 脑血管造影
  C. 头部CT   D. 眼底检查
  E. 心电图

20. 应立即采取的急救措施是
  A. 应用促苏醒剂   B. 应用降血压药
  C. 亚低温治疗
  D. 严密观察病情变化
  E. 静脉滴注甘露醇，同时作开颅准备

二、病例分析
【病史摘要】男性，44岁，3m高处落下，摔伤头部8h，意识不清1h。

9h前，患者自3m高处落下，摔伤左侧头部，伤后有4min意识障碍，清醒后患者四肢活动尚好，感头痛、头晕及恶心，无呕吐，此后上述症状逐渐加重，并出现烦躁及呕吐，呕吐呈射性，呕吐物为胃内容物，不含胆汁及血液。2h前患者逐渐出现嗜睡，1h前再次出现意识不清。

否认肝炎、结核病史，无药物过敏及手术、外伤史。无烟酒嗜好。

查体：T 36.6℃，P 94次/分，R 24次/分，BP 140/95mmHg。神志不清，呈浅昏迷状态，左侧颞顶部可触及7cm×5cm大小头皮血肿，双侧瞳孔不等大，左侧6mm，对光反射消失，右侧4mm。双肺呼吸音清，心界不大，心率94次/分，律齐，各瓣膜区未闻及杂音。腹平软，全腹无压痛、反跳痛，肝脾肋下未触及，移动性浊音（－），肠鸣音正常。右侧肢体偏瘫，肌力为Ⅰ级，左侧正常，Babinski征左侧（＋），右侧未引出。脊柱未见异常。

实验室检查：Hb 106g/L，WBC 11.8×10^9/L，N 80%，L 18%。

问题：
1. 初步诊断及诊断依据、鉴别诊断是什么？
2. 进一步检查有哪些？
3. 治疗原则是什么？

（朱大卫）

第13章 颅脑与脊髓先天性畸形

> 📖 **学习目标**
> 1. 熟悉：先天性脑积水的病因和临床表现。
> 2. 熟悉：颅裂脑膜膨出症和先天性脊柱裂的定义和临床表现。

第1节 先天性脑积水

先天性脑积水（congenital hydrocephalus）或称婴儿脑积水（infantile hydrocephalus），是指婴幼儿时期由于脑脊液循环受阻、吸收障碍或分泌过多使脑脊液大量积聚于脑室系统或蛛网膜下隙致脑室或蛛网膜下隙扩大，形成的头颅扩大、颅内压增高和脑功能障碍。先天性脑积水发生率为2‰~5‰。

一、病　因

确切病因尚不清楚，少量病例是遗传因素导致。常见原因是：①脑脊液循环受阻：发育异常、产伤后颅内出血和新生儿或婴儿期化脓性、结核性或其他种类脑膜炎，致脑脊液流通障碍；②脑脊液吸收障碍：也可因大脑表面蛛网膜下隙的粘连，或上矢状窦旁的蛛网膜颗粒发生粘连，而使脑脊液回收障碍；③脑脊液产生过多：真正意义上，只有较大的脉络丛乳头状瘤或脉络丛乳头状癌，才会造成脑脊液过度分泌。

二、分　类

1. **非交通性脑积水**（梗阻性脑积水）　脑室系统有梗阻所致，梗阻部位多在脑室系统的狭窄处，如室间孔、导水管或第四脑室出口处，表现为梗阻以上的脑室系统可显著扩大。
2. **交通性脑积水**　脑室和蛛网膜下隙之间并无梗阻部位，在脑脊液流出脑室后不能到达幕上的蛛网膜下隙，脑脊液不能被蛛网膜颗粒吸收所致。

三、临床表现

出生6个月内的脑积水患儿，其颅内压增高的表现主要是头围明显增大（头围增长每个月超过2cm），与周身发育不成比例。额部向前突出、眶顶受压向下，双眼球下视，眼球向下转，致巩膜上部露白，前囟扩大且张力增加，其他囟门也可扩大，颅骨骨缝分离，头皮静脉扩张。头颅叩诊呈"破壶音"。婴幼儿骨缝未闭，颅内压增高时，头颅可以发生代偿性扩大，故在早期颅内压增高症状可以不明显。但脑积水严重，进展较快时，亦可出现，其症状为反复呕吐。脑退行性变，脑发育障碍，四肢中枢性瘫痪，尤以下肢为重，常有智力改变和发育障碍。视神经受压萎缩，可致失明。眼球震颤，惊厥亦较常见。还常并发身体其他部位畸形。少数病例，脑积水在发展到一定时期后可自行停止，头颅不再继续增大，颅内压亦不高，成为"静止性脑积水"。

四、辅助检查

1. 头颅平片 颅腔扩大，颅骨变薄，板障结构稀少甚至完全消失，血管沟浅或不见，脑回压迹可能加深，颅缝分离，前囟增宽，颅与面比例明显增大。

2. 头颅 CT 为对脑积水最直接的诊断方法，已替代了脑室造影检查。CT 不仅可判断脑积水的程度，推测阻塞部位、病因、是否合并畸形，对治疗更有极大的指导意义。

3. 磁共振成像 也是目前理想的诊断方法，可以行三维成像，能更清晰地显示颅内结构，特别是颅底部位的结构，可查出病因与被梗阻的部位。

五、诊断

对婴儿有头围改变及颅内压增高表现，应考虑先天性脑积水。结合 X 线、CT、MRI 检查易明确诊断。

六、治疗

少部分脑积水经利尿、脱水等治疗或未经治疗可缓解症状，停止发展外，绝大多数脑积水患儿需手术治疗。主要有解除梗阻手术、建立旁路引流术、分流术等，应结合病因选择手术方式。

第2节 颅裂脑膜膨出症

颅裂系先天性颅骨发育异常，表现为颅缝闭合不全而遗留一个缺口。发生率占新生儿的 1/5000～1/1000。其病因目前尚不清楚，可能与胚胎时期神经管发育不良有关。颅裂一般发生在颅骨中线部位，少数可偏于一侧，颅穹隆部、颅底部均可发生。发生于颅穹隆部者，可自枕、后囟、顶间、前囟、额骨间或颞部膨出。发生于颅底部者，可自鼻根部、鼻腔、鼻咽腔或眼眶等部位膨出。

一、分类

1. 隐性颅裂 颅骨缺口处无颅内组织膨出。该类型少见，临床上常无症状，多在 X 线检查时确诊。

2. 显性颅裂（或囊性颅裂） 有颅内组织从缺损处膨出时称为囊性或显性颅裂。如果颅内疝出物只包括脑脊液和脑膜，则称为脑膜膨出。如果内容物为脑组织和脑膜，则称为脑膜脑膨出。如疝出物有脑组织、脑膜和脑室，则称为脑积水脑膜脑膨出。显性颅裂的临床表现因膨出的部位及大小而不同。出生时包块多较小，以后可逐渐长大，有一定压缩性。枕部者多在枕顶交界处见到圆形或椭圆形囊性包块。

二、临床表现

1. 局部症状 可见头颅某处囊性膨出包块，大小各异，包块表面软组织厚薄相差悬殊。薄者可透明甚至破溃，引起脑脊液漏，反复感染。厚者软组织丰满，触之软而有弹性，其基底部蒂状或广阔基底；有的可触及骨缺损边缘。触压包块时可有波动感，患儿哭闹时包块增大。透光试验阳性，脑膜脑膨出时有可能见到膨出的脑组织阴影。

2. 神经系统症状 轻者无明显症状。重者可出现智力低下、抽搐、不同程度瘫痪，腱反射亢进，不恒定的病理反射。另外视发生部位，可出现该处脑神经受累表现。

3. 邻近器官的受压表现 膨出发生的部位不同，可有头形的不同改变。如发生在鼻根部出现颜面畸形、鼻根扁宽，眼距加大，眶腔变小，有时出现"三角眼"。

三、辅 助 检 查

1. 头颅 CT 可显示颅骨缺损及由此向外膨出具有与脑脊液相同密度的囊性肿物，可见脑室大小，移位变形等。

2. 头颅 MRI 可从横断面、冠状面、矢状面观察缺损的范围、大小、膨出物的性质及颅内其他结构改变和畸形表现。

四、诊 断 要 点

肿块出生时即有，逐渐增大；婴儿啼哭时肿块膨大，呈现波动；指压未闭的前囟，肿块处有冲动感；在肿块的基底部，常可扪及骨缺损；患儿可伴有视力障碍、瘫痪、脑积水、智力差及全身多种畸形。膨出的包块透光试验阳性，颅骨 X 线片能明确颅骨裂的部位和大小。少数脑膜脑膨出者可行 CT 扫描，了解脑组织膨出情况。

五、治 疗 原 则

除因脑脊髓膨出过多或严重脑积水、截瘫已无法救治外，脑脊膜膨出应早期手术矫治。通常以出生后 6～12 个月修补为宜。若肿物迅速增大或有溃破可能，需提前手术；凡已溃破、尚无明显感染，可行急诊手术；已继发感染，则待积极控制感染后再手术，但切忌当作脓肿切开引流。术后抬高患肢，加强营养支持，酌情使用抗生素，防止脑脊液漏或感染。

第 3 节 先天性脊柱裂

脊柱裂是脊椎管的一部分没有完全闭合的状态，是一种常见的先天性神经管畸形（无脑儿、脊柱裂、脑膨出）。病因尚未完全清楚，一般认为是一种多基因遗传病，是胚胎发育过程中，椎管闭合不全引起。脊柱裂多见于腰骶部，偶见于胸段，缺损大多在脊柱后面，极少数位于前方。脊柱裂是造成婴儿死亡和终身残疾的主要原因之一，因此，本症的防治非常重要。

一、分 类

1. 隐性脊柱裂 此类畸形很多见，只有脊椎管缺损，脊髓本身正常，因此没有神经系统症状，对健康没有影响。

2. 脊柱裂伴脑脊膜膨出 在脊柱缺损部位有囊状物，较多发生在腰骶部，肿物为圆形，可能长得很大，里面只有脑脊膜和脑脊液，没有脊髓和其他神经组织。单纯脑脊膜膨出患儿没有神经系统症状。囊壁外面如为正常皮肤，肿物很少继发感染。如囊壁很薄或已破溃，则往往形成脑脊液漏或合并感染。

3. 脊柱裂伴脊髓脑脊膜膨出 多发生于腰骶部，亦可见于背部。肿物为圆形，里面除脑脊膜和脑脊液之外，还有神经组织。肿物外面盖有很薄的皮肤，在中心区可能只有半透明的脑脊膜。发育不良的脊髓、神经、脊髓膜、椎骨肌肉常和皮肤连在一起。有些患儿脊髓突出处既无包膜，又无皮肤覆盖，呈脊髓外翻畸形。这类患者几乎都有下肢瘫痪和大小便失禁，有些患者并发脑积水。骶部脊髓脑脊膜膨出发生在腰骶丛出口之下，下肢就没有瘫痪，但大小便仍失禁，新生儿啼哭时可见滴尿，在男婴则不能正常射尿。

二、临床表现

神经系统症状与脊髓和脊神经受累程度有关，较常见的为下肢瘫痪、大小便失禁等。如病变部位在腰骶部，出现下肢迟缓性瘫痪和肌肉萎缩，感觉和腱反射消失。下肢多表现马蹄足畸形，温度较低、发绀和水肿，易发生营养性溃疡，甚至坏疽。常有肌肉挛缩，有时有髋关节脱位。有些轻型病例，神经系统症状可能很轻微。随着患儿年龄长大，神经系统症状常有加重现象，这与椎管增长比脊髓快，对脊髓和脊神经的牵扯逐渐加大有关。

三、诊　　断

结合以上临床表现，脊柱X线平片显示椎板棘突缺如，椎弓根间距增宽，骨损部位与软组织肿物相连接。CT及MRI也可显示囊内容物，即可确诊。

四、治疗原则

对于无症状的隐性脊柱裂不需治疗，其余均需手术治疗。总的手术原则为肿块切除、神经松解，椎管减压并将膨出神经组织回纳入椎管，修补软组织缺损，避免神经组织遭到持久性牵扯而加重症状。术后包扎力求严密，并在术后及拆除缝线后2~3d内采用俯卧或侧卧位，以防大小便浸湿，污染切口。

（朱大卫）

第 14 章 颈 部 疾 病

> **学习目标**
> 1. 掌握：甲亢手术适应证、手术前准备及手术时机选择。
> 2. 熟悉：甲亢手术后并发症的表现及处理；甲状腺癌的分类及诊断；颈部肿块的检查方法及诊断。
> 3. 了解：甲状腺的解剖生理概要和颈部常见肿块的性质。

第 1 节 甲状腺疾病

一、甲状腺解剖和生理

1. 甲状腺位置 甲状腺（thyroid）分左、右两叶，位于甲状软骨下方、气管的两侧，中间由峡部相连。甲状腺由内、外两层被膜包裹，即内层的固有被膜和外层的外科被膜。甲状腺靠外科被膜固定在气管和环状软骨上，左右两叶上极内侧有悬韧带将甲状腺悬吊在环状软骨上，故在吞咽动作时，腺体随之上下移动。正常情况下不能清楚地看到或摸到甲状腺。

2. 甲状腺血液供应 甲状腺的血液供应非常丰富，主要来源于甲状腺上动脉（颈外动脉的分支）和甲状腺下动脉（锁骨下动脉的分支）。甲状腺上、下动脉均有分支，这些分支都互相吻合，构成丰富的血管网。因此结扎了两侧的甲状腺上、下动脉，但并不会造成残留甲状腺的血液供应障碍。甲状腺有 3 条主要静脉：即甲状腺上、中、下静脉，甲状腺上、中静脉血液流入颈内静脉；甲状腺下静脉血液直接流入无名静脉。由于甲状腺的血液循环丰富，因此在甲状腺损伤时容易出血。

3. 甲状腺周围器官和神经 在甲状腺两叶背面的两层被膜之间的间隙内，附有 4 个甲状旁腺。甲状旁腺分泌甲状旁腺素，调节体内钙的代谢，维持血钙和血磷的平衡。如果甲状旁腺被误伤或切除，可表现出低钙抽搐。

甲状腺附近的神经主要有喉上神经和喉返神经，均起自迷走神经（图 14-1、图 14-2）。喉上神经有内支和外支。内支为感觉支，分布在喉与会厌黏膜上，若损伤后可导致会厌反射消失，饮水呛咳；外支为运动支，与甲状腺上动脉贴近，分布在环甲肌上，若被损伤可造成环甲肌瘫痪，使声带松弛，声调降低。喉返神经在颈部位于甲状腺背侧的气管食管沟内，支配声带运动，若一侧喉返神经损伤时可造成声音嘶哑甚至失音，若双侧喉返神经损伤可出现呼吸困难或窒息。

4. 甲状腺功能及调节 甲状腺的主要功能是摄取、储存碘，合成和分泌甲状腺素。甲状腺素的主要功能是调节机体的物质和能量代谢，甲状腺素能加速全身细胞的氧化过程，促进蛋白质、脂类和糖类的分解作用，提高机体代谢率。同时，对促进人体的生长发育，特别是骨骼和神经系统的生长发育也有重要作用。

甲状腺的功能活动受大脑皮质 - 下丘脑 - 垂体前叶系统呈反馈性调节和控制。垂体前叶

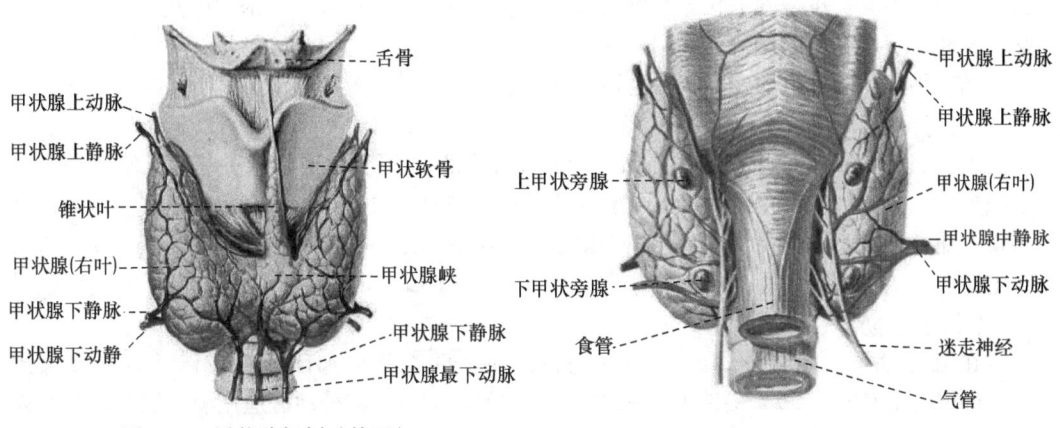

图 14-1　甲状腺解剖（前面）　　　　图 14-2　甲状腺解剖（后面）

分泌的促甲状腺激素（TSH）直接兴奋甲状腺细胞功能，促进甲状腺素的分泌和合成。TSH又受血液中甲状腺素浓度的影响，当血液中甲状腺素浓度增加到一定程度，它抑制TSH的产生（负反馈作用），使甲状腺合成和分泌的速度减慢；反之，当各种原因导致血液中甲状腺素浓度下降，又能引起TSH的分泌增加（反馈作用），而使甲状腺合成和分泌的速度加快。TSH的分泌除受甲状腺素反馈性抑制的影响外，还主要受下丘脑促甲状腺激素释放激素（TRH）的直接刺激。当甲状腺素释放增多时除对垂体TSH释放有抑制作用外，也对下丘脑释放的TRH有对抗作用，间接地抑制TSH分泌，从而形成了下丘脑-垂体-甲状腺轴反馈调节系统。此外，甲状腺对体内碘缺乏或碘过剩也有适应性调节，如血液中无机碘含量升高时，能刺激甲状腺摄碘及其与酪氨酸结合而生成较多的甲状腺素，但当血液中无机碘蓄积到一个临界值后，可引起碘与酪氨酸结合的进行性抑制及甲状腺素合成与释放的降低。甲状腺通过上述调节系统控制，维持人体正常的生长发育与代谢功能。

二、单纯性甲状腺肿

（一）病因

单纯性甲状腺肿是指甲状腺功能正常的甲状腺肿，主要原因有三类。

1. 甲状腺素原料（碘）缺乏　环境缺碘是引起单纯性甲状腺肿的主要原因。由于缺碘，无法合成足量的甲状腺素，反馈性引起垂体TSH分泌增高并刺激甲状腺增生和代偿性肥大。因主要发生于多山省份，也称"地方性甲状腺肿"。

2. 甲状腺素需要量增高　青春期、妊娠期或绝经期的妇女，对甲状腺素需求量增加，可使甲状腺轻度发生肿大。

3. 甲状腺素的合成和分泌的障碍　某些食物、药物或酶可以引起甲状腺素的合成及分泌障碍，通过反馈引起垂体TSH分泌增高并刺激甲状腺增生和肥大。

考点：单纯性甲状腺肿的病因

（二）临床表现

女性患者多见。病程早期为弥漫性甲状腺肿大，查体可见肿大，甲状腺表面光滑，质软，随吞咽上下活动，无震颤及血管杂音。随着病程的发展，逐渐出现甲状腺结节性肿大，一般为不对称性、多结节性。多个结节聚集在一起，表现为颈部肿块。结节大小不等、质地不等、位置不一。甲状腺肿一般无疼痛，如有结节内出血则可出现疼痛。如体检发现甲状腺结节质硬活动度欠佳，应警惕恶变可能。

压迫症状在病程的晚期出现，但胸骨后甲状腺肿早期即可出现压迫症状。根据肿大的部位及程度不同，单纯性甲状腺肿可压迫气管、食管、喉返神经、颈部静脉及上腔静脉、颈交感神经并引起相应的压迫症状。

结节性甲状腺肿可继发甲亢，也可以发生恶变。

（三）诊断

根据患者有弥漫性甲状腺肿，或结节性甲状腺肿或混合性甲状腺肿，而无临床甲亢或甲减症状，实验室检查多无甲状腺功能变化。患者来自地方性甲状腺肿流行区、青春期、妊娠期及哺乳期妇女和其他青少年好发年龄组，应考虑本病。结节性甲状腺肿应行 ^{131}I 检查及 B 超检查。

（四）预防

在流行地区，主要通过食盐加碘进行预防。即食盐中加碘化钠或碘化钾，多采用 1∶10000（0.01%），每天摄碘 150~200μg 已达预防所需。部分地区应用碘油肌内注射法来预防和治疗，一般成人一次性注射碘油 2.5ml（含碘 1000mg），可维持疗效 5 年，甲状腺可明显缩小。

我国幅员辽阔，内陆中有高碘地区与缺碘并存，沿海高碘区可与山区缺碘并存。因而不能统一都用碘剂防治，因为对高碘甲状腺肿患者不利，易导致甲亢的发生。

考点：单纯性甲状腺肿的预防措施

（五）治疗

1. 生理性甲状腺肿，多食含碘丰富的食物，不必单独补碘。碘缺乏性甲状腺肿患者，食用碘盐及富碘食物即有疗效，不宜单独补碘，以防引起碘甲亢。

2. 20 岁以下的弥漫性单纯甲状腺肿，可给予左甲状腺素钠（L-T_4）片，每天 100~150μg，抑制 TSH 分泌，缓解甲状腺持续肿大与增生，进而缩小甲状腺肿，疗程应达 1 年以上。

考点：单纯性甲状腺肿的药物治疗及手术治疗适应证

3. 出现以下情况时，应及时施行甲状腺大部分切除术：①压迫气管、食管或喉返神经并出现压迫症状；②甲状腺巨大，影响生活和工作；③胸骨后甲状腺肿；④结节性甲状腺肿继发甲状腺功能亢进；⑤结节性甲状腺肿不能排除恶变。

三、甲状腺功能亢进的外科治疗

> **案例 14-1**
>
> 吴女士，23 岁，感觉自己近几个月来脾气急躁、容易出汗、失眠、浑身无力、手抖、食量明显增加。医生为其查体，发现吴女士有轻度突眼，甲状腺呈弥漫性肿大，质软，颈部可闻及血管杂音，测得基础代谢率（BMR）为 +61%。医生决定为吴女士行手术治疗。
>
> 问题：
> 1. 吴女士最可能的诊断是什么？
> 2. 行手术治疗后，饮水时发生呛咳，可能发生了什么情况？

甲状腺功能亢进（简称甲亢）是由于多种病因导致甲状腺激素分泌过多而出现的机体代谢亢进和自主神经系统功能紊乱等的临床综合征，多见于女性。按病因不同可分为①原发性甲亢：最常见，多见于 20~40 岁的女性。多伴眼球突出，又称为"突眼性甲状腺肿"。病因目前尚未完全明确，普遍认为是甲状腺的自身免疫性疾病，过度劳累、病毒感染、精神刺激及严重应激等因素可引起发病。②继发性甲亢：较少见，发病年龄多在 40 岁以上，一般无突眼。通常在结节性甲状腺肿的基础上出现甲亢，其发病与结节本身自主性分泌紊乱有关。③高功能腺瘤：较少见，无突眼，腺体内有单个自主性高功能结节。其发病与腺瘤本身自主性分泌紊乱有关。

考点：常见的甲亢类型

（一）诊断

1. 症状及体征 甲亢患者常出现急躁易怒、多语多动、双手震颤、失眠紧张、喜冷怕热、多汗、食欲亢进、体重减轻等症状。女性患者可出现月经失调甚至闭经，男性患者可出现阳痿或乳房发育；检查可发现脉搏快而有力，收缩压升高、舒张压降低，脉压差增大，甲状腺呈弥漫性、对称性肿大，可触及震颤，听诊可闻及血管杂音；原发性甲亢常伴有突眼，继发性甲亢一般无突眼。

2. 辅助检查

（1）基础代谢率（BMR）测定：可用基础代谢测定器测定，也可根据脉压和脉率按公式计算：基础代谢率（%）=（脉率+脉压）-111。±10%为正常，+20%～+30%为轻度甲亢，+30%～+60%为中度甲亢，+60%以上为重度甲亢。必须在患者起床前安静、空腹、无精神紧张时测定脉率和血压。

考点：甲亢术前BMR的计算和正常范围

（2）甲状腺摄^{131}碘（^{131}I）率测定：正常甲状腺24h摄^{131}I率为人体总量的30%～45%。如果2h内甲状腺摄^{131}I率超过人体总量的25%，或24h摄^{131}I率超过人体总量的50%，且吸^{131}I高峰提前出现，均可诊断甲亢。

（3）血清T_3、T_4测定：T_3（三碘甲状腺原氨酸）和T_4（四碘甲状腺原氨酸）可反映甲状腺的功能状态。甲亢发生早期，T_3的上升较早且快，约4倍于正常值；而T_4上升较缓，仅2.5倍于正常值，故测定T_3对甲亢的诊断更有临床意义。

（二）外科治疗

中度以上甲亢最常用和有效的方法是甲状腺大部切除术，治愈率达95%以上，但手术可引起多种并发症。

手术治疗适应证有：①继发性甲亢或高功能腺瘤；②中度以上的原发性甲亢；③腺体较大，伴有压迫症状，或胸骨后甲状腺肿等类型甲亢；④抗甲状腺药物或^{131}I治疗后复发者或坚持长期服用药物有困难者。

手术禁忌证：青少年患者、症状较轻者、老年患者及患有其他严重疾病不能耐受手术者。

考点：甲亢手术适应证及禁忌证

1. 术前准备

（1）一般准备：注意休息、减少活动，避免体力过多消耗；给予高蛋白、高热量、高维生素饮食，鼓励患者多饮水。忌咖啡、浓茶、烟酒及辛辣刺激性食物。精神过度紧张或失眠者可适当应用镇静和安眠药以消除患者的恐惧心理。心率过快者，可口服普萘洛尔。

（2）术前检查：除全面体检及必要的实验室检查外，还必须进行以下检查。①颈部透视或摄片，了解气管是否受压移位；②心电图检查有无心律不齐；③喉镜检查声带功能；④基础代谢测定，了解甲亢程度，掌握手术时机。

（3）药物准备：甲亢患者手术前准备的重要环节是用药物控制甲亢症状，使甲状腺缩小、变硬，可先用硫氧嘧啶类药物，待甲亢症状控制后，停止使用硫氧嘧啶类药物，改服复方碘化钾溶液2周。碘剂可以减少甲状腺血流，使腺体变小、变硬，但碘剂只能抑制甲状腺激素的释放而不能抑制其合成，因此，非手术治疗患者禁用碘剂。术前用法：口服，每天3次，第1d每次3滴，第2d每次4滴，依此逐日每次增加1滴至每次16滴为止，然后维持此剂量。服碘剂时，将其稀释，滴在冷开水中或馒头、面包等固体食物上服用，以减少对口腔和胃黏膜的刺激。当患者情绪稳定，睡眠好转，体重增加，脉搏稳定在90次/分以下，基础代谢率在+20%以下，腺体缩小变硬时，即达到手术指征，可施行手术。

对碘剂及硫氧嘧啶类药物不能耐受或无效者，可单用普萘洛尔或与碘剂合用作术前药物准备。

2. 手术和术后注意事项

（1）手术：多数患者采用气管插管麻醉，手术中要轻柔细致，避免过多挤捏甲状腺；认真止血；注意保护迷走神经及甲状旁腺。

（2）术后观察及护理：术后当天应密切观察患者生命体征变化及有无甲亢危象发生，帮助患者及时排出痰液，保证呼吸道通畅；注意观察有无并发症发生；继续服用复方碘化钾溶液，每天3次，第1d每次16滴，逐日每次减少1滴至每次3滴为止。

3. 术后并发症

（1）呼吸困难和窒息：是术后最危急的并发症，常发生在术后48h内。多因切口内出血压迫气管、喉头水肿、气管塌陷、双侧喉返神经损伤等原因引起。表现为进行性呼吸困难、烦躁、发绀，甚至窒息；切口大量渗血、颈部肿胀等。因切口内出血引起呼吸困难者，应立即床边拆除切口缝线，敞开伤口，清除血块，并立即报告医生，再急送手术室止血，必要时作气管切开。

（2）喉返神经损伤：主要是由手术操作直接损伤引起，少数是由于血肿压迫或瘢痕组织牵拉引起。一侧喉返神经损伤出现声音嘶哑；双侧喉返神经损伤导致双侧声带麻痹，引起失声、呼吸困难，甚至窒息，应立即行气管切开。术后应通过与患者交谈，观察患者有无声音嘶哑，然后根据损伤程度给予药物治疗、理疗、针灸等方法促进康复。

（3）喉上神经损伤：内支受损可使喉部黏膜感觉丧失，饮水时可发生呛咳、误咽。外支受损可引起声带松弛，音调降低。一般经针刺、理疗等可自行恢复。

（4）甲状旁腺损伤：甲状旁腺有维持血中钙离子浓度的作用，术中一旦挫伤或误切甲状旁腺，可引起低钙性抽搐。轻者仅有面部、口唇周围和手足出现针刺、麻木或强直感；重者可发生喉肌或膈肌痉挛，引起呼吸困难甚至窒息。发生手足抽搐后，应限制摄入含磷高的食物（如肉类、蛋类和乳制品等）。抽搐发作时，遵医嘱立即静脉注射10%葡萄糖酸钙10~20ml。最有效的方法是口服二氢速甾醇，可提高血钙浓度，降低神经、肌肉兴奋性。

（5）甲状腺危象：多发生在术后12~36h内。原因可能与术前准备不充分，甲亢症状没有得到很好控制，手术创伤致甲状腺过量释放等有关。一旦出现高热（>39℃）、脉快（>120次/分）、烦躁、谵妄甚至昏迷并伴有呕吐、腹泻等症状，即提示出现了甲状腺危象，应立即吸氧、物理降温、静脉输入葡萄糖溶液，并报告医生。根据医嘱给予镇静剂，静脉滴注碘剂、氢化可的松、普萘洛尔等药物，使患者处于安静状态，体温降至37.5℃以下，脉搏100次/分以下。预防甲状腺危象的关键，是术前稳定患者情绪，做好药物准备，使各项指标达到手术要求。

考点：术前药物准备的方法及手术时机选择

考点：甲亢术后并发症产生的原因、防治及处理

> **案例 14-1 分析**
>
> 吴女士近几个月来脾气急躁、容易出汗、失眠、浑身无力、手抖、食量明显增加。有轻度突眼，甲状腺呈弥漫性肿大，质软，颈部可闻及血管杂音，测得基础代谢率（BMR）为＋61%，可以考虑为原发性甲亢（重度）。手术治疗后，饮水时发生呛咳就考虑喉上神经内支损伤。

四、甲状腺腺瘤

甲状腺腺瘤（thyroid adenoma）是起源于甲状腺滤泡细胞的良性肿瘤。临床分滤泡状和

乳头状实性腺瘤两种，前者多见。该瘤常为甲状腺囊内单个边界清楚的结节，有完整的包膜，1~10cm大小。本病常发生在40岁以下，以20~40岁最多见，女性多于男性，男女之比为1：5，沿海地区发病率高于内地。

（一）组织病理

1. 大体形态 一般为单发的圆形或椭圆形肿块，包膜完整，表面光滑，质韧，多数为直径为1.5~5cm的实性肿块，部分可呈囊性切面，因组织结构不同而呈黄白色或黄褐色，有的切面较细腻，有的可呈蜂窝状或细颗粒状，瘤体可发生坏死、纤维化、钙化成囊性变。

2. 组织学 镜下观察发现，甲状腺腺瘤的组织学类型不同，可分为滤泡性腺瘤、乳头状腺瘤，它们具有某些共同的组织学特点，又具有各自不同的病理表现。共同的组织学特点：①常为单个结节，有完整的纤维包膜；②肿瘤的组织结构与周围甲状腺组织不同；③瘤体内部结构具有相对一致性（变性所致改变除外）；④对周围组织有挤压现象。

（二）临床表现

颈部出现圆形或椭圆形结节，多为单发。稍硬，表面光滑，无压痛，随吞咽上下移动。大部分患者无任何症状。腺瘤生长缓慢。当乳头状囊性腺瘤因囊壁血管破裂发生囊内出血时，肿瘤可在短期内迅速增大，局部出现胀痛。

（三）诊断

1. 颈前单发结节，少数亦可为多发的圆形或椭圆形结节，表面光滑、质韧，随吞咽活动，多无自觉症状。
2. 甲状腺功能检查正常。
3. 颈部淋巴结无肿大。
4. B超可发现囊性包块或实质包块，包膜完整。

（四）鉴别诊断

需要与结节性甲状腺肿、甲状腺癌相鉴别。

（五）治疗

甲状腺腺瘤有癌变的可能并可引起甲状腺功能亢进症，应早期手术切除。

案例14-2

患者，女性，37岁，于半个月前无意中发现颈部有一肿块，无不适，以往身体健康。一位姑妈患有原发性甲状腺功能亢进症，其他亲属无甲状腺疾病。体格检查：T36.5℃、P80次/分、R18次/分、BP115/75mmHg；头颈部检查未发现突眼、眼睑下垂，甲状腺右叶有一直径约3cm肿块，质硬、边界欠清、不随吞咽活动，颈部淋巴结不大；肺呼吸音正常，心律齐、未闻及杂音。

问题：考虑为哪些疾病？应怎样处理？

五、甲状腺癌

甲状腺癌是头颈部常见的恶性肿瘤，约占全身恶性肿瘤的1%，女性比男性多见。目前病因尚不清楚，医学界多认为与放射线和地方性甲状腺肿有关。

（一）病理分类及临床特点

病理上分为乳头状腺癌、滤泡状腺癌、未分化癌、髓样癌四种（表14-1）。

考点提示：
甲状腺癌的病理类型及特点

表 14-1 各类甲状腺癌的临床特点

病理类型	临床特点
乳头状腺癌	约占成人甲状腺癌的60%，儿童的全部。以20~40岁女性最常见。分化好，生长缓慢，恶性程度低。主要经淋巴转移，预后较好
滤泡状腺癌	约占15%，多见于50岁妇女。发展较快，中度恶性；可经血行转移，预后较乳头状癌差
未分化癌	占5%~10%，多见于老年人。发展迅速，高度恶性，约半数者早期即有颈淋巴结转移；还常经血液转移至肺和骨。预后很差
髓样癌	少见，发生于滤泡旁细胞（C细胞），可分泌降钙素，其间质内有淀粉样沉着。多有家庭性，恶性程度中等，可有颈淋巴结和血行转移

（二）临床表现

1. 初期患者 有颈部肿大、局部肿块的症状，肿瘤表面有凹凸，固定且质硬。虽然早期缺乏特征性临床表现，但95%以上的患者出现颈前肿块，多为无痛性的肿物或结节，尤其是孤立的、不规则的、境界不清楚的、活动性欠佳的硬性肿物，应特别予以警惕。

2. 晚期患者 有声音嘶哑、饮水呛咳、吞咽及呼吸困难、Horner综合征。侵犯颈丛神经出现耳、枕，肩部有放射性疼痛。髓样癌患者应排除Ⅱ型多发性内分泌腺瘤综合征（MEN Ⅱ）的可能。对合并有家庭史和出现腹泻、颜面潮红、低血钙时注意不要漏诊。

霍纳综合征（Horner syndrom）

霍纳综合征（Horner syndrom），指的是自主神经主要是颈部交感神经节的损伤等引起的特征性的一群眼部症状。颈部交感神经径路的任何一段受损都可发生本病。而由第1胸髓以上的中枢神经系统病变引起者极为少见。

1. 单侧性缩瞳（瞳孔缩小）、眼睑下垂（眼裂狭小）及眼球内陷是本病的三个特征性症状。
2. 可见到瞬膜松弛、突出。有时在固定位置覆盖半个眼球。
3. 眼睑闭合能力和瞳孔对光反射能力仍保持，但如果闭合不全可出现角膜干燥。
4. 患侧上眼睑上举困难，睁眼费力。因眼睑下垂而出现内翻时，流泪不止。结膜血管的扩张不确定。

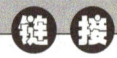

考点提示：
甲状腺癌的诊断和鉴别诊断

（三）诊断及鉴别诊断

甲状腺肿物质地硬、不光滑，活动度差、颈部出现淋巴结肿大，伴有压迫症状应高度怀疑甲状腺癌。辅助检查有B超、甲状腺放射性核素扫描、细针穿刺细胞学检查、术中病理学检查等。应与结节性甲状腺肿、甲状腺炎、甲状腺腺瘤鉴别。

（四）治疗

1. 外科治疗 甲状腺癌手术治疗包括甲状腺本身手术，以及颈淋巴结清扫。可根据肿瘤的临床特点来选择手术切除范围。

2. 碘（^{131}I）治疗 甲状腺乳头状癌和滤泡癌根治性手术后进一步碘治疗。对于甲状腺滤泡状癌和乳头状癌，当前国内外公认的最好治疗方法是：甲状腺全切或近全切＋放射性碘治疗＋甲状腺激素抑制治疗。不同的治疗方案有不同的治疗效果，综合治疗是最佳选择。

3. 内分泌治疗 甲状腺素能抑制 TSH 分泌，从而对甲状腺组织的增生和分化好的癌有抑制作用，对乳头状癌和滤泡状癌有较好的治疗效果。

4. 放射外照射治疗 各种类型的甲状腺癌对放射线的敏感性差异很大，分化越好敏感性越差，分化越差敏感性越高，因此，放射治疗主要用于未分化型甲状腺癌。

5. 化学治疗 分化型甲状腺癌对化疗反应差，仅有选择地和其他治疗方法联用于某些晚期局部无法切除或远处转移的患者。

考点提示：
甲状腺癌的治疗

> **案例 14-2 分析**
>
> 患者，女性，37岁，半个月前无意中发现颈部有一肿块，甲状腺右叶有一直径约 3cm 肿块，质硬、边界欠清、不随吞咽活动，颈部淋巴结不大，应该考虑甲状腺癌、腺瘤、结节等。应积极进行 B 超、X 线、针吸细胞学检查，尽早查清包块性质，以便对应治疗。如为甲状腺癌，应行以甲状腺癌根治术为主要治疗方法的综合疗法，包括放疗、内分泌疗法。

第 2 节 颈部肿块（自学）

一、概 述

颈部肿块是颈部最常出现的疾病之一。对于非甲状腺的颈部肿块，有大约 20% 属于炎症、先天性疾病，而其余 80% 属于真性肿瘤。在属于真性肿瘤的患者中，有大约 20% 属于良性肿瘤，80% 为恶性肿瘤；同时与性别有关，女性约占 20%，男性占 80%。在颈部恶性肿瘤中，有 20% 为颈部原发，而绝大多数为来源于全身其他部位恶性肿瘤的转移灶（占 80%）。颈部的转移灶有 80% 来源于头面部，20% 来源于人体躯干部位。必须引起重视的是颈部所有的转移癌中仍有约 20% 的患者尽管进行了临床、影像学、细胞学及实验室检查，最终甚至至死仍未找到原发病灶，称为隐匿性原发癌。

颈部肿块为一临床体征，其原因较复杂，涉及内、外、口腔、耳鼻咽喉等科，应注意鉴别，以免误诊。

根据发病原因，一般将颈部肿块分为先天性、炎症性和肿瘤性三类。

二、常见的颈部肿块

（一）甲状舌管囊肿

甲状舌管囊肿多见于少年儿童，属先天性发育异常。在胚胎发育过程，如甲状舌管退化不全，在盲孔与甲状腺峡部间可形成甲状舌管囊肿。肿块位于颈部中线、甲状软骨与舌骨间，常随吞咽动作上下移动。感染后可形成瘘管，并有黏液性或黏脓性分泌物溢出。瘘管不易愈合，或经常反复感染。

（二）鳃裂囊肿

鳃裂囊肿为先天性发育异常。胚胎期时，颈部发育与鳃弓、鳃裂的衍变关系密切。鳃弓是中胚层增殖而成的弓形隆起，平行排列，左右共 5 对。各鳃弓间则为 4 对由外胚层上皮组成的鳃裂。正常情况下，鳃弓、鳃裂最终衍变成颈部肌肉、血管等结构。若发育异常，则形成鳃裂囊肿或瘘管。囊肿多位于颈部外侧，胸锁乳突肌的深部，呈圆形或椭圆形，大小不定。感染溃破后可在颈部形成瘘口，为鳃裂囊肿、瘘管的外口，常有黏脓性分泌物流出。有时囊肿或瘘管有内口与外耳道、扁桃体或梨状窝相通。

（三）急、慢性颈淋巴结炎

鼻、咽、喉、口腔等处有炎症时，可致颈部淋巴结肿大。急性淋巴结炎时，有红、肿、痛、热等急性炎症特点，起病快，常伴发热、局部压痛，抗炎治疗后肿块消退。颈淋巴结慢性炎症时，病程长，症状轻，常位于下颌下区，淋巴结较小，可活动，压痛不明显。

（四）颈淋巴结核

病变为原发性，或继发于肺、腹腔等处的结核病灶，病程较长。病情轻者，局部症状少，单侧或双侧颈淋巴结肿大，常呈串状，质中等硬度，可活动，无压痛。病情较重时，数个淋巴结可互相粘连成团。若淋巴结干酪样坏死，溃破后形成瘘管，经久不愈。

（五）甲状腺腺瘤

女性多见。位于颈前部，生长缓慢，症状不明显，常在无意中发现。肿块质中等，随吞咽动作上下移动。巨大甲状腺腺瘤，可因气管移位或压迫气管而影响呼吸。

（六）恶性淋巴瘤

恶性淋巴瘤是一种发生于淋巴网状组织的恶性肿瘤。主要表现为淋巴结肿大，或先在淋巴结外组织内形成肿块，然后再累及邻近的淋巴结。肿块为无痛性，进行性增大，质硬，早期可活动，后期各淋巴结相互粘连成团，不易推动。若扁桃体、鼻咽、舌根等处有病灶时，则可相应产生鼻塞、鼻涕带血、咽部不适、听力减退等症状。

（七）转移性恶性肿瘤

颈部转移恶性肿瘤是颈部肿块的原因之一，其原发病灶多位于头颈部。鼻咽癌较早发生颈淋巴结转移，有时或为鼻咽癌的首发症状。多侵犯颈外侧上深淋巴结组，肿大的淋巴结位于下颌角后方，逐渐增大，有时融合成团，质硬，活动差，无压痛。常为单侧性，也可双侧颈淋巴结同时受累。扁桃体癌的颈淋巴结转移部位与鼻咽癌相仿。

三、颈部肿块的鉴别诊断

1. 详细询问病史 包括年龄、性别、病程长短、症状轻重、治疗效果，以及有无鼻、咽、喉、口腔等器官受累的临床表现，或发热、消瘦等全身症状。

2. 临床检查 首先注意观察两侧颈部是否对称，有无局部肿胀，瘘管形成等现象。然后进行颈部扪诊。检查时受检者头略低，并倾向病侧，便于肿块的扪摸。检查时注意肿块的部位、大小、质地、活动度、有无压痛或搏动，并应两侧对照比较。

3. 影像学检查 颈部CT扫描除可了解肿瘤部位、范围外，并有助于明确肿块与颈动脉、颈内静脉等重要结构的关系，为手术治疗提供重要参考依据，但较小的肿块，常不能显影。为查找原发病灶，可酌情做鼻窦、鼻咽和喉侧位等X线拍片检查。对于颈部鳃裂瘘管或甲状舌管瘘管，可行碘油造影X线拍片检查，以了解瘘管走向和范围。

4. 病理学检查

（1）穿刺活检法：以细针刺入肿块，将用力抽吸后取得的组织进行细胞病理学检查。本法适用于多数颈部肿块者，惟其取得的组织较少，检查阴性时，应结合临床作进一步检查。

（2）切开活检法：应慎用。一般仅限于经多次检查仍未能明确诊断时。手术时应将单个淋巴结完整取出，以防病变扩散。疑为结核性颈淋巴结炎时，切开活检后有导致伤口经久不愈可能，应注意预防。对于临床诊断为涎腺来源或神经源性良性肿瘤者，由于肿瘤位置较深，术前切开活检有时不易取得阳性结果，却有使肿瘤与周围组织粘连，增加手术困难的弊端，故一般于手术摘除肿瘤后再送病理检查。

四、颈部常见肿块的治疗方案

1. **颈部鳃裂囊肿、甲状舌管囊肿或瘘管** 应手术治疗。甲状舌管囊肿与舌骨关系密切时,可切除部分舌骨。
2. **甲状腺腺瘤病** 应手术切除,术时应避免操作喉返神经,防止声音嘶哑。甲状腺癌手术时,应注意保持呼吸道通畅。
3. **涎腺来源及神经源性良性肿瘤** 宜经颈侧途径摘除肿瘤,以便明确颈动脉、颈内静脉、迷走神经、舌下神经的位置,避免剥离肿瘤时误伤。
4. **鼻咽癌、扁桃体癌引起的颈淋巴结转移** 采用放射治疗,效果较好。喉癌引起的颈淋巴结转移,放疗效果欠佳,应及时行颈淋巴结廓清术。
5. **恶性淋巴瘤** 多采用放疗和化疗相结合的治疗方法。
6. **对于颈淋巴结核** 应注意查找肺、肠等处有无结核病灶,并以抗痨药物进行治疗。
7. **急性颈淋巴结炎** 应积极使用消炎药物。

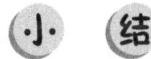

颈部疾病大部分是甲状腺疾病,常见甲状腺疾病有单纯甲状腺肿、甲亢、腺瘤及甲状腺癌。

甲亢患者常表现为高代谢状态,主要为多食、消瘦、情绪易激动、甲状腺肿大、甲状腺血管杂音、基础代谢率增高等,处理原则首选为药物治疗,当药物治疗无效、复发及出现并发症时,行手术治疗,术后要密切观察有无呼吸困难和窒息、喉上神经损伤、喉返神经损伤、甲状旁腺损伤、甲亢危象等并发症,为避免并发症的发生,要充分做好术前准备,特别是药物准备。

甲状腺癌的诊断主要根据临床表现,若甲状腺肿块质硬、位置固定、颈淋巴结肿大,或有压迫症状,或存在多年的甲状腺肿块,在短时期内迅速增大者,均应怀疑为甲状腺癌。

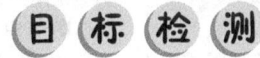

一、选择题
【A_1 型题】
1. 甲状腺功能亢进症术前准备通常不包括
   A. T_3、T_4 测定   B. 喉镜检查
   C. 控制心率   D. 给予氢化可的松
   E. 测基础代谢率
2. 甲状腺癌最常见的病理类型是
   A. 乳头状癌
   B. 滤泡状癌
   C. 乳头状癌合并滤泡状癌
   D. 髓样癌
   E. 未分化癌
3. 鉴别甲状腺结节性质最有价值的检查方法是
   A. B 超   B. CT
   C. 同位素扫描   D. 测血 T_3、T_4
   E. 穿刺细胞学检查
4. 为预防甲亢术后出现甲状腺危象,最关键的措施是
   A. 术后用冬眠合剂镇静
   B. 吸氧
   C. 术后给予氢化可的松
   D. 术后补钙
   E. 术前使基础代谢率降至正常范围
5. 关于甲亢手术治疗的适应证,不正确的是
   A. 高功能腺瘤
   B. 中度以上原发性甲亢
   C. 甲状腺肿大有压迫症状
   D. 抗甲状腺药物或放射性 ^{131}I 治疗无效者
   E. 青少年患者
6. 甲亢患者术前准备可以手术的基础代谢率,至少降至
   A. +10% 以下   B. +20% 以下
   C. +25% 以下   D. +30% 以下
   E. +35% 以下

7. 甲亢术后呼吸困难多发生于术后
   A. 6h 以内　　　　B. 12h 以内
   C. 24h 以内　　　D. 48h 以内
   E. 72h 以内
8. 术后并发甲状腺危象的主要原因是
   A. 术前准备不充分　B. 术中出血过多
   C. 甲状腺切除过少　D. 术后未服碘剂
   E. 精神过度紧张
9. 甲状腺大部切除术后 12h，发现患者颈部肿大，呼吸困难，应立即
   A. 吸氧
   B. 拆除缝线，清除血肿
   C. 气管切开
   D. 气管插管
   E. 吸痰
10. 喉返神经来自
    A. 喉上神经　　　B. 副神经
    C. 迷走神经　　　D. 舌咽神经
    E. 舌下神经
11. 在甲状腺大部分切除术后出现呼吸困难的常见原因是
    A. 一侧喉返神经损伤
    B. 双侧喉上神经内支损伤
    C. 伤口内出血或喉头水肿
    D. 双侧喉上神经外支损伤
    E. 甲状腺危象
12. 下列哪项不是甲状腺手术后导致呼吸困难的原因
    A. 伤口内出血、压迫气管
    B. 双侧喉上神经损伤
    C. 急性喉头水肿
    D. 双侧喉返神经损伤
    E. 气管软化、塌陷
13. 甲状腺叶切除术后立即发生声音嘶哑，说明
    A. 碘迟缓反应
    B. 甲状腺危象先兆
    C. 喉返上神经内支损伤
    D. 喉返神经损伤
    E. 血钙突然下降
14. 甲状大部切除术后并发较重的手足搐搦，最有效的治疗方法是
    A. 静脉注射 10% 葡萄糖酸钙
    B. 10% 氯化钙静脉注射
    C. 口服葡萄糖酸钙或氯化钙
    D. 口服维生素 D_3
    E. 口服二氢速甾醇
15. 怀疑甲状腺癌的最重要依据是
    A. 同位素扫描为冷结节
    B. 结节突然增大
    C. 疼痛
    D. 甲状腺功能减退
    E. 结节质硬、固定或合并压迫症状
16. 甲状腺未分化癌的治疗为
    A. 碘（^{131}I）　　B. 碘剂
    C. 手术　　　　　D. 外放射治疗
    E. 甲状腺干制剂

【A_2 型题】

17. 患者，女性，39 岁，右侧甲状腺乳头状腺癌伴右颈部淋巴转移，手术方案应是
    A. 全甲状腺切除
    B. 左侧甲状腺加峡部切除
    C. 右侧甲状腺、峡部分及对侧甲状腺大部切除，加病侧颈淋巴结清除术
    D. 放射治疗
    E. 抗癌药物及甲状腺素治疗
18. 患者，女性，17 岁，3 个月来低热、乏力、左颈部长一肿物，2 个月前破溃，流米汤样脓，至今不愈。应首先考虑的诊断是
    A. 化脓性淋巴结炎
    B. 颈淋巴结核
    C. 先天性颈部瘘管
    D. 淋巴肉瘤
    E. 慢性溃疡
19. 患者，男性，46 岁，行甲状腺次全切除手术后出现声音嘶哑，喉镜检查显示左侧声带麻痹，分析手术中可能损伤的结构是
    A. 舌下神经襻　　B. 喉上神经
    C. 舌咽神经　　　D. 左侧喉返神经
    E. 右侧喉返神经
20. 患者，女性，40 岁，发现颈部肿大 6 年，近半年来常感心悸，多汗，食量加大。检查：无突眼、甲状腺 II° 肿大、结节状，脉搏 116 次/分，心、肺、腹无异常发现，其诊断可能是
    A. 结节性甲状腺肿
    B. 原发性甲状腺功能亢进
    C. 继发性甲状腺功能亢进
    D. 高功能甲状腺瘤
    E. 甲状腺腺癌

21. 患者，女性，35岁，因重度甲亢入院，择期手术治疗，在术前准备期间，患者害怕手术，焦虑不安，为了抑制甲状腺素的释放，减少甲状腺的血供，常用以下哪种药物
    A. 硫氧嘧啶   B. 普萘洛尔
    C. 甲状腺素   D. 复方碘化钾
    E. 地西泮

【A_3/A_4型题】
（22～24题共用题干）
患者，男性，48岁，颈增粗20年，近1年消瘦10kg，并有心悸。体检发现双侧甲状腺多个结节。基础代谢率+31%，2h内甲状腺摄碘29%。

22. 最可能的诊断是
    A. 单纯性甲状腺肿   B. 结节性甲状腺肿
    C. 原发性甲亢   D. 继发性甲亢
    E. 甲状腺肿瘤

23. 最有效的治疗是
    A. 长期抗甲状腺药物治疗
    B. 手术治疗   C. 放射治疗
    D. 甲状腺素治疗   E. 中医治疗

24. 甲状腺手术后1d，患者手足抽搐的处理方法是立即
    A. 测定血清钙浓度
    B. 口服钙剂
    C. 口服二氢速甾醇
    D. 静脉注射10%葡萄糖酸钙10～20ml
    E. 行甲状旁腺移植术

（25、26题共用题干）
患者，女性，35岁，颈前区肿块10年，近年来易出汗、心悸，渐感呼吸困难。体检：晨起心率104次/分，BP120/60mmHg；无突眼，甲状腺Ⅲ°肿大，结节状，心电图示：窦性心律不齐。

25. 初步诊断最可能是
    A. 原发性甲亢   B. 单纯性甲状腺肿
    C. 继发性甲亢   D. 桥本甲状腺炎
    E. 亚急性甲状腺炎

26. 最佳的治疗方法是
    A. 内科药物治疗
    B. 甲状腺大部切除术
    C. 甲状腺全切术
    D. 同位素治疗
    E. 外放射治疗

（27～29题共用题干）
患者，女性，35岁，患原发性甲状腺功能亢进。入院后在清晨未起床前测患者脉率110次/分，血压18.6/10.6kPa（140/80mmHg），拟在服用复方碘化钾溶液等术前准备后，择期行甲状腺大部切除术。

27. 按简便公式计算，该患者的基础代谢率（BMR）为
    A. 50%   B. 59%
    C. 109%   D. 139%
    E. 170%

28. 术前服用碘剂的作用是
    A. 抑制甲状腺素合成
    B. 对抗甲状腺素作用
    C. 促进甲状腺素合成
    D. 抑制甲状腺素释放
    E. 减少促甲状腺激素分泌

29. 未达到手术前准备标准的是
    A. 脉率小于100次/分
    B. BMR小于+20%
    C. 情绪稳定，睡眠好转
    D. 体重增加
    E. 甲状腺体缩小变硬

二、病例分析
患者，女性，39岁，烦躁不安、畏热、消瘦2个月余。
患者于2个月前因工作紧张，烦躁性急，常因小事与人争吵，难以自控。着衣不多，仍感燥热多汗，在外就诊服用安神药物，收效不十分明显。发病以来饭量有所增加，体重却较前下降。睡眠不好，常需服用安眠药。成形大便每天增为2次，小便无改变，近2个月来月经较前量少。
既往体健，无结核或肝炎病史，家族中无精神病或高血压患者。
查体：T37.2℃，P92次/分，R20次/分，BP130/70mmHg。发育营养可，神情稍激动，眼球略突出，眼裂增宽，瞬目减少。两叶甲状腺可及、轻度肿大、均匀，未扪及结节，无震颤和杂音，浅表淋巴结不大，心肺（一），腹软，肝脾未及。
问题：
1. 诊断及诊断依据是什么？
2. 鉴别诊断是什么？
3. 进一步检查有哪些？
4. 治疗原则是什么？

（林　坚）

第15章 胸部疾病

> **学习目标**
> 1. 掌握：肋骨骨折、气胸、血胸的病理生理，掌握其临床表现、诊断要点和急救治疗。胸腔闭式引流瓶的使用和适应证、定位、注意事项。
> 2. 熟悉：肋骨骨折、气胸、血胸的病理生理。
> 3. 了解：胸部损伤的分类、病理生理、诊断和急救处理原则。

案例15-1

张某，男性，19岁。被水果刀刺伤左前外侧胸壁约30min，急诊入院。诉头昏、无力和气促。查体：血压80/60mmHg，脉搏110次/分，皮肤和黏膜苍白，左前外侧胸壁伤口为利器伤，约1.3cm宽，位于左锁骨中线第4肋间水平，无明显血液流出。胸部听诊左侧呼吸音降低，叩诊左侧胸部上部呈鼓音、下部呈浊音。床边心电图显示各导联低电压。

请问：考虑何种损伤？如何处理？

案例15-2

患者，男性，27岁，10min前左上胸部被汽车撞伤，既往体健，无特殊记载。查体：BP 80/50mmHg，脉搏148次/分，R40次/分。神清合作，痛苦状，呼吸急促，吸氧后呼吸紧迫反而加重，伴口唇青紫，颈静脉怒张不明显。气管移向右侧。左胸廓饱满，呼吸运动较右胸弱。左胸壁有骨擦音（第4、5、6肋）局部压痛明显。皮下气肿。上自颈部、胸部直至上腹部均可触及皮下气肿。左胸叩鼓，呼吸音消失，未闻及啰音，右肺呼吸者较粗，未闻及啰音。左心界叩诊不清，心律整，心率148次/分，心音较弱，未闻及杂音。腹部平软，无压痛肌紧张，肠鸣音正常，肝脾未及，下肢无水肿，四肢活动正常，未引出病理反射。

请问：诊断及诊断依据是什么？进一步检查有哪些？治疗原则是什么？

第1节 胸部损伤

一、概 述

胸部的骨性胸廓支撑保护胸内脏器，参与呼吸功能。创伤时骨性胸廓的损伤范围与程度往往表明暴力的大小。钝性暴力作用下，胸骨或肋骨骨折可破坏骨性胸廓的完整性，并使胸腔内的心、肺发生碰撞、挤压、旋转和扭曲，造成组织广泛挫伤。继发于挫伤的组织水肿可能导致器官功能障碍或衰竭。

正常双侧均衡的胸膜腔负压维持纵隔位置居中。一侧胸腔积气或积液会导致纵隔移位，使健侧肺受压，并影响腔静脉回流。胸骨上窝气管的位置有助于判断纵隔移位。起始于降主动脉的肋间动脉管径较大，走行于背部肋间隙中央，损伤后可发生致命性大出血。上腔静脉无静脉瓣，骤升的胸内压会使上腔静脉压力急剧升高，导致上半身毛细血管扩张和破裂。

膈肌分隔两个压力不同的体腔，胸腔压力低于腹腔。膈肌破裂时，腹内脏器和腹水会流入胸腔。

闭合性或开放性胸部损伤，不论膈肌是否破裂，都可能同时伤及腹部脏器。这类多发性损伤统称胸腹联合伤。

1. 胸部损伤的原因和分类 根据胸膜腔与外界是否相通，胸部损伤（chest trauma）分为闭合性损伤和开放性损伤两类。

闭合性损伤多因暴力挤压或撞击胸部所致，轻伤仅有胸壁软组织挫伤或单发肋骨骨折；重伤可发生多根多处肋骨骨折（连枷胸），造成胸壁软化，或伴胸内器官损伤。开放性损伤多为刀刃利器或火器伤所致，胸膜的完整性遭受破坏，胸膜腔与外界相通，造成气胸，常伴有胸内器官损伤及血胸。

2. 临床表现 胸部损伤的种类虽多，但其临床表现多有相似。主要表现为胸痛，其次是呼吸困难、胸壁软化、反常呼吸、咯血、心脏压塞和休克等。局部体征有：胸壁挫裂伤、畸形、反常呼吸运动、皮下气肿、局部压痛、骨擦音和气管、心脏移位。胸腔积气时叩诊呈鼓音，积血时为浊音。听诊呼吸音减弱或消失，可闻及痰鸣音、干湿性啰音。

3. 诊断 根据外伤史和上述临床表现，初步诊断不难。对疑有气胸、血胸者，可行诊断性胸腔穿刺，以明确诊断。胸部X线片，可判定有无肋骨骨折、胸腔积气、积血等情况。

4. 治疗 轻者，给予镇痛剂、固定胸廓或行肋间神经阻滞，达到止痛的目的；胸部伤口给予清创缝合；有气、血胸者需行胸腔闭式引流术；有胸壁软化、反常呼吸者，局部加压包扎稳定胸廓；开放性气胸应及时封闭伤口。有下列情况者，需行剖胸探查术：①胸膜腔内进行性出血；②胸腔闭式引流后，漏气量大、呼吸仍困难，提示有肺裂伤或支气管断裂；③心脏损伤；④胸内存留较大的异物；⑤胸腹联合伤。

二、肋骨骨折

肋骨骨折与部位的关系

肋骨骨折是最常见的胸部损伤。不同部位肋骨的解剖生理特点与骨折发生的关系如下：第1～3肋骨较短，且有锁骨、肩胛骨和肌肉的保护，较少发生骨折。第4～7肋骨长而固定，最易折断。第8～10肋骨虽长，但前端与胸骨成弓形连接，弹性较大，不易折断。第11、12肋是前端游离的浮肋，活动度大，不易折断。

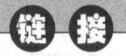

在胸部损伤中除胸壁软组织挫伤外，肋骨骨折（rib fracture）最为常见。以第4～7肋骨骨折最易发生。

1. 病因 根据暴力作用方式不同，分为直接暴力和间接暴力两种。①直接暴力：肋骨向内弯曲折断，可刺伤胸膜、肺或肋间血管，并发血、气胸；②间接暴力：胸廓受到前后方向外力的挤压，使腋中线附近肋骨向外过度弯曲折断，较少发生胸内合并症，易刺破皮肤形成开放性骨折。

2. 病理生理 根据暴力程度和作用部位不同，可分为单根或多根肋骨骨折，同一肋骨可发生一处或多处骨折。肋骨骨折后可致胸膜腔、肺组织、胸腔内大血管受损，引发气胸、血胸。多根多处肋骨骨折时，胸壁失去肋骨的支撑而软化称连枷胸，当吸气时软化胸壁内陷；呼气时，软化胸壁向外凸出，这种现象称反常呼吸（图15-1）。反常呼吸运动，严重影响气体交换，造成CO_2蓄积和缺氧。同时由于两侧胸膜腔压力不平衡，可使纵隔随呼吸而左右摆动称纵隔扑动，影响静脉回心血量，造成心排血量减少，导致呼吸循环功能障碍。

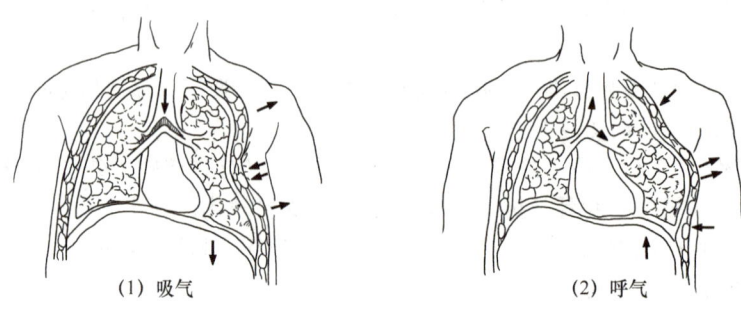

（1）吸气　　　　　　　　　　　　（2）呼气

图 15-1　多根多处肋骨骨折反常呼吸示意图

3. 临床表现

（1）症状：骨折局部疼痛，在深呼吸、咳嗽或变动体位时疼痛加重，因疼痛致呼吸变浅、咳嗽无力，呼吸道分泌物增加，易致肺不张和肺部感染。合并气胸、血胸或反常呼吸时，有气促、呼吸困难、缺氧和休克发生。

（2）体征：骨折处压痛明显，骨折端有骨擦感。前后挤压胸部，可在骨折处出现疼痛。多根多处骨折时出现反常呼吸。合并气胸、血胸患者还有相应体征。

（3）X线检查：拍X线片可确定骨折的部位，以及有无气胸、血胸、肺部感染等。

4. 治疗

（1）闭合性单处肋骨骨折：因有上、下肋骨和肋间肌支撑，骨折端多无明显移位。治疗的重点是止痛、固定胸廓和防治并发症。范围小者可用叠瓦状宽胶布固定。

叠瓦状宽胶布固定

　　患者取坐位，用宽7～8cm，长超过前后正中线胶布数条，在患者深呼气末，自后向前、自下而上依次粘贴，上下胶布应重叠2～3cm，固定时间为2～3周。

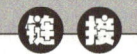

这种方法有引起表皮水疱和限制呼吸的缺点。如患者皮肤对胶布过敏，可用多头胸带包扎胸部，亦可起到固定的作用。

（2）闭合性多根多处肋骨骨折：有大块胸壁软化和反常呼吸，可合并血胸、气胸等，严重影响呼吸和循环，应紧急处理。处理反常呼吸方法：①包扎固定法：适用于较小范围的胸壁软化治疗及现场急救处理，用厚纱布压于胸壁软化区，再用固定；②牵引固定法：适用于大块胸壁软化或包扎固定不能奏效者，用巾钳经胸壁夹住中央游离段肋骨，再用绳子吊起，通过滑轮做重力牵引，重量为2～3kg，使浮动的胸壁复位，固定时间1～2周。

（3）开放性骨折的处理：胸壁伤口需彻底清创，骨折端用钢丝固定。若胸膜已穿破，需行胸腔闭式引流。术后应用抗生素，以防感染。

考点提示： 肋骨骨折的急救处理

三、损伤性气胸

案例 15-3

患者，男性，35岁。外伤后胸痛、憋气30min。患者于30min前被汽车撞伤左胸部，当即感左胸痛、憋气，不敢深呼吸和咳嗽。此后逐渐出现头晕、心悸，遂至急诊。既往体健。查体：T 36.5℃，P 120次/分，R 35次/分，BP 90/60mmHg，痛苦病容，呼吸急促，吸氧后反而呼吸急迫加重，口唇发绀。气管向右侧移位。左胸廓饱满、呼吸运动受限。第4、5、6肋可触及骨擦感，压痛。皮下气肿，颈胸部皮下握雪感。左胸叩诊鼓音，呼吸音消失，右肺呼吸音粗，未闻及啰音。左心界叩诊不清，心音弱，心律齐，未闻杂音。腹平软，无压痛、反跳痛，无移动性浊音，肠鸣音正常。

请问：诊断及诊断依据是什么？进一步检查有哪些？治疗原则是什么？

各种原因导致空气进入胸膜腔引起胸膜腔内积气，称为气胸（pneumothorax）。因外伤引起的气胸，称为损伤性气胸。其可分为闭合性、开放性和张力性气胸三类。

1. 闭合性气胸 空气经胸部伤口或支气管破裂口进入胸膜腔，形成气胸，随之伤口闭合，空气不再继续进入胸膜腔，胸内压仍低于大气压。本症多为肋骨骨折的并发症。根据胸膜腔内积气的量与速度，轻者（肺压缩30%以下）可无症状，重者有呼吸困难。体检可发现患侧胸廓饱满，呼吸活动度降低，气管向健侧移位，叩诊呈鼓音，呼吸音减弱。X线检查可明确诊断。

小量气胸1~2周可自行吸收，不需特殊处理；大量气胸伴有明显症状者应作胸膜腔穿刺或胸膜腔闭式引流术。

2. 开放性气胸 刀刃锐器或弹片火器所致胸壁开放性伤口，呼吸时空气经伤口自由进出胸膜腔，称为开放性气胸。

（1）病理生理变化：开放性气胸空气出入量与胸壁伤口大小有密切关系，伤口大时，空气出入量多，胸内压几乎等于大气压，伤侧肺将完全萎陷，完全丧失呼吸功能，因纵隔被推向健侧以致健侧肺亦受压而膨胀不全，影响气体的交换；吸气时，大量空气自伤口进入伤侧胸膜腔内，同时健侧负压增加，使纵隔向健侧移位；呼气时，伤侧胸膜腔内空气由伤口排出，同时健侧负压减小，纵隔则向伤侧返回，接近中线位；如此，纵隔随呼吸来回移动的现象称为纵隔扑动，造成静脉回流障碍、心排血量减少，影响循环功能，可引起休克（图15-2）。

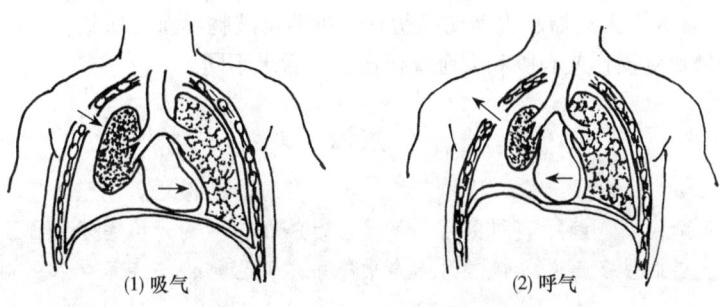

图15-2 开放性气胸纵隔摆动示意图

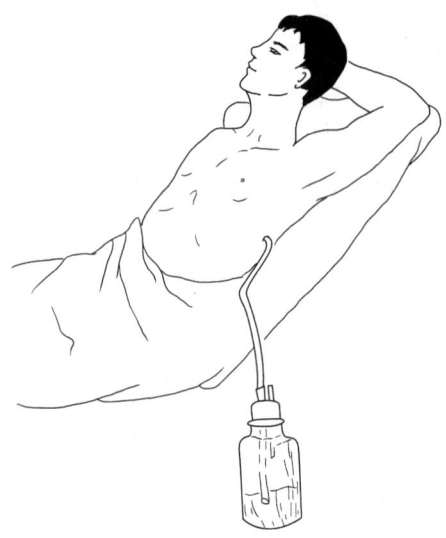

图 15-3 闭式胸膜腔引流术

（2）临床表现：患者气促、发绀、呼吸困难、循环障碍以致休克。体检时胸壁可见开放性伤口，并有空气随呼吸进出伤口发出的"嘶嘶"声音，气管向健侧移位，伤侧呼吸音消失，叩诊呈鼓音。胸部 X 线检查：可见伤侧肺萎陷、气胸，气管和心脏向健侧移位。

（3）急救与治疗：开放性气胸的急救处理，应迅速封闭胸壁的伤口，一般用多层凡士林纱布外加棉垫封闭伤口，再用胶布或绷带包扎。伤情稳定后，争取早期清创，缝闭伤口，并行闭式胸膜腔引流（图 15-3），同时使用抗生素及 TAT 治疗。

3. 张力性气胸 常见于肺或支气管破裂后，裂口与胸膜腔相通，且呈活瓣状。每当吸气时，空气通过活瓣进入胸膜腔；呼气时，活瓣闭合，空气不能排出。胸膜腔压力不断升高，并超过大气压而呈高张状态，称为张力性气胸。

（1）病理生理：张力性气胸患者，因伤侧肺被压缩，纵隔明显向健侧推移，以致健侧肺也受压缩。由于纵隔移位和胸膜腔负压消失，静脉血液回流受阻，可迅速造成严重呼吸循环衰竭。

（2）临床表现：患者呈极度呼吸困难、发绀和休克等症状，呈进行性加重。体检时发现气管向健侧移位，伤侧胸部饱满，呼吸运动减弱，可有面、颈、胸、上肢等处皮下气肿。胸部叩诊呈鼓音，听诊呼吸音消失。X 线检查：可见伤侧肺萎缩，纵隔向健侧移位。

（3）急救与治疗：张力性气胸病情危急，如不及时抢救，患者将迅速死亡。急救的关键是尽快排除胸膜腔积气，以减低胸膜腔内压力。可用粗针头在伤侧第 2 肋间锁骨中线处刺入胸膜腔，暂时排气减压。在转送时可于针尾部缚一橡胶指套，顶端剪开 1cm 的小口，呼气时，气体经剪开的小口排出；吸气时指套塌陷，阻止气体进入，以保证转运途中安全。

治疗措施是在第 2 肋间锁骨中线处放置胸腔引流管，作闭式胸膜腔引流，持续减压排气。数天后，肺或支气管破裂口可自行闭合，肺亦复张。如不能有效地减低胸膜腔的压力，提示肺、支气管裂口较大，应尽早行剖胸探查，修补裂口。此外，还应使用足量的抗生素，以防治感染。

考点提示：
损伤性气胸的诊断及处理

四、损伤性血胸

胸部创伤引起胸膜腔积血，称为损伤性血胸。

1. 病因 常为刀刃锐器、火器伤或肋骨骨折端刺破胸部血管所致。出血主要是由于肺组织裂伤、胸壁血管损伤或心脏和大血管损伤，其后果不同。

出血的来源与特点

肺组织裂伤时，由于肺循环压力较低，出血常可自行停止。胸壁血管损伤，如肋间动、静脉或胸廓内动、静脉破裂出血，不易自行停止，多需开胸手术止血。心脏或胸内大血管损伤，出血量多，必须在短时间内紧急手术，否则，伤者可导致失血性休克而迅速死亡。

2. 病理 早期主要是急性内出血和胸膜腔内积血，使肺受压、纵隔移位，造成呼吸循环功能紊乱，其危害程度取决于胸内出血量。心脏、肺及膈肌的不断运动，对胸腔内的积血起着去纤维蛋白的作用，使其不易凝固；当胸腔内迅速积聚大量血液，超过去纤维蛋白的速度时，积血可发生凝固，称为凝固性血胸。附在胸膜上的纤维蛋白和血块机化，逐渐形成较厚的纤维层，称为机化性血胸，机化性血胸限制肺膨胀及胸壁活动，影响呼吸功能。胸内积血易并发细菌感染，可发展为脓胸。

3. 临床表现 少量血胸多无明显症状。中等量血胸（出血量500~1000ml）或大量血胸（出血量1000ml以上），可表现为失血性休克及呼吸循环功能障碍，如面色苍白、口渴、脉快、血压下降、气促、呼吸困难、贫血等。体检可见伤侧胸廓饱满，气管向健侧移位。伤侧X线检查可见胸腔积液表现（图15-4），胸腔穿刺抽出血液可明确诊断。若继发化脓性感染，可表现高热寒战、脉快而细弱、白细胞计数升高等现象。

4. 治疗 对非进行性血胸，出血量少者不需特殊处理。若大量出血或伴有休克时，首先抗休克治疗，及时补充血容量，待伤情稳定后，尽早行胸膜腔穿刺抽血；早期行胸腔闭式引流术能更有效地排出胸膜腔积血，使肺充分扩张及防止感染。对出血不能自行停止的进行性血胸，应及时手术治疗。

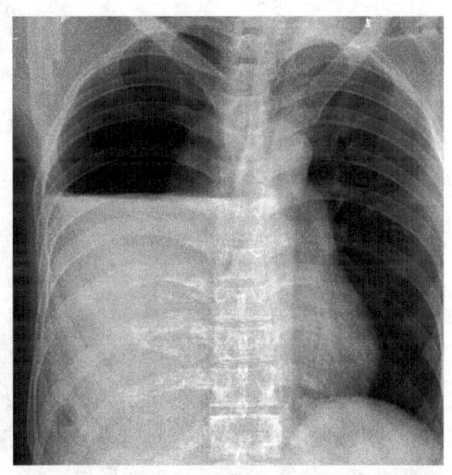

图15-4 血气胸X线片

考点提示：
损伤性血胸诊断及处理

案例15-1分析

张某有头昏、无力和气促表现，血压低、脉搏快，皮肤黏膜苍白，说明有失血。左胸听诊呼吸音低，叩诊上部呈鼓音，说明有气胸；下部呈浊音，说明有血胸，考虑为外伤性血气胸。应立即行X线检查，诊断明确后进行胸腔闭式引流，并给予补液、输血、止血药物、抗菌药物、TAT等治疗。并密切观察病情，若为进行性血胸需开胸手术止血。患者X线胸片证实为血气胸，行胸腔闭式引流术，并给予补液、输血、抗菌药物、TAT治疗，病情好转。

案例15-2分析

1. 诊断及诊断依据
（1）诊断：①张力性气胸；②休克；③多根肋骨骨折。
（2）诊断依据：①外伤性休克（胸外病史，BP80/50mmHg）；②多根肋骨骨折（左胸肋有骨擦音，局限性压痛明显）；③张力性气胸（外伤性肋骨骨折，休克，呼吸困难，发绀，主要是广泛性皮下气肿，气管右移，左胸叩鼓，呼吸音消失）。

2. 进一步检查 ①立即胸穿，闭式引流；②胸片正侧位；③EKG、BP持续监测，血气分析等。

3. 治疗原则 ①纠正休克，输血输液，保证呼吸道通畅，吸氧；②胸腔穿刺、闭式引流，必要时开胸探查；③抗生素防治感染，对症治疗，镇痛、固定胸廓。

案例15-3分析

1. 初步诊断及诊断依据
（1）初步诊断：①胸部闭合性损伤；②张力性气胸；③多发肋骨骨折。
（2）诊断依据：①有胸部外伤史、无创口；②第4、5、6肋骨擦感，压痛；③呼吸急促，吸氧下呼吸急迫加重，口唇发绀，气管向右侧移位，颈胸部皮下握雪感。左胸叩诊鼓音，呼吸音消失，左心界叩诊不清；④心率增快、血压处于正常低限。
2. 进一步检查　①立即胸腔穿刺；②摄胸部正侧位片；③心电图、血气分析。
3. 治疗原则　①胸腔穿刺、闭式引流，密切观察病情变化，必要时开胸探查；②输液、纠正休克，保持呼吸道通畅，吸氧；③抗感染治疗，对症治疗，包括固定胸廓、镇痛。

附录　胸膜腔闭式引流术

1. 原理　闭式胸膜腔引流是根据胸膜腔的生理特点设计的，依靠水封瓶中的液体使胸膜腔与外界隔离。当胸膜腔内因积液或积气形成高压时，胸膜腔内的液体或气体可排至引流瓶内；当胸膜腔内恢复负压时，水封瓶内的液体被吸至引流管下端形成负压水柱，阻止空气进入胸膜腔。由于引流管有足够的垂直长度和地心引力作用，水封瓶内的液体只能在引流管的下端形成一定高度的水柱，不能被吸至胸膜腔内，从而达到胸膜腔引流和减压目的。

2. 胸膜腔闭式引流术适应证　损伤性气胸、血胸、急性脓胸，需要持续引流，排除积气、积血、积脓者及胸部手术切开胸膜腔者。

3. 手术方法　选定插管肋间隙：引流气体者，多在患侧锁骨中线第2肋间；引流液体者，多在患侧腋中线与腋后线之间第6~8肋间。

手术步骤：患者取半卧位，选定肋间，消毒胸部皮肤，用1%利多卡因溶液3~5ml，局麻胸壁全层，切开皮肤约2cm，用血管钳在肋骨上缘逐层分离肌层直至胸膜腔，随即经切口插入一个带有侧孔的橡胶管或软塑料管，插入胸膜腔内4~5cm，引流管的外端连接无菌水封瓶，缝合切口并固定引流。

术后观察与管理：①管道密封：使用前应严格检查引流管是否通畅和整个装置是否密封。②保持胸膜腔引流管通畅：胸膜引流管外端连接无菌水封瓶的长玻璃管插至水平面下3~4cm，管内水柱随呼吸上下移动，表明引流管通畅；如水柱不移动，表明引流管不通，应及时挤压引流管，以保持引流管通畅。③观察引流物的性质：详细记录引流量，一般患者每天记录一次，疑有胸内大出血患者，则须每小时记录一次，以判断有无进行性出血。④妥善固定：将留有足够长度的引流管固定在床缘上。搬动患者应确保钳夹引流管近端，严防引流管脱出、引流瓶破碎、引流玻璃管松动脱出水面，防止发生气胸。胸腔闭式引流主要是靠重力引流，水封瓶应置于患者胸部水平下60~100cm，并应放在特殊的架子上，防止被踢倒或抬高。⑤更换水封瓶：应先将引流管近端钳紧，更换完好后，方可松开钳夹。同时应注意无菌观念。⑥拔管：引流气体或液体不再排出，肺膨胀良好，观察24h，经胸部X线检查证实，或脓腔容量小于10ml，可拔除引流管，拔引流管时，先剪开引流管固定缝线，嘱患者深吸气后屏气，将管迅速拔出，随即用凡士林纱布紧压伤口，用胶布固定，或结扎预置切口的缝合线。

小 结

胸部损伤,根据胸膜腔是否与外界相通,分为闭合性损伤和开放性损伤两类。

1. 肋骨骨折　应明确是单发肋骨骨折或多根多处肋骨骨折。前者以胸痛为主要表现,治疗以止痛为主;后者可出现反常呼吸活动,引起严重的呼吸和循环功能障碍,抑制反常呼吸活动是治疗的主要手段。

2. 损伤性气胸　可分为闭合性、开放性和张力性气胸。小量闭合性气胸无临床症状,不需处理。肺压缩>30%的闭合性气胸,可出现胸闷、气促或呼吸困难等症状及气胸体征,需行胸膜腔穿刺或闭式引流排气。开放性气胸可引起严重的呼吸和循环功能障碍,治疗应先封堵胸壁上开放性伤口,使其变为闭合性气胸,再按闭合性气胸处理。张力性气胸特点是患者呼吸困难,呈进行性加重,处理应紧急排气。

3. 损伤性血胸(中量以上)　患者以失血或失血性休克及胸腔积液体征表现为主,治疗以补充血容量、胸膜腔穿刺抽吸或闭式引流胸腔积血为主。注意判断有无进行性血胸。

目 标 检 测

选择题

【A_1型题】

1. 开放性气胸的急救首先是
   A. 充分给氧
   B. 肋间插管引流
   C. 开胸探查
   D. 迅速封闭胸壁伤口
   E. 气管插管辅助呼吸

2. 进行性血胸的诊断依据不包括
   A. 脉快,血压持续下降
   B. 胸膜腔引流连续3h总量300ml
   C. Hb、RBC反复测定呈持续下降
   D. 胸膜腔穿刺抽不出血,但X线示胸内阴影增大
   E. 经输血补液后血压不回升逐渐下降

3. 闭合性单肋单处肋骨骨折的治疗要点是
   A. 止痛、防治并发症　　B. 胸腔穿刺
   C. 胸腔闭式引流　　　　D. 开胸探查
   E. 气管插管

4. 诊断张力气胸最充分的依据是
   A. 呼吸困难并伴有皮下气肿
   B. 伤侧胸部叩诊呈高调鼓音
   C. 伤侧呼吸音消失
   D. X线见纵隔向健侧移位
   E. 胸膜腔穿刺有高压气体

5. 纵隔扑动多见于
   A. 多根肋骨骨折　　　　B. 开放性气胸
   C. 血胸　　　　　　　　D. 心包填塞
   E. 张力性气胸

6. 肋骨骨折好发于
   A. 第1~3肋　　　　　　B. 第4~7肋
   C. 第8~10肋　　　　　 D. 第11肋
   E. 第12肋

7. 多肋多处骨折合并开放性气胸,急救时首先应
   A. 输血输液　　　　　　B. 吸氧
   C. 封闭伤口加压包扎　　D. 止痛
   E. 闭式引流

8. 反常呼吸见于
   A. 多根单处肋骨骨折
   B. 多根多处肋骨骨折
   C. 开放性气胸
   D. 张力性气胸
   E. 闭合性气胸

9. 多根多处肋骨骨折的最主要影响是
   A. 胸部疼痛　　　　　　B. 妨碍正常呼吸
   C. 痰不易咳出　　　　　D. 反常呼吸
   E. 骨折端摩擦

【A_2型题】

10. 患者,男性,25岁。与人打架胸部受伤,除出现下列哪种表现外均应及时剖腹探查
    A. 肋骨骨折,同时伤侧肺压缩为原来的2/3
    B. 胸膜腔内进行性出血
    C. 心脏损伤
    D. 胸腹联合伤

E. 胸内存留较大的异物
11. 患者，男性，34岁。右侧第4～7肋骨骨折并发气胸，呼吸极度困难，发绀，出冷汗。检查：血压65/40mmHg，气管向左侧移位，右侧胸廓饱满，叩诊呈鼓音，颈、胸部有广泛皮下气肿，首要的处理方法是
A. 立即开胸探查
B. 胸膜腔穿刺排气减压
C. 输血、补液
D. 气管插管辅助呼吸
E. 吸氧
12. 患者，女性，30岁，农民，房屋倒塌压在上半身30min，呼吸困难，体格检查见神志清，血压18/14kPa（130/86mmHg），脉搏100次/分，呼吸30次/分，两眼结膜充血，颈静脉怒张，前胸皮肤瘀斑，腹软，无压痛，尿常规正常。最可能的诊断是
A. 早期创伤性休克
B. 创伤性窒息
C. 挤压综合征
D. 开放性气胸
E. 眼结膜损伤
13. 一患者车祸后2h送至医院，诉咳嗽、胸部疼痛。查体：T 36.5℃，P 130次/分，R 30次/分，BP 90/60mmHg，神志清，右胸部压痛明显，右肺呼吸音低，右下肢有骨折征。胸片示：右侧液气胸。创伤种类为
A. 穿透伤
B. 盲管伤
C. 开放伤
D. 挤压伤
E. 闭合伤

第2节 脓　　胸

> 学习目标
> 1. 掌握：急性脓胸的病因病理、临床表现和诊断、治疗。
> 2. 熟悉：慢性脓胸的病因病理、临床表现和诊断、治疗。
> 3. 了解：脓胸的概念、分类、病因病理、致病菌及其进入胸膜腔的途径。

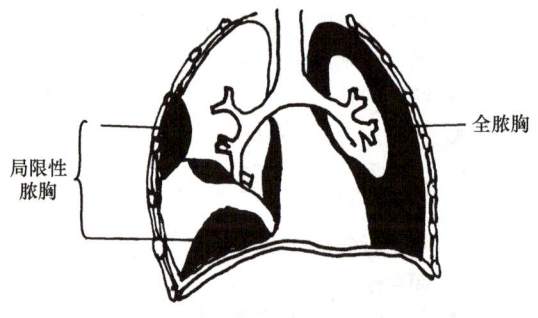

图15-5　脓胸的类型

脓胸（empyema）是指脓液积聚于胸膜腔内的化脓性感染。根据致病菌分为化脓性、结核性和特异病原性脓胸；根据病程长短分为急性和慢性脓胸；根据波及的范围可分为全脓胸和局限性脓胸（图15-5）。

1. 病因　致病菌多来自肺内感染灶，也有少数来自胸内和纵隔内其他脏器或身体其他部位病灶，以肺炎球菌、链球菌多见。尤以小儿更为多见，且感染不易控制。此外还有大肠埃希菌、铜绿假单胞菌、真菌等，虽略少见，但亦较以前增多。若为厌氧菌感染，则成腐败性脓胸（putrid pyothorax）。致病菌进入胸膜腔的途径有：

（1）直接侵入或破入胸膜腔，或因外伤、手术污染胸膜腔。

（2）经淋巴途径，如膈下脓肿、肝脓肿、纵隔脓肿、化脓性心包炎等，通过淋巴管侵犯胸膜腔。

（3）血源性播散：在全身败血症或脓毒血症时，致病菌可经血液循环进入胸膜腔。

2. 病理　在急性期胸膜腔脓液迅速增加，肺受压，纵隔移向健侧。早期：脓液稀薄，含有白细胞和纤维蛋白，呈浆液性。中晚期：随着病程进展，脓细胞及纤维蛋白增多，渗

出液逐渐由浆液性转为脓性。初期纤维素膜附着不牢固，质软而易脱落，以后随着纤维素层的不断加厚，韧性增强而易于粘连，并有使脓液局限化的倾向。纤维素在脏胸膜附着后将使肺膨胀受到限制。慢性期纤维板形成，毛细血管及炎性细胞形成肉芽组织，纤维蛋白沉着机化，在壁、脏胸膜上形成韧厚致密的纤维板，构成脓腔壁。脓腔内有脓液沉淀物和肉芽组织。纤维板固定紧束肺组织，牵拉胸廓内陷，纵隔向病侧移位，并限制胸廓的活动性，从而减低呼吸功能。大量渗出液体布满全胸膜腔时称为全脓胸。局限性或包裹性脓胸：机化纤维组织引起粘连，使脓液局限于一定范围内，形成局限性或包裹性脓胸，常位于肺叶间、膈肌上方、胸膜腔后外侧及纵隔面等处。脓胸有时分隔成多个脓腔，成为多房性脓胸。若伴有气管、食管瘘，则脓腔内可有气体，出现液平面，称为脓气胸。脓胸可穿破胸壁，成为自溃性脓胸或外穿性脓胸。

一、急性脓胸（acute empyema）

1. 临床表现与诊断 症状：患侧胸痛及感染征象，常有高热、脉快、呼吸急促、食欲不振、胸痛、全身乏力、白细胞增高等征象。积脓较多者尚有胸闷、咳嗽、咳痰症状。体征：患侧肋间隙饱满，语颤减弱，叩诊呈浊音，听诊呼吸音减弱或消失。X线胸部检查：患部显示有积液所致的致密阴影。若有大量积液，患侧呈现大片浓密阴影，纵隔向健侧移位。伴有气胸时则出现液面。B超检查可确定脓腔部位和大小；胸膜腔穿刺抽出脓液，即可明确诊断。

考点提示：急性脓胸的诊断依据

2. 急性脓胸的治疗 原则是控制感染、控制原发病灶、全身支持治疗及彻底排脓促进肺复张。

（1）有效抗生素应用。

（2）彻底排净脓液，使肺早日复张。排净脓液的方法有：①及早反复胸腔穿刺，并向胸膜腔内注入抗生素；②胸膜腔闭式引流术：若脓液稠厚不易抽出，或经过治疗脓量不见减少，患者症状无明显改善，或发现有大量气体，疑伴有气管、食管瘘或腐败性脓胸等，均宜及早施行胸膜腔闭式引流术。

（3）控制原发感染，全身支持治疗。

二、慢性脓胸（chronic empyema）

急性脓胸经过4～6周治疗脓腔未见消失，脓液稠厚并有大量沉积物，提示脓胸已进入慢性期。

1. 病因

（1）急性脓胸治疗不及时、不恰当：如就诊过晚，引流过迟，引流位置不当，引流管过细，引流不畅等。

（2）手术后有支气管胸膜瘘或食管瘘：污染物和细菌不断进入脓腔。

（3）胸腔毗邻有慢性感染病灶：如膈下脓肿、肝脓肿、纵隔脓肿及肋骨骨髓炎等感染源未能彻底清除。

（4）胸腔内有异物存留：如金属异物、骨片、衣服碎屑等。

（5）特殊病原菌：如结核菌、放线菌等所致慢性炎症。

2. 病理特征 脏、壁胸膜纤维性增厚。由于脓腔壁坚厚，肺不能膨胀，脓腔不能缩小，感染也不能控制。壁胸膜增厚的纤维板使肋骨聚拢，肋间隙变窄，胸廓塌陷。脓腔壁收缩使纵隔向患侧移位。这些都严重影响呼吸功能。

3. 临床表现和诊断 慢性脓胸患者因长期感染与慢性消耗性疾病，常有长期低热，食欲减退、消瘦、贫血、低蛋白血症等慢性全身中毒症状。体格检查见消瘦，患侧呼吸运动减弱，胸壁塌陷、肋间隙变窄，叩诊呈实音，呼吸音减弱，气管移向患侧，晚期见杵状指。X线检查见胸膜增厚，肋间隙变窄，纵隔移向患侧，膈肌抬高。

4. 诊断 根据病史、体检和X线胸片，诊断慢性脓胸并不困难。脓腔造影或瘘管造影可明确脓腔范围和部位，若疑有支气管胸膜瘘宜慎用或禁忌。

考点提示：
慢性脓胸的治疗

5. 治疗 治疗原则为改善全身情况，消灭致病菌和脓腔，使受压的肺复张恢复肺的功能。常用的手术有：①改进引流；②胸膜纤维板剥除术；③胸廓成形术；④胸膜肺切除术。

小 结

急性脓胸致病菌以金黄色葡萄球菌、肺炎双球菌多见。症状为患侧胸痛伴咳嗽、咳痰、呼吸急促；体检患侧肋间隙饱满、呼吸运动减弱，触诊患侧语颤减弱、气管偏向健侧，叩呈浊音、听诊呼吸音减弱或消失。治疗原则是控制感染、控制原发病灶、全身支持治疗及彻底排脓促进肺复张。

目 标 检 测

选择题

【A_1型题】

1. 引起小儿脓胸最常见的病原菌是
   A. 肠球菌 B. 肺炎链球菌
   C. 溶血性链球菌 D. 流感嗜血杆菌
   E. 金黄色葡萄球菌

2. 纵隔偏向患侧常见于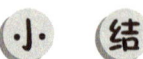
   A. 血胸 B. 开放性气胸
   C. 张力气胸 D. 慢性脓胸
   E. 急性脓胸

3. 对急性脓胸诊断最具临床诊断意义的方法是
   A. 根据临床表现 B. 根据体征
   C. 胸部X线检查 D. 胸部B超
   E. 胸腔穿刺抽得脓液

4. 下列哪一项措施一般不用于慢性脓胸的治疗
   A. 胸腔穿刺 B. 胸腔闭式引流
   C. 胸膜纤维剥脱术 D. 胸廓改形术
   E. 胸膜肺切除术

5. 脓胸的致病菌多来自
   A. 肺内的感染灶
   B. 胸腔内其他脏器的感染灶
   C. 纵隔内脏器的感染灶
   D. 身体其他部位的感染灶
   E. 胸腔手术污染

第3节 肺 癌

📖 学习目标

1. 掌握：肺癌的临床表现、诊断方法及治疗原则。
2. 熟悉：肺癌的分类。
3. 了解：肺癌的病因、发病机制。

案例15-4

马先生，58岁，退休工人。最近3个月经常出现咳嗽，痰不多，近2周有时痰中带有血丝，自行服用治疗"感冒"药物无好转。既往身体健康，有吸烟史30余年，每天约2包。

问题：首先考虑何种疾病？应做哪些检查？

肺癌（lung cancer）是原发性支气管肺癌的简称，指起源于支气管黏膜及腺体的癌症。在发达国家，男性恶性肿瘤中，肺癌占第一位，女性中占第二位。我国肺癌的发病率逐年上升，城市人口中，肺癌占癌症死亡患者的第一位。

一、病　因

肺癌的病因目前尚未完全明确，可能与以下因素有关。

1. 吸烟　国内外的调查均证明80%~90%的男性肺癌与吸烟有关，女性为19.3%~40%。吸烟者肺癌死亡率比不吸烟者高10~13倍。吸烟量越多、吸烟年限越长、开始吸烟年龄越早，肺癌死亡率越高。纸烟中含有各种致癌物质，如苯并芘，为致癌的主要物质。

吸烟指数=吸烟年数×支数/日，当吸烟指数>400年支时，肺癌发生的危险性明显增加。

吸烟与肺癌

大量系统的流行病学调查资料和科学实验证明吸烟同肺癌有关。凡每年吸烟20支以上的人群患肺癌的人数是不吸烟人群的7~13倍，说明吸烟量多的患肺癌的机会也多；吸烟开始时间越早，患肺癌的机会越多，10岁以前开始吸烟的肺癌患者为20岁后开始吸烟者的7倍；被动吸烟者患肺癌的机会比一般非吸烟人群大3~4倍以上，说明吸烟害人害己，这些被动吸烟者往往是吸烟人的家属、亲友和同事。

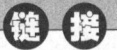

2. 职业致癌因子　已被确认的致人类肺癌的职业因素包括石棉、无机砷化合物、二氯甲醚、铬及某些化合物、镍冶炼氢、芥子气、氯乙烯、煤烟、焦油和石油中的多环芳烃、烟草的加热产物等。

3. 空气污染　城市中汽车废气、工业废气、公路沥青都有苯丙芘等致癌物质存在。室内用煤、煤烟或其不完全燃烧物是女性腺癌发生的重要因素。

4. 电离辐射　大剂量电离辐射可引起肺癌。

5. 人体内在因素　如免疫、代谢、遗传和肺部慢性感染，也可能对肺癌的发生产生影响。

二、病理和分类

1. 按解剖学部位分类

（1）中央型肺癌：发生在段支气管以上至主支气管的癌肿，约占3/4，以鳞癌和小细胞未分化癌较多见。

（2）周围型肺癌：发生在段支气管以下的肿瘤称为周围型，约占1/4，以腺癌较为多见。目前，腺癌呈增长的趋势。

2. 按组织学分类　目前主要从治疗的角度将肺癌分为非小细胞肺癌（non-small cell lung carcinoma, NSCLC）和小细胞肺癌（small cell lung carcinoma, SCLC）两大类。前者包括鳞癌、腺癌、大细胞癌和腺鳞癌。

（1）鳞癌：是最常见的类型，占40%~50%。本病多见于老年男性，与吸烟关系非常密切。以中央型肺癌多见，有向管腔内生长的倾向，引起支气管狭窄，导致肺不张，或阻塞性肺炎。癌组织易变性、坏死，形成空洞或癌性肺脓肿。鳞癌生长缓慢，转移晚，手术机会多，5年生存率较高，对放疗、化疗较敏感。

（2）腺癌：女性多见，约占原发性肺癌的25%。本病与吸烟关系不大，周围型最常见。

倾向于管外生长，但也可循肺泡壁蔓延，常在肺边缘部形成直径2～4cm的肿块。一般生长较慢，但有时早期即发生血行转移。细支气管肺泡癌（简称肺泡癌）是腺癌的一个亚型，它的组织起源多数认为来自支气管末端的上皮细胞。

（3）大细胞癌：约占肺癌的15%，可分巨细胞型和透明细胞型。本型多发生在肺门附近或肺边缘支气管；较早发生转移，预后很差。

（4）腺鳞癌：当鳞癌和腺癌两种成分混杂并存于同一瘤体内时，称为腺鳞癌。

（5）小细胞未分化癌：是肺癌中恶性程度最高的一种，约占原发性肺癌的1/5。患者年龄较轻，多有吸烟史。多发于肺门附近的大支气管，倾向于黏膜下层生长，常侵犯管外肺实质，易与肺门、纵隔淋巴结融合成团块。癌细胞生长快，侵袭力强，远处转移早。本型对放疗和化疗比较敏感。但预后较差。

3. 肺癌转移 有三种主要途径：

（1）直接扩散：癌肿沿支气管向腔内生长，可引起管腔狭窄，造成不同程度管腔阻塞；癌肿直接侵犯肺组织及邻近组织器官，出现相应临床表现。

（2）淋巴转移：是肺癌常见的转移途径，癌细胞先由局部浸润，然后转移至肺门、气管隆突下、纵隔、气管旁淋巴结；最后转移至锁骨上淋巴结。

（3）血行转移：多发生于肺癌晚期，癌细胞侵入静脉随血流转移至全身各组织与器官，如肝、脑、骨骼等。

考点提示：
肺癌的病理分类

三、临床表现

肺癌的临床表现与其部位、大小、类型、发展的阶段、有无并发症或转移有密切关系。有5%～15%的患者于发现肺癌时往往无症状。一般常见的主要症状包括以下几方面。

1. 由原发肿瘤引起的症状 咳嗽，为常见的早期症状。咯血，血管丰富的癌组织坏死引起痰中带血或间断血痰；侵蚀大血管引起大咯血。喘鸣，由于肿瘤引起支气管部分阻塞可引起局限性喘鸣音。胸闷、气急的发生与以下原因有关：肿瘤引起支气管狭窄；肿大的淋巴结压迫主支气管或隆突；转移至胸膜或心包，发生大量胸腔、心包积液；膈肌麻痹、上腔静脉阻塞及肺部广泛受累。体重下降，消瘦为肿瘤的常见症状之一。肿瘤发展到晚期，可表现为消瘦或恶病质。发热，癌组织坏死引起发热，但多数发热的原因是由于肿瘤引起的继发性肺炎所致，抗生素药物治疗疗效不佳。

2. 肿瘤局部扩展引起的症状 胸痛，肿瘤直接侵犯胸膜、肋骨和胸壁，可引起不同程度的胸痛。咽下困难，癌肿侵犯或压迫食管可引起咽下困难，尚可引起支气管-食管瘘，导致肺部感染。声音嘶哑，癌肿直接压迫或纵隔淋巴结肿大压迫喉返神经，导致喉返神经麻痹所致。上腔静脉阻塞综合征，癌肿侵犯纵隔，压迫上腔静脉时，上腔静脉回流受阻，产生头面部、颈部和上肢水肿及胸前部淤血和静脉曲张，可引起头痛和头昏或眩晕。Horner综合征，位于肺尖部的肺癌称上沟癌（Pancoast癌），可压迫颈部交感神经，引起病侧眼睑下垂、瞳孔缩小、眼球内陷，同侧额部与胸壁无汗或少汗。也常有肿瘤压迫臂丛神经造成以腋下为主、向上肢内侧放射的火灼样疼痛，在夜间尤甚。

3. 由癌肿远处转移引起的症状 肺癌转移至脑、中枢神经系统：严重时可出现颅内高压的症状；转移至骨骼，有局部疼痛和压痛；转移至肝时，可有厌食、肝区疼痛、肝大、黄疸和腹水等；转移至淋巴结，锁骨上淋巴结常是肺癌转移的部位，可以毫无症状。

4. 肺外表现 包括内分泌、神经肌肉、结缔组织和血管的异常改变，又称副癌综合征。有下列几种表现：①肥大性肺性骨关节病：常见于鳞癌，如分泌促性激素引起男性乳房发育，常伴有肥大性肺性骨关节病；分泌促肾上腺皮质激素样物，可引起Cushing综合征；引起抗利尿激素分泌失调综合征（syndrome of inappropriate ADH secretion; SIADHS）。②神经肌肉综合征：包括小脑皮质变性、脊髓小脑变性、周围神经病变、重症肌无力和肌病等，多见于小细胞未分化癌。③高钙血症：骨质破坏或肿瘤分泌甲状旁腺激素引起。④类癌综合征：肿瘤分泌 5-HT 所致。

5. 辅助检查

（1）胸部 X 线检查：是发现肺癌的最重要的方法。

1）中央型肺癌：肺门类圆性阴影或"S"形征象；肺不张、阻塞性肺炎、局限性肺气肿；体层摄片、支气管造影可见到支气管壁不规则增厚、狭窄、中断或腔内肿物；视支气管阻塞的不同程度可见有鼠尾状、杯口状或截平状中断。

2）周围型肺癌：早期常呈局限性小斑片状阴影，边缘不清，密度较淡，易误诊为炎症或结核。如动态观察肿块增大呈圆形或类圆形时，密度增高、边缘清楚常呈分叶状，有切迹或毛刺，尤其是细毛刺或长短不等的毛刺；如发生癌性空洞，其特点为壁膜较厚，多偏心，内壁不规则，凹凸不平，也可伴有液平面。

（2）胸部 CT 扫描：可发现较小的病灶（图 15-6）；对病灶形态特点的观察更详细；发现位在隐蔽部位的病灶；辨认有无肺门和纵隔淋巴结肿大；显示肿瘤有无直接侵犯邻近器官。

（3）磁共振（MRI）：在肺癌的诊断价值基本与 CT 相似，但 MRI 在明确肿瘤与大血管之间关系方面明显优于 CT，在发现小病灶（<5mm）方面又远不如薄层 CT。

（4）正电子发射断层显像（PET）：PET 的生化显像能更早期、更准确地反应肿瘤代谢，有利于早期诊断；判断转移与复发、分期及疗效评定。目前 PDG（18-氟-2-脱氧-D-葡萄糖）是最常用的放射性核素标志物。

（5）痰脱落细胞检查：痰脱落细胞学检查阳性率可达 80%，中央型肺癌阳性率为 2/3。

（6）纤维支气管镜检查：虽然目前影像学诊断发展迅速，但对于肺部肿块的性质诊断较为困难，纤支镜可通过直接观察、钳检、刷检、支气管肺泡灌洗（BAL）、针刺吸引及透视下经纤支镜肺活检以明确病变性质。

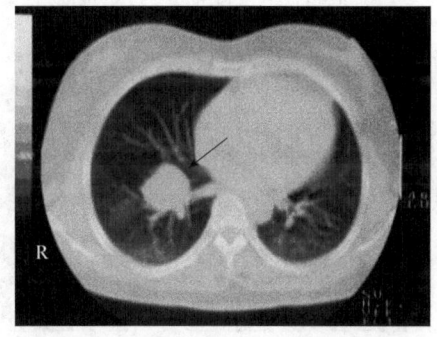

图 15-6　肺癌 CT 扫描图象

（7）经胸壁穿刺活组织检查：对于周围型肺癌可通过经皮肺活检明确。但可能产生气胸、胸膜腔出血或感染，以及癌细胞沿针道播散等并发症，故应严格掌握检查适应证。

（8）纵隔镜检查：可直观区域淋巴结情况，并可采取组织做病理切片检查；明确肺是否已转移肺门和纵隔淋巴结。

（9）转移病灶活组织检查：部分患者可通过转移淋巴结、胸膜及骨髓活检明确诊断。

（10）肿瘤标志物：常用的有 CEA、鳞癌抗原、神经元烯醇化酶、铁蛋白等对肺癌具有一定诊断价值。

（11）剖胸探查：凡无手术禁忌证，明确诊断为肺癌或高度怀疑为肺癌者均应进行。

考点提示：
肺癌的临床表现

四、诊断及鉴别诊断

1. 诊断　肺癌的诊断由病理检查确诊，强调早期发现、早期诊断、早期治疗。对于高危人群（40 岁，男性、吸烟指数＞400 年支）应注意排查。下列情况应进行有关排癌检查：

（1）无明显诱因的刺激性咳嗽。

（2）咳嗽性质改变者。

（3）反复发作的同一部位的肺炎、肺不张，特别是段性肺炎。

（4）原因不明的肺脓肿。

（5）原因不明的四肢关节疼痛及杵状指（趾）。

（6）无中毒症状的胸腔积液，尤以血性，进行性增加者。

（7）上述的肺外表现的症状，皆值得怀疑，需进行检查。

2. 鉴别诊断

（1）肺结核：①肺结核球：直径很少超过 3cm，常需与周围型肺癌相鉴别；②肺门淋巴结结核：多见于儿童、青少年，多数患者有结核中毒症状，结核菌素试验阳性，抗结核治疗有效。

（2）肺炎：应与癌性阻塞性肺炎相鉴别。

（3）肺脓肿：应与癌性空洞继发感染相鉴别。

（4）与结核性渗出性胸膜炎相鉴别。

3. 肺癌的 TNM 分期 肺癌分期的目的是为了制定合适的治疗方案，目前依据国际抗癌联盟（UICC）的标准进行分期。

隐性癌：$T_xN_0M_0$

0 期：$T_{is}N_0M_0$

Ⅰ期：$T_{1\sim2}N_0M_0$

Ⅱ期：$T_{1\sim2}N_1M_0$

Ⅲa 期：$T_{1\sim2}N_2M_0$；$T_3N_{0\sim2}M_0$

Ⅲb 期：任何 $T+N_3M_0$；$T_4N_{0\sim2}M_0$

Ⅳ期：任何 T、N$+M_1$

考点提示：
肺癌的诊断及鉴别诊断

案例 15-4 分析

患者咳嗽、痰不多，近 2 周有时痰中带有血丝，有吸烟史。首先考虑肺癌，并应排除肺结核等，首先做 X 线检查，并进行痰细胞学检查。X 线胸片示右肺上叶近肺门处有肿块，支气管镜检查及活检证实为鳞癌，行肺叶切除术。

五、治 疗

1. 治疗选择 见表 15-1。

表 15-1 肺癌的治疗选择

	Ⅰ期	Ⅱ期	Ⅲa 期	Ⅲb 期	Ⅳ期
非小细胞肺癌	手术治疗。术后是否宜给化疗意见尚未统一。但腺癌偏向于用化疗	手术术后推荐用化疗，有条件者可考虑术后放疗	①化疗后争取放疗或手术；②放射治疗，争取手术+化疗；③符合扩大手术指征/或放疗、手术+放疗+化疗	化、放疗为主	选择性化疗和一般内科治疗
小细胞肺癌	手术+化疗	化疗+手术+放化疗	化、放疗为主，对疗效显著者可加用手术和术后化疗	化、放疗为主	选择性化疗和一般内科治疗

2. 外科治疗 肺癌的治疗方法中，除Ⅲb及Ⅳ期外，应以手术治疗或争取手术治疗为主导，依据不同期别、病理组织类型，酌加放射治疗、化学治疗和免疫治疗的综合治疗。而小细胞肺癌的治疗的指征，方案有待临床实践不断修正完善。

（1）具有下列条件者，一般可作为外科治疗的选择对象。

1）无远处转移（M_0）者，包括实质脏器，如肝、脑、肾上腺、骨骼、胸腔外淋巴结等。

2）癌组织未向胸内邻近脏器或组织侵犯扩散者，如主动脉、上腔静脉、食管和癌性胸液等。

3）无喉返神经、膈神经麻痹。

4）无严重心肺功能低下或近期内心绞痛发作者。

5）无重症肝、肾疾患及严重糖尿病者。

（2）具有以下条件者，一般应慎做手术或需做进一步检查治疗。

1）年迈体衰，心、肺功能欠佳者。

2）小细胞肺癌除Ⅰ期外，宜先行化疗或放疗而后再确定能否手术治疗。

3）X线所见除原发灶外，纵隔亦有几处可疑转移者。

适合手术的肺癌患者有多少？

肺癌目前主要采用以手术为主的综合治疗，遗憾的是80%的肺癌患者确定诊断时已失去了手术机会，仅约20%的病例可以手术治疗。目前手术的五年生存率最高为30%~40%。所以要提高对肺癌的警惕性，做到早期诊断、早期治疗。肺癌的预防也相当重要，尤其要做到不吸烟。

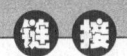

3. 放射治疗

（1）治疗原则：放疗对小细胞癌疗效最佳，鳞状细胞癌次之，腺癌最差。但小细胞癌容易发生转移，故多采用大面积不规则野照射，照射区应包括原发灶纵隔，双侧锁骨上区，甚至肝、脑等部位，要辅以药物治疗。鳞状细胞癌对射线有中等度的敏感性，病变以局部侵犯为主，转移相对较慢，多用根治治疗。腺癌对射线敏感性差，且容易血道转移，故较少采用单纯放射治疗。肿瘤对射线的敏感性除受病理类型的影响外，尚受肿瘤的大小、瘤细胞分化程度、瘤体细胞群的构成比例、肿瘤床的情况等多种因素的影响，所以制订放疗计划前应仔细分析，全面权衡利弊，不能轻易下结论。

（2）放疗的适应证：根据治疗的目的，分为根治治疗、姑息治疗、术前放疗、术后放疗及腔内放疗等。

4. 化学治疗 近20多年来，肿瘤化疗发展迅速，应用广泛，从目前国内外资料看，对小细胞肺癌的疗效，无论早期或晚期较肯定，甚至有根治的少数报告，对非小细胞肺癌也有一定疗效，但仅为姑息作用，有待进一步提高。近年化疗在肺癌中的作用已不再限于不能手术的晚期肺癌，而常作为全身治疗列入肺癌的综合治疗方法。

小细胞肺癌的化疗，由于小细胞肺癌所具有的生物学特点，目前公认除少数充分证据说明无胸内淋巴结转移者外，应首选化学治疗。对于能手术或经化疗肿块缩小后有手术条件的患者，应尽可能将原发灶切除，去除局部复发的可能性。术前化疗一般以2~3个疗程为宜，防止病变治疗不足和因疗程过长引起过度纤维化造成手术困难。术前化疗对凡已明确有胸内淋巴结转移者均需采用。对Ⅰ期无胸内淋巴结转移者是否需用术前化疗尚有待于探索。术后化疗对术后长期生存率影响较大,必须强调应用,一般赞成化疗4~6个以上周期。如化疗虽然有效,但估计手术不能切除干净和术中发现病变不能全部切净还应给予区域性放射治疗。

5. 肺癌特殊转移部位的治疗 治疗目的是减轻症状和改善生活质量(QOL)。

(1)恶性胸腔积液:肺癌患者的胸腔积液为渗出性者,无论细胞学阳性与否均应按照恶性胸腔积液(T_4)处理。积液较多症状明显者应胸腔闭式引流或胸膜腔穿刺引流,并行腔内化疗和(或)生物治疗。

(2)脑转移:主要行放疗治疗,全脑放疗30Gy/3周,对局部病灶追加10~15Gy,孤立或残留病灶可于全脑放疗后行立体定向放疗(如γ刀)。病程中注意治疗和预防脑水肿。

(3)上腔静脉综合征:有条件者即行上腔静脉内支架治疗或局部放疗(原发瘤、肺门及纵隔淋巴引流区),敏感者(如SCLC)化疗亦可控制。

考点提示:肺癌的治疗

(4)肝转移:若病灶孤立可采用立体定向放疗或射频治疗,否则视情况行化疗或全身支持治疗。

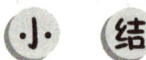

小 结

肺癌的病因与长期和大量吸烟等因素有关。中心型肺癌早期常有刺激性咳嗽;肺癌典型的症状为刺激性咳嗽,伴痰中带血丝、血块或少量咯血。胸部X线检查和纤维支气管镜检查是诊断肺癌的最重要手段。肺癌目前主要采用以手术为主的综合治疗。

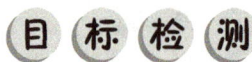

目标检测

选择题

【A_1型题】

1. 肺癌好发部位为
   A. 左上肺　　　　　B. 右中肺
   C. 右下肺　　　　　D. 左下肺
   E. 右上肺

2. 中心型肺癌最常见的早期症状是
   A. 呼吸困难　　　　B. 胸痛
   C. 声音嘶哑　　　　D. 发热
   E. 刺激性咳嗽、血痰

3. 肺癌最常见的组织学类型是
   A. 鳞癌　　　　　　B. 腺癌
   C. 小细胞癌　　　　D. 大细胞癌
   E. 燕麦细胞癌

4. 预后最差的肺癌是
   A. 鳞形细胞癌　　　B. 小细胞癌
   C. 腺癌　　　　　　D. 大细胞癌
   E. 细支气管肺泡癌

5. 肺癌所致阻塞性肺炎有以下临床征象,除了
   A. 患者一般不发热或仅有低热
   B. 血白细胞计数常不增高
   C. 抗生素治疗后炎症很快吸收消散
   D. 经抗生素治疗炎症吸收后出现肿块阴影
   E. 短期内同一部位可反复出现炎症

6. 肺癌压迫上腔静脉可能出现的症状是
   A. 同侧膈肌麻痹
   B. 声带麻痹、声音嘶哑
   C. 面部、颈部、上肢和上胸部静脉怒张
   D. 血性胸膜腔积液
   E. 持续性剧烈胸痛

7. 资料表明,肺癌的一个最重要致病因素是
   A. 长期接触放射性物质
   B. 长期接触致癌物质
   C. 长期吸入污染的空气和烟尘
   D. 长期大量吸烟
   E. 长期接触石棉、铬、镍等物质

【A_2型题】

8. 患者,男性,62岁。慢性咳嗽10年,近半个月来出现阵发性干咳,持续痰中带血。X线胸片显示左肺下叶不张。为明确诊断最有意义的检查方法为
   A. 纤维支气管镜检查　B. 痰细菌培养
   C. 结核菌素试验　　　D. 肺功能检测
   E. CEA

9. 患者，男性，45岁，有吸烟及饮酒习惯20年，咳嗽少痰4个多月，半个月来声音嘶哑，当地检查只提示左肺门病变，但未能确诊。为了确诊应采取下列措施，除了
   A. 痰查癌细胞
   B. 胸部正侧位X线片
   C. 经皮穿刺取活检
   D. 胸部CT
   E. 支气管镜检查

10. 患者，男性，59岁，近1个月来出现低热、胸痛、咳嗽、咳痰，有时痰中混有血丝。体格检查：消瘦，左锁骨上可触及一团质硬固定肿大淋巴结。胸部X线平片及胸部CT显示左上肺叶不张。最可能的临床诊断是
    A. 肺结核　　　　B. 肺炎
    C. 肺脓肿　　　　D. 支气管扩张
    E. 支气管肺癌

11. 患者，男性，50岁，咳嗽伴声音嘶哑3个月，右锁骨上窝触及一个肿大的淋巴结，质硬无压痛。提示该患者的诊断是
    A. 喉炎　　　　　B. 肺癌
    C. 胃癌　　　　　D. 鼻咽癌
    E. 肺结核

12. 患者，男性，55岁，20年前曾患肺结核，近2个月来出现刺激性咳嗽，痰中带血丝，伴左胸痛、发热，X线片示右上肺4cm×3cm大小的阴影，边缘模糊，周围毛刺，痰液找癌细胞3次均为阴性。应考虑的诊断为
    A. 肺结核　　　　B. 肺囊肿
    C. 非良性肿瘤　　D. 肺脓肿
    E. 肺癌

第4节 食 管 癌

> **学习目标**
> 1. 掌握：食管癌的临床表现、诊断方法、治疗原则。
> 2. 熟悉：了解食管癌的病因和发病机制。
> 3. 了解：食管癌病理分类。

案例15-5

钱先生，55岁。近2个月来出现胸骨后刺痛，进食时明显，有时有梗噎感；心电图检查无异常。
问题：首先考虑何病？应做哪些检查？

食管癌（esophageal carcinoma）是一种常见的消化道肿瘤。我国是世界上食管癌高发区之一。据统计：其发病率在30/10万以上；有的高达300/10万；患者男性多于女性（2：1）；80%的患者年龄在50岁以上。食管癌死亡率在我国恶性肿瘤中占第四位。发病率以河南省为最高，江苏、山西、河北、福建、陕西、安徽、湖北、山东、广东等省均为高发区。

一、病　　因

发病原因尚无定论，可能与多种因素有关。
1. 饮食
（1）亚硝胺：亚硝胺类化合物有高度致癌性。食管癌高发区居民吃酸菜较多，其中含有致癌亚硝酸物及其前身亚硝酸盐、硝酸盐。
（2）霉变食物：真菌及霉变食物有促癌作用。
（3）饮食习惯：食物过烫、粗糙和进食速度过快，易损伤食管上皮，且增加致癌物的

敏感性。过量长期饮烈性酒在欧美国家中可能是食管癌的危险因素。

（4）维生素缺乏：主食单调，蔬菜供应不足，同时食物中维生素 A、维生素 B_1、维生素 B_2 和维生素 C 及动物蛋白、新鲜蔬菜、水果摄入甚低。

2. 环境

（1）饮用水污染：水源中产生的硝酸盐、亚硝酸盐含量增加，成为致癌前食物摄入的重要来源。

（2）地区关系：食管癌高发区的土壤中钼、锌，饮水中钼、铜、锌、钴、锰、铁，粮食中钼、镍、锰、铁含量较低。

3. 癌前病变 食管上皮重度增生是食管癌的癌前病变。慢性食管炎与癌变有密切关系。此外，食管瘢痕狭窄、食管裂孔疝、反流性食管炎、贲门失弛症、食管憩室也是危险因素。这些疾病的存在致食管慢性炎症与并发食管癌有关。

4. 遗传易感性 流行病学调查食管癌患者中有家族史的可高达60%，但究竟与遗传有关还是与相同的饮食习惯有关，尚待研究。

二、病　理

食管癌的好发部位是中 1/3 段占 50%，其次是下 1/3 段占 30%，上 1/3 段较少，约占 20%（图 15-7）。

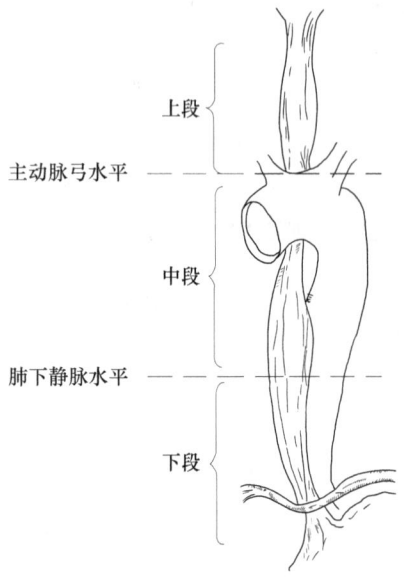

图 15-7 食管的分段

食管癌的分布

临床上将食管分为颈、胸、腹三部。胸部又分为上、中、下三段，上段自胸廓入口至主动脉弓上缘平面；中段以主动脉弓上缘至下肺静脉平面为界；下段指下肺静脉平面以下，通常将腹段包括在下段内。中段食管癌较多见，下段次之，上段较少。

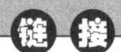

食管癌大多数是鳞状细胞癌，少数发生于腺体为腺癌，其他如小细胞癌。食管癌有多点起源呈多发灶，是术后复发的重要原因。

1. 早期食管癌 指食管癌局限于食管黏膜或黏膜下层未累及肌层，亦无淋巴结转移。大体形态学上分为 4 型：隐伏型、糜烂型、斑块型、乳头型。

2. 中、晚期食管癌 均有临床症状。可分为 5 型：髓质型占 60%；蕈伞型占 15%；溃疡型占 12%；缩窄型占 10%；腔内型占 3%。吞咽困难的程度与食管癌累及食管周径的范围有关。蕈伞型与腔内型手术切除率较高，预后也较好，髓质型及溃疡型次之，缩窄型最差。

3. 食管癌的扩散与转移

（1）直接扩散：在食管壁内向上、下、左、右扩散，有时呈跳跃性发展，穿透食管肌层、外膜后侵犯周围组织器官。

（2）淋巴源性转移：瘤细胞首先侵入黏膜下淋巴管，穿过肌层到达食管旁淋巴结，然后再达远处淋巴结。肿瘤在上中段者大都向上转移（锁骨下、锁骨上），而中下段向下（贲门、胃左血管旁）。

（3）血源性转移：最常见部位为肝，占 30%，其次是肺和胸膜约占 20%，第三位是骨骼占 8%，以及身体其他部位。

三、临 床 表 现

1. 早期症状 常不明显，多是由原发肿瘤引起的症状。

（1）大口进硬食时有轻微的梗噎感，吞咽时食管内疼痛，胸骨后不适和闷胀隐痛为常见的早期症状。

（2）食物通过缓慢并有异物感。

以上症状易被患者忽略。

2. 中期症状 症状常较明显。

（1）吞咽困难：呈进行性加重，程度取决于食管周径受侵犯的范围。

（2）吐黏液物：在梗阻明显者尤甚，吐出物为咽下的唾液及增加的食管腺分泌物。

（3）胸背疼痛：肿瘤侵及纵隔胸膜，下段肿瘤的疼痛可发生在腹部。

（4）体重减轻。

3. 晚期症状 多属癌肿的压迫症状及并发症。压迫气管引起咳嗽、呼吸困难；侵犯喉返神经出现声嘶。晚期出现远处转移，如有肝、脑等脏器转移，可出现黄疸、腹水、昏迷等。出现恶病质。

考点提示：
食管癌的病理

考点提示：
食管癌的临床表现

四、诊 断

1. 早期食管癌的诊断

（1）食管细胞学检查：做食管拉网脱落细胞学检查，早期食管癌患者多可查到癌细胞，其阳性率在90%以上。本法是一种简便易行的普查筛选诊断方法。

（2）X 线检查：常用食管黏膜造影，观察黏膜像以诊断早期食管癌。表现：①食管黏膜增粗、中断、紊乱；②小的龛影；③侧壁小而浅的充盈缺损；④食管壁僵硬；⑤食管运动功能异常，钡潴留。早期 X 线检查准确率为 74.7%（图 15-8）。

（3）食管镜检查：是诊断食管癌和贲门癌的可靠方法，不仅可直接观察到病变的存在、形态、范围，并可采取活体组织做病理检查，是早期食管癌及肿瘤定性、鉴别诊断的重要手段。

（4）计算机断层扫描（CT）、超声内镜检查（EUS）等：可判断食管癌的浸润层次，向外扩展深度及有无纵隔、淋巴结或腹内脏器转移等，对术前估计外科手术可能性有很大帮助。

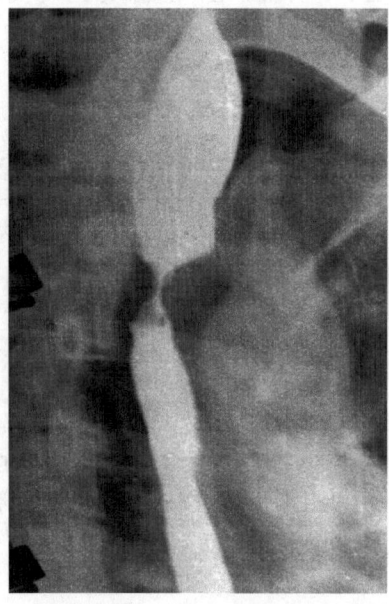

图 15-8 食管癌吞钡检查

2. 中晚期食管癌的诊断 典型 X 线表现：食管腔呈不同程度的狭窄，充盈缺损，龛影，黏膜破溃，食管壁扩张受限及癌的软组织块影。中、晚期食管癌 X 线检查准确率可达 96.4%。

考点提示：
食管癌的诊断

案例 15-5 分析

患者进食有梗噎感，首先考虑为食管癌，需考虑食管良性肿瘤等其他疾病，应做食管吞钡或食管镜检查。食管镜检查见食管中段肿瘤长约 3cm，活检为鳞癌，行切除术。

五、鉴别诊断

考点提示：
食管癌的鉴别诊断

1. **早期食管癌鉴别**　①咽喉炎；②神经官能症；③食管静脉曲张；④食管憩室；⑤食管炎。

2. **中、晚期食管癌鉴别**　①贲门失弛症；②食管良性肿瘤；③食管良性狭窄。

六、治　疗

以手术治疗为首选，其次为放疗、激光治疗、介入治疗、化疗及综合治疗。

1. **手术治疗**

（1）手术适应证：①早期食管癌；②中下段食管癌病变在5cm以内，上段在3.0cm以内者；③中上段食管癌病变在5cm以上，下段食管癌虽在7.0cm以上，只要肿瘤无明显外侵，无远处转移，患者一般情况好的，亦有手术切除可能；④放疗后复发，病变范围不大，无远处转移，全身情况好者；⑤食管癌有明显梗阻症状，无明显远处转移，无明显手术禁忌证均可考虑手术探查。

（2）手术禁忌证：①癌肿范围大，或已有明显外侵及穿孔和远处转移症状；②有严重心、肺功能不全，不能耐受手术者；③明显恶病质。

（3）手术类型：①根治性切除；②姑息性切除；③转流及其他手术。

（4）手术方法：①食管切除；②食管再建。

2. **放射治疗**　术前照射能使癌肿及转移的淋巴结缩小提高切除率，减少术中癌扩散。对术中切除不全的病变，可留置银夹标记，术后2~4周内开始做放射治疗。禁忌手术而癌肿局限者可单纯行放射治疗。

考点提示：
食管癌的治疗

3. **药物治疗**　化学药物治疗对食管癌治疗效果不够理想。对不适合手术或放射治疗或手术后复发者可作为治疗的一个措施。

小　结

食管癌早期症状：咽下食物哽咽感、胸骨后疼痛、食管异物感、食物滞留感、剑突下疼痛、咽喉部干燥与紧缩感、胸骨后闷胀感，吞咽困难是主要症状。食管钡餐、食管内镜、食管拉网脱落细胞学检查是主要检查手段。手术治疗是食管癌首选方法。

目标检测

选择题

【A_1型题】

1. 下列哪项不属于食管
   - A. 口咽段
   - B. 颈段
   - C. 胸上段
   - D. 胸下段
   - E. 腹段

2. 食管癌切除术后易发生吻合口瘘是因为
   - A. 食管血供差
   - B. 无浆膜
   - C. 局部张力高
   - D. 局部损伤
   - E. 易感染

3. 食管第3个生理狭窄距门齿
   - A. 10cm
   - B. 15cm
   - C. 25cm
   - D. 40cm
   - E. 45cm

4. 中晚期食管癌的典型症状是
   - A. 持续性胸痛或背痛
   - B. 进食时呛咳
   - C. 进行性吞咽困难
   - D. 食物停滞感或异物感
   - E. 胸骨后疼痛或闷胀不适

5. 食管癌切除术后最严重的并发症是
   - A. 乳糜胸
   - B. 吻合口瘘

C. 吻合口狭窄　　D. 心律失常
E. 肺不张
6. 食管癌手术中代食管的最常用器官是
   A. 胃　　　　　B. 回肠
   C. 空肠　　　　D. 直肠
   E. 乙状结肠
7. 食管术后吻合口瘘多发生于术后
   A. 1~2d　　　　B. 3~4 d
   C. 5~10 d　　　D. 11~14 d
   E. 14~21 d
8. 食管癌好发于
   A. 颈段食管　　　B. 胸上段食管
   C. 胸中段食管　　D. 胸下段食管
   E. 腹段食管
9. 食管癌术前护理措施，下列哪项是错误的
   A. 术前应纠正营养不良
   B. 因食管手术，无需戒烟
   C. 每天刷牙、漱口，保持口腔清洁
   D. 嘱患者术前练习深呼吸
   E. 教会患者有效咳痰方法
10. 食管癌手术后的进食原则为
    A. 术后 3~4d 排气后，即可进全量流质饮食
    B. 患者进食后就可停止补液
    C. 贲门切除术后，进食后应平卧
    D. 停止胃肠减压 24h 后，如无吻合口瘘症状，可进清流质
    E. 排气后可进普食
11. 食管癌切除术行颈部吻合术后，呼吸道护理下列哪项不妥
    A. 吸氧
    B. 雾化吸入
    C. 叩背，协助患者咳嗽
    D. 痰液黏稠，随时鼻导管吸痰
    E. 半卧位
12. 关于食管癌术前胃肠道准备哪项是错误的
    A. 有梗阻和炎症者，术前 1 周口服抗生素
    B. 术前 2d 进流质饮食
    C. 结肠代食管手术，患者术前 3~5d 口服肠道抗生素
    D. 结肠代食管手术患者，术前日晚及术日晨清洁灌肠
    E. 术日晨放置胃管，如遇梗阻可试强行插管
13. 简单易行的食管癌普查筛选检查方法是

A. CT　　　　　B. MRI
C. 食管镜　　　D. 食管拉网
E. 钡餐 X 线检查

14. 下列因素与食管癌的病因无关的是
    A. 饮食过热、过快、过度等不良饮食习惯
    B. 饮食中缺乏维生素、动物蛋白质、微量元素
    C. 食管慢性病史
    D. 城市环境污染
    E. 遗传易感因素
15. 不属于食管癌的早期表现是
    A. 进食时胸骨后疼痛或烧灼感
    B. 食物停滞感
    C. 吞咽哽噎感
    D. 异物感
    E. 持续性胸痛或背痛

【A₂ 型题】

16. 患者，男性，60 岁，喜欢饮烈性酒 30 余年。近 3 个月来出现进食后梗阻感，1 个月前进食后出现胸骨后疼痛，现患者不能咽下米饭、馒头等干食，可咽下米汤、稀粥等。该患者应高度怀疑为
    A. 食管癌　　　B. 贲门失弛缓症
    C. 肠梗阻　　　D. 结肠癌
    E. 肺癌
17. 患者，男性，49 岁，进食后出现胸骨后针刺样疼痛和停滞感 3 个月，饮水后可缓解，锁骨上未触及淋巴结。食管吞钡 X 线造影可见食管下段 3cm 黏膜皱襞紊乱，未见明显充盈缺损，考虑诊断为
    A. 早期食管癌　　B. 晚期食管癌
    C. 食管息肉　　　D. 贲门失弛症
    E. 食管憩室
18. 患者，男性，49 岁，吞咽困难 2 个月，现可进面汤、稀饭，锁骨上未触及淋巴结。经食管吞钡 X 线造影可见食管上段 2cm 狭窄，考虑主要实行
    A. 食管癌切除术　　B. 放射治疗
    C. 胃造瘘术　　　　D. 中医治疗
    E. 免疫治疗

（李雪涛）

第16章 乳房疾病

> **学习目标**
> 1. 掌握：急性乳腺炎、乳腺癌的原因、临床表现和处理原则；乳房脓肿处理原则。
> 2. 熟悉：乳腺纤维瘤、乳管内乳头状瘤、乳腺囊性增生症的临床表现和治疗方法；乳房检查。
> 3. 了解：乳房的解剖生理。

第1节 概　　述

一、乳房的解剖生理

　　成年妇女乳房是两个半球形的性征器官，位于胸大肌浅面，约在第2和第6肋骨水平的浅筋膜浅、深层之间。外上方形成乳腺腋尾部伸向腋窝。乳头位于乳房的中心，周围的色素沉着区称为乳晕。

　　乳腺有15～20个腺叶，每一腺叶分成很多腺小叶，腺小叶由小乳管和腺泡组成，是乳腺的基本单位。每一腺叶有其单独的导管（乳管），腺叶和乳管均以乳头为中心呈放射状排列。小乳管汇至乳管，乳管开口于乳头，乳管靠近开口的1/3段略为膨大，是乳管内乳头状瘤的好发部位。腺叶、小叶和腺泡间有结缔组织间隔，腺叶间还有与皮肤垂直的纤维束，上连浅筋膜浅层，下连浅筋膜深层，称Cooper韧带。

　　乳腺是许多内分泌腺的靶器官，其生理活动受垂体前叶、卵巢及肾上腺皮质等激素影响。妊娠及哺乳时乳腺明显增生，腺管延长，腺泡分泌乳汁。哺乳期后，乳腺又处于相对静止状态。平时，育龄期妇女在月经周期的不同阶段，乳腺的生理状态在各激素影响下，呈周期性变化。绝经后腺体渐萎缩，为脂肪组织所代替。乳房的淋巴网甚为丰富，其淋巴液输出有四个途径：①乳房大部分淋巴液经胸大肌外侧缘淋巴管流至腋窝淋巴结，再流向锁骨下淋巴结。部分乳房上部淋巴液可流向胸大、小肌间淋巴结，直接到达锁骨下淋巴结。通过锁骨下淋巴结后，淋巴液继续流向锁骨上淋巴结。②部分乳房内侧的淋巴液通过肋间淋巴管流向胸骨旁淋巴结（在第1、2、3肋间比较恒定存在，沿胸廓内血管分布）。③两侧乳房间皮下有交通淋巴管，一侧乳房的淋巴液可流向另一侧。④乳房深部淋巴网可沿腹直肌鞘和肝镰状韧带通向肝。

二、乳房检查

　　检查室应光线明亮。患者端坐，两侧乳房充分暴露，以利对比。

　　1. 视诊 观察两侧乳房的形状、大小是否对称，有无局限性隆起或凹陷，乳房皮肤有无发红、水肿及"橘皮样"改变，乳房浅表静脉是否扩张。两侧乳头是否在同一水平，如乳头上方有癌肿，可将乳头牵向上方，使两侧乳头高低不同。乳头内陷可为发育不良所致，若是一侧乳头近期出现内陷，则有临床意义。还应注意乳头、乳晕有无糜烂。

2. 触诊 患者端坐，两臂自然下垂，乳房肥大下垂明显者，可取平卧位，肩下垫小枕，使胸部隆起。检查者采用手指掌面而不是指尖触诊，不要用手指捏乳房组织，否则会将捏到的腺组织误认为肿块。应循序对乳房外上（包括腋尾部）、外下、内下、内上各象限及中央区做全面检查。先查健侧，后查患侧。

发现乳房肿块后，应注意肿块大小、硬度、表面是否光滑、边界是否清楚及活动度。轻轻捻起肿块表面皮肤明确肿块是否与皮肤粘连。如有粘连而无炎症表现，应警惕乳腺癌的可能。一般说，良性肿瘤的边界清楚，活动度大。恶性肿瘤的边界不清，质地硬，表面不光滑，活动度小。肿块较大者，还应检查肿块与深部组织的关系。可让患者两手叉腰，使胸肌保持紧张状态，若肿块活动度受限，表示肿瘤侵及深部组织。最后轻挤乳头，若有溢液，依次挤压乳晕四周，并记录溢液来自哪一乳管。

腋窝淋巴结有四组，应依次检查。检查者面对患者，以右手扣其左腋窝，左手扣其右腋窝。先让患者上肢外展，以手伸入其腋顶部，手指掌面压向患者的胸壁，然后嘱患者放松上肢，搁置在检查者的前臂上，用轻柔的动作自腋顶部从上而下扪查中央组淋巴结，然后将手指掌面转向腋窝前壁，在胸大肌深面扪查胸肌组淋巴结。检查肩胛下组淋巴结时宜站在患者背后，扪摸背阔肌前内侧。最后检查锁骨下及锁骨上淋巴结。

3. 特殊检查

（1）X线检查：常用方法是钼靶X线摄片。乳腺癌的X线表现为密度增高的肿块影，边界不规则，或呈毛刺征。有时可见钙化点，颗粒细小、密集，有人提出每平方厘米超过15个钙化点时，则乳腺癌的可能性很大。

（2）超声显像：属无损伤性，可反复使用，主要用途是鉴别肿块系囊性还是实质性。B型超声结合彩色多普勒检查进行血供情况观察，可提高其判断的敏感性，且对肿瘤的定性诊断可提供有价值的指标。

（3）活组织病理检查：目前常用细针穿刺细胞学检查，多数病例可获得较肯定的细胞学诊断，但应注意其有一定的局限性。

对疑为乳腺癌者，可将肿块连同周围乳腺组织一并切除，做快速病理检查，而不宜做切取活检。

乳头溢液未扪及肿块者，可做乳腺导管内视镜检查、乳头溢液涂片细胞学检查。乳头糜烂疑为湿疹样乳腺癌时，可做乳头糜烂部刮片细胞学检查。

此外，还有结合X线摄片、电脑计算进行立体定位空芯针穿刺活组织检查。此法定位准，取材多，阳性率高。但该设备昂贵。

附录 健康教育资料——乳腺自我检查手法及技巧

乳腺的自我检查每个月进行一次，应在月经干净后进行，以免因月经前或行经期乳腺组织的充血、增厚影响检查结果。检查时用并拢的手指掌面轻轻触摸，不可重按或挤捏。

乳腺自我检查分三个步骤：

第一步：镜前检查。首先站在镜前，裸露上身，双臂垂于两侧，观察乳腺的外形。熟知自己正常乳腺的外观很重要，这样一旦有什么异常，就可以察觉出来。不过，一侧乳腺比另一侧稍大，并非不正常现象。接着，将双臂举过头顶，转动身体，察乳腺的形态是否有变化。然后，双手叉腰向右、向左慢慢旋转身体，察看乳头及乳腺是否有凹陷、红肿或皮肤损害。最后，将双手掌撑在臀部，并使劲向下压，同时转动身体，这样会使乳腺的轮廓显得清晰。注意观察乳腺的形态有无异常变化，如发现异常变化，需要与另一侧进行比较，察看双侧乳腺是否对称。

第二步：立位或坐位检查。首先，将左手举起放在头后，再用右手检查左侧乳腺。乳腺检查的正确范围：上到锁骨下，下至第6肋，外侧达腋前线，内侧近胸骨旁。检查的正确手法：三个手指并拢，从乳腺上方12点（将乳腺比作一个时钟）开始，用手指指腹按顺时针方向紧贴皮肤作循环按摩检查，每检查完一圈回到12点，下移2cm做第二圈、第三圈检查，要检查整个乳腺直至乳头。检查时手指不能脱离皮肤，用力要均匀，掌握力度为以手指能触压到肋骨为宜。此法被称为指压循环按摩法。检查完侧乳腺后，将右手举起放在头后，用左手检查右侧乳腺，检查方法同上。在检查完整个乳腺后，用示指、中指和拇指轻轻地提起乳头并挤压一下，仔细查看有无分泌物。

第三步：卧位检查。身体平躺在床上，肩下垫只小枕头或折叠后的毛巾，使整个乳腺平坦于胸壁，以便于检查乳腺内有无异常肿块。由于坐位或立位时乳腺下垂，特别是体型较胖的女性，容易漏检位于乳腺下半部的肿块，所以卧位检查同样是十分必要的。检查的范围和手法与坐位或立位检查相同。

第2节 急性乳腺炎

案例16-1

患者，女性，28岁。产后38d，发热，同时出现右侧乳房外上象限红肿，边界不十分清楚。伴有局部疼痛，呈跳痛性质。自发病以来，食欲减退，全身乏力，二便正常，睡眠欠佳。体格检查：体温37.8℃，脉搏100次/分，呼吸20次/分，血压120/60mmHg。一般体格检查项目（包括头、颈、胸、腹部）均未见异常。外科情况：右侧乳房外上象限红肿明显，局部热，触痛（＋）。波动试验（－），同侧腋窝淋巴结轻度肿大，压痛。乳头未见异常分泌物。辅助检查：血红蛋白130g/L，白细胞19.5×10^9/L，胸部X线检查未见异常。

请问：①诊断及诊断依据是什么？②进一步检查有哪些？③治疗原则是什么？

急性乳腺炎（acute mastitis）是乳腺的急性化脓性感染，多发生于产后哺乳期，初产妇多见，常发生于产后3~4周。

1. 病因 主要有以下两方面的原因：

（1）乳汁淤积：乳汁是良好的培养基，乳汁淤积有利于入侵细菌的生长繁殖。淤积的原因有：①乳头发育不良（过小或内陷）妨碍哺乳；②乳汁过多或婴儿吸乳少，以致乳汁不能完全排空；③乳管不通，影响排乳。

（2）细菌入侵：乳头破损或皲裂，使细菌沿淋巴管入侵是感染的主要途径。细菌也可直接侵入乳管，上行至腺小叶而致感染。致病菌以金黄色葡萄球菌为主。

2. 临床表现和诊断

（1）有乳头损伤或乳头发育不良史，开始有乳腺胀痛或搏动性疼痛，以后出现全身反应如食欲不振、体温升高、寒战，可并发败血症。

（2）早期乳腺肿胀，局部硬结，进而红、肿、热、压痛；形成脓肿则有波动感（图16-1），感染表浅者可自行破溃；患侧腋窝淋巴肿大、压痛。

（3）辅助检查：白细胞总数及中性粒细胞均明显升高。在压痛最明显处穿刺，抽到脓液可确定已形成脓肿，脓液应作细菌培养及药敏试验。

考点提示：
急性乳腺炎的病因及病理

3. 治疗措施

（1）早期注意休息，一般不停止哺乳，但患侧应暂停哺乳，用吸乳器吸尽乳汁。若感染严重或脓肿引流后并发乳瘘，应停止哺乳，可口服已烯雌酚 1~2mg，每天 3 次，共 2~3d；或肌内注射苯甲酸雌二醇，每次 2mg，每天 1 次，至乳汁停止分泌为止。

（2）局部用 25% 硫酸镁湿热敷、理疗。

（3）全身应用抗生素，早期应用抗生素可获得良好效果。

> **急性乳腺炎可选择哪些抗生素？**
>
> 因致病菌主要是金黄色葡萄球菌，可不必等待细菌培养的结果，应用耐青霉素酶的新青霉素Ⅱ，每次 1g，每天 4 次肌内或静脉注射。如患者对青霉素过敏，可用红霉素；也可使用头孢菌素类药物。应避免使用四环素、氨基糖苷类、磺胺类药和甲硝唑等药物，因为抗菌药物可被分泌至乳汁内，影响婴儿。

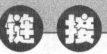

考点提示：
急性乳腺炎的治疗及预防

（4）脓肿已形成应及时切开引流，切口一般以乳头、乳晕为中心呈放射形，以避免损伤乳管形成乳瘘；乳晕下浅脓肿可沿乳晕做弧形切口，脓肿位于乳腺后，应在乳腺下缘做弧形切口（图 16-2）。

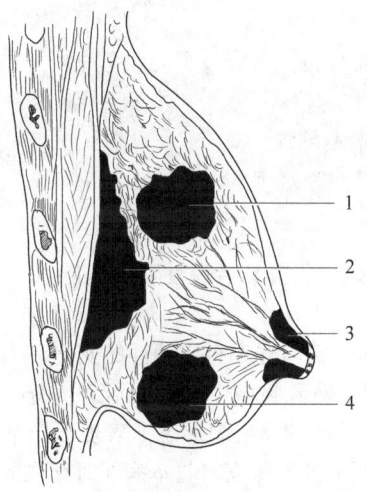

图 16-1　乳腺脓肿的部位
1. 乳房深部脓肿；2. 乳房后脓肿；
3. 乳晕下脓肿；4. 乳房浅部脓肿

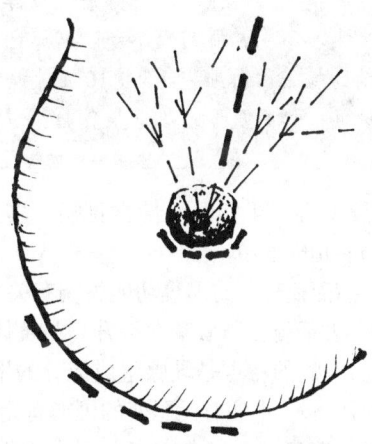

图 16-2　乳腺脓肿引流的切口

> **预防急性乳腺炎**
>
> 关键是要避免乳汁淤积，防止乳头损伤，保持乳头清洁。应加强孕期健康教育，指导孕妇经常用温水、肥皂洗净两侧乳头。如有乳头内陷，应经常提拉矫正。在哺乳前后应洗净乳头。养成婴儿不含乳头睡眠的好习惯，每次哺乳时应将乳汁吸净，不能吸净时可用按摩挤出或用吸乳器吸出。如果乳头已有破损或皲裂时，应暂停哺乳，吸乳器吸出乳汁，乳头可涂抗生素软膏等，待伤口愈合后再行哺乳。注意婴儿口腔卫生。

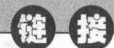

案例 16-1 分析

1. 初步诊断及诊断依据
（1）初步诊断：急性乳腺炎（右侧）。
（2）诊断依据：①产后 38d；②右侧乳房外上象限红、肿、热、痛；③体温 37.8℃；④白细胞 $19.5×10^9/L$。
2. 进一步检查　①B 超；②乳汁细菌培养；③怀疑脓肿形成时，可行穿刺。
3. 治疗原则　①排空乳汁，患侧停止哺乳；②全身应用抗生素；③局部药敷，可用如意金黄散；④一旦脓肿形成，应及时切开排脓、引流。

第 3 节　乳腺囊性增生症

案例 16-2

患者，女性，35 岁。2 年前开始出现右侧乳房周期性疼痛不适，每当月经来潮前疼痛加重，月经来潮后疼痛逐渐缓解，疼痛为胀痛性。同时发现患侧乳房内痛性肿块，并出现乳头溢液（褐色）。自发病以来，肿块增长不明显。体格检查：一般状态良好，生命体征及心、肺和腹部检查均无异常。

外科情况：右侧乳房有弥漫性增厚，主要局限在外侧，遍布整个乳房。肿块呈结节及片状，大小不一，质韧而不硬。增厚区与周围乳腺组织分界不明显。乳头溢液呈淡红色。

辅助检查：白细胞 $4.5×10^9/L$，胸部 X 线检查未见异常。

请问：诊断及诊断依据是什么？进一步检查有哪些？治疗原则是什么？

乳腺囊性增生病是女性常见病，多见于中年妇女。本病又名慢性囊性乳腺病（简称乳腺病，mastopathy）。

1. 病因病理　与卵巢功能失调有关。月经周期内乳腺同样亦有周期性的变化，当体内激素比例失去平衡，雌激素水平升高与黄体素比例失调，使乳腺增生后复旧不全，引起乳腺组织增生。本病的特点是乳腺组成成分的增生，在结构、数量及组织形态上表现出异常，故称为囊性增生病。本病有无恶变的可能尚无定论，但重要的是乳腺癌有与本病同时存在的可能。

2. 临床表现　患者常有一侧或两侧乳腺胀痛，可累及到肩部、上肢或胸背部。一般在月经来潮前疼痛加重，月经来潮后减轻或消失，有时整个月经周期均有疼痛。检查时双侧乳腺弥漫性增厚，可局限于乳腺一部分，也可分散于整个乳腺，肿块呈颗粒状、结节状或片状，大小不等，质韧，与周围乳腺组织的界限不清，不与皮肤或胸肌粘连。少数患者可有乳头溢液，常为棕色、浆液性或血性液体。病程有时很长，但停经后症状常自动消失或减轻。

考点提示：
乳腺囊性增生症的诊断

3. 治疗措施　主要是对症治疗。用乳罩托起乳腺；使用疏肝理气及调和作用的中药，如口服逍遥散 3～9g，每天 3 次；用维生素 E 治疗，亦有缓解疼痛的作用。对病灶局限于乳腺一部分，月经后仍有明显肿块，有恶性病变可疑时，应手术切除并作快速病理检查。

案例 16-2 分析

1. 初步诊断及诊断依据
（1）初步诊断：乳腺囊性增生病。

（2）诊断依据：①女性，35岁；②乳房周期性疼痛，月经来潮前疼痛加重，月经来潮后疼痛逐渐缓解；③查体见乳房有弥漫性增厚，增厚区与周围乳腺组织分界不明；④肿块呈结节及片状，大小不一，质韧而不硬；⑤乳头溢液呈褐色。

2．**进一步检查**　①乳腺B超；②乳腺钼靶X线检查；③乳头溢液镜下检查。

3．**治疗原则**　①严密观察病程经过，若肿块变软、缩小，可继续观察。②对症治疗，服用中药逍遥散。③若肿块没有明显消退，警惕恶变，可行快速病理检查。如有不典型上皮增生，可考虑手术治疗

考点提示：
乳腺囊性增生症的治疗

第4节　乳房肿瘤

案例 16-3

周女士，48岁。于1周前无意中发现乳房有一肿块，无症状。检查见右乳房外上象限有一直径约2cm的肿块，质硬、边界欠清、活动较差、无压痛，举起上肢时见肿块表面的皮肤有轻度凹陷；腋窝淋巴结不大。周女士非常担心患有乳腺癌，你怎样认为？怎样才能明确诊断？

一、乳腺纤维腺瘤

乳腺纤维腺瘤（fibroadenoma）是乳腺的常见良性肿瘤，一般认为与雌激素作用活跃有密切关系，好发于性功能旺盛时期。

1．**临床表现和诊断**　常见于20～25岁青年妇女，好发于乳腺外上象限，多为单发，生长缓慢，无自觉症状，常无意中发现乳腺内肿块。肿块生长缓慢，呈球形或卵圆形，表面光滑，质地坚韧，边界清楚，触之有滑动感。月经周期对肿块的大小无影响。

2．**治疗措施**　乳腺纤维腺瘤虽属良性，但有恶变可能，故一旦发现，应予手术切除。切下的肿块必须常规地进行病理检查，排除恶性病变的可能。

考点提示：
乳腺纤维腺瘤的诊断

考点提示：
乳腺纤维腺瘤的治疗

二、乳管内乳头状瘤

乳管内乳头状瘤多见于经产妇，40～50岁为多。75%病例发生在大乳管近乳头的壶腹部，瘤体很小，带蒂而有绒毛，且有很多壁薄的血管，故易出血。发生于中小乳管的乳头状瘤常位于乳房周围区域。

1．**临床表现和诊断**　一般无自觉症状，常因乳头溢液污染内衣而引起注意，溢液可为血性、暗棕色或黄色液体。肿瘤小，常不能触及，偶有较大的肿块。大乳管乳头状瘤，可在乳晕区扪及直径为数毫米的小结节，多呈圆形、质软、可推动，轻压此肿块，常可从乳头溢出血性液体。

2．**治疗措施**　以手术为主，对单发的乳管内乳头状瘤应切除病变的乳管系统。术前需正确定位，用指压确定溢液的乳管口，插入钝头细针，也可注射亚甲蓝，沿针头或亚甲蓝显色部位做放射状切口，切除该乳管及周围的乳腺组织。常规进行病理检查，如有恶变应施行乳腺癌根治术。对年龄较大、乳管上皮增生活跃或间变者，可行单纯乳房切除术。乳管内乳头状瘤一般属良性，恶变率为60%～80%，尤其对起源于小乳管的乳头状瘤应警惕

其恶变的可能。

三、乳腺癌

乳腺癌（breast cancer）是女性最常见的恶性肿瘤之一。在北美、西欧等发达国家居女性恶性肿瘤的首位。我国虽属女性乳腺癌的低发国，但近年来乳腺癌的发病率明显增高，占全身各种恶性肿瘤的 7%～10%，仅次于子宫颈癌居女性恶性肿瘤中的第二位，部分大城市报告乳腺癌占女性恶性肿瘤的首位。男性乳腺癌约占 1%。

1. 病因病理 病因尚不完全清楚。雌酮和雌二醇等雌激素分泌紊乱与乳腺癌发病有密切关系，月经初潮早、绝经年龄晚、不孕、初次生育年龄大、不哺乳与乳腺癌发病有关，另外乳腺癌和遗传、营养过剩、肥胖、高脂肪饮食等也有一定关系。病理类型乳腺癌有多种分型方法，目前国内多采用以下病理分型：①非浸润性癌，此型属早期，预后较好；②早期浸润性癌，此型仍属早期，预后较好；③浸润性特殊癌，此型分化一般较高，预后尚好；④浸润性非特殊癌，此型一般分化低，预后较上述类型差，且是乳腺癌中最常见的类型，占乳腺癌 70%～80%，但判断预后尚需结合疾病分期等因素；⑤其他罕见癌。

乳腺癌转移途径包括：①局部扩散，向前可浸润至皮肤，向后可浸润至胸肌、胸壁；②淋巴转移：可转移至同侧腋窝淋巴结，有时可至胸骨旁淋巴结，然后至锁骨上淋巴结；③血运转移：以往认为多发生在晚期，现在发现有些早期已有血运转移。最常见的远处转移依次为肺、骨、肝。乳腺癌的分期见表 16-1。

表 16-1 乳腺癌的分期

分期	病理学检查	肿瘤大小	淋巴结转移	远处转移
0 期	原位癌	任何	无	无
Ⅰ期	浸润癌	<2cm	无	无
Ⅱ期	浸润癌	<2～5cm	无	无
		<5cm	有	
Ⅲ期	浸润癌	>5cm	无	无
		>5cm	有	
		任何大小	淋巴结固定	
		皮肤或胸壁浸润	有或无	
Ⅳ期	浸润癌	任何大小	有或无	有

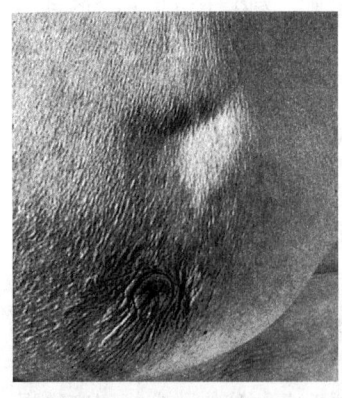

图 16-3 乳房皮肤凹陷

2. 临床表现

（1）肿块：乳房出现无痛、单发的小肿块，常是乳腺癌的首发症状，多为患者无意中发现；肿块质硬、表面不光滑，与周围组织分界不清，不易推动。随着肿瘤的增大，局部可出现隆起；累及 Cooper 韧带时，可使其缩短而致肿瘤表面皮肤凹陷，称为"酒窝征"（图 16-3）；侵入乳管时可出现乳头偏向一侧或内陷（图 16-4）；肿瘤侵入皮肤，皮下淋巴管被癌细胞堵塞，淋巴液回流障碍，皮肤出现水肿呈"橘皮样"改变（图 16-5）。乳腺癌晚期可侵及胸肌、胸壁，可致肿块固定于胸壁不能推动；有时肿块可破溃形成溃疡。

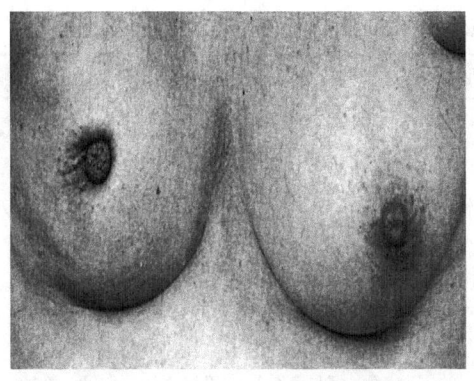
图 16-4　乳头内陷（右侧）

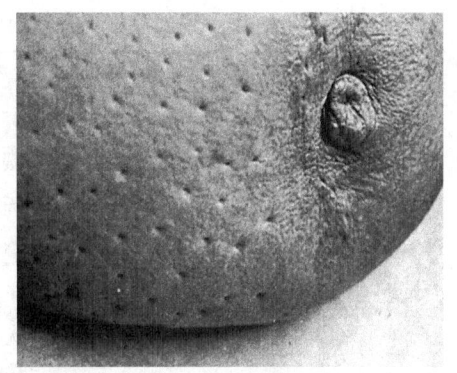
图 16-5　橘皮样改变

（2）转移：淋巴转移多见于腋窝淋巴结，开始肿大淋巴结质硬、无痛、可推动；以后数目增多融合成团，与周围粘连固定。肺转移可出现胸痛、气急；骨转移可出现局部疼痛；肝转移可出现肝大、黄疸等。

（3）特殊类型的乳腺癌：炎性乳腺癌较少见，特点是发展迅速、预后差，局部皮肤呈炎症样表现，开始比较局限，不久即扩展到乳腺大部分皮肤，皮肤发红、水肿、增厚、粗糙、表面温度增高。乳头湿疹样乳腺癌少见，恶性程度低，发展慢，乳头有瘙痒、烧灼感，以后出现乳头和乳晕的皮肤如湿疹样的粗糙、糜烂，进而形成溃疡，部分病例于乳晕区可触及肿块，淋巴结转移较晚。

3. 诊断

（1）辅助检查：①X线检查：常用方法是钼靶X线摄片和干板照相，乳腺癌的X线表现为密度增高的肿块影，边界不规则，或呈毛刺征，有时可见钙化点（图16-6）；②超声显像检查：超声检查对乳腺癌诊断的正确率为80%～85%；③活体组织检查：目前常用细针穿刺细胞学检查；对可疑乳腺癌者可将肿块连同周围乳腺组织一并切除，做快速病理检查，不宜做切取活检。

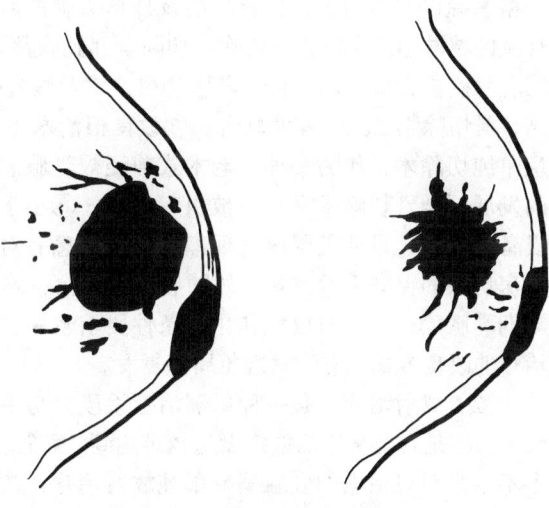
图 16-6　乳腺癌的X线摄片表现
显示结节状和毛刺状肿块

考点提示：
乳腺癌的临床表现

案例 16-3 分析

周女士，处于乳腺腺癌高发年龄段，肿块质硬、边界欠清、活动较差、无压痛，举上肢表面皮肤轻度凹陷，高度怀疑为乳腺癌；因乳腺较表浅，肿瘤一般发现较早，早期乳腺癌腋窝淋巴结不大。最佳处理方法为将肿块连同周围乳腺组织一并切除，做快速病理检查。根据结果再做相应的处理。患者病理结果为乳腺癌，行简化根治术。

（2）乳腺癌与其他乳腺肿块的鉴别（表16-2）。

表 16-2 乳腺常见肿块的鉴别

	纤维腺瘤	乳房囊性增生病	乳腺癌	结核
年龄（岁）	20~25	25~40	40~60	20~40
生长	缓慢	缓慢	快	缓慢
疼痛	无	周期性痛	无	较明显
肿块数目	常为单发	多	常单发	不定
肿块边界	清楚	不清	不清	不清
活动性	大	大	小	小
转移灶	无	无	多见于局部淋巴结	无
脓肿	无	无	无	冷脓肿

考点提示： 乳腺癌的诊断及分期

4. 治疗措施 对病灶仍局限于局部及区域淋巴结的患者，首选手术治疗，手术适应证为0、Ⅰ、Ⅱ及部分Ⅲ期患者。

（1）手术治疗：术式有多种，对其选择尚乏统一意见，总的发展趋势是，尽量减少手术破坏，在条件允许下对早期乳腺癌患者尽力保留乳房外形。无论选用何种术式，都必须严格掌握以根治为主，保留功能及外形为辅的原则。手术方式有：①乳腺癌根治术：原发灶及区域淋巴结应作整块切除，切除全部乳腺及胸大、小肌，腋淋巴结作整块彻底的切除；②乳腺癌扩大根治术：包括乳腺癌根治术及胸骨旁淋巴结清除术，即清除第1~4肋间淋巴结，需切除第2、3、4肋软骨；③改良根治术（简化根治术）：是保留胸肌的根治术；④乳房单纯切除术：作为一种古老术式曾经被乳腺癌根治术所取代，近年来随着乳腺癌生物学的发展，全乳切除术又重新被引起重视；⑤小于全乳切除的术式：近年来，由于放射治疗设备的进步、早期乳腺癌发现率的提高及患者对术后生存质量的要求提高，有很多小于全乳房切除的保守手术方式，如肿瘤局部切除、1/4乳房切除等。保留乳房的手术主要适用于早期乳腺癌，而且对放疗和化疗条件要求较高，不能代替所有的根治术，而是一种乳腺癌治疗的改良方式，应注意避免局部复发。

（2）放射治疗：是一种局部治疗手段。与手术相比受解剖学、患者体质等因素的限制较少。但是目前常用的放疗设施较难达到"完全杀灭"肿瘤的目的，效果较手术逊色。因此，多不主张对可治愈的乳腺癌行单纯放射治疗，放射治疗多用于综合治疗，包括根治术前及术后作辅助治疗，对晚期乳腺癌进行姑息性治疗等。近年来，较早的乳腺癌以局部切除为主的综合治疗日益增多，疗效与根治术无明显差异，放射治疗在缩小手术范围中起了重要作用。

（3）内分泌治疗：三苯氧胺是一种抗雌激素药物，可与癌细胞的雌激素受体结合，抑制癌细胞的增殖。

考点提示： 乳腺癌的治疗

（4）化学药物治疗：乳腺癌是实体肿瘤中应用化疗最有效的肿瘤之一，化疗在整体治疗中有重要作用，术后化疗可以提高生存率，一般主张术后早期应用，治疗期为6个月左右。

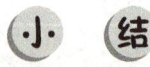

小 结

1. 急性乳腺炎多见于哺乳期。全身寒战发热、局部红肿热痛，形成脓肿有波动感。早期使用抗生素、理疗，化脓后应切开引流。

2. 乳腺囊性增生病多见于中年妇女。有周期性乳腺胀痛，主要采用对症治疗。

3. 乳腺纤维腺瘤常见于青年妇女，应手术切除。
4. 乳腺癌是女性最常见恶性肿瘤之一，肿块是其首发症状，多单发，质硬、表面不光滑。首选手术治疗，配合放、化疗等。

目标检测

一、选择题

【A_1型题】

1. 中年妇女乳头血性溢液应首先考虑
   A. 乳管内乳头状瘤 B. 乳腺囊性增生症
   C. 乳腺纤维腺瘤   D. 炎性乳癌
   E. 乳腺硬癌

2. Paget's 病是指
   A. 甲状腺乳头状癌 B. 甲状腺滤泡状癌
   C. 甲状腺肉瘤   D. 乳腺肉瘤
   E. 乳头湿疹样癌

3. 乳腺癌侵犯乳房悬韧带（Cooper 韧带）后，引起相应的皮肤改变是
   A. 橘皮样变   B. 乳头内陷
   C. 表面皮肤凹陷   D. 局部水肿
   E. 铠甲状胸壁

4. 乳房内表浅脓肿切开引流，最佳切口应选为
   A. 轮辐状切口   B. 横切口
   C. "+"字切口   D. "++"切口
   E. 竖切口

5. 恶性程度最高的乳腺癌类型是
   A. 浸润性导管癌   B. 浸润性小叶癌
   C. 湿疹样癌   D. 炎性乳腺癌
   E. 髓样癌

6. 急性乳腺炎早期，下列处理不当的是
   A. 患侧暂停授乳   B. 抬高乳房
   C. 局部冷敷   D. 立即断乳
   E. 吸净积乳

7. 哺乳期妇女预防急性乳腺炎的措施，下列不对的是
   A. 保持乳头清洁
   B. 尽早断乳
   C. 每次授乳排空乳汁
   D. 及时治疗破损乳头
   E. 婴儿睡觉时不含乳头

8. 检查乳房时，下列不对的是
   A. 注意双侧对比   B. 用手指掌面按摸
   C. 用手抓捏住乳房 D. 注意检查顺序
   E. 注意检查腋窝淋巴结

9. 乳腺癌多发于
   A. 外上象限   B. 内上象限
   C. 外下象限   D. 内下象限
   E. 乳晕区

10. 哪项不是乳房囊性增生病的表现
    A. 中年妇女多见
    B. 常累及双乳
    C. 周期性乳房胀痛
    D. 腋窝淋巴结肿大
    E. 乳头可有溢液

11. 以下哪项是乳腺癌早期的主要临床表现
    A. 橘皮样改变
    B. 无痛性肿块
    C. 乳头溢血
    D. 同侧腋窝淋巴结肿大
    E. 乳头内陷

12. 第1、2期乳腺癌的的主要治疗方法是
    A. 乳腺癌根治术   B. 放射疗法
    C. 免疫疗法   D. 激素疗法
    E. 化学疗法

13. 以下哪项是乳腺癌晚期的特征
    A. 乳头溢液
    B. 酒窝征
    C. 腋窝淋巴结融合固定
    D. 肿块 3cm 左右
    E. 肿块表面高低不平

【A_2型题】

14. 患者，女性，32岁，主诉右乳胀痛，与月经周期有关，检查乳房有多个结节状肿块，边界不清，可推动，诊断首先考虑
    A. 乳腺癌
    B. 乳房纤维腺瘤
    C. 乳房囊性增生病
    D. 乳管内乳头状瘤
    E. 乳房肉瘤

15. 患者，女性，26岁，双侧乳房周期性胀痛3年，并可触及不规则包块，伴有触痛，月经过后疼痛缓解，包块略缩小，考虑可能是

A. 乳腺癌
B. 乳腺炎
C. 乳腺纤维瘤
D. 乳腺囊性增生病
E. 乳管内乳头状瘤

16. 李某，女性，产后4周体温升高，左侧乳房疼痛，局部红肿，有波动感，最主要的处理措施是
    A. 全身应用抗生素   B. 托起患侧乳房
    C. 33%硫酸镁湿敷   D. 局部物理疗法
    E. 及时切开引流

17. 陈某，女性，右侧乳房内有多个结节状肿块，质韧，边界不清，月经来潮时乳房胀痛，首先考虑
    A. 乳腺癌   B. 乳房纤维瘤
    C. 乳管内乳头状瘤   D. 乳房囊性增生病
    E. 乳房结核

二、病例分析

患者，女性，48岁。右乳肿物3周。

3周前，患者偶然发现右乳肿物，位于外上方，伴轻微疼痛、轻压痛，无红肿、无乳头溢液，未予诊治。1周前于外院行B超检查，提示右乳实性占位。为进一步诊治入院。

患者已婚，月经规律，G2P1，双胞胎，哺乳1年余。既往体健，无肝炎、结核病史。

查体：T 36.5℃，P 80次/分，R 18次/分，BP 120/60mmHg。发育营养良好，浅表淋巴结不大，心肺及腹部检查均未发现异常。

外科情况：双侧乳腺外形对称，乳头无凹陷、糜烂或溢液。乳腺组织呈团块状，有均匀分布的小结节，质软。右乳外上象限可触及一圆形肿物，直径约2 cm，质硬韧，边界不清，活动，与皮肤无粘连，无压痛。左侧乳腺未及肿物，双侧腋窝未触及肿大淋巴结。

问题：初步诊断及诊断依据是什么？下一步应做什么检查？

（李雪涛）

第17章 腹部疾病

第1节 腹外疝

> 📖 **学习目标**
> 1. 掌握：腹股沟斜疝的临床特点和治疗原则，斜疝与直疝、股疝的鉴别要点。
> 2. 熟悉：腹外疝的概念、病因、病理解剖、临床类型。
> 3. 了解：无张力疝修补术、腹腔镜疝修补术。

案例 17-1

患者，男性，52岁，平时从事体力劳动，于2年前，右腹股沟区出现一可复性包块，站立及劳动后出现，休息后消失，因无明显不适感，未予重视。此后右腹股沟区包块逐渐增大，约鸡蛋大小。在屏气用力、行走及咳嗽时出现，平卧休息或用手可还纳。包块质软，可进入阴囊，透光试验阴性，腹股沟区有轻度坠胀感。

问题：该患者初步诊断为何病？诊断依据是什么？应与哪些疾病相鉴别？

一、概　述

体内脏器或组织离开其正常解剖部位，通过先天或后天形成的薄弱点、缺损或孔隙进入另一部位，称为疝（hernia）。疝多发生于腹部，又以腹外疝（abdominal outer hernia）为多见。腹外疝是指腹内脏器或组织连同腹膜壁层，经腹壁薄弱点或孔隙，向体表突出所形成。腹外疝是外科最常见病之一。腹内疝是指脏器或组织进入腹腔内的间隙囊内而形成，如网膜孔疝。

（一）病因

腹壁强度降低和腹腔内压力升高是腹外疝发生的两个主要因素。

1. 腹壁强度降低　引起腹壁强度降低的因素很多，主要因素有：①先天存在的腹壁解剖因素或缺陷所致，如某些组织穿过腹壁的部位，如精索或子宫圆韧带穿过腹股沟管、股动静脉穿过股管、脐血管穿过脐环、腹白线发育不全、腹膜鞘状突未闭（图17-1）等；②后天

> **腹股沟疝的其他病因**
>
> 生物学研究发现，引起腹股沟疝患者腹壁强度降低的原因还有腹股沟疝患者体内腱膜中胶原代谢紊乱，羟脯氨酸含量减少，腹直肌前鞘中的成纤维细胞增生异常，超微结构中含有不规则的微纤维，因此影响腹壁强度。此外，吸烟还可使患者血浆中促弹性组织离解活性显著高于正常人。
>
> 链接

的因素：如腹部外伤、感染、手术切口愈合不良、腹壁神经损伤或年老体弱等因素所致的腹壁薄弱（图17-2）。

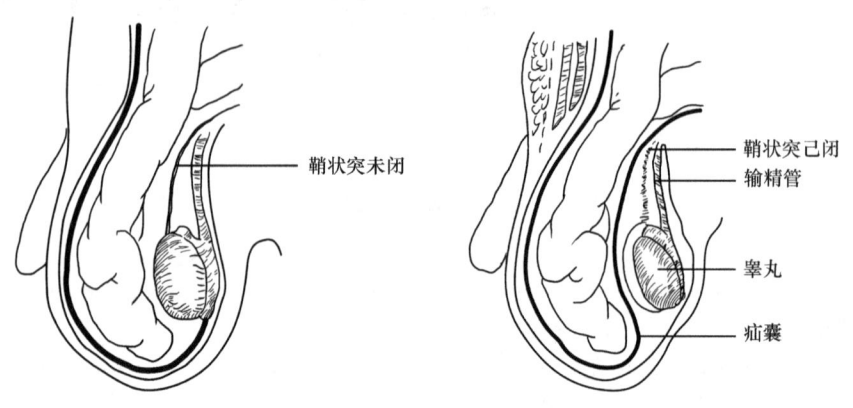

图17-1 先天性腹股沟斜疝　　　　　图17-2 后天性腹股沟斜疝

2. 腹内压升高　是主要诱因，慢性咳嗽、便秘、排尿困难（如包茎、前列腺增生、膀胱结石）、腹水、妊娠、搬运重物、举重、婴儿啼哭等均可使腹内压增高。腹壁如果长期受到增高的腹内压冲击，原有的薄弱或缺损会逐渐加重，当达到一定程度时，腹内器官在腹压的推动下，由薄弱或缺损向体表突出而形成疝。正常人虽然有腹内压增高的情况，但如腹壁强度正常，则不发生疝。

（二）病理解剖

典型的腹外疝由疝环、疝囊、疝内容物及疝外被盖四部分组成：①疝环：又称疝门，是疝突向体表的门户，又称疝门，即腹壁缺损或薄弱处。各种疝通常以疝门部位作为命名依据，如腹股沟疝、股疝、脐疝、切口疝等。②疝囊：为壁层腹膜向外突出部，可分颈部、体部、底部三部分，其中疝囊颈是比较狭窄的部分，位置与疝门相当。③疝内容物：是进入疝囊的腹内脏器或组织，以小肠最为多见，其次是大网膜，较少见的有盲肠、阑尾、乙状结肠、横结肠、膀胱、Meckel憩室（Littre疝）等。④疝外被盖：指疝囊以外的各层组织。

（三）临床类型及表现

以疝内容物还纳腹腔的难易及血供情况可分为四种类型。

1. 易复性疝　疝内容物很容易回纳入腹腔的疝，称易复性疝。当患者站立、行走或腹内压增高时，疝内容物突出；平卧或用手挤压，疝内容物即可回纳腹腔，疝块消失。当肿块巨大时，可有下坠感或行走不便。检查疝块时，如叩诊呈鼓音，听诊时有肠鸣音（疝内容物为肠管）或实音（疝内容物多为大网膜）。在疝内容物还纳后，能触及腹壁缺损。

2. 难复性疝　指疝内容物不能回纳或不能完全回纳入腹腔，局部包块不能完全消失但并不引起严重症状者，称难复性疝。不能回纳的原因有：①病程长，疝内容物反复突出，使疝囊颈受摩擦而损伤，发生粘连，这种疝的内容物多是大网膜；②腹壁缺损大，疝内容物过多，腹壁已完全丧失抵挡内容物的作用，常常难以回纳；③有些病程较长的疝，因脏器不断下降进入疝囊时产生的下坠力量将疝囊颈上方的腹膜逐渐推向疝囊，进而使与这些腹膜相连的脏器，如盲肠（包括阑尾）、乙状结肠、膀胱等器官下移成为疝囊壁的一部分，这种疝称为滑动疝（图17-3），也属于难复性疝。

3. 嵌顿性疝　疝环较小而腹内压突然增高，疝内容物强行通过狭小的疝环进入疝囊，随后因疝囊颈的弹性收缩，又将内容物卡住不能回纳腹腔，这种疝称为嵌顿性疝或箝闭性疝。

如嵌顿的内容物为肠管时，肠壁及其系膜可在疝门处受压，先使静脉回流受阻，导致肠壁淤血和水肿，疝囊内的肠壁及其系膜逐渐增厚，颜色由正常的淡红逐渐转为深红，囊内可有淡黄色的渗液集聚，肠管受压加重，更难回纳，此时肠系膜内动脉的搏动尚能摸到，肠管的血液供应存在，嵌顿如能及时解除，病变肠管可恢复正常。如嵌顿的内容物仅为部分肠壁，这种疝称为肠管壁疝或 Richter 疝（图 17-4）。如嵌顿的是小肠憩室（如 Meckel 憩室），则称为 Littre 疝。如嵌顿肠管为几个肠袢，形如"W"，疝囊内各嵌顿肠袢之间的肠管可藏于腹腔内，称为逆行性嵌顿疝（图 17-5）。此种疝一旦发生绞窄，不仅疝囊内的肠管可坏死，腹腔内的中间肠袢亦可坏死，甚至有时疝囊内的肠管尚存活，而腹腔内的肠袢已发生坏死。所以，在手术处理嵌顿或绞窄性疝时，应准确判断肠管活力，特别应警惕有无逆行性嵌顿，术中必须把腹腔内有关肠袢牵出检查，以防隐匿于腹腔内的坏死中间肠袢被遗漏。

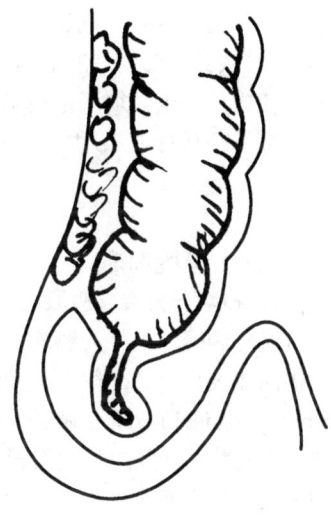

图 17-3 滑动疝

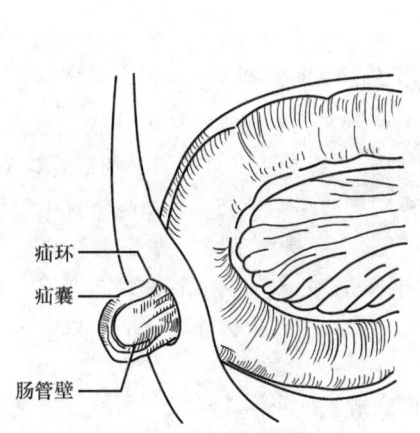

图 17-4 Richter 疝

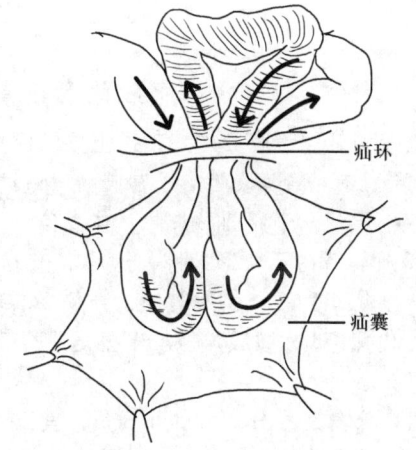

图 17-5 逆行性嵌顿疝

4. 绞窄性疝 肠管嵌顿如不及时解除，导致肠壁及其系膜在疝门处受压情况不断加重，使动脉受压血流减少，最后完全阻断，即为绞窄性疝。此时肠系膜动脉搏动消失，肠壁逐渐失去其光泽、弹性和蠕动能力，变黑坏死，疝囊内渗液也变成暗黑血性渗液，如继发感染则为脓性。感染严重时，疝外被盖组织则发生蜂窝织炎，甚至引起疝囊破溃或误被切开引流而发生粪瘘（肠瘘）等严重的并发症。嵌顿和绞窄是同一病理过程中的两个不同阶段，临床上很难截然分开，绞窄是在嵌顿的基础上进一步的发展，因此必须动态观察，及时作出判断和治疗。

（四）治疗原则

腹外疝总的治疗原则是以手术治疗为主，随着近年来新的治疗方法的出现，如无张力疝修补术的应用，手术治疗的适应证有所扩大，根据患者的年龄、身体状况、既往疾病，腹外疝类型区别如下：

1. 易复性疝 一般应择期进行手术治疗。但 1 岁以内患儿及合并严重心肺疾病不能耐受手术者，可用疝带保守治疗。

考点提示：
腹外疝的概念、病因、临床类型及表现

2. **难复性疝** 一般应尽早手术。

3. **嵌顿性疝** 一般应紧急手术。少数嵌顿时间短、全身状况良好者，可试行手法复位，但即使成功，也必须严密观察，若有腹膜炎表现，应立即转为手术。

4. **绞窄性疝** 必须紧急手术。

二、常见的腹外疝

（一）腹股沟疝

1. **概念与分类** 腹股沟区是前外下腹壁一个三角形区域，其下界为腹股沟韧带，内界为腹直肌外侧缘，上界为髂前上棘至腹直肌外侧缘的水平连线。腹腔内脏器常通过腹股沟区的缺损向体表突出者，称为腹股沟疝，分为腹股沟斜疝（indirect inguinal hernia）和腹股沟直疝（direct inguinal hernia）两种。疝囊经过腹壁下动脉外侧的腹股沟管内环（深环）突出，向内、向下、向前斜行经过腹股沟管，再穿出腹股沟管皮下环（浅环），并可进入阴囊的疝，称腹股沟斜疝。疝囊经腹壁下动脉内侧的直疝三角区直接由后、向前突出，不经过内环，也不进入阴囊的疝，称为腹股沟直疝。腹股沟斜疝是最多见的腹外疝，发病率占全部腹外疝的75%～90%，占腹股沟疝的85%～95%。腹股沟疝发生于男性者多，男女发病率之比约15∶1，右侧比左侧多见。

腹股沟管及直疝三角的解剖

腹股沟管位于腹股沟韧带内上方，经外上向内下，由深而浅斜行走向，成人长4～6cm。男性有精索，女性有子宫圆韧带通过。腹股沟管有两个口及四个壁，内口（内环）是腹横筋膜的一个卵圆形裂隙，体表位于腹股沟韧带中点上方1.5cm；外口（外环）是腹外斜肌腱膜的三角形裂隙，大小容一指尖，位于耻骨结节旁。腹股沟管的前壁有皮肤、皮下组织和腹外斜肌腱膜，外侧1/3部分尚有腹外斜肌覆盖；后壁的外2/3为腹横筋膜，内侧1/3为腹股沟镰。上壁是腹内斜肌、腹横肌的弓状下缘；下壁为腹股沟韧带（图17-6）。

直疝三角又称Hesselbach三角，其三个边分别是：外侧边腹壁下动脉、内侧边腹直肌外缘、底边腹股沟韧带，该区域腹壁薄弱，缺乏腹肌覆盖，容易发生疝（图17-7）。

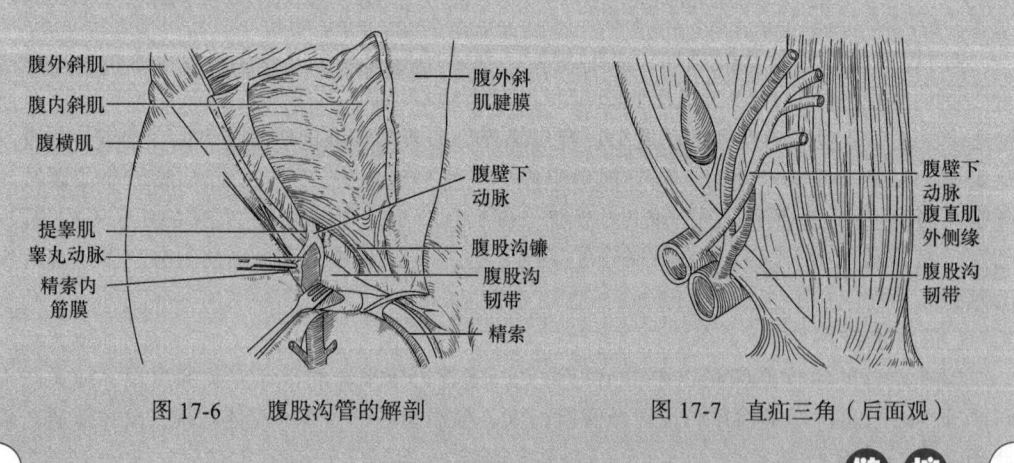

图17-6 腹股沟管的解剖　　　　图17-7 直疝三角（后面观）

2. 发病机制

（1）腹股沟斜疝：有先天性和后天性两种。

1）先天性斜疝：胚胎早期，睾丸位于腹膜后第2～3腰椎旁，以后逐渐下降，在腹股沟管深环处带动腹膜、腹横筋膜等随之下移，腹膜形成一鞘状突，鞘状突在婴儿出生后不久自行萎缩闭锁而遗留一纤维索带，如鞘状突不闭或闭锁不全，则与腹腔相通，就可形成先天性斜疝，而未闭的鞘状突就成为先天性斜疝的疝囊。闭锁不全的鞘状突有时只是一条非常细小的管道，在临床上并不表现为疝，仅形成交通性睾丸鞘膜积液。因右侧睾丸下降较迟，鞘突闭锁较晚，因此，右侧腹股沟斜疝较左侧多见。

2）后天性斜疝：因腹股沟管内环处存在着解剖上的缺陷，如精索的通过及腹内斜肌和腹横肌薄弱，再加上腹内压增高因素可使内环处腹膜向外突出形成疝囊，腹内脏器随之突出形成后天性斜疝。

（2）腹股沟直疝：老年人因腹壁肌肉薄弱萎缩，长期咳嗽、排尿困难或经常性便秘等原因，使腹内压经常增高，致使腹内脏器由直疝三角向外突出，形成直疝。

考点提示： 腹外疝的分类，腹股沟管的解剖

3. 临床表现

（1）腹股沟斜疝

1）易复性斜疝：于腹股沟区可出现一肿块，在患者站立、行走、咳嗽或婴儿啼哭时因腹内压增高而出现，一般均可回纳，开始肿块较小，以后逐渐增大，并经腹股沟管进入阴囊或大阴唇。肿块呈梨形，平卧时肿块可自行消失或用手将肿块向外上方轻轻推挤而回纳消失，疝内容物为小肠时常听到"咕噜"声。疝块回纳后，用示指尖伸入外环，可感外环口松弛扩大，令患者咳嗽，指尖有冲击感。用拇指紧压内环口位置，让患者站立并咳嗽，肿块不再出现；将手指松开，则肿块又可出现。患者除局部有胀痛感外一般无症状。

2）难复性斜疝：主要特点是疝块不能完全回纳。滑动性斜疝除了不能完全回纳外，还有消化道症状，如便秘、消化不良等。

3）嵌顿性斜疝：常发生在强力劳动或排便等腹内压骤增时。表现为疝块突然增大并伴有明显疼痛，平卧或用手推送肿块不能回纳，肿块紧张发硬，有明显触痛，局部皮肤有时有红肿表现。如嵌顿的是大网膜，局部疼痛较轻；如嵌顿的是肠袢，则疼痛明显，伴有阵发性腹部绞痛、恶心、呕吐、肛门停止排便排气、腹胀等机械性肠梗阻的表现。如不及时处理，将发展成为绞窄性斜疝。

4）绞窄性斜疝：是嵌顿性斜疝的进一步发展阶段，临床症状多较严重。绞窄时间较长者，由于疝内容物发生坏死感染，侵及周围组织，引起疝外被盖组织的急性炎症，患者可有脓毒症的全身表现。

（2）腹股沟直疝：多见于年老体弱者，其主要临床表现是当患者直立时，在腹股沟内侧端、耻骨结节上外方出现一半球形肿块，一般很少伴有其他不适。因疝囊颈宽大，故平卧后疝块多能自行消失。直疝不进入阴囊，很少发生嵌顿。有时膀胱可进入疝囊，成为滑动性直疝，此时膀胱即成为疝囊的一部分，手术时应予以注意。

4. 诊断及鉴别诊断

腹股沟疝的诊断主要以临床表现为依据，当患者腹股沟区或阴囊出现肿块时，平卧或用手可回纳入腹腔，有时可听到"咕噜"声，阴囊透光试验阴性，一般即可诊断，肿块被回纳腹腔后，按住内环口，增加腹内压，不出现则为斜疝，否则为直疝（表17-1）。

表 17-1 斜疝和直疝鉴别诊断

	斜疝	直疝
发病年龄	多见于儿童及青壮年	多见于老年人
突出途径	经腹股沟管突出，可进入阴囊	由直疝三角突出，不进入阴囊
疝块外形	椭圆或梨形，上部呈蒂柄状	半球形，基底较宽
回压疝块后，指压内环	疝块不再突出	疝块仍可突出
小指伸入外环	外环扩大，咳嗽时有冲击感	外环大小正常，无咳嗽冲击感
精索与疝囊的关系	精索在疝囊后方	精索在疝囊前外方
疝囊颈与腹壁下动脉的关系	疝囊颈在腹壁下动脉外侧	疝囊颈在腹壁下动脉内侧
嵌顿机会	较多	较少

需与腹股沟疝鉴别的其他疾病：

（1）睾丸鞘膜积液：肿块完全在阴囊内，可清楚摸到上界无蒂，可有液体波动感，透光试验阳性，触诊呈囊性而不能扪及实质感的睾丸，肿块出现后不能还纳。

（2）交通性鞘膜积液：见于小儿，阴囊肿块外形与睾丸鞘膜积液相似，于每天起床后或站立活动时肿块慢慢出现并增大，平卧逐渐缩小，挤压肿块也可缩小，透光试验阳性。

（3）精索鞘膜积液：腹股沟部精索位置有较小的肿块，与体位变动无关，牵引睾丸时肿块随之移动。

> **考点提示：**
> 腹股沟斜疝和直疝的鉴别

（4）隐睾：睾丸下降不全可在腹股沟区形成肿块，边界清楚。肿块较小，挤压肿块出现特有的胀痛感。如阴囊内无睾丸诊断更明确。

5. 治疗 手术是腹股沟疝唯一的治疗方法，斜疝可因发生嵌顿或绞窄而威胁患者生命。因此，腹股沟疝一般均应尽早手术治疗。

（1）治疗原则：①诊断明确后，应尽早施行手术；②1岁内的婴儿及年老体弱伴其他严重疾病者，采用非手术疗法；③术前应对慢性咳嗽、排尿困难、便秘、腹水、妊娠等可致腹内压增高的因素或伴有糖尿病时进行纠正，术后3个月内应避免重体力劳动，否则易复发。

（2）非手术治疗：①婴儿腹肌可随躯体生长逐渐强壮，疝有自愈的可能。所以1岁以下婴儿可暂不手术。可用棉线束带或绷带压住腹股沟管内环（图17-8）。但是，有反复嵌顿史的仍需手术。②对于年老体弱或伴其他严重疾病而禁忌手术者，可配用医用疝带。白天回纳疝内容物后，将医用疝带一端的软压垫对着疝环顶住，阻止疝块突出。长期使用疝带可使疝囊颈经常受到摩擦变得肥厚坚韧而增高疝嵌顿的发病率，并有促使疝囊与疝内容物粘连的可能。因此，疝带可以白天佩带，晚间除去。

（3）手术治疗：手术修补是腹股沟斜疝的主要治疗手段。手术方法可归纳为下述3种：

1）传统疝修补术：手术的基本原则是疝囊高位结扎、加强或修补腹股沟管管壁。

A. 疝囊高位结扎术：显露疝囊颈，予以高位结扎、贯穿或荷包缝合。婴幼儿的腹肌在成长发育

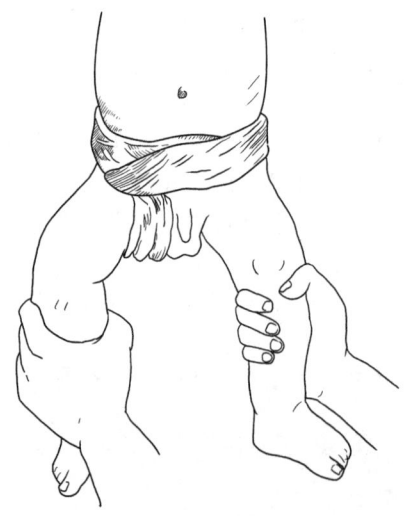

图 17-8 棉线束带使用法

中可逐渐强壮而使腹壁加强，单纯疝囊高位结扎就能获得满意的疗效，不需施行修补术。有些绞窄性斜疝因肠坏死而致局部有感染可能，一般也采取单纯疝囊高位结扎，而不施行修补术，因感染常使修补失败，腹壁的缺损应在以后另行择期手术加强。

B. 加强或修补腹股沟管管壁：成年腹股沟疝患者都存在程度不同的腹股沟管前壁或后壁薄弱或缺损，单纯疝囊高位结扎不足以预防腹股沟疝的复发，只有在加强或修补薄弱的腹股沟管前壁或后壁之后，才有可能得到彻底的治疗。加强或修补腹股沟管前壁的常用方法有Ferguson法，而加强或修补腹股沟管后壁的常用方法有四种：Bassini法、Halsted法、McVay法及Shouldice法。

传统疝修补术存在缝合张力大、术后手术部位有牵扯感、疼痛，缝合的组织愈合差，术后复发率较高，不能早期下床等缺点。

2）无张力疝修补术：现代手术观点强调在无张力情况下，利用人工合成高分子纤维修补材料，对腹股沟管后壁进行缝合修补，常用的无张力疝修补术有三种：①平片无张力疝修补术，使用一张适当大小的平补片加强修补腹股沟管后壁；②疝环充填式无张力疝修补术，使用一个锥形网塞置入已回纳疝囊的内环中并加以固定，再用一平补片加强修补腹股沟管后壁；③巨大补片加强内脏囊手术，在腹股沟处置入一块较大的补片以加强腹横筋膜，通过巨大补片挡住内脏囊，后经结缔组织长入，补片与腹膜发生粘连实现修补目的，多用于复杂疝和复发疝。与传统疝修补术相比，无张力疝修补术具有术后疼痛轻、恢复快、复发率低、能早期下床等优点，应该得到广泛的推广应用。

考点提示：无张力疝修补术与传统疝手术的优缺点比较

3）经腹腔镜疝修补术（laparoscopic inguinal herniorrhaphy）：①经腹膜前法；②完全经腹膜外法；③经腹腔内法；④单纯疝环缝合法。前三种方法的基本原理是从后方用网片加强腹壁的缺损；最后一种方法是用钉或缝线使内环缩小，只用于较小的儿童斜疝。经腹腔镜疝修补术具有创伤小、术后疼痛轻、恢复快、复发率低、无局部牵扯感等优点，并能发挥腹腔镜视野广的优势，同时检查双侧腹股沟疝和股疝，可发现遗漏的对侧疝并同时予以修补。因其对技术设备要求高、材料费用昂贵等原因，临床广泛应用受到限制。

无张力疝修补术手术介绍

传统的疝修补术，因其创伤大、复发率高达5%~10%等缺点，近年来逐渐被无张力疝修补术所代替。无张力疝修补术手术步骤为：常规切口，切开皮肤、皮下组织、腹外斜肌腱膜，暴露腹股沟管，游离精索，寻找疝囊。疝环充填式（Rutkow）：斜疝疝囊较小时，不切开疝囊，直接还纳入内环口；直疝将疝囊直接推入海氏三角。如疝囊较大，则横断疝囊，高位游离，近端缝闭成小疝囊，再将其推入疝环，将锥形疝环充填物从疝环口准确推入腹腔，外叶瓣与腹横筋膜间断缝合5针，再将平片置于精索后方，与腹股沟韧带、联合肌腱及耻骨结节固定，缝合切口。平片式修补术：疝囊游离，高位结扎，平片放置于精索后方，固定同前。无张力疝修补术所用的材料为聚丙烯编织的补片，组织相容性好，无排异反应，加强腹股沟管后壁不造成张力，符合正常解剖生理，创伤小。术后第2d即下床活动，疼痛轻，痛苦小。仅少数术后使用镇痛剂。其复发率不到1%。总之，无张力疝修补术因其创伤小，痛苦轻，不易复发等优点，临床上应该广泛应用。

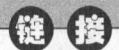

（二）股疝

疝囊通过股环，经股管向卵圆窝突出的疝，称为股疝（femoral hernia）。股疝占腹外疝3%~5%，多见于40岁以上的妇女。

1. 股管解剖 股管是一个狭长的漏斗状间隙，位于腹股沟韧带内侧下方，长1~1.5cm，内含脂肪、疏松结缔组织和淋巴结。股管有上下两个口，上口称股环，直径约1.5cm，有股环隔膜覆盖。其前缘为腹股沟韧带，后缘为耻骨疏韧带，内侧为腔隙韧带，外缘为股静脉。股管的下口为卵圆窝，覆盖一层筛状板薄膜，大隐静脉由此进入股静脉。

2. 病因病理 在腹内压增高时，对着股管上口的腹膜，被下坠的腹内脏器推向下方，经股环向股管突出而形成股疝。疝块进一步发展，即由股管下口顶出筛状板薄膜到达皮下。疝内容物常为小肠或大网膜。因股管较狭窄，周围韧带较坚韧，股管几乎是垂直的，疝囊在卵圆窝处又向前折成角，因此股疝极容易发生嵌顿。在腹外疝中，股疝嵌顿者最多，高达60%。股疝一旦嵌顿者，可迅速发展成绞窄性疝，应特别重视。

3. 临床表现 股疝的疝块通常不大，主要表现为卵圆窝处有一半球形隆起，平卧回纳后，因疝囊外有丰富的脂肪组织堆积，肿块有时并不完全消失，咳嗽时冲击感也不明显。易复性股疝无明显不适，尤其是肥胖者易疏忽，部分患者可在久站或腹内压增高时感到局部胀痛，并有半球形可复性肿块。嵌顿性股疝局部肿块不能还纳而有触痛。常伴有腹痛、恶心、呕吐和肛门停止排气等急性肠梗阻表现。患者可因腹部症状显著而掩盖股疝的局部症状。

4. 诊断和鉴别诊断 股疝的诊断有时不容易，主要是与下列疾病鉴别：

（1）腹股沟斜疝：腹股沟斜疝肿块位于腹股沟韧带上内方，呈梨形，而股疝肿块位于腹股沟韧带下方，呈半球形。还纳肿块后，指压腹股沟管内环，患者咳嗽股疝肿块仍可出现。

（2）脂肪瘤：股疝肿块回纳后，由于疝囊外有增厚的脂肪组织，肿块有时并不完全消失，易被误诊为脂肪瘤。两者区别是：股疝肿块基底固定不能被推动，而脂肪瘤基底不固定，活动度大。

（3）肿大的淋巴结：嵌顿性股疝常误诊为腹股沟区淋巴结炎。

（4）大隐静脉曲张结节样膨大：除卵圆窝处有结节样膨大肿块外，下肢其他部位同时也有静脉曲张。

（5）髂腰部结核性脓肿：肿块多位于腹股沟的外侧部分，偏髂窝处，且有波动感，脊柱检查结合X线检查可发现脊柱结核病灶。

5. 治疗原则 股疝容易嵌顿并发展为绞窄性疝，所以一经确诊应及时手术治疗，以防嵌顿发生。一旦嵌顿则应行紧急手术。

手术可采用疝环充填式无张力疝修补术和McVay修补法，前者使用网塞置入股环处以填塞股管内口，后者是用传统办法将腹股沟韧带、腔隙韧带、耻骨肌筋膜缝合在一起，以关闭股环。

附录 其他腹外疝

1. 切口疝 腹腔内脏器或组织从腹壁手术切口瘢痕处向外突出所形成的疝称为切口疝。本疝常发生于腹部纵向切口感染愈合后，发生率为1%~10%，占腹外疝的第三位。

（1）病因病理：手术操作不当，如切口感染、放置引流物过久、切口缝合不严密、切口过长、缝合张力过大。切口愈合不良，如切口内血肿形成、肥胖、老龄、营养不良。术后腹内压过高，如腹胀、咳嗽、患者用力大小便、呕吐等。疝环一般较大，疝囊不完整，多为易复性疝，很少嵌顿。疝内容物也多为大网膜和小肠。

（2）临床表现：腹壁切口瘢痕处逐渐膨隆，出现肿块，站立和腹内压增加时出现并增大，平卧后消失或缩小，有时可见肠型和蠕动波并可闻及肠管的咕噜声。肿块还纳后可扪及腹壁裂开的疝环边缘。较大的切口疝可伴有牵拉感、腹痛、恶心、便秘等，有时可伴有部分肠梗阻症状。

（3）治疗：以手术修补为主。在原切口处作梭形切口，切除瘢痕皮肤，解剖腹壁各层组织，分离粘连，还纳疝内容物，如疝环距离小，可逐层无张力缝合。对于较大的切口疝，因腹壁组织缺损过大，估计无张力修补有困难，可用人工高分子材料补片进行修补。

（4）预防：对腹壁切口疝应强调预防。腹部手术时，应严格遵守无菌技术、严密止血、仔细操作、悉心保护一切有生机的组织。术后应用腹带，避免腹内压增高的一些诱因，如便秘、咳嗽等。

2. 脐疝 是指腹腔内脏器组织自脐环处突出。脐疝分婴儿型和成人型两种，婴儿脐疝较常见。

（1）病因病理：因婴儿脐环闭锁不全，加之经常啼哭使腹内压增高，则可发生脐疝。成人多发生在肥胖的经产妇，因脐部组织薄弱，腹内压增高而导致脐疝。疝内容物多为大网膜和小肠。婴儿脐环组织软弱，富有弹性，很少嵌顿，2岁内有自愈倾向。成人脐环小，容易嵌顿。

（2）临床表现：脐部出现可回纳肿块。婴儿啼哭、直立时，肿块增大而紧张，平卧后消失，很少发生嵌顿。成人脐疝常为难复性，肿块不能完全还纳。易发生嵌顿，疝块将增大、触痛、不能回纳。如为肠管，则可出现肠梗阻症状。

（3）治疗原则：对于2岁以下的小儿可采用非手术疗法。将疝回纳后，用一个大于脐环的、外包纱布的硬币或小木片压住脐环，外用胶布或绷带加以固定勿使移动。每隔1~2周更换一次，经1年后未见疗效，可行手术治疗。

成人脐疝发生嵌顿或绞窄较多，应采用手术治疗。术前应消除腹内压增高因素。手术要点是沿脐做半月形切口，分离皮肤和皮下组织，暴露腹直肌前鞘、疝环及疝囊，回纳内容物后，如疝环不大，直接横行缝合腹膜，间断缝合两侧腹直肌鞘缘，最后缝合腹壁皮肤。如疝环大，周围组织太薄弱，修补张力大，可使用人工材料补片做无张力修补术。术后使用腹带。手术时注意保留脐眼，以利美观。

小 结

1. 腹外疝主要是因为腹内压升高及腹壁强度降低两因素共同造成。典型的腹外疝由疝环、疝囊、疝内容物及疝外被盖四部分组成。腹外疝分为四种类型：易复性疝、难复性疝、嵌顿性疝、绞窄性疝。

2. 腹外疝中最常见的是腹股沟斜疝；腹股沟直疝多见于老年男性；股疝多见于中年以上的妇女，最易发生嵌顿和绞窄。

目 标 检 测

一、选择题

【A_1型题】

1. 临床上最常见的腹外疝是
   A. 股疝　　　　　B. 腹壁切口疝
   C. 腹股沟斜疝　　D. 脐疝
   E. 腹股沟直疝

2. 最容易发生嵌顿的腹外疝是
   A. 切口疝　　　　B. 难复性疝
   C. 斜疝　　　　　D. 股疝
   E. 直疝

3. 嵌顿疝与绞窄疝的鉴别要点是
   A. 疝块是否压痛

B. 疝块不能回纳的时间长短
C. 有无休克表现
D. 有无肠梗阻表现
E. 疝内容物有无血循环障碍
4. 疝内容物被嵌顿时间较久，发生血液循环障碍而坏死称为
   A. 难复性疝　　　　　B. 嵌顿性疝
   C. 绞窄性疝　　　　　D. 易复性疝
   E. 滑动性疝
5. 疝内容物与疝囊发生粘连而不能完全回纳入腹腔的疝是
   A. 易复性疝　　　　　B. 滑动性疝
   C. 难复性疝　　　　　D. 嵌顿性疝
   E. 绞窄性疝
6. 腹股沟斜疝与直疝主要的鉴别点是
   A. 发病年龄不同
   B. 疝块外形不同
   C. 压迫内环后疝是否再突出
   D. 有无咳嗽冲击感
   E. 嵌顿机会的多少
7. 腹股沟斜疝，疝内容物最多见的是
   A. 盲肠　　　　　　　B. 阑尾
   C. 大网膜　　　　　　D. 膀胱
   E. 小肠
8. 嵌顿性疝与绞窄性疝手术的主要关键在于
   A. 术前明确诊断
   B. 做好充分术前准备
   C. 行疝囊高位结扎
   D. 选择适当的修补方法
   E. 正确判断疝内容物的活力

【A₂型题】
9. 孙某，男性，6h前负重物时，右侧斜疝被嵌顿，以下哪项临床表现说明疝内容物已发生缺血坏死，应做好急诊手术前准备
   A. 疝块增大，不能还纳
   B. 局部有剧烈疼痛
   C. 疝块紧张发硬，有触痛
   D. 阵发性腹痛伴呕吐
   E. 全腹有压痛，肌紧张
10. 郑某，男性，69岁，右侧腹股沟斜疝嵌顿2h，经手法复位成功。留院观察重点是
    A. 疝块有无再次嵌顿
    B. 呼吸、脉搏、血压
    C. 腹痛、腹膜刺激征

D. 呕吐、腹胀、发热
E. 疝块部位红、肿、痛

【A₃型题】
（11、12题共用题干）
患者，男性，45岁，右侧腹股沟区可复性包块2年，可进入阴囊，入院前8h，肿块进入阴囊不能还纳，肿块质硬，局部皮肤红肿，伴剧烈腹痛、腹胀、呕吐、肛门停止排气，高热、烦躁不安。
11. 该患者初步诊断为
    A. 皮肤软组织感染　　B. 绞窄性斜疝
    C. 难复性疝　　　　　D. 嵌顿性疝
    E. 绞窄性直疝
12. 对该患者的治疗描述错误的一项是
    A. 应急诊手术
    B. 抗生素治疗，观察病情变化
    C. 应正确判断肠管活力
    D. 原则上只能疝囊高位结扎，不做修补术
    E. 术前纠正水、电解质紊乱

【B型题】
（13～15题共用选项）
    A. 腹股沟斜疝　　　　B. 腹股沟直疝
    C. 股疝　　　　　　　D. 切口疝
    E. 脐疝
13. 最易发生嵌顿的疝是
14. 最常见的疝是
15. 多见于男性老年人

二、病例分析题

[病历摘要1] 患者，女性，36岁，左侧腹股沟韧带外下方半球形肿物2年余，站立、行走时肿物明显，清晨起床时肿物可消失，遂未在意，于入院前6h，肿物突然增大，不能还纳，并出现下腹部疼痛，呕吐症状，遂急来医院。查体：下腹部有压痛，无反跳痛、肌紧张，肠鸣音5～10次/分，左大腿根部有一拳头大的肿物，压痛明显，叩呈鼓音，未触及动脉搏动。
问题：①初步诊断是什么？②诊断依据是什么？③鉴别诊断有哪些？④治疗原则是什么？

[病历摘要2] 患者，男性，62岁。1年前无意中发现右腹股沟内侧有一半球形软性包快，无痛，皮色正常，周围未见红肿。平卧时肿块可自然消失，立位再现，在咳嗽或增加腹压时肿块突出明显。

体格检查：一般状态良好，活动自如，体态

略瘦。血压 128/95mmHg，心肺检查未见明显异常。外科情况：在右侧腹股沟内侧端，耻骨结节上外方可见 5cm×5cm 大小半球形肿块，肿块部进入阴囊。平卧时肿块可自行消失，不需用手推送。

辅助检查：血红蛋白 140g/L，白细胞 $10×10^9/L$，红细胞 $4×10^{12}/L$。胸部正位 X 线片，未见异常。

问题：①初步诊断是什么？②诊断依据是什么？③鉴别诊断有哪些？④进一步检查有哪些？⑤治疗原则是什么？

（陈吉兵）

第 2 节　急性腹膜炎

> 📖 **学习目标**
> 1. 掌握：急性腹膜炎的临床表现、诊断及治疗措施。
> 2. 熟悉：急性腹膜炎的概念、分类及各种腹腔脓肿的诊断和治疗方法。
> 3. 了解：急性腹膜炎的病理生理。

案例 17-2

患者，男性，20 岁，反复上腹部疼痛 6d，腹痛加剧并扩散全腹 15h 入院。查体：T38℃，R20 次 / 分，P84 次 / 分，BP105/75mmHg。神清，心肺正常，腹平坦，全腹压痛、反跳痛、肌紧张，呈板状腹，以剑突下为明显。叩诊肝浊音界缩小，有移动性浊音，肠鸣音减弱。腹部立位平片：见右膈下游离气体，肠胀气。肝胆 B 超未发现异常。白细胞计数 $23.0×10^9/L$，中性粒细胞 87%，血清 Na^+136mmol/L，K^+4.04mmol/L，Cl^-104mmol/L。腹腔穿刺抽出黄色脓液 0.8ml。

问题：该患者诊断为何病？有哪些诊断依据？治疗原则如何？

急性腹膜炎（acute peritonitis）是指腹膜的壁层和（或）脏层因各种原因受到刺激或损害而发生的急性炎症反应，是一种常见的外科急腹症。因发病原因不同，分为原发性腹膜炎和继发性腹膜炎两大类。根据是否合并细菌感染，可分为细菌性和非细菌性两种，细菌性腹膜炎又可分化脓性和特异性两种；按照炎症波及的范围，可分为弥漫性腹膜炎和局限性腹膜炎。此外，按发病过程可分为急性和慢性两种。临床上以急性、继发性、化脓性和弥漫性腹膜炎最多见。急性腹膜炎通常是一种腹部外科疾病的严重并发症，病情多较危重，复杂多变，甚至危及生命。

一、原发性腹膜炎

原发性腹膜炎（primary peritonitis）又称自发性腹膜炎，是指腹腔内无原发感染病灶，病原菌经由血液循环、淋巴途径或女性生殖系统进入腹腔而引起的腹膜炎，临床上较少见。本病多见于患有严重慢性病的 3～9 岁儿童，女性儿童稍多，成人较少见，如肾病综合征、猩红热或营养不良等。病原菌多为溶血性链球菌及肺炎双球菌，少数为大肠埃希菌、克雷伯杆菌和淋球菌。脓液的性质据菌种而不同，溶血性链球菌的脓液稀薄而无臭味，脓液和血培养可找到溶血性链球菌。发病前可有耳或上呼吸道感染病史，患者有急性腹痛、呕吐、腹泻，并迅速出现脱水或全身中毒症状。治疗应采用以抗生素治疗为主的非手术疗法。

考点提示：
原发性腹膜炎的感染途径及常见致病菌

二、继发性腹膜炎

急性腹膜炎绝大数为继发性腹膜炎（secondary peritonitis），是指腹膜受到来自腹腔内感染病灶、炎性渗出及胃肠道内容物的直接刺激和损害而发生的急性炎症，也可以是腹部外伤和手术并发症所引起。外科临床上所遇到的一般均为继发性腹膜炎。引起继发性腹膜炎的细菌主要是胃肠道内的常驻菌群，其中以大肠埃希菌最为多见；其次为厌氧拟杆菌、链球菌、变形杆菌等。一般都有混合感染，毒性较强。

> **腹膜的特点**
>
> 腹膜是由间皮细胞组成的一层很薄的浆膜，有很多皱襞，表面积几乎与全身皮肤面积相等约为 $2m^2$。腹膜可分为相互连续的壁腹膜和脏腹膜两部分。两层腹膜之间的潜在间隙称腹膜腔，是人体最大的体腔。正常腹膜腔有 75~100ml 的草黄色液体，起润滑作用。在男性腹膜腔是一密闭的空腔，而在女性则经输卵管、子宫、阴道与外界相通。腹膜腔又分为大腹膜腔和小腹膜腔（即网膜囊）两部分，网膜囊是位于胃和小网膜后方的小腔，借网膜孔与大腹腔相通，平卧时其上部是腹内腔隙最低的部位，因此，在弥漫性腹膜炎时宜让患者取半坐卧位，以防止腹腔内脓液积聚于网膜囊内而形成该处较为隐蔽的脓肿。壁腹膜主要受肋间神经和腰神经支配，属躯体神经，故痛觉敏感、定位准确。膈肌处腹膜受到刺激时，可通过膈神经传导引起肩部牵涉痛、呃逆。脏腹膜受内脏交感和副交感神经支配、痛觉定位差。腹膜具有分泌、吸收、渗出、防御和修复功能。大网膜有丰富的血液供应和大量脂肪组织，活动度大，能移动到所及的病灶将其包裹、填塞，使炎症局限，起到修复病变和损伤的作用。

（一）病因

继发性腹膜炎是由腹腔内脏器病变引起，其主要的原发病因有以下几种（图 17-9）。

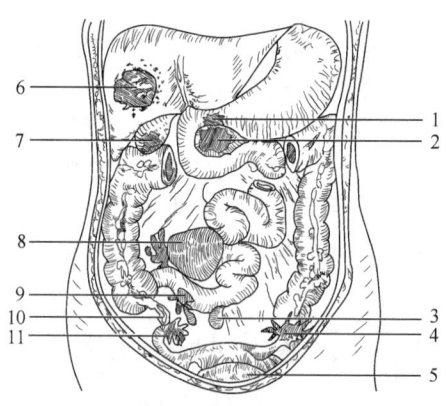

图 17-9 急性腹膜炎常见的病因

1. 胃、十二指肠溃疡急性穿孔；2. 急性胰腺炎；3. Meckel 憩室炎；4. 输卵管妊娠破裂；5. 产后感染；6. 肝脓肿破裂；7. 急性胆囊炎穿孔；8. 绞窄性肠梗阻、肠穿孔；9. 外伤性肠破裂；10. 急性阑尾炎；11. 急性输卵管炎

1. 腹腔内脏器急性穿孔 是继发性膜炎最常见的病因之一，如急性阑尾炎穿孔、胃十二指肠溃疡穿孔、急性胆囊炎穿孔、胃肠道癌肿穿孔、肠伤寒穿孔等。其中以急性阑尾炎穿孔最常见，其次为胃、十二指肠溃疡穿孔。

2. 腹腔内脏器炎症扩散 如急性阑尾炎、胆囊炎、胰腺炎及女性生殖器官炎症等致病菌均可直接蔓延至腹腔，引起急性腹膜炎。

3. 腹腔脏器缺血 脏器缺血产生的渗出液刺激腹膜发炎，如绞窄性肠梗阻、肠套叠、嵌顿性疝等。

4. 腹部损伤 腹部穿透性损伤，将外界细菌带入腹膜腔，或合并穿破空腔脏器，腹部闭合性损伤亦可引起腹内脏器穿孔或实性脏器破裂，均可产生急性细菌性腹膜炎。

5. 手术中污染或术后吻合口瘘 腹部手术时，可由于消毒不严而将外界细菌带入腹腔；或因手术不慎而使局部感染扩散；切开空腔脏器尤其是结肠时，未保护好周围脏器而使其受肠内容物污染；手术后胃、肠、胆、胰等吻合口漏，均可引起腹膜腔的急性细菌性感染。

考点提示：
引起继发性腹膜炎的常见原因及常见致病菌

> **急性腹膜炎的细菌学**
>
> 引起继发性腹膜炎的病原菌多系胃肠道的常驻菌群，其种类与原发病变的部位密切相关。生理情况下，胃肠道内菌群分布随部位不同而有显著差异。越位于远侧的消化道，细菌含量越多。在正常的酸性胃液中，细菌数量很少，约 1×10^6/L，以由口腔咽下的细菌，如链球菌、乳酸杆菌等为主。十二指肠和上段空肠的细菌数量增至 10×10^6/L，开始有肠道的革兰阴性杆菌存在，到回肠末段细菌数量达 10×10^9/L，主要为多种革兰阴性杆菌。由于胃肠内菌种复杂，所以继发性腹膜炎常为多种细菌的混合感染，尤以需氧菌和厌氧菌的混合感染多见，而单一需氧菌或厌氧菌感染所致的细菌性腹膜炎较少见。有些细菌，如粪链球菌、脆弱类杆菌等致病性不强，但在混合感染时，相互之间常有协同作用，致使毒性增强。

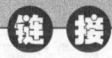

（二）病理与转归

腹膜受到刺激后发生充血水肿，并失去固有光泽，随之产生大量浆液性渗出液。一方面可以稀释腹腔内毒素及消化液，以减轻对腹膜的刺激。另一方面也可以导致脱水、电解质紊乱、酸碱平衡失调及蛋白质丢失等。死亡的白细胞、细菌、坏死组织和凝固的纤维蛋白，使渗出液浑浊，成为脓液。

腹膜炎形成后的转归，根据患者抗菌能力和感染的严重程度及治疗的效果而定。抵抗力强、致病菌毒力弱、治疗适当时炎症逐渐消散，腹膜病变修复而痊愈。如果感染局限包裹即形成腹腔脓肿，根据部位分为盆腔脓肿、肠间脓肿、膈下脓肿等，常需切开引流治疗。抵抗力弱、病变严重、治疗不当则感染可迅速扩散而形成弥漫性腹膜炎，此时腹膜严重充血、水肿，炎性渗出不断增加，腹腔内积存大量脓液，肠管浸泡在脓液中，肠管内充满大量液体和气体，肠管高度膨胀、肠蠕动减弱或消失，形成麻痹性肠梗阻。腹膜吸收大量毒素可致中毒性休克。膨胀的肠管导致膈肌升高，影响呼吸；压迫下腔静脉致回心血量减少；因脱水、酸中毒、中毒性休克等，最后可导致多脏器功能衰竭、甚至死亡。

考点提示：
急性腹膜炎的转归及引起肠梗阻的病理

腹膜炎被控制后，根据病变损伤的范围和程度，常遗留有相应的纤维粘连，但大多数粘连并不产生任何后果，而部分患者可产生粘连性肠梗阻。

（三）临床表现及诊断

因继发性腹膜炎发生于腹腔脏器病变的基础上，其临床表现可随原发病因不同而有所差别。

1. 症状

（1）腹痛：是最主要、最常见的症状。疼痛多自原发病灶开始，而后随腹腔内感染扩散的范围而定，可局限于腹部一处或弥漫至全腹，但即使为弥漫性腹膜炎，仍以原发病灶处腹痛最剧。腹痛呈持续性，多较剧烈，在深呼吸、咳嗽、转动体位时加重，故患者常取屈曲侧卧体位，不敢深呼吸或翻身，以减轻腹肌紧张、疼痛。在某些情况下，腹膜炎所致腹痛表现可受一些因素的影响。例如，溃疡病急性穿孔，在开始时由于消化液溢出，突然刺激腹膜产生炎症，腹痛极为剧烈，但当消化液大量溢出后，残存消化液减少，或者穿孔封闭，不再有消化液溢出，已溢出的消化液被渗出液稀释，腹痛可暂时减轻，数小时后合并感染，腹痛又加重。绞窄性肠梗阻，因缺血呈极剧烈腹痛，亦呈持续性，往往掩盖了腹膜炎所致的腹痛。年老体弱的患者，因反应较差，腹痛表现常不严重。

（2）恶心、呕吐：亦为常见症状，可以很早就出现，开始因腹膜受到刺激，恶心、呕吐为反射性，一般较轻微，呕吐物为胃内容物。以后因感染中毒反应或继发性肠麻痹，呕吐可转变成持续性，呕吐物可为肠内容物。如腹膜炎继发于腹腔内感染病灶，则可能原来已有恶心、呕吐等症状，此时更为严重。

（3）全身症状：发热是最常见的全身性症状，在起病骤起的病例，如胃、十二指肠溃疡穿孔，开始时体温可正常，当继发细菌感染后体温逐渐升高。但对继发于腹内脏器炎症的腹膜炎，如急性阑尾炎穿孔者，体温原已升高，腹膜炎发生后则更见增高。但年老体弱的患者体温不一定随病情加重而升高。脉搏通常随病程发展与体温呈正比增快，如脉搏逐渐加快而体温反而下降，则为病情恶化的征象。当细菌性腹膜炎发展到一定阶段时，患者出现高热、大汗、口干、脉速、呼吸浅快等全身中毒表现。晚期患者则有重度缺水、代谢性酸中毒及休克表现，若病情继续恶化，最终可因感染性休克，周围循环衰竭、肝、肾或呼吸功能衰竭及凝血机制障碍而死亡。

> 考点提示：
> 急性腹膜炎主要症状特点

2. 体征

（1）视诊：腹式呼吸减弱或消失；随病情发展出现腹胀，腹胀加重常是判断病情发展的一个重要标志。

（2）触诊：急性腹膜炎的典型体征是腹膜刺激征，即腹部压痛、反跳痛和腹肌紧张同时存在。压痛以原发病灶部最显著。腹肌紧张的程度与腹膜炎的严重程度一致，与病因和机体状态也有关系；胃、肠和胆囊穿孔时因胃酸和胆汁化学性的刺激，可引起强烈的腹肌紧张，甚至呈"木板样"强直，临床上称"板状腹"。而极度虚弱患者、小儿和老年人腹肌紧张可以很轻微，易被忽视，但压痛和反跳痛始终存在。

（3）叩诊：多为鼓音，当腹膜炎的腹腔渗液超过 500ml 时，可有移动性浊音；当胃肠道穿孔、破裂，腹腔内有大量游离气体时，肝浊音界缩小或消失。

（4）听诊：由于肠麻痹，肠鸣音减弱或消失。

（5）直肠指检：直肠前窝饱满及触痛，表示盆腔已有感染或形成盆腔脓肿。

> 考点提示：
> 急性腹膜炎的体征

3. 辅助检查

（1）实验室检查：白细胞总数及中性粒细胞比例增高。危重者白细胞计数可以不升高，但中性粒细胞的比例增高，多在 0.85 以上，甚至出现中毒颗粒。

（2）X 线检查：腹部立、卧位 X 线平片可显示大、小肠普遍胀气并有多个小液平面等肠麻痹征象。胃肠道穿孔时可见膈下游离气体。

（3）B 型超声和 CT 等影像学检查：B 型超声检查可发现胆囊有无增大，胆管有无扩张，胰腺有无水肿和坏死，肝、脾等实质脏器有无病变，阑尾有无炎症，以及腹腔有无肿物、脓肿等。B 型超声是常用的诊断方法。必要时可做 CT 检查。

（4）诊断性腹腔穿刺：是一种诊断急性腹膜炎的重要方法，适于诊断不十分明确而又有腹腔积液的病例，根据腹腔穿刺液的颜色、性质和显微镜检查结果，常可提供有价值的诊断资料。穿刺时先让患者向穿刺侧侧卧 5min，穿刺点多选用脐和髂前上棘连线的中、外 1/3 交界处或经脐水平线与腋前线交界处（图 17-10）；在局麻后，用穿刺套管针，缓慢刺向腹腔，穿透腹膜时有落空感，拔出针芯，经针管送入有多个侧孔的细塑料管，进行抽吸（图17-11）。抽到液体后可推断腹腔内病变性质，但抽不到液体不能完全排除腹腔病变。

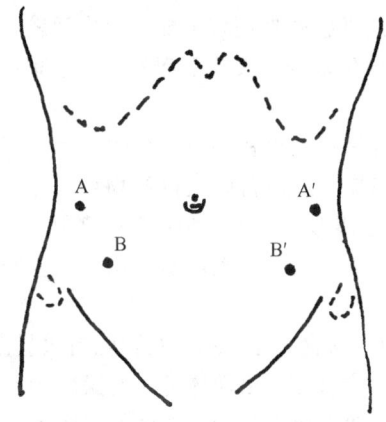

图17-10　常用腹腔穿刺部位

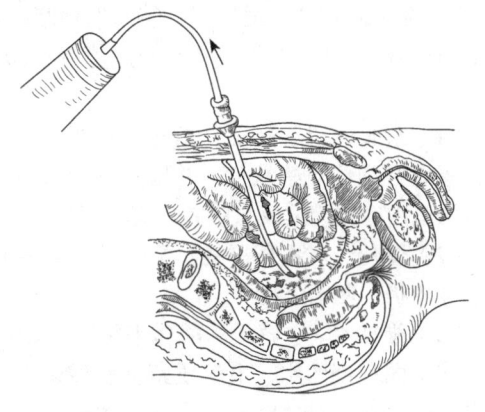

图17-11　诊断性腹腔穿刺抽液示意图

腹腔穿刺液的鉴别诊断

表17-2　腹腔穿刺液的鉴别诊断

病因	穿刺液特点
原发性腹膜炎	脓性，呈白、黄或草绿色，无臭味，有大量中性粒细胞和革兰阳性球菌
阑尾炎穿孔	脓性，较稀，色白或微黄，浑浊，稍臭或无臭味，有大量中性粒细胞及革兰阴性杆菌
胃、十二指肠溃疡穿孔	黄色浑浊，含胆汁，不臭，有大量中性粒细胞，早期细菌很少
肠坏死	血性，常有腥臭味，有大量中性粒细胞及革兰阴性杆菌
小肠穿孔	黄色稀粪样，浑浊，稍臭，有大量中性粒细胞，革兰阴性杆菌较多
胆囊穿孔	色黄，含较多胆汁，混浊，无臭味，有中量中性粒细胞及革兰阴性杆菌
重症胰腺炎	血性，一般无臭味，淀粉酶>1500 Somogyi单位，有大量中性粒细胞，早期一般无细菌
肝、脾破裂	鲜血，放置数分钟后不易凝固，在大量红细胞

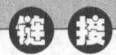

案例17-2分析1

该患者诊断为急性弥漫性腹膜炎，胃、十二指肠溃疡穿孔。依据：①反复上腹部疼痛6d，腹痛加剧并向全腹扩散15h。②T38℃，全腹肌紧张，呈板状腹，压痛、反跳痛，以剑突下明显。肝浊音界缩小，移动性浊音阳性。③腹部立位平片见膈下游离气体，白细胞计数和中性粒细胞的百分比都增高。④腹腔穿刺抽出黄色脓液。

（四）治疗原则

治疗原则是应尽快消除病因，处理原发病，促进腹膜炎局限和消散吸收。对感染性休克者，先抗休克，待病情稍稳定后尽早施行剖腹探查。

1. 非手术疗法 适用于：①原发性腹膜炎；②急性腹膜炎病程较短，或病程较长超过24h，且腹部体征已减轻或有减轻趋势者；③由女性内生殖器官炎症引起者；④急腹症术前准备。

（1）禁食、胃肠减压：是非常重要治疗措施，是腹膜炎患者必不可少的治疗。胃肠道穿孔患者必须绝对禁饮食，并留置胃管行持续胃肠减压，抽出胃肠道内容物和气体，以减少胃肠道内容物继续流入腹腔，有利于控制感染和防止腹胀，促进胃肠道功能恢复。

（2）体位：对血压平稳、无合并休克者宜取半卧位，利于腹腔渗出液积聚在盆腔，减轻中毒症状，便于引流。

（3）维持水、电解质和酸碱平衡：患者由于呕吐、禁食、胃肠减压及腹腔内大量渗液，都存在不同程度的水、电解质紊乱和酸碱平衡紊乱，严重者可出现休克。对腹腔内感染较轻者，一般输给晶体液补充丧失的体液，其中以平衡盐溶液为首选。对病情严重者，除补充晶体液外，尚需输给适量的血浆、血浆代用品、白蛋白、全血等胶体液。由于急性弥漫性腹膜炎体液丧失多为隐性，临床上很难准确估计其丧失量，因此补液量应根据每个患者的具体情况来决定。注意监测脉搏、血压、尿量、中心静脉压、心电图、血细胞比容、肌酐及血气分析等，以调整输液的成分和速度，维持尿量每小时30～50ml。急性腹膜炎中毒症状重并有休克时，如输液、输血仍不能改善患者状况，可以用一定剂量的激素，对减轻中毒症状、缓解病情有一定的效果，也可根据患者的脉搏、血压、中心静脉压等情况给予血管收缩剂或扩张剂，其中以多巴胺较为安全有效。

（4）应用抗生素：抗感染是继发性腹膜炎的一项重要的治疗措施。在感染早期，及时有效地使用抗生素治疗可使感染得到控制，炎症减轻甚至消散。由于继发性腹膜炎多是由厌氧菌和需氧菌混合感染引起，故应选用对厌氧菌和需氧菌有效的广谱抗生素。感染较重者宜给予头孢菌素类抗生素，包括第一代的头孢唑林（先锋Ⅴ），第二代的头孢呋辛（西力欣），第三代的头孢曲松（菌必治）、头孢噻肟（凯福隆）、头孢哌酮（先锋必）等。喹诺酮类也可使用。若病情严重，可选用添加β-内酰胺酶抑制剂的头孢素菌，如头孢哌酮或舒巴坦（舒普深），添加保护增效剂的硫霉素类，如亚胺培南或西拉司丁（泰能）等抗菌谱广、作用更强的药物。为了治疗厌氧菌混合感染，同时给予甲硝唑。以后根据细菌培养与药敏结果及时调整抗生素。

外科感染抗菌药物经验治疗

表17-3 外科感染抗菌药物经验治疗

感染种类	可选抗菌药物
一般软组织感染（疖、痈、乳腺炎、丹毒、淋巴管炎）	青霉素、苯唑西林、氯唑西林、氨基糖苷类（庆大霉素、卡那霉素）、第一代头孢菌素
软组织混合感染（坏死性筋膜炎、非梭菌坏死性蜂窝织炎、咬伤感染）	甲硝唑、替硝唑、林可霉素、克林霉素，与苯唑西林、氯唑西林、氨基糖苷类或第一代头孢菌素配伍
梭菌性蜂窝织炎或肌肉坏死（气性坏疽）、破伤风	青霉素、第一代头孢菌素、甲硝唑、替硝唑

链接

续表

感染种类	可选抗菌药物
烧伤创面感染	苯唑西林、氯唑西林、头孢菌素、哌拉西林、氨曲南、阿米卡星、环丙沙星
急性骨髓炎	苯唑西林、氯唑西林、第一代头孢菌素、万古霉素
化脓性关节炎（手术或注射后）	万古霉素＋环丙沙星或氨曲南或阿米卡星
脑脓肿	
原发性或源自邻近感染	头孢噻肟、头孢曲松、氯霉素＋甲硝唑
创伤或手术后	苯唑西林、氯唑西林、万古霉素＋第三代头孢菌素
脓胸	苯唑西林、氯唑西林、万古霉素，添加β-酶抑制剂的广谱青霉素，必要时加用头孢噻肟、头孢曲松
肝脓肿（胆源性）	第三代头孢菌素，或添加β-酶抑制剂的广谱青霉素或头孢菌素＋甲硝唑。必要时用亚胺培南
胆道系统感染	氨基糖苷类（阿米卡星）、青霉素类（哌拉西林），添加β-酶抑制剂的广谱青霉素或头孢类（头孢哌酮、头孢他啶、拉氧头孢）、氨曲南，必要时加甲硝唑
胰腺感染	喹诺酮类、第三代头孢（头孢噻肟、头孢他啶、头孢唑肟、头孢哌酮、头孢曲松）、氨曲南、亚胺培南
脾脓肿	
血行性	苯唑西林、氯唑西林、万古霉素
腹腔源性	广谱青霉素，第二、三代头孢菌素、氨基糖苷类，氟喹诺酮类
静脉导管感染	苯唑西林、氯唑西林、第一代头孢菌素、万古霉素
假膜性肠炎	甲硝唑、替硝唑、万古霉素

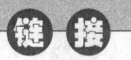

（5）营养支持：急性腹膜炎患者处于高代谢状态，当热量补充不足时，体内大量蛋白质被消耗，使患者抵抗力及愈合能力下降。因此，应该从一开始即给予营养支持，长期不能进食者，应及早行肠外营养。

（6）镇静、止痛、吸氧：已经确诊、治疗方案已定及手术后的患者，可用哌替啶类止痛，而诊断不清或需进行观察的患者，暂不用止痛剂，以免掩盖病情。

2. 手术疗法 目的是消除病因，减少毒素吸收，改善全身情况。

（1）适应证：①腹腔内原发病灶严重，患者情况差；②弥漫性腹膜炎无局限趋势或原因不明者；③经非手术疗法6～8h（一般不超过12h）无好转或加重者；④炎症重、有大量积液，如合并休克的应在抗休克的基础上积极手术治疗。

（2）手术处理原则：根据原发病采取相应的手术方式。切口的选择根据原发病所在部位而定。如果手术前不能明确原发病所在部位，则多取右侧经腹直肌切口，便于根据手术中情况向上下延长。作为继发性腹膜炎，其治疗的主要方向还是处理原发病，所以探查要求仔细轻柔。在合理处理原发病之后，应彻底清洁腹腔，同时视情况引流。

（3）术后处理：麻醉恢复后，取半卧位使渗出液流向盆腔，如果形成残余脓肿，便于引流。继续禁食，保持胃肠减压通畅，直至胃肠道功能恢复。补液、应用抗生素和营养支持治疗。保证引流管通畅，一般待引流量小于每天10ml、非脓性，无发热、无腹胀等，表示腹膜炎已控制后，可拔除腹腔引流管。分期手术如结肠造瘘、胆囊造瘘、阑尾脓肿引流的患者，完全恢复后，根据情况行择期治愈性手术。

考点提示：
急性腹膜炎的非手术疗法或术前准备的重点

考点提示：
急性腹膜炎术后的常用体位

案例 17-2 分析 2

此患者诊断为急性弥漫性腹膜炎，原发病为胃、十二指肠溃疡穿孔。急性弥漫性腹膜炎的治疗原则为采取以手术为主的综合治疗。此患者入院后即禁食、持续胃肠减压，应用抗生素及静脉补液等治疗措施，经适当的术前准备后，在连续硬膜外麻醉下行十二指肠球部溃疡穿孔修补术、腹腔冲洗引流术。术中发现腹腔内有黄色脓液600ml，少量食物残渣，十二指肠球部前壁有一约0.7cm大小的穿孔。用生理盐水行腹腔冲洗，清除食物残渣、脓苔，腹腔置管引流。术后2d无引流液，拔除引流管，11d后痊愈出院。

附录 腹腔脓肿

腹腔脓肿是在急性腹膜炎后，腹腔内脓液被大网膜、肠襻和纤维粘连所包而逐渐形成的。常为大肠埃希菌、葡萄球菌、厌氧菌等混合感染，临床上以盆腔、膈下和肠间的脓肿为多见（图17-12）。

（一）盆腔脓肿

盆腔脓肿是最常见的一种腹腔脓肿，脓液积聚于膀胱直肠窝或子宫直肠窝。其临床特点为局部表现显著而全身表现轻微。患者有里急后重，大便次数增多、带黏液，或尿频、尿急、排尿困难等。直肠指检可发现直肠前壁饱满、有触痛或波动感。B超有助诊断。排空膀胱后经直肠或阴道后穹隆穿刺抽得脓液可确诊。

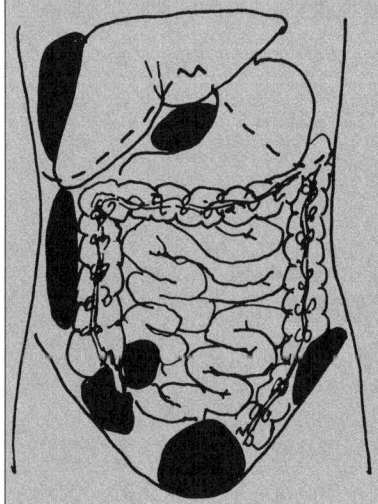

图 17-12 常见腹腔脓肿部位

治疗原则为：除积极治疗原发病外，早期宜用温盐水保留灌肠或热水坐浴，并给予抗生素以促进炎症消散吸收。若直肠指检发现有明显波动感，经穿刺抽得脓液后，应及时切开引流。排尽脓液后安放软质多孔乳胶管引流。一般3～4d拔除，行高锰酸钾热水坐浴，让其自然愈合。对已婚妇女，脓肿向阴道突出者，可经阴道后穹隆切开引流。

（二）膈下脓肿

膈下脓肿是指所有位于膈肌之下、横结肠和其系膜以上间隙内的局限性脓肿。虽发生率较低，但早期表现不明显、不易发现，诊断后难处理，预后较差，故应高度警惕。膈下发生感染的临床特点是全身中毒症状严重，如持续弛张热，伴寒战、出汗、脉快、食欲差、乏力、消瘦、白细胞计数和中性粒细胞比例增高等表现，要注意上述的临床表现往往发生在急性腹膜炎的恢复期，或腹腔手术后1周左右。此外B超、X线检查、CT、膈下诊断性穿刺均有助于诊断。

治疗原则：膈下感染未形成脓肿前，宜用抗生素等非手术疗法控制感染；一旦脓肿形成须及时引流。

（三）肠间脓肿

肠间脓肿是指脓液积聚于肠管、肠系膜与网膜之间，大小不等，可单个或多个。因脓肿周围有广泛粘连，常伴不同程度的粘连性肠梗阻表现。腹痛及肠鸣音亢进；X线检查有肠间隙增宽及肠曲充气或气液平面；B超、CT可确定脓肿的部位，治疗一般可采用抗生素疗法，较大脓肿需剖腹引流。

小 结

急性腹膜炎是由细菌感染、化学刺激等引起的急性炎症，是外科最常见的疾病之一，其主要表现为腹膜刺激征和全身中毒症状。急性腹膜炎分原发性和继发性。腹痛是腹膜炎的主要症状。腹部压痛、反跳痛和腹肌紧张同时存在，称为腹膜刺激征，是急性腹膜炎的主要体征。治疗原则是去除原发灶、彻底引流腹腔渗液或使炎症局限吸收。手术治疗适应证：经非手术治疗6~8h，病情不缓解或反而加重者；腹腔内原发病严重，有大量积液，出现严重的肠麻痹或中毒症状，尤其有休克表现者；腹膜炎病因不明，无局限者。手术方式为剖腹探查术。

目 标 检 测

一、选择题

【A_1型题】

1. 急性腹膜炎的最主要症状是
   A. 腹痛　　　　　B. 发热
   C. 恶心　　　　　D. 呕吐
   E. 腹泻

2. 下列急性腹膜炎的临床表现最有诊断价值的是
   A. 持续性腹痛　　B. 肠鸣音减弱
   C. 移动性浊音　　D. 腹膜刺激征
   E. 腹胀、呕吐

3. 原发性腹膜炎与继发性腹膜炎最主要的区别点是
   A. 儿童还是成人
   B. 首次发病还是多次发病
   C. 致病菌种类不同
   D. 腹腔有无原发病灶
   E. 患者全身抵抗力的高低

4. 继发性腹膜炎最常见的病原菌是
   A. 溶血性链球菌　　B. 金黄色葡萄球菌
   C. 铜绿假单胞菌　　D. 大肠埃希菌
   E. 产气杆菌

5. 下列腹痛性质与疾病的关系中中哪项是错误的
   A. 隐隐作痛—胆总管结石
   B. 阵发性绞痛—肾结石
   C. 阵发性钻顶痛—胆道蛔虫症
   D. 剧烈刀割样疼痛—胃、十二指肠溃疡穿孔
   E. 持续性胀痛—实质性脏器炎症

【A_2型题】

6. 患者，男性，急性化脓性阑尾炎术后4d，患者出现下腹部坠胀感，尿频、尿急后重，可能的诊断为
   A. 阑尾残株炎　　B. 急性膀胱炎
   C. 膈下脓肿　　　D. 盆腔脓肿
   E. 肠袢间脓肿

7. 48岁急性腹膜炎患者，治疗过程中，出现高热、呕逆和上腹部疼痛，季肋区有深压痛和叩击痛，宜考虑
   A. 急性胸膜炎　　B. 急性胆囊炎
   C. 肠间脓肿　　　D. 膈下脓肿
   E. 肝脓肿

8. 患者，男性，40岁，急性阑尾炎穿孔，行阑尾切除术后第6d，体温39℃，大便次数增多，伴里急后重。直肠指检时直肠前壁有触痛，并有波动感。目前最主要的处理是
   A. 禁食，胃肠减压　　B. 脓肿切开引流
   C. 大量应用抗生素　　D. 物理降温
   E. 灌肠

9. 患者，女性，18岁，因阑尾炎穿孔行阑尾切除术。术后第4d起持续性发热，伴寒战，有呃逆及右上腹痛。查体：右下胸及肝区有叩击痛，右肺底呼吸音弱，白细胞$19×10^9$/L，最可能的诊断是
   A. 右下肺炎　　　B. 右下肺不张
   C. 右侧胸膜炎　　D. 右膈下脓肿
   E. 肝脓肿

【A_3型题】

（10~12题共用题干）

患者，男性，23岁，因车祸撞伤腹部，患者诉腹痛难忍，伴恶心、呕吐，X线腹透见膈下游离气体，拟诊为胃肠道外伤性穿孔。

10. 有确定性诊断意义的是
    A. 腹膜刺激征
    B. 肠鸣音消失
    C. 腹腔穿刺抽出浑浊液体
    D. 白细胞计数增高
    E. 高热、脉快、口渴等
11. 处理不正确的是
    A. 禁食、输液　　B. 使用胃肠减压
    C. 应用大剂量抗生素　D. 给予吗啡止痛
    E. 尽早进行手术
12. 可减少腹腔毒素吸收的体位是
    A. 平卧位　　　　B. 侧卧位
    C. 俯卧位　　　　D. 半卧位
    E. 头低足高位

【B 型题】
（13～15 题共用选项）
    A. 直肠、膀胱刺激症状
    B. 发热、呃逆、肩背部痛
    C. 腹痛、腹胀、腹部压痛并可扪及包块
    D. 消化道出血
    E. 膈下出现游离气体
13. 肠间脓肿
14. 膈下脓肿
15. 盆腔脓肿

二、病例分析题

［病例摘要］患者，男性，30岁，腹痛4h急诊入院，5h前进食过量，饮酒后感上腹部不适，4h前剑突下突发剧痛，伴恶心、呕吐胃内容物数次，3h前腹痛蔓延至右侧中、下腹部。患者因疼痛腹部拒按，烦躁不安，出冷汗。急诊查体：腹平坦，广泛肌紧张，剑突下及右中、下腹部压痛、反跳痛明显，剑突下最著，肠鸣音偶闻，为进一步诊治经急诊入院。既往间断上腹痛8年，饥饿时明显，未经系统诊治。查体：T37.6℃，P104次/分，R24次/分，BP90/60mmHg。急性痛苦病容，烦躁，心肺检查未见明显病变，腹平坦，未见胃肠型及蠕动波，广泛腹肌紧张，剑突下区域及右侧中、下腹部压痛，反跳痛明显，剑突下最著，肝、脾未及，Murphy 征（－），移动性浊音（－）。肠鸣音偶闻，直肠指检未及异常。辅助检查：急查血 WBC14×10⁹/L，Hb 140g/L；血淀粉酶96U（对照 32U）。

问题：①初步诊断是什么？②诊断依据是什么？③鉴别诊断有哪些？④进一步检查有哪些？⑤治疗原则是什么？

（陈吉兵）

第3节　腹部损伤

学习目标
1. 掌握：腹部闭合性损伤的临床表现、急救和治疗原则。
2. 熟悉：外伤性脾、肝、肠破裂的诊断方法。
3. 了解：腹部损伤的分类。

案例 17-3

患者，男性，44岁。腹部外伤1h入院，自述腹痛，检查：P 112次/分，BP80/60mmHg。面色苍白、四肢湿冷。腹膨隆，全腹压痛反跳痛，左上腹叩击痛（＋），移动性浊音（＋），肝浊音界存在，肠鸣音稍弱。右下腹穿刺，抽出不凝固腹腔积血1ml。
问题：患者诊断为何损伤？应如何处理？

一、概　述

腹部损伤（abdominal injury）是一种常见的严重外科急腹症，包括腹壁软组织和腹腔内脏器的损伤，发病率在平时占全身损伤的0.4%～1.8%，大多数的腹部损伤同时有严重的内脏损伤，或为实质器官或大血管破裂引起的内出血，或为空腔脏器破裂造成的腹腔感染。死亡率可高达10%左右。早期正确的诊断和及时合理的治疗乃是降低死亡率的关键。

临床上将腹部损伤分为闭合性损伤和开放性损伤两大类。

1. 闭合性腹部损伤 有单纯腹壁损伤和合并内脏损伤两种情况。主要是钝性伤所致，如腹部受到较大外力的撞击、挤压、坠落等因素。此类损伤的特点是可能仅限于腹壁，也可同时兼有内脏损伤，临床诊断有时很困难。如果不能在早期确定内脏是否受损，很可能贻误手术时机而导致严重后果，危及生命。

2. 开放性腹部损伤 主要是指由锐器或火器所致的腹壁皮肤破损者，如刀刺、枪弹、弹片等因素。根据腹膜有无破损分为穿透伤（多伴内脏损伤）和非穿透伤两类，其中有入口、出口者为贯通伤；有入口而无出口者为盲管伤。此类损伤的特点是伤口受到污染，有的合并有异物存留、内脏损伤或内脏脱出腹腔外。以上两类腹部创伤都可导致腹内脏器损伤。常见受损内脏依次是脾、肾、肝、小肠、胃、结肠、大血管等。胰、十二指肠、膈、直肠等由于解剖位置较深，故损伤机会较少。

腹内器官损伤可能有三种情况：①空腔器官破裂：即胃、肠、胆囊、膀胱等，可继发化学性或细菌性腹膜炎；②实质器官破裂：即肝、脾、肾、胰腺等，可发生腹内出血，引起血性腹膜炎；③血管破裂：如肠系膜血管、腹膜后血管甚至下腔静脉、腹主动脉等，可继发血性腹膜炎、腹膜后血肿或休克，大血管破裂可立即致命。

此外，随着外科手术、内镜检查和介入性放射学的广泛开展，医源性腹部损伤屡有发生。

二、临床表现和诊断

（一）临床表现

由于致伤原因、受伤脏器的严重程度不同，腹部创伤的临床表现可有很大差异，从无明显症状和体征到出现重度休克或处于濒死状态。

1. 单纯性腹壁损伤 表现是受伤部位疼痛、局部腹壁肿痛和压痛，有时可见皮下瘀斑，无恶心、呕吐等胃肠道症状。无腹膜炎表现，肠鸣音存在。

2. 腹腔内器官损伤 分为空腔器官、实质器官和血管损伤。

（1）空腔器官破裂：以弥漫性腹膜炎的表现为主。腹痛剧烈，有恶心、呕吐、便血、血尿等症状及全身感染的表现，最为突出的是腹膜刺激征，全腹压痛、反跳痛，肠鸣音减弱或消失，其程度因受伤的时间长短及破损的空腔器官不同而异，严重者可发生感染性休克。

（2）实质器官和血管破裂：以腹腔内或腹膜后出血表现为主。腹痛一般不严重，因破损的器官不同，可有肝区、脾区、肾区等胀痛，主要是失血性休克的表现，如面色苍白、脉搏加快、血压下降、四肢湿冷、尿少等。腹膜刺激征不剧烈，腹部移动性浊音阳性，肠鸣音减弱或消失。出血严重者往往在短时间内死亡。

考点提示：
闭合性腹部损伤的分类

（二）鉴别诊断

腹部损伤的诊断，重点是明确有无腹腔内脏损伤，以及是空腔器官还是实质器官及血管损伤。

1. 闭合性腹部损伤诊断步骤

（1）有无内脏损伤：临床表现明显者，如腹痛剧烈、腹膜炎、内出血等可确定有腹腔内脏损伤，如早期临床表现不明显，要做到：

1）详细询问受伤史：包括时间、原因、病情演变和急救处理经过等。

2）严密观察全身变化：包括神志、脉率、呼吸、血压和体温的监测，特别注意有无休克征象。

3）全面而有重点的体格检查：监测生命体征的同时，重点检查腹部体征的变化，如腹膜刺激征的范围和程度；有无肝浊音界改变或移动性浊音；肠鸣音是否减弱或消失；直肠指检是否有阳性发现等。

4）实验室检查：血常规，血、尿淀粉酶，尿常规，粪便检查等。

5）影像学检查：X线检查可观察到膈下游离气体、腹内积液、气液平面等；B型超声检查腹腔内脏损伤准确率高达95%~99%，主要用于诊断肝、脾、胰、肾外形和大小、腹腔积液和实质器官包膜下破裂出血和演变等；必要时可行选择性动脉造影或CT检查等。

6）诊断性腹腔穿刺术和腹腔灌洗术：对腹内脏器损伤的诊断有很大帮助，阳性率可达90%以上。有严重腹内胀气，中、晚期妊娠，既往有腹部手术或炎症史及躁动不能合作者，不宜做腹腔穿刺。诊断性腹腔灌洗术虽很敏感，但仍有少数假阳性及假阴性结果，因此如决定剖腹探查，应根据全面检查结果，慎重考虑。

诊断性腹腔穿刺术操作

一般选平卧位或右侧卧位，并选取脐平面与右侧腋前线交点处或脐与髂前上棘连线的中外1/3处为穿刺点，用碘伏在穿刺部位，自内向外进行皮肤消毒两次，范围直径约10cm，术者戴无菌手套，铺无菌孔巾，用20ml注射器带7号针头，左手固定穿刺部皮肤，右手持针与皮肤成一定角度刺入腹壁，经过皮肤、皮下、腹外斜肌、腹内斜肌、腹横肌、腹横筋膜、腹膜外脂肪、壁层腹膜，当针尖有落空感时，表示进入腹膜腔，回抽注射器，抽吸到腹腔内的积血或渗液后，保持回抽负压状态下，徐徐拔针，如未抽到积液，可退针到壁层腹膜外，调整进针方向，再次刺入腹腔抽吸直至抽到积液，术毕穿刺点用碘伏消毒后，覆盖无菌纱布（图17-13）。

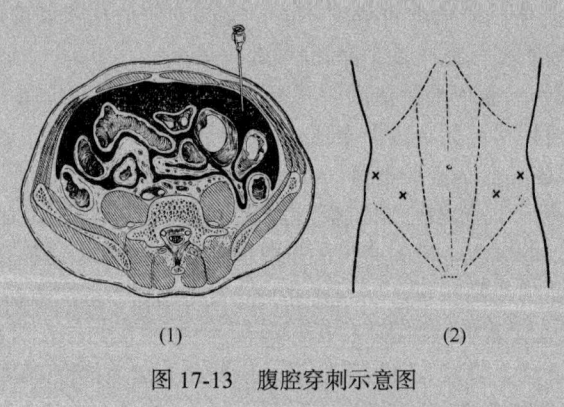

(1)   (2)

图17-13 腹腔穿刺示意图

诊断性腹腔灌洗术

诊断性腹腔灌洗术是经上述诊断性腹腔穿刺置入的塑料管向腹内缓慢注入500~1000ml无菌生理盐水，然后借虹吸作用使腹内灌洗液流回输液瓶中。此法对腹内少量出血者比诊断性穿刺更为可靠，有利于早期诊断并提高确诊率。灌洗液应常规检查，检查结果符合以下任何一项，即属阳性：①灌洗液含有肉眼可见的血液、胆汁、胃肠内容物或证明是尿液；②显微镜下红细胞计数超过$10 \times 10^{12}/L$或白细胞计数超过$10 \times 10^9/L$；③淀粉酶超过100 Somogyi单位；④灌洗液中发现细菌。

7）腹腔镜检查：主要用于一般状况良好而不能明确有无或何种腹内脏器伤的患者。本检查可提高诊断准确率，避免不必要的剖腹探查。

8）严密观察：一时不能明确诊断而生命体征尚平稳的患者，可进行严密观察。观察期间要反复检查伤情及腹部体征变化，认真监测生命体征、有关化验、腹腔穿刺引流液等，及时分析其动态变化，观察期间应禁食、胃肠减压，不要随便搬动患者和不注射止痛剂。

观察期间有下述情况之一者，提示有腹内脏器损伤：①腹痛持续并进行性加重，出现恶心、呕吐等消化道症状；②有休克征象者；③出现明显的腹膜刺激征者；④有气腹征或腹部出现移动性浊音者；⑤出现便血、呕血、尿血者；⑥直肠指检有前壁压痛、波动感或指套上黏附血迹者；⑦诊断性腹腔穿刺有不凝积血或消化液。

（2）什么脏器损伤：①实质脏器破裂：如脾、肝、肾等，外伤后其临床特点以腹腔内出血为主，如面色苍白、血压低、脉搏快等；持续性腹痛、腹胀、移动性浊音阳性、肠鸣音减弱或消失；②空腔脏器破裂：如胃、十二指肠、小肠、结肠等破裂时，临床特点以腹膜炎为主，腹痛及腹膜刺激征明显，可有气腹征，腹腔穿刺可抽出脏器内容物；③泌尿器官损伤：临床上多有血尿、排尿困难、会阴及外阴牵涉痛、尿道外口血迹等。

（3）是否有多发性损伤：多发性腹内脏器损伤或腹外器官联合伤发生率可高达50%左右。因此，要高度警惕，注意腹部以外其他系统的损伤，如肋骨骨折、血胸或气胸、膈肌破裂、颅脑损伤、椎体及四肢骨折等。

2. **开放性腹部损伤诊断**　与闭合性腹部创伤大致相同。重点检查伤口是否进入腹腔及全身症状和腹膜刺激征；伤口有无大量出血或胃肠内容物流出等。

考点提示：
闭合性腹部损伤的临床表现及诊断

三、紧急抢救和治疗

1. **紧急抢救**　腹部创伤发生后，大量的基层医院往往是现场急救的第一环节，要遵循先抢救生命的原则；抗休克的同时详细检查及早期转送。

2. **治疗原则**　①腹部创伤往往伴有腹部以外的合并伤，应全面衡量各种损伤的轻重缓急，首先处理对生命威胁最大的损伤，如心跳呼吸骤停、窒息、大出血、张力性气胸等；②在积极防治休克的前提下，对诊断明确者积极剖腹止血；③闭合性腹部损伤通过详细检查，一时不能排除腹内脏器损伤时，可严密观察并做好手术准备。

3. **非手术治疗**　包括：禁食和持续胃肠减压；营养支持；防治感染和休克；未明确诊断者，为防止掩盖症状和体征，应禁用镇静和止痛剂。

考点提示：
腹部实质脏器损伤的救治原则

4. **手术治疗**

（1）清创术：对腹壁伤口应按无菌原则进行清创。穿透性腹壁伤并肠管脱出原则上暂不送回，以免污染腹腔，但要妥善保护，可用消毒的大碗或用无菌大棉垫盖住脱出的内脏，防止受压，外面再加以包扎（图17-14）

（2）剖腹探查术

1）适应证：①开放性穿透性腹部伤有或无腹膜炎体征者；②腹部损伤后确诊有内脏损伤或高度怀疑内脏损伤者；③积极抗休克治疗，但病情仍继续恶化者；④腹腔穿刺或灌洗复查阳性者；⑤观察期间腹膜刺激征进行性加重、范围扩大、肠鸣音逐渐减少或出现明显腹胀。

2）手术要点：①剖腹探查顺序：肝、脾、

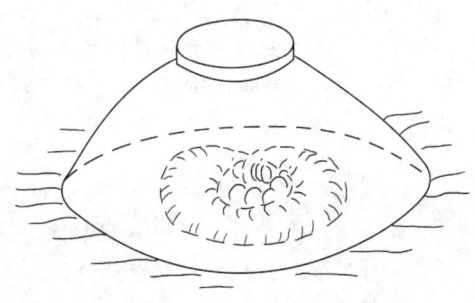

图17-14　脱出肠管用消毒碗保护

膈肌、胃、十二指肠、空肠、回肠、大肠及其肠系膜及盆腔器官；②多脏器损伤时，要先处理出血性损伤，后处理空腔脏器损伤；③血凝块积聚的地方是出血部位，大网膜包裹或有脓苔覆盖的部位为空腔脏器穿破处；④不能满足于发现一处或几处破裂部位，一定要仔细、全面探查，不能遗漏；⑤关腹前要仔细清理腹腔，反复冲洗，清除积血、积液、组织碎块、异物等，恢复脏器正常解剖关系；⑥根据情况做腹腔引流。

3）术后处理：①禁饮食，持续胃肠减压，肛门排气后拔除胃管，开始进流食；②继续抗休克治疗，维持水电解质及酸碱平衡，给予营养支持；③防治感染，选用广谱抗生素；④防治并发症。

附录　常见的腹腔内脏损伤

一、脾脏损伤

在腹腔脏器损伤中，脾是最容易受损伤的器官，脾破裂发生率在腹部创伤中可高达40%～50%，多因脾区受直接暴力撞击引起。在腹部闭合性损伤中占20%～40%，在腹部开放性损伤中占10%左右。脾有慢性病理改变（如血吸虫病、淋巴瘤、门静脉高压、疟疾等）时，更易发生破裂。

1. 病理及分类　脾破裂有三种类型：①中央型脾破裂（脾实质深部破裂）；②被膜下脾破裂（脾实质周边部分破裂）；③真性脾破裂（脾实质与被膜均破裂）。前两种包膜完整，为包膜下血肿，无明显内出血征象，早期诊断困难。容易发生包膜破裂而突然转为真性脾破裂，造成大出血，也称延迟性脾破裂，常发生在伤后1～2周，应予警惕。真性脾破裂发生率约为85%，内出血症状明显，尤其是脾门处，脾蒂撕裂时出血量很大，极容易发生失血性休克导致死亡。

2. 诊断要点

（1）明确的外伤史：尤其是左下胸或左上腹脾脏部位的外伤史，左上腹痛，若膈神经受激惹，可有左肩背放射痛。

（2）查体：真性脾破裂出血量大，有失血性休克的表现，如面色苍白、血压低、脉搏快等，腹部膨隆，移动性浊音阳性，肠鸣音减弱或消失，腹腔穿刺有不凝固血液。中央型及被膜下脾破裂，左上腹压痛，可有固定而渐大的浊音区。

（3）辅助检查：化验红细胞计数及血红蛋白降低，B超显示脾增大、有积液；X线检查可见脾影加宽、左膈抬高、活动受限等。

3. 治疗原则　脾破裂诊断一经确立，原则上应紧急手术治疗。但脾是人体重要的免疫器官，全脾切除术后，对感染的抵抗力减弱，甚至可发生以肺炎球菌为主的脾切除后凶险感染（overwhelming postsplenectomy infection，OPSI）而致死，尤其以儿童多见，所以，对于儿童的脾破裂应尽量保留脾。对于脾脏严重粉碎破裂或脾蒂断裂，出血较多者，仍以全脾切除术为首选。为预防脾切除后儿童发生OPSI，将脾薄片埋入大网膜囊内行自体移植。对于中央型或被膜下脾破裂，可严格卧床休息3周以上，并禁饮食、输液，适当选用抗菌药物，应用B超监测，若血肿有增大或继发出血，立即中转手术。

二、肝破裂

肝位于右季肋部，是人体内最大的实质性器官，血管丰富，质脆易碎，受外伤后，可发生肝破裂，导致肝组织破坏及出血、漏胆汁，进而发生失血性休克及感染。肝破裂占各种腹部损伤的15%～20%。有肝硬化等慢性病变时肝更容易受损，右肝破裂较左肝破裂居多。

1．病理及分类　类似脾破裂，分为中心型、被膜下和真性破裂三种，临床表现也极为相似，肝破裂除引起出血外，还有胆汁渗漏入腹腔，故腹痛和腹膜刺激征常更为明显，尤其是合并有大胆管或胆囊破裂更为明显，中央型破裂还容易继发肝脓肿。

2．诊断要点

（1）明确的外伤史：尤其是右下胸、右上腹、右腰部受伤史，右上腹痛，右肩背放射痛。

（2）查体：真性肝破裂的患者除了有失血性休克的表现外，还常有较重的胆汁性腹膜炎，全腹压痛、反跳痛，有移动性浊音，肠鸣音消失，腹腔穿刺抽出混有胆汁的血液等表现。中心型、被膜下肝破裂，有包膜下血肿，叩诊肝浊音界增大，部分肝破裂患者，血液可通过胆管进入十二指肠而有黑便或呕血。

（3）辅助检查：实验室检查、B超、CT均可见阳性发现。

3．治疗原则　肝破裂因容易有胆汁漏，且一般病情都较严重，处理复杂，所以原则上应紧急手术治疗，手术原则是彻底清创，严格止血，防止胆漏，充分引流，具体有肝单纯缝合术、肝动脉结扎术、不规则肝切除术、纱布块填塞法及肝周留置多孔双套管负压吸引引流等措施。

三、小肠损伤

小肠占据着中、下腹部大部分的空间，故损伤的机会较多。受伤原因多为钝性伤。小肠损伤可为单处破裂、断裂或者多处破裂并小肠系膜损伤。

1．诊断要点

（1）有腹部外伤史，特别是腹中部外伤史。

（2）查体：早期出现腹膜炎，有全腹压痛、反跳痛、肌紧张，移动性浊音阳性，肠鸣音减弱或消失，部分患者可有气腹，腹腔穿刺抽出稀薄的肠内容物等。

（3）辅助检查：腹部B超可见腹腔积液，X线检查有时有膈下游离气体。

2．治疗原则　一旦诊断明确，均应立即手术治疗。手术方式以简单修补为主，一般采用间断横向缝合以防修补后肠腔发生狭窄。有下列情况时，应行小肠部分切除吻合术：①裂口较大而不规则难以修补者；②小段肠管有多处破裂；③肠管大部分或完全断裂；④肠管严重挫伤、血运障碍；⑤肠系膜损伤影响肠壁血液循环。术后要反复冲洗腹腔，放置引流，行胃肠减压，使用广谱抗生素抗感染治疗。

四、结肠破裂

结肠破裂发病率较小肠低，但因结肠内细菌量多、污染重，腹腔感染常成为致命威胁。一部分结肠位于腹膜后，容易漏诊，导致严重的腹膜后感染，须高度警惕。

1．诊断要点

（1）腹部受伤史。

（2）腹部压痛、反跳痛，肌紧张等表现较小肠破裂时轻，但全身感染中毒症状较重。X线检查有时有膈下有游离气体，腹腔穿刺有肠内容物。

2．治疗　结肠壁薄、血液供应差、含细菌多，因此结肠破裂的处理比小肠破裂复杂，治疗效果取决于能否早期手术。

（1）一期修补或切除吻合加造口术：适用于右半结肠破裂裂口小、腹腔污染轻，全身情况好的部分患者。

（2）肠造口或外置术：结肠破裂大，腹腔污染较重，不适于一期修补的患者，先将肠管外置造瘘，待3～4周后，再关闭造瘘口。

十二指肠、直肠损伤较少见，常合并其他损伤，处理起来更复杂。

脾自体移植术

现已认识到脾是人体中有着重要免疫功能的器官，脾切除后免疫功能受损，易发生感染。所以应尽可能采用保留脾的手术。但当脾破裂严重时，为抢救生命，必须切除脾，可进行脾移植术。具体操作：①制作脾组织片，选取切下的脾脏的1/3作为移植用，剥去被膜，把无被膜的脾切成约2.0cm×2.0cm×0.4cm的脾组织片十余块，置入生理盐水中漂洗；②将大网膜展平，术者与助手各持一把镊子，将大网膜前叶提起，剪一个小孔，将脾组织片铺平放入，不要堆积，各脾片均缝合固定1～2针，一般可不放置引流；③移植的脾脏有1/3即足以代偿脾的功能，脾片放置于大网膜两层间，血运丰富，易于早期建立血运和移植物成活；而且移植物的静脉血流仍回流到门静脉，可使脾的功能得到保障。

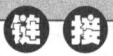

脾损伤分级

迄今尚无统一标准，我国（第六届全国脾脏外科学术研讨会）制定的脾损伤Ⅳ级分级法。

Ⅰ级：脾被膜下破裂或被膜及实质轻度损伤，手术所见脾裂伤长度≤5.0cm，深度≤1.0cm；

Ⅱ级：脾裂伤总长度＞5.0cm，深度＞1.0cm，但脾门未累及，或脾段血管受累；

Ⅲ级：脾破裂伤及脾门部或脾部分离断，或脾叶血管受损；

Ⅳ级：脾广泛破裂，或脾蒂、脾动静脉主干受损。

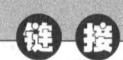

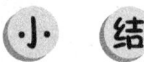

小 结

1. 腹部损伤的诊断关键是尽早弄清有无腹腔内脏损伤，其次才是去推断哪一类脏器和哪些器官损伤。诊断常需全面分析受伤情况、体检发现、辅助检查等资料才能明确，少数难以确诊者，短期内严密观察，时刻准备剖腹探查。

2. 现场急救既要全面又要有重点，即遵循急救三原则：先救命，先处理威胁生命的损伤，抗休克的同时进一步检查，早转送。

3. 诊断不明确时应严密观察病情变化；已确诊或高度怀疑有内脏损伤，尽早施行剖腹探查。

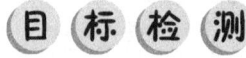

一、选择题

【A_1型题】

1. 有关腹腔内脏器损伤错误的是
　A. 实质性脏器破裂以内出血表现为主
　B. 空腔脏器以腹膜炎表现为主
　C. 膈下无游离气体可以排除空腔脏器破裂
　D. 胰腺和肝脏破裂可出现腹膜刺激征
　E. 腹腔灌洗较腹腔穿刺有更高的诊断价值

2. 鉴别实质性脏器损伤与空腔脏器损伤最有意义的是
   A. 受伤程度　　　B. 腹痛性质
   C. 腹胀轻重　　　D. 腹膜刺激征程度
   E. 腹腔穿刺液的性质
3. 确诊腹部实质性脏器损伤的主要依据是
   A. 腹痛、腹胀的程度
   B. 腹腔穿刺抽出不凝固血
   C. 移动性浊音存在
   D. 膈下游离气体
   E. 板状腹
4. 腹部损伤时最易受损伤的脏器是
   A. 胃　　　　　　B. 肾
   C. 肝　　　　　　D. 脾
   E. 小肠
5. 处理疑有腹腔内脏损伤的患者，错误的是
   A. 尽量少搬动患者　B. 注射镇痛剂
   C. 安置半卧位　　　D. 禁食、输液
   E. 注射广谱抗生素
6. 哪一种腹腔内脏器损伤，检查时腹膜刺激征不明显
   A. 肝破裂　　　　B. 脾破裂
   C. 胰破裂　　　　D. 肠穿孔
   E. 胃穿孔
7. 腹部损伤的关键问题首先是要明确
   A. 有无水电解质平衡失调
   B. 有无腹内脏器损伤
   C. 腹壁损伤的程度
   D. 后腹膜有无血肿
   E. 是什么性质的脏器受到损伤

【A_2型题】
8. 49岁女性，外伤致真性脾破裂合并胫骨干骨折，其处理原则，首先是
   A. 监测生命体征、骨折内固定
   B. 止痛
   C. 应用抗生素
   D. 抗休克、剖腹探查止血
   E. 骨折外固定
9. 患者，男性，20岁，因车祸撞击右上腹部，其表现有腹腔内出血症状，同时，伴有明显的腹膜刺激征，应首先考虑
   A. 脾破裂　　　　B. 肝破裂
   C. 肾破裂　　　　D. 胃破裂
   E. 胆囊破裂

【A_3型题】
（10～12题共用题干）

患者，男性，28岁，1d前被汽车撞伤左上腹，当时有左上腹胀痛和局部压痛，暂留院观察。今晨坐起时突然昏倒，查体：患者面色苍白，出冷汗，血压下降，脉细速，腹部有压痛、反跳痛，移动性浊音阳性。

10. 该患者初步诊断为
    A. 脾破裂　　　　B. 肝破裂
    C. 胰腺破裂　　　D. 左肾破裂
    E. 肠系膜血管破裂
11. 为明确诊断，应先做何种辅助检查
    A. 血常规　　　　B. 胸部X线
    C. 心电图　　　　D. 腹部B超
    E. 腹部X线
12. 下列治疗措施不妥的是
    A. 快速补液、输血
    B. 禁食水
    C. 准备急诊手术
    D. 给予哌替啶止痛、继续观察
    E. 诊断性腹腔穿刺、明确诊断

【B型题】
（13、14题共用选项）
   A. 失血性休克
   B. 腹腔出现游离气体伴腹膜刺激征
   C. 腹痛剧烈
   D. 腹膜后积气
   E. 腹膜炎出现晚而严重
13. 脾破裂
14. 小肠破裂

二、病例分析

［病历摘要1］患者，男性，35岁，右下胸及上腹部挫伤6h。患者骑摩托车撞车，右下胸及上腹部受车把直接撞击后，上腹部持续剧痛，向右肩放射，并觉腹痛范围增大，以右侧为著。2h来有口渴、心悸和轻度烦躁不安。既往体健，嗜酒，无肝炎或结核病史，无高血压史。

查体：T38℃，P102次／分，BP100/70mmHg。神清，轻度不安，颜面结膜稍苍白，心肺（－），腹稍胀，右下胸及上腹部可见挫伤痕迹，明显压痛，全腹均有压痛、反跳痛，以右上腹最著，腹部叩诊鼓音，移动性浊音（＋）。肠鸣音甚弱。实验室检查：Hb 92g/L，WBC $12×10^9$/L，腹部平片未见膈下游离气体，可见小肠液平面。

问题：①初步诊断是什么？②诊断依据是什么？③鉴别诊断有哪些？④进一步检查有哪些？⑤治疗原则是什么？

[病历摘要2]患者，男性，17岁，左季肋部外伤后10h，口渴，心悸，烦躁2h，患者今日晨起行走于驴群中时，被踢中左季肋部，当时疼痛剧烈，即至镇上医院就诊，拍片证实有肋骨骨折，卧床休息和局部固定后感觉好转，但仍有左上腹痛伴恶心。下午起床活动时觉全腹疼痛发胀，伴头晕、心悸，2h来口渴、烦躁。查体：T37.6℃，P110次/分，BP 90/60mmHg。神清，颜面、结膜明显苍白，心肺（-），左季肋部皮下瘀斑，压痛。腹稍胀，全腹有明显压痛，以左上腹为著，肌紧张不明显，但有明显反跳痛，移动性浊音（±），肠鸣音可闻，弱。实验室检查：Hb 82g/L，WBC 20×10^9/L。

问题：①初步诊断是什么？②诊断依据是什么？③鉴别诊断有哪些？④进一步检查有哪些？⑤治疗原则是什么？

（陈吉兵）

第4节　胃、十二指肠溃疡的外科治疗

> 学习目标
>
> 1. 掌握：胃、十二指肠溃疡急性穿孔、急性大出血、瘢痕性幽门梗阻的临床表现、诊治原则。
> 2. 熟悉：胃、十二指肠溃疡的手术适应证、胃溃疡恶变提示、胃大部分切除术后的并发症及表现。

案例17-4

患者，男性，56岁。因突发上腹剧痛4h伴恶心、呕吐入院。患者4h前饱餐后突发上腹部剧痛，很快波及全腹，呈持续性，同时伴有恶心、呕吐，呕吐物为胃内容物。曾有餐后上腹痛十余年，未做系统检查治疗。查体：T 37℃，P 100次/分，R 22次/分，BP 90/75mmHg，平卧屈膝，面色苍白，痛苦面容，出冷汗，四肢发冷、脉搏细弱。心肺无杂音，腹平坦，腹式呼吸消失，腹部触诊呈"硬板状"，全腹均有压痛、反跳痛，以上腹部为重，肝浊音界消失，肠鸣音消失。辅助检查：血常规示WBC 11.6×10^9/L，腹透可见膈下半月形游离气体影。

问题：①初步诊断是什么？②处理原则有哪些？

一、概　述

胃大部分位于左季肋区，少部分位于腹上区，上口为贲门，连接食管，下口为幽门，连接十二指肠。胃的解剖结构有：胃大弯、胃小弯、贲门、幽门、胃切迹、幽门窦和幽门管等结构。胃可分为四部分：贲门部、胃底部、胃体部和幽门部（图17-15）。幽门部又分为幽门窦、幽门管和幽门环。

胃的神经属于自主神经系统，由交感神经纤维和副交感神经纤维支配，前者抑制胃的分泌和运动；后者促进胃的分泌和运动。胃的副交感神经来自迷走神经，左、右迷走神经沿食管下行，左迷走神经于贲门前下行，分为肝支和胃前支；右迷走神经在贲门背侧下行，分为腹腔支和胃后支。胃前、后支均沿胃小弯在小网膜两层之间下行，发出胃壁支，分别进入胃前、后壁；最后的终末支在距幽门5～7cm处进入幽门窦，形似"鸦爪"，负责胃幽门排空功能。在行高选择性迷走神经切断术时，"鸦爪"是作为保留分支的标志（图17-16）。

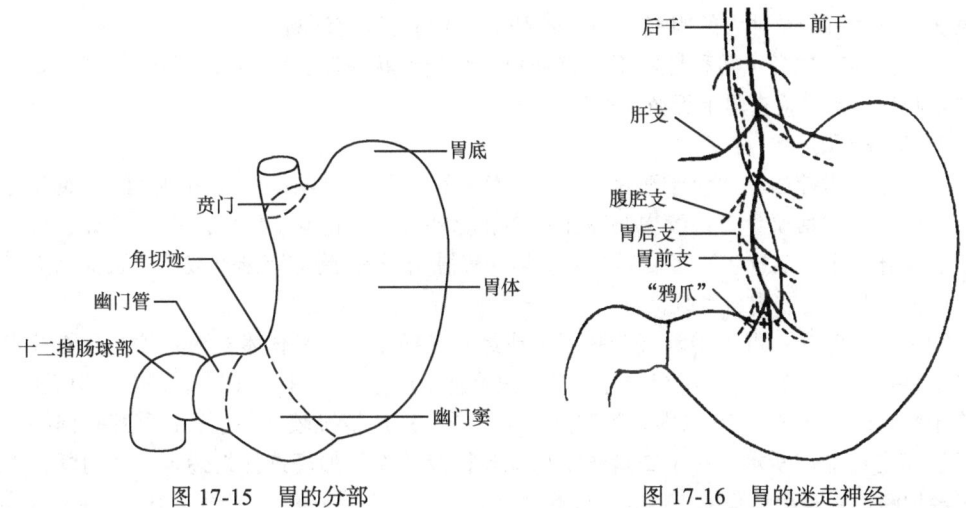

图17-15　胃的分部　　　　　　图17-16　胃的迷走神经

目前，多数学者认为用H_2受体拮抗剂、质子泵抑制剂、抗幽门螺杆菌（helicobacter pylori，HP）等药物系统治疗胃、十二指肠溃疡后，大多数可以治愈，仅少数有严重并发症或经内科治疗无效者，才需外科治疗。手术适应证主要有：①急性穿孔；②溃疡大出血；③瘢痕性幽门梗阻；④胃溃疡恶变及可疑者；⑤经内科系统治疗无效的顽固性溃疡。

考点提示：胃、十二指肠溃疡手术适应证

二、胃、十二指肠溃疡急性穿孔

急性穿孔（acute perforation of gastroduodenal ulcers）是胃、十二指肠溃疡病常见的严重并发症，也是外科常见的急腹症之一。其发病年龄渐趋高龄化，以十二指肠溃疡穿孔最为多见，多发生于中年男性患者球部前壁。胃溃疡穿孔相对较少，多发生于老年妇女的胃小弯。

1. 病因病理　溃疡的发生过程，是胃、十二指肠黏膜防御机制与损伤因子之间相互作用的结果。当前者防御功能逐渐减弱，而后者的损伤作用逐渐增强时，溃疡由黏膜至肌层，穿破浆膜而导致溃疡穿孔，多发生在十二指肠球部前壁或幽门附近的胃小弯侧，直径一般在0.5cm左右，多为一处穿孔，位于后壁的溃疡，在侵蚀到浆膜层前，多已与邻近器官粘连，形成慢性穿透性溃疡而不发生急性穿孔。急性穿孔后，胃酸、十二指肠液、胆汁、胰液及食物流入腹腔，引起化学性腹膜炎，经6～8h后，由于病原菌滋生，转变为化脓性腹膜炎。

考点提示：胃、十二指肠溃疡穿孔常见部位

2. 临床表现　多数患者既往有溃疡病史，在情绪激动、劳累、饥饿、饱餐、服药等诱因下，突然发生上腹部剧烈疼痛，呈刀割样，常伴有恶心、呕吐、面色苍白、出冷汗、肢体冰凉、呼吸浅快、脉搏细速等。患者表情痛苦，仰卧屈膝，不愿移动，全腹有明显的压痛、反跳痛，腹肌可呈"硬板状"强直，以上腹最明显，肝浊音界下移或消失，可有移动性浊音，肠鸣音减弱或消失。X线立位检查可见右膈下半月形游离气体影。

考点提示：胃、十二指肠溃疡穿孔临床表现

3. 诊断与鉴别诊断　根据溃疡病史和穿孔后持续剧烈腹痛及显著的急性弥漫性腹膜炎表现，X线检查有膈下游离气体，腹腔穿刺可抽吸到胃内容物或食物残渣多能确诊。20%的患者膈下无游离气体,可通过插胃管注入空气后,再行X线检查。需注意与下列疾病鉴别。

（1）急性胰腺炎：有胆道疾病、大量饮酒或暴食史,左上腹持续剧痛,可向左侧背部放射。血、尿和腹腔穿刺液淀粉酶测定升高明显。

（2）急性胆囊炎：反复发作的右上腹绞痛或持续性腹痛伴阵发性加剧,右上腹压痛、肌紧张。有时可触及肿大的胆囊,墨菲征阳性,B超可确定诊断。

（3）急性阑尾炎：转移性右下腹疼痛史,腹痛症状一般由轻到重,腹部压痛主要局限于右下腹部。X线检查膈下无游离气体。

4. 治疗原则

（1）非手术疗法：适应于溃疡病史短,症状轻,体征局限,一般情况好的空腹穿孔患者。方法是：①禁饮食,持续胃肠减压；②静脉补液,维持水、电解质平衡并给予营养支持；③联合应用广谱抗生素控制感染；④早期静脉给予H_2受体阻断剂或质子泵抑制剂,进食后改为口服,并按内科系统治疗。

（2）手术疗法：可采用常规开腹手术或经腹腔镜手术。具体术式有：①穿孔修补术：适应于穿孔时间大于12h、组织水肿明显、腹腔感染严重者（图17-17）；②胃大部切除术：适应于穿孔时间在8～12h以内,腹腔感染不严重,一般情况较好的患者；③穿孔修补术加选择性迷走神经切断术：对十二指肠溃疡穿孔行穿孔修补加高选择性迷走神经切断,或迷走神经切断加胃窦部切除术。

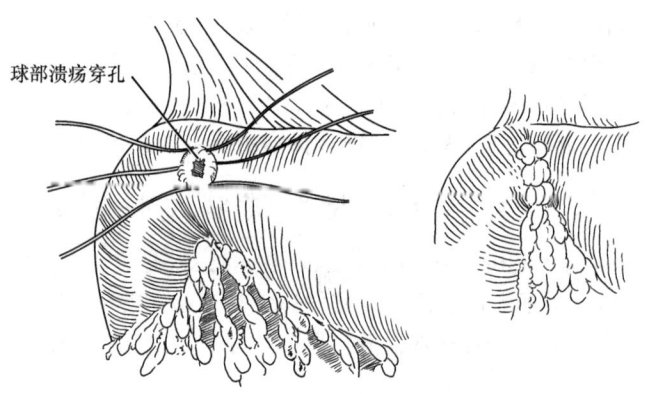

图17-17　球部溃疡穿孔修补术

案例17-4分析

患者餐后腹痛突然发作,剧烈、持续、很快波及全腹；严重腹膜刺激征及气腹征；继往有餐后上腹痛病史。应该考虑溃疡病急性穿孔、弥漫性腹膜炎。患者脉快、面色苍白、冷汗、血压90/75mmHg,首先进行抗休克治疗、积极手术准备、行胃大部切除或单纯修补术,术后给予相应的抗溃疡治疗。

三、胃、十二指肠溃疡大出血

胃、十二指肠溃疡出血是上消化道出血最常见的原因之一,约占50%以上。

（一）病因病理

大出血的溃疡主要位于胃小弯或十二指肠后壁,是因为溃疡基底的动脉壁被侵蚀引起破裂出血。十二指肠溃疡出血多来自胰十二指肠上动脉或胃十二指肠动脉,胃溃疡出血常来源于胃左、右动脉分支。动脉壁破裂出血，不易自行停止，出血快，量大，常引起严重的失血性休克。

（二）临床表现

主要症状为突然呕血、柏油样便。失血量未超过全身血量的20%时，循环系统可代偿，患者仅出现乏力、心慌、口渴、烦躁不安、面色苍白等；当失血量超过全身血量的30%时，可出现意识淡漠、出冷汗、脉搏细速、呼吸浅促、血压降低等明显休克现象。

（三）诊断及鉴别诊断

有典型溃疡病史，呕血、柏油样便，诊断不困难。对没有典型溃疡病史，可采用24h内急诊内镜检查，其阳性率可达70%~80%。另外急诊纤维胃镜检查，还可进行电凝、注射止血药物等措施。须与下列疾病鉴别：应激性溃疡出血、食管下段胃底曲张静脉破裂大出血、急性胆道出血、胃癌出血（表17-4）。

表17-4 常见上消化道出血性疾病的鉴别

出血原因	临床表现	特殊检查	出血特点
胃、十二指肠溃疡大出血	有溃疡病史，近期可有加重；溃疡处有轻度压痛	X线钡餐检查或胃镜检查，可发现溃疡	多以黑便为主，胃液内混有小血块，呕鲜血者少，多为少量或中量出血
门静脉高压症、食管或胃底静脉破裂出血	有慢性肝炎、肝硬化史；腹壁静脉怒张；皮肤有蜘蛛痣、巩膜黄染等	贫血、血小板及白细胞计数减少，钡餐及食管镜检查可见食管下端胃底静脉曲张	多以呕血为主，量大，为新鲜全血或血块，便血多在呕血之后
应激性溃疡出血	多在严重创伤、烧伤、感染后5~10d发生	纤维胃镜检查可见胃黏膜有广泛糜烂和溃疡	黑褐色或咖啡色，且形成絮状，出血量大时，有呕血、黑便
胃癌出血	有胃病史，可有消瘦贫血，胃痛多为胀痛，或刺痛，少数上腹部可触及肿块	钡餐检查或胃镜检查可发现胃癌	呕血多为黑褐或黑红胃液，多为小量出血
胆道出血	可有胆石症史，寒战高热，出血呈周期性，出血时伴胆绞痛或黄疸	肝脏、胆囊常肿大，右上腹有压痛；B超可显示胆结石；出血期可行十二指肠镜检查	多以黑便为主，呕血以黑血或黑血块多见，多能自止，有周期性特点，一个周期为10~20d

考点提示：
上消化道出血常见原因及临床表现

（四）治疗原则

胃、十二指肠溃疡大出血的治疗原则为止血、抗休克、抢救生命。

1. 非手术治疗 大多数胃、十二指肠溃疡大出血，可经非手术疗法止血。主要措施有：①补充血容量：建立静脉通道，快速补充晶体液、胶体液，必要时输入新鲜血液抗休克。②止血：通过胃管向胃内灌注入冰生理盐水和止血药物，如去甲肾上腺素等；有条件时，可行急诊胃镜检查，可明确诊断和止血，通过胃镜向出血灶喷洒止血药物、注射硬化剂或电凝、激光等止血治疗。③H_2受体拮抗剂或质子泵抑制剂应用。静脉给予法莫替丁或奥美拉唑。

2. 手术疗法 手术指征：①短时大量出血，严重的休克；②6~8h时输血600~900ml，血压、脉搏及全身情况没有好转；③近期曾发生过类似的出血者；④正在服溃疡病药物治疗过程中发生大出血，表明溃疡侵蚀性大，非手术治疗不易止血；⑤年龄大于60

岁；⑥同时有瘢痕性幽门梗阻或并发急性穿孔的患者。可以施行胃大部切除术、溃疡旷置术、迷走神经干切断加胃窦切除术或加幽门成形术。

四、瘢痕性幽门梗阻

瘢痕性幽门梗阻（pyloric obstruction），为幽门附近胃、十二指肠溃疡反复发作，溃疡所致瘢痕发生收缩所致。

（一）病因病理

常见于十二指肠球部溃疡或幽门管溃疡，由于溃疡在愈合过程中形成瘢痕，而瘢痕逐渐收缩导致幽门梗阻。随着时间变化，部分性梗阻逐渐变为完全性梗阻。患者可发生营养不良和水、电解质紊乱，由于胃酸和钾不断丧失，久之可发生低氯低钾性碱中毒。

（二）临床表现

有长期溃疡病反复发作史，饭后上腹饱胀不适伴嗳气、返酸、呕吐，并逐渐加重，呕吐常于晚间或下午出现，多为隔夜的食物，伴有大量的黏液并有酸臭味，不含胆汁。呕吐后自觉舒适，因而患者常设法诱吐，以缓解不适症状。体检可见上腹隆起，有胃型及蠕动波，上腹有振水音，病程长者，可因营养不良而消瘦，因失水而眼窝下陷，皮肤干燥、弹性消失。

（三）诊断及鉴别诊断

有长期溃疡病史；大量呕吐隔夜宿食；上腹膨隆、胃型等胃潴留征；X线钡餐检查，可见钡剂通过幽门障碍、胃排空延迟、胃扩张、蠕动弱，24h后仍有钡剂存留；纤维胃镜检查可确定梗阻部位。瘢痕性幽门梗阻需与幽门痉挛水肿引起的梗阻鉴别，后者为短期性发作、呕吐虽剧但胃不扩大、无隔夜的食物，经使用解痉剂或胃肠减压等处理后，梗阻和疼痛可消失。

（四）治疗原则

手术治疗解除梗阻，术前应作充分准备：术前胃肠减压2～3d，每天用温盐水洗胃，减少组织水肿；改善患者营养，纠正水、电解质、酸碱平衡紊乱。手术方式可选用胃大部切除术、迷走神经切断加胃窦切除术或胃空肠吻合术等。

五、胃溃疡恶变

胃溃疡约有5%可发生恶变。胃溃疡患者出现以下变化，要尽早进行纤维胃镜检查。

1. 疼痛失去原有的节律性、间歇性，服药或进食后均难缓解疼痛，并常伴进行性消瘦和贫血。
2. 上腹可能触及肿块。
3. 大便潜血试验持续阳性；X线钡餐检查显示溃疡直径大（超过2.5cm），胃壁僵硬，蠕动波不能通过。

六、顽固性十二指肠溃疡

顽固性十二指肠溃疡是指经3个疗程正规的内科治疗，溃疡仍未愈者。一般具有以下特点：
1. 具有一般十二指肠溃疡的症状、体征和X线钡餐征象。
2. 疼痛严重，且失去节律性、周期性，药物治疗效果不佳。
3. 全身情况常较佳。

经严格内科治疗无效者可手术。高选择性迷走神经切断术适用于没有并发症的患者。一般多用毕氏Ⅱ式胃大部分切除术，胃切除量比胃溃疡要多些。

附录 胃大部切除术简介

胃、十二指肠溃疡的外科治疗方法有胃大部切除术和胃迷走神经切断术等。胃大部切除术是治疗胃、十二指肠溃疡的首选术式。

1. 胃大部切除术的理论依据 ①切除了溃疡和溃疡的好发部位；②切除胃体大部，使分泌胃酸和胃蛋白酶原的腺体减少；③切除了胃窦部，消除了促胃液素引起的胃酸分泌等。

2. 吻合方式 胃大部切除术，是将胃远端2/3～3/4，包括幽门窦和十二指肠球部的一部分切除（图17-18），然后再吻合。其吻合方式有两大类：①毕氏Ⅰ式，将残胃与十二指肠直接对端吻合（图17-19）。术后并发症少，较适于胃溃疡患者。②毕氏Ⅱ式，先将十二指肠断端缝闭，再将残胃与空肠行端侧吻合（图17-20）。适于十二球部溃疡患者。该手术比Ⅰ式复杂，并发症很多，应注意防治。

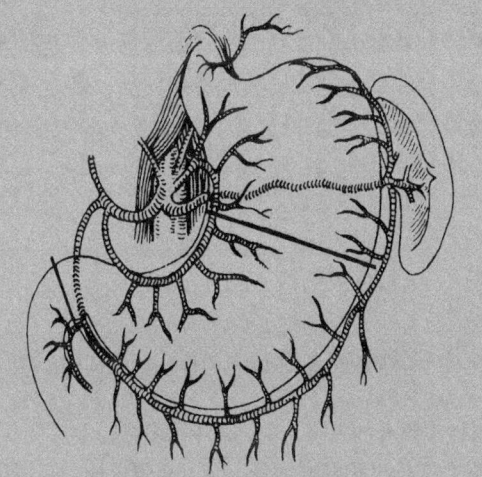 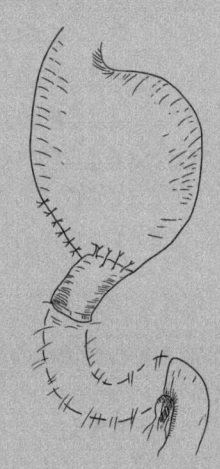

图17-18 胃大部切除术范围　　图17-19 毕氏Ⅰ式胃大部切除术

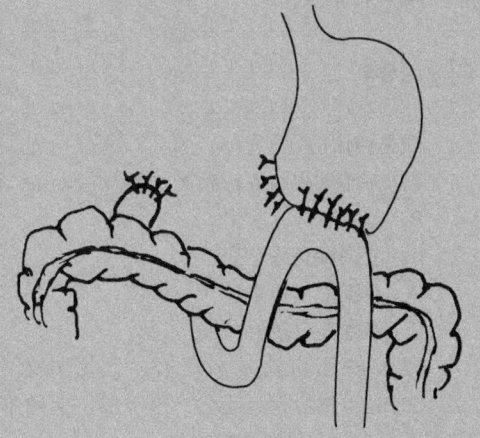 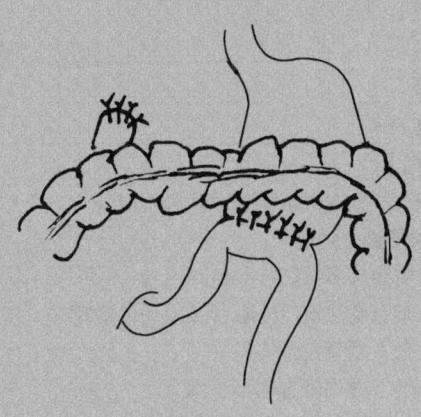

图17-20 毕氏Ⅱ式胃大部切除术的两种术式

3. 并发症 按发生时间分为近期并发症和远期并发症，近期并发症又可分为梗阻性与非梗阻性两类。

（1）近期梗阻性并发症：①吻合口梗阻，表现为进食后呕吐，呕吐物不含胆汁；②空肠输出段梗阻，表现为上腹饱胀，呕吐食物和胆汁；③空肠输入段梗阻，梗阻常为不完全性，呕吐物主要为胆汁，若为完全梗阻，其特点是剧烈腹痛，呕吐物不含胆汁，上腹部可出现有压痛的肿块。

（2）近期非梗阻性并发症：①吻合口出血：术后胃管中流出大量鲜血，或呕吐血块，一般经输血、用止血剂后，多数患者出血能停止，少数需再次手术止血；②吻合口破裂：临床上突然出现急性腹膜炎征象，须立即手术；③十二指肠残端瘘：是术后严重的并发症，一般发生在术后5～7d，表现为右上腹突然腹痛和明显腹膜刺激征，须立即进行有效的十二指肠残端造瘘负压引流，同时采用输血、抗感染、维持水电解质平衡和供给营养等综合治疗；④倾倒综合征：因毕氏Ⅱ式的吻合口过大等，患者进食5～10min后感上腹饱胀恶心、呕吐甚至腹泻、头晕，以至虚脱。治疗为少食多餐，避免过甜、过咸、过浓的食物，食物要干，食后平卧10～15min，多数患者在1年内症状消失，如症状持续，需再次手术。

（3）远期并发症：①碱性反流性胃炎：患者有剑突下持续灼痛、呕吐胆汁及体重减轻等，严重者应手术治疗；②吻合口溃疡：手术后2年内又出现溃疡病症状，但疼痛节律不明显，易出血穿孔，药物治疗常无效，须手术治疗；③残胃癌：一般发生在术后15～20年后，故应定期做内镜检查，发现癌变应行全胃切除。

小 结

1. 胃、十二指肠溃疡外科治疗的适应证主要有急性穿孔、溃疡大出血、瘢痕性幽门梗阻、胃溃疡恶变、顽固性溃疡等。
2. 急性穿孔是溃疡病的常见并发症，有急性腹膜炎的表现，主要以手术治疗为主。
3. 胃、十二指肠溃疡大出血主要症状为呕血或排出柏油样大便，全身有失血征，多采用非手术治疗。
4. 瘢痕性幽门梗阻突出症状是呕吐大量酸臭味的宿食，应手术治疗。

目标检测

一、选择题

【A_1型题】

1. 关于胃十二指肠溃疡的手术适应证，以下哪一项是最合适的
   A. 溃疡病多数需外科治疗
   B. 有瘢痕性幽门梗阻者必须手术治疗
   C. 有急性穿孔者均需手术
   D. 老年溃疡患者均不手术
   E. 有溃疡出血者首先考虑手术

2. 溃疡病致瘢痕性幽门梗阻最突出的临床表现是
   A. 呕吐　　　　B. 腹胀
   C. 消瘦　　　　D. 贫血
   E. 腹水

3. 十二指肠溃疡手术治疗的适应证中，下列哪项是错误的
   A. 多年病史、发作频繁加重，内科治疗不佳
   B. 过去有穿孔病史
   C. 溃疡疑有恶性变
   D. 有反复出血史
   E. 伴有幽门梗阻

4. 胃大部分切除术后患者，饮加糖浓牛奶20min，感心悸、乏力、出冷汗，上腹不适，恶心呕吐，最有可能的是
   A. 低血糖综合征　　B. 倾倒综合征
   C. 碱性反流性胃炎　D. 输入段综合征
   E. 输入段逆流

5. 胃、十二指肠溃疡急性穿孔最有意义的是
   A. 腹部剧痛　　　　B. 肝浊音界缩小

C. 膈下游离气体　　D. 肠鸣音减弱
E. 腹膜刺激征

【A_2型题】

6. 患者，男性，30岁，溃疡病史10余年，突发上腹剧痛，迅速波及全腹。检查：腹部板状强直，广泛压痛、反跳痛，肝肺浊音界消失，腹部X线透视右膈下月状透亮影，首先应考虑
   A. 急性阑尾炎合并穿孔
   B. 绞窄性肠梗阻
   C. 急性胆囊炎合并穿孔
   D. 胃、十二指肠溃疡急性穿孔
   E. 急性出血坏死性胰腺炎

7. 患者，男性，35岁，上腹隐痛不适20d，4h前进食后骤然发作上腹持续性刀割样剧痛，疼痛渐扩展至右下腹，伴恶心。检查：脸色苍白，出冷汗，T37.5℃，P100次/分，BP12/8kPa，全腹压痛，腹紧张和反跳痛，以上腹偏右及右下腹最显著，移动性浊音（+），肠鸣音消失，血白细胞$8.5×10^9$/L，中性粒细胞82%，腹部X线检查膈下未见游离气体，结肠和小肠均胀气，血清淀粉酶64温氏单位，此例诊断首先考虑为
   A. 急性阑尾炎穿孔
   B. 急性胆囊炎穿孔
   C. 急性出血性胰腺炎
   D. 绞窄性肠梗阻
   E. 胃、十二指肠溃疡急性穿孔

8. 患者，女性，28岁，上腹突发刀割样剧痛，并迅速转移右下腹痛，表情痛苦，平卧，不敢翻动体位，右下腹有压痛、反跳痛、肌紧张，但仍以上腹部最明显，肠鸣音消失，肝浊音界缩小，诊断最大可能是
   A. 阑尾炎穿孔及弥漫性腹膜炎
   B. 急性出血性胰腺炎
   C. 急性胆囊炎
   D. 十二指肠溃疡穿孔
   E. 化脓性梗阻性胆管炎

9. 患者，男性，30岁，2h前劳动中无诱因突然出现上腹部刀割样疼痛，迅速波及全腹，不敢直腰走，舟状腹，肝浊音界消失，全腹有明显腹膜刺激征，肠鸣音消失，首选诊断是
   A. 胆囊穿孔腹膜炎
   B. 胃、十二指肠溃疡穿孔腹膜炎
   C. 肠扭转
   D. 阑尾炎穿孔腹膜炎
   E. 急性出血性胰腺炎

10. 患者，男性，23岁，因腹胀呕吐入院，既往有溃疡病史，反复发作，经治已愈，1年来，食后腹胀，呕吐渐频，半个月来常见呕吐宿食物，查体见上腹部隆起，叩诊上腹部有振水音，此患者首要的检查是
    A. 胃酸测定
    B. 腹部CT
    C. 胃钡餐透视
    D. 白细胞总数及分类
    E. 腹部X线平片

11. 患者，女性，28岁。胃大部切除术后4d，体温38.5℃，切口疼痛，应考虑
    A. 外科热　　　　B. 切口感染
    C. 腹腔感染　　　D. 肺部感染
    E. 膈下脓肿

12. 患者，男性，46岁，胃溃疡伴瘢痕性幽门梗阻。行毕Ⅱ式胃大部切除术后第8d，突发上腹部剧痛，呕吐频繁，每次量少，不含胆汁，呕吐后症状不缓解。体检：上腹部偏右有压痛。首先考虑并发了
    A. 吻合口梗阻
    B. 倾倒综合征
    C. 十二指肠残端破裂
    D. 急性输入襻梗阻
    E. 输出襻梗阻

13. 患者，男性，37岁，患胃溃疡9年余。行毕Ⅱ式胃大部切除术后第5d，突发右上腹剧痛，腹部有明显压痛、反跳痛和腹肌紧张。首先考虑并发了
    A. 吻合口出血　　B. 急性输入襻梗阻
    C. 倾倒综合征　　D. 吻合口梗阻
    E. 十二指肠残端破裂

14. 患者，女性，62岁，胃溃疡伴瘢痕性幽门梗阻。行毕Ⅱ式胃大部切除术后1周，进食后上腹部饱胀，恶心、呕吐，呕吐物含胆汁和食物。首先考虑的并发症是
    A. 吻合口梗阻　　B. 急性输入襻梗阻
    C. 输出襻梗阻　　D. 倾倒综合征
    E. 十二指肠残端破裂

二、病例分析

[病例摘要1]男性，30岁，腹痛4h急诊入院。5h前进食过量，饮酒后感上腹部不适，4h前剑

突下突发剧痛,伴恶心、呕吐胃内容物数次,3h前腹痛蔓延至右侧中、下腹部。患者因疼痛腹部拒按,烦躁不安,出冷汗。急诊查体:腹平坦,广泛肌紧张,剑突下及右中、下腹部压痛明显,剑突下最著,肠鸣音偶闻,为进一步诊治经急诊入院。

既往间断上腹痛8年,饥饿时明显,未经系统诊治。

查体:T37.6℃,P104次/分,R24次/分,BP90/60mmHg。急性痛苦病容,烦躁,心肺检查未见明显病变,腹平坦,未见胃肠型及蠕动波,广泛腹肌紧张,剑突下区域及右侧中、下腹部压痛,反跳痛明显,剑突下最著,肝、脾未及,Murphy征(-),移动性浊音(-)。肠鸣音偶闻,直肠指检未及异常。

辅助检查:急查血WBC11×10^9/L,Hb140g/L;血淀粉酶96U(对照32U)。

问题:
1. 诊断及诊断依据是什么?
2. 鉴别诊断有哪些?
3. 进一步检查有哪些?
4. 治疗原则是什么?

[病例摘要2]患者,75岁,男性。间断上腹痛10余年,加重2周,呕血、黑便6h。

10余年前开始无明显诱因间断上腹胀痛,餐后半小时明显,持续2~3h,可自行缓解。2周来加重,纳差,服中药后无效。6h前突觉上腹胀、恶心、头晕,先后两次解柏油样便,共约700g,并呕吐咖啡样液1次,约200ml,此后心悸、头晕、出冷汗。发病来无眼黄、尿黄和发热,平素二便正常,睡眠好,自觉近期体重略下降。

既往30年前查体时发现肝功能异常,经保肝治疗后恢复正常,无手术、外伤和药物过敏史,无烟酒嗜好。

查体:T36.7℃,P108次/分,R22次/分,BP90/70mmHg,神清,面色稍苍白,四肢湿冷,无出血点和蜘蛛痣,全身浅表淋巴结不大,巩膜无黄染,心肺无异常。腹平软,未见腹壁静脉曲张,上腹中轻压痛,无肌紧张和反跳痛,全腹未触及包块,肝脾未及,腹水征(-),肠鸣音10次/分,双下肢不肿。

实验室检查Hb:82g/L,WBC5.5×10^9/L,分类N69%,L28%,M3%,PLT:300×10^9/L,大便隐血实验强阳性。

问题:
1. 诊断及诊断依据是什么?
2. 鉴别诊断有哪些?
3. 进一步检查有哪些?
4. 治疗原则是什么?

(林 坚)

第5节 阑 尾 炎

> 📖 **学习目标**
> 1. 掌握:急性阑尾炎的临床表现、诊断、鉴别诊断和治疗。
> 2. 熟悉:急性阑尾炎的临床病理类型、特殊类型阑尾炎的临床特点和处理原则。

案例17-5

患者,女性,28岁,已婚。腹痛伴呕吐6h,加重2h入院。6小时前患者出现上腹及脐周疼痛,呈阵发性,伴有恶心、呕吐。自行口服"胃药"后无好转。4h后腹痛加剧,并逐渐转移到右下腹。曾有盆腔炎史,服用抗菌药物治疗。月经规律,末次月经于20d前。查体:患者急性痛苦面容,生命体征平稳,心肺正常,腹平坦,右下腹有局限性压痛、反跳痛、肌紧张,无移动性浊音,肠鸣音活跃。实验室检查WBC10.5×10^9/L,N0.85。

问题:初步诊断是什么?需要鉴别的疾病有哪些?

一、概 述

阑尾位于盲肠下端后内侧，形似一条蚓状盲管，长5~10cm，外径0.5~0.7cm，内径仅0.2~0.3cm，近端与盲肠相通，长度及直径差异较大。阑尾尖端可指向各个方位，以盲肠后内侧位、下位及外侧位较多见；阑尾可退化缺如或蜿蜒过长，少数阑尾可部分或全部位于腹膜后，个别可随盲肠异位至右肋缘下、左上腹，甚至反位到左下腹。阑尾系膜呈三角形，其内有阑尾动静脉，阑尾动脉属肠系膜上动脉之回结肠动脉的终末动脉分支，血供障碍易发生阑尾坏死（图17-21）。

阑尾静脉经回结肠静脉和肠系膜上静脉回流入门静脉，阑尾炎症时，可致门静脉炎和细菌性肝脓肿。阑尾的神经支配是经腹腔丛导入的交感神经纤维和内脏小神经，其传入的脊髓节段在第10、11胸节，故阑尾炎症初始，患者常有脐周及上腹部痛。阑尾黏膜和黏膜下层中有丰富的淋巴组织，具有细胞免疫功能，到30岁以后淋巴滤泡减少，所以切除成人的阑尾，对机体免疫功能无影响。

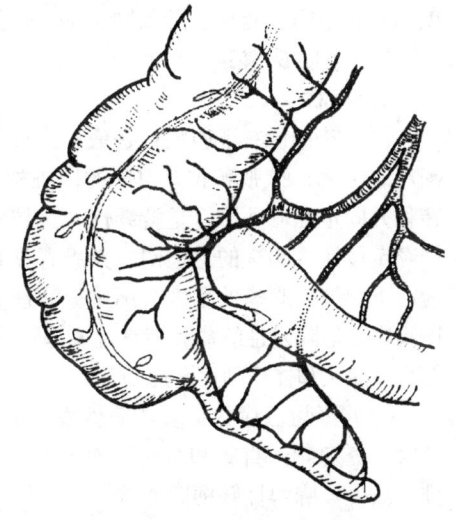

图17-21 阑尾血液供应

二、急性阑尾炎

急性阑尾炎（acute appendicitis）是最常见的腹部外科疾病，年发病率约为1/1000。各年龄段均可发病，但以青少年为多见，男性发病较女性高2~3倍。

（一）病因

1. 阑尾管腔阻塞 为急性阑尾炎最常见的原因。阑尾开口于盲肠，其管腔狭小，系膜短致阑尾卷曲，容易引起管腔阻塞。常见的阻塞原因有淋巴滤泡增生、粪石、炎性狭窄等。

2. 细菌入侵 阑尾腔内存在大量细菌，由于阑尾腔阻塞，细菌繁殖，分泌释放毒素损伤黏膜上皮，损伤逐渐加深，进入阑尾肌层，引起阑尾壁间质压力增高，压迫阑尾壁的动脉供血，造成阑尾缺血坏疽。

考点提示：
急性阑尾炎的病因

（二）病理分型

急性阑尾炎根据病程和病理的变化，可分为四种病理分型。

1. 急性单纯性阑尾炎 属于轻型或早期，炎症局限于黏膜和黏膜下层。阑尾轻度肿胀，浆膜充血并失去正常光泽。临床症状和体征均轻。

2. 急性化脓性阑尾炎 属于中重型，也称急性蜂窝织炎性阑尾炎，炎症扩散到阑尾全层，阑尾显著肿胀、增粗，浆膜高度充血，腔内积脓、浆膜面有脓性渗出。阑尾周围的腹腔内有稀薄脓液，有局限性腹膜炎体征，临床症状和体征较重。

3. 坏疽性及穿孔性阑尾炎 属于重型，因阑尾腔内压力增高阻碍阑尾壁的血运，阑尾壁的全部或一部分全层坏死，阑尾缺血坏死呈黑紫色，易发生阑尾穿孔，穿孔多在阑尾近端或根部。穿孔部位多被包裹，如未被包裹，则感染继续扩散，形成弥漫性腹膜炎，甚至感染性休克。临床症状和体征重。

4. 阑尾周围脓肿 属于慢性阶段，急性阑尾化脓坏疽或穿孔后，大网膜及肠管包裹粘连而形成。临床症状和体征较轻，多表现为右下腹包快。

以上分型是急性阑尾炎病程的不同阶段，当机体抵抗力弱时，炎症将加重、扩散；抵抗力强时，则炎症可消退、吸收或局限。

其转归如下：①炎症消退，部分单纯性阑尾炎经非手术治疗可以使炎症消散。但多转为慢性阑尾炎，易复发；②炎症局限，化脓性、坏疽性、穿孔性阑尾炎被大网膜包裹，感染可局限于阑尾周围，形成阑尾周围脓肿；③炎症扩散，发展为弥漫性腹膜炎，少数可发展为化脓性门静脉炎、肝脓肿、感染性休克等。

考点提示：
急性阑尾炎的病理分型与转归

（三）临床表现

1. 症状

（1）转移性右下腹痛：是最早出现的症状。开始是脐周或上腹部隐痛，位置不固定，是阑尾腔阻塞、扩张和收缩引起的内脏神经反射痛，然后逐渐加重，数小时（多在6～8h）后转移并固定在右下腹，呈持续性。这是阑尾炎症侵及浆膜，使局部壁层腹膜受刺激引起的体神经定位痛。80%的急性阑尾炎患者具有这种典型的转移性右下腹痛特点，部分患者开始即为右下腹痛。腹痛的程度与阑尾炎病理类型有关，单纯性阑尾炎呈轻度隐痛，化脓性、坏疽性阑尾炎呈阵发性绞痛和持续性剧痛；一旦腹痛突然减轻，常为阑尾穿孔后腔内压减轻所致，但全身症状和体征则逐渐加剧。

（2）胃肠道症状：多数病例发生恶心呕吐，一般均不严重，有的有腹泻，盆腔位阑尾炎时，炎症刺激直肠和膀胱，而出现排便里急后重症状。继发腹膜炎时则出现腹胀、排便、排气减少等麻痹性肠梗阻症状。

考点提示：
急性阑尾炎腹痛的特点

（3）全身症状：单纯性阑尾炎全身症状不明显，化脓性和坏疽性阑尾炎有明显的发热、头痛、脉速、纳差等感染中毒症状，引起化脓性门静脉炎或肝脓肿时出现寒战、高热和黄疸。

2. 体征

（1）右下腹压痛：右下腹有一固定的压痛点是急性阑尾炎的典型体征，是最常见和最重要的体征。压痛点一般在脐至右髂前上棘连线中、外1/3交界处，称为麦氏点（图17-22）。压痛点可因阑尾位置不同而略有偏移。当感染尚局限于阑尾腔以内、患者尚觉上腹部或脐周疼痛时，右下腹就有压痛存在。感染波及阑尾周围组织时，右下腹压痛的范围也随之扩大，压痛的程度也加重。穿孔性阑尾炎合并弥漫性腹膜炎时，虽然全腹都有压痛，但仍以右下腹最为明显。形成阑尾周围脓肿时右下腹可触及压痛性包块。

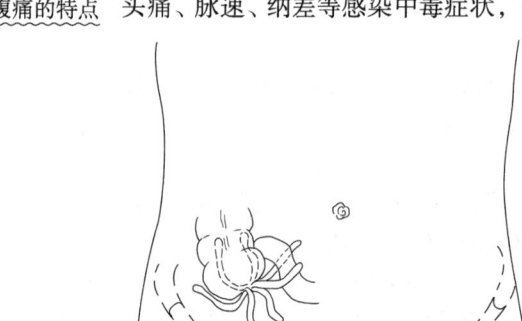

图17-22 阑尾炎的压痛点（麦氏点）和压痛区

（2）腹膜刺激征：单纯性阑尾炎无腹膜刺激征。当阑尾炎发展到化脓、坏疽或穿孔时，因壁层腹膜受炎症刺激而出现程度不同的腹肌紧张、反跳痛，肠鸣音可减弱，甚或消失。腹膜刺激征可因炎症扩散而扩大，但仍以阑尾部位最明显。但小儿、老人、孕妇、肥胖、盲肠后位或盆位阑尾炎时，腹膜刺激征可不明显。

（3）其他体征：在阑尾炎时不一定均出现，但如果出现可以帮助诊断或判定阑尾位置。

1）结肠充气试验（Rovsing征）：患者取仰卧位，检查者一手按压左下腹部的降结肠，另一手反复挤压近侧部，因结肠内气体冲击发炎的阑尾引起右下腹痛，即为阳性。

2）腰大肌试验：患者左侧卧位，将其右下肢后伸，出现右下腹痛为阳性，提示阑尾位置较深，在盲肠后位或腹膜后位，靠近腰大肌处。

3）闭孔内肌试验：患者仰卧位，使右髋、膝关节屈曲90°并内旋，出现右下腹痛为阳性，提示阑尾位置较低，贴近闭孔内肌。

4）直肠指检：直肠右前壁有触痛为阳性，说明阑尾位于盆腔。如有盆腔脓肿可触及痛性包块及波动感。

3. 辅助检查

（1）白细胞计数多在 $18 \times 10^9/L$ 以上，中性比例增高。

（2）盲肠后位阑尾刺激输尿管时，尿中可有少量红细胞和白细胞。

（3）B超有时可发现阑尾肿大征象和阑尾腔内有低回声影像等，还可显示阑尾肿瘤、输尿管结石、卵巢囊肿、异位妊娠及肠系膜淋巴结肿大等，有助于急性阑尾炎的诊断，尤其是鉴别诊断。

（4）诊断性腹腔或后穹隆穿刺抽出腹腔积脓，可明确穿孔性阑尾的诊断。

考点提示：急性阑尾炎的重要体征

案例17-5分析

患者，女性，28岁，已婚。有转移性右下腹痛。曾有盆腔炎史；月经规律，末次月经于20d前。查体右下腹有局限性压痛、反跳痛、肌紧张。化验白细胞计数及中性粒细胞比例升高。首先考虑为急性阑尾炎。需要鉴别的疾病主要有输卵管炎、异位妊娠、卵巢囊肿蒂扭转、急性胃肠炎等。经妇科医师会诊排除了妇科疾病。手术证实为化脓性阑尾炎，行阑尾切除术。

（四）诊断鉴别诊断

根据转移性右下腹痛和右下腹固定压痛点，体温及白细胞计数升高，B超、X线等检查，诊断不难。但是，急性阑尾炎需与下列疾病相鉴别：

1. 妇科疾病 女性患者诊断急性阑尾炎时，须与下列疾病鉴别：

（1）急性输卵管炎和急性盆腔炎：无转移性右下腹痛，双侧下腹部均有压痛、位置偏低，有脓性白带，直肠指检诊盆腔有对称性压痛，阴道后穹隆穿刺有脓性分泌物，盆腔B超有助于诊断。

（2）右侧输卵管妊娠破裂：近期有停经史和不规则阴道出血史，可突然发生剧烈腹痛，有腹腔内出血体征，甚至失血性休克症状，腹腔穿刺或阴道后穹隆穿刺抽到不凝固血液，妊娠试验阳性有助于诊断。

（3）卵巢囊肿蒂扭转：突然出现腹部绞痛，下腹部或盆腔可触及包块，妇科检查，包块与子宫相连，触宫颈时疼痛加剧。B超检查为囊性包块。

（4）卵巢滤泡或黄体破裂出血：临床表现与右侧输卵管妊娠破裂相似，但病情较轻。多发病于排卵期或月经中期以后，卵巢滤泡破裂多见于未婚女青年；黄体破裂则多见于已婚妇女，有腹腔内出血及急性失血表现，腹腔穿刺可抽到新鲜血液。

2. 内科疾病

（1）右下叶肺炎、胸膜炎：有上呼吸道感染史，体温早期即明显升高，有胸痛、咳嗽等呼吸道症状，胸部听诊可闻及啰音、摩擦音等，胸部X线摄片可协助诊断。

（2）急性胃肠炎：有不洁饮食史，主要表现为腹痛、腹泻、呕吐等。常为阵发性绞痛，便后腹痛可减轻，腹部压痛区不固定，无腹膜刺激征，大便检查，有不消化食物残渣、脓细胞等。

（3）急性肠系膜淋巴结炎：多发生于儿童。先有上呼吸道感染史，先发热后有右下腹痛，不伴有恶心、呕吐，腹部压痛范围不固定，可随体位变动，无明显肌紧张及反跳痛。

3. 外科疾病

（1）胃、十二指肠溃疡急性穿孔：多数患者有溃疡病史，突发上腹部刀割样疼痛。腹痛部位主要位于上腹或右上腹，伴有重度腹膜刺激征，呈板状腹，肝浊音界消失，X线检查膈下有游离气体。腹腔穿刺有助于明确诊断。

（2）右侧输尿管结石：突然发生的右下腹绞痛，向会阴及右腰部放射，右侧腰部及沿输尿管走行区有轻压痛，尿中有红细胞。B超检查可见肾盂积水、输尿管近端扩张、结石影或X线平片见结石影。

> 考点提示：
> 急性阑尾炎的鉴别诊断

（五）治疗原则

急性阑尾炎诊断明确后，应尽早行阑尾切除术，早期手术安全、简单，恢复好，术后并发症少。

1. 非手术疗法 适用于急性单纯性阑尾炎，伴有其他严重器质性疾病而有手术禁忌证者，以及急性阑尾炎发病超过72h，已形成阑尾周围脓肿并局限者。措施有：暂禁食，静脉补液，全身应用抗生素。

2. 手术治疗

（1）手术方式选择

1）急性单纯性阑尾炎：采用麦式切口，行阑尾切除术，一期缝合切口。有条件时，行腹腔镜阑尾切除术。

2）急性化脓性阑尾炎或坏疽性阑尾炎：采用麦式切口，行阑尾切除术，用湿纱布块蘸净腹腔内脓汁，一期缝合切口或放置皮片引流。

3）穿孔性阑尾炎：采用右下腹经腹直肌切口，利于探查，切除阑尾，冲洗腹腔，放置腹腔引流管，切口放置皮片引流。

4）阑尾周围脓肿：采用右下腹经腹直肌切口，分离脓肿腔及包块后，以引流为主，根据阑尾显露情况，力争切除阑尾，根部单纯结扎或"8"字缝合闭合，放置引流管，防止粪漏。

（2）术后并发症主要有：①腹腔出血：因阑尾系膜结扎线松脱，引起系膜血管出血。有腹痛、腹胀、失血性休克等症状，应立即输液、输血并再次手术止血。②切口感染：切口感染多发生在术后3~5d，早期表现为切口处跳痛，局部红肿伴压痛，可进行乙醇湿敷、红外灯烤，脓肿形成后应拆除缝线，引流伤口，定期换药。③腹腔脓肿：盆腔脓肿最常见，常见于阑尾穿孔患者，多在术后5~7d左右发生，表现为体温再度升高，大便次数增多，伴里急后重，肛诊可见括约肌松弛，直肠前壁隆起，应予切开引流。④阑尾残株炎，阑尾残端保留过长超过1cm时，术后残株可炎症复发，仍表现为阑尾炎的症状，须再次手术切除阑尾残株。⑤粪瘘，少见，类似阑尾周围脓肿的表现，经非手术治疗可自行闭合。

三、特殊类型阑尾炎

特殊类型阑尾炎主要有：①小儿急性阑尾炎；②老年人急性阑尾炎；③妊娠期急性阑尾炎。因为这些急性阑尾炎均易发生穿孔，并发腹膜炎，且不易局限，一经确诊应及早手术治疗。

附录　特殊类型的阑尾炎

1. 小儿急性阑尾炎 发病率低于成年人，但小儿急性阑尾炎发展快，病情重，穿孔率高，并发症多，死亡率比成年人平均高10倍。

（1）特点：小儿的大网膜发育不健全，对炎症的局限能力差，就诊时将近80%的患儿合并有不同程度的化脓性腹膜炎。临床症状不典型，胃肠道反应比较突出，有时以频繁的呕吐为最初的症状。个别患儿起病时就伴有39~40℃的高热，也有以持续性腹泻为主要表现。上呼吸道感染、扁桃体炎、急性肠炎可能是小儿急性阑尾炎的诱发因素，致使急性阑尾炎的临床表现不典型者较多，容易误诊。小儿查体常不合作，腹部是否有压痛和压痛的范围、程度都不易确定。必须争取患儿和家属的合作，反复检查，仔细比较，以求获得较准确的结果。

（2）治疗：确诊后应立即手术切除阑尾，加强术前准备和术后的综合治疗，以减少并发症的发生。

2．老年急性阑尾炎　老年人常患有各种重要器官的疾病如冠心病、糖尿病、脑血管病等，急性阑尾炎的死亡率较高，而且随年龄的增加而增高。

（1）特点：老年人抵抗力低，阑尾壁薄，血管硬化，约30%患者就诊时阑尾已穿孔，而且老年人大网膜已萎缩，穿孔后炎症不易局限，合并化脓性腹膜炎的机会较多。临床表现不典型，老年人反应能力低，腹痛不明显，常无转移性特点。由于腹肌已萎缩，即使阑尾已穿孔，腹膜刺激征也不明显。有时阑尾周围脓肿形成后，右下腹已出现包块，但不伴有急性炎症表现，临床上很似回盲部恶性肿瘤。老年人常并存有心血管疾病、慢性肺疾病、胃肠道疾病及代谢性疾病如糖尿病等，这些疾病的症状可能与急性阑尾炎的临床表现相混淆，增加了诊断上的难度。

（2）治疗：高龄不是手术的禁忌证，除单纯性阑尾炎在严密的观察下，可保守治疗外，其他类型的阑尾炎必须手术治疗。但要加强术前的准备和术后的处理，保证手术的安全，减少术后并发症的发生。

3．妊娠期急性阑尾炎　由于孕妇生理方面的变化，一旦发生阑尾炎其危险性较一般人为大。妊娠期急性阑尾炎中孕妇的死亡率比一般患者高10倍，胎儿的死亡率约为20%。

（1）特点：随子宫的增大，盲肠和阑尾的位置也随之改变，阑尾向上移位，有时盲肠和阑尾向外和向后移位，部分被胀大的子宫覆盖。妊娠期由于盆腔器官充血，炎症发展较快，阑尾发炎后穿孔的机会多。由于大网膜被推向一侧，不易限制炎症的发展，合并弥漫性腹膜炎的机会也增多。妊娠早期阶段的急性阑尾炎的临床表现与一般阑尾炎相同，但妊娠中期和晚期，则腹痛和压痛的位置也随之升高，肌紧张不明显，临床上容易误诊。

（2）治疗：妊娠3个月内发病者，原则上与非妊娠期相同，首选阑尾切除术；妊娠中期的急性阑尾炎，症状严重者仍以手术治疗为好；妊娠晚期阑尾炎，约50%孕妇可能早产，胎儿的死亡率也较高，手术时应尽量减少对子宫的刺激。预产期和临产期的急性阑尾炎，可考虑经腹行剖宫产，同时切除阑尾。

4．异位急性阑尾炎　多数人出生时阑尾已下降到右髂窝内，如胚胎发育异常，阑尾可滞留于腹腔的任何部位（图17-23）。当异常位置的阑尾发生急性炎症时，诊断上有一定困难，临床上较多见的异位阑尾为盆腔位、肝下位和左侧位，阑尾炎时出现相应部位的疼痛和腹膜刺激征，需与该部位其他脏器的疾病鉴别。

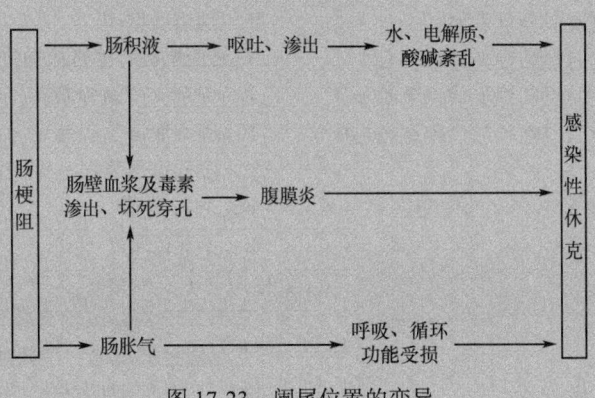

图17-23　阑尾位置的变异

四、慢性阑尾炎

大多数由急性阑尾炎转变而来,主要病理变化为阑尾腔纤维化,炎性细胞浸润。阑尾管壁变厚,管腔狭窄、弯曲或闭塞。表现为右下腹隐痛或消化不良症状,重要的体征是右下腹固定而局限性压痛,无肌紧张和反跳痛。诊断明确后需行阑尾切除术,并行病理检查。当术中发现病变与诊断不符时,应探查附近脏器有无病变,以明确诊断。

小 结

1. 急性阑尾炎是常见病,是在阑尾腔梗阻基础上肠道细菌侵入发生的炎症。
2. 急性阑尾炎可分为3种基本类型:急性单纯性阑尾炎、急性化脓性阑尾炎、急性坏疽性阑尾炎。
3. 急性阑尾炎患者多数出现转移性右下腹痛,右下腹有一固定的压痛点是典型体征。
4. 急性阑尾炎应及早手术治疗。

目 标 检 测

一、选择题

【A_1型题】

1. 阑尾切除术最常见的并发症是
   A. 出血　　　　　B. 粪瘘
   C. 腹腔脓肿　　　D. 切口感染
   E. 粘连性肠梗阻

2. 急性阑尾炎最重要的体征是
   A. 右下腹固定性压痛
   B. 右下腹肿块
   C. 结肠充气试验阳性
   D. 腹大肌试验阳性
   E. 直肠指检

3. 关于特殊类型急性阑尾炎,下列哪一项处理原则是错误的
   A. 小儿急性阑尾炎应手术治疗
   B. 老年人急性阑尾炎应及早手术
   C. 孕期6个月内的急性阑尾炎应早手术
   D. 孕期末3个月的急性阑尾炎禁忌手术
   E. 伴高血压的老年人急性化脓性阑尾炎也应手术

4. 急性阑尾炎时,最有诊断意义的体征是
   A. 腹肌紧张
   B. 腰大肌试验阳性
   C. 结肠充气试验阳性
   D. 闭孔肌试验阳性
   E. 阑尾点固定性压痛

5. 急性阑尾炎典型的症状为
   A. 右下腹痛
   B. 右下腹痛并伴有轻度胃肠功能紊乱
   C. 腹膜刺激征
   D. 右下腹固定性压痛性包块
   E. 转移性右下腹痛

6. 阑尾切除术后患者,第1d应注意观察的并发症是
   A. 内出血　　　B. 盆腔脓肿
   C. 肠粘连　　　D. 门静脉炎
   E. 切口感染

7. 对于急性阑尾炎行阑尾切除术患者,术后鼓励患者早期下床活动的目的是
   A. 防止术后出血　　B. 减轻术后疼痛
   C. 防止肠瘘　　　　D. 防止切口感染
   E. 预防肠粘连

8. 提示阑尾炎的体格检查错误的是
   A. 结肠充气试验阳性
   B. 腰大肌试验阳性
   C. 麦氏点压痛
   D. 阑尾压痛
   E. 墨菲征阳性

【A_2型题】

9. 某男,56岁,1d前有转移性右下腹痛,麦氏点有固定的压痛,现腹痛突然加重,范围扩大,下腹部有肌紧张,应考虑是

A. 单纯性阑尾炎　　B. 化脓性阑尾炎
C. 坏疽性阑尾炎　　D. 阑尾周围脓肿
E. 阑尾穿孔

10. 昌某，女性，38岁，转移性右下腹痛4h，伴恶心、呕吐、发热，最能提示该患者患有阑尾炎的体征是
   A. 移动性浊音
   B. 右下腹固定压痛
   C. 肠鸣音亢进
   D. 肠型、蠕动波
   E. 肝浊音界缩小

11. 于某，男性，阑尾切除术后第5d，体温又上升至38.5℃，下腹胀痛，排便次数增多，并有尿频、尿急症状，首先考虑的并发症是
   A. 泌尿系感染　　B. 盆腔脓肿
   C. 膈下脓肿　　　D. 肠间脓肿
   E. 急性肠炎

12. 患者，女性，32岁，转移性右下腹部疼痛五天，近两天疼痛加重，伴发冷发热，查体：全腹肌紧张，有明显压痛和反跳痛，麦氏点压痛明显，肠鸣音减弱，抽出脓性液体，细菌培养结果最大可能是
   A. 厌氧性类杆菌　　B. 粪链球菌
   C. 变形杆菌　　　　D. 大肠埃希菌
   E. 铜绿假单胞菌

二、病例分析

[病例摘要] 患者，女性，26岁，已婚。腹痛、腹泻、发热、呕吐20h。

于2001年3月12日入院，患者于入院前24h，在路边餐馆吃饭，半小时后，出现腹部不适，呈阵发性并伴有恶心，自服山莨菪碱等对症治疗，未见好转，并出现呕吐胃内容物，发热及腹泻数次，为稀便，无脓血，体温37～38.5℃，来我院急诊，查便常规阴性，按"急性胃肠炎"予颠茄、黄连素等治疗，晚间，腹痛加重，伴发热38.6℃，腹痛由胃部移至右下腹部，仍有腹泻，夜里再来就诊，查血常规 WBC21×10^9/L，急收入院。

既往体健，无肝肾病史，无结核及疫水接触史，无药物过敏史。月经史13（1/27～28），末次月经2001.2.25。

查体：T38.7℃，P120次/分，BP 100/70mmHg，发育营养正常，全身皮肤无黄染，无出血点及皮疹，浅表淋巴结不大，眼睑无水肿，结膜无苍白，巩膜无黄染，颈软，甲状腺不大，心界大小正常，心率120次/分，律齐，未闻及杂音，双肺清，未闻干湿啰音，腹平，肝脾未及，无包块，全腹压痛以右下腹麦氏点周围为著，无明显肌紧张，肠鸣音10～15次/分。

辅助检查：Hb 162g/L，WBC 24.6×10^9/L，中性分叶核粒细胞86%，杆状核粒细胞8%，尿常规（－），大便常规：稀水样便，WBC3～5/HP，RBC0～2/HP，肝功能正常。

问题：
1. 诊断及诊断依据是什么？
2. 鉴别诊断有哪些？
3. 进一步检查有哪些？
4. 治疗原则是什么？

（林　坚）

第6节　肠疾病

学习目标
1. 了解：肠梗阻的概念、病因分类及病理。
2. 掌握：肠梗阻的临床表现、诊断和治疗原则。
3. 熟悉：粘连性肠梗阻、肠扭转和小儿肠套叠的临床特点、诊断与治疗。
4. 熟悉：结肠癌的病理分型分期、临床表现。
5. 了解：小肠肿瘤、先天性巨结肠的临床表现、诊断和治疗。

一、肠 梗 阻

案例 17-6

患者，男性，25岁，腹痛2d急诊入院。患者于48h前突然发作全腹痛，以右下腹更明显，为阵发性绞痛，伴有肠鸣，多次呕吐，开始为绿色物，以后呕吐物有粪臭味。2d来未进食，亦未排便排气，尿少，不觉发热。3年前曾作过阑尾切除术。查体：急性病容，神智清楚，血压100/60mmHg，脉搏132次/分，体温37.5℃，皮肤无黄染，干燥，弹性差。心肺正常，腹膨隆，未见肠型，全腹触诊柔软，广泛轻压痛，无反跳痛，未触及肿块，肝脾不大，肠鸣音高亢，有气过水音，直肠指检无血迹。辅助检查：血红蛋白160g/L，白细胞$10.6×10^9$/L，尿常规阴性。腹部透视有多个液平面。

问题：考虑何病？诊断依据是什么？应做哪些检查，查体时为何要做直肠指检？

肠梗阻（obstruction of intestine）是常见的外科急腹症之一。任何原因所致肠内容物的正常运行、通过发生障碍称为肠梗阻。肠梗阻发生后，不但引起肠管本身改变，还导致一系列全身性病理生理改变，临床表现复杂多变，严重时可危及患者的生命。

（一）病因与分类

1. 按梗阻原因分类

（1）机械性肠梗阻：最常见，是由于各种机械性因素引起的肠腔变狭小，致使肠内容物通过障碍，常见原因包括：①肠管受压，如粘连牵拉、粘连带压迫、嵌顿疝、腹腔肿瘤压迫等；②肠壁病变，如先天性肠道闭锁、肠道肿瘤、炎症性狭窄等；③肠腔内阻塞，如蛔虫梗阻、粪块、异物等阻塞。

（2）动力性肠梗阻：分为麻痹性和痉挛性两类。肠腔本身无器质性狭小，是由于神经抑制或毒素刺激引起肠壁肌运动紊乱所致。麻痹性肠梗阻较常见，多发生于腹膜炎、腹部损伤、腹部手术后；痉挛性肠梗阻很少见，可见于急性肠炎、肠道功能紊乱或慢性铅中毒等情况。

（3）血运性肠梗阻：因肠系膜血管栓塞或血栓形成，导致肠管血运障碍，肠蠕动停止，发生肠麻痹所致，并且迅速发生肠坏死，虽少见，但若处理不当，常危及患者生命。

2. 按肠壁血运有无障碍分类

（1）单纯性肠梗阻：仅肠内容物通过障碍，无肠壁血运障碍。

（2）绞窄性肠梗阻：肠梗阻的同时伴有肠壁血运障碍，引起肠缺血坏死、穿孔，是一种严重的肠梗阻。

3. 按梗阻部位分类 高位（空肠）肠梗阻、低位（回肠）肠梗阻和结肠梗阻。如梗阻肠袢两端完全阻塞，称为闭袢性肠梗阻。

4. 按程度分类 完全性和不完全性肠梗阻。

5. 按病程分类 急性和慢性肠梗阻。

考点提示：肠梗阻的分类

（二）病理生理

1. 局部改变 机械性肠梗阻发生时，梗阻以上肠蠕动增强，肠腔内因气体和液体积聚而膨胀，肠梗阻部位越低、时间越长，肠膨胀越明显。梗阻以下肠管则瘪陷、空虚或仅存少量粪便。扩张肠管与瘪陷肠管交界处即为梗阻所在，是手术中寻找梗阻部位的标志。急性完全肠梗阻时，腔内压力不断升高，肠管迅速膨胀，肠壁变薄，可使肠壁静脉回流受阻，肠壁充血水肿、体液外渗。同时肠壁及毛细血管通透性增加，肠壁上有出血点，并有血性渗出液渗入肠腔和腹腔。在闭袢型肠梗阻，肠内压可增加至更高点。肠内容物和大量细菌渗入腹腔，引起腹膜炎。最后，肠管可因缺血坏死而溃破穿孔。

2. 全身改变 主要是体液丧失、肠膨胀、毒素吸收和感染所致。

（1）水、电解质紊乱及酸碱失衡：胃肠道每天分泌消化液约为8000ml，正常时绝大部分被重吸收。肠梗阻时，胃肠道分泌的液体不能被吸收返回全身循环而积存在肠腔，同时肠壁继续有液体向肠腔内渗出，导致体液在第三间隙的丢失。高位梗阻频繁大量呕吐，尤易发生缺水，同时丢失大量胃酸和氯离子，可引起代谢性碱中毒；低位小肠梗阻丢失大量碱性消化液，组织灌注不足所致酸性代谢产物大量增加，可引起代谢性酸中毒。

（2）感染和中毒：梗阻以上肠腔内细菌大量繁殖，产生多种毒素，可直接透过肠壁渗入腹腔，引起严重的腹膜炎和毒血症。

（3）休克：由于缺水、血容量减少、电解质紊乱、酸碱平衡失调、细菌感染和中毒，可引起休克。当肠坏死、穿孔，发生腹膜炎时，全身中毒尤为严重。最后可引起严重的低血容量性休克和中毒性休克。

（4）呼吸和循环功能障碍：肠腔膨胀使腹压增高，膈肌上升，腹式呼吸减弱，影响肺内气体交换和下腔静脉血液回流，引起呼吸、循环功能障碍（图17-24）。

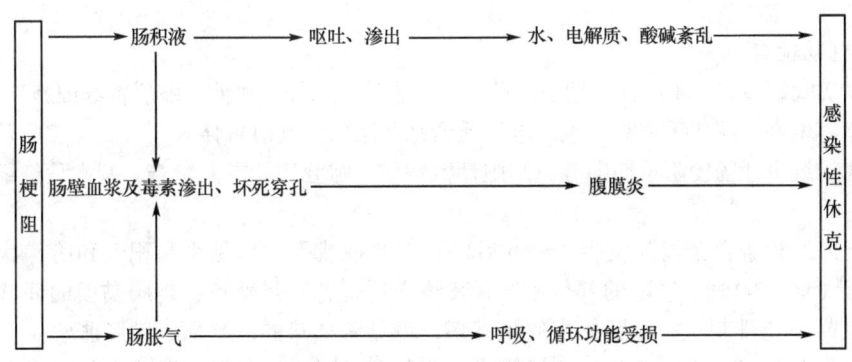

图17-24 急性肠梗阻的病理变化

（三）临床表现

1. 症状 不同原因引起肠梗阻，均有共同的临床表现，即腹痛、呕吐、腹胀及停止自肛门排气排便。

（1）腹痛：是肠梗阻最早出现的症状，腹痛的程度和性质可反映病情的轻重和变化。机械性肠梗阻发生时，由于梗阻部位以上强烈肠蠕动，即发生腹痛。之后由于肠管肌过度疲劳而呈暂时性弛缓状态，腹痛也随之消失，故机械性肠梗阻的腹痛是阵发性绞痛性质。腹痛的同时常伴有肠鸣和"气流"在腹中窜动，说明梗阻以上部位的肠管强烈蠕动，有间歇期，如腹痛间歇期渐渐缩短，变成持续性剧烈腹痛伴阵发性加剧，应考虑为绞窄性肠梗阻。麻痹性肠梗阻的肠壁肌呈瘫痪状态，没有收缩蠕动，因此无阵发性腹痛，只有持续性胀痛或不适。

（2）呕吐：常与梗阻的部位、性质有关。梗阻部位越高，呕吐出现越早且频繁，呕吐物量较少，吐出物主要为胃及十二指肠内容物；低位肠梗阻时，呕吐出现晚而量大，初为胃内容物，后期的呕吐物为积蓄在肠内并经发酵、腐败呈粪样的肠内容物；如肠管有绞窄时，则呕吐物呈血性。麻痹性肠梗阻时，呕吐为溢出性。

（3）腹胀：发生在腹痛之后，其程度与梗阻部位有关。高位肠梗阻腹胀不明显，但有时可见胃型。但低位肠梗阻及麻痹性肠梗阻腹胀显著,严重时可遍及全腹。结肠梗阻时因回盲瓣关闭,表现为腹周膨胀显著。腹部不均匀隆起,常是肠扭转等闭袢性肠梗阻的表现。

（4）肛门停止排便排气：完全性肠梗阻,特别是低位梗阻时,患者多不再排便排气；梗阻早期,特别是高位梗阻时,梗阻以下部位残留的气体和粪便仍可排出,所以早期少量的排气排便不能排除肠梗阻的诊断。绞窄性肠梗阻时,如肠套叠、肠系膜血管栓塞等,尚可排出血性黏液便或果酱样便。

考点提示：
肠梗阻的临床表现

2. 体征 单纯性肠梗阻早期,全身情况无明显变化,随着病情的发展,因呕吐、脱水及电解质紊乱可出现口干舌燥、眼窝内陷、皮肤弹性减退、脉搏细弱、少尿或无尿等；绞窄性肠梗阻可出现全身中毒症状及休克。

（1）视诊：机械性肠梗阻,常可见肠型和蠕动波；如肠扭转时腹胀多不对称；麻痹性肠梗阻时呈现均匀的腹胀。腹部手术切口瘢痕提示可能为粘连性肠梗阻。

（2）触诊：单纯性肠梗阻时因肠管膨胀,腹部可有轻度压痛,但无腹膜刺激征；绞窄性肠梗阻时由于伴有腹膜炎,可有显著的腹膜刺激征,有时可扪及痛性包块,常为绞窄的肠袢。

（3）叩诊：鼓音,在绞窄性肠梗阻时,因腹腔有渗出液,可出现移动性浊音。

（4）听诊：在机械性肠梗阻时可闻及肠鸣音亢进、气过水声或金属音,麻痹性肠梗阻时肠鸣音减弱或消失。

3. 辅助检查

（1）实验室检查：单纯性肠梗阻后期,白细胞计数增加；血液浓缩后,红细胞计数增高、血细胞比容增高、尿比重增高。水、电解质紊乱及酸碱失衡时可伴 K^+、Na^+、Cl^- 及血气分析等改变。绞窄性肠梗阻早期即有白细胞计数增加,呕吐物和粪便检查,有大量红细胞或隐血阳性。

（2）X线检查：肠梗阻发生 4~6h 后,腹部透视或平片可见小肠积气和阶梯状排列的气液平面（图 17-25）,梗阻的部位不同,X线表现也各有其特点：空肠黏膜的环状皱襞在肠腔充气时呈鱼骨刺状；回肠扩张的肠袢多,可见阶梯状的液平面；结肠胀气位于腹部周边,显示结肠袋形。怀疑乙状结肠扭转或小儿肠套叠时,可行钡灌肠或空气灌肠以明确肠梗阻的性质和部位。

（四）诊断

首先根据肠梗阻临床表现的共同特点,确定是否为肠梗阻,其次确定梗阻的类型和性质,最后明确梗阻的部位和原因。

1. 是否肠梗阻 根据腹痛、呕吐、腹胀、肛门停止排气排便四大症状,以及腹部可见肠型或蠕动波,肠鸣音亢进等,一般可作出诊断。如患者不完全具备这些典型表现,或易与其他急腹症相混淆时,在病史与详细的腹部检查基础上,实验室检查与X线检查可有助于诊断。如X线检查显示肠管扩张、有积气、积液,形成气液平面,提示肠梗阻。

2. 是机械性还是动力性肠梗阻 机械性肠梗阻具有上述典型临床表现。麻痹性肠梗阻无阵发性腹痛和肠鸣音亢进及肠蠕动波、肠型出现,相反仅有持续性腹胀,肠鸣音减弱或消失等。腹部X线检查,麻痹性肠梗阻显示大、

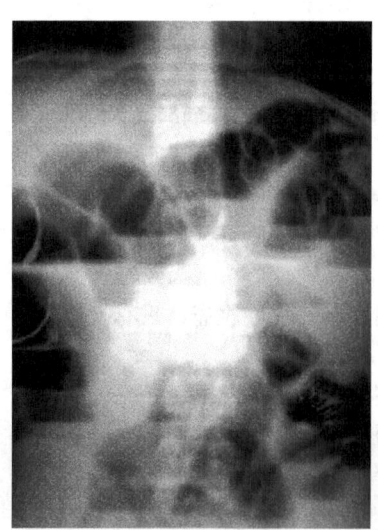

图 17-25 肠梗阻X线片

小肠全部充气扩张；而机械性肠梗阻胀气限于梗阻以上的部分肠管，即使晚期并发肠绞窄和麻痹，结肠也不会全部胀气。

3. 是单纯性还是绞窄性肠梗阻　大多数单纯性肠梗阻非手术治疗有效，而绞窄性肠梗阻常需紧急手术，因此，区分两者十分重要。有以下临床表现时应怀疑是绞窄性肠梗阻：

（1）腹痛起病急骤，初始即为持续性剧烈疼痛，或呈持续性疼痛伴阵发性加剧，有时出现腰背部痛。

（2）病情发展迅速，早期出现休克，且难以纠正。

（3）有明显的腹膜刺激征，体温升高、脉搏增快、白细胞计数明显升高。

（4）呕吐出现早而频繁，呕吐物、胃肠减压抽出液、肛门排出物为血性。腹腔穿刺抽出血性液体。

（5）腹胀不对称，腹部有局限性隆起或触及孤立胀大肠袢。

（6）腹部X线检查显示孤立胀大肠袢。

（7）经积极的非手术治疗而症状体征仍无明显改善者。

4. 是高位肠梗阻还是低位肠梗阻　高位小肠梗阻呕吐发生早且频繁，腹胀不明显，呕吐物为胃、十二指肠内容物。低位小肠梗阻呕吐出现较晚而次数少，呕吐物量多，可呈粪样物，腹胀以中腹部明显。结肠梗阻与低位小肠梗阻的临床表现很相似，因回盲瓣具有单向阀的作用致形成闭袢型梗阻。X线检查，低位小肠梗阻，扩张的肠袢在腹中部，呈"阶梯状"排列，结肠梗阻时扩大的肠袢分布在腹部周围，可见结肠袋，有时可见胀气的结肠阴影在梗阻部位突然中断，盲肠胀气最明显。

5. 是完全性还是不完全性肠梗阻　完全性肠梗阻呕吐频繁，低位梗阻时腹胀明显，完全停止排便排气。X线检查显示梗阻以上肠袢充气扩张，梗阻以下结肠内无气体。不完全肠梗阻呕吐轻或无呕吐，X线检查所见肠袢充气扩张均不明显，结肠内仍有气体存在。

6. 是什么原因引起的肠梗阻　应根据年龄、病史、体征、辅助检查等几方面分析。临床上通常以粘连性肠梗阻最多见，既往常有腹部手术、外伤或炎症史。嵌顿性或绞窄性腹外疝是常见梗阻原因；新生儿以肠道先天性畸形为多见，2岁以下幼儿，以肠套叠多见；蛔虫堵塞性肠梗阻常见于儿童；老年人结肠梗阻多由肿瘤及粪块堵塞引起。

案例17-6分析1

患者急性阵发性腹痛，腹胀，呕吐；停止排便，与排气伴肠鸣音亢进，有腹部手术史，腹透有多个液平面，考虑为肠梗阻。考虑为粘连性肠梗阻；目前无腹膜刺激征，应为单纯性肠梗阻。

腹部透视有多个液平面，可以明确肠梗阻的诊断。另外，还需血气分析、血电解质等检查，了解液体平衡失调情况。

大便带血是小肠缺血的早期征象，肠道黏膜层对缺血最敏感，在肠道全层受损前就可有出血，所以对肠梗阻的患者应进行直肠指检，以早期发现肠绞窄情况。另外对老年人还要注意是否有肠道肿瘤。

考点提示：
肠梗阻的诊断依据

（五）治疗

肠梗阻的治疗原则是：纠正全身生理紊乱，解除梗阻。治疗方法的选择要根据肠梗阻的原因、性质、部位及全身情况和病情严重程度而定。

1. 基础治疗　即不论采用非手术或手术治疗，均需应用的基本处理。

（1）胃肠减压：治疗肠梗阻的最重要措施，目的是减少胃肠道积留的气体、液体，减轻肠腔膨胀，有利于肠壁血液循环的恢复，减少肠壁水肿；使某些部分梗阻的肠祥因肠壁肿胀而继发的完全性梗阻得以缓解，也可使某些扭曲不重的肠祥得以复位。还可以减轻腹内压，改善因膈肌抬高而导致的呼吸与循环障碍。对低位肠梗阻，可应用较长的小肠减压管。

（2）纠正水、电解质紊乱和酸碱失衡：这是肠梗阻最突出的生理紊乱，应及早给予纠正。静脉补充糖盐水、电解质等，结合实验室检查、血气监测等结果，矫正补液成分，必要时可给予深静脉营养，或输血浆、全血、血浆代用品等全身支持疗法。

（3）控制感染：肠梗阻后，肠黏膜屏障功能受损，易致腹腔内感染，肠腔内细菌亦可迅速繁殖。同时，膈肌升高影响肺部气体交换与分泌物排出，易发生肺部感染。因此，需联合使用有效抗生素静脉滴注，控制感染，减轻全身中毒症状。

（4）对症支持：患者宜吸氧，改善因腹胀所致肺的功能不足。给予生长抑素可减少胃肠液的分泌量，减轻胃肠道的膨胀。止痛剂的应用应遵循急腹症治疗的原则。

（5）其他：中医中药治疗，如复方大承气汤、粘连松解汤、针刺治疗，口服或胃肠道灌注生植物油，肠套叠早期的低压空气或钡灌肠等。治疗过程中，应严密观察，如症状、体征加重，应立即中断手术。

肠梗阻解除的表现

梗阻解除的表现有：腹痛明显减轻或基本消失；出现通畅的排便排气，大便变稀，排便时有大量气体同时排出；排便排气后，腹胀明显减轻或基本消失；高调肠鸣音消失；腹部X线平片显示液平面消失，小肠内气体减少，大量气体进入结肠。

2. 手术治疗 手术是治疗肠梗阻的一个重要措施，适用于各种类型的绞窄性肠梗阻和单纯性肠梗阻非手术疗法无效者。目的是在最短的时间内，用最简单的方法，去除梗阻，恢复肠道通畅。手术的方式可根据患者的情况与梗阻的部位、病因加以选择。常用的手术方式有：①解除梗阻原因，如粘连松解术、异物取出、肠扭转或肠套叠复位术等；②肠切除肠吻合术；③肠短路吻合术（肠捷径术）；④肠造口或肠外置术等。

肠梗阻的预后如何？

单纯性肠梗阻在发病24h内接受手术的死亡率低于1%，绞窄性肠梗阻死亡率约25%，肠梗阻手术总的死亡率约10%。接受过腹部手术的患者，一生中有5%的人会发生肠梗阻；而因粘连性肠梗阻进行过松解术的患者，有10%～15%的人会复发。我们应认识到粘连是机体对损伤的一种炎症反应，是机体愈合的一种机制，抑制它的发生也将抑制伤口的愈合、修复，但可以设法减少粘连的发生。

案例17-6分析2

腹部平片示小肠肠祥扩张，有气液面，膈下无游离气体，胸片无异常。实验室检查：Hb 130g/L，WBC 9.2×10^9/L，N 0.75，血 pH7.30，HCO_3^- 15mmol/L，Na^+ 135mmol/L，K^+ 3.2mmol/L。

诊断为小肠梗阻。请分析患者有哪些体液失衡？如何治疗？

(六)常见的机械性肠梗阻

1. 粘连性肠梗阻 是肠粘连或腹腔内粘连带压迫肠管所致的肠梗阻,占各类肠梗阻的 40%~60%,是肠梗阻最常见的一种类型。

(1)病因和病理:可分为先天性和后天性两种。先天性者较少见;后天性者多见,常因腹腔内手术、炎症、创伤、出血和异物等引起,临床上以手术后所致粘连性梗阻最多见。粘连性肠梗阻间歇期并无症状,只有在一定的诱因下,如肠功能紊乱、体位的突然变化、暴饮暴食等,才会发生粘连性肠梗阻(图17-26)。下列情况易发生肠梗阻:①紧密粘连成一团并固定于腹壁切口瘢痕下的肠管,因为肠腔狭小,肠蠕动受到影响,肠管不能扩张,容易发生梗阻;②粘连固定于折叠位置的肠袢,使曲折处的肠腔狭小,容易发生梗阻;③一段肠袢粘连于较远的部位,由于牵拉肠袢使其粘连点成一锐角,容易发生梗阻;④索带状粘连压迫肠管造成梗阻;⑤索带状粘连形成一环孔,肠袢穿过孔后形成钳闭(腹内疝);⑥肠壁粘着于腹壁的一点,肠袢以粘着处为支点而扭转,引起绞窄性肠梗阻。

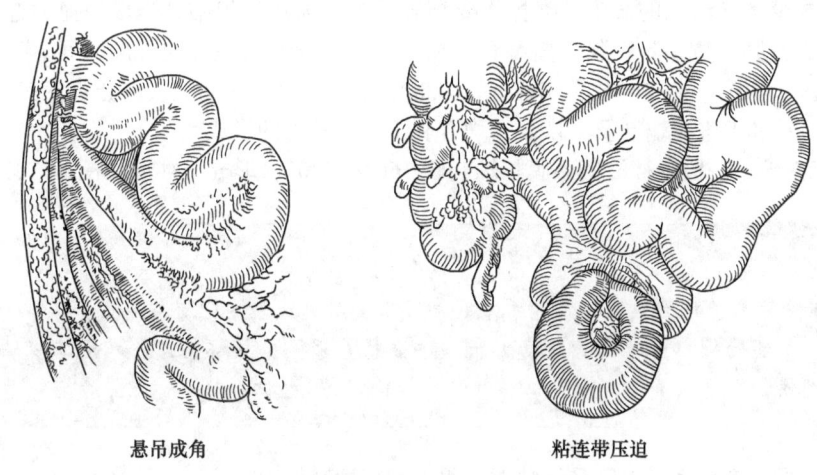

悬吊成角　　　　　　　　　粘连带压迫

图 17-26 粘连性肠梗阻的机制

(2)主要诊断要点:①有腹部手术、外伤、感染史,曾有过反复多次慢性肠梗阻症状或多次急性发作;②典型的机械性肠梗阻的表现;③腹部X线检查可见多个气液平面;④长期无症状,突然出现急性梗阻症状,腹痛较重,出现腹膜刺激征,应考虑粘连带、内疝或扭转等引起的绞窄性肠梗阻。

> **案例17-6分析3**
>
> 患者存在等渗性脱水、低钾血症、代谢性酸中毒。
> 目前为单纯性肠梗阻,可先试行非手术治疗。给予禁饮食、补液、胃肠减压、抗菌药物等。插胃管后,引流出大量气体和液体,患者腹痛减轻。继续观察,约6h后腹痛又加重,复查X线片,见腹部气液面增加。下一步如何处理?

(3)治疗:粘连性肠梗阻多为单纯性肠梗阻,可先行非手术治疗,包括:禁饮食、持续胃肠减压、补液、应用抗生素,中药通里攻下、口服或灌注生植物油、肥皂水灌肠等非手术疗法多能解除梗阻。对经非手术治疗无效,或疑为绞窄性肠梗阻的患者,应及早手术治疗。

手术方法应视粘连具体情况而定:①粘连带和小片状粘连,可行粘连松解或束带切除

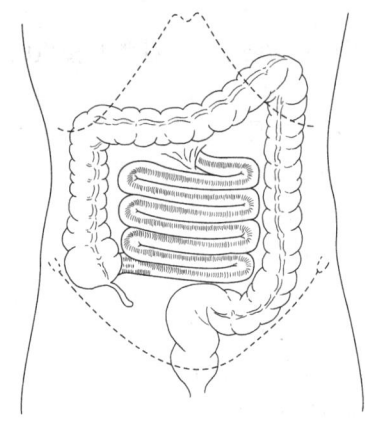

图17-27 小肠折叠排列术

术，解除梗阻。②肠袢紧密粘连成团，又不能分离，可作粘连团肠段切除一期肠吻合；若无法切除，则作梗阻部分近、远端肠侧吻合的短路手术；或闭合远侧端，将近端肠管与梗阻以下肠管作端侧吻合，以解除梗阻，恢复肠管通畅。③反复发作又无法分离的广泛粘连，可采用小肠折叠排列（亦称外固定术），或采用小肠内插管内固定术，使肠袢呈有序的排列粘连，以避免梗阻再度发生（图17-27）。

（4）预防：粘连性肠梗阻的发生多与手术有关，腹腔内粘连的产生除一些不可避免的因素外，尚有一些可避免的因素，因此在进行腹部手术时要注意：①清除手套上的淀粉、滑石粉，不遗留线头、棉花纤维等异物于腹腔内，减少肉芽组织的产生。②操作要精细，避免大块组织结扎造成缺血粘连；要仔细止血不形成血肿；防止肠管浆膜撕裂和缺损；减少肠管暴露在腹腔外的时间。③冲洗清除腹腔内积血、积液，必要时放置引流。④及时治疗腹腔内炎性病变，防止炎症扩散。此外，术后早期活动和促进肠蠕动及早恢复，均有利于防止粘连的形成。

2. 肠扭转 一段肠袢沿其系膜长轴旋转360°～720°，形成闭袢性肠梗阻称肠扭转，既

> **案例17-6分析4**
>
> 患者非手术治疗无效，应急症手术。剖腹探查术见腹腔内广泛粘连，原切口下方成片状粘连，阻断肠管，近端肠管高度膨胀、远端肠管塌陷，松解粘连。术后恢复顺利，第4h肛门排气。

有肠梗阻，同时有肠系膜血管受压缺血，属于绞窄性肠梗阻。

（1）病因病理：解剖上由于手术后粘连，乙状结肠冗长，肠袢及其系膜过长，系膜根部附着处过窄或粘连收缩靠拢，形似蒂状，加之饱餐后肠管内容物重量骤增，便秘，强烈的肠蠕动使肠管动力异常，以及突然改变体位等诱发因素而引起。常见的肠扭转有部分小肠、全部小肠、乙状结肠扭转。

（2）临床表现与诊断：肠扭转是闭袢型肠梗阻加绞窄性肠梗阻，起病急骤，进展迅速。起病时腹痛剧烈且无间歇期，早期即可出现休克。肠扭转的好发部位是小肠和乙状结肠，临床表现各有特点。

1）小肠扭转：多见于饱餐后进行剧烈活动的青壮年。表现为突发脐周持续性剧痛伴阵发性加剧，并可放射至腰背部；呕吐频繁且吐后腹痛不减，腹胀以某一部位特别明显，有局限性痛性肠袢包块，容易发生休克，并较早出现腹膜刺激征（图17-28）。

2）乙状结肠扭转：多见于乙状结肠冗长，有慢性便秘的男性老年人，以往腹痛腹胀发作史，也可继发于结肠肿瘤。主要表现为腹部绞痛，明显腹胀，呕吐不明显，停止排便排气。左侧腹部可呈不对称高度膨隆。X线平片可见极度扩张的马蹄状双腔充气乙状结

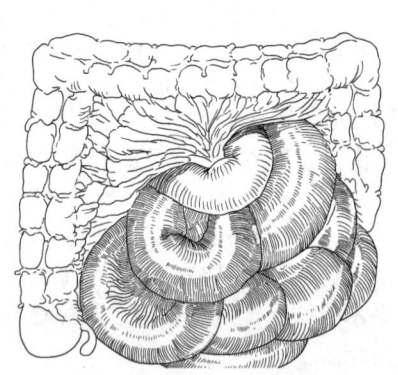

图17-28 小肠扭转

肠扭转后果严重

肠袢扭转部位在其系膜根部，多数为顺时针方向，多为1～3转。扭转部位的肠管因相互缠绕压迫发生狭窄和梗阻，因系膜血管也受压而发生绞窄。肠扭转后，肠管两端都不与肠道相通，形成闭袢性梗阻，肠段内气体、液体都不能排出，越积越多，使肠段明显膨胀，内压迅速增高，压迫肠壁血循环，可造成早期局部张力性坏死、穿孔。同时，肠腔内容物分解的毒性物质被吸收后，可引起中毒性休克。肠扭转死亡率为15%～40%，死亡的主要原因为就诊过晚或治疗延误，一般应及时手术治疗。

肠袢，立位时有两个液平面。钡灌肠检查在梗阻部，钡影尖端呈"鸟嘴"征（图17-29）。

（3）治疗原则：肠扭转常在短时间内发生肠绞窄、肠坏死，需急诊手术。

①扭转复位术：把肠袢按其扭转的相反方向回转复位（图17-30），并进行适当的固定，预防复发；②肠切除术：适用于已有肠坏死的病例，根据情况，一期切除肠吻合或先行造口术，二期再吻合。

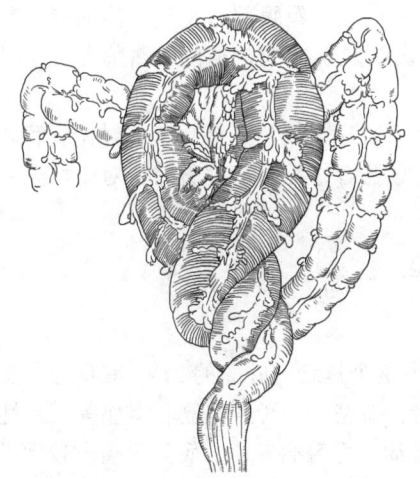

图 17-29 乙状结肠扭转

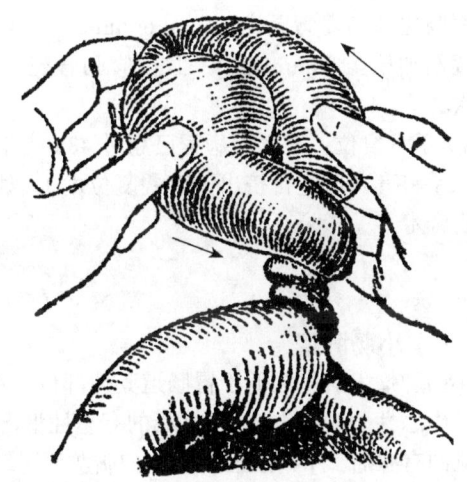

图 17-30 扭转部分反方向复位

3. 肠套叠 一段肠管套入其相连肠管腔内称为肠套叠，属绞窄性肠梗阻。

（1）病因病理：肠套叠分原发性和继发性。

1）原发性肠套叠：占肠套叠的绝大多数，属于急性肠套叠。多见于2岁以内婴幼儿，尤以4～10个月的婴儿多见，为婴儿最常见的急腹症，男性患儿约为女性的2倍。病因可能是因食物性质的改变引起肠蠕动功能紊乱及肠痉挛发生，严重持续的痉挛段被近侧的蠕动力量推入相连的远侧肠段，特别是回盲部呈垂直方向的肠段更易套入（图17-31）。

2）继发性肠套叠：多为慢性肠套叠，常见于成人，继发于肠道肿瘤、憩室或息肉等器质性

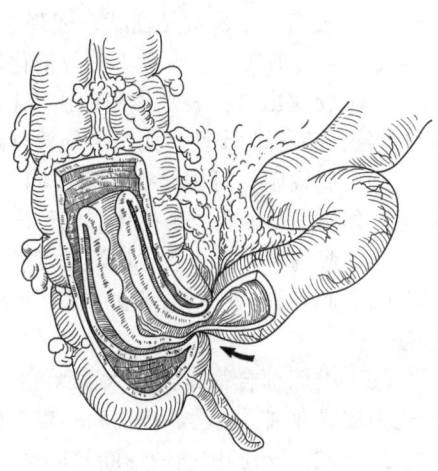

图 17-31 肠套叠

病变被肠蠕动推至远侧,而将肿物所附着的肠壁折叠带入远侧肠腔。临床上一旦明确诊断即应手术治疗。

（2）临床表现与诊断：肠套叠是小儿肠梗阻的常见原因,80%发生于2岁以下儿童,最多见的为回肠末端套入结肠。急性肠套叠三大典型症状是腹痛、血便和肿块,晚期可有腹膜炎及休克征象。

1）阵发性腹痛：患儿因突然腹部绞痛而哭闹不安、脸色苍白等,间歇期如常,反复发作不止。

2）呕吐：出现较早、较频,患儿不肯吮乳和拒食。

3）黏液血便：起病4～6h后即会排出典型的"果酱样"黏液血便,直肠指检指套上常附有黏液、血迹。

4）腹部肿块：出现较晚,回盲型套叠肿块多在右上腹部或腹中部,表面光滑,稍可移动,右下腹有"空虚感"。

辅助检查：X线空气或钡灌肠造影可有典型的杯状阴影；B超检查也有助于诊断。

（3）治疗原则：除肠梗阻的一般非手术疗法外,可酌情选用灌肠复位或手术复位。

1）灌肠复位：既是诊断手段又是治疗方法。一般适用于发病48h内,肠管未坏死者,空气灌肠比钡剂灌肠更优。先用60mmHg压力注入空气,经腹部透视进一步明确诊断,再注气逐渐加压至80mmHg,一旦全腹肠管充气,表明复位成功。复位后嘱禁食数小时,以防再次套叠。

2）手术复位：适用于病程已超过48h或非手术治疗失败甚至穿孔者。对无肠管坏死者可用双手将套入部逆行挤出（套叠复位术）；对肠穿孔者修补并清理腹腔；对肠坏死者行肠切除吻合术。

二、肠 肿 瘤

（一）小肠肿瘤

小肠肿瘤发病率远低于胃肠道其他部位,约占整个胃肠道肿瘤的2%,有良性和恶性两类,其中恶性肿瘤约占3/4,常见的有恶性淋巴瘤、腺癌、平滑肌肉瘤和类癌等,良性肿瘤较常见的有腺瘤、平滑肌瘤,其他如脂肪瘤、纤维瘤、血管瘤等；小肠间质瘤也较常见。小肠肿瘤诊断比较困难,容易延误治疗。

1. 临床表现 不典型,可有下列症状。

（1）腹痛：是最常见症状,表现为隐痛、胀痛甚至剧烈绞痛。并发肠梗阻时,腹痛尤为剧烈。可伴有腹泻、食欲不振等消化道症状。

（2）肠道出血：表现为间断出现柏油样便或血便,甚至大出血；长期反复小量出血不易被察觉,表现为慢性贫血,大便检查隐血试验阳性。

（3）肠梗阻：可因肿瘤逐渐浸润引起肠腔狭窄或压迫邻近肠管,发生慢性不完全性肠梗阻。如诱发肠套叠或肠扭转,则可出现急性肠梗阻。

（4）腹内肿块：一般肿块活动度较大,位置多不固定。

（5）肠穿孔：小肠肿瘤如溃疡型癌可因急性穿孔引起腹膜炎,也可因慢性穿孔而形成肠瘘。

（6）类癌综合征：类癌大多无症状,少数患者可出现类癌综合征,见于有肝转移者。表现为皮肤潮红、腹泻、哮喘和心瓣膜病变等。

2. 诊断 小肠肿瘤的诊断较困难,主要依靠临床表现和X线钡餐检查。如遇有上述一种或几种临床表现者,应考虑有小肠肿瘤可能,需做下列进一步检查。

（1）小肠气钡双重造影：是诊断小肠疾病应用最广的检查方法。可发现小肠肠腔狭窄、扩张、溃疡、占位等病变。

（2）纤维十二指肠镜、纤维小肠镜：不但可直接观察小肠黏膜和做组织活检，还可行息肉电切和电灼止血等治疗操作。

（3）胶囊内镜：其全称为"智能胶囊消化道内镜系统"，受检者通过口服内置摄像与信号传输装置的智能胶囊，借助消化道蠕动使之在消化道内运动并拍摄图像，可检查全消化道的病变。有条件者，可作为消化道疾病尤其是小肠疾病诊断的首选方法。

（4）选择性肠系膜动脉造影：可显示小肠肿瘤特异性血管征象，具有定性和定位的诊断价值。

（5）尿液检查：测定尿中 5- 羟色胺的降解物 5- 羟吲哚乙酸，有助于类癌的诊断。

CT、MRI 对小肠肿瘤的诊断帮助不大。必要时可行剖腹探查术。

3. 治疗 多采用手术治疗。小的或带蒂的良性肿瘤，可连同周围肠壁做局部切除。较大的或局部多发的肿瘤做部分肠切除吻合术。恶性肿瘤则需连同肠系膜及其区域淋巴结做根治性切除术。术后根据病变性质及浸润范围加用化疗或放疗。如与周围组织浸润固定，无法切除，应做短路手术，以预防或缓解肠梗阻发生。

（二）结肠癌

结肠癌（colon cancer）是胃肠道中常见的恶性肿瘤。以 41~65 岁人群发病率最高。近 20 年来，结肠癌发病率呈明显上升且有高于直肠癌的趋势，发病年龄逐渐老龄化。

结肠癌病因不明，但其相关的高危因素主要有：①过多摄入动物脂肪、动物蛋白，缺乏新鲜蔬菜及纤维素食品；②缺乏适度的体力活动；③遗传易感性，家族性肠息肉病已被公认为癌前期病变；④结肠腺瘤、溃疡性结肠炎及结肠血吸虫性肉芽肿，与结肠癌的发生密切相关。

1. 病理与分型分期 根据肿瘤的大体形态可区分为以下三型（图 17-32）。

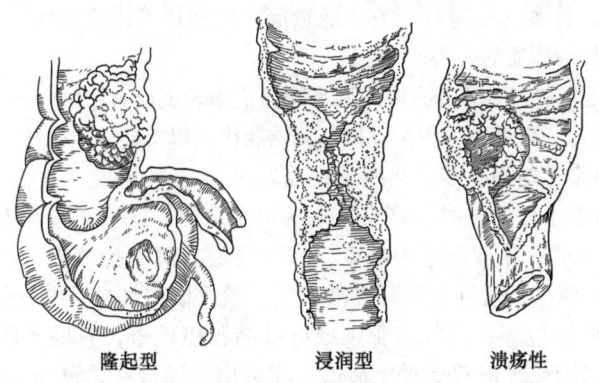

图 17-32 结肠癌的类型示意图

（1）隆起型：肿瘤向肠腔内生长，好发于右侧结肠，特别是盲肠。恶性程度低，转移较晚，预后较好。

（2）浸润型：肿瘤沿肠壁浸润，易引起肠腔狭窄和肠梗阻，分化程度低，转移早，预后差。本型多发生于左侧结肠。

（3）溃疡型：为结肠癌最常见类型，肿瘤向肠壁深层生长并向周围浸润，早期即可发生中央部坏死而形成大溃疡，易出血。转移早，恶性程度高，预后差。

显微镜下肿瘤的组织学可分为：①腺癌：占结肠癌的大多数；②黏液癌：预后较腺癌差；③未分化癌：因易侵入血管和淋巴管，预后最差。

2. 临床病理分期 用于了解肿瘤发展过程，指导拟定治疗方案及估计预后。

TNM 分期法：

T 代表原发肿瘤，T_x 为原发肿瘤无法评价。无原发肿瘤证据为 T_0；原位癌为 T_{is}；肿瘤侵及黏膜下层为 T_1；侵及黏膜肌层为 T_2；穿透肌层至浆膜下或侵犯无腹膜覆盖的结直肠旁组织为 T_3；穿透脏腹膜或侵及其他脏器或组织为 T_4。

N 为区域淋巴结，N_x 代表区域淋巴结无法评价；无区域淋巴结转移为 N_0；1～3 个区域淋巴结转移为 N_1；4 个及 4 个以上区域淋巴结转移为 N_2。

M 为远处转移，无法估计远处转移为 M_x；无远处转移为 M_0；凡有远处转移为 M_1。

结直肠癌的 TNM 分期基本能够客观反映其预后。国外资料显示：I 期患者的 5 年生存率为 93%，Ⅱ 期约为 80%，Ⅲ 期约为 60%，Ⅳ 期约为 8%。中国的地域医疗水平有一定差距，因而预后差别也较大。

结肠癌的转移方式主要为淋巴转移，首先转移到结肠壁和结肠旁淋巴结，然后到肠系膜血管周围和肠系膜血管根部淋巴结。血行转移多见于肝，其次是肺、骨等，也可直接浸润邻近器官和腹腔种植。

3. 临床表现 结肠癌早期症状不明显，发展后有以下症状。

（1）排便习惯和粪便性质的改变：为最早出现的症状。多为排便次数增多，腹泻与便秘交替出现，粪便带血、脓液或黏液。

（2）腹痛：也是早期症状之一，常为定位不确切的持续性隐痛、不适或腹胀感，并发肠梗阻则腹痛加剧。

（3）腹部肿块：在结肠部位出现硬而呈结节状肿块，横结肠和乙状结肠部位肿块有一定活动度。如肿块发生肠外浸润或并发感染时肿块固定且有明显压痛。

（4）肠梗阻症状：是结肠癌的晚期症状。多呈慢性低位不完全肠梗阻。一旦发生完全肠梗阻则症状加重。部分左侧结肠癌患者以急性完全结肠梗阻为首发症状。

（5）全身症状：贫血、消瘦、乏力、低热等。晚期还可出现肝大、黄疸、水肿、腹水、锁骨上淋巴结肿大及恶病质等。

由于右侧结肠癌和左侧结肠癌病理类型不同，临床表现也有区别。一般右侧结肠癌的临床表现以全身症状、贫血和腹部肿块为主，而左侧结肠癌则以排便习惯改变、肠梗阻、便血为主。

4. 诊断 结肠癌早期症状多不典型，易被忽视。

凡 40 岁以上有以下任何一种表现者应视为高危人群：①直系亲属有结肠癌、直肠癌病史；②有癌症史或肠道有腺瘤或息肉病变；③大便隐血试验持续阳性；④具有以下五项中的两项以上者：慢性腹泻、慢性便秘、黏液血便、慢性阑尾炎史及精神创伤史。

辅助检查：①内镜检查：乙状结肠镜或纤维结肠镜检查，有助于明确诊断，是首选的检查方法；②钡剂灌肠或气钡双重对比造影，亦可用于确诊；②腹部 B 型超声、CT 扫描或 PET-CT 可了解腹内肿块和肿大淋巴结、肝内转移灶等；③血清癌胚抗原（CEA）值约 60% 患者高于正常，虽特异性差，但对术后判断预后和复发有一定帮助；④大便隐血试验，用于筛选。

5. 治疗 原则是以手术为主的综合治疗。

（1）手术治疗

1）术前准备：结肠癌手术一般均需充分的肠道准备，肠道准备主要是排空肠道和适量肠道抗生素的应用。①肠道排空：方法较多，常用的有术前 12～24h 口服复方聚乙二醇电解质散 2000～3000ml，或口服甘露醇法。也有术前一天口服泻剂，如蓖麻油、硫酸镁或番泻叶液等。除非疑有肠梗阻，目前临床上较少采用反复清洁灌肠的肠道清洁方法。②肠道抗生素的使用：常规使用新霉素 1.0g，一日两次；甲硝唑 0.4g，一日三次，术前一天使用。不建议三天法肠道准备。

2）结肠癌根治性手术：切除范围须包括癌肿所在肠袢及其系膜和区域淋巴结：①右半结肠切除术：适用于盲肠、升结肠、结肠肝曲的癌肿，切除范围包括右半横结肠、升结肠、盲肠和末端回肠 15~20cm（图 17-33）；②横结肠切除术：适用于横结肠癌，切除范围包括结肠肝曲和脾曲的全部横结肠（图 17-34）；③左半结肠切除术：适用于结肠脾曲、降结肠癌，切除范围包括横结肠左半、降结肠及部分或全部乙状结肠（图 17-35）；④乙状结肠癌根治术：切除范围包括全部乙状结肠和全部降结肠或部分降结肠及部分直肠。

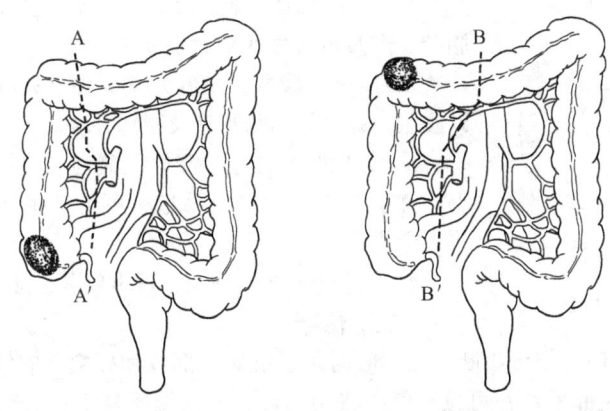

图 17-33　右半结肠切除示意图

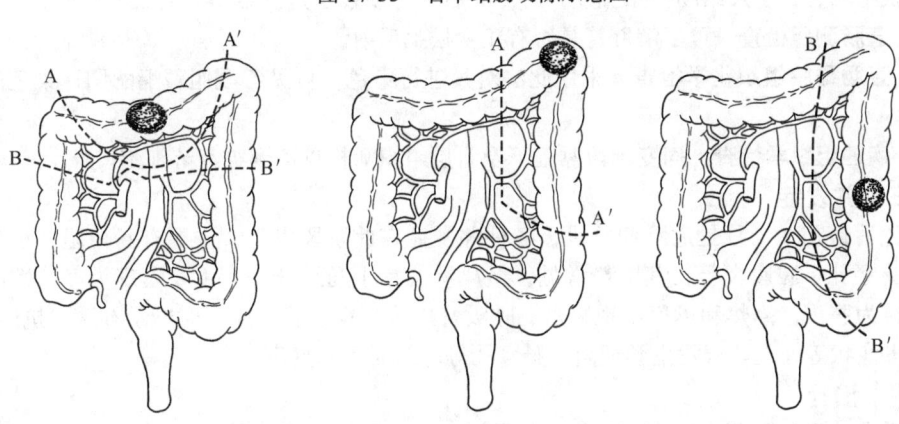

图 17-34　横结肠切除示意图　　　　图 17-35　左半结肠切除示意图

3）结肠癌合并急性肠梗阻的手术：结肠癌合并急性肠梗阻时应在进行胃肠减压、补液纠正电解质紊乱和酸碱失衡等适当准备后，尽早行手术治疗。右半结肠癌可行右半结肠癌切除一期回结肠吻合术。若患者情况不允许可先行盲肠造瘘术解除梗阻，二期再行癌肿根治术。若癌肿不能切除，可切断末段回肠，行近切端回肠横结肠端侧吻合，远切端回肠断端造口术。左侧结肠癌并发急性肠梗阻时，应在梗阻近侧作横结肠造瘘，在肠道条件允许时做二期癌肿根治术。对于不能切除者，则行姑息性结肠造瘘。

（2）化学药物治疗：以 5-氟尿嘧啶为基础用药，辅助化疗用于根治术后，Dukes B 及 C 期患者。化学治疗配合根治性手术，可提高 5 年生存率。最常用静脉化疗，也可经肛门用氟尿嘧啶栓剂或乳剂用药的方法，以减轻化疗的全身毒性。还有经口服、动脉局部灌注及腔内给药等方法。

三、先天性巨结肠

先天性巨结肠症（congenital megacolon）是结肠远端及直肠壁神经节细胞缺如的肠道先天性发育畸形，其发病率仅次于先天性直肠肛管畸形，有家族性发生倾向，以男性多见，男女比例为4∶1。远端肠管持续性痉挛、狭窄，近端肠管继发性扩张、肥厚（图17-36）。

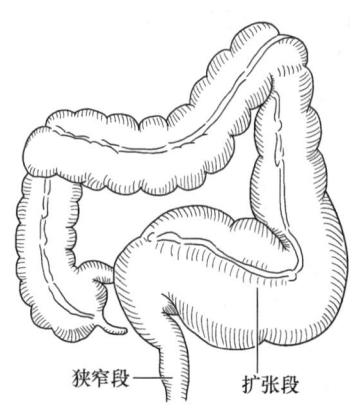

图17-36　先天性巨结肠

（一）临床表现

本病临床特点是顽固性便秘和逐渐加重的腹胀，表现为慢性不完全结肠梗阻。

1. 出生后胎粪排出延迟或不排，多需灌肠辅助排出脂粪，严重的可发生急性肠梗阻。
2. 呕吐、腹胀，呕吐是常见症状，顽固性便秘可导致腹胀，并可见结肠肠型及腹部肿块。
3. 体检时可在左下腹触及粪性包块；直肠指检可见直肠壶腹部空虚，退出手指时可见扩张结肠内粪便和气体大量排出。
4. 随着患儿年龄增长，可出现全身营养不良等症状。

（二）诊断

根据病史和临床表现可作出诊断。在诊断时须了解病变部位和程度，应作如下检查。

1. X线检查　①腹部平片：可见充气扩张结肠影，或为结肠梗阻；②钡剂灌肠造影：可了解狭窄肠管长度及结肠扩张程度，若24h后仍有钡残留是巨结肠症的有力证据。

2. 直肠测压检查　可了解肛管是否有正常松弛反射。

3. 直肠黏膜组织化学检查　采用此法对其进行染色，可见乙酰胆碱酯酶阳性染色的神经纤维。

4. 病理组织学检查　病变肠段黏膜下及肌层组织活检见不到神经节细胞。

（三）并发症

出生后最初2个月是危险期阶段，各种并发症在此阶段发生，主要有肠梗阻、小肠结肠炎、肠穿孔、腹膜炎等，其中最常见、最严重的是小肠结肠炎。主要表现为经常性的便秘突然转为腹泻，高热和迅速出现缺水、呼吸窘迫等中毒症状，应及时给予补液、抗感染、纠正中毒症状等处理。若发生肠梗阻、肠穿孔等应及时手术处理。

（四）治疗

非手术治疗和手术治疗，以手术治疗为主。

1. 非手术治疗　包括扩肛、盐水灌肠、肛门塞开塞露及营养补充等。适用于全身情况不良的患儿，超短型病例及出生不足半年的新生儿等。

2. 手术治疗　原则是切除神经节细胞缺如的肠段及继发扩张、肥厚、神经节细胞变性的近端结肠，解除功能性肠梗阻，行正常结肠与直肠肛管吻合。常用手术有三种：

（1）Swenson手术：切除病变肠段，直肠远端保留前壁2cm和后壁1cm，自肛门翻出，结肠由翻出的直肠内拉出，行结肠直肠斜形吻合术。

（2）Duhamel手术：切除病变结肠，保留直肠，远切端闭锁。正常结肠自直肠后拖出，将直肠后壁与结肠前壁行侧侧吻合。也可以用钳夹的方法使肠壁坏死脱落，结、直肠自然愈合。

（3）Soave手术：切除病变结肠，剥除直肠黏膜。结肠经直肠肌鞘内拖出，行断端黏膜与肛管黏膜吻合术。

小 结

1. 肠梗阻是指肠内容物的正常运行发生障碍。按梗阻原因分为：机械性肠梗阻、动力性肠梗阻、血运性肠梗阻；按肠壁血运有无障碍分为：绞窄性肠梗阻、单纯性肠梗阻。
2. 肠梗阻有四大症状：腹痛、呕吐、腹胀、肛门停止排气排便。肠梗阻的诊断关键是判断是否绞窄性肠梗阻。
3. 治疗原则是：纠正患者全身情况，去除梗阻病因，恢复肠道通畅。
4. 常见的机械性肠梗阻：粘连性肠梗阻、肠扭转、肠套叠、蛔虫性肠梗阻。
5. 结肠癌是胃肠道中常见的恶性肿瘤，分为肿块、浸润和溃疡三型。

目 标 检 测

一、选择题

【A_1 型题】

1. 肠梗阻的全身病理生理变化是
   A. 梗阻肠管内积气、积液所致肠膨胀
   B. 梗阻肠管，肠壁胀大、扩张、变薄
   C. 梗阻肠管内细菌、毒素渗入腹腔引起毒血症
   D. 梗阻肠腔内和腹腔内可见血性渗出液
   E. 肠管穿孔
2. 肠梗阻最常见的原因是
   A. 肠蛔虫病   B. 肠扭转
   C. 肠粘连   D. 嵌顿疝
   E. 肠肿瘤
3. 肠梗阻最主要体征是
   A. 腹胀
   B. 腹式呼吸减弱
   C. 腹部可见肠型及肠蠕动波
   D. 腹肌紧张、压痛
   E. 腹部移动性浊音
4. 绞窄性肠梗阻的临床表现，错误的是
   A. 出现腹膜刺激征
   B. 持续剧痛无缓解
   C. 呕吐血性或棕褐色液体
   D. 肠鸣音消失
   E. X线显示膨胀突出的孤立肠袢随时间改变位置
5. 引起机械性肠梗阻最常见的原因是
   A. 腹膜后巨大血肿
   B. 肠壁肿瘤
   C. 肠蛔虫症
   D. 腹内手术或炎症后形成的粘连
   E. 先天性肠道闭锁
6. 粘连性肠梗阻常见于
   A. 腹腔脏器先天发育异常
   B. 胎粪性腹膜炎
   C. 腹腔手术后
   D. 胆囊、胆道疾病后
   E. 肝脏化脓性疾病后
7. 在急性肠梗阻的保守治疗过程中，关键性的措施是
   A. 胃肠减压
   B. 纠正水、电解质酸碱平衡失调
   C. 缓解肠痉挛性疼痛
   D. 输血
   E. 抗生素应用
8. 机械性单纯性肠梗阻的临床表现，不包括
   A. 腹部阵发性绞痛
   B. 腹痛时伴有肠鸣音亢进
   C. 有呕吐
   D. 有腹膜炎表现
   E. 有排便排气停止
9. 应怀疑为绞窄性肠梗阻的临床表现是
   A. 全身情况明显
   B. 有明显腹膜炎体征
   C. 腹痛不对称
   D. 腹痛为持续性、阵发性加剧
   E. 以上都是
10. 下列哪个选项属于机械性肠梗阻
    A. 由于肠系膜血管栓塞引起的肠梗阻
    B. 由于慢性铅中毒肠痉挛引起的肠梗阻
    C. 先天性肠道闭锁引起的肠梗阻
    D. 肠道功能紊乱引起的肠梗阻

E. 由于急性弥漫性腹膜炎而引起的肠梗阻
11. 绞窄性肠梗阻的腹痛特点是
   A. 持续性腹痛
   B. 阵发性腹痛
   C. 放射性腹痛
   D. 持续性腹痛阵发性加剧
   E. 胀痛
12. 单纯性肠梗阻与绞窄性肠梗阻的主要区别是
   A. 梗阻的病因
   B. 梗阻的时间
   C. 梗阻的严重程度
   D. 肠管壁有无血运障碍
   E. 有无并发症
13. 腹腔手术后，预防肠粘连的主要措施是
   A. 保持腹腔引流通畅
   B. 遵医嘱使用抗生素
   C. 及时拔除腹腔引流管
   D. 鼓励患者早期活动
   E. 保持有效的胃肠减压
14. 下列哪种肠梗阻，需要尽快做好紧急手术前准备
   A. 急性肠扭转 B. 早期肠套叠
   C. 麻痹性肠梗阻 D. 蛔虫性肠梗阻
   E. 粘连性肠梗阻
15. 下列哪项不会引起肠扭转
   A. 肠系膜过长
   B. 肠内膜根部附着过窄
   C. 肠内重量减轻
   D. 肠管动力异常
   E. 体位突然改变
16. 2岁以下儿童肠梗阻常见的病因是
   A. 嵌顿性斜疝
   B. 先天性肠道闭锁或无肛
   C. 先天性肠旋转不良
   D. 急性肠套叠
   E. 胎粪性腹膜炎
17. 绞窄性肠梗阻最易发生的酸碱失衡类型是
   A. 呼吸性碱中毒
   B. 代谢性酸中毒
   C. 代谢性碱中毒
   D. 呼吸性酸中毒
   E. 呼吸性酸中毒和代谢性碱中毒
18. 关于肠梗阻，下列哪项是错误的
   A. 回肠梗阻属高位肠梗阻
   B. 梗阻肠管有血运障碍者就是绞窄性肠梗阻
   C. 如无机械性因素存在，多为动力性肠梗阻
   D. 慢性、不完全性肠梗阻多为单纯性肠梗阻
   E. 绞窄性肠梗阻必然是急性完全性肠梗阻
19. 早期肠套叠最佳的治疗方法是
   A. 颠簸疗法 B. 口服植物油
   C. 手术切除套叠部分 D. 空气灌肠
   E. 胃肠减压、解痉、镇痛
20. 乙状结肠扭转的临床表现下列哪项不符合
   A. 多见于男性老年人
   B. 常有便秘习惯、以往有多次腹痛发作，经排气排便后缓解病史
   C. 起病常缓、发作时有腹痛
   D. 腹胀明显
   E. 频繁呕吐
21. 关于麻痹性肠梗阻的临床表现，下列哪项是错误的
   A. 肠蠕动往往亢进
   B. 无阵发性绞痛的肠蠕动亢进的表现
   C. 腹胀往往显著
   D. 腹痛为持续性钝痛
   E. X线检查显示大、小肠全部充气扩张
22. 老年人发生机械性肠梗阻时，首先应想到
   A. 蛔虫团所致的肠梗阻
   B. 粘连所致的肠梗阻
   C. 嵌顿性腹外疝
   D. 肿瘤
   E. 小肠扭转
23. 关于蛔虫性肠梗阻，下列哪项是错误的
   A. 非手术疗法效果差，一般应早动手术以免蛔虫穿入腹腔
   B. 多见于2～10岁农村儿童
   C. 梗阻多为不完全性
   D. 体温、白细胞计数多正常
   E. 腹胀一般不显著，腹部常可扪及可以变形、变位的条索状团块
24. 盲肠癌患者最少见的合并症是
   A. 缺铁性贫血 B. 大肠梗阻
   C. 右下腹包块 D. 急性阑尾炎
   E. 原因不明的低热和消瘦
25. 患者，女性，57岁，消瘦、乏力、食欲减

退半年余，近3个月来时有腹部隐痛，1周来腹痛加重，有时有恶心、无呕吐，检查：腹部饱满，右下腹隐可扪及一肿块，质中度硬，活动度小，边界不清，听诊可闻高亢性肠鸣音，直肠指检（－），最大可能是
  A. 阑尾包块　　　　B. 回盲部肿瘤
  C. 回盲部结核　　　D. 回盲部克隆病
  E. 血吸虫肉芽肿

26. 鉴别回肠－结肠型肠套叠和盲肠癌梗阻最可靠的措施是
  A. 询问有无慢性阵发性腹痛
  B. 检查右下腹有无包块
  C. 进行X线钡剂灌肠检查
  D. 检查有无血性黏液便
  E. 检查血红蛋白是否下降

27. 乙状结肠癌最早出现的临床表现是
  A. 腹部隐痛　　　　B. 大便习惯改变
  C. 恶心、呕吐　　　D. 腹内肿块
  E. 消瘦、贫血

28. 结肠癌最早出现的临床症状是
  A. 腹部肿块
  B. 全身症状如贫血、消瘦、低热等
  C. 肠梗阻症状
  D. 排便习惯和粪便性状的改变
  E. 阵发性绞痛

29. 有关结肠癌的描述，正确的是
  A. 肿块型癌多发生在升结肠，易引发肠梗阻
  B. 肿块型癌多发生在乙状结肠，易引发肠梗阻
  C. 溃疡型癌多见于右半结肠，一般预后良好
  D. 浸润型癌多发生在左半结肠，易引起肠腔狭窄
  E. 患者血清CEA均增高

【A_2型题】

30. 患者，男性，76岁，突感上腹部剧痛1h急诊，疼痛呈阵发性，伴呕吐2次，为胆汁样液体，量约500ml，过去无类似发作史，但近半年来经常便秘。查体：急性病容，血压正常，体温37.6℃，腹膨胀、左下腹稍有压痛，无肌紧张，肠鸣音亢进。实验室检查：RBC4.1×10^{12}/L，WBC9×10^9/L，N0.8，L0.2，尿（－）。诊断应考虑：
  A. 急性腹膜炎　　　B. 急性胃炎
  C. 急性胆囊炎　　　D. 肠梗阻
  E. 急性胰腺炎

31. 患者，男性，25岁，饭后劳动时突然上腹部持续性剧痛，向背部放射，频繁呕吐，起病后12h急诊入院。查体：体温37.8℃，脉搏120次/分，血压11/8kPa（86/60mmHg），脐左上方可扪及一局限性包块，局部肌肉稍紧张。实验室检查：WBC18.2×10^9/L，N0.86，L0.14，血清淀粉酶126U（索氏法）。腹部透视：可见突出孤立肠袢，大的气液平面。其诊断最可能是
  A. 急性胰腺炎　　　B. 急性胆囊炎
  C. 急性小肠扭转　　D. 溃疡病穿孔
  E. 胆道蛔虫病

32. 患者，男性，30岁，饭后劳动时突感脐周剧痛，伴恶心、呕吐，呕吐物为胃内容物，无血，4h后入院。查体：急性病容，大汗淋漓，喜取膝胸位，体温37℃，血压11/8kPa（80/60mmHg），脉搏120次/分，呼吸30次/分，心肺无异常，腹稍胀，腹式呼吸减弱，脐左隐约可见一包块，腹肌较紧张并有压痛、反跳痛，可疑移动性浊音、肝浊音界存在，肠鸣音减弱，直肠指检未发现异常。可诊断为
  A. 急性胃溃疡穿孔　B. 急性胰腺炎
  C. 急性胆囊炎　　　D. 肾绞痛
  E. 急性肠扭转

33. 2岁男孩，体胖，阵发性哭闹1d，伴呕吐2次，曾见呕吐物中有蛔虫。腹痛时，右上腹可触及一包块，轻压痛，右髂窝空虚，肠鸣音亢进。病后大便2次，为果酱样，蛔虫卵（＋）。腹部X线钡灌肠显示"杯口征"。首先考虑的诊断是
  A. 蛔虫性肠梗阻　　B. 小肠扭转
  C. 肠道畸形　　　　D. 肠套叠
  E. 肠蛔虫病

34. 8岁男孩，脐周阵发性腹痛伴呕吐3d，起病后有排便排气，无畏寒、发热。查体：除脐左侧可触及一可变形的无痛性肠袢样团块外，无特殊发现。首先考虑的诊断是
  A. 肠套叠
  B. 肠道先天性畸形并梗阻
  C. 小肠扭转
  D. 蛔虫性肠梗阻
  E. 粘连性肠梗阻

35. 患者,女性,28岁,持续性脐周痛,阵发性加剧,伴肛门停止排便排气5d,病后呕吐食物。查体:一般情况良好,体温37.50℃,脉搏60次/分,血压16/11kPa(120/84mmHg),腹部轻度膨隆,无明显压痛,未扪及肿块,肠鸣音亢进,偶闻气过水声。3年前有过剖腹取胎史。首先考虑的诊断是
    A. 小肠扭转　　　　B. 肠套叠
    C. 乙状结肠扭转　　D. 粘连性肠梗阻
    E. 蛔虫性肠梗阻

36. 患者,男性,31岁,阵发性腹部绞痛伴呕吐、肛门停止排便排气3d、腹胀2d,腹痛加剧且间歇期仍感剧痛,2年前曾行阑尾切除术。查体:右侧腹部较左侧膨隆,明显压痛、反跳痛、肌紧张,肠鸣音低、少。可诊断为
    A. 阑尾残端炎
    B. 麻痹性肠梗阻
    C. 粘连性单纯性肠梗阻
    D. 绞窄性肠梗阻
    E. 急性化脓性腹膜炎

37. 患者,女性,60岁,全腹胀痛3个月,伴渐进性排便困难,从每天1次到2～3d大便一次,大便有黏液或带血。查体:贫血貌、腹膨隆、未见肠型、肠鸣音亢进、未及肿块,其诊断最可能是
    A. 回盲部结肠癌　　B. 粘连性肠梗阻
    C. 溃疡性结肠炎　　D. 降结肠癌
    E. 家族性息肉病

38. 患者,男性,45岁,进行性消瘦,贫血、乏力、右下腹扪及包块,大便隐血试验阳性。最可能的诊断是
    A. 降结肠癌　　　　B. 结肠息肉
    C. 溃疡性结肠炎　　D. 升结肠癌
    E. 慢性细菌性痢疾

二、病例分析

[病史摘要1]患者,男性,25岁,腹痛2d急诊入院。患者于48h前突然发作全腹痛,以右下腹更明显,为阵发性绞痛,伴有肠鸣,多次呕吐,开始为绿色物,以后呕吐物有粪臭味。2天来未进食,亦未排便排气,尿少,不觉发热。3年前曾作过阑尾切除术。

查体:急性病容,神智清楚,BP100/60mmHg,P132次/分,T37.5℃,皮肤无黄染、干燥,弹性差。心肺正常,腹膨隆,未见肠型,全腹触诊柔软,广泛轻压痛,无反跳痛,未触及肿块,肝脾不大,肠鸣音高亢,有气过水音。

辅助检查:血红蛋白160g/L,白细胞10.6×10^9/L,尿常规阴性。腹部透视有多个液平面。

问题:根据以上病史摘要,请说出初步诊断及诊断依据、鉴别诊断、进一步检查与治疗原则。

[病史摘要2]患者,男性,76岁,间断血便3个月,排便排气不畅伴腹胀1周。3个月来,患者无明显诱因间断粪便中混有鲜血,自认为由"痔疮"引起。近1周感排便排气困难,3～5d排便1次,量少,性状同前,并伴有腹胀,腹痛不明显,无呕吐、发热及关节疼痛。发病以来,食欲欠佳,睡眠尚可,小便正常,3个月体重减轻8kg。既往有"痔疮",无溃疡病、肝胆疾病及血液系统疾病史,近期无服药史,无烟酒嗜好。

查体:T36.8℃,P 84次/分,R 16次/分,BP 105/60mmHg,神志清,营养欠佳,贫血貌,浅表淋巴结未触及。心肺未见异常。腹部膨隆,左下腹可触及条形包块伴压痛,活动度差,无反跳痛,肝脾未触及,腹部叩诊鼓音明显,移动性浊音阴性,肠鸣音亢进,双下肢不肿。

实验室检查:血常规:Hb 80g/L,RBC 3.0×10^{12}/L,WBC 8.5×10^9/L,PLT 140×10^9/L。粪便常规:WBC 0～3个/HP,RBC 10～25个/HP,隐血阳性。血CEA(癌胚抗原)199ng/ml(正常<5ng/ml)

问题:根据以上病史摘要,请说出初步诊断及诊断依据、鉴别诊断、进一步检查与治疗原则。

(余尚昆)

第7节　直肠肛管疾病

📖 学习目标

1. 掌握:直肠肛管疾病检查方法、肛裂、直肠肛管周围脓肿、肛瘘、痔、直肠癌的临床表现及诊断。

2. 熟悉：肛裂、直肠肛管周围脓肿、肛瘘、痔、直肠癌的治疗原则。
3. 了解：肛裂、直肠肛管周围脓肿、肛瘘、痔、直肠癌的病因。

一、直肠肛管检查方法

（一）体位

根据患者情况和检查要求常选择下列体位：

1. 侧卧位 此体位适用于病重、年老体弱或女患者。一般用左侧卧位，以左侧身体着床，臀部靠近床边，左下肢略屈曲，右髋膝各屈曲90°（图17-37）。

2. 截石位 是直肠、肛管疾病手术时常用的体位。患者仰卧，两腿屈曲分开外展，搁在支腿架上，臀部移到手术台边缘（图17-38）。

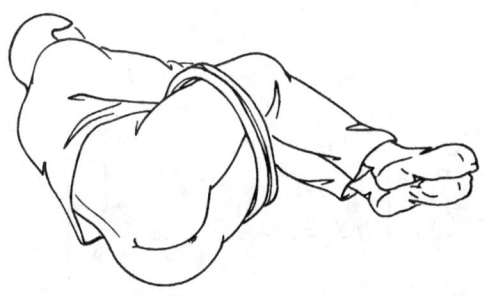

图17-37 侧卧位

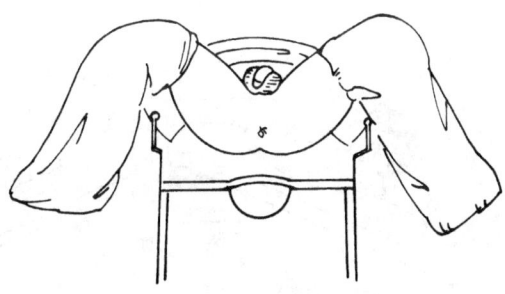

图17-38 截石位

3. 膝胸位 是直肠肛管疾病检查时最常用的体位，也是乙状结肠镜检查用的体位（图17-39）。本体位不适用于年老体弱者。患者两膝关节屈曲，稍分开跪在床上，肘关节及前胸着床，头偏向一侧，臀部抬高，大腿与床垂直，使髋关节与股骨成60°（图17-40）。

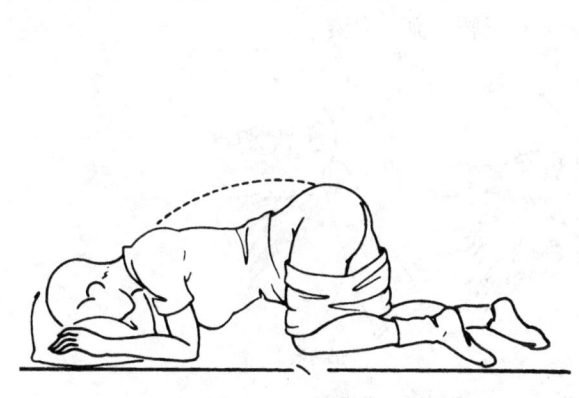

图17-39 膝胸位

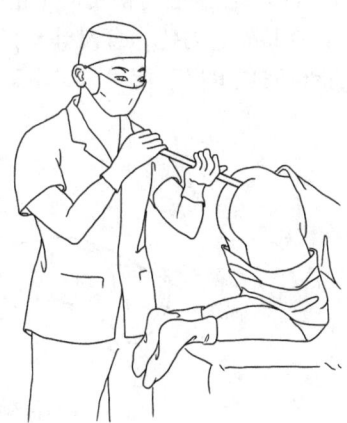

图17-40 乙状结肠镜检查体位

4. 蹲位 适合检查直肠脱垂、直肠息肉、内痔等。患者取下蹲大便姿势，用力增加腹内压，易于看清楚脱出肛门的直肠病变。用此体位做直肠指检，可较其他体位扪及的距离高约2cm（图17-41）。

5. 折刀位 此体位适用于肛管、直肠小手术及检查。患者仰卧于手术床上，两手放在身体两侧，头下垫一软枕，两肩部各垫一软垫，骨盆处垫一软枕抬高臀部。臀部放在手术床的连

考点提示：
直肠肛管疾病常用的检查体位及应用

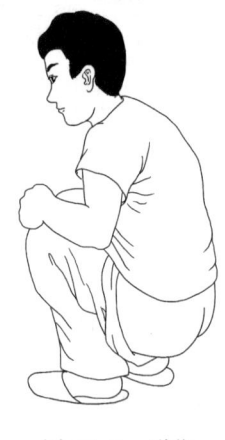

图 17-41 蹲位

接处，两腿稍外展分开，髋部下垂45°，在膝、踝部用放置软垫。用两块宽胶布粘贴在肛门两侧，将臀部牵开，完全暴露肛门（图17-42）。

（二）肛门视诊

先用两手将肛门分开，看肛门部有无脓、血、粪便、黏液、肿块、瘘管外口、外痔等。如有内痔、肛裂可有血迹；肛瘘和肛周脓肿常有脓液和波动的肿块；肛裂在后正中处可见小溃疡或前哨痔；血栓性外痔可见暗紫色的圆形结节，与周围分界清楚；肛门失禁则可见肛周有粪便；直肠脱垂可有黏液。嘱患者增加腹内压，如排便样，有时可使内痔、直肠下端息肉或直肠脱垂向外脱出。肛门视诊是诊断肛裂、环状痔和直肠脱垂的首选方法。

（三）直肠指检

直肠指检是简单易行而十分重要的检查方法，大部分直肠癌可通

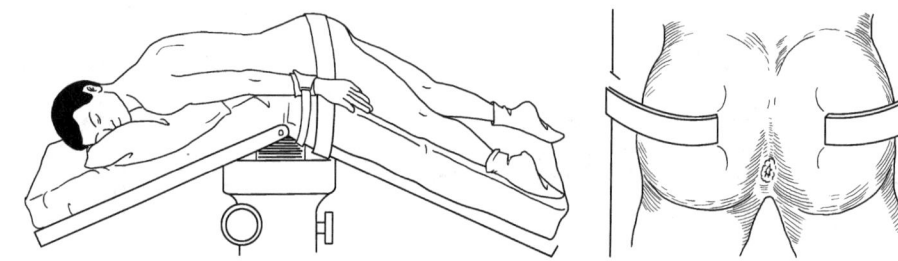

图 17-42 折刀位

过直肠指检发现，而直肠癌的误诊原因绝大部分是由于忽视直肠指检而造成的。

检查方法：检查者戴好手套，示指涂以石蜡油。先检查肛缘有无压痛、结节及索状物，以及有无感染或其他异常情况。然后用手指轻轻按摩肛缘片刻，再将示指慢慢插入直肠（图17-43）。注意肛门松紧度（正常仅容纳一指）、肛门直肠狭窄的程度和范围。通过指检可查到直肠癌、内痔、息肉等。指检时，在直肠前壁男性可扪到前列腺，女性可扪到子宫颈。指检完成退出手指后，应注意手套上有无脓、血、黏液等。

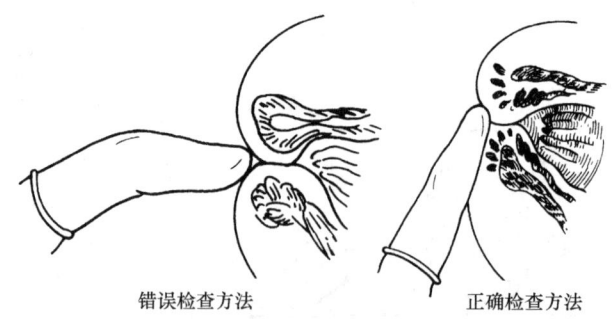

错误检查方法　　　正确检查方法

图 17-43 直肠指检

（四）肛门镜检查

肛门镜是检查和治疗肛门部疾病的重要工具。患者多用膝胸位，检查前应先做直肠指检。肛门镜有不同的形状，如圆口形、斜口形、双叶张开形等（图17-44）。

检查时肛门镜的末端、镜身和镜芯涂以润滑剂，术者右手持肛门镜，拇指顶住镜芯，左手拇指将臀部向外拉开显露肛门。先用镜芯按摩肛缘，并令患者张口呼吸使肛门括约肌

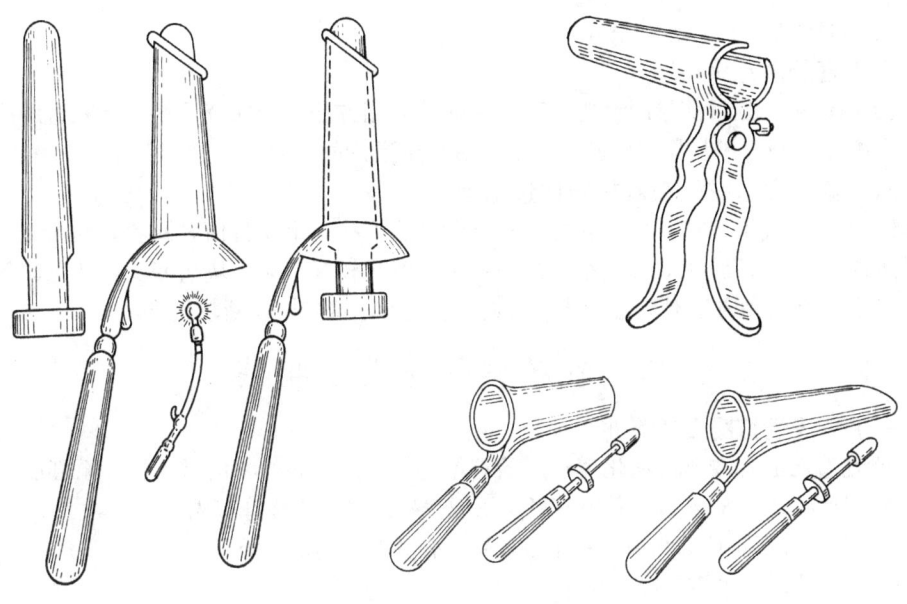

图 17-44　肛门镜种类

松弛，将镜的先端指向脐孔方向缓慢插入，通过肛管后，镜的先端指向骶凹将镜插入直肠，拔出镜蕊，并注意镜蕊上有无黏液及血迹。照入灯光仔细观察直肠黏膜的色泽及有无内痔、息肉、溃疡、肿瘤等，并且边退镜边观察，以防漏诊。使用斜口形肛门镜时如需转动镜身，在转动前应将镜蕊插入后再转动，以防肛门镜的斜口损伤肛管及直肠黏膜。如需经肛门镜活检或治疗，术者用左手固定肛门镜，右手操作活检钳及治疗仪，活检后如创面出血，用棉球蘸孟氏液或止血粉按压创面数分钟，出血后即可停止。活检后应留观1h，无出血后方可离开。如有局部有炎症、肛裂、或妇女月经期，或指检时患者已感到剧烈疼痛，除非急需，应暂缓肛门镜检查。

检查记录方法：一般采用时钟定位法，将肛门比作时钟，如检查时取膝胸位，则肛门后方中点为12点，如取截石位则相反（图17-45）。

考点提示：
直肠肛管疾病记录方法

（五）乙状结肠镜检查

乙状结肠镜常见的有硬管乙状结肠镜和纤维乙状结肠镜。该检查对直肠和乙状结肠下段病变的早期诊断有重要意义。凡原因不明的便血、黏液便、脓血便、慢性腹泻、排便习惯改变、粪条变细等情况下，均可作乙状结肠镜检查。

操作方法同肛门镜检查，应注意直肠的弯曲及直肠与乙状结肠交界部分。镜入后缓慢退出，仔细检查整个肠壁情况，注意黏膜的色泽、充血程度、有无出血点、溃疡、脓性分泌物、息肉、结节、肿块等。对可疑病变应取活检。

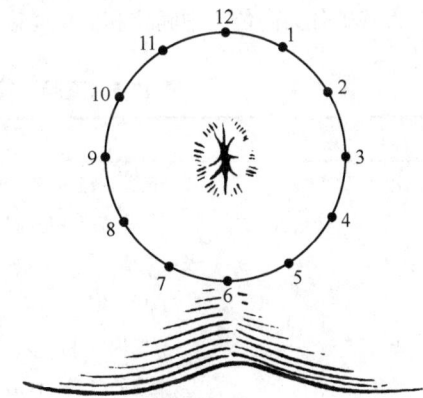

图 17-45　肛门检查的时钟定位法（截石位）

（六）纤维结肠镜检查

临床上应用广泛，直肠疾病如息肉、肿瘤等应常规检查全部结肠。纤维结肠镜不仅能观察到直肠结肠的病变，同时还能进行大肠息肉的电灼摘除、出血点的止血、肠扭转的复位、大肠吻合口良性狭窄的扩张等治疗。

（七）直肠内超声检查

直肠内超声已是目前诊断肛管、直肠疾病的常用方法。该检查可用于诊断直肠癌、直肠良性肿瘤、直肠外肿块压迫肠腔、溃疡性结肠炎等疾病。

（八）钡剂灌肠或气钡双重对比造影检查

钡剂灌肠及气钡双重对比造影检查对诊断直肠疾病有重要价值。前者对诊断直肠及乙状结肠的病变较好，后者对诊断结肠的小息肉及溃疡较好，对大块病变及有蒂息肉的诊断有不足之处。此两种方法对肛管齿状线附近的病变看不清楚，诊断较困难。

二、直肠肛管先天性疾病

（一）先天性直肠肛管畸形

先天性直肠肛管畸形占消化道畸形的首位，是小儿肛肠外科的常见病，系胚胎时期后肠发育障碍所致，约 50% 以上伴有直肠与泌尿生殖系之间的瘘管形成。

1. 分类 按形态可分为单纯狭窄或闭锁及合并瘘管畸形两类。

单纯狭窄或闭锁主要有以下几种：

（1）肛门膜式闭锁：即肛门有一层薄膜闭锁。
（2）肛管闭锁：最常见，直肠末端与肛门皮肤有一定距离，常合并不同类型的瘘管。
（3）直肠闭锁：肛门、肛管完整，但直肠下端有一段闭锁。
（4）直肠肛管狭窄：即肛管与直肠形成很细的管道，相通但不能正常排便。

2. 合并瘘管畸形 在以上畸形基础上，有泌尿生殖系与直肠肛管间的瘘管畸形。

（1）直肠会阴瘘：内口在直肠，外口在会阴。
（2）直肠尿道瘘：内口在直肠，外口下尿道相通，粪便可以从尿道排出。
（3）直肠阴道瘘：瘘管外口在阴道，粪便从阴道排出。
（4）直肠前庭瘘或直肠舟状窝瘘：瘘管外口位于女性的阴道前庭或舟状窝位置。

以上分类方法是单纯从解剖形态上控制的，国际分类是以该畸形的胚胎发生和病理改变为基础分为高位、中间位和低位（表 17-5）。

表 17-5　直肠肛管畸形 Wingspread 分类法（1984）

	男性	女性
高位	1. 肛管直肠发育不全 （1）合并直肠尿道前列腺瘘 （2）无瘘 2. 直肠闭锁	1. 肛管直肠发育不全 （1）合并直肠阴道瘘 （2）无瘘 2. 直肠闭锁
中间位	1. 直肠尿道球部瘘 2. 无瘘的肛管发育不全	1. 直肠前庭瘘 2. 直肠阴道瘘 3. 无瘘的肛管发育不全
低位	1. 肛管皮肤瘘 2. 肛管狭窄	1. 肛管前庭瘘 2. 肛管皮肤瘘 3. 肛管狭窄
	少见畸形	一穴肛畸形 少见畸形

3. 临床表现 大多数直肠肛管畸形患儿，在正常位置无肛门，易于发现。不伴有瘘管的直肠肛管畸形在出生后不久即表现为无胎粪排出，腹胀、呕吐。瘘口狭小不能排出胎粪或仅能排出少量胎粪时，患儿喂奶后呕吐，以后可吐粪样物，逐渐腹胀。瘘口较大者，在出生后一段时间可不出现肠梗阻症状，而在几周至数年逐渐出现排便困难。

高位直肠闭锁，肛门、肛管正常的患儿表现为无胎粪排出，或从尿道排出浑浊液体，直肠指检可以发现直肠闭锁。女孩往往伴有阴道瘘。泌尿系瘘几乎都见于男孩。从尿道口排气和胎粪是直肠泌尿系瘘的主要症状。

4. 诊断 新生儿无胎粪排出，检查无肛门或仅有一凹陷，即可诊断。阴道流粪，表明有阴道瘘。尿道口排气、排粪为直肠泌尿系瘘。影像学检查多可明确直肠肛管畸形的类型。X线倒置位摄片法可以了解直肠末端气体阴影位置，判断畸形位置。合并瘘管者可通过瘘管造影以明确诊断。

5. 治疗 根据直肠肛管畸形的类型不同，治疗方法亦不同，但都必须手术治疗。肛管直肠闭锁则应在出生后立即手术。

（1）低位畸形：手术较为简单，手术经会阴入路即可完成。单纯肛膜闭锁，仅需切除肛膜，直肠黏膜与肛门皮肤缝合。肛管闭锁可游离直肠盲端，经肛门拖出，与肛门皮肤缝合，行肛管成形术。

（2）高位畸形：经腹、会阴部或后矢状切口入路行肛管直肠成形术。手术原则：①游离直肠盲端；②合并瘘管者，切除瘘管并修复；③肛门直肠成形。一般情况下，先行结肠造口，6～12个月后再行二期手术。

三、肛　　裂

肛裂（anal fissure）是齿状线以下肛管皮肤层裂伤后形成的小溃疡。肛裂分急性肛裂和慢性肛裂，任何年龄均可发病，但多见于青壮年，好发部位多在肛管后正中线。

（一）病因

肛裂的病因目前尚不太清楚，可能与多种因素有关。

1. 解剖因素 肛管外括约肌浅部在肛门后正中形成较坚硬的肛尾韧带，伸缩性差，并且皮肤较固定，肛直角在此部位呈90°，承受的压力较大，容易损伤形成肛裂。

2. 外伤 慢性便秘患者，粪便干结，排便时损伤了肛管皮肤，反复损伤使裂伤不易愈合，而形成溃疡。肛门镜等内镜检查或直肠指检方法不当，也容易造成肛管后正中的皮肤损伤，形成肛裂。

3. 感染 齿状线附近的慢性炎症，如肛窦炎、肛乳头炎、直肠炎结核等均可引发肛管溃疡，形成肛裂。

（二）病理

肛裂与肛管纵轴平行，急性肛裂可见裂口边缘整齐，底浅，呈红色并有弹性，无瘢痕形成。慢性肛裂因反复发作，底深不整齐，质硬，边缘增厚纤维化，肉芽灰白，裂口上端的肛门瓣和肛乳头水肿，形成肥大肛乳头，下端皮肤因炎症、水肿及静脉、淋巴回流受阻，形成袋状皮垂向下突出于肛门外，称"前哨痔"。因将肛乳头肥大、肛裂、前哨痔常同时存在，称为肛裂"三联征"（图17-46）。

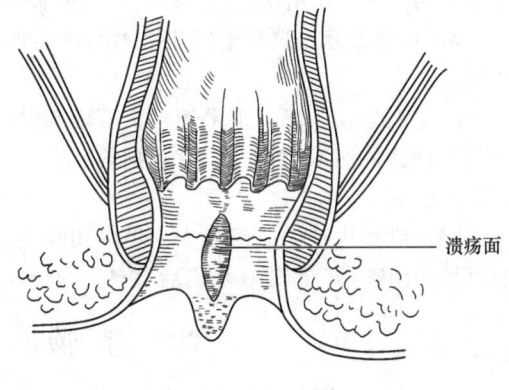

图17-46　肛裂

(三)临床表现及诊断

肛裂患者的典型表现是:疼痛、便血和便秘。

1. 疼痛 疼痛多剧烈,呈周期性。排便时因肛门扩张,粪块刺激溃疡面的神经末梢引起肛门烧灼样或刀割样疼痛,称排便时疼痛,便后片刻疼痛缓解,称疼痛间隙期。随后因肛门括约肌痉挛而引起持续性肛门剧痛,难以忍受,有的可放射至会阴部,直至内括约肌松弛,疼痛停止,疼痛可达数小时,但下一次排便又产生这样的周期性疼痛(图17-47)。

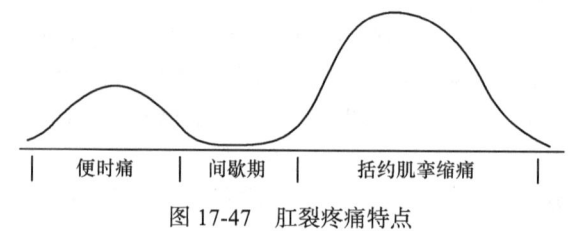

图17-47 肛裂疼痛特点

2. 便血 排便时粪便和溃疡面发生摩擦出现便血,为粪便表面带有少量鲜血。出血多少与裂口大小、深浅有关,但很少发生大出血。

3. 便秘 患者因害怕疼痛不敢排便而出现严重便秘,便秘又加重肛裂,使疼痛加重,形成恶性循环。

根据肛裂疼痛特点、便血及便秘,以及肛门检查时发现肛裂即可诊断。肛裂一旦确诊,一般不做直肠指检,以免引起剧痛,如一定要做检查,动作要轻柔、娴熟。但手术前一般应做内镜检查,排除直肠癌,以及溃疡性结肠炎、克罗恩病等病变。并注意与结核、肛周肿瘤和梅毒性溃疡鉴别,必要时做活检。

> 考点提示:
> 肛裂的临床表现

(四)治疗原则

治疗原则是软化大便,保持大便通畅及清洁肛门,解除内括约肌痉挛及疼痛,促进创面愈合。

1. 软化大便,保持大便通畅 调节饮食,多吃蔬菜等含纤维素高的食物,口服缓泻剂或石蜡油,使大便松软。定时大便,防治便秘。

2. 保持肛门清洁 便后或睡前用1:5000高锰酸钾溶液温水坐浴,保持局部清洁。

3. 肛管扩张 适用于急性肛裂或慢性肛裂无前哨痔及肛乳头肥大者。多用指扩肛法,患者取左侧卧位或折刀位,局麻,消毒铺单后,将一示指伸入肛管,随后将另一手的示指伸入肛管,两手指轻轻地向两侧牵拉30s,接着插入两手的中指,四指轻柔扩张肛管5min。此法可以解除内括约肌痉挛,扩大创面,增加肛裂部位的血流,促进创面愈合。但此法复发率较高,可并发出血、肛周脓肿及大便失禁等并发症。

4. 手术治疗 选用于经非手术治疗无效的慢性肛裂及有肛裂三联征者。常用的手术方法有:

(1)肛裂切除术:手术切除全部增殖的裂缘、前哨痔、肥大的肛乳头、发炎的陷窝和深部不健康的组织直至暴露肛管括约肌,可同时切断部分外括约肌皮下部或内括约肌,创面敞开引流。

> 考点提示:
> 肛裂的治疗方法

(2)肛管内括约肌切断术:手术切断内括约肌,然后括肛至4指,并可同时切除肥大肛乳头、前哨痔,肛裂在数周后可自行愈合。治愈率高,但手术不当可导致肛门失禁。

四、直肠肛管周围脓肿

直肠肛管周围脓肿(perianorectal abscess)是直肠肛管周围软组织内或其周围间隙发生

的急性化脓性感染并形成脓肿。脓肿破溃或切开引流后自愈可能性极小，常形成肛瘘。脓肿是肛管直肠周围炎症的急性期表现，而肛瘘则为慢性期表现。

（一）病因和病理

直肠肛管周围脓肿大多数是因肛隐窝感染引起，少数继发于肛管直肠外伤或血行感染。肛隐窝感染沿肛腺及淋巴引流扩散到直肠肛管周围间隙，引起感染，化脓后分别形成肛门周围脓肿、坐骨肛管间隙脓肿和骨盆直肠间隙脓肿（图17-48），脓肿破溃或切开引流后易形成经久不愈的瘘管，即为肛瘘。

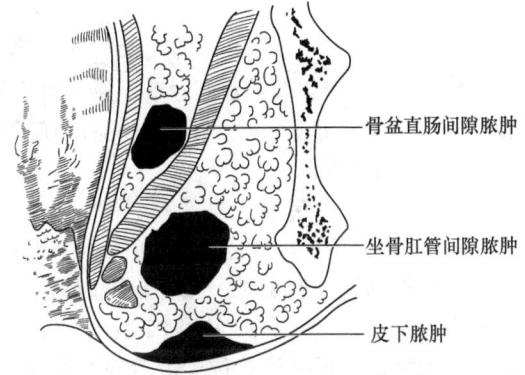

图 17-48　肛管直肠周围脓肿的类型

考点提示：
直肠肛管周围脓肿与肛瘘的关系

（二）临床表现及诊断

1. 肛门周围脓肿　肛门周围皮下脓肿最常见，常位于肛门后方或侧方皮下部，脓肿表浅，一般不大。主要症状为肛周局部出现持续性跳痛，排便时加重，肛门旁红、肿、热、痛明显，化脓后有波动感；因脓肿表浅全身症状轻。本型脓肿可形成低位肛瘘。

2. 坐骨肛管间隙脓肿　因坐骨直肠间隙较大，形成的脓肿亦较大而深，全身症状较明显，有畏寒发热；因脓肿位置较深，刺激直肠可有里急后重感；肛旁皮肤红肿范围较广，有触痛。直肠指检有触痛，有时有波动感。溃破后亦可形成肛瘘。

3. 骨盆直肠间隙脓肿　较为少见，脓肿位于肛提肌以上，局部表现不明显而全身症状严重。刺激直肠有里急后重感，刺激膀胱致尿频、尿急和排尿困难。直肠指检可触到直肠壁隆起、有触痛和波动感。如溃破后可形成高位肛瘘。

考点提示：
直肠肛管周围脓肿的临床表现

（三）治疗原则

1. 非手术治疗　抗生素应用、高锰酸钾温水坐浴、局部理疗、口服缓泻剂或石蜡油以减轻排便时疼痛。

2. 手术治疗　如已形成脓肿则需行脓肿切开引流：①肛旁皮下脓肿作放射切口（图17-49）；②坐骨肛管间隙脓肿在局麻或骶麻下，穿刺抽到脓液后，距肛门3～5cm作前后方向的弧形切口（图17-50），放置乳胶管引流脓液；③骨盆直肠间隙脓肿应在腰麻等麻醉下进行。以上手术后均须认真换药，保证引流通畅，以免日后形成肛瘘。

考点提示：
直肠肛管周围脓肿切开引流切口的选择

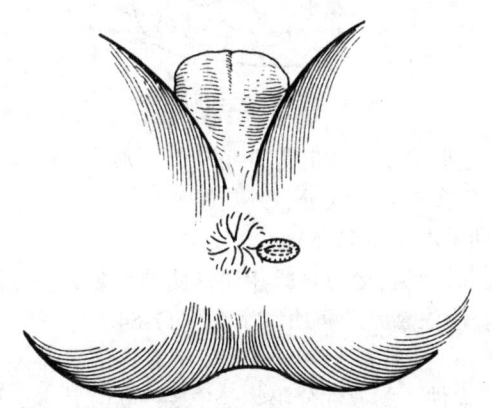

图 17-49　脓肿放射状切口

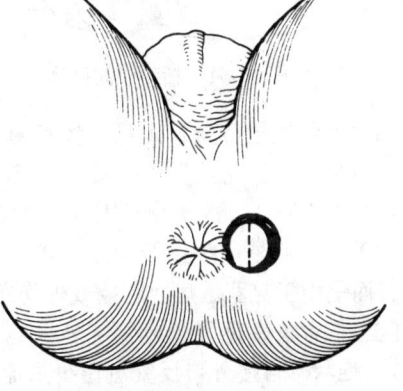

图 17-50　脓肿前后方向切口

五、肛 瘘

肛瘘（anal fistula）是肛管或直肠与肛门周围皮肤相通的慢性感染性管道，由内口、瘘管和外口三部分组成。肛瘘是常见的直肠肛管疾病，发病率仅次于痔，任何年龄均可发病，多见于青壮年男性。

考点提示：
肛瘘的概念

（一）病因和病理

肛瘘多因肛周脓肿引流不畅所致，少数因结核杆菌感染引起。瘘管一般有内口和外口，内口多在齿状线上肛窦处，脓肿自行破溃或切开引流处形成外口，位于肛周皮肤上。肛瘘的分类方法有多种，目前多用 Parks 分类法，即根据瘘管与肛门括约肌的解剖关系分为四类。临床上也有根据瘘管位于肛管直肠环以上或以下，而将肛瘘简单地分为高位肛瘘和低位肛瘘。

1. 根据肛管与肛管直肠环的关系

（1）高位肛瘘：指瘘管位于肛门外括约肌深部以上者。

（2）低位肛瘘：指瘘管位于肛门外括约肌深部以下者。

2. Parks 分类法

（1）括约肌间肛瘘：占大多数，瘘管只穿过肛门内括约肌，位置较低，多为低位肛瘘。内口多在齿状线部位，外口常只有 1 个，距肛门 3~5cm（图 17-51）。

（2）经括约肌肛瘘：瘘管穿过肛门内、外括约肌，位置稍高，可以为低位或高位肛瘘。内口多在齿状线处，外口常不止 1 个（图 17-52）。

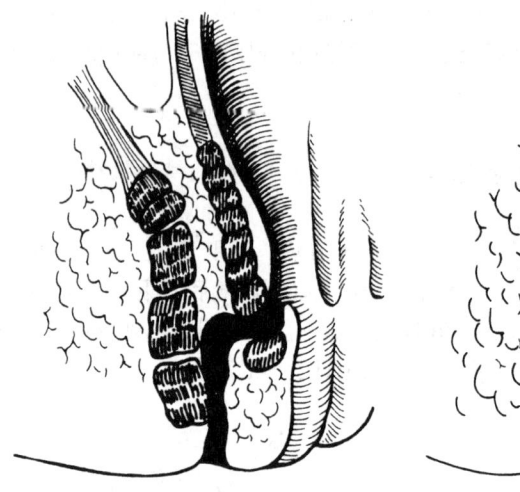 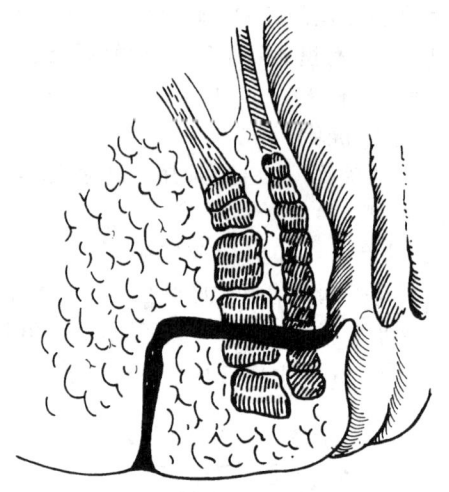

图 17-51 括约肌间肛瘘　　　　图 17-52 经括约肌肛瘘

（3）括约肌上肛瘘：少见，瘘管向上穿过肛提肌，达肛管直肠环以上水平，然后向下经从坐骨肛门窝穿透皮肤，为高位肛瘘。内口多在齿状线处，外口距肛门较远，由于瘘管常累及肛管直肠环，故治疗较困难，常需分期手术（图 17-53）。

考点提示：
肛瘘形成的因素及分类

（4）括约肌外肛瘘：最少见，瘘管穿过肛提肌直接与直肠相通，此种瘘多为非腺源性感染，而是由于克罗恩病、肠癌或外伤所致，应注意原发病灶治疗（图 17-54）。

（二）临床表现及诊断

1. 症状　自瘘外口反复流出少量流脓、血性、黏液性分泌物是主要症状。其多少与瘘管长短、多少有关，新生瘘管流脓较多，分泌物刺激皮肤而瘙痒不适，当外口阻塞或假性愈合，瘘管内脓液积存，局部肿胀疼痛，甚至发热，以后封闭的瘘口破溃，症状才能消失。由于引流不畅，脓肿反复发作，可反复溃破出现多个外口。较大较高位的肛瘘，可有粪便或气体从外口排出。

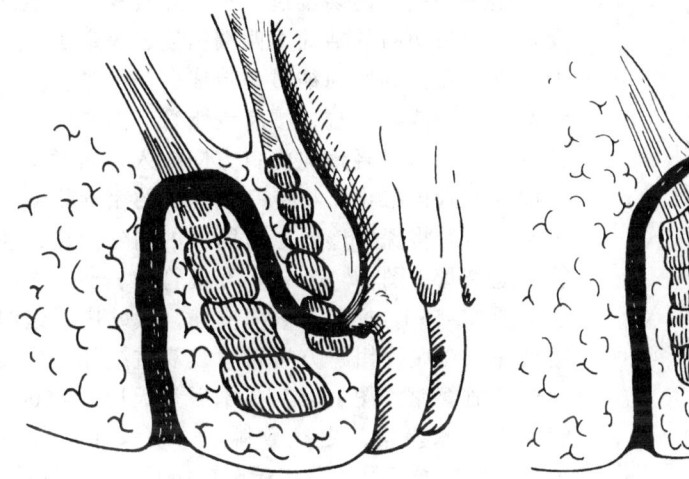

图 17-53　括约肌上肛瘘　　　　图 17-54　括约肌外肛瘘

2. 体征　肛门周围可见1个或数个呈红色乳头状突起或是肉芽组织隆起的外口，排出少量脓性、血性或黏液性分泌物，部分患者可发生湿疹，压之可排出少量脓性或脓血性分泌物，可有压痛。

考点提示：
肛瘘的临床表现

3. 辅助检查

（1）直肠指检：瘘管位置浅时可触及结节样内口及一条索状瘘管。

（2）肛门镜检查：有时可发现内口。

（3）特殊检查：若无法判断内口位置，可将白色纱布条填入肛管及直肠下端，并从外口注入亚甲美蓝溶液，根据染色部位确定内口。

（4）瘘管碘油造影检查：在X线透视下经导管向瘘管注入30%～40%碘油，观察碘油在瘘管内的走行，并摄X线片观察瘘管分布。该检查多用于高位复杂性肛瘘。此检查是临床常规检查方法。

（5）探针检查：一般不用作诊断，只在术中用。因肛门未麻醉、括约肌不松弛，容易造成假瘘管、假内口。

（三）治疗原则

肛瘘不能自愈，必须手术治疗，原则是切开瘘管、敞开创面、促进愈合。根据瘘管的深浅、曲直及其与肛管直肠环的关系，选择不同的手术方式。

1. 肛瘘切开术　仅适用于低位肛瘘，因瘘管在外括约肌深部以下，切开后只损伤外括约肌皮下部和浅部，不会出现术后肛门失禁。手术将瘘管全部切开，并切除切口两侧边缘的瘢痕组织，使伤口呈"V"字形敞开，刮净瘘管内的肉芽组织，保持引流通畅。术后48h便后或睡前用1:5000高锰酸钾温水坐浴，直肠内塞入痔疮栓，换药，每天1次，直到伤口愈合。

2. 肛瘘切除术　适用于低位单纯性肛瘘。全部切除瘘管直至健康组织，创面敞开不缝合，若创面较大，可部分缝合，部分敞开，填入油纱布，使创面由底向外生长至愈合。

3. 挂线疗法　是治疗肛瘘的最常用方法。本法适用于高位单纯性肛瘘，或距肛门3～5cm的低位肛瘘，或作为复杂性肛瘘切开、切除的辅助治疗。挂线疗法是利用橡皮筋的机械作用，使结扎处组织发生血供障碍、逐渐压迫组织，使之坏死。同时橡皮筋也有一定

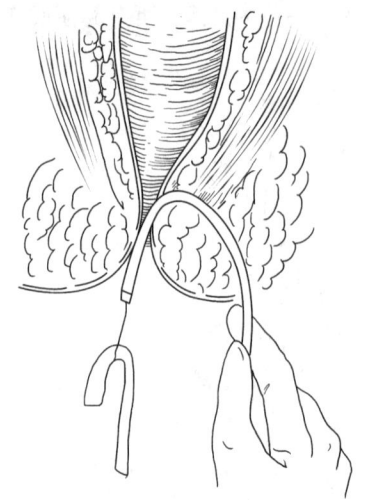

图 17-55 肛瘘挂线术

引流作用，使瘘管内分泌物排出，在橡皮筋对表面组织慢性切割过程中，基底部创面逐渐愈合。此法最大优点是利用缓慢的切割过程和在此过程中产生的局部炎症，使被切断的括约肌两端粘连、固定于周围组织上，不致因括约肌回缩过多造成肛门失禁。方法：患者取折刀位或截石位，腰麻或骶管麻醉。用软银质探针自瘘管外口轻轻地向内口方向探入，同时将左手示指伸入肛管内拉出。将带有橡皮筋的粗丝线缚在探针头上，然后将探针连同橡皮筋由内向外拉出，使橡皮筋贯通瘘管（图 17-55）。切开瘘管内、外口之间的皮肤（图 17-56），提起拉紧橡皮筋，紧贴皮下组织将其钳夹住，在血管钳下方用粗丝线双重结扎橡皮筋，然后松开血管钳（图 17-57）。术后每天用 1∶5000 高锰酸钾液温水坐浴，更换敷料。一般术后 7～10d 肛瘘组织被橡皮筋切开脱落，若未被切开，应紧缩橡皮筋，使组织缺血、坏死，橡皮筋脱落。脱落后留下一沟状肉芽创面，继续坚持坐浴 1～2 次/天，3 周左右愈合。

考点提示： 肛瘘的挂线疗法

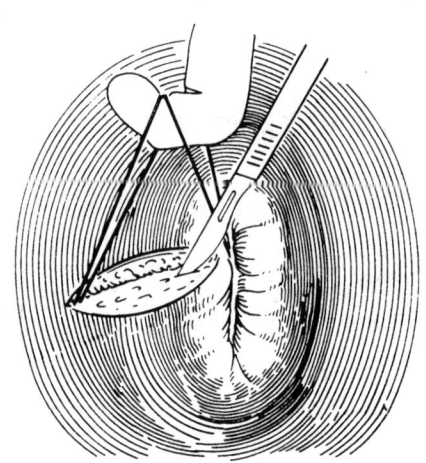

图 17-56 切开肛瘘内外口之间的皮肤

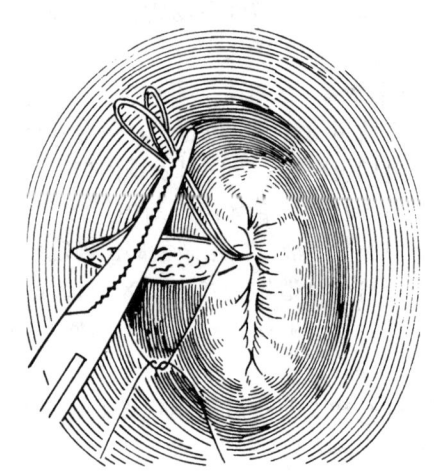

图 17-57 收紧橡皮筋，丝线结扎

六、痔

痔（hemorrhoid）是直肠下段黏膜下和（或）肛管皮肤下静脉丛淤血、扩张和迂曲所形成的静脉。在肛肠疾病中发生率最高，随着年龄增长，发病率增高。

考点提示： 痔的概念和分类

根据痔发生部位，可以分为内痔、外痔和混合痔。①内痔：最多见，位于齿状线以上，是直肠上静脉丛扩张、迂曲所致，表面为直肠黏膜所覆盖。②外痔：位于齿状线以下，是直肠下静脉丛扩张、迂曲所致，表面为肛管皮肤覆盖。③混合痔：位于齿状线上、下，由直肠上下静脉丛相互吻合、扩张、迂曲形成，表面为直肠黏膜和肛管皮肤覆盖（图 17-58）。

（一）病因

病因尚未完全明确，可能与多种因素有关，目前主要有以下学说。

1. 肛垫下移学说 肛垫位于直肠末端和肛管的黏膜下，由平滑肌、弹力纤维、结缔组织和静脉丛（或称静脉窦）构成，起调节肛管括约肌，完善肛门闭合作用。正常情况下，肛垫疏松地附着在肛管肌壁上，排便时主要受到向下的压力被推向下，排便后借其自身的收缩作用，缩回到肛管内。由于反复便秘、腹内压增高等因素，肛垫向远侧移位，其中的纤维间隔逐渐松弛、直至断裂；同时静脉丛淤血、扩张、融合形成痔。

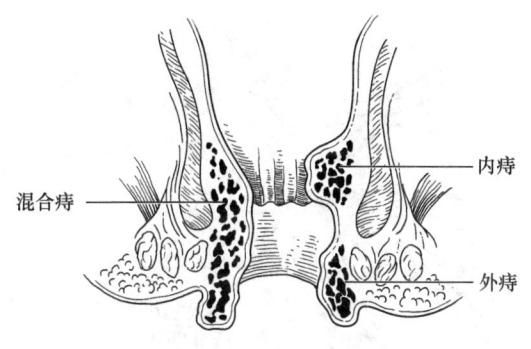

图 17-58　痔的类型

2. 静脉曲张学说　直肠静脉与肛管静脉为门静脉和下腔静脉吻合交通支；直肠上下静脉无静脉瓣，静脉丛管壁薄、位置浅，末端直肠黏膜下组织松弛；长期坐立、便秘、妊娠等腹内压增高因素可致直肠静脉回流受阻、淤血、扩张而形成痔。

另外，进食大量刺激性食物和酗酒可使局部充血；肛周感染可引起静脉周围炎，使静脉失去弹性而扩张；营养不良可使局部组织萎缩无力。以上因素都可诱发痔的发生。

（二）临床表现

1. 内痔　好发部位为截石位3、7、11点。主要表现为无痛性便血和痔核脱出。一般情况下，内痔不会出现疼痛，继发血栓、嵌顿、感染时，可出现剧烈疼痛，部分患者可伴发排便困难。内痔可分为四度：①Ⅰ度：便时带血、滴血或喷射状出血，便后出血可自行停止，无痔脱出；②Ⅱ度：常有便血，排便时有痔脱出，便后可自行还纳；③Ⅲ度：偶有便血，排便或久站、咳嗽、劳累、负重时痔脱出，需用手还纳；④Ⅳ度：偶有便血，痔脱出不能还纳或还纳后又脱出。

2. 外痔　表现为肛门不适、潮湿不洁，有时有瘙痒。结缔组织外痔（皮垂）及炎性外痔常见。如发生血栓形成及皮下血肿有剧痛，称之为血栓性外痔，是血栓性静脉炎的一种表现，48h后疼痛才开始逐渐缓解。

3. 混合痔　表现为内痔和外痔的症状可同时存在。混合痔呈环状脱出肛门外，脱出的痔块在肛周呈梅花状，称为环状痔。脱出痔块若被痉挛的括约肌嵌顿，以至水肿、淤血甚至坏死，临床上称为嵌顿性痔或绞窄性痔。

考点提示：痔的临床表现

（三）诊断

肛门直肠检查可以确诊。肛门视诊，可观察到除Ⅰ度外的内痔，有脱垂者，采用蹲位排便后立即观察，可清晰见到痔块大小、数目及部位。直肠指检可了解直肠内有无其他病变，如直肠癌、直肠息肉等。肛门镜检查，不仅可见到痔块的情况，还可观察到直肠黏膜有无充血、水肿、溃疡、肿块等。血栓性外痔表现为肛周暗紫色长条圆形肿物，表面皮肤水肿、质硬、压痛明显。

痔的诊断不难，但应与下列疾病鉴别：①直肠癌：在直肠指检时可扪到高低不平的硬块；而痔为暗红色圆形柔软的血管团。②直肠息肉：低位带蒂息肉脱出肛门外易误诊为痔脱出。但息肉为圆形、实质性、有蒂、可活动，多见于儿童。③直肠脱垂：易误诊为环状痔，但直肠脱垂黏膜呈环形，表面平滑，括约肌松弛；而后者黏膜呈梅花瓣状，括约肌不松弛。

（四）治疗

应遵循三个原则：①无症状的痔无需治疗；②有症状的痔重在减轻或消除症状，而非根治；③以非手术治疗为主。

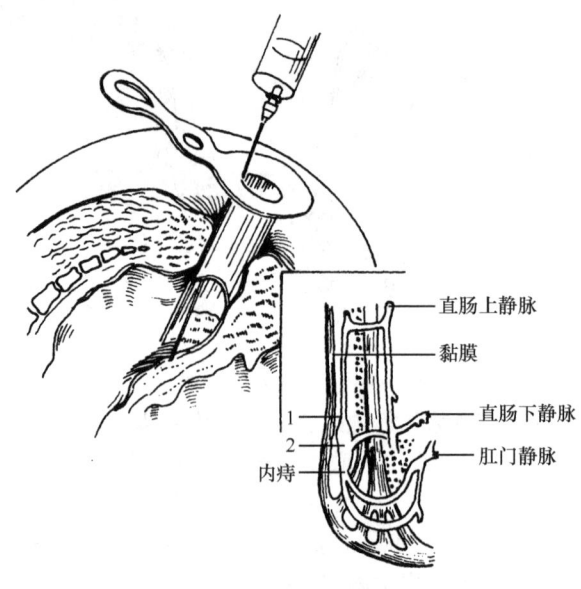

图 17-59　内痔注射疗法

1. 一般治疗　在痔的初期和无症状的痔，只需增加纤维性食物，改变不良的大便习惯，保持大便通畅，防治便秘和腹泻。热水坐浴可改善局部血液循环。血栓性外痔有时经局部热敷，外敷消炎止痛药物后，疼痛可缓解而不需手术。嵌顿痔初期也采用一般治疗，用手轻轻将脱出的痔块推回肛门内，阻止再脱出。

2. 注射疗法　适应于Ⅰ、Ⅱ期内痔，效果较好。将硬化剂注射于痔基底部的黏膜下层，产生无菌性炎症反应，黏膜下组织纤维化，使痔块萎缩。常用的硬化剂有5%苯酚植物油、5%鱼肝油酸钠、5%盐酸奎宁尿素水溶液、4%明矾水溶液等，忌用腐蚀性药物。应避免将硬化剂注入到黏膜层，会导致黏膜坏死、溃疡，严重者可导致肛门狭窄。如果一次注射效果不够理想，可在1个月后重复一次。如果痔块较多，也可分2~3次注射（图17-59）。

3. 胶圈套扎疗法　可用于治疗Ⅰ、Ⅱ、Ⅲ度内痔。原理是将特制的胶圈套入到内痔的根部，利用胶圈的弹性阻断痔的血运，使痔缺血、坏死、脱落而愈合。注意痔块脱落时有出血的可能。套扎不能套在齿状线及皮肤，否则引起剧烈疼痛（图17-60）。

4. 多普勒超声引导下痔动脉结扎术　适用于Ⅱ~Ⅳ度的内痔。采用一种特制的带有多普勒超声探头的直肠镜，于齿状线上方2~3cm探测到痔上方的动脉直接进行结扎，通过阻断痔的血液供应以达到缓解症状的目的。

5. 手术疗法

（1）痔单纯切除术：主要用于Ⅱ、Ⅲ度内痔和混合痔的治疗。可取侧卧位、截石位或俯卧位，骶管麻醉或局麻后，先扩肛至4~6指，显露痔块，在痔块基底部两侧皮肤上作

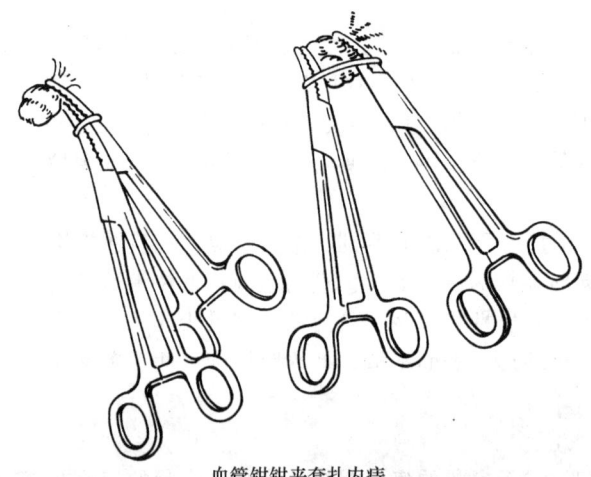

血管钳钳夹套扎内痔

图 17-60　内痔胶圈套扎疗法

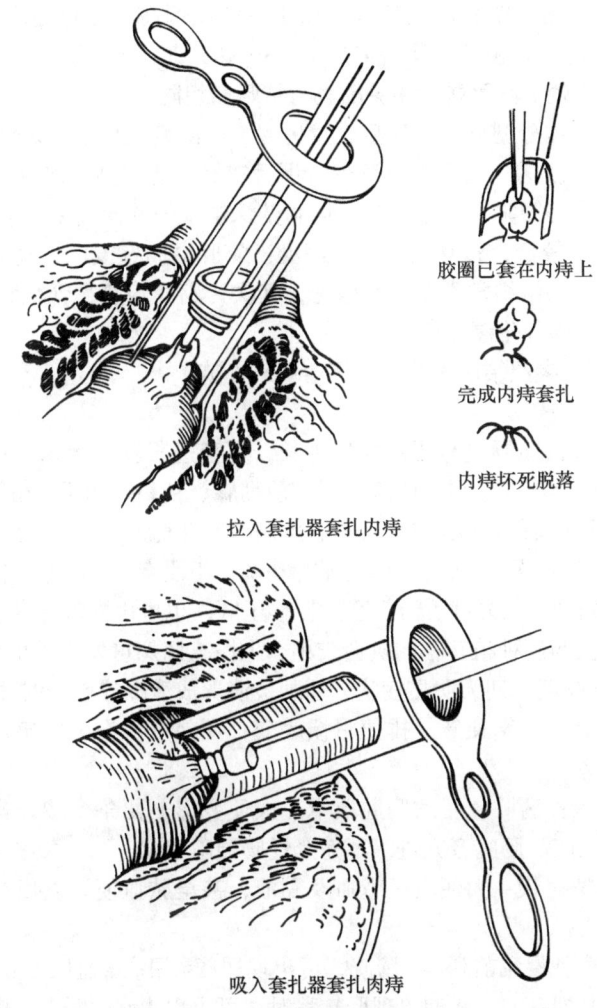

图 17-60　内痔胶圈套扎疗法（续）

"V"形切口，分离曲张静脉团，直至显露肛管外括约肌。用止血钳于底部钳夹，贯穿缝扎后，切除结扎线远端痔核。齿状线以上黏膜用可吸收缝线于以缝合；齿状线以下的皮肤切口不予缝合，创面用凡士林油纱布填塞。嵌顿痔也可用同样方法急诊切除。

（2）吻合器痔上黏膜环切钉合术：也称吻合器痔上黏膜环切术。主要适用于Ⅲ、Ⅳ度内痔、非手术疗法治疗失败的Ⅱ度内痔和环状痔，直肠黏膜脱垂也可采用。主要方法是通过专门设计的管状吻合器环行切除距离齿状线 2cm 以上的直肠黏膜 2~4cm，使下移的肛垫上移固定，该术式在临床上通用名称为 PPH 手术（procedure for prolapse and hemorrhoids）。与传统手术比较具有疼痛轻微、手术时间短、患者恢复快等优点。

（3）血栓外痔剥离术：用于治疗血栓性外痔。在局麻下将痔表面的皮肤梭形切开，摘除血栓，伤口内填入油纱布，不缝合创面。

由于注射治疗和胶圈套扎疗法等对大部分痔的疗效好，因此，成为了痔的主要治疗方法，手术治疗仅限于不宜非手术治疗或非手术治疗失败的患者。

考点提示：
痔的主要治疗方法

七、直　肠　癌

直肠癌（carcinoma of the rectum）是常见的消化道肿瘤之一，主要特点：①直肠癌比结肠癌发生率高,大约占60%;②低位直肠癌所占的比例高,占直肠癌的60%~75%,绝大多数癌肿可在直肠指检时触及;③青年人(<30岁)直肠癌比例高,占10%~15%。直肠癌的发病原因尚不清楚,其可能的相关因素与结肠癌相同。

1. 病理和分型 大体分型分为肿块型、溃疡型、浸润型三型。肿块型:向肠腔内突出,肿块增大时表面可产生溃疡,向周围浸润少,预后较好。溃疡型:多见,占50%以上。形状为圆形或卵圆形,中心凹陷,边缘凸起,向肠壁深层生长并向周围浸润。早期可有溃疡,易出血,此型分化程度较低,转移较早。浸润型:癌肿沿肠壁浸润,使肠腔狭窄,分化程度低,转移早而预后差。组织学类型:有腺癌,其次为黏液腺癌、管状腺癌、乳头状腺癌、印戒细胞癌、腺鳞癌、未分化癌等。

2. 临床病理分期 参照结肠癌分期(见本章第6节)

3. 扩散与转移

(1)直接浸润:直接向肠壁深层浸润性生长,可穿透浆膜层侵入邻近脏器如子宫、膀胱等,下段直肠癌向四周浸润,侵入附近脏器如前列腺、精囊、阴道、输尿管等。

(2)淋巴转移:是主要的扩散途径。上段直肠癌向上沿直肠上动脉、肠系膜下动脉及腹主动脉周围淋巴结转移。发生逆行性转移的现象非常少见。下段直肠癌向上方和侧方转移为主。

(3)血行转移:癌肿侵入静脉后沿门静脉转移至肝,也可由髂静脉转移至肺、骨和脑等。

(4)种植转移:直肠癌种植转移的机会较小,上段直肠癌可发生种植转移。

4. 临床表现 直肠癌早期无明显症状,癌肿破溃形成溃疡或感染时才出现症状。

(1)直肠刺激症状:频繁便意,排便习惯改变;便前肛门有下坠感、里急后重、排便不尽感;晚期有下腹痛。

(2)肠腔狭窄症状:癌肿侵犯致肠腔狭窄,大便变形,便条变细。若肠管发生部分梗阻,可表现为腹痛、腹胀、肠鸣音亢进等不完全性肠梗阻症状。

(3)癌肿破溃感染症状:大便表面带血及黏液,甚至脓血便。血便是直肠癌最常见的症状。

(4)其他症状:癌肿侵犯前列腺、膀胱,可出现尿频、尿痛、血尿。癌肿侵及骶前神经,可发生骶尾部持续性剧烈疼痛。晚期出现肝转移时,可出现腹水、肝大、黄疸、贫血、消瘦、水肿、恶病质等症状。

5. 诊断 直肠癌根据病史、体检、影像学和内镜检查不难作出临床诊断,准确率亦可达95%以上。但多数病例常有不同程度的延误诊断,其中有患者对便血、大便习惯改变等症状不够重视,亦有医生警惕性不高的原因。直肠癌的筛查应遵循由简到繁的步骤进行。

常用的检查方法:①大便潜血试验:大肠癌早期可有少量出血,故大便潜血试验多阳性。②直肠指检:是诊断直肠癌最重要的方法。由于国人以低位直肠癌多见,多能在指检时触及。凡遇患者有便血、排便习惯改变、大便变形等症状,均应行直肠指检。直肠指检可检查癌肿的部位,距肛缘的距离及癌肿的大小、范围、固定程度与周围组织的关系等。③内镜检查:直肠镜、乙状结肠镜或纤维结肠镜检查可直视病灶并取活组织作病理学检查,是诊断大肠癌最有效、可靠的方法。④影像学检查:X线钡剂灌肠或气钡双重对比造影检查,可观察结肠运动和显示结肠内的异常形态;B超、CT和MRI检查,可提示腹部肿块、腹腔内肿大淋巴结及有无肝内转移等。⑤血清癌胚抗原(CEA):测定诊断特异性不高,但对判断患者预后、疗效和复发起一定作用。⑥其他检查:低位直肠癌伴腹股沟淋巴结肿大时,应行淋巴结活检。癌肿位于直肠前壁的女性患者,应做阴道检查及双合诊检查。男性患者有泌尿系统症状时,应做膀胱镜检查。

6. 治疗 手术切除仍然是直肠癌的主要治疗方法。术前的放疗和化疗(临床上称为新辅助放、化疗）可一定程度上提高手术疗效。

（1）手术治疗：切除包括癌肿、足够的两端肠段、已侵犯的邻近器官的全部或部分、四周可能被浸润的组织及全直肠系膜。手术方式的选择根据癌肿所在部位、大小、活动度、细胞分化程度，以及术前的排便控制能力等因素综合判断。直肠癌根治术有多种手术方式，但经典的术式仍然是 Miles 手术和 Dixon 手术。

1）局部切除术：适用于早期瘤体小、T_1、分化程度高的直肠癌。手术方式主要有：①经肛局部切除术；肛门镜下显微手术切除；②骶后径路局部切除术。

2）腹会阴联合直肠癌根治术（Miles 手术）：主要适用于腹膜返折以下，直肠癌下缘距肛门缘 5cm 以内的直肠癌。切除范围包括全部直肠、肠系膜下动脉及其区域淋巴结、全直肠系膜、肛提肌、坐骨肛门窝内脂肪、肛管及肛门周围 3～5cm 的皮肤、皮下组织及全部肛门括约肌（图 17-61），于左下腹行永久性乙状结肠单腔造口（图 17-62）。

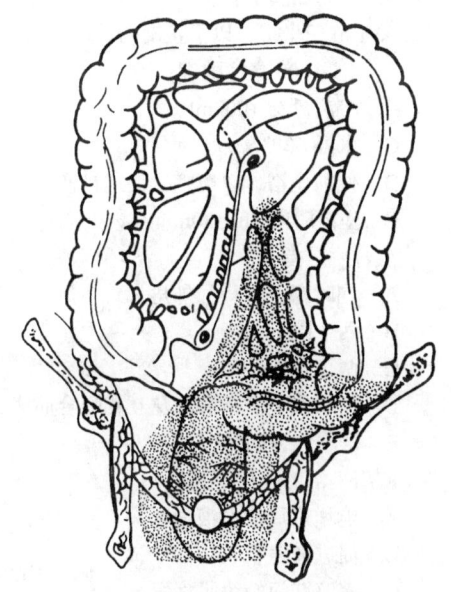

图 17-61　Miles 手术切除范围

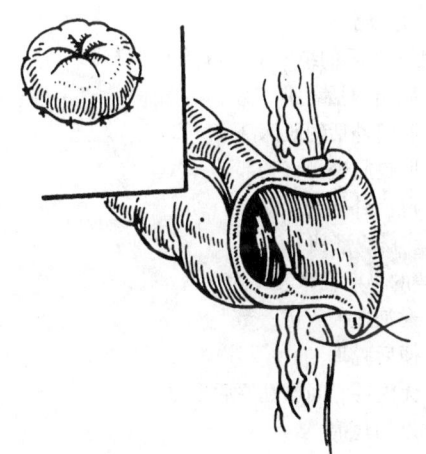

图 17-62　结肠造口

3）经腹直肠癌切除术（直肠低位前切除术、Dixon 手术）：是目前应用最多的直肠癌根治术。但原则上是以根治性切除为前提，要求远端切缘距癌肿下缘 2cm 以上，由于吻合器的应用，可以完成直肠、肛管任何位置的吻合，其他各种改良术式在临床上很少采用，对符合保留肛门的直肠癌，经典的手术仍然是 Dixon 手术。

4）经腹直肠癌切除、近端造口、远端封闭手术（Hartmann 手术）：适用于因全身一般情况很差，不能耐受 Miles 手术或急性梗阻不宜行 Dixon 手术的直肠癌患者（图 17-63）。

（2）放射治疗：作为手术切除的辅助疗法有提高疗效的作用。术前的放疗可以提高手术切除率，降低患者的术后局部复发率。术后放疗仅适用于局部晚期

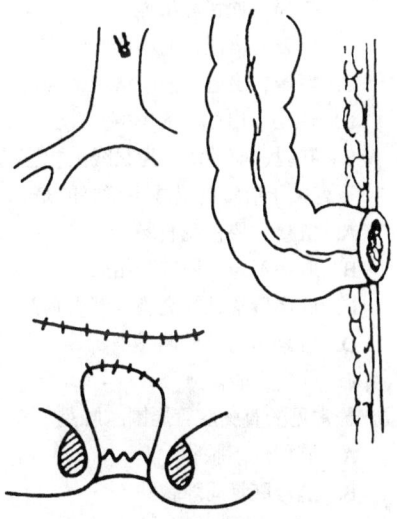

图 17-63　直肠癌 Hartmann 手术

患者、T_3 直肠癌且术前未经放疗和术后局部复发的患者。

（3）化疗：结直肠癌的辅助化疗均以 5-氟尿嘧啶为基础用药。给药途径有静脉给药、局部缓释颗粒、术后腹腔置管灌注给药及温热灌注化疗等，以静脉化疗为主。

（4）新辅助放、化疗：术前放、化疗能使直肠癌体积缩小，达到降期作用，从而提高手术切除率及降低局部复发率。

（5）其他治疗：基因治疗、靶向治疗、免疫治疗等。低位直肠癌形成肠腔狭窄且不能手术者，可用电灼、液氮冷冻和激光凝固、烧灼等局部治疗或放置金属支架，以改善症状。

目标检测

一、选择题

【A_1 型题】

1. 不宜做直肠指检的情况是
   A. 内痔出血 B. 复杂性肛瘘
   C. 直肠息肉出血 D. 肛裂
   E. 直肠癌

2. 肛管直肠环的组成中不包括下列哪项
   A. 肛门内括约肌
   B. 肛门外括约肌深部
   C. 肛提肌坐骨直肠部
   D. 肛门外括约肌浅部
   E. 直肠纵肠肌

3. 内痔的早期临床表现为
   A. 黏液血便
   B. 便后脱垂
   C. 无痛性、间歇性便后出血
   D. 肛门疼痛
   E. 肛门抓痒

4. 肛裂"三联征"是指
   A. 疼痛、便秘和出血
   B. 肛裂、出血、前哨痔
   C. 疼痛、出血、前哨痔
   D. 便秘、出血、前哨痔
   E. 肛裂、前哨痔、齿状线上相应的乳头肥大

5. 下列关于肛瘘的描述中正确的是
   A. 肛瘘主要侵犯直肠
   B. 肛瘘不与肛周皮肤相通
   C. 肛瘘最常见的类型是肛管括约肌间型
   D. 肛瘘多为结核菌感染所致
   E. 肛瘘只能自愈

6. 最常见的直肠肛管周围脓肿是
   A. 肛周皮下脓肿
   B. 坐骨肛管间隙脓肿
   C. 骨盆直肠间隙脓肿
   D. 直肠后间隙脓肿
   E. 直肠黏膜下脓肿

7. 关于肛门坐浴，以下正确的是
   A. 1∶1000 高锰酸钾
   B. 溶液量约 1000ml
   C. 水温 60℃
   D. 便前坐浴，以解痉、促进排便
   E. 坐浴时间 20~30min

8. 混合痔是指
   A. 同时存在内痔和外痔
   B. 两个以上内痔
   C. 两个以上外痔
   D. 齿状线上、下静脉丛互相吻合而成
   E. 痔与肛裂同时存在

9. 肛门坐浴的作用不包括
   A. 能增进局部血液循环
   B. 促进炎症吸收
   C. 缓解肛门括约肌痉挛
   D. 清洁作用
   E. 止血作用

10. 直肠癌血行转移最常见的部位是
    A. 锁骨上淋巴结 B. 肺
    C. 肝脏 D. 脑
    E. 骨

【A_2 型题】

11. 患者，男性，48 岁，过去因痔疮间断有大便带血，近 2 个月来，大便持续带血，并伴大便习惯改变，需要首先立即进行最简便有效的诊断方法是
    A. 钡灌肠 B. 直肠直检
    C. 纤维结肠镜检查 D. 腹部 B 超
    E. 腹部 CT

12. 患者，女性，76 岁，近 1 年来便频伴下感，排少量黏液血便，近 3 个月来消瘦，排便困

难，腹胀，肛诊距肛门5cm处可扪及一环形菜花样肿物，其与盆腔固定，B超示肝内有占位性病变，最恰当的处理是
- A. Miles 手术
- B. Hartmann 手术
- C. Dixon 手术
- D. 乙状结肠造口术
- E. 盲肠造口术

13. 一名59岁的男性患者，大便鲜血，腹胀多年，曾作注射疗法，未愈，近月来排血样便，作痢疾治疗2周，稍好，疑有肿瘤，在下列检查中，首选要进行的检查是
    - A. 直肠指检
    - B. 肛镜检查
    - C. 乙状结肠镜检
    - D. X线钡剂灌肠检查
    - E. B超检查

【A₃型题】

（14、15题共用题干）

患者，男性，70岁。较长时间大便干燥，近2周来，排便时疼痛伴出血，经检查，肛管皮肤全层裂开，形成溃疡，诊断为肛裂。采用坐浴等非手术治疗。

14. 该患者做直肠肛管检查时最合适的体位是
    - A. 蹲位
    - B. 左侧卧位
    - C. 右侧卧位
    - D. 膝胸位
    - E. 截石位

15. 该患者肛门坐浴的水温应为
    - A. 23~26℃
    - B. 33~36℃
    - C. 43~46℃
    - D. 53~56℃
    - E. 63~66℃

（16~18题共用题干）

患者，男性，43岁，肛周肿痛4d，肛门左侧皮肤发红并伴疼痛，以坐时及排便时明显，2d前加剧并局部肿胀，无畏寒、发热。体检：胸膝位肛门11点处见局部肿胀，约2cm×2cm，有脓头，周围皮肤发红，波动感（＋）。

16. 考虑患者的病变部位是
    - A. 肛门周围
    - B. 坐骨肛管间隙
    - C. 骨盆直肠间隙
    - D. 直肠后间隙
    - E. 直肠黏膜下

17. 对该患者的处理方法首选
    - A. 抗生素控制感染
    - B. 局部理疗
    - C. 口服缓泻剂减轻排便时的疼痛
    - D. 高锰酸钾溶液坐浴
    - E. 手术切开引流

18. 引起该病的最常见原因是
    - A. 外伤
    - B. 肛周皮肤感染
    - C. 肛腺感染
    - D. 痔行药物注射治疗后
    - E. 血栓性外痔剥离术后

（19、20题共用题干）

患者，男性，49岁，6年前出现排便时出血，多为便纸上带血，时有鲜血附于粪便表现，无局部疼痛，无肿块脱出，往往于进食辛辣食物、大便硬结时发作和症状加重。体检：截石位，在齿状线上1cm约7点处触及柔软团状肿块，无触痛，指套退出无染血。

19. 引起该患者便血的原因首选
    - A. Ⅰ期内痔
    - B. Ⅱ期内痔
    - C. Ⅲ期内痔
    - D. 血栓性外痔
    - E. 混合痔

20. 对于该患者的处理方案中错误的是
    - A. 鼓励患者多饮水，增加膳食中纤维含量
    - B. 注射硬化剂
    - C. 便后1：5000高锰酸钾温水坐浴
    - D. 胶圈套扎疗法
    - E. 痔切除术

二、病例分析

[病史摘要1] 男性，29岁。发现大便后滴鲜血近半年，因无痛，不影响工作而没有进行治疗。3d前开始，便后不仅有鲜血滴出，而且伴有肿块自肛门脱出，便后肿块自然回缩。发病来始终没有疼痛。

体格检查：一般状态良好，活动自如。全身检查未见异常。

外科检查：膝肘位检查，肛门外形正常，行肛门镜检查发现在3点、5点处有紫蓝色静脉团块，表面光滑。

问题：根据以上病史摘要，请说出初步诊断及诊断依据、鉴别诊断、进一步检查与治疗原则。

[病史摘要2] 女性，68岁，大便次数增多1个月，间歇血便2周。患者1个月前无明显诱因开始便次增多，每天2~3次，粪便成形，第1次往往便量少，且有下腹坠胀、便不尽感，不伴腹痛。2周前发现大便带血，附于表面，呈粉红色，混有黏液，便纸上可见少量鲜血，食欲、体重无明显变化。

既往体健，无高血压、心血管或糖尿病史。

查体：T36.2℃，P64次/分，R20次/分，BP140/80mmHg，发育正常、营养良好，心肺无异常。腹部平软，未触及包块，肝、脾肋下未触

及，肠鸣音4~5次/分。肛查：未见肛裂或外痔，直肠指检未及肿物，指套有少量暗红血迹，肛镜进入约距肛门10cm处，似有隆起肿物，肠腔狭窄。

辅助检查：Hb126g/L，WBC6.4×10⁹/L。

问题：根据以上病史摘要，请说出初步诊断及诊断依据、鉴别诊断、进一步检查与治疗原则。

（余尚昆）

第8节 肝脏疾病

> 学习目标
> 1. 熟悉：细菌性肝脓肿的诊断及鉴别诊断。
> 2. 掌握：原发性肝癌的临床表现、诊断和预防。

案例 17-7

王某，男性，30岁，因寒战高热，右上腹胀痛20d入院。查体：体温39℃，消耗病容，右季肋区叩痛，右肋缘下3cm可触及肝下缘，有触痛。实验室检查：Hb 80g/L，WBC15.6×10⁹/L，N92%。B超检查：肝右叶有10cm×8cm液性暗区。

问题：初步诊断是什么？

一、肝 脓 肿

肝脏受感染后，若未得到及时、合理的处理而形成脓肿，称为肝脓肿。临床以细菌性肝脓肿和阿米巴性肝脓肿为常见。

（一）细菌性肝脓肿

1. 病因病理 全身各部化脓性感染，尤其腹腔内感染，可通过下述途径进入肝脏：①胆道：胆石症、胆囊炎、胆道蛔虫等并发胆管炎时，细菌可沿胆管上行至肝脏，是引起细菌性肝脓肿的主要原因；②门静脉：化脓性阑尾炎引起的肝脓肿近年已减少，其他如溃疡性结肠炎、大肠癌伴感染、痔核感染等也可引起；③肝动脉：全身性或其他部位化脓性疾病，如骨髓炎、痈疖、呼吸道感染等均可通过肝动脉进入肝脏；④邻近组织器官化脓性炎症的直接蔓延：包括胆囊、右肾、溃疡病穿孔、胰腺、膈下脓肿等；⑤其他：如创伤、异物等。

致病菌以革兰阴性菌为主，常见者包括大肠埃希菌、金黄色葡萄球菌、厌氧菌等，混合感染多于单一细菌感染。细菌性肝脓肿可多发或单发，以多发常见，右肝多于左肝。

2. 临床表现

（1）症状：①寒战和高热：是最常见的早期症状，体温可高达39~40℃，一般为稽留热或弛张热，伴多汗，脉率增快。②肝区疼痛：由于肝大、肝包膜急性膨胀和炎性渗出物的局部刺激，多数患者出现肝区持续性胀痛或钝痛，有时可伴有右肩牵涉痛或胸痛。③消化道及全身症状：由于细菌毒素吸收及全身消耗，患者有乏力、食欲减退、恶心、呕吐；少数患者可有腹泻、腹胀及难以止住的呃逆等症状。

（2）体征：肝大，肝区压痛、叩击痛。若脓肿位于肝前下缘比较表浅部位，可伴有右上腹肌紧张和局部明显触痛。严重者可出现黄疸。病程较长者，常有贫血。

（3）并发症：细菌性肝脓肿可引起严重并发症，死亡率极高。右肝脓肿向上破溃可形成膈下脓肿；也可破入胸腔引起胸腔积液，患者常有突然出现的剧烈胸痛、寒战、高热；左肝脓肿可穿破心包，发生心包积液，严重者导致心包填塞；脓肿穿破腹腔引起腹膜炎；少数肝脓肿可穿破血管壁引起上消化道大出血。

3. 辅助检查

（1）实验室检查：①血白细胞计数增高，中性粒细胞可高达90%以上，有核左移现象和中毒颗粒，有时红细胞比容下降；②肝功能检查可见轻度异常。

（2）影像学检查：①X线检查示：肝阴影增大，右膈肌抬高和活动受限；②B超：能分辨肝内直径为2cm的液性病灶，并明确其部位和大小，为首选的检查方法；③放射性核素扫描、CT、MRI和肝动脉造影对诊断肝脓肿有帮助。

（3）诊断性肝穿刺：必要时可在肝区压痛最剧烈处或在超声探测引导下施行诊断性穿刺，抽出脓液即可证实。

4. 鉴别诊断 细菌性肝脓肿应与阿米巴性肝脓肿鉴别（表17-6），还需与右膈下脓肿、胆道感染、肝癌鉴别。

表17-6 细菌性肝脓肿与阿米巴性肝脓肿的鉴别

	细菌性肝脓肿	阿米巴性肝脓肿
病史	继发于胆道感染或其他化脓性疾病	继发于阿米巴痢疾
症状	病情急骤严重，全身中毒症状明显，有寒战、高热	起病缓慢，可有高热、或不规则发热、盗汗
血液检查	白细胞计数和中性粒细胞明显增高 血液细菌培养可阳性	白细胞计数可增高，若无继发细菌感染，血液细菌培养呈阴性。血清阿米巴抗体检测阳性
粪便检查	无特殊发现	部分患者可找到阿米巴滋养体
脓液	多为黄白色脓液，涂片和培养可发现细菌	多为棕褐色脓液，无臭味，镜检可找到阿米巴滋养体。如无混合感染，涂片和培养无细菌
诊断性治疗	抗阿米巴治疗无效	抗阿米巴治疗有效
脓肿	较小，常多发	较大，常单发，多见于肝右叶

考点提示：
细菌性肝脓肿的诊断及鉴别诊断

5. 治疗方法 细菌性肝脓肿是一种严重的疾病，必须早期诊断，积极治疗。

（1）非手术治疗：适用于尚未局限的和多发性小的肝脓肿。①抗生素治疗：使用足量、有效的抗生素，控制感染，促进炎症和脓液吸收；②维持水、电解质平衡，酸碱平衡及增加营养，提高机体抵抗力。

（2）经皮肝脓肿穿刺引流术：在B超引导下，经皮肝脓肿穿刺，置入导管，持续引流加上间断冲洗。

（3）肝脓肿切开引流术：适用于较大脓肿，估计有穿破的可能，或已穿破胸腔、腹腔者。

（二）阿米巴性肝脓肿

阿米巴性肝脓肿是肠道阿米巴病最常见的并发症。

1. 病因病理 阿米巴原虫从结肠溃疡处经门静脉血液、淋巴管或直接侵入肝门。原虫产生溶组织酶，导致肝细胞坏死，液化的组织和血液组成脓肿。阿米巴性肝脓肿常见于肝右叶顶部，大多为单发性的大脓肿。

2. 临床表现 参阅表17-4。

3. 治疗方法

（1）非手术治疗：抗阿米巴药物（甲硝唑、氯喹、依米丁）治疗，需要时反复穿刺抽取脓液，加强支持治疗。

（2）手术治疗：①经皮肝脓肿穿刺引流术：病情重、脓腔较大者，或非手术治疗脓腔未见缩小者，可行套管针穿刺留置导管闭式引流；②手术切开引流；③肝叶切除术。

案例17-8

患者，男性，52岁，右上腹持续性钝痛1个月余入院。患者近1个月感右上腹持续性钝痛，可放射至右肩部，伴恶心、食欲减退，乏力明显，体重较前明显减轻。既往有慢性肝炎病史20年。查体：贫血貌，腹部平软，肝肋下5cm，质地坚硬，表面结节状，边缘不规则。实验室检查：血WBC 12×10^9/L，Hb 85g/L，AFP 900μg/L，B超检查见右肝有一5cm占位性病变。

问题：应考虑哪种疾病？

二、原发性肝癌

原发性肝癌（primary liver cancer）是我国和某些亚非地区的常见恶性肿瘤。该癌占我国恶性肿瘤死亡率的第二位，东南沿海发病率较高，好发年龄为40~50岁，男女之比为（3~6）:1。该肿瘤恶性程度高、转移早，死亡率高，有"癌中之王"之称。

（一）病因病理

1. 病因 原发性肝癌的病因尚未完全明了。据国内外流行病学研究提示乙型、丙型病毒性肝炎，肝硬化、黄曲霉素、亚硝胺等与其有密切的关系。我国80%以上的肝癌患者有乙型肝炎背景。病毒性肝炎、肝硬化，特别是乙型肝炎的反复发作，易演变为肝硬化，继而发展为肝癌，常称为"三步曲"。

2. 病理 肝癌的大体病理类型有：结节型、巨块型、弥漫型。①结节型：最常见，常为单个或多个大小不等结节散布于肝内，多伴有肝硬化；②巨块型：常为单发，也可由多个结节融合而成，癌块直径较大，易出血、坏死，但肝硬化程度轻微；③弥漫型：最少见，结节大小均等，呈灰白色，密布于全肝，肉眼难以和肝硬化区别，病情发展迅速，预后极差。弥漫型肝癌最少见。

按肿瘤大小分为：微小肝癌（直径≤2cm）、小肝癌（>2cm，≤5cm）、大肝癌（>5cm，≤10cm）和巨大肝癌（>10cm）。

组织学上，原发性肝癌有三种：肝细胞癌、源于胆管上皮的胆管癌与两种成分兼有的混合型肝癌，我国以肝细胞型多见，约占91.5%。

肝癌细胞扩散转移的途径有：①血行转移：为主要的转移途径，癌肿极易侵犯门静脉分支，形成门静脉内癌栓，癌栓沿门静脉系统在肝内直接播散，甚至阻塞门静脉主干，导致门静脉高压；肝外血行转移最多见于肺，其次为骨、脑等。②淋巴转移：主要累及肝门淋巴结，其次为胰周、腹膜后、主动脉旁及锁骨上淋巴结。③直接蔓延：癌肿可直接侵犯邻近组织、脏器，如膈肌、胸腔等。④种植转移：癌细胞脱落可种植转移到腹腔、盆腔。

（二）临床表现

肝癌可分为亚临床肝癌与临床肝癌。

1. 亚临床肝癌 此阶段无症状、体征，可能有的表现均为原存肝病所致，一般此阶段至少有 18 个月，从 AFP 开始增高至定位手段能诊断出肿块（直径 1～2cm）时间约 10 个月，从定位诊断到出现症状 8～9 个月。

> **亚临床肝癌**
>
> 　　复旦大学肝癌研究所的汤钊猷教授在国际上首先提出"亚临床肝癌"的理论。他主编的英文版《亚临床肝癌》是世界上第一本叙述早期肝癌的专著。国际肝病学奠基人 Hans Popper 为此书所写前言指出："亚临床肝癌这一新概念是人类对肝癌的认识与治疗的巨大进展"。该理论取得较大社会效益，且明显提高了我国肝癌研究的国际地位。

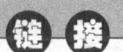

2. 临床肝癌 肝区疼痛、纳差、乏力、消瘦、腹胀、腹块、发热、黄疸等为肝癌的常见症状，但出现上述症状多已属中晚期。

（1）肝区疼痛：为最常见的症状，半数以上患者以此为首发症状。疼痛为持续性或间歇性，多呈钝痛或胀痛，随着病情发展疼痛加剧而难以忍受。疼痛部位与病变部位密切相关，病变位于肝右叶表现为右季肋区疼痛；位于肝左叶则表现为剑突下区疼痛；如肿瘤侵犯膈肌，疼痛可放射至右肩或右背；向右后生长的肿瘤可引起右侧腰部疼痛。疼痛原因为肿瘤生长牵拉肝包膜所致。突然发生的剧烈腹痛和腹膜刺激征则为癌结节破裂出血所致。

（2）肝大：呈进行性，质坚硬，表面凹凸不平，有大小不等的结节或巨块，边缘钝而整齐，触诊时常有程度不等的压痛，肝癌突出右肋弓下或剑突下时，相应部位可见局部饱满隆起，如癌肿位于肝的横膈面，则主要表现横膈局限性抬高而肝下缘可不肿大，位于肝表面接近下缘的癌结节最易触及，有时患者可自己发现而就诊。

（3）血管杂音：由于肝癌血管丰富而迂曲，动脉骤然变细或因癌块压迫肝动脉及腹主动脉，约有半数患者可以在相应部位听到吹风样血管杂音，此体征颇具诊断价值，但对早期诊断意义不大。

（4）门静脉高压征象：肝癌多伴有肝硬化，故常有门静脉高压的表现，脾大尚可因门静脉或脾静脉内癌栓形成，或肝癌压迫门静脉或脾静脉引起。腹水为晚期表现，门静脉及肝静脉的癌栓可加速腹水的生长，腹水一般为漏出性或混合性液，血性腹水多为癌肿向腹腔破溃所致，亦可因腹膜转移而引起。

（5）黄疸：常在晚期出现，多由于癌肿或肿大的淋巴结压迫胆管引起胆道梗阻所致。黄疸亦可因肝细胞损害而引起。

（6）恶性肿瘤的全身表现：患者常有进行性消瘦、乏力、食欲不振、腹胀、腹泻、营养不良和恶病质等。发热相当常见，多为持续性低热，一般在 37.5～38℃，也可呈不规则、间歇性或持续性高热。表现可似肝脓肿，但发热前不伴有寒战，应用抗生素治疗无效。发热与肿瘤坏死物的吸收、癌肿压迫或侵犯胆管而致胆管炎，因抵抗力减低并发其他感染有关。

（7）伴癌综合征：部分患者表现为①低血糖症；②红细胞增多症，其原因可能为促红细胞生成素增多所致，约 10% 患者出现此征；③高钙血症，其发生可能与肝癌组织分泌异位甲状旁腺激素有关，肝癌伴发高血钙症时，可出现高血钙危象，如嗜睡、精神异常、昏迷等，常易误诊为肝性脑病或脑转移；④其他：尚可出现肝卟啉症、异常纤维蛋白原血症、血小板增多症、高脂血症等。

考点提示：
肝癌的主要症状和体征

（8）转移灶症状：如发生肺、骨、脑、胸腔转移，可产生相应症状。

（三）诊断与鉴别诊断

肝癌出现了典型症状，诊断并不困难，但往往已非早期。所以，凡是中年以上，有慢性肝炎史，尤其是长期HBsAg阳性或肝硬化患者，出现不明原因的消瘦乏力、进行性肝大、持续性肝区痛等症状时，应考虑肝癌的可能，做下列检查：

1. 甲胎蛋白（AFP）测定 目前诊断肝细胞癌特异性最高的方法之一，对诊断原发性肝细胞癌有相对的专一性。血清AFP＞400μg/L持续1个月以上，并能排除妊娠、活动性肝病、生殖腺胚胎性肿瘤等即可诊断为肝细胞癌，但仍存在30%～40%的假阴性和2%假阳性问题。

2. 肝功能检查 对了解肝病背景资料、肝功能现况，指导肝癌治疗和判断预后有重要参考意义。

3. 肝炎病毒血清学 肝炎病毒特别是乙型肝炎病毒感染在我国与肝癌关系极为密切，HBV血清学标志物是诊断肝癌的一项重要参考依据。肝癌患者HBsAg阳性率达89.5%（正常人群为12.5%），抗HBcAb达96.5%。如HBV的五项血清学指标（HBsAg，HBsAb，HBeAg，HBeAb，HBcAb）均阴性，而HBV-DNA亦阴性患者，患肝癌可能性极小，借此可与继发性肝癌相鉴别。

4. B超 能发现直径为2cm或更小的病变，可显示肿瘤的部位、大小、形态及肝静脉或门静脉有无癌栓等；诊断正确率可达90%以上，是目前肝癌定位检查中首选的一种方法。

5. CT或磁共振成像（MRI） 可检出直径1.0cm左右的小肝癌，能显示肿瘤的位置、大小、数目及与周围脏器和重要血管的关系，诊断符合率达90%以上。

6. 选择性腹腔动脉或肝动脉造影检查 能查出直径1cm富于血管的肿瘤，对小肝癌的定位诊断最有价值。此法属介入性检查，有一定创伤及合并症，适用于定性诊断疑为肝癌而其他非侵入性定位诊断方法未能明确定位者、肝内占位病变使用非侵入性定位诊断方法未能鉴别诊断者。

考点提示：
诊断肝癌有相对的专一性的方法及定位检查首选的方法

7. 肝组织活检或细胞学检查 在实时超声或CT引导下活检或细针穿刺行组织学或细胞学检查，是目前获得2cm直径以下小肝癌确诊的有效方法。但有出血、肿瘤破裂和沿针道转移的危险。

原发性肝癌主要应与肝硬化、继发性肝癌、肝良性肿瘤、肝脓肿，以及与肝毗邻器官，如右肾、结肠肝曲、胃、胰腺等处的肿瘤相鉴别。

（四）预防

对肝癌高发区易感人群或慢性肝病患者，应定期作AFP高敏法普查，以求早期发现小肝癌或亚临床肝癌。控制病毒性肝炎的蔓延，积极防治肝硬化。减少环境污染，不吃霉变粮食。

（五）治疗

关键在于"三早"，即早发现、早诊断、早治疗。未经治疗的病例平均生存时间自症状出现起为3～4个月，切除后平均生存期约3年，5年生存率为11%～46%，而无临床症状肝癌切除后5年生存率达60%。

应用AFP、SGPT（血清谷丙转氨酶）、B超、CT、MRI联合分析，可早期发现小肝癌和亚临床肝癌及复发性肝癌，故应积极采取以早期根治性切除为主的综合疗法。

1. 手术疗法

（1）肝切除术：①适应证：肿瘤局限于肝的一叶或半肝以内而无严重肝硬化；第一、第二肝门及下腔静脉未受侵犯；全身状况良好，心、肺、肾等重要脏器功能无严重障碍，肝功能代偿良好、转氨酶和凝血酶原时间基本正常。②禁忌证：有明显黄疸、腹水、下肢水肿、远处转移及全身衰竭等晚期症状者。③手术方式：根治性切除是治疗肝癌最好的方法，癌肿局限于1个肝叶内，可做肝叶切除；已累及1叶或刚及邻近肝叶者，可做半肝切除；若已累及半肝，但无肝硬化者，可考虑做肝三叶切除；位于肝边缘的肿瘤，可做肝段或次肝段切除或局部切除；对伴有肝硬化的小肝癌，可采用距肿瘤2cm以外切肝的根治性局部肝切除术。肝切除手术至少要保留30%的正常肝组织，对有肝硬化者，肝切除量不应超过50%。

（2）对不能切除的肝癌的外科治疗：可视病情术中采用肝动脉结扎、肝动脉栓塞、射频、冷冻、激光、微波等治疗，有一定疗效。

（3）肝移植：原发性肝癌是肝移植的指征之一，但术后极易复发，预后差，一般不考虑。

2. 非手术治疗

（1）局部治疗：B超引导下经皮穿刺肿瘤内行注射无水乙醇、微波加热、射频治疗等。

（2）肝动脉栓塞化疗：①不能手术切除癌肿者或作为肿瘤姑息切除的后续治疗，可经肝动脉和（或）门静脉插管化疗（或皮下埋藏式灌注装置行微量连续灌注）。②对未经手术而估计不能切除者，可行放射介入治疗，即经股动脉插管至肝动脉，注入栓塞剂（常用碘化油）和抗癌药行化疗栓塞。常用化疗药物有氟尿嘧啶、丝裂霉素、顺铂、卡铂、表柔比星、多柔比星等。

考点提示：
肝癌的预防和治疗

3. 其他治疗 如放射治疗、免疫治疗、中医中药治疗、基因治疗等。

小 结

1. 肝脓肿包括细菌性肝脓肿及阿米巴性肝脓肿。
2. 原发性肝癌与病毒性肝炎有密切的关系，表现为肝区疼痛、纳差、乏力、消瘦、腹胀、腹块、发热、黄疸等症状。AFP、SGPT、B超、CT、MRI联合分析，可早期发现小肝癌和亚临床肝癌。采取以早期根治性切除为主的综合疗法。

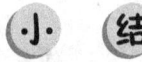

一、选择题

【A_1型题】

1. 细菌性肝脓肿多继发于
    A. 急性阑尾炎　　　B. 胆道感染
    C. 急性肝炎　　　　D. 溃疡性结肠炎
    E. 败血症
2. 细菌性肝脓肿的主要临床症状为
    A. 恶心，呕吐
    B. 寒战，高热，肝大伴疼痛
    C. 出现黄疸
    D. 局部皮肤凹陷性水肿
    E. 可见右膈升高、运动受限
3. 细菌性肝脓肿的临床表现，哪一项不正确
    A. 多继发于胆道感染
    B. 起病急，中毒症状明显

    C. 肝大，有压痛
    D. 穿刺脓汁为棕褐色
    E. 可有转移性脓肿
4. 细菌性肝脓肿不应有
    A. 胆道化脓性感染史
    B. 阿米巴原虫感染史
    C. 全身化脓性感染史
    D. 肝大伴疼痛
    E. 可见右膈升高、运动受限
5. 原发性肝癌肝区疼痛特点是
    A. 间歇性隐痛　　　B. 持续性胀痛
    C. 阵发性绞痛　　　D. 刀割样疼痛
    E. 烧灼样疼痛
6. 对诊断原发性肝癌具有较高特异性的检查是
    A. 放射性核素肝扫描　　B. B超

C. CT
D. 血清AFP测定
E. 选择性肝动脉造影

7. 治疗早期原发性肝癌，最有效的方法是
   A. 手术切除
   B. 肝动脉插管化疗
   C. 肝动脉栓塞治疗
   D. 放射治疗
   E. 局部注射无水乙醇治疗

8. 诊断原发性肝癌主要靠
   A. 有慢性肝炎或肝硬化病史
   B. 有脂肪肝病史
   C. 肝功能检查
   D. 甲胎蛋白升高＋B超检查
   E. 肝大伴压痛

9. 原发性肝癌主要转移的部位是
   A. 肝内
   B. 肺
   C. 左锁骨上淋巴结
   D. 骨
   E. 腹腔内种植

10. 肝癌患者最常见和最主要的症状是
    A. 肝区疼痛
    B. 低热
    C. 腹胀、乏力
    D. 食欲缺乏
    E. 消瘦

11. 与原发性肝癌的发生关系最密切的疾病是
    A. 甲型肝炎
    B. 乙型肝炎
    C. 肝脓肿
    D. 中毒性肝炎
    E. 肝棘球蚴病

【A_2型题】

12. 患者，男性，36岁，因急性阑尾炎入院，入院后拒绝手术，予以抗感染治疗后，出现寒战、高热，右上腹痛。体格检查：急性病容，巩膜黄染，右上腹压痛，肝大，肝区叩击痛明显。实验室检查：白细胞数$20×10^9$/L，中性粒细胞比例0.90。B型超声波检查提示肝占位病变。该患者可能的诊断是
    A. 原发性肝癌
    B. 继发性肝癌
    C. 阿米巴性肝脓肿
    D. 肝囊肿
    E. 细菌性肝脓肿

13. 患者，男性，60岁，有嗜酒及肝炎病史20余年，近2个月来感右上腹胀痛伴消瘦、乏力，2h前突发全腹痛。查体：血压82/50mmHg，脉搏100次/分，腹稍胀，右上腹扪及包块，全腹有轻压痛及反跳痛，移动性浊音阳性，腹腔穿刺抽出血液，诊断最可能为
    A. 胃癌穿孔并出血
    B. 肝硬化腹水继发感染
    C. 肝癌破裂出血
    D. 溃疡病变穿孔并出血
    E. 急性出血坏死性胰腺炎

【A_3型题】

（14、15题共用题干）

患者，男性，48岁，慢性肝病11年，普查发现AFP＞400μg/L，肝肾功能正常，诊断为早期肝癌。

14. 首选的定位检查方法是
    A. 动脉造影
    B. 肝核素扫描
    C. B超或CT
    D. 腹部平片
    E. 腹腔镜

15. 如发现肝右叶有一直径为5cm占位性病变，最理想的治疗措施是
    A. 肝动脉插管化疗
    B. 手术切除
    C. 肝动脉栓塞
    D. 放射治疗

二、病例分析题

患者，男性，44岁，工人，右上腹疼半年，加重伴上腹部包块1个月。患者半年前无明显诱因出现右上腹钝痛，为持续性，有时向右肩背部放射，无恶心呕吐，自服去痛片缓解。1个月来，右上腹痛加重，服止痛药效果不好，自觉右上腹饱满，有包块，伴腹胀、纳差、恶心，在当地医院就诊，B超显示肝脏占位性病变。为进一步明确诊治，转我院。患者发病来，无呕吐、腹泻，偶有发热（体温最高37.8℃）大小便正常，体重下降约5kg。既往有乙型肝炎病史多年，否认疫区接触史，无烟酒嗜好，无药物过敏史，家族史中无遗传性疾病及类似疾病史。

查体：T36.7℃，P78次/分，R18次/分，BP110/70mmHg，发育正常，营养一般，神清合作，全身皮肤无黄染，巩膜轻度黄染，双锁骨上窝未及肿大淋巴结，心肺（－）。腹平软，右上腹饱满，无腹壁静脉曲张，右上腹压痛，无肌紧张，肝大肋下5cm，边缘钝，质韧，有触痛，脾未及，腹叩鼓音，无移动性浊音，肝上界叩诊在第5肋间，肝区叩痛，听诊肠鸣音8次/分，肛门指检未及异常。

辅助检查：Hb89g/L，WBC$5.6×10^9$/L，ALT 84U/L，AST 78U/L，TBIL 30μmol/L，DBIL 10μmol/L，ALP 188U/L，GGT 64U/L，AFP 880ng/ml，CEA 24mg/ml。B超：肝右叶实质性占位性病变，8cm，肝内外胆管不扩张。

问题：请写出初步诊断及诊断依据、鉴别诊断、进一步检查与治疗原则。

（李瑞敏）

第9节 门静脉高压症

> **学习目标**
> 1. 掌握：门静脉高压症的病因、病理改变、临床表现。
> 2. 熟悉：门静脉高压症的处理原则。
> 3. 了解：门静脉系统的解剖概要。

案例 17-9

许某，男性，46岁，呕吐大量鲜血入院。患者2h前自觉上腹不适、恶心，随后呕出大量鲜血，含少许食物残渣，伴心悸，大汗。既往有乙肝病史10年。查体：P110次/分，BP 80/60mmHg，慢性病容，前胸可见蜘蛛痣，腹壁静脉曲张，肝肋下未及，脾肋下4指，移动性浊音（＋）。实验室检查：Hb 80g/L，WBC 4×10^9/L，PLT 50×10^9/L。

问题：应考虑的诊断是什么？

门静脉的血流受阻、血液淤滞引起门静脉系统压力增高，临床上出现脾大和脾功能亢进、食管胃底静脉曲张和呕血、腹水等症状的疾病称为门静脉高压症（portal hypertension）。门静脉正常压力为1.27～2.35kPa（13～24cmH$_2$O），平均值为1.76kPa（18cmH$_2$O），比肝静脉压高0.49～0.88kPa（5～9cmH$_2$O）。门静脉高压症时，压力大都增至2.9～4.9kPa（30～50cmH$_2$O）。肝静脉压力梯度（HVPG）不超过1.6kPa（16cmH$_2$O）时，食管胃底曲张静脉很少破裂出血。

一、解剖概要

门静脉主干是由肠系膜上、下静脉和脾静脉汇合而成，约20%的血液来自脾。门静脉的左、右两干分别进入左、右半肝后逐渐分支，其小分支和肝动脉小分支的血流汇合于肝小叶内的肝窦，然后汇入肝小叶的中央静脉，再汇入小叶下静脉、肝静脉，最后汇入下腔静脉。门静脉系位于两个毛细血管网之间，一端是胃、肠、脾、胰的毛细血管网，另一端是肝小叶内的肝窦。门静脉和肝动脉的小分支血流不但汇合于肝小叶内的肝窦，还在肝小叶间汇管区借着无数的动静脉间的小交通支相互沟通。这种动静脉交通支一般仅在肝内血流量增加时才开放而被利用。

肝脏接受双重血液供应：门静脉和肝动脉。正常人全肝血流量每分钟约为1500 ml，其中门静脉血占有60%～80%，门静脉血流量每分钟约为1100ml，肝动脉血占全肝血流量的20%～40%，肝动脉血流量每分钟约为350ml。由于肝动脉的压力大，血的含氧量高，故门静脉和肝动脉对肝的供氧比例则几乎相等。

门静脉有双重功能：门静脉将消化道吸收的物质运输至肝，在肝内进行合成、分解、解毒、储存，故门静脉既是肝的营养血管，又是肝的功能性血管。

门静脉系与腔静脉系之间存在有四个交通支（图17-64）：①胃底、食管下段交通支：门静脉血流经胃冠状静脉、胃短静脉，通过食管胃底静脉与奇静脉、半奇静脉的分支吻合，流入上腔静脉；②直肠下端、肛管交通支：门静脉血流经肠系膜下静脉、直肠上静脉与直肠下静脉、肛管静脉吻合，流入下腔静脉；③前腹壁交通支：门静脉（左支）的血流经脐旁静脉与腹壁上、下静脉吻合，分别流入上、下腔静脉；④腹膜后交通支：在腹膜后有许多肠系膜上、下静脉的

考点提示：
门静脉系与腔静脉系之间的交通支

分支与下腔静脉的分支相互吻合。在这四个交通支中，最主要的是胃底、食管下段交通支。这些交通支在正常情况下都很细小，血流量都很少（图17-64）。

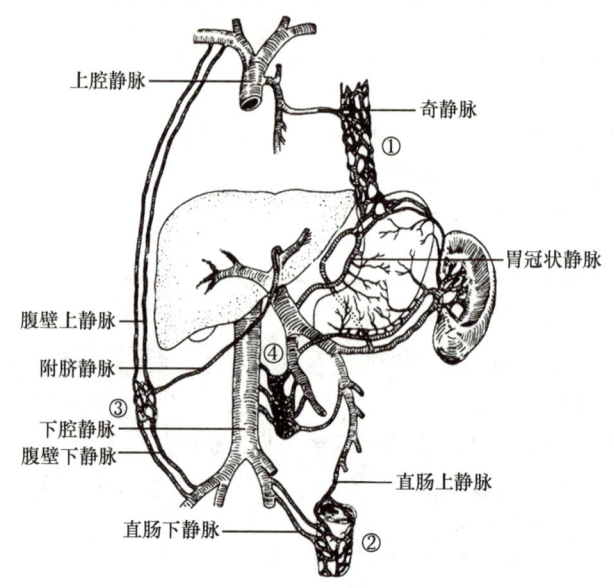

图17-64　门静脉系与腔静脉系之间的交通支
①胃底、食管下段交通支；②直肠下段、肛管交通支；③前腹壁交通支；④腹壁后交通支

二、病　因

门静脉无瓣膜，其压力通过流入的血量和流出阻力形成并维持。门静脉血流阻力增加，是门静脉高压症的始动因素。按阻力增加的部位，可将门静脉高压症分为肝前、肝内和肝后三型。

1. 肝前型门静脉高压症　常见病因是肝外门静脉血栓形成、先天性畸形和外在压迫（转移癌、胰腺炎等）。这种肝外门静脉阻塞的患者，肝功能多正常或仅轻度损害，预后较肝内型好。

2. 肝内型门静脉高压症　又可分为窦前、窦后和窦型。常见的窦前阻塞病因是血吸虫病，在南方地区较常见。在我国，肝炎后肝硬化是引起肝窦和窦后阻塞性门静脉高压症的最常见病因。肝硬化时，由于增生的纤维束和再生的肝细胞结节挤压肝小叶内的肝窦，使其变窄或闭塞，导致门静脉血流受阻，门静脉压力也就随之增高。其次是由于位于肝小叶间汇管区的肝动脉小分支和门静脉小分支之间的许多动静脉交通支，平时不开放，而在肝窦受压阻塞时可大量开放，以致压力高的肝动脉血流直接反注入压力较低的门静脉小分支，使门静脉压力增加。

3. 肝后型门静脉高压症　常见病因包括肝静脉阻塞综合征（Budd-Chiari syndrome）、缩窄性心包炎、严重右心衰竭等。

三、病 理 生 理

1. 脾大、脾功能亢进　门静脉高压形成后，首先出现充血性脾大，脾窦扩张，脾内纤维组织增生，单核-巨噬细胞增生和吞噬红细胞现象。临床上除有脾大外，还有外周血细胞减少，最常见的是白细胞和血小板减少，称为脾功能亢进。

2. 交通支扩张　由于正常的肝内门静脉通路受阻，门静脉又无静脉瓣，四个交通支大量开放,并扩张、扭曲形成静脉曲张。在扩张的交通支中最有临床意义的是在食管下段、胃底形成的曲张静脉,是最早出现、最显著的。在坚硬粗糙食物的机械性损伤,以及咳嗽、呕吐、用力排便、重负等使腹腔内压升高时,可引起曲张的静脉破裂,导致致命性的大出血。其他交通支也可以发生扩张,如直肠上、下静脉丛扩张可以引起继发性痔;脐旁静脉与腹上、下深静脉交通支扩张,可以引起前腹壁静脉曲张;腹膜后的小静脉也明显扩张、充血。

3. **腹水** 门静脉压力升高,门静脉系统毛细血管床的滤过压增加,同时肝硬化引起的低蛋白血症,血浆胶体渗透压下降及淋巴液生成增加,促使液体从肝表面、肠浆膜面漏入腹腔而形成腹水。门静脉高压症时虽然静脉内血流量增加,但中心血流量却是降低的,刺激醛固酮分泌过多,导致钠、水潴留而加剧腹水形成。

考点提示:
门静脉高压的病理生理变化

四、临床表现和诊断

(一)临床表现

1. **脾大、脾功能亢进** 脾脏充血、肿大后,在左肋缘下可触及。肿大程度不一,大者可达脐下。早期肿大的脾质软、活动;晚期,由于脾内纤维组织增生粘连而活动度减少、较硬。脾大均伴有不同程度的脾功能亢进,主要表现为容易发生感染,感染后较难控制,黏膜及皮下出血,逐渐出现贫血。

2. **呕血、黑便** 食管胃底曲张静脉破裂突发大出血,是门静脉高压症最凶险的并发症。一次出血量可达 1000~2000ml,可呈喷射状呕出鲜红色血液,出血经胃酸及其他消化液作用后,随粪便排出为柏油样黑便。由于肝功能损害引起凝血功能障碍、脾功能亢进导致血小板减少及门静脉高压,因此,出血难以自止。大出血可加重肝细胞缺氧、坏死,极易诱发肝性脑病。

3. **腹水** 是肝功能损害的表现。大出血后,往往缺氧而加重肝组织的损害,常引起或加剧腹水的形成。有些"顽固性腹水"甚难消退。腹水常伴有腹胀、气急、食欲减退。

4. **其他** 可伴有肝大、黄疸、蜘蛛痣、腹壁静脉曲张、痔等。

(二)诊断

下列辅助检查有助于诊断:

1. **血常规** 白细胞计数降至 $3×10^9$/L 以下,血小板计数减少至 $(70~80)×10^9$/L 以下,血红蛋白和血细胞比容下降。

2. **肝功能检查** 血浆白蛋白降低而球蛋白增高,白、球蛋白比例倒置,凝血酶原时间延长(表 17-7)。此外还应做乙型肝炎病原免疫学和甲胎蛋白检查。

表 17-7 Child-Pugh 分级

项目	异常程度得分		
	1	2	3
血清胆红素(mmol/L)	<34.2	34.2~51.3	>51.3
血浆清蛋白(g/L)	≥35	28~35	≤28
凝血酶原延长时间(s)	1~3	4~6	>6
凝血酶原比率(%)	30	30~50	<30
腹水	无	少量,易控制	中等量,难控制
肝性脑病	无	轻度	中度以上

注:总分 5~6 分者肝功能良好(A级),7~9 分者中等(B级),10 分以上肝功能差(C级)

3. 腹部超声检查 可以显示腹水、肝密度及质地异常、门静脉扩张；多普勒超声可以显示血管开放情况，测定血流量，但对于肠系膜上静脉和脾静脉的诊断精确性稍差。门静脉高压症时门静脉内径≥1.3cm。

4. 食管吞钡X线检查 在食管为钡剂充盈时，曲张的静脉使食管的轮廓呈虫蚀状改变；排空时，曲张的静脉表现蚯蚓样或串珠状负影，但这在内镜检查时更为明显。

5. 腹腔动脉造影或直接肝静脉造影 可以使门静脉系统和肝静脉显影，确定静脉受阻部位及侧支回流情况，还可为手术方式提供参考资料。

诊断主要根据肝炎和血吸虫病等肝病病史和脾大、脾功能亢进、呕血或黑便、腹水等临床表现，结合辅助检查结果，一般诊断并不困难。当急性大出血时，应与其他原因的出血鉴别。

考点提示：
门静脉高压最危险的并发症

五、治 疗

治疗门静脉高压症主要是预防和控制食管胃底曲张静脉破裂出血；解除或缓解脾大、脾功能亢进；治疗顽固性腹水。

（一）食管胃底曲张静脉破裂出血

为了提高治疗效果，应根据患者的具体情况，采用药物、内镜、介入放射学和外科手术的综合性治疗措施。其中手术治疗应强调有效性、合理性和安全性，并应正确掌握手术适应证和手术时机。在抢救治疗中又必须分别对待下列两种不同的大出血患者：

1. 对有黄疸、大量腹水、肝功能严重受损的患者（Child-Pugh C级） 如果进行外科手术，死亡率可高达60%～70%。对这类患者严禁手术治疗，应尽量采用非手术疗法，重点是输血、注射垂体加压素及应用三腔管压迫止血。

（1）建立有效的静脉通道，扩充血容量，采取措施监测患者生命体征。但应避免过量扩容，防止门静脉压力反跳性增加而引起再出血。

（2）药物止血：首选血管收缩药或与血管扩张药合用。①三甘氨酰赖氨酸加压素（特立加压素，terlipressin）：常用量为1～2mg静脉滴注，每6h一次；②生长抑素（somatostatin）和它的八肽衍生物奥曲肽（octreotide）：生长抑素首次剂量250μg静脉注射，以后每小时250μg静脉持续点滴。奥曲肽首次剂量50μg静脉注射，以后每小时25～50μg静脉注射。药物治疗的早期再出血率较高，必须采取进一步的措施防止再出血。

（3）内镜治疗：经内镜将硬化剂直接注射到曲张静脉腔内（EVS），使曲张静脉闭塞，其黏膜下组织纤维化，以治疗食管静脉曲张出血和预防再出血。近期疗效好，但再次出血率可高达45%。主要并发症是食管溃疡、狭窄或穿孔，发生率为20%～40%，食管穿孔是最严重的并发症，虽然发生率仅1%，但死亡率却高达50%。比硬化剂注射疗法操作相对简单和安全的是经内镜食管曲张静脉套扎术（EVL），方法是经内镜将要结扎的曲张静脉吸入到结扎器中，用橡皮圈套扎在曲张静脉基底部。在急性出血期间，在内镜治疗的时机方面尚有不同意见，但目前公认这是控制急性出血的首选方法，成功率可达80%～100%。硬化剂注射疗法和套扎对胃底曲张静脉破裂出血无效。EVL术后坏死脱痂时间7～15d，有发生大出血的危险。

（4）三腔管压迫止血：是暂时控制出血的有效方法，常作为在等待内镜治疗或放射介入治疗期间的过度治疗措施。原理是利用充气的气囊分别压迫胃底和食管下段的曲张静脉，以达止血目的。该管（图17-65）内有三腔：一通圆形气囊，充气后压迫胃底可充水150～200ml；一通椭圆形气囊，充气后压迫食管下段可充水100～150ml；一通胃腔，经此腔可行吸引、冲洗和注入药物。Minnesota管还有第四个腔，用以吸引充气气囊以上口咽部的分泌物。

用法：先往食管气囊和胃囊内分别注气约 150ml 和 200ml，观察充盈后的气囊是否膨胀均匀、弹性良好，再将气囊置于水中，证实无漏气后，抽出气体，分别做好标记。管壁上涂液体石蜡，从鼻腔或口腔轻轻插入，边插边嘱患者做吞咽动作，直至插入 50～60cm 时，抽取胃液，检查管端确在胃内，并抽出胃内积血，先向胃囊内充气 150～200ml，至囊内压约 50mmHg，封闭管口，轻轻向外牵引三腔管，使胃囊压迫贲门胃底，利用滑轮装置在管端悬以 0.5kg 重物做牵引压迫。抽取胃液观察止血效果，若仍有出血，再向食管囊充气 100～150ml，至囊内压约 40mmHg，封闭管口，以压迫食管。置管后，胃管接胃肠减压器或用生理盐水反复灌洗，观察止血效果，同时清除积血以减少氨在肠道吸收，避免血氨升高而诱发肝性脑病。

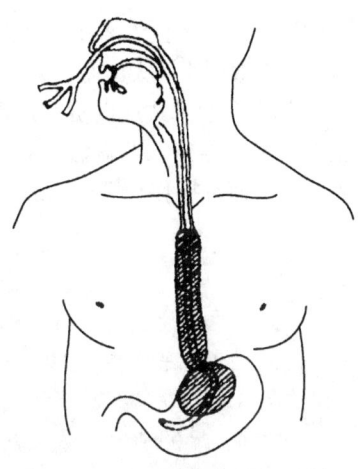

图 17-65　三腔管压迫止血法

三腔管压迫可使 80% 食管胃底曲张静脉出血得到控制，但约一半的患者排空气囊后又立即再次出血。再者，使用气囊压迫装置，有 10%～20% 的并发症发生率，包括吸入性肺炎、食管破裂及窒息。故应用三腔管压迫止血的患者要注意下列事项：患者头转向一侧，及时清除口腔、鼻腔及咽腔分泌物，以防误吸引起吸入性肺炎；观察调整牵引绳松紧度，防止口、鼻黏膜长期受压发生糜烂、坏死；三腔管应每 12h 放气 20～30min，使食管、胃底黏膜局部血液循环暂时恢复，避免受压过久而糜烂、坏死；要严密观察，防止窒息，当胃囊破裂或漏气时，导管上移使食管囊阻塞喉部，引起呼吸困难甚至窒息，一旦发生应立即抽出气体，拔出三腔管。放置时间不宜超过 3～5d，以免食管、胃底黏膜长时间受压而缺血、坏死。三腔管一般放置 24h，如出血停止，可先排空食管气囊，后排空胃气囊，保留管道继续观察 12～24h，若确已止血，即可缓慢、轻巧地拔出三腔管。若气囊压迫 48h 后，胃管内仍有新鲜血液抽出，说明压迫止血效果不佳，应做好紧急手术的准备。

（5）经颈静脉肝内门体分流术（transjugular intrahepatic portosystemic shunt，TIPS）：是采用介入放射方法，经颈静脉途径在肝内肝静脉与门静脉主要分支间建立通道，置入支架以实现门体分流，是一种治疗门静脉高压症的新技术，属于介入治疗。TIPS 的内支撑管的直径为 8～12mm，TIPS 可明显降低门静脉压力，一般可降低至原来压力的一半，能治疗急性出血和预防复发出血。其主要问题是支撑管可进行性狭窄和并发肝功能衰竭（5%～10%）、肝性脑病（20%～40%）。目前 TIPS 的主要适应证是药物和内镜治疗无效、肝功能差的曲张静脉破裂出血患者和等待行肝移植的患者。

2. 对于没有黄疸、没有明显腹水的患者（Child-Pugh A、B 级）　若发生大出血，应争取即时或经短时间准备后即行手术。

急诊手术的适应证：①患者以往有大出血的病史，或本次出血量大或经短期积极止血治疗，仍有反复出血者，应考虑急诊手术止血；②经过严格的内科治疗 48h 内仍不能控制出血，或短暂止血又复发出血，应积极行急诊手术止血。

手术方式分为分流术和断流术两类：①分流术：是将门静脉系和腔静脉系的主要血管进行吻合，使压力较高的门静脉血液分流到腔静脉中去，从而降低门静脉压力，间接控制食管胃底静脉曲张及破裂出血。手术方法甚多，应用较广的有四种：脾肾静脉分流术，门腔静脉分流术，脾腔静脉分流术，肠系膜上、下腔静脉分流术。②断流术：是在脾切除的同时，阻断门－奇静脉间的交通支反常血流，从而控制食管胃底静脉曲张及破裂出血，手术方式较多，其中以贲门周围血管离断术最为有效，最为常用。断流术既直接阻断食管胃底交通支的反常血流，有效制止了大出血，又不影响门静脉向肝的血液灌注量，有利于保护肝功能。

急诊手术术式应以贲门周围血管离断术为首选，该术式对患者打击较小，能达到即刻止血，又能维持入肝血流，对肝功能影响较小，手术死亡率及并发症发生率低，术后生存质量高，而且操作较简单，易于推广。

是否有必要行预防性手术

大量的统计数字说明，肝硬化患者中仅有40%出现食管胃底静脉曲张，而有食管胃底静脉曲张的患者中有50%~60%并发大出血，这说明有食管胃底静脉曲张的患者不一定发生大出血。临床上还看到，本来不出血的患者，在经过预防性手术后反而引起大出血。尤其鉴于肝炎后肝硬化患者的肝功能损害多较严重，任何一种手术对患者来说都是负担，甚至引起肝功能衰竭。因此，对有食管胃底静脉曲张，但没有出血的患者，尤其是对没有食管胃底静脉曲张者，是否应进行预防性手术治疗，值得探讨。近年来资料表明，倾向不做预防性手术，对这类患者重点应为内科护肝治疗。但是如果有重度食管胃底静脉曲张，特别是镜下见曲张静脉表面有"红色征"，为了预防首次急性大出血，可酌情考虑行预防性手术，主要是行断流术。

（二）严重脾大，合并明显的脾功能亢进

最多见于晚期血吸虫病，也见于脾静脉栓塞引起的左侧门静脉高压症。对于这类患者单纯行脾切除术效果良好。

（三）脾大、脾功能亢进

严重的脾大、脾功能亢进者，行单纯脾切除术效果较好，尤其是对晚期血吸虫病肝硬化引起的脾大、脾功能亢进。

（四）肝硬化引起的顽固性腹水

有效的治疗方法是肝移植。其他疗法包括TIPS和腹腔－上腔静脉转流术。尽管放置腹腔－静脉转流管并不复杂，然而有报道术后死亡率高达20%。腹腔－静脉转流后，如出现弥散性血管内凝血、食管胃底曲张静脉破裂出血或肝功能衰竭，应停止转流。

肝移植是治疗终末期肝病并发门静脉高压性食管胃底曲张静脉出血患者的理想方法，既替换了病肝，又使门静脉系统血流动力学恢复到正常。但供肝短缺、需终生服用免疫抑制剂，费用昂贵，使肝移植的临床推广受到限制。

考点提示： 门静脉高压治疗方式的选择，断流术的优点

小　结

任何能造成门静脉血流受阻、血液淤滞的病变，均能引起门静脉高压症，继发脾大、脾功能亢进、交通支扩张、腹水等病理变化。外科治疗门静脉高压症主要是预防和控制食管胃底曲张静脉破裂出血。

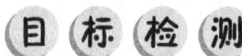

一、选择题

【A_1型题】

1. 门静脉高压症的侧支循环中，下列错误的是

A. 由食管、胃底静脉入奇静脉
B. 由脐及脐旁静脉入腹壁上、下静脉
C. 由直肠上静脉入直肠下静脉

D. 由腰静脉入腹膜后下腔静脉属支
E. 腹膜后门、体静脉分支相吻合
2. 我国引起门静脉高压症的最常见原因是
   A. 肝炎后肝硬化
   B. 血吸虫性肝硬化
   C. 胆汁性肝硬化
   D. 先天性门静脉狭窄
   E. 肝棘球蚴病
3. 门静脉高压症的主要临床表现是
   A. 疼痛、黄疸、乏力
   B. 腹痛、乏力、贫血
   C. 肝大、腹水、消瘦
   D. 脾功能亢进、呕血、腹水
   E. 肝大、脾大、发热
4. 门静脉高压出血，应用三腔管压迫止血时，管端牵引重量是
   A. 0.8kg   B. 0.5kg
   C. 1.0kg   D. 1.5kg
   E. 2.0kg
5. 门静脉高压症最危急的并发症是
   A. 食管胃底静脉曲张破裂
   B. 肝性脑病
   C. 脾功能亢进
   D. 严重顽固性腹水
   E. 肝功能衰竭
6. 外科治疗门静脉高压症的主要目的是
   A. 预防肝癌的发生
   B. 改善肝功能，防止肝功能衰竭的发生
   C. 治疗顽固性腹水
   D. 防治食管胃底曲张静脉破裂所致的大出血
   E. 切除功能亢进的脾脏，调节免疫能力
7. 门静脉高压症实施门-奇静脉断流术的主要优点不包括
   A. 手术创伤较小，患者恢复快
   B. 手术相对较简单，易于推广
   C. 手术后肝性脑病的发生率较门腔分流术少
   D. 既能控制出血又能保持肝脏血流供应
   E. 明显降低门静脉的压力
8. 门静脉高压症的治疗错误的是
   A. 下腔静脉与门静脉吻合易造成肝性脑病
   B. 食管胃底静脉曲张非手术治疗首选三腔管压迫止血
   C. 内镜下食管静脉呈蓝色曲张需紧急手术
   D. 食管胃底静脉曲张时可行食管内镜硬化剂注射治疗
   E. 静脉点滴垂体后叶素治疗
9. 下列哪项与门静脉高压的病理变化无关
   A. 食管下端静脉曲张   B. 继发性痔
   C. 胆囊肿大   D. 脐部海蛇头样症
   E. 脾大、腹水
10. 治疗门静脉高压症食管静脉曲张出血，最有效的常用方法是
    A. 应用止血药
    B. 立即输血
    C. 静脉点滴垂体后叶素
    D. 用三腔二囊管压迫
    E. 局部注射硬化剂

【A_2型题】

11. 患者，男性，45岁，乙型肝炎病史10年，间断乏力、腹胀1年。3h前突然呕吐大量暗红色血液约1000ml。查体：P110次/分，BP80/40mmHg，腹部静脉曲张，移动性浊音阳性。该患者最可能的诊断为
    A. 胃、十二指肠溃疡出血
    B. 食管静脉曲张破裂出血
    C. 胃癌出血
    D. 应激性溃疡出血
    E. 胆道出血
12. 患者，女性，35岁，3个月前呕血2次，20d前又呕吐鲜血1500ml，继之柏油样便，经输血病情稳定。体格检查：贫血面容，营养，肝不大，脾大平脐，腹水（+），血红蛋白80g/L，血小板 $50×10^9$/L，白蛋白30g/L，该患者应选择哪种治疗方法
    A. 胃大部切除术
    B. 脾切除＋贲门周转血管离断术
    C. 门、腔静脉分流术
    D. 肝动脉栓塞术
    E. 内镜硬化剂注射治疗
13. 患者，男性，55岁，因反复呕血1年，1d前突然大量呕血急诊入院，入院后确诊为肝硬化，食管静脉曲张，上消化道大出血，体检有腹水，脾大，血压75/60mmHg，贫血貌，紧急治疗最好采用
    A. 胃大部分切除
    B. 脾切除
    C. 急诊分流手术
    D. 脾切除及大网膜腹膜后固定

E. 三腔二囊管压迫

二、病例分析题

患者，男性，45岁，反复黑便3周，呕血1d。3周前，自觉上腹部不适，偶有嗳气、反酸，口服西咪替丁有好转，但发现大便色黑，次数大致同前，1~2次/天，仍成形，未予注意，1d前，进食辣椒及烤馒头后，觉上腹不适，伴恶心，并有便意如厕，排出柏油样便约600ml，并呕鲜血约500ml，当即晕倒，家人急送我院，查Hb48g/L，收入院。发病以来乏力明显，睡眠、体重大致正常，无发热。患者于20世纪70年代在农村插队，1979年发现HbsAg（＋），有"胃溃疡"史10年，常用制酸剂。否认高血压、心脏病史，否认结核史，药物过敏史。

查体：T37℃，P120次/分，BP90/70mmHg，重病容，皮肤苍白，无出血点，面颊可见蜘蛛痣2个，浅表淋巴结不大，结膜苍白，巩膜可疑黄染，心界正常，心率120次/分，律齐，未闻杂音，肺无异常，腹饱满，未见腹壁静脉曲张，全腹无压痛、肌紧张，肝脏未及，脾肋下10cm，并过正中线2cm，质硬，肝浊音界第Ⅶ肋间，移动性浊音阳性，肠鸣音3~5次/分。

问题：请写出初步诊断及诊断依据、鉴别诊断、进一步检查与治疗原则。

（李瑞敏）

第10节 胆道疾病

> **学习目标**
> 1. 了解：胆道系统常见检查方法。
> 2. 熟悉：胆石症和胆囊炎、胆管炎的病因、病理。
> 3. 掌握：急性胆囊炎、胆囊结石、胆管结石、急性化脓性胆管炎的临床表现、诊断和治疗原则。
> 4. 了解：胆道蛔虫病的诊断和处理。
> 5. 熟悉：胆囊癌与胆管癌的临床表现、诊断和治疗原则。

一、常见检查方法

随着现代影像学诊断技术的发展，胆道疾病的诊断有了明显改善。目前常用的特殊检查主要有：

1. 超声检查 B超检查是一种安全、快速、简便、经济的检查方法，是诊断胆道疾病的首选，能检出直径在2mm以上的结石，诊断准确率达95%以上，肝外胆管结石诊断的准确率为80%左右。但常受胃肠道气体干扰，其检查准确率降低，如采用饮水充盈胃肠道或采用膝胸位可提高诊断准确率。除了可用于检查结石之外，尚广泛应用于鉴别黄疸原因、胆囊炎、胆囊及胆管肿瘤、胆道蛔虫、先天性胆道畸形等其他胆道疾病。B超引导下，可行经皮肝胆管穿刺造影、引流和取石等。还可以手术中作B超检查，以及腹腔镜手术中利用特制探头行超声检查。

2. 放射学和磁共振检查

（1）腹部平片：仅有15%左右的胆囊结石可在腹部平片显示，瓷化胆囊则可显示整个或在部分胆囊钙化。但单纯腹部平片对胆道疾病的诊断价值有限，口服法胆道造影临床上已基本为超声检查所取代。

（2）静脉胆道造影：缓慢静脉注射30%胆影葡胺20ml，或将30%胆影葡胺20ml溶于10%葡萄糖液250ml缓慢静脉滴注。造影剂经肝分泌进入胆道系统，观察胆管有无狭窄、扩张、充盈缺损等病理改变。但本法显影常不清晰，且受多种因素影响，现已为核素胆道造影、内镜逆行性胰胆管造影、磁共振胆胰管造影等所取代。

（3）经皮肝穿刺胆管造影（percutaneous transhepatic cholangiography PTC）：是在X线或B超监视下，经皮、经肝穿刺入肝内胆管，直接注入造影剂而使肝内外胆管迅速显影，可显示肝内外胆管病变部位、范围、程度和性质等，有助于对胆道疾病，特别是梗阻性黄疸的诊断和鉴别诊断。本法对有胆管扩张者穿刺更易成功，结果不受肝功能和血胆红素浓度的影响。但有可能发生胆汁漏、出血、胆道感染等并发症，故术前应检查凝血功能及注射维生素K2～3d，必要时应用抗生素，特别是有感染者，并作好剖腹探查的准备，以及时处理胆汁性腹膜炎、出血等紧急并发症。另外，可通过造影行胆管引流（PTCD）或置放胆管内支架用作治疗。

（4）经内镜逆行胰胆管造影（endoscopic retrograde cholangiopancr eatography，ERCP）：是在纤维十二指肠镜直视下通过十二指肠乳头将导管插入胆管和（或）胰管内进行造影。可直接观察十二指肠及乳头部的情况和病变，取材活检，收集十二指肠液、胆汁、胰液。造影可显示胆道系统和胰腺导管的解剖和病变。同时可行鼻胆管引流治疗胆道感染，行Oddi括约肌切开，以及胆总管下端结石取石及胆道蛔虫病取虫等治疗。但ERCP有诱发急性胰腺炎和胆管炎的可能，诊断性ERCP现已部分为磁共振胰胆管造影所替代。

（5）术中及术后胆管造影：胆道手术时可经胆囊管插管、胆总管穿刺或置管行胆道造影，了解有无胆管狭窄、结石残留及胆总管下端通畅情况。凡行胆总管T管引流或其他胆管置管引流者，拔管前应常规经T管或经置管行胆道造影。

（6）核素扫描检查：静脉注射 ^{99m}Tc 标记的二乙基亚氨二乙酸被肝细胞清除并分泌，与胆汁一起经胆道排泄至肠道，其在胆道系统流过径路的图像，可用γ相机或单光子束发射计算机断层扫描仪（SPECT）定时记录行动态观察。本法为无创检查，辐射物剂量小，对患者无损害。突出的优点是在肝功能损伤、血清胆红素中度升高时亦可应用。

（7）CT、MRI或磁共振胆胰管成像（MRCP）：成像无重叠、对比分辨率高，能清楚显示肝内外胆管扩张的范围和程度，结石的分布，肿瘤的部位、大小，胆管梗阻的水平，以及胆囊病变等。CT及MRI检查无损伤、安全、准确，主要适用于B超检查诊断不清而又怀疑为肿瘤的患者。

3. 胆道镜检查

（1）术中胆道镜检查：在胆总管切开处，插入纤维胆道镜或硬质胆道镜进行检查。适用于：①疑有胆管内结石残留；②疑有胆管内肿瘤；③疑有胆总管下端及肝内胆管分支开口狭窄。术中可通过胆道镜采用网篮、冲洗等取出结石，还可行活体组织检查。

（2）术后胆道镜：可经T管瘘道或皮下空肠盲袢插入纤维胆道镜行胆管检查，可取石、取虫、冲洗、灌注抗生素及溶石药物；有胆管或胆肠吻合狭窄者还可置入气囊行扩张治疗；胆道出血时，可在胆道镜下定位后，采用电凝和（或）局部用药止血；还可经胆道镜行Oddi括约肌切开术。

二、胆石症

案例17-10

王先生，50岁。因剑突下疼痛伴寒战、发热、黄疸3d入院。疼痛呈阵发性剧痛，伴恶心呕吐，大便灰白色，小便深黄色。1年前有类似病史，经非手术治疗好转。查体：T 39℃，P 90次/分，R 20次/分，BP 105/75mmHg。神清，皮肤黏膜黄染，右上腹有深压痛，肝脏于肋缘下1cm可及，有压痛。

问题：考虑何病？需做哪些检查？

胆道系统发生结石而引起的疾病，称为胆石症（cholelithiasis）。胆石症是一种世界性常见病和多发病。中老年常见，其发病率随年龄而上升，女性多于男性。

> **胆石症流行病学**
>
> 1. 种族与地区　以北欧、北美国家胆石症发病率最高，南非地区黑色人种发病率最低。胆石成分中以胆固醇结石为最多见，占75%～90%，而亚洲地区则以胆色素结石为多，特别是肝内胆管结石较多。我国胆囊结石的发病率已达10%，胆囊结石与胆管结石的比例从10年前的1.5∶1增至7.36∶1，胆固醇结石与胆色素结石的比例也由1.4∶1上升到3.4∶1。
>
> 2. 年龄因素　40岁为胆石病典型发病年龄，小于20岁者少，一般随年龄增加胆石病发病率亦增加。国内尸检资料显示胆石检出率为7%，而80岁以上老人胆石症发病率可达23%。
>
> 3. 性别因素　女性较男性胆石症发病率高，50岁以上女性胆石症发病率为男性的2倍。大多数调研报告表明，胆固醇结石患者多有阳性家族史。
>
> 4. 饮食因素　胆石病发病的危险因素中，胆固醇结石发病率与下列因素正相关：大量单糖饮食、高脂肪饮食、全肠外营养、经济状况差、女性、肥胖、低高密度脂蛋白-胆固醇（HDL-C）血症、高三酰甘油（TG）血症肝硬化、糖尿病、饮酒和吸烟；黑色胆色素结石与溶血、肝硬化、慢性酒精中毒等相关；棕色胆色素结石与十二指肠憩室、胆道感染低蛋白饮食等相关。

（一）胆石的形成原因、类型及分布

1. 胆石形成的原因　十分复杂，至今尚未完全阐明，一般认为主要与胆道感染和代谢异常等因素有关。

（1）胆道感染：①胆道感染，胆汁内的大肠埃希菌产生β-葡萄糖醛酸酶，将结合胆红素水解为非结合胆红素，与钙结合形成胆红素钙，促发胆色素结石形成；②细菌、虫卵、炎症坏死组织的碎屑可作为结石的核心，形成结石；③胆道感染常有Oddi括约肌痉挛，胆道梗阻，胆汁淤积、浓缩、沉淀，形成结石。

（2）代谢异常：胆汁中胆盐、胆固醇、卵磷脂的适当比例是维持胆固醇呈溶解状态的必要条件。当代谢异常，使胆固醇浓度升高或胆盐、卵磷脂浓度下降，三者比例失调，胆固醇则呈过饱和状态而析出形成结石。

2. 胆石的类型及分布（图17-66）

（1）胆固醇结石：占结石总数的50%，以胆固醇为主。白黄或灰黄色，多面体或椭圆形，表面光滑，质硬，剖面呈放射状，X线检查多不显影。80%的胆固醇结石发生于胆囊内。

（2）胆色素结石：占结石总数的37%，以胆红素为主。棕色或棕红色，粒状或长条

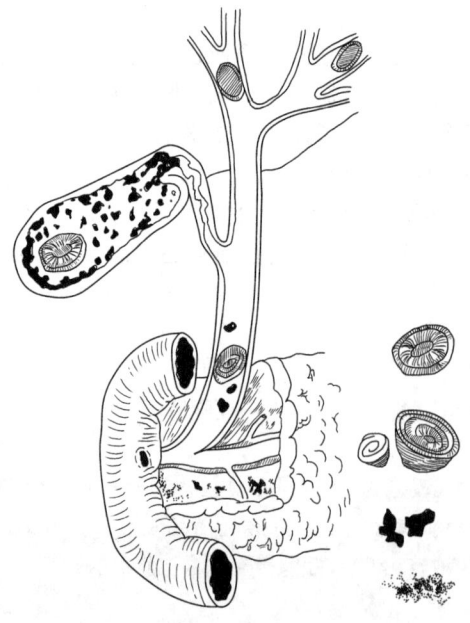

图17-66　胆石的类型及分布

状，质松软、易碎，含钙较少，松软不成形的胆色素结石状似泥沙，则称泥沙样结石。X 线检查一般不显影。75% 发生于胆管内。

（3）混合结石：占各种结石的 6% 左右，由胆红素、胆固醇、钙盐等多种成分混合而成。结石呈现不同的形状和色泽，剖面呈层状。含钙较多，X 线检查多可显影，其中 60% 发生在胆囊内，40% 在胆管内。

（二）病理

胆石症常累及整个肝胆系统，基本病理改变为胆道梗阻和感染，并发胆囊炎、胆管炎、肝脓肿、胆道出血、急性胰腺炎，严重者发生急性梗阻性化脓性胆管炎。由于反复梗阻感染，导致胆汁性肝硬化或肝萎缩。胆总管下端结石可引起乳头炎或乳头瘢痕狭窄、Oddi 括约肌功能障碍。

（三）临床表现

胆石症的临床表现因结石所在的部位、梗阻程度及并发症不同而有很大差别，发生在肝外胆管、肝内胆管和胆囊的结石各有其特征性的表现。

1. 肝外胆管结石　结石可原发于胆总管，也可来自肝内胆管或胆囊。当结石阻塞肝外胆管、并发感染时，引起急性胆管炎。临床表现为：①夏柯三联征（Charcot View）：右上腹绞痛、寒战高热、黄疸，表现为剑突下阵发性刀割样绞痛，可放射至右肩背，常伴恶心、呕吐；并发胆管炎后，感染向上扩散，细菌和毒素经肝窦进入血液引起全身性感染出现寒战、高热；因结石梗阻、胆道压力增高，胆汁自毛细胆管逆流入肝窦而引起黄疸，一般在发病后 12～48h 出现；深度黄疸者，大便呈陶土色。②腹部体征：由于胆总管位置较深，早期检查仅有右上腹深压痛，无腹肌紧张，有时可触及肿大的胆囊和肝脏，肝区有压痛和叩击痛。③化验：血清胆红素升高；尿色变深，尿胆红素阳性，粪中尿胆原减少；白细胞计数和中性粒细胞比例明显升高。

2. 肝内胆管结石　结石绝大多数为含有细菌的棕色胆色素结石，常呈肝段、肝叶分布，但也有多肝段、肝叶结石，多见于肝左外叶及右后叶。本型易继发肝内胆管狭窄或扩张，是我国常见而难治的胆道疾病。患者可多年无症状或仅有右上腹持续闷胀痛或胸背部不适，常反复继发感染而出现畏寒发热，病程长者可出现多发性的肝脓肿；肝内胆管广泛结石者可出现黄疸，肝大，肝区有叩击痛，如伴肝功能损害（SGPT 升高），易误诊为肝炎。当肝内胆管结石向胆总管移动并阻塞胆总管时，可出现夏柯三联征，甚至并发急性梗阻性化脓性胆管炎。长期广泛性肝内胆管结石阻塞，可导致肝萎缩或胆汁性肝硬化。

3. 胆囊结石　多数胆囊结石属隐性结石，长期无临床症状，往往在健康体检时发现，称为静止性胆囊结石，目前有增多趋势。较大的胆囊结石，因合并慢性胆囊炎，常有右上腹闷胀不适和消化不良症状；较小的结石，在进油腻食物后因胆囊收缩或夜间平卧时阻胆汁排出，可堵塞胆囊管，引起剧烈绞痛，并发感染时出现急性胆囊炎的表现。结石长期嵌顿或阻塞胆囊管但未合并感染时，可形成胆囊积液，积液透明无色，称为白胆汁。若结石持续嵌顿于胆囊颈部或较大的胆囊管结石压迫肝总管，会导致肝总管狭窄，易反复发作胆囊炎及胆管炎，引起胆囊肝总管瘘管，胆囊管消失，结石部分或全部堵塞肝总管，称之为 Mirizzi 综合征。

考点提示：
夏柯三联征

无症状的胆囊结石是否应该治疗

部分胆囊结石患者从未出现临床症状，只是在查体时偶然发现，一般的观点认为无需治疗直到出现症状。但由于随时可能发生胆囊炎、胆绞痛，而且与胆囊癌的发生有关，所以应定期随访，必要时手术。

(四)诊断

根据年龄、性别、病史,尤其是多次急性发作史,结合典型的临床表现特征,如夏柯三联征等,判断有无胆石症并不困难;但要明确胆石所在部位、大小、数目、胆管狭窄及扩张程度,以制订合理的治疗方案,须进行下列辅助检查。

1. B超 为首选检查,简便,对患者无损伤,诊断正确率高,诊断胆囊结石时准确率接近100%,结石表现为随体位移动的强回声光团及其后有声影,并可清楚显示胆囊大小、囊壁内侧情况、囊壁厚度及扩张的肝内、外胆管。

2. 经皮肝穿刺胆管造影(PTC) 用于阻塞性黄疸的鉴别诊断,可清晰显示肝内外胆管,了解梗阻部位、狭窄或扩张情况,结石数目、大小、分布等。PTC是一种损伤性检查方法,应防治可能出现的胆汁漏、出血等并发症。

3. 经内镜逆行胰胆管造影(ERCP) 应用纤维十二指肠镜通过乳头部插管造影,主要显示胆、胰管梗阻部位以下病变。

4. 磁共振胰胆管造影(MRCP) 其诊断价值与ERCP相当,具有无创性及并发症少的特点。

5. 其他 口服胆囊造影、静脉胆道造影、CT、胆道镜检查等。

> 考点提示:
> 胆石症首选辅助检查

案例17-10分析1

患者有典型的夏柯三联征;大便灰白、小便深黄说明为阻塞性黄疸。所以首先考虑为胆总管结石。应化验血常规、肝功能,影像学检查首选B超,根据情况再选择其他检查方法。

血常规示 Hb 150g/L,WBC $12.0×10^9$/L,N 0.80,PLT $150×10^9$/L,肝功检查示总胆红素及结合胆红素增高;B超见胆总管下端有一直径2cm的强回声光团。

先予输液、抗生素、解痉等非手术治疗。病情逐渐加重,1d后神志不清,T 40℃,P 110次/分,R 30次/分,BP75/50mmHg。剑突下腹肌紧张,肝于肋下2cm可及。此时WBC $20.0×10^9$/L,N 0.90,PLT $60×10^9$/L。

问题:患者发生了什么情况?应如何处理?

(五)治疗

目前有症状的胆石症以手术疗法为主。初次发病的胆石症在急性发作期一般先采用非手术疗法,待症状控制后做进一步检查,明确诊断,然后酌情选用合理的治疗方法。

1. 非手术疗法 适应证为胆管内结石较小、胆管不完全梗阻,无症状或症状较轻的胆囊结石,未明确诊断的胆石症急性发作期等。治疗措施包括卧床休息、禁食、输液、解痉止痛利胆、防治感染、配合中药利胆排石等,对剧烈绞痛患者,可用阿托品和哌替啶解痉止痛,禁用吗啡,因吗啡能引起Oddi括约肌痉挛;总攻疗法、溶石疗法、体外震波碎石、十二指肠乳头括约肌切开术(EST)等可酌情采用。在治疗过程中,注意观察腹痛、发热和黄疸的发展趋势,如病情加重应急症手术。

2. 手术疗法 适应证为胆总管结石、肝内胆管结石非手术疗法无效者,反复发作的胆囊结石,急性梗阻性化脓性胆管炎等。手术原则:胆石症常伴胆囊慢性炎症,故应切除胆囊;尽可能在手术中取尽结石;去除感染的病灶;手术中应做到胆管引流通畅。常用的手术方法有:①胆囊结石行胆囊切除术;②胆总管结石行胆总管切开取石,T形管引流术;③如胆总管下端狭窄或扩张,可行内引流术,如oddi括约肌切开成形术、胆总管十二指肠吻合术、胆总管空肠Roux-en-Y吻合术等;④肝内胆管结石作肝内胆管切开取石、胆肠吻合内引流术、肝叶切除等。

术后继续补液抗炎，T形管留置2周，应注意：①观察胆汁的引流量和性状，正常胆汁呈黄色或黄绿色，清亮无沉渣。术后24h内引流量为300~500ml，恢复饮食后，可增至每天600~700ml，以后逐渐减少至每天200ml左右。若胆汁突然减少甚至无胆汁流出，则可能有受压、扭曲、折叠、阻塞或脱出，应立即检查。若引流量多，提示胆道下端有梗阻的可能。②手术后10~14d，经夹管2~3d，患者无不适可先行经T管胆道造影，若无异常发现，应开放引流管24h以上，使造影剂完全排出，再次夹管2~3d，仍无腹痛、发热和黄疸可予拔管。③如造影发现结石残留，则需保留T管6周以上，待纤维窦道形成、坚固后再拔除T管经窦道行纤维胆道镜取石。

腹腔镜胆囊切除术

腹腔镜胆囊切除术（LC）是胆囊结石治疗的首选术式。1987年Mouret医生首次在人体用腹腔镜方法切除胆囊成功。自1991年起腹腔镜外科在我国获得很大发展，大多数省市的中等以上医院已经开展了腹腔镜外科手术。腹腔镜胆囊切除术是我国最常做的、最成熟的腹腔镜手术，一般仅在腹壁开2~4个0.5~1.0cm的小洞，将直径1.0cm的腹腔镜伸入腹腔内，腹腔内脏器的图像显示于电视屏幕上，医生一边看电视屏幕，一边通过腹壁小洞插入器械操作完成手术，从而使手术在不需要剖腹的情况下完成。腹腔镜手术和传统开腹手术比较，创伤小、胃肠道干扰小、出血少、术后疼痛轻、患者恢复快、切的瘢痕小、术后肠粘连少。一般腹腔镜手术后当天就可以下床活动，2~3d就可以出院，1周就可恢复工作。目前腹腔镜还可行阑尾切除、疝修补、胃肠穿孔修补及肠粘连松解术及部分妇科手术等。

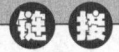

三、胆道感染

（一）急性胆囊炎

胆囊炎（cholecystitis）分急性胆囊炎和慢性胆囊炎两种，慢性胆囊炎是急性胆囊炎反复发作或长期存在胆囊结石的后果。

1. 病因　急性胆囊炎是胆囊管梗阻和细菌感染而引起的急性炎症反应，胆囊管梗阻的主要原因是胆囊结石，因结石堵塞胆囊管，胆汁浓缩，胆盐损害胆囊黏膜继发细菌感染；其次是胆道疾病及自主神经功能失调致Oddi括约肌痉挛，胆汁淤积，细菌从胆道逆行侵入胆囊，引起急性炎症。致病菌主要是大肠埃希菌、厌氧菌、产气杆菌等。

2. 病理　从病理上急性胆囊炎可分为3型：①急性单纯性胆囊炎：病变局限于胆囊黏膜，有充血、水肿、渗出和炎症细胞浸润等改变；②急性化脓性胆囊炎：病变扩展到胆囊壁全层，胆囊积脓，浆膜面有脓性渗出物；③急性坏疽性胆囊炎：因胆囊张力增高或胆囊内结石嵌顿，压迫胆囊壁，发生血运障碍，引起坏死、穿孔和胆汁性腹膜炎。

3. 临床表现和诊断

（1）症状

1）胆绞痛：常于饱餐、进油腻食物后，或在夜间发作。典型的表现为突发性右上腹剧烈绞痛，阵发性加重，常向右肩背部放射。

2）消化道症状：常伴恶心、呕吐、食欲不振、腹胀、腹部不适等非特异性消化道症状。

3）发热：如胆囊积脓、坏疽、穿孔，常表现为畏寒、发热。

（2）体征：在炎症早期，将左手平放于患者的右肋部，拇指置于右腹直肌外缘与肋弓交界处，嘱患者缓慢深吸气，使肝脏下移，若因拇指触及肿大胆囊发生疼痛而突然屏气称为墨菲（Murphy）征阳性。病情加重后，右上腹可触及肿大的胆囊，有明显的压痛，化脓性和坏疽性胆囊炎则有肌紧张和反跳痛。

（3）辅助检查：①血白细胞计数及中性粒细胞比例增高；②B超检查示胆囊增大、壁厚，大部分患者可见到胆囊结石影像。

4. 治疗方法

（1）非手术疗法：包括卧床休息、半卧位、禁食、输液、解痉止痛，应用有效抗生素等。多数患者可获得满意疗效，症状消退。

（2）手术疗法：重症患者或经非手术治疗效果不佳，胆囊肿大，张力增高，伴腹膜刺激征者，应手术治疗，做胆囊切除术。发现胆总管扩张并有结石时，应做胆总管切开探查。病情危重者可行胆囊造口、取出结石、引流胆汁，待病情好转后3个月，再做胆囊切除术。

（二）急性梗阻性化脓性胆管炎

急性梗阻性化脓性胆管炎（acute obstructive suppurative cholangitis，AOSC），亦称急性重症胆管炎（ACST），是在胆管急性完全性梗阻的基础上，发生严重的化脓性感染。

1. 病因 在我国主要病因是肝内胆管结石引起，其次是胆道寄生虫和胆管狭窄。致病菌是革兰阴性杆菌，以大肠埃希菌和厌氧菌多见。

2. 病理 基本病理变化是胆道梗阻和化脓性感染。梗阻致管腔扩张，细菌迅速繁殖，腔内压力升高，充满脓性胆汁或脓液，当胆道内压力升至2.45kPa（25cmH$_2$O）时，大约有10%细菌和毒素可逆行经肝窦进入血循环，引起胆源性脓毒症、感染性休克、肝脓肿，进而发展为多器官功能衰竭。

3. 临床表现和诊断

（1）有多次胆道疾病，尤其是胆石症的发作史。

（2）本病发病急骤，病情发展迅速，典型表现是雷诺五联征（Reynolds′pentad）：右上腹痛、寒战高热、黄疸、休克和精神症状。

（3）右上腹肌紧张、压痛、反跳痛，肝大、肝区叩痛，有时可触及肿大压痛的胆囊。

（4）白细胞计数多超过20×10^9/L，血小板低于100×10^9/L，血小板计数越低，预后越差。

（5）术中见胆管内高压和脓性胆汁。

4. 治疗 治疗关键是紧急手术解除胆道梗阻并减压引流、控制感染和治疗感染性休克以挽救患者生命。

（1）术前准备要点：快速补充血容量；用血管活性药物多巴胺和间羟胺合用维持血压；大剂量联用有效抗生素控制感染；短期使用大剂量肾上腺皮质激素；静脉补充维生素K和维生素C；若经以上治疗后病情仍未明显改善，应在抗休克的同时紧急胆道引流治疗。

（2）手术原则：尽快切开胆总管减压，吸尽脓性胆汁，尽量取净结石，放置T形管引流；对梗阻部位较低的可暂时行鼻胆管引流（ENBD）；梗阻部位较高的可先行经皮肝穿刺置管引流术（PTCD），降低胆道压力，缓解症状，度过危险期后再针对病因进行根治性手术。

> **案例17-11分析2**
>
> 患者已明确有胆总管结石，在治疗过程中病情加重，在原有的夏柯三联征基础上，又出现了休克和神志不清，符合雷诺五联征。剑突下腹肌紧张、肝大，白细胞计数明显增高，血小板计数降低，说明发生了急性梗阻性化脓性胆管炎。需快速补充血容量；用血管活性药物；大剂量联用有效抗生素控制感染；短期使用大剂量肾上腺皮质激素；静脉补充维生素K和维生素C。做好术前准备，尽快切开胆总管减压，取出结石，放置T形管引流。

考点提示：
急性胆囊炎临床表现和诊断

考点提示：
雷诺五联征

考点提示：
急性梗阻性化脓性胆管炎关键的治疗措施

四、胆道蛔虫病

胆道蛔虫病继发于肠道蛔虫，是常见的外科急腹症，多见于农村地区的儿童和青壮年。

1. 病因病理 因胃肠道功能紊乱、发热、饥饿等原因，使寄生在小肠中下段的蛔虫受到刺激或寄生环境改变，向上窜动，经十二指肠乳头进入胆道，称为胆道蛔虫病。蛔虫钻入胆道，因Oddi括约肌受到刺激而发生强烈痉挛，出现上腹部阵发性剧烈绞痛；蛔虫将肠道细菌带入胆道，可引起胆管炎症，甚至细菌性肝脓肿；如果蛔虫阻塞胰管开口，可引起急性胰腺炎；蛔虫可经胆囊管钻入胆囊，引起胆囊穿孔；还可损伤胆道黏膜，引起胆道出血；蛔虫的虫体或虫卵均可成为核心，引起胆道结石。

2. 临床表现和诊断 ①症状：剑突右下方阵发性"钻顶样"绞痛，伴恶心、呕吐，可吐出蛔虫，但间歇期腹痛可完全消失；②体格检查：腹软，仅在剑突右下方有深压痛，无腹肌紧张和反跳痛；③如继发细菌感染，患者有畏寒发热和白细胞计数增高，肝区压痛和叩击痛，严重者有黄疸和腹膜刺激征等。根据典型症状，即剑突右下方阵发性钻顶样绞痛，而检查体征轻微可作出诊断。B超检查可显示蛔虫，并可协助并发症的诊断。

3. 治疗 治疗原则是解痉、止痛、利胆、驱虫和防治感染。绝大多数患者可经非手术疗法治愈，仅在出现严重并发症时才考虑手术治疗。①非手术疗法：剧烈绞痛时用阿托品和哌替啶解痉、止痛，用中药乌梅汤、金钱草冲剂或驱虫药利胆排虫，应用抗生素防感染；②手术疗法：继发严重梗阻和感染，出现高热、黄疸，经非手术疗法无效时，行胆总管探查、取虫、引流。

考点提示：
胆道蛔虫病的临床表现

五、胆囊癌与胆管癌

（一）胆囊癌

胆囊癌（carcinoma of gallbladder）是胆道最常见的恶性病变，90%的患者发病年龄超过50岁，平均59.6岁，女性发病率较男性高。85%以上的患者合并有胆囊结石。

1. 病因 病因不明确，但是流行病学显示与胆结石存在有关，多数人认为胆囊结石的慢性刺激是重要的致病因素。胆囊癌合并胆囊结石是无结石的13.7倍，癌肿的发生与结石的大小关系密切，直径3cm的结石发病是1cm的10倍，说明胆囊癌的发生是胆囊结石长期的物理刺激，加上黏膜的慢性炎症、感染细菌的产物中有致癌物质等因素综合作用的结果。此外，可能的致癌因素还有：多年以前的胆囊空肠吻合，完全钙化的"瓷化"胆囊、胆囊腺瘤、胆胰管结合部异常、溃疡性结肠炎等。

2. 病理 胆囊癌多发生在胆囊体部和底部。腺癌占80%，未分化癌占6%，鳞癌占3%，混合癌占1%，其他还有少见的淋巴肉瘤等。胆囊癌可直接浸润周围脏器，亦可经淋巴道血循环神经胆管等途径转移及腹腔内种植，晚期患者可发生远处转移，但一般发生的较晚和较少。

3. 临床表现 根据病变的部位和深度可有不同的症状。早期无特异性症状，合并胆囊结石者，表现为胆囊结石和胆囊炎症状，部分患者因胆囊切除标本病理检查意外发现胆囊癌。当肿瘤侵犯至浆膜或胆囊床，则出现定位症状，最常见为右上腹痛，可放射至肩背部；胆囊管受阻时可触及肿大的胆囊，能触及右上腹肿物时往往已到晚期，常伴有腹胀、体重减轻或消瘦、食欲差、贫血、肝大，甚至出现黄疸、腹水、全身衰竭；少数肿瘤穿透浆膜，发生胆囊急性穿孔，腹膜炎或慢性穿透至其他脏器形成内瘘。实验室检查中可见CA19-9升高较为明显，但无特异性，细针穿刺胆囊取胆汁行肿瘤标志物检查更有诊断意义。B超、CT检查对胆囊癌的诊断率为75%～88%，均可显示胆囊壁不同程度增厚，腔内有位置及形态固定的肿物，或能发现肝转移或淋巴结肿大。增强 CT 或 MRI 能较清楚显示胆囊肿块，且可见较丰富血供，可有助于诊断。

4. 治疗 首选手术切除。化学治疗或放射治疗效果均不理想。根据病变的程度选择不同的手术方法，如单纯胆囊切除术、胆囊癌根治性切除术、胆囊癌扩大根治术及姑息性手术。

（二）胆管癌

胆管癌（carcinoma of bile duct）是指发生在肝外胆管，即左、右肝管至胆总管下端的恶性肿瘤。随着诊断水平的提高，本病已常见。

1. 病因 不明，多发于 50~70 岁，男女比例约为 1.4：1。本病可能与下列因素有关：胆道慢性炎症刺激、肝胆管结石、原发性硬化性胆管炎、先天性胆管囊性扩张症、胆管囊肿空肠吻合术后、肝吸虫感染、慢性伤寒带菌者、溃疡性结肠炎、放射性二氧化钍长期接触等。近来的研究发现，乙型肝炎、丙型肝炎感染、K-ras 基因突变与胆管癌的发生可能有关。

根据肿瘤生长的部位，胆管癌分为上段、中段、下段胆管癌。上段胆管癌又称肝门部胆管癌；中段胆管癌位于胆囊管开口至十二指肠上缘；下段胆管癌位于十二指肠上缘至十二指肠乳头。

2. 病理 大体形态：①乳头状癌：好发于胆管下段，呈息肉样突入腔内，有时为多发且有大量的黏液分泌物；②结节状癌：小而且局限的肿瘤，可表现为硬化型或结节型，硬化型多在上段，结节型多在中段向管腔内突出；③弥漫性癌：胆管壁广泛增厚、管腔狭窄，向肝十二指肠韧带浸润，难与硬化性胆管炎鉴别。组织学类型 95% 以上为腺癌，其他罕见的有鳞状上皮癌、腺鳞癌、类癌等，其中主要是高分化腺癌，癌肿生长缓慢，极少发生远处转移。其扩散方式有局部浸润及淋巴转移、腹腔种植等。局部浸润主要沿胆管壁向上、向下及横向侵犯周围组织、肝、血管、神经束膜，淋巴转移途径是沿肝动脉周围淋巴结分别至肝总动脉、腹腔动脉、胰上缘、十二指肠后、腹膜后淋巴结。

3. 临床表现和诊断

（1）黄疸：胆管癌患者早期缺乏典型症状，大部分患者多因黄疸而就诊，黄疸是胆管癌最早、最重要的症状，有 90%~98% 的胆管癌患者都有不同程度的黄疸，黄疸呈进行性加重加深，且多属无痛性，少数患者黄疸呈波动性，肝外胆管阻塞时，黄疸较深，肝内胆管阻塞时可能不严重。上段胆管癌黄疸出现较早，中、下段胆管癌因有胆囊的缓冲黄疸可较晚出现。

（2）腹痛：半数左右的患者有右上腹隐痛、胀痛或不适，体重减轻，食欲不振等症状，这些症状常被视为胆管癌早期症状。腹痛一开始，有类似可呈进食后上腹部轻度不适，或剑突下隐痛不适，或背部疼痛。据临床观察，胆管癌发病 3 个月后，便可出现腹痛和黄疸。

（3）肝大：80% 以上患者肋缘下可触及肝脏，黄疸时间较长可出现双下肢水肿。肿瘤侵犯或压迫门静脉，可造成门静脉高压致上消化道出血或腹水；晚期患者可并发肝肾综合征，出现尿少、无尿。

（4）胆道感染：出现典型的胆管炎表现：右上腹疼痛、寒战高热、黄疸，甚至出现休克；内镜或介入放射性检查可能诱发或加重感染。

（5）实验室检查：血生化检查可见血清总胆红素、直接胆红素、ALP 和 γ-GT 均显著升高，而 ALT 和 AST 只轻度异常。血清肿瘤标志物 CA19-9、CA125 可能升高，CEA、AFP 可能正常。

（6）影像学检查：首选 B 超检查，可见肝内胆管扩张或见胆管肿物；彩色多普勒超声检查可了解门静脉及肝动脉有无受侵犯；内镜超声（EUS）的探头与胆道系统仅隔一层肠壁，排除了胸腹壁与胃肠道重叠等干扰，可更清晰地观察胆道情况；管腔内超声（intraductalultra sonography, IDUS)利用微型超声探头，可经 PTC 窦道或 ERCP 途径直接进入胆道扫描，完全排除了遮盖胆道组织的干扰，图像较 EUS 更为清晰，IDUS 能探查到胆管微小癌，胆管癌浸润深度的判断准确率为 73%，对胰腺和十二指肠是否受累及的判断准确率达 100%，更进一步使用管腔内彩色多普勒超声技术（ECDUS），可探查胆道系统周围的血管血流，对判断肝动脉和门静脉是否被侵犯的准确率达 100%。在超声导引下还可行 PTC 检查，穿刺抽取胆汁做 CEA、CA19-9、胆汁细胞学检查和直接穿刺肿瘤活检；ERCP 有助于下段胆管癌诊断或术前放置内支架引流用；CT、MRI 能显示胆道梗阻的部位、病变性质等，其中三维螺旋 CT 胆道成像和磁共振胆胰管成像（MRCP）将逐渐代替 PTC 及 ERCP 等有创性检查。核素显影扫描、血管造影有助于了解癌肿与血管的关系。

考点提示：胆管癌最重要的症状

4. 治疗 胆管癌化学治疗和放射治疗效果不肯定，主要采取手术治疗，各个部位的切除手术方法不尽相同。

（1）胆管癌切除手术：应争取做根治性切除，即使只做姑息性切除也比单纯引流疗效好。

1）上段胆管癌：根据分型不同，可行肝门胆管、胆囊、肝外胆管切除、胆管空肠吻合术或者肝切除术等。

2）中段胆管癌：切除肿瘤及距肿瘤边缘 0.5cm 以上的胆管，肝十二指肠韧带"脉络化"，肝总管 - 空肠吻合术。

3）下段胆管癌：需行胰十二指肠切除术。如幽门上、下组淋巴结无转移，可行保留幽门的胰十二指肠切除，以便保留胃的储存和消化功能。

（2）扩大根治术：除切除胆管癌外，还包括切除其他脏器，但手术的并发症和死亡率较高。本术式适用于能根治切除，但有邻近脏器或血管侵犯、区域淋巴结转移、无远处转移的胆管癌。

（3）解除胆道梗阻：可行各种肝管空肠吻合术，如切除部分左肝的 Longmire 手术或圆韧带入路的左肝管 - 空肠吻合术，U 形管引流术；中下段癌可行肝总管 - 空肠吻合术，可缓解黄疸症状，有利于提高患者生命质量。

（4）非手术胆道引流：经皮肝穿刺胆道造影并引流（PTCD）或放置内支架、经内镜鼻胆管引流或放置内支架，均可达到引流胆道的目的，放置支架的内引流比置管外引流的患者生活质量为高。

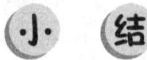

小　结

胆道疾病是外科的常见病，其中胆道感染、胆石症和胆道蛔虫病占大多数，三者互为因果。胆总管结石并发感染时，引起急性胆管炎，临床表现为右上腹绞痛、寒战高热、黄疸，称为夏柯三联征；急性胆囊炎是胆囊管梗阻和细菌感染而引起的急性炎症反应；急性重症胆管炎是急腹症中最严重的感染之一，典型表现是雷诺五联征：右上腹痛、寒战高热、黄疸、休克和精神症状。

目 标 检 测

一、选择题

【A_1 型题】

1. 急性胆囊炎引起的腹痛常发生于
   A. 睡眠时　　　　B. 剧烈运动时
   C. 空腹时　　　　D. 油腻餐后
   E. 紧张工作时

2. 胆道疾病首选的辅助检查方法是
   A. B超　　　　　B. CT
   C. MRCP　　　　D. 静脉胆道造影
   E. PTC

3. 胆道蛔虫病的临床表现中，下列哪项不正确
   A. 突然腹痛突然缓解
   B. 常有呕吐蛔虫病史
   C. 常伴反跳痛和肌紧张
   D. 上腹"钻顶样"疼痛
   E. 可伴有轻度黄疸
4. 夏柯三联征发生的顺序是
   A. 黄疸、寒战高热、腹痛
   B. 腹痛、寒战高热、黄疸
   C. 寒战高热、黄疸、腹痛
   D. 黄疸、腹痛、寒战高热
   E. 腹痛、黄疸、寒战高热
5. 胆道感染最常见的致病菌是
   A. 金黄色葡萄球菌   B. 链球菌
   C. 大肠埃希菌   D. 副大肠埃希菌
   E. 铜绿假单胞菌
6. "白胆汁"见于
   A. 急性单纯性胆囊炎 B. 化脓性胆囊炎
   C. 坏疽性胆囊炎   D. 胆囊穿孔
   E. 胆囊积液
7. AOSC 的临床表现为
   A. Charcot 三联症   B. Reynolds 五联征
   C. MODS 综合征   D. Murphy 征
   E. Mirizzi 综合征
8. 胆固醇结石好发生于
   A. 总胆管   B. 左肝管
   C. 右肝管   D. 胆囊内
   E. 以上都不是
9. B 超检查胆囊前应常规禁食
   A. 3h   B. 4h
   C. 6h   D. 8h
   E. 12h
10. 胆道手术后，T 管一般留置的时间是
    A. 5d   B. 7d
    C. 14d   D. 20d
    E. 30d
11. 胆总管下端有阻塞时，T 管引出的胆汁为
    A. 量过多   B. 量过少，色深
    C. 浑浊   D. 量少而色淡
    E. 棕色稠厚而清

【A_2 型题】

12. 患者，男性，21 岁，因突发剑突下钻顶样剧烈疼痛而入院，自诉疼痛呈间歇性，发作时疼痛剧烈，辗转不安，大汗淋漓，可突然自行缓解，缓解期无任何症状。体检示剑突下有轻度深压痛。WBC11.5×10^9/L。根据该患者的临床表现，应考虑为
    A. 急性胆囊炎   B. 急性胆管炎
    C. 胆囊穿孔   D. 胆道蛔虫症
    E. 慢性胆囊炎
13. 患者，女性，50 岁，进油腻食物后突感右上腹绞痛 1h 伴右肩部牵涉痛。为明确诊断，应首选哪一项检查
    A. 口服胆囊造影剂造影
    B. 静脉胆道造影术
    C. B 超检查
    D. PTC
    E. ERCP
14. 患者，女性，62 岁，持续性右上腹胀痛 6h，伴寒战、高热，黄疸。既往有类似发作历史。查体：T39.2℃，BP70/50mmHg，心率 120 次/分，神志淡漠，巩膜和皮肤黄染，右上腹肌紧张，压痛阳性。白细胞 24×10^9/L，最大可能的诊断是
    A. 急性胃穿孔
    B. 急性胰腺炎
    C. 急性胆囊炎
    D. 急性梗阻性化脓性胆管炎
    E. 以上都不是

【A_3 型题】

（15～17 题共用题干）

患者，女性，41 岁。胆囊结石病史 2 年，主诉晚餐后突然出现右上腹阵发性剧烈疼痛，向右肩、背部放射，伴有腹胀、恶心、呕吐等症状。体检：T 38.9℃，P 112 次/分，BP 106/85mmHg。右上腹部有压痛、肌紧张、反跳痛。实验室检查：WBC 10.5×10^9/L，中性粒细胞 0.79。

15. 导致该患者突然腹痛的原因是
    A. 胆囊收缩，结石排入十二指肠
    B. 结石阻塞胆管下端、引起急性胰腺炎
    C. 结石损伤胆囊黏膜
    D. 结石损伤十二指肠
    E. 结石嵌顿于胆囊颈致胆囊强烈收缩
16. 该患者的体格检查可出现
    A. Charcot 三联征   B. Murphy 征阳性
    C. Reynolds 五联征   D. MODS
    E. MSOF
17. 在非手术治疗期间，减轻疼痛的措施不包括
    A. 卧床休息   B. 胃肠减压
    C. 消炎利胆   D. 注射吗啡

E. 注射山莨菪碱

（18～20题共用题干）

患者，女性，56岁，有慢性胃病史多年，伴消化不良，12年前曾行胆囊切除术。入院前2d有寒战、高热、右上腹持续性疼痛，伴巩膜轻度黄染。入院时患者神志淡漠，T 39.1℃，P 98次/分钟，R 24次/分钟，BP 80/50mmHg。体检：右上腹轻压痛，肌紧张（+）；血常规示 WBC $16×10^9$/L，中性粒细胞比例0.85，B超示胆总管结石。

18. 该患者应考虑为
    A. 急性梗阻性化脓性胆管炎
    B. 胃溃疡穿孔
    C. 急性阑尾炎
    D. 右侧输尿管结石
    E. 急性肠扭转
19. 目前最主要的处理应为
    A. 纠正水、电解质紊乱
    B. 使用足量有效的广谱抗生素
    C. 恢复血容量
    D. 改善和维持主要器官的功能
    E. 抗休克治疗的同时，紧急手术
20. 该病的常见梗阻原因是
    A. 胆道先天性畸形　　B. 胆道炎性狭窄
    C. 胰头癌　　　　　　D. 胆道结石
    E. 胆管癌

【B型题】

（21～23题共用选项）
    A. 急性胰腺炎
    B. 胆石继发胆管炎
    C. 急性梗阻性化脓性胆管炎
    D. 急性胃炎
    E. 急性胆囊炎
21. 夏柯（Charcot）三联症出现于
22. 墨菲（Murphy）征出现于
23. 雷诺五联征出现于

（24、25题共用选项）
    A. 胆总管结石　　　　B. 壶腹癌
    C. 胰头癌　　　　　　D. 胆囊炎
    E. 肝门部肿瘤
24. 不伴有胆囊肿大的是
25. 右上腹绞痛伴黄疸的是

二、病例分析题

患者，男性，69岁，右上腹痛反复发作3年。绞痛伴发热、寒战、皮肤黄染1d。6年前因胆囊结石、胆囊炎±行胆囊造瘘术，3个月后切除胆囊，术后胆绞痛症状消失。3年前开始出现右上腹绞痛，多于进食油腻后引起，无发热及黄疸。近2年腹痛发作频繁，偶有寒战、发热，无黄疸。半年前右上腹绞痛，伴轻度皮肤黄染，尿色深，经输液治疗后缓解。1d前突感右上腹绞痛，伴寒战、高热，体温39℃，且皮肤巩膜黄染，急诊入院。既往无心脏、肝、肾疾患，无肝炎或结核史。

查体：T39℃，P88次/分，BP100/70mmHg。神清合作，皮肤巩膜黄染，腹平坦，可见右肋缘下及上腹旁正中切口瘢痕，未见肠型及蠕动波，右上腹压痛，无肌紧张或反跳痛，未扪及肿物或肝脾，肠鸣音可闻，胆红素30μmol/L，直接胆红素14.90μmol/L，余肝功能、电解质均在正常范围，Hb 150g/L，WBC29.7×10^9/L，PLT246×10^9/L。

问题：根据以上病史摘要，请写出初步诊断及诊断依据、鉴别诊断、进一步检查与治疗原则。

（李瑞敏）

第11节　胰腺疾病

> **学习目标**
> 1. 掌握：急性胰腺炎的病因、临床表现及诊断。
> 2. 熟悉：胰腺癌的临床表现及治疗。

一、胰 腺 炎

> **案例 17-11**
>
> 杨某,45 岁,酗酒后 2h 出现上腹部持续性刀割样剧烈疼痛,并向左腰背部放射,伴恶心、呕吐,为胃内容物,呕吐后疼痛不缓解。6h 后就诊。查体:P 124 次/分,BP 80/50mmHg,痛苦容貌,腹胀,全腹肌紧张、压痛、反跳痛,以上腹为主,肠鸣音消失,肝浊音界存在。实验室检查:白细胞 12×10^9/L,血清淀粉酶 4000U/L。
>
> 问题:诊断应考虑为何病?

(一)急性胰腺炎

急性胰腺炎(acute pancreatitis)是一种常见的急腹症。按病理分类可分为水肿性和出血坏死性。前者病情轻,预后好;而后者则病情险恶,死亡率高,不仅表现为胰腺的局部炎症,而且常常涉及全身的多个脏器,引起多器官功能衰竭。

1. 病因 急性胰腺炎有多种致病危险因素,国内以胆道疾病为主,占 50% 以上,称胆源性胰腺炎。西方国家主要与饮酒过量有关,约占 60%。

(1)胆道疾病:正常情况下,胆总管和胰管共同开口于 Vater 壶腹者占 80%,汇合后进入十二指肠,这段共同管道长 2~5mm,胆道结石向下移动可阻塞胆总管末端,此时胆汁可经"共同通道"反流入胰管,其中经细菌作用将结合胆汁酸还原成的游离胆汁酸可损伤胰腺,并能将胰液中的磷脂酶原 A 激活成为磷脂酶 A,从而引起胰腺组织坏死,产生急性胰腺炎。50% 以上的急性胰腺炎由胆道系统结石引起。造成胆总管末端阻塞的原因还有胆道蛔虫,以及因炎症或手术器械引起的十二指肠乳头水肿或狭窄、Oddi 括约肌痉挛等。

(2)饮酒:在欧美国家酗酒是诱发急性胰腺炎的重要病因之一,在我国近年也有增加趋势。乙醇能刺激胃窦部 G 细胞分泌促胃液素,使胃酸分泌增加,十二指肠内 pH 下降,使促胰液素分泌旺盛。乙醇除了能刺激胰液分泌,尚能直接损伤胰腺,并可引起十二指肠乳头水肿和 Oddi 括约肌痉挛,其结果造成胰管内压力增高,细小胰管破裂,胰液进入腺泡周围组织。此时胰蛋白酶原被胶原酶激活成胰蛋白酶,后者又激活磷脂酶 A、弹力蛋白酶、糜蛋白酶和胰舒血管素等对胰腺进行"自我消化"而发生急性胰腺炎。

(3)十二指肠液反流:当十二指肠内压力增高,十二指肠液可向胰管内反流,其中的肠激酶可激活胰液中各种分解蛋白的酶和磷脂酶 A,从而导致急性胰腺炎的发生。十二指肠内压力增高的原因有:穿透性十二指肠溃疡、十二指肠憩室、环状胰腺、十二指肠炎性狭窄、胰腺钩突部肿瘤、胃大部切除术后输入袢梗阻及其他梗阻因素。

(4)其他因素:上腹部钝器伤、穿通伤、手术操作,特别是经 Vater 壶腹的操作,如内镜逆行胰胆管造影(ERCP)和内镜经 Vater 壶腹胆管取石术、胰腺血循环障碍、饮食因素、感染因素、药物因素,以及与高脂血症、高血钙、妊娠有关的代谢、内分泌和遗传因素等。

2. 临床表现 病变程度不同,患者的临床表现差异很大。

(1)腹痛:是本病的主要症状。常于饱餐和饮酒后突然发作,腹痛剧烈,呈持续性、刀割样,多位于左上腹,向左肩及左腰背部放射。胆源性者腹痛始发于右上腹,逐渐向左侧转移。病变累及全胰时,疼痛范围较宽并呈束带状向腰背部放射。若为出血坏死性胰腺炎,则腹痛十分剧烈,常伴有休克,采用一般的止痛方法难以止痛。

(2)腹胀:与腹痛同时存在,是腹腔神经丛受刺激产生肠麻痹的结果,早期为反射性,继发感染后则由腹膜后的炎症刺激所致。腹膜后炎症越严重，腹胀越明显。患者排便、排气停止。

（3）恶心、呕吐：早期即可出现，与腹痛伴发。呕吐剧烈而频繁，呕吐物为胃、十二指肠内容物，偶可呈咖啡色。呕吐后腹痛不会缓解。

（4）全身症状：较轻的急性水肿性胰腺炎可不发热或轻度发热。合并胆道感染常伴有寒战、高热。胰腺坏死伴感染时，出现持续性高热。坏死性胰腺炎患者可有脉搏细速、血压下降，乃至休克。伴急性肺功能衰竭时可有呼吸困难和发绀。有胰性脑病者可引起感觉迟钝、意识模糊乃至昏迷。若结石嵌顿或胰头肿大压迫胆总管可出现黄疸。腹膜后坏死组织感染可出现腰部皮肤水肿、发红和压痛。少数严重患者可因外溢的胰液经腹膜后途径渗入皮下造成出血。在腰部、季肋部和下腹部皮肤出现大片青紫色瘀斑，称 Grey-Turner 征；若出现在脐周，称 Cullen 征。胃肠出血时可有呕血和便血。血钙降低时，可出现手足抽搐，严重者可有 DIC 表现。

考点提示：
急性胰腺炎的临床表现

3. 诊断

（1）实验室检查

1）胰酶测定：血清、尿淀粉酶测定是最常用的诊断方法，但并不是特异的诊断方法。血清淀粉酶在发病 3～12h 内升高，24～48h 达高峰，2～5d 后逐渐降至正常，血清淀粉酶高于 500U/dl（正常值 40～180 U/L，Somogyi 法），即提示本病。但其高低并不反映急性胰腺炎的严重程度。严重的出血坏死性胰腺炎，由于腺泡严重破坏，淀粉酶生成减少，淀粉酶值反而不升高。尿淀粉酶一般在发病 12～24h 后升高，48h 到高峰，下降缓慢，1～2 周后恢复正常，尿淀粉酶明显升高（正常值 80～300 U/dl，Somogyi 法）具有诊断意义。淀粉酶值越高诊断正确率也越大。

血清淀粉酶同工酶测定提高了本病诊断的准确性，已确定的淀粉酶同工酶有两种，胰型同工酶和唾液型同工酶（STI）。急性胰腺炎时，胰型同工酶可明显增高。对高度怀疑胰腺炎而淀粉酶正常者，对高淀粉酶血症的淀粉酶是否来源于胰腺，测定同工酶则更有价值。

血清脂肪酶明显升高（正常值 23～300 U/L）也是比较客观的诊断指标。

2）血清钙：可反映病情的严重性和预后。一般发病 2d 后血钙开始下降，重症患者可降低至 2mmol/L 以下，当降至 1.75mmol/L 以下时，患者死亡率较高。

3）其他项目：包括白细胞增高、高血糖、肝功能异常、血气分析及 DIC 指标异常等。

（2）影像学诊断

1）腹部 B 超：是首选的影像学检查方法，可发现胰腺肿大和胰周液体积聚。胰腺水肿时显示为均匀低回声，出现粗大的强回声提示有出血、坏死的可能。还可检查胆道有无结石，胆管有无扩张。但容易受到胃肠气体的干扰，影响结果的准确性。

2）胸、腹部 X 线片：胸片可显示左肺下叶不张，左侧膈肌抬高，左侧胸腔积液等征象；腹部平片可见十二指肠充气明显、肠环扩大及出现结肠中断征等。

3）CT 及 MRI：①增强 CT 扫描：不仅能诊断急性胰腺炎，而且对鉴别水肿性和出血坏死性很有价值，能发现胰腺周围的积液和小网膜、肾周围间隙的水肿，有助于早期发现及追踪观察胰腺假性囊肿。②MRI 可提供与 CT 相同影像学价值。

（3）腹腔穿刺：穿刺液为血性浑浊液体，可见脂肪小滴，并发感染时呈脓性。血性腹水的颜色深浅常能反映胰腺炎的严重程度。穿刺液可作淀粉酶测定，若明显高于血清淀粉酶有诊断意义。

考点提示：
胰酶测定

4. 临床分型

（1）轻型急性胰腺炎（水肿性胰腺炎）：主要表现为上腹痛、恶心呕吐；腹膜炎范围局限上腹，体征轻；血、尿淀粉酶升高；经及时的体液治疗短期内可好转，死亡率低。

（2）重症急性胰腺炎（出血坏死性胰腺炎）：除上述症状外，腹膜炎范围宽，体征重，腹胀明显，肠鸣音减弱消失，可有腹部包块。腹水呈血性或脓性。可伴休克，也可并发脏器功能障碍和严重的代谢障碍。死亡率高。

5. 局部并发症

（1）胰腺或胰周组织坏死：指胰腺实质的弥漫性或局灶性坏死，伴胰周脂肪坏死。

（2）胰腺或胰周脓肿：指胰腺和胰腺周围的包裹性积脓，由胰腺组织坏死液化继发感染形成。穿刺液为脓性，培养有细菌生长。

（3）急性胰腺假性囊肿：胰腺周围液体积聚未被吸收，被纤维组织包裹形成假囊肿。

（4）胃肠道瘘：胰液的消化和感染的腐蚀均可使胃肠道壁坏死、穿孔而发生瘘。常见的部位是结肠、十二指肠。

6. 治疗 急性胰腺炎的治疗迄今仍是一个难题，根据分型、分期和病因选择恰当的治疗方法。

（1）非手术治疗：适应于急性胰腺炎全身反应期、水肿性及尚无感染的出血坏死性胰腺炎。主要包括：①禁食、胃肠减压；②补液、防治休克；③镇痛解痉：在诊断明确的情况下给予镇痛解痉药，但禁用吗啡，以免引起Oddi括约肌痉挛；④抑制胰腺分泌：抑酸和抑胰酶制剂可间接抑制胰酶分泌，生长抑素一般用于病情严重的患者；⑤营养支持；⑥抗生素的应用：对重症急性胰腺炎，应静脉使用致病菌敏感广谱抗生素；⑦中药治疗等。

（2）手术治疗：主要适用于①不能排除其他急腹症时；②胰腺和胰周坏死组织继发感染；③经非手术治疗，病情继续恶化；④暴发性胰腺炎经过短期（24h）非手术治疗多器官功能障碍仍不能得到纠正；⑤伴胆总管下端梗阻或胆道感染者；⑥合并肠穿孔、大出血或胰腺假性囊肿。

手术方式最常用的是坏死组织清除加引流术。经上腹弧形切口开腹，游离、松动胰腺，切断脾结肠韧带，显露腹膜后间隙，清除胰周和腹膜后的渗液、脓液及坏死组织，彻底冲洗后放置多根引流管从腹壁或腰部引出，以便术后灌洗和引流。缝合腹部切口，若坏死组织较多切口也可部分敞开，以便术后经切口反复多次清除坏死组织。同时行胃造瘘、空肠造瘘（肠内营养用），酌情行胆道引流术。若继发肠瘘，可将瘘口外置或行近端造瘘术。形成假性囊肿者，可酌情行内、外引流术。对伴有胆总管下端梗阻或胆道感染的重症急性胰腺炎，宜急诊或早期（72h内）手术。取出结石，解除梗阻，畅通引流，并按上述方法清除坏死组织做广泛引流。

（二）慢性胰腺炎

慢性胰腺炎（chronic pancreatitis）是各种原因所致的胰实质和胰管的不可逆慢性炎症，胰腺体有部分或广泛纤维化或钙化，腺泡萎缩、胰导管内结石形成，假囊肿形成，其特征是反复发作的上腹部疼痛伴不同程度的胰腺内、外分泌功能减退或丧失。主要病因是长期酗酒，在我国则以胆道疾病为主。甲状旁腺功能亢进的高钙血症和胰管内蛋白凝聚沉淀均可形成胰管结石，从而导致本病。此外，高脂血症、营养不良、血管因素、遗传因素、先天性胰腺分离畸形及急性胰腺炎造成的胰管狭窄等均与本病的发生有关。

1. 临床表现 腹痛最常见。疼痛位于上腹部剑突下或偏左，常放射到腰背部，呈束腰带状。疼痛持续的时间较长。可有食欲减退和体重下降。约1/3患者有胰岛素依赖性糖尿病，1/4有脂肪泻。通常将腹痛、体重下降、糖尿病和脂肪泻称之为慢性胰腺炎的四联症。少数患者可因胰头纤维增生压迫胆总管而出现黄疸。

2. 诊断 根据典型临床表现，结合粪便检查发现脂肪滴，胰功能不足，B超见胰腺局限性结节及胰管扩张、囊肿形成、胰大或纤维化，腹部X线平片显示胰腺钙化或胰石影，CT扫描见胰实质密度不均、结节状及胰管扩张或囊肿形成，ERCP见胰管扩张或不规则呈串珠状等检查结果，诊断本病不难。

3. 治疗

（1）非手术治疗：主要包括治疗胆道疾病；戒酒、镇痛；少食多餐，高蛋白、高维生素、低脂饮食；控制糖的摄入，补充外源性胰酶制剂；控制糖尿病、营养支持。

（2）手术治疗：目的主要在于减轻疼痛，延缓疾病的进展，不能根治。主要包括去除原发疾病、胰管引流术、胰腺切除术。此外，对顽固性剧烈疼痛，其他方法无效时，可施行内脏神经切断术或用无水乙醇等药物注射于内脏神经节周围，以控制疼痛。

二、胰 腺 癌

案例17-12

李先生，70岁，近2个月食欲明显减退，消瘦，大便颜色逐渐变浅，尿颜色加深，巩膜、皮肤变黄，并出现瘙痒，无明显腹痛，无发热、呕吐、腹泻。10年前因"胆囊结石"行"胆囊切除术"。查体：皮肤黏膜黄疸明显，皮肤有搔痕，心肺无异常，右肋缘下见切口瘢痕，肝脏于肋缘下3cm可触及，表面光滑。化验肝功能：碱性磷酸酶升高，总胆红素及结合胆红素升高。

问题：应考虑哪些疾病？应做哪些影像学检查？

近年来，胰腺癌的发病率逐年上升，在我国，胰腺癌已成为常见的恶性肿瘤之一。

1. 病因病理 目前，胰腺癌的发病原因尚不清楚。危险因素有吸烟、糖尿病、胆石病、饮酒及慢性胰腺炎等。

胰腺癌以胰头癌最多见，约占70%，胰体尾癌次之，有的头体尾部均有，称全胰癌。胰腺癌预后极差，患者被确诊时多已进入晚期，可能与所在部位较深、难以早期发现有关。胰腺癌的组织学类型以导管细胞癌最多，约占90%。

2. 临床表现

（1）上腹部不适及隐痛：是胰腺癌最常见的首发症状。患者可觉腹部不适及隐痛。以往强调胰头癌的典型症状是无痛性黄疸，实际上无痛性黄疸作为首发症状仅出现在10%～30%的患者，腹痛在胰头癌患者也是常见症状。胰体尾部癌，腹痛发生率更高，而且可由于累及腹腔神经丛而呈显著的上腹痛和腰背痛。这种症状的出现，常提示病变已进入晚期。

（2）食欲减退和消瘦：也是常见表现，肿瘤常使胰液及胆汁排泄受阻，因此影响患者食欲，并有消化吸收不良，致体重明显减轻。

（3）阻塞性黄疸：是胰头癌的突出表现。肿瘤部位若靠近壶腹周围，黄疸可较早出现。黄疸呈持续性且进行性加深。大便色泽变淡，甚至呈陶土色。皮肤黄染呈棕色或古铜色，有皮肤瘙痒症。

（4）胰头癌除致阻塞性黄疸外，也常引起胆囊肿大，可在右上腹清楚触及。阻塞性黄疸伴胆囊肿大常提示壶腹周围肿瘤的可能。

（5）晚期胰腺癌者可出现上腹固定的肿块，腹水征阳性。进一步可有恶病质及肝、肺或骨骼转移等表现。

考点提示：
胰腺癌最常见的首发症状及胰头癌的突出表现

3. 诊断 可选用下列辅助诊断措施。

（1）实验室检查：血清胆红素明显升高，以直接胆红素升高为主。血碱性磷酸酶值明显升高。尿胆红素试验呈阳性或强阳性。

（2）B超：可见到低回声的肿瘤，如发现扩张的胰管、胆管等往往是寻找小胰癌的线索。

（3）CT：扫描可以显示胰腺肿块的位置、大小及其与周围血管的关系，CT扫描应列为目前诊断胰腺癌的主要方法。

（4）MRI：可显示胰腺轮廓异常，可以判断早期局部侵犯和转移，对判断胰腺癌，尤其是局限在胰腺内的小胰癌及有无胰周扩散和血管侵犯方面MRI优于CT扫描，是胰腺癌手术前预测的较好方法。

（5）内镜逆行胰胆管造影（ERCP）：能同时显示胰管、胆管和壶腹部，对不明原因的阻塞性黄疸很有价值。

（6）胃肠钡餐检查：对胰腺癌的诊断价值有限。在胰头癌晚期可有十二指肠圈扩大，或十二指肠呈反"3"形改变。

（7）细胞学检查：多主张术前在B超或CT引导下经皮细针穿刺抽吸胰腺肿块做细胞学检查，对胰腺癌有很高的诊断价值，是一种简单、安全而有效的方法。

4. 治疗措施

（1）根治性手术：胰腺癌的治疗以手术治疗为主，但相当多的患者就诊时属中晚期而无法做根治性切除。胰头癌的手术切除率在15%左右，胰体尾部癌的切除率更低，在5%以下。胰腺癌手术治疗的常用术式有以下几种：①胰头十二指肠切除术：是胰头癌的首选根治性切除术式；②全胰切除术：适用于全胰癌，应严格掌握其适应证；③胰体尾部切除术：适用于胰体尾部癌无转移者，连同脾、胰体尾部肿瘤及周围淋巴结一并切除。

（2）姑息性手术：由于胰腺癌早期诊断困难，根治性切除率还很低，有相当一部分病例需施行姑息性手术以缓解症状。如为引流胆汁、解除黄疸可选胆管或胆囊与空肠吻合。

（3）放射治疗：近年来，随着术中放射治疗及各种"光刀"的应用，放射治疗已成为胰腺癌治疗的主要手段之一。

（4）化疗：与其他肿瘤相比，胰腺癌的化疗效果不满意，这主要有两个原因：一是胰腺癌对化疗不够敏感；二是胰腺癌患者常常表现为恶心、呕吐、厌食、体重减轻和吸收不良，因此很难耐受系统的化疗。

胰腺癌疼痛治疗

胰腺癌引起的顽固性疼痛是临床上治疗非常棘手的问题，几乎所有的胰腺癌患者在病程中都会感受到不同程度的癌痛，控制疼痛可以明显提高患者的生活质量，成为此病姑息治疗中不可缺少的重要组成部分。如何寻找一种疗效好、不良反应少的镇痛方法一直成为众多学者关注的焦点。除基本的药物治疗外，目前外科手术、介入、放疗、化疗、神经阻滞术、高能聚焦超声、自控镇痛泵等治疗均在进一步发展中。临床上主张联合应用多种镇痛方法控制晚期胰腺癌疼痛，可以提高疗效，减少不良反应，提高患者生活质量。

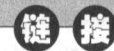

案例17-13分析

患者黄疸明显，皮肤瘙痒，粪便颜色变浅，尿颜色加深，血清结合胆红素、碱性磷酸酶升高，应为阻塞性黄疸。阻塞性黄疸的原因较多，如胆总管结石、胰头癌、胆管癌、壶腹部肿瘤、肝门部肿瘤等。患者无腹痛、寒战高热可基本排除胆总管结石，主要考虑肿瘤性疾病。首选 B 超检查，因该患者 B 超显影不清晰，又进行了 CT 检查，发现胰头部有一 3.5cm 肿块，考虑为胰头癌，手术中发现肿块无法切除，遂行胆-肠吻合及胃-肠吻合术，术后 10d 出院。2 个月后出现持续性上腹部及腰背部疼痛，未再接受其他治疗。

小 结

急性胰腺炎常在暴食或酗酒后发病，常为突发左上腹剧烈疼痛，伴呕吐。严重者出现休克并有明显腹膜刺激征。血清或尿淀粉酶值高于正常，影像学检查可明确急性胰腺炎的程度。胰腺癌以胰头癌最多见，上腹部不适及隐痛是胰腺癌最常见的首发症状，治疗以手术为主。

目标检测

一、选择题

【A₁ 型题】

1. 在我国急性胰腺炎最常见的诱因是
   A. 精神因素
   B. 酗酒及暴饮暴食
   C. 胆道梗阻、胆汁逆流
   D. 感染
   E. 创伤

2. 胰腺疾病和胆管疾病互相关联的解剖学基础是
   A. 胆总管与主胰管汇合形成共同通道或共同开口
   B. 胰腺炎或胰腺癌肿时可压迫胆总管
   C. 胰腺和肝外胆管相毗邻，关系密切
   D. 均受肝胆汁分泌的影响
   E. 胆总管与副胰管汇合形成十二指肠乳头

3. 急性胰腺炎的患者，呕吐后腹痛情况
   A. 减轻   B. 缓解
   C. 加重   D. 消失
   E. 不缓解

4. 急性胰腺炎时，血清淀粉酶升高的规律是
   A. 发病后 2h 升高，12~24h 达高峰
   B. 发病后 3~12h 升高，24~48h 达高峰
   C. 发病后 24h 升高，48h 达高峰
   D. 发病后 48h 升高，72h 达高峰
   E. 以上都不对

5. 急性胰腺炎患者呈刀割样痛，并迅速出现休克，应考虑为
   A. 水肿型   B. 胆原型
   C. 出血坏死型   D. 慢性复发型
   E. 胰腺脓肿

6. 慢性胰腺炎的四联症是
   A. 腹痛、脂肪泻、糖尿病、腹块
   B. 腹痛、体重下降、糖尿病、脂肪泻
   C. 腹痛、腹块、糖尿病、体重下降
   D. 体重下降、腹块、脂肪泻、糖尿病
   E. 腹块、脂肪泻、低血糖、体重下降

7. 重症胰腺炎时 Grey-Turner 征常见于患者
   A. 胸部   B. 肩部
   C. 脐周   D. 腰部
   E. 臀部

8. 关于胰腺癌的叙述不正确的是
   A. 好发年龄在 20~30 岁
   B. 多为胰头癌
   C. 按组织类型，以导管细胞癌最多
   D. 广泛浸润周围组织、器官，并较早经淋巴转移
   E. 该病早期诊断困难，手术切除率低，预后差

9. 胰腺癌常好发于
   A. 胰体、尾部   B. 胰颈、体部
   C. 全胰腺   D. 胰头、颈部
   E. 胰尾

[A₂ 型题]

10. 患者，男性，50 岁，3 个月来经常上腹部不适，食欲不振，近 1 个月来，出现黄疸并进行性加重，查全身黄染明显，肝大肋下 3cm，并能触到胆囊，尿胆红素阳性，最大可能是
    A. 病毒性肝炎   B. 胆石症
    C. 胰头癌   D. 慢性胰腺炎
    E. 肝内胆汁瘀积症

11. 患者，女性，54岁。胆源性胰腺炎发作数次，预防其胰腺炎再次发作的最有意义的措施是
    A. 注意饮食卫生　　　B. 服用抗菌药
    C. 经常服用消化酶　　D. 治疗胆道疾病
    E. 控制血糖

【A_3型题】

（12～14题共用题干）

患者，男性，35岁，暴饮暴食后，心窝部突然疼痛，恶心呕吐，为胃内容物，吐后疼痛不缓解，体温38.3℃，脉搏96次/分，脐周压痛、反跳痛，肌紧张不明显，无移动性浊音，肠鸣音减弱，WBC12×10^9/L。

12. 初步诊断应考虑
    A. 急性胃肠炎
    B. 急性胰腺炎
    C. 急性阑尾炎
    D. 急性单纯性肠梗阻
    E. 急性胆囊炎

13. 为进一步明确诊断需进行以下哪项检查
    A. 腹部立位平片
    B. 血、尿淀粉酶测定
    C. 心电图
    D. 肝胆胰脾彩色超声检查
    E. 动脉造影

14. 该患者应采取以下哪项治疗方法
    A. 流食，中医治疗
    B. 手术
    C. 抗生素、补液治疗
    D. 禁食水、抗生素注射、解痉止痛、补液
    E. 半流食，针刺疗法

（15、16题共用题干）

患者，男性，60岁。上腹隐痛，日益加深的巩膜、皮肤发黄和瘙痒近2个月，纳差，便稀，乏力。体重减轻8kg。体检：消瘦，巩膜、皮肤明显黄染，肝肋下5cm，边缘纯，质中，无结节，无触痛，胆囊及脾均未触到，无移动性浊音。初步诊断为胰头壶腹周围癌。

15. 该病的典型症状是
    A. 消瘦乏力　　　　　B. 肝脾大
    C. 进行性黄疸　　　　D. 腹痛，腹部不适
    E. 消化不良、厌食、恶心、腹泻

16. 治疗方法应选择
    A. 抗感染、输液治疗
    B. 全胃肠外营养支持治疗
    C. 收入院行手术治疗
    D. 门诊行肝活检加肝内胆管引流
    E. 中药利胆加激素治疗

二、病例分析题

患者，女性，60岁，上腹痛2d。2d前进食后1h上腹正中隐痛，逐渐加重，呈持续性，向腰背部放射，仰卧、咳嗽或活动时加重，伴低热、恶心、频繁呕吐，吐出食物、胃液和胆汁，吐后腹痛无减轻，多次使用止痛药无效。发病以来无咳嗽、胸痛、腹泻及排尿异常。既往有胆石症多年，但无慢性上腹痛史，无反酸、黑便史，无明确的心、肺、肝、肾病史，个人史、家族史无特殊记载。

查体：T39℃，P104次/分，R19次/分，BP130/80mmHg，急性病容，侧卧卷曲位，皮肤干燥，无出血点，浅表淋巴结未触及，巩膜无黄染，心肺无异常，腹平坦，上腹部轻度肌紧张，压痛明显，可疑反跳痛，未触及肿块，Murphy征阴性，肝肾区无明显叩痛，移动性浊音可疑阳性，肠鸣音稍弱，双下肢不肿。实验室检查：血Hb120g/L，WBC22×10^9/L，N86％，L14％，PLT110×10^9/L。尿蛋白（±），RBC2～3/HP，尿淀粉酶32U（Winslow法），腹平片未见膈下游离气体和液平面，肠管稍扩张，血清BUN7.0mmol/L。

问题：根据以上病史摘要，请写出初步诊断及诊断依据、鉴别诊断、进一步检查与治疗原则。

（李瑞敏）

第12节　急腹症的诊断和鉴别诊断

> 学习目标
> 1. 了解：急腹症的概念及特点。
> 2. 掌握：急腹症的诊断方法及鉴别诊断。

案例 17-13

张某，男性，32岁，农民。因上腹部剧痛并迅速波及全腹36h入院。患者36h前于饭后突然发生上腹部刀割样剧烈疼痛，当即面色苍白，额出冷汗，不能站立，腹痛迅速波及全腹。呕吐2次，吐出少量胃内容物。曾到当地卫生所给予肌内注射止痛药（药名不详）、青霉素等治疗，病情未见好转而来院就诊。既往有"胸口痛"多年。查体：T38.7℃，P 105次/分，R 18次/分，BP110/75mmHg。神清，痛苦表情，腹式呼吸受限，全腹压痛、反跳痛、肌紧张，以右下腹和上腹部更明显。肝浊音界缩小，移动性浊音可疑，肠鸣音减弱。

问题：初步诊断是什么？为进一步确诊，需进行哪些必要检查？

急腹症（acute abdomen）是以急性腹痛为主要症状的腹部急性疾病的总称。外科急腹症是指主要依靠外科手段处理的急腹症，其特点是发病急、病情重、进展迅速、变化快，一旦诊断延误，治疗不当，会给患者带来严重后果。因此尽早鉴别诊断急腹症的病因，对提高疗效，降低并发症和病死率具有十分重要的意义。

一、病　因

1. 急性炎症性疾病
（1）外科感染：如阑尾炎、急性胆囊炎、胆管炎、胰腺炎等。
（2）妇产科感染：如急性盆腔炎等。
（3）内科疾病：如急性胃肠炎或大叶性肺炎。

2. 急性穿孔性疾病　如胃十二指肠溃疡穿孔、胆囊穿孔等。

3. 空腔脏器梗阻疾病　如肠梗阻、肠套叠、蛔虫症引起的胆道梗阻、输尿管结石等。

4. 出血性疾病
（1）外科疾病：如肝脾破裂、腹腔内动脉瘤破裂、肝癌破裂等。
（2）妇产科疾病：如异位妊娠、巧克力囊肿破裂出血。

5. 缺血性疾病
（1）外科疾病：如肠扭转、肠系膜动脉栓塞、肠系膜静脉血栓形成等。
（2）妇产科疾病：如卵巢或卵巢囊肿扭转等。

二、急腹症的诊断

在仔细地询问病史，全面细致的体格检查，必要的辅助检查的基础上，将采集到的资料运用现代医学知识进行正确的合符逻辑的临床思维、分析、鉴别和综合，去伪存真，是急腹症正确诊断的重要步骤。

（一）病史

1. 年龄和性别　应注意不同年龄和性别的好发病。婴幼儿急腹症以先天性畸形闭锁、胎粪性腹膜炎等多见。儿童期以肠蛔虫症、肠套叠、嵌顿疝多见。青壮年以阑尾炎、溃疡病穿孔等较多见。中老年胃肠道肿瘤梗阻、穿孔、乙状结肠扭转应多考虑。从性别考虑，胃、十二指肠溃疡穿孔男性多见，而胆囊炎、胆石症、胰腺炎女性相对多见，生育期女性应注意宫外孕的可能。

2. 腹痛　腹痛是急腹症最常见、最重要的症状，应全面了解与腹痛相关的所有信息。
（1）腹痛诱因：外伤后腹痛，要考虑为腹内脏器破裂；饱餐后上腹部突发剧痛，可能为胃、十二指肠溃疡急性穿孔；饮酒或饱餐后的急性腹痛可能为急性胰腺炎；进食油腻食物

> **腹痛的类型**
>
> （1）内脏痛：①疼痛定位不精确：主要原因为内脏的痛觉多数由双侧传入神经同时进入并经多个节段所传导；痛觉传入神经进入脊髓的节段大致相近，其腹痛的感觉部位亦相似。②疼痛感觉特殊：腹腔内脏对刺、割、灼等刺激不敏感，但对压力和张力性刺激，如牵拉、膨胀、痉挛和内脏缺血所致的疼痛则极为敏感。③伴消化道症状：当内脏的张力性冲动经迷走神经传导至迷走神经背核时，可兴奋位于邻近的呕吐中枢，出现反射性的恶心、呕吐。
>
> （2）躯体痛：特点为感觉敏锐，定位准确。躯体痛系壁腹膜受到腹腔内炎性或化学性渗出物刺激后产生的体表相应部位持续性锐痛。
>
> （3）牵涉痛：又称放射痛，指在急腹症发生内脏痛的同时，体表的某一部位也出现疼痛感觉。

后出现右上腹痛，可能为急性胆囊炎；饱食后剧烈活动出现的急性腹痛首先考虑肠扭转等。

（2）腹痛的缓急：腹痛开始时轻，以后逐渐加重，多为炎症性病变。腹痛突然发生，迅速恶化，多为空腔脏器穿孔、扭转或实质性脏器破裂。

（3）腹痛的部位和范围：最先出现腹痛的部位或腹痛最显著的部位往往与病变的部位一致，如溃疡病急性穿孔开始为上腹部突发性疼痛，急性胆囊炎为右上腹部痛，盆腔内病变为中下腹部痛等。但应注意的是，急性阑尾炎可出现转移性腹痛。如果腹痛由局部逐渐蔓延至全腹，多提示炎症扩散，病情加重（图17-67）。

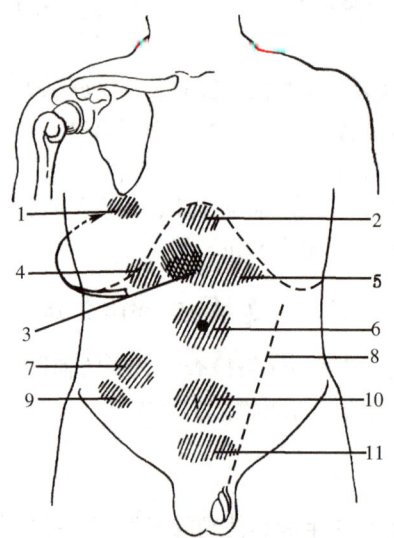

图17-67 急腹症的疼痛部位

1. 胆绞痛放射至右肩胛区；2. 胆道绞痛及阑尾炎早期；3. 胃十二指肠溃疡穿孔；
4. 胆囊炎；5. 急性胰腺炎；6. 肠绞痛及阑尾炎早期；7. 阑尾炎；
8. 左输尿管结石绞痛向下放射；9. 右髂窝脓肿；10. 横结肠梗阻；11. 宫外孕破裂

（4）腹痛的性质：①阵发性绞痛：提示空腔脏器痉挛或梗阻，如肠梗阻、胆石症、泌尿系统结石等；②持续性钝痛或胀痛：多见于腹腔内脏缺血或炎性病变，如麻痹性肠梗阻、急性胰腺炎等；③持续性疼痛伴阵发性加重：多表示炎症与梗阻并存，如肠梗阻发生绞窄等。

（5）腹痛的程度：受病变严重程度、刺激强度及患者反应能力等因素影响。一般炎症刺激引起的腹痛较轻。空腔脏器的梗阻、痉挛、嵌顿、扭转或绞窄、缺血、化学刺激所产生的疼痛程度较重。

（6）牵涉痛或放射痛：胆囊炎、胆石症可出现右肩部痛；急性胰腺炎可出现左肩痛或左右肋缘至背部痛；输尿管结石可出现下腹、腹股沟区、会阴部痛。

3. 消化道症状

（1）恶心呕吐：注意发生的时间、程度和呕吐物内容及量。外科急腹症所致呕吐，多因炎症、梗阻等引起，多出现在腹痛之后；高位性肠梗阻呕吐出现早而频，可吐出大量胆汁；如有粪臭样物则提示低位性肠梗阻；呕吐物为宿食，不含胆汁见于幽门梗阻；如含血液或咖啡样物多为上消化道出血。

（2）排便情况：腹痛发作后，停止排气、排便，可能是机械性肠梗阻；果酱样血便是小儿肠套叠的特征；大量腹泻或便后伴有里急后重，可能是肠炎或痢疾。

4. 其他伴随症状 ①发热：腹腔内炎症病灶可伴有不同程度的发热，如化脓性阑尾炎、化脓性胆囊炎等；②黄疸：多提示为肝、胆系统疾病；③血尿或尿频、尿急、尿痛：应考虑泌尿系损伤、结石或感染等。

5. 既往病史 胆总管结石患者常有黄疸史；消化性溃疡穿孔患者常有胃、十二指肠溃疡病病史；慢性阑尾炎急性发作者常有右下腹反复疼痛史；粘连性肠梗阻患者常有腹部手术史等。

（二）体格检查

应首先进行全身一般检查，然后重点进行腹部检查。

1. 全身检查 应注意检查患者 T、P、R、BP 等生命体征，如生命体征不稳定提示病情严重；如出现神志淡漠、烦躁不安或昏迷，多提示病情危重；皮肤苍白提示患者严重贫血或休克；腹膜炎患者多双下肢屈曲静卧，以减轻疼痛，而机械性肠梗阻、胆石症、输尿管结石发作时，患者辗转不安，发作间歇期可无明显症状。

2. 腹部检查

（1）望诊：注意观察腹部形态及腹式呼吸运动，是否出现肠型、胃肠蠕动波，有无局限性隆起或腹股沟肿块等。急性腹膜炎患者腹式呼吸减弱或消失；弥漫性腹胀见于低位肠梗阻、急性腹膜炎晚期等；局部隆起常见于腹内肿瘤、肠套叠、闭袢性肠梗阻、肠扭转等。胃肠蠕动波明显，提示胃肠蠕动增强，可能有肠梗阻存在；腹股沟区肿块多提示嵌顿性疝。

（2）触诊：着重检查腹膜刺激征，腹部压痛、肌紧张、反跳痛的部位、范围和程度。腹部压痛最显著的部位往往是病变所在之处。肌紧张是壁层腹膜受刺激引起的反射性腹肌痉挛所致，为腹膜炎的重要客观体征。轻度肌紧张为早期炎症或腹腔出血刺激引起。明显肌紧张见于较重细菌感染炎症刺激，如化脓性阑尾炎、肠穿孔等。胃、十二指肠穿孔或胆道穿孔，腹膜受胃液、胰液、胆汁的强烈化学刺激，腹部呈"硬板状"。应该注意的是年老体弱者，因反应能力差，腹膜刺激征可能不明显；婴幼儿因不配合，腹膜刺激征不准确。发现腹部包块时，应注意了解包块的部位、大小、硬度、活动度、表面光滑度、边界是否清楚及有无压痛等；右上腹囊性肿块提示急性胆囊炎、胆囊积液等；右下腹压痛性肿块提示阑尾周围脓肿；盆腔压痛性肿块提示卵巢肿瘤扭转等。

（3）叩诊：叩诊呈鼓音，提示胃肠道胀气或者气腹，常见于肠梗阻、急性重症胰腺炎所致肠麻痹等；肝脾区叩击痛多提示肝脾部位病变，如肝脾外伤、肝脓肿、膈下脓肿等；肾区叩击痛提示肾脏或输尿管病变；移动性浊音提示腹腔有腹水或积血；肝浊音界缩小或消失提示腹腔内有游离气体，多见于胃肠道穿孔等。

（4）听诊：肠鸣音亢进常见于肠梗阻、肠痉挛等，机械性肠梗阻时，肠鸣音亢进的同时常伴有气过水声或高调金属音；肠鸣音减弱常见于急性腹膜炎、肠麻痹等，严重时肠鸣音消失，如溃疡病急性穿孔、绞窄性肠梗阻等。震水音多见于幽门梗阻、急性胃扩张等。

（5）直肠指检：有触痛或包块提示为盆腔位急性阑尾炎、盆腔积液、盆腔脓肿等；绞窄性肠梗阻时指套可有血迹；肠套叠患者指套大便呈果酱色；直肠肿瘤引起的低位肠梗阻可扪及直肠肿块。

（三）辅助检查

根据病情需要选择必要的辅助检查。

1. 实验室检查

（1）血常规：腹腔脏器出血者，血红蛋白及红细胞可降低；白细胞及中性粒细胞分类升高，提示有炎症。

（2）尿常规：泌尿系结石患者尿中可见红细胞，尿路感染或腹、盆腔炎症波及输尿管、膀胱时，尿内可见脓细胞、白细胞等。老年人应重视尿糖检查。阻塞性黄疸患者尿胆红素升高。

（3）大便常规：消化道出血患者大便隐血试验呈阳性；绞窄性肠梗阻常有血便；肠套叠患者大便呈果酱样。

（4）肝功能：肝功能检查对肝胆系统疾病诊断有重要价值。总胆红素及结合胆红素升高，提示胆总管结石或胰头部病变等；氨基转移酶升高提示肝功能受损。

（5）淀粉酶：对疑有急性胰腺炎者应行血尿淀粉酶检查。在消化性溃疡急性穿孔、小肠梗阻、急性腹膜炎等疾病时也可出现血淀粉酶升高。

2. X线检查

（1）胸部透视或拍片：对疑为肺炎或胸膜炎所致的腹痛需进行该项检查。

（2）腹部透视或拍片：消化道穿孔时可见膈下游离气体；机械性肠梗阻时立位腹部平片可见肠管内存在多个气液平面；麻痹性肠梗阻时可见普遍扩张的肠管；胆结石或泌尿系结石时于腹部X片可见阳性结石影。

（3）肠道造影：钡灌肠或充气造影可显示结肠梗阻的部位。肠套叠患者可见"杯口征"。

3. B超检查　B超检查无创、简便、迅速，并可动态监测，在外科急腹症的诊断中有非常重要的价值。B超检查可用于胆道疾病、肝脏疾病、胰腺疾病、泌尿系结石、妇科疾病、腹部包块、腹腔积液等。

4. 诊断性腹腔穿刺及腹腔灌洗术　在外科急腹症的诊断中具有重要意义。对穿刺或灌洗引出的腹液，进行观察分析或实验室检查，可帮助诊断。

5. CT或MRI　可提供高清晰度的图像，对急性胰腺炎、肝脓肿、腹腔脓肿、外伤性腹腔实质脏器破裂等有重要价值。

腹腔镜在急腹症诊断中的应用

诊断性腹腔镜检查可追溯到20余年前，Sugerbaber于1975年首次运用腹腔镜技术对急腹症患者进行探查以明确原因，当时，他施行首例腹腔镜探查术的时间为20min，而确诊率已高达90%，有相当比例的患者因此而避免了不必要的剖腹术。诊断性腹腔镜最大的价值在于提高应用诊断性腹腔穿刺、超声波检查及CT检查后仍不能明确诊断的患者确诊率。目前对于腹腔镜检查对明确急腹症诊断的作用已无疑问，但遇以下情况时仍需慎重：①血流动力学不稳定的急腹症患者；②疑为后腹膜疾病所致的急腹症患者。

三、急腹症的鉴别诊断

（一）是否为外科急腹症

1. 外科急腹症的特点 ①先有腹痛，而后出现其他症状；腹痛持续于全病程的始终；腹痛部位固定。②腹痛可伴有停止排便、排气或伴有黄疸。③多有腹膜刺激征；腹部有固定性压痛或有腹部包块；出现移动性浊音；肠鸣音亢进及气过水声或肠鸣音减弱或消失。④伴休克或进行性贫血。⑤X线提示膈下游离气体、肠梗阻等征象。⑥B超检查提示胆结石、腹腔肿块、腹腔内脏器破裂出血等征象。⑦诊断性腹腔穿刺有阳性发现。

2. 内科急腹症的特点 ①一般先有发热或腹泻，而后出现腹痛；②腹痛部位不明确，常无固定性压痛，一般无腹肌紧张；③经过对症治疗，腹痛多能缓解。

3. 妇科急腹症的特点 妇科常见急腹症有异位妊娠破裂、急性盆腔炎、卵巢滤泡或黄体破裂、卵巢囊肿蒂扭转等。其特点：①腹痛多在中下腹，疼痛常向会阴骶尾部放射；②腹痛多与月经紊乱或生产史有关；③可伴有腹腔内出血或阴道出血；④妇科检查常有阳性发现。

（二）明确病变的性质

1. 急性炎症性疾病 ①起病缓慢，腹痛由轻到重，呈持续性；②常有腹膜刺激征，可出现压痛、反跳痛和腹肌紧张；③体温及白细胞升高。

2. 急性穿孔性疾病 ①起病突然，呈持续性腹痛；②腹膜刺激征明显，易波及全腹，但病变处为著；③多有气腹征（肝浊音界消失、膈下有游离气体）。④诊断性腹腔穿刺可抽出胃肠内容物。

3. 腹腔内出血疾病 ①多有外伤史；②以失血表现为主，重者呈休克状态；③为持续性钝痛，腹膜刺激征较轻；④红细胞计数和血红蛋白呈进行性下降；⑤诊断性腹腔穿刺可抽出不凝固血液。

4. 急性梗阻性疾病 ①发病急；②腹痛为典型绞痛，呈阵发性加剧；③多有呕吐、大便改变、黄疸、血尿等伴随症状；④实验室检查、X线及B超检查可提供诊断依据。

5. 绞窄性疾病 ①起病急骤，病情发展迅速；②呈持续性腹痛阵发性加剧或持续性剧痛、局部压痛明显；③易出现腹膜刺激征或发生休克。④可有黏液血便或局限性固定浊音区等特征性表现。

（三）确定发病的部位和（或）器官

最后确定病变在哪个脏器和部位，可根据以下几方面判定：

1. 根据腹痛起始部位和阳性体征部位，结合腹内脏器在腹壁上的投影知识判定。
2. 根据病变的某些特征而判断。例如：右下腹转移性腹痛伴右下腹固定压痛多为阑尾炎；右上腹持续性疼痛伴阵发性加剧，并向右肩背放射痛，墨菲征（＋）多为胆囊炎。
3. 配合必要的特殊检查，如实验室检查、X线、B超。

考点提示：
不同病理类型外科急腹症的特点。

四、处理原则

（一）诊断不明时的处理

1. 严密观察、反复检查、边治疗边认真分析

2. 观察中的必要处理 按具体病情，采取禁食，胃肠减压，观测T、P、BP，纠正水、电解质失调，防治休克。

3. 诊断不明的患者应禁用吗啡类止痛剂，以免掩盖病情。如不能排除肠坏死和肠穿孔，应禁用泻药和灌肠。

4. 非手术治疗指征 ①症状及体征已稳定或好转者；②起病已超过3d以上而病情无变化者；③腹膜刺激征不明显或已局限化者。

5. 剖腹探查指征 ①疑有腹腔内出血不止者；②疑有肠坏死或肠穿孔而有腹膜炎征者；③观察或治疗几小时后，疼痛不缓解，腹部体征不减轻，一般情况不好转，或反而加重等。

（二）诊断明确者，可按外科原则处理

腹腔内空腔脏器破裂与穿孔性疾病、腹腔内脏器大出血性疾病和腹腔内脏器急性血运障碍性疾病，一旦明确诊断，宜尽早手术。第一次发作的急性单纯性阑尾炎，病史较短的消化道针尖样穿孔，胆道蛔虫，急性单纯性胰腺炎和不完全性单纯性机械性肠梗阻等，可以非手术治疗，在针对性进行对症治疗的同时应密切观察腹部体征。炎性疾病，如急性胆囊炎、急性胰腺炎及肠梗阻等，经非手术治疗有可能获完全缓解，但应密切观察，若经过一段时间的治疗病情不见好转，如炎症不能控制、肠梗阻有发展到绞窄的趋势等，应及时转为手术治疗。

> 考点提示：诊断不明的急腹症，应做到"四禁止"

小 结

急腹症特点是发病急、病情重、进展迅速、变化快，一旦诊断延误，治疗不当，会给患者带来严重后果。因此急腹症的诊断和鉴别诊断是非常重要的。必须仔细地询问病史，进行全面细致的体格检查，辅以必要的辅助检查，综合分析、鉴别，作出正确的诊断，给予及时、正确的治疗。

目 标 检 测

一、选择题

【A_1型题】

1. 阵发性绞痛常见于
 A. 机械性肠梗阻　　B. 绞窄性肠梗阻
 C. 急性阑尾炎　　　D. 麻痹性肠梗阻
 E. 消化道溃疡急性穿孔

2. 右肩部牵涉痛常见于
 A. 急性胰腺炎　　　B. 急性胆囊炎
 C. 急性阑尾炎　　　D. 右侧肺炎
 E. 右侧胸膜炎

3. 下列哪项不是炎症性急腹症的特点
 A. 腹痛由轻转重
 B. 持续性腹痛
 C. 腹膜刺激征局限于病变局部
 D. 病变部位有固定压痛
 E. 腹膜炎范围不随炎症加重而扩展

4. 外科急腹症特点为
 A. 先有腹痛，后有发热
 B. 排便后腹痛减轻
 C. 腹部喜按
 D. 常伴腹泻
 E. 先出现发热，后出现腹痛

5. 急腹症诊断未明确前，下述治疗措施不正确的为
 A. 慎用吗啡类止痛剂
 B. 严密观察生命体征的变化
 C. 定时检查腹部体征的发展
 D. 灌肠通便，观察大便的性质
 E. 非手术治疗期间病情未见好转，甚或加剧者，需剖腹探查

6. 消化道穿孔的临床特点中不包括那一项
 A. 必有胃、十二指肠溃疡病史
 B. 板状腹，压痛、反跳痛、肌紧张
 C. 突然剧烈腹痛、呕吐
 D. 肠鸣音减弱或消失
 E. 多数患者立位X线检查可见膈下游离气体

【A_3型题】

（7、8题共用题干）

患者，男性，36岁，饱食后突感上腹部剧痛，迅即扩展至全腹，伴恶心、呕吐，呕吐后腹痛无减轻，发病2h后来院急诊。体检：痛苦貌，血压85/50mmHg，P124次/分钟，全腹肌紧张，压痛、反跳痛，肠鸣音消失，白细胞$16×10^9$/L，中性粒细胞比例0.90。既往身体健康，无消化性

溃疡史，有胆石症病史。
7. 考虑最可能为
 A. 急性胰腺炎
 B. 急性胆管炎
 C. 急性阑尾炎
 D. 十二指肠溃疡穿孔
 E. 急性肠梗阻
8. 该患者导致上述疾病的主要诱因为
 A. 急性外伤 B. 不洁饮食
 C. 暴饮暴食和胆石症 D. 胆石症
 E. 大量酗酒

（9、10题共用题干）

患者，女性，56岁，有慢性胃病史多年，伴消化不良，12年前曾行胆囊切除术。入院前2d有寒战、高热、右上腹持续性疼痛，伴巩膜轻度黄染。入院时患者神志淡漠，T39.1℃，P98次/分，R24次/分；BP80/50mmHg。体检：右上腹轻压痛，肌卫（+）；血常规示WBC16×10^9/l，中性粒细胞比例0.85，B超示胆总管结石。

9. 该患者应考虑为
 A. 右侧输尿管结石
 B. 胃溃疡穿孔
 C. 急性阑尾炎
 D. 急性梗阻性化脓性胆管炎
 E. 急性肠扭转
10. 目前最主要的处理应为
 A. 纠正水、电解质紊乱
 B. 使用足量有效的广谱抗生素
 C. 恢复血容量
 D. 改善和维持主要器官的功能
 E. 抗休克治疗的同时，紧急手术

（李瑞敏）

第 18 章　周围血管疾病

> 📖 **学习目标**
> 1. 掌握：下肢静脉曲张的非手术和手术疗法的适应证；血栓闭塞性脉管炎的临床表现、诊断和治疗原则。
> 2. 熟悉：下肢静脉系统的解剖、下肢静脉曲张的病因、临床表现和诊断；血栓闭塞性脉管炎的诱因和预防措施。
> 3. 了解：静脉血栓形成的分类、病因、临床表现和防治方法。

周围血管疾病病种较多，可以分为静脉系统疾病和动脉系统疾病两大类，静脉系统疾病的患病率约为动脉系统疾病的 10 倍，多发生于下肢。本章主要介绍原发性下肢静脉曲张、静脉血栓形成和血栓闭塞性脉管炎等疾病。

第 1 节　下肢静脉系统疾病

> **案例 18-1**
>
> 张老师，男性，45 岁，10 年前开始左下肢小腿部出现静脉迂曲扩张，而后逐渐加重，曲张静脉融合成团，站立过久后感下肢酸胀不适，活动或者抬高患肢后减轻。3 年前踝部皮肤开始出现瘙痒、脱屑、色素沉着，最近 1 周病变区皮肤出现溃疡。体格检查：左下肢大腿内侧、小腿后迂曲扩张之静脉团，足靴区色素沉着，皮肤片状增厚，中间可见一 3cm×2cm 的皮肤溃疡，表面有浅黄色性渗出物。
>
> 问题：
> 1. 该患者的最可能的临床诊断及诊断依据是什么？
> 2. 病因是什么？
> 3. 需要进行哪些检查？
> 4. 应该如何处理？

一、概　　述

1. 下肢静脉系统的基本组成　下肢静脉系统包括浅静脉、深静脉、交通静脉及相应的静脉瓣。①浅静脉位于筋膜浅层，包括大隐静脉和小隐静脉，分别起自足背静脉网内外侧；②深静脉位于肌层内，与同名动脉伴行；③交通静脉位于深、浅静脉之间，向外穿出深筋膜至皮下组织，与隐静脉相交通；④静脉瓣在深、浅静脉和交通静脉内均有存在，尤其是主干静脉分支处。瓣膜包括瓣叶、游离缘、附着缘和交会点，与静脉内壁形成窦状的瓣膜袋。瓣膜功能正常时只允许血液向心单向流动，血液倒流时则双瓣张开，阻止倒流。

2. 下肢静脉系统的基本功能　是使下肢毛细血管床的血液回流到心脏。正常状态下的

> **大隐静脉系统和小隐静脉系统**
>
> 大隐静脉：起源于足背静脉网内侧，经内踝前方、下肢内侧上行，穿过卵圆窝，汇入股静脉。在入股静脉之前有5个分支，分别为腹壁浅静脉、旋髂浅静脉、阴部外静脉、股外侧静脉和股内侧静脉（图18-1）。
>
> 小隐静脉：起自足背静脉网的外侧，经外踝后沿小腿后外侧上行，在腘窝穿过深筋膜汇入腘静脉。
>
> 深、浅静脉及大、小隐静脉之间，有交通支。

考点提示：
大隐静脉进入股静脉之前接纳的5个属支

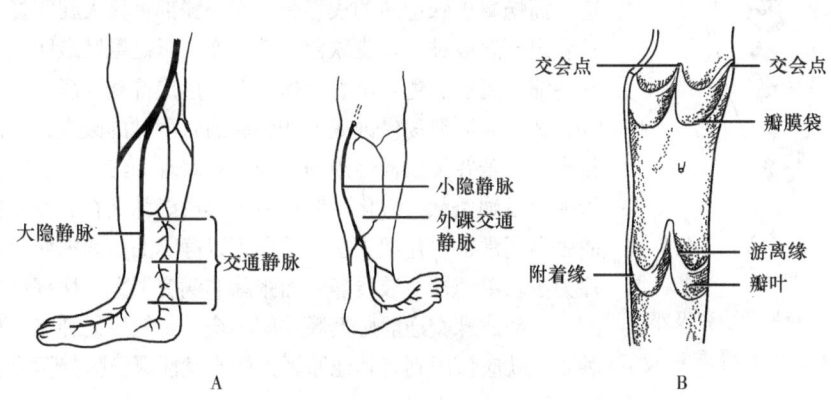

图18-1 下肢浅静脉解剖
A. 大隐静脉、小隐静脉及其属支；B. 下肢静脉瓣膜结构

下肢静脉血液回流，是由于心脏搏动产生的舒缩力、下肢肌肉收缩的挤压及胸腔吸气期和心缩期产生的负压，形成压力梯度的结果。下肢深、浅静脉和交通支里有许多静脉瓣，呈单向开放，使血流由远向近，从浅往深回流。

二、原发性下肢静脉曲张

下肢静脉曲张是指下肢浅静脉，因血液回流障碍而引起的静脉扩张、迂曲为主要表现的一种疾病，是外科的一种常见病，可分为原发性和继发性，原发性更多见。原发性下肢静脉曲张（primary lower extremity varicose veins）又称单纯性下肢静脉曲张，是指仅涉及隐静脉，浅静脉伸长、迂曲而呈曲张状态，多见于从事持久站立工作、体力活动强度高，或久坐少动者。

（一）病因和发病机制

原发性下肢静脉曲张的病因包括：先天性静脉壁薄弱、静脉瓣膜缺陷、静脉内压力升高等因素。长期站立、重体力劳动、妊娠、慢性咳嗽、习惯性便秘等诱因可以使静脉压力持久增高，可以破坏原来正常或有先天性缺陷的髂外静脉和股静脉的瓣膜，或者直接酿成大隐静脉瓣的撑扯性的破坏，进一步影响到远侧和交通静脉的瓣膜的关闭，造成深静脉的血液可以逆流进入浅静脉，最终导致浅静脉曲张。长期静脉高压和淤血缺氧，使部分静脉壁发生营养障碍和退行性变。静脉壁结缔组织增生变厚并不均匀一致，形成不均匀结节状。静脉曲张后，下肢淤血，毛细血管通透性增加，液体渗入组织内，产生水肿。蛋白质和红细胞的渗出，引起纤维增生和色素沉着。局部组织因为缺氧而发生营养不良，皮肤变薄且抵抗力下降，容易并发感染、淋巴管炎和溃疡等。

考点提示：
原发性下肢静脉曲张的病因

在单纯性下肢静脉曲张中，小隐静脉一般不受影响，只有当大隐静脉曲张进展到相当时期后，才可能通过其与小隐静脉连通的分支影响小隐静脉。但是在更为多见的情况下，小隐静脉曲张则是股-腘静脉中瓣膜功能不全的结果。

（二）临床表现和并发症

发病初期，扩张迂曲的浅静脉，呈蓝紫色分布在大隐静脉分布的下肢内侧面或后面，如外侧也有出现，说明小隐静脉亦受累。可能因为静脉外膜感受器受刺激，患者常感患肢酸胀不适和疼痛感，站立时明显，行走或平卧时消失。由于离心越远，静脉壁和瓣膜强度越差，而承受的静脉压力越高，因此，下肢静脉曲张远期进展要比开始阶段迅速，而蜿蜒扩张迂曲的浅静脉，在小腿部远比大腿明显。病程较长者出现患肢肿胀及皮肤营养性改变，以足靴区最明显，可见皮肤萎缩、脱屑、色素沉着、瘙痒等，形成湿疹和溃疡，甚至恶变（图18-2）。因溃疡侵蚀或外伤引起曲张静脉的破裂，可以引起大量出血。若并发血栓性浅静脉炎，可表现为红、肿、热、痛，血管触及呈硬条状，机化、钙化后可形成静脉结石。原发性浅静脉曲张早期常常以症状为主，后期则以静脉曲张和因而引起的并发症为主。单纯性下肢浅静脉曲张除非病变严重，病程进展到了后期，已酿成踝交通静脉瓣膜关闭不全，一般多无肿胀。如果出现肿胀，就应该想到有其他原因，如原发性深静脉瓣膜功能不全。

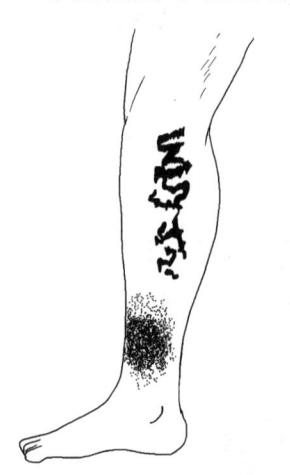

考点提示：
原发性下肢静脉曲张的临床表现

图18-2 大隐静脉曲张及小腿色素沉着、溃疡

（三）诊断

下肢浅静脉曲张具有明显的形态特征，诊断并不困难，根据临床症状，在患者站立时见到下肢浅静脉明显迂曲曲张，即可诊断。诊断单纯性下肢静脉曲张前，必须排除原发性下肢深静脉瓣膜功能不全、下肢深静脉血栓后综合征等疾病的伴发或继发症状。为了了解下肢深静脉回流和交通静脉的瓣膜功能情况，确定正确的治疗方法，应作一些相关检查。

1. 大隐静脉瓣膜功能试验（Trendelenburg试验） 能相当可靠地检测大隐静脉瓣膜的功能。方法：嘱患者平卧位，抬高患肢，排空曲张浅静脉内血液，然后在大腿根部扎上止血带以压迫大隐静脉。嘱患者站立，10s内松开止血带，迅速出现自上而下的大隐静脉充盈者说明大隐静脉瓣膜功能不全；站立后如不松开止血带，半分钟内浅静脉充盈者说明交通支静脉瓣膜关闭不全（图18-3）。

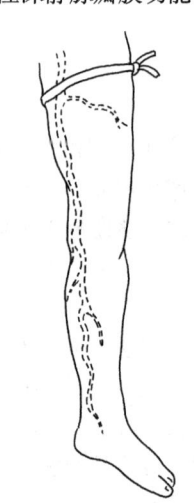

图18-3 大隐静脉瓣膜功能试验

2. 交通静脉瓣膜功能试验（Pratt试验） 方法：嘱患者平卧位，高举患肢，排空充盈的浅静脉，在大腿根部扎上止血带，分别由足趾向上至腘窝、由止血带向下至腘窝缠缚两条弹力绷带。嘱患者站立，同时向下分别解开和继续缠缚这两条绷带，如在两者间隙中出现了曲张静脉，即提示此处交通静脉瓣膜功能不全（图18-4）。

3. 下肢深静脉通畅试验（Perthes试验） 用止血带在大腿上1/3处阻断大隐静脉后，嘱患者做下蹲运动或快速踢腿20次。如深静脉回流不畅，增加的下肢供血将使浅静脉曲张加重或静脉压力升高；如深静脉通畅，下肢肌肉收缩使深静脉回流加速，浅静脉血液排空而塌陷，或张力明显降低（图18-5）。

4. 其他检查 怀疑有深静脉功能不全者可行血管多普勒检查和静脉压测定等，必要时

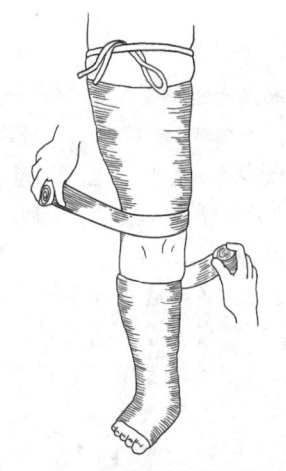
图 18-4　交通静脉瓣膜功能试验

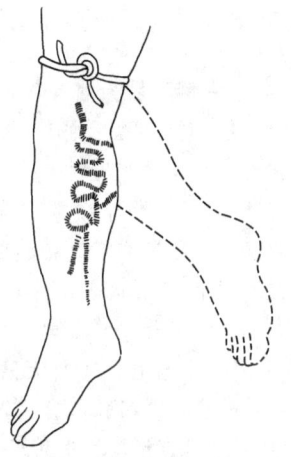
图 18-5　深静脉通畅试验

行深静脉造影明确诊断。

（四）治疗

1. 非手术治疗　适用于早期轻度浅静脉曲张，妊娠期、病情轻、年龄过大或全身情况差不能耐受手术者或因其他严重疾患无法耐受手术者。方法：适当休息、避免久立、抬高患肢，穿弹力袜或使用弹力绷带压迫，目的是为促进下肢静脉血液回流，延缓病变发展速度，缺点是不能根除病变。

2. 手术治疗　确诊且有症状者可行手术治疗，但术前必须确定深静脉没有阻塞。传统术式是大隐静脉高位结扎加主干剥脱，并结扎功能不全的交通静脉。目前多主张选择性大隐静脉剥脱术，即只剥除病变的大隐静脉主干和属支而保留多数情况下尚属正常的膝上主干和属支，备作日后可能的血管旁路转流术使用。

近年来，出现一些静脉腔内闭合治疗方法如：射频消融疗法和静脉腔内激光治疗术。静脉腔内闭合是一种新型治疗方法，是一种微创手术方法，术后不遗留明显手术瘢痕；具有创伤小、恢复快、安全、有效等特点，已在临床开展应用。

3. 硬化剂注射治疗　是将 5% 鱼肝油酸钠等硬化剂注入已排空的曲张静脉内，并加压包扎，其原理是刺激静脉内膜产生无菌性炎症，导致管腔纤维性闭塞。硬化剂注射压迫疗法的三点原则：①小剂量（0.5ml）注射于一短段静脉内，保证硬化剂与静脉管壁接触的时间不少于 1min，1 次注射至多不超过 4 处。②受注射的静脉，应受到持续压迫不少于 6 周，注射的整个小腿部都应使用弹力绷带或弹力袜压迫。③在注射完毕后立即进行主动活动。因复发率较高，一般仅用于小范围静脉曲张、手术后作为残留曲张浅静脉的辅助疗法。

（五）并发症及其处理

1. 湿疹和溃疡　常见于足靴区，湿疹可伴真菌感染，溃疡常有周围皮肤变厚变硬及色素沉着。湿疹者应保持局部清洁干燥，以等渗盐水或 1：5000 高锰酸钾溶液清洗，控制病情后手术治疗。下肢浅静脉曲张术后，溃疡常可愈合，经久不愈者，可在溃疡面清洁或切除后植皮，同时结扎、切除周围的曲张静脉和功能不全的交通静脉。疑有癌变者应做活检。

2. 急性出血　出血是相当危险的并发症，因曲张浅静脉破裂引起，因为压力较高，加上静脉管壁又无弹性，很难自行停止，必须紧急处理。处理方法：应抬高患肢，加压止血，如有明显破裂的静脉清晰可见，可予缝扎止血，以后再做正规手术治疗。

3. 血栓性静脉炎　浅静脉血流淤滞时易形成血栓，并发非感染性炎症。应抬高患肢，局部热敷，应用抗生素，待炎症控制后行曲张浅静脉切除术。

> **案例 18-1 分析**
>
> 1. 临床诊断　左侧下肢大隐静脉曲张伴湿疹。诊断依据：中年男性，教师，长期站立，以左下肢（大腿内侧、小腿后方）血管迂曲扩张为主，伴有瘙痒，足靴区皮肤色素沉着，片状增厚，皮肤溃疡，表面有浅黄色性渗出物，故考虑为左侧下肢大隐静脉曲张伴湿疹。
> 2. 病因　患者职业为中学教师，需要长期站立，血柱的重力，可以破坏原来正常或有先天性缺陷的静脉瓣膜，或者直接酿成大隐静脉瓣的撑扯性破坏，加上静脉壁薄弱，远侧浅静脉就可处于迂曲扩张状态，后期可以引起足靴区皮肤的营养性变化，包括皮肤萎缩、脱屑、瘙痒、色素沉着、皮肤和皮下组织硬结，甚至湿疹和溃疡形成。
> 3. 进一步明确病因检查　可行大隐静脉瓣膜功能试验及多普勒超声检查。术前须行交通静脉瓣膜功能试验、深静脉通畅试验明确深浅静脉交通及代偿情况。
> 4. 处理　患者目前有湿疹和皮肤溃疡，需要以等渗盐水或1:5000高锰酸钾溶液局部清洗或者换药，待病情控制后予手术治疗。下肢浅静脉曲张手术后，溃疡常可自行愈合。

第2节　静脉血栓形成

> **案例 18-2-1**
>
> 陈某，女性，32岁，因"急性胰腺炎"行肠外营养（PN）1周后感左侧手臂输液的静脉疼痛。体格检查：左侧前臂背侧皮肤可见一条"红线"，有压痛，整条静脉扪之呈条索状。
> 问题：
> 1. 该患者的最可能的临床诊断是什么？
> 2. 病因是什么？
> 3. 应该如何处理？

> **案例 18-2-2**
>
> 该患者2周后行胰腺手术治疗，术后第3d凌晨感左下肢疼痛，小腿轻度肿胀，感觉有低热症状，患者家属给予热敷，按摩患肢处理，数分钟后患者感到烦躁不安，呼吸急促，面色发绀，胸口疼痛，突然尖叫一声，随后停止呼吸而死亡。
> 问题：
> 1. 该患者的最可能的死亡原因是什么？
> 2. 诱因是什么？
> 3. 应该如何正确处理？
> 4. 应该如何预防？

静脉血栓形成习惯上分为两种类型：①血栓性静脉炎；②静脉血栓形成。

血栓性静脉炎的病理变化特点，在于静脉壁因各种原因（化学性、机械性、感染性等）所致的炎症反应，组织增厚，血栓与管壁之间的粘连较紧密不易脱落，不致并发肺栓塞。静脉血栓形成主要是由于血液高凝状态和血流滞缓导致血栓形成。血栓与管壁仅有轻度粘连,容易脱落,可引起肺栓塞。

19世纪中期(1846~1856),Virchow提出静脉血栓形成的三大因素,即血流滞缓、静脉壁损伤和高凝状态。在上述三种因素中,任何一个单一因素都不足以致病,必须是各种因素的组合,尤其是血流缓慢和高凝状态,才可能酿成血栓形成,如手术就涉及创伤、应激、制动。

一、血栓性静脉炎

浅静脉炎常见,其主要病因为:①静脉输入各种激惹性溶液,留置输液导管,上肢进行不随意活动使浅静脉受到过度牵伸,都可能使内膜受到损害,迅速并发血栓形成。②游走性血栓性浅静脉炎,这是一种特殊的类型,起病原因常与内脏癌症,尤其是胰腺体尾部癌及血栓闭塞性脉管炎有关。

根据病情轻重程度不同,临床上可分两类,即一般性血栓性浅静脉炎和化脓性血栓性浅静脉炎。

(一)一般性血栓性浅静脉炎

患者常主诉疼痛、肿胀。沿受累静脉的整个行径,可摸到条索状物,有压痛。周围皮肤呈现充血性红斑,有的可伴有水肿,但大多并不明显。局部急性炎症反应一般持续1~2周,而后逐渐消退,疼痛缓解,充血被色素沉着所代替,红斑转变而成棕色,索状物的硬度增加,扪之类似输精管,压痛一般要延续2~4周才消失。全身反应比较轻微,至多只有体温和白细胞计数轻度升高。

处理方法,以非手术治疗为主,患者不必卧床休息,局部热敷,可减轻疼痛不适,避免久立或久坐位,必要时可给用镇痛剂,症状往往迅速消退,只有极少数患者,血栓繁衍有侵犯深静脉趋向者,特别是大、小隐静脉血栓继续向近心端延伸达股、腘静脉者,可在局部麻醉下行大、小隐静脉结扎术。

案例18-2-1分析

1. **临床诊断** 左侧上肢血栓性静脉炎。诊断依据:行肠外营养(PN)1周后感左侧手臂输液的静脉疼痛。体格检查:左侧前臂背侧皮肤可见一条"红线",有压痛,整条静脉扪之呈条索状。故考虑为左侧下肢大隐静脉曲张伴湿疹。

2. **病因** 浅静脉输入各种营养液,刺激静脉内皮细胞,引起无菌性炎症。

3. **处理方法** 以非手术治疗为主,局部热敷,可减轻疼痛不适,必要时可给用镇痛剂,症状往往迅速消退。

(二)化脓性血栓性浅静脉炎

导管所造成的损伤,除了可以引起上述一般性浅静脉炎外,还可引起一种特殊严重类型的病变,称化脓性血栓性浅静脉炎,好发于大面积烧伤和危重患者且免疫功能受抑制者,患者静脉输液导管留置的时间多超过3d以上。直接致病菌为革兰染色阴性细菌、葡萄球菌、真菌等,或为复合感染,血培养往往可以得到与静脉壁同样菌株。

临床表现具有以下特点:①一般在1周内发病,但长者可推迟至拔管1个月后发病。②主要表现是原因不明的败血症。③病变虽然累及浅静脉,但多数并无血栓性浅静脉炎的典型表现。④极少数患者,直到出现脓毒性栓塞或急性细菌性心内膜炎,进一步追查原因,才发现起源于化脓性血栓性浅静脉炎。

导管所引起的化脓性血栓性浅静脉炎是极其严重的类型,必须在选用大剂量敏感而有效的抗生素前提下，切除整个静脉受累段，而且创口要开放，待所有感染和局部组织反应消退后，才能再作二期缝合。

二、静脉血栓形成

静脉血栓形成多发生于下肢深静脉，上肢可发生于腋-锁骨下静脉，但临床少见。本节着重叙述前者。

下肢深静脉血栓形成（lower extremity deep venous thrombosis）是常见病，血液在深静脉系统凝结形成深静脉血栓，如治疗不及时，常遗留下肢功能不全，甚至致残。

（一）病因与病理

下肢深静脉血栓形成常发生于外科手术之后。血流淤滞、高凝状态和静脉壁损伤是其形成的三大因素。手术引起血小板改变，形成高凝状态，加之长期卧床，血流缓慢，白细胞积聚损害血管内膜，更易形成血栓。还常见于妊娠分娩、恶性肿瘤、凝血异常、口服避孕药等。小腿肌肉静脉丛血流缓慢，是血栓的好发部位，可因炎症反应引起疼痛，除少数在72h内自动溶解外，多数发生机化，甚至向近侧扩展，阻塞主干静脉，导致患肢肿胀、浅静脉曲张等。左髂总静脉受右髂总动脉的跨越，容易受压影响回流，是另一好发部位。

考点提示：下肢深静脉血栓形成的病因

（二）分型和临床表现

按血栓位置可分为三型：

1. 周围型 血栓开始发生于小腿肌肉静脉丛。许多患者没有症状或极轻微，被手术创伤掩盖。临床表现可有小腿疼痛、压痛和轻度肿胀，Homans征阳性（即将足向背侧急剧屈曲时，引起小腿肌肉深部疼痛），浅静脉无曲张，压力常属正常。

2. 中央型 指髂股静脉内的血栓形成，患肢增粗、肿痛、浅静脉曲张、压力增高，股三角区及股内收肌管部位有明显压痛，可扪及条索状变硬的股静脉。

3. 混合型 由周围型血栓向近侧顺行扩展或中央型血栓向远侧逆行繁衍而成。患肢也常有肿胀增粗，股内收肌管部位、腘窝和小腿深部均可有压痛，浅静脉可曲张、压力升高。严重时，患肢皮色呈青紫色称"股青肿"（phlegmasia cerulea dolens），提示患肢深浅静脉广泛性血栓形成，伴有动脉痉挛，有时可导致肢体静脉型坏疽，在临床上并不多见。

考点提示：下肢深静脉血栓形成的临床表现

（三）诊断

周围型血栓形成，症状不明显，早期诊断较困难；中央型血栓，根据临床表现和体征不难诊断。以下检查有利于早期诊断：

1. 多普勒超声 是最常用的无创检查，可发现正常的静脉血流回声消失。

2. 电阻抗容积描记 无创伤性，是使下肢静脉达到最大充盈后，观察静脉最大流出率，以判断主干静脉是否阻塞。

3. 放射性纤维蛋白原试验 标记 ^{125}I 的纤维蛋白原能被新鲜血栓摄取，摄取量超过等量血液摄取量的5倍，能早期检出隐匿性的周围型血栓形成，但应先阻断甲状腺的吸碘功能。

4. 静脉造影 有创伤性，但能使静脉直接显像，可以有效地判断有无血栓及血栓的位置、范围、形态和侧支循环情况，是可靠的诊断方法。

5. 静脉测压 多利用足背静脉进行静脉测压，主干静脉血栓形成者静脉压力明显升高。在少数病例，盆腔及腹部CT扫描可发现盆腔和下腔静脉的深静脉血栓。

考点提示：下肢深静脉血栓形成的诊断

（四）预防

凡患者长期卧床、施行大手术后，均应采取一些预防深静脉血栓形成的措施，尤其是血高凝状态者或曾有静脉血栓病史者。常用措施有：床上下肢屈伸运动，尽早下床活动，以及抗凝、抗聚疗法等。

(五)治疗

治疗目的是预防肺动脉栓塞、防止深静脉血栓进展、疏通血栓导致的阻塞。其基本治疗包括:卧床休息,防止血栓脱落引起肺动脉栓塞;抬高患肢,促进静脉回流。进一步的治疗可分为非手术治疗和手术治疗两大类。

1. 非手术治疗

(1)抗凝治疗:目的在于防止已形成的血栓继续滋长和其他部位新血栓的形成,并促使血栓静脉较迅速地再管化。抗凝剂有肝素和香豆素衍化物两种。一般先使用肝素静脉滴注充分抗凝,调整部分凝血活酶时间延长至正常的两倍。其后可过渡到口服华法林长期抗凝,同时监控凝血酶原时间。抗凝禁忌证包括凝血障碍、消化性溃疡、颅内动静脉畸形,近期的脑卒中、近期的手术等。

(2)溶栓治疗:目的在于通过促进纤溶,溶解已经存在的血栓。血栓形成后3d内开始溶栓治疗可获较好疗效,常用药物为尿激酶和链激酶,现逐渐被第二代产品替代,如DNA技术重组的组织纤维蛋白溶酶原激活剂。

(3)抗血小板黏聚药物:能降低血液黏稠度,防止血小板聚集,改善微循环。可静脉滴注低分子右旋糖酐,或口服潘生丁和阿司匹林。

2. 手术治疗

(1)Fogarty导管取栓术:适用于原发于髂-股静脉,病期不超过48h的静脉血栓。术后应抗凝治疗2个月,防止再发。因取栓术后血栓复发率超过50%,通常只用于有肢体坏死危险的重症患者。

(2)Palma手术:即大隐静脉-股静脉耻骨上转流术,适用于髂-股静脉血栓形成患者。方法为游离健侧大隐静脉至足够长度后切断,远心端穿过耻骨上皮下隧道,与患侧股静脉行端侧吻合,使患肢静脉血经对侧髂-股静脉回流。类似的还有同侧髂-股静脉转流术等。

(3)髂静脉血栓复通加支架成形术:为近年来出现的腔内治疗技术。经股静脉插入导丝,穿过狭窄或闭塞的髂静脉管腔,进入下腔静脉,再沿导丝引入球囊导管,扩张狭窄闭塞段,并放置金属支架,维持静脉的通畅。此法主要适用于病程数月至数年的髂-股段静脉血栓,病程过长者常因导丝无法通过而不能完成手术。

考点提示:
下肢深静脉血栓形成的治疗原则

(六)并发症和后遗症

下肢深静脉血栓后综合征是最主要和常见的后遗症,同时存在静脉阻塞和静脉倒流。此外,血栓向近侧扩展时,可累及下腔静脉,造成双下肢静脉回流障碍,最终发展为下腔静脉阻塞综合征。

如下肢深静脉血栓脱落,可顺血回流导致肺动脉栓塞。这是最严重的并发症,死亡率极高。患者可无特异性表现,也可发生严重的心血管病变,表现为胸痛、呼吸困难、心动过速、咳嗽、咯血等,心电图提示右心劳损。胸片很少发现典型的边缘锐利的肺不张,但在1/3患者可见胸腔积液。确诊方法有肺通气灌注扫描或肺动脉造影:前者如出现边缘锐利的肺叶不显影,则高度提示肺动脉栓塞;后者对肺动脉栓塞的确诊率达98%以上,但为有创检查。肺动脉栓塞发生后,应使用抗凝药物防止病情进展,也可行经皮肺动脉栓子吸除。如血流动力学紊乱,需用正性肌力药物支持;如血流动力学稳定,可行溶栓治疗。出现严重低血压和低氧血症,需血管加压药维持者,可考虑肺动脉血栓切除术,但死亡率超过80%。有抗凝或溶栓禁忌证的下肢深静脉血栓患者,或在抗凝治疗中发生肺动脉栓塞的患者,应放置下腔静脉滤器,阻止栓子到达肺动脉。

案例 18-2-2 分析

1. **最可能的死因** 左侧下肢深静脉血栓形成伴血栓脱落导致肺栓塞而猝死。诊断依据：术后第3d感左下肢疼痛，小腿轻度肿胀，有低热，热敷，按摩患肢后，数分钟后患者感到烦躁不安，呼吸急促，面色发绀，胸口疼痛，突然尖叫一声，随后停止呼吸而死亡。故判断为：左侧下肢深静脉血栓形成伴血栓脱落导致肺栓塞。

2. **诱因** 因患者家属术后处理方法不当，该患者术后第3d出现深静脉血栓形成征兆，家属未及时报告医生，擅自处理，造成悲剧发生。

3. **正确处理方法** 下肢深静脉血栓形成的正确处理方法包括：卧床休息，抬高患肢，促进静脉回流，防止血栓脱落引起肺动脉栓塞；已经形成血栓后可以行抗凝治疗、溶栓治疗、手术治疗等。肺动脉栓塞发生后，应使用抗凝药物防止病情进展，也可行经皮肺动脉栓子吸除。如血流动力学紊乱，需用正性肌力药物支持；如血流动力学稳定，可行溶栓治疗。出现严重低血压和低氧血症，需血管加压药维持者，可考虑肺动脉血栓切除术，但死亡率超过80%。有抗凝或溶栓禁忌证的下肢深静脉血栓患者，或在抗凝治疗中发生肺动脉栓塞的患者，应放置下腔静脉滤器，阻止栓子到达肺动脉。

4. **预防方法** 患者长期卧床、施行大手术后，均应采取一些预防深静脉血栓形成的措施，尤其是血液呈高凝状态者或曾有静脉血栓病史者。常用措施有：床上下肢屈伸运动，尽早下床活动，以及抗凝、抗聚疗法等。下肢深静脉血栓应该禁忌按摩以防血栓脱落造成肺动脉栓塞。

第3节 血栓闭塞性脉管炎

案例 18-3

李先生，哈尔滨人，28岁，因"右下肢发凉，间歇性疼痛3年，足趾发黑、溃烂半年"就诊。3年前因下河冬泳后感右下肢发凉、乏力，行走500m后小腿疼痛明显，休息后好转，以后行走距离逐渐缩短。1年前出现右下肢僵硬、沉重、胀痛、麻木，发凉，夜间疼痛明显。半年前右足踇趾和第2趾疼痛，为持续性疼痛难忍，后破溃。吸烟16年，15支/日。查体：一般情况可，心肺正常，右足肤色苍白，皮温低于左足，汗毛脱落，右足拇趾和第2趾趾端变黑，溃口有血性液体，其余趾甲增厚。右足背动脉搏动消失。

问题：
1. 患者可能为何病？
2. 应做哪些检查？
3. 需要进行哪些必要处理？

血栓闭塞性脉管炎（thromboangitis obliterans，TAO）又称伯尔格氏病（Buerger病），是发生于中小动脉（同时累及静脉及神经）的周期性、进行性、节段性、炎症性、慢性血管损害；病变累及血管全层，导致管腔狭窄、闭塞。亚洲的发病率高于西方，我国北方发病多于南方，尤其是寒冷地区。此病多见于有吸烟史的男性青壮年。

一、病 因

病因未明，一般认为与长期吸烟、寒冷潮湿的环境、感染、营养不良、外伤、激素失调、遗传、自身免疫功能紊乱和血管神经调节障碍等有关，这些因素使血管持久痉挛，影响管壁滋养血管的血供，促发炎症反应和血栓形成。

二、病理变化

血栓闭塞性脉管炎是动脉和静脉的一种周期性、节段性炎症病变。病变多数发生在四肢血管，尤其是下肢为常见。病理改变首先是血管内膜增厚，随后有血栓形成，最后血管完全阻塞。通常病变首先出现于肢体动脉远端，主要侵袭四肢中、小动脉。病变常呈节段性，介于两节段之间的血管正常，皮肤、肌肉、骨骼和神经等均可出现缺血性退行改变，如皮肤变薄、溃疡，肌肉萎缩等，严重者发生神经纤维化、肢体坏疽。

三、临床表现与分期

患者多为男性，年龄在25～45岁，病程缓慢。逐渐加重，典型症状有间歇性跛行，伴患肢怕冷、麻木、刺痛。足趾有持续性疼痛，尤其在夜间卧床时加剧（静止痛）。后期出现足部坏疽和溃疡。症状主要由中小血管的炎症病变和动脉闭塞所致的供血不足所引起。根据缺血程度临床分为三期：

1. 第一期（局部缺血期） 患肢麻木、发凉、出现间歇性跛行，可反复出现游走性浅静脉炎。检查发现患肢皮温稍低，色泽较苍白，足背或胫后动脉搏动减弱。此期患肢动脉以痉挛为主。

> **间歇性跛行**
>
> 间歇性跛行是下肢缺血导致的一种特殊性疼痛，患者在不走路的时候没有明显的不适，行走一段后，由于患肢肌肉耗氧增加，导致局部乏氧代谢和代谢性酸中毒，产生胀痛，止步休息片刻后，疼痛缓解，但继续行走后疼痛复现。间歇性跛行的严重程度我们通常用跛行距离和缓解时间来判断轻重。跛行距离是从走路开始到出现疼痛时的行走距离，严重的患者走50～100m就可以出现明显的不适和疼痛。疼痛缓解时间是指出现疼痛后，经过休息疼痛缓解，从疼痛到不痛的这段时间称之为疼痛缓解时间。一般患者的缓解时间为2～5min。
>
> 链接

2. 第二期（营养障碍期） 症状加重，疼痛转为持续性静息痛，夜间剧烈（夜间痛），患者因为剧烈疼痛难以忍受而不能入睡，往往采取抱膝而坐，或将患肢垂于床沿的特殊姿势来增加下肢血流灌注，以求减轻缓解疼痛。检查患肢皮温显著降低，色泽苍白，干冷，或出现紫斑、潮红，小腿肌萎缩，足背或胫后动脉搏动消失。动脉已处于闭塞状态，以器质变化为主，肢体依靠侧支循环保持存活，腰交感神经阻滞后仍可出现皮温增高。

3. 第三期（坏疽期） 症状继续加重，因动脉完全闭塞，患肢血供完全中断，出现患肢趾（指）端发黑、坏疽（干性）、溃疡形成，疼痛剧烈呈持续性。当合并细菌感染时，易形成湿性坏疽，溃疡面有脓性分泌物，出现畏寒、高热、烦躁不安等全身感染性中毒症状，需要果断截趾（肢），否则容易危及生命。

考点提示：血栓闭塞性脉管炎的病理、临床表现及临床分期特点

四、诊　　断

根据临床表现较易诊断，其要点是：有抽烟史的中青年男性、有肢发凉怕冷、麻木乏力、皮肤点片状、条索状紫红斑、下肢酸胀等表现；间歇性跛行、静息痛、动脉搏动减弱或消失、肢端出现典型溃疡或坏死的皮肤表现。患肢动脉彩超、血流图、踝肱指数异常的。

下列检查有助于进一步明确闭塞的部位、范围、程度及侧支循环建立情况。

1. 一般检查 皮温测定，跛行距离和时间的测定等。

2. Buerger 试验和 Allen 试验

Buerger 试验和 Allen 试验

1. 肢体抬高试验（Buerger 实验） 是诊断血栓闭塞性脉管炎的一个有意义的实验。抬高肢体（下肢 70°~80°，上肢直举过头），持续 60s。如出现皮肤呈苍白；自觉麻木或疼痛，下垂肢体后，皮色恢复时间由正常的 10~20s 延长到 45s 以上，且颜色不均，呈斑片状。提示患肢存在严重的供血不足。

2. Allen 试验 令其反复做松拳握拳动作，若原手指缺血区皮色恢复，证明尺动脉来源的侧支健全，反之提示有远端动脉闭塞存在。本试验也可检测桡动脉的侧支健全与否。

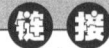

考点提示：
Buerger 试验和 Allen 试验的方法及临床意义

3. 超声显像多普勒 可显示动脉的搏动波形幅度，病变动脉的形态，并测量直径、流速等。

4. 动脉造影 可显示节段性狭窄或闭塞的受累段，周围有侧支血管，病变两端的动脉形态正常。

5. 数字减影血管造影（DSA） 可清晰显示血管图像，且造影剂用量少，对肾功能损害小。

五、鉴别诊断

血栓闭塞性脉管炎应与以下疾病相鉴别：

1. 动脉粥样硬化性闭塞 患者多为老年人，有高血压，全身动脉如冠状动脉、肾动脉均可受累，但主要位于较大或中等动脉，X 线检查可见动脉钙化斑。

2. 糖尿病性坏疽 为糖尿病的并发症之一，主要表现为患肢趾端坏疽，患者多有烦渴、易饥、多尿病史，血糖升高，尿糖阳性。

3. 雷诺综合征 多见于青年女性。发病部位常为手指，呈对称性，发病时出现程序性苍白、发绀和潮红，发作后皮色恢复正常。患肢动脉搏动正常，坏疽少见。

4. 冻伤 寒冷季节发病，多见于手、足、耳等暴露部位，局部灼热、瘙痒、红斑、青紫及水疱，严重者发生较表浅的坏死。患肢动脉搏动正常。

六、治疗

治疗原则是防止病变发展，改善患肢血供，减轻患肢疼痛，促进溃疡愈合，尽量保存肢体。

1. 一般治疗 严禁吸烟。注意保持局部干燥，防止外伤，预防感染。肢体保暖防寒，但局部不能加温，以免组织需氧量增加，加重组织缺血坏死。患肢应该适当进行锻炼，可以采用 Buerger 运动，反复锻炼，每天数次，以促使更好地建立侧支循环。

Buerger 运动

方法为：患者平卧，抬高患肢 45°，维持 1~2min，然后两足下垂床旁 2~5min，同时两足及其趾向四周活动 10 次，再将患肢放平休息 2min，如此反复练习 5 次，每天数回，以促进患肢侧支循环。

2. 西药治疗

（1）血管扩张剂：具有解除动脉痉挛和扩张血管的作用，常用药物有妥拉唑林、烟酸、盐酸罂粟碱等。但动脉完全闭塞时，不但不能扩张病变血管，反而由于正常血管扩张后的"窃血"作用，加重患肢缺血。

（2）前列腺素：可采用前列腺素 E_1 静脉滴注，具有扩张血管和抑制血小板作用，能缓解患肢疼痛、促进溃疡愈合。

（3）低分子右旋糖酐：可降低血液黏度，抑制血小板聚集，改善微循环。

（4）抗生素：并发溃疡感染者，应选用广谱抗生素或其他杀菌药物。

3. 中医中药 此病中医古称"脱骨疽"，处方以补肾活血为主，根据临床分期选择用药。一般用法：第一期，以阳和汤为主；第二期，以当归活血汤为主；第三期，以四妙勇安汤为主。均可根据具体情况，随症加减。如病久体质虚弱者，尚可选用人参养荣汤加减。但中医讲究辨证论治，运用成方必须审证精确，切记不可误投。现代中药制剂如复方丹参注射液、毛冬青注射液等能改善微循环、促进侧支循环，并有一定的抗凝、消炎和止痛作用。

4. 手术治疗 ①动脉旁路重建术：应用自体大隐静脉或人工血管，在闭塞动脉的两端行旁路转流，重建患肢血供；②腰交感神经节切除术：对于第一、二期患者先施行腰交感神经阻滞试验，如皮温升高超过2℃，提示血管痉挛因素超过闭塞因素，切除同侧第2、3、4腰交感神经节和神经链，可解除血管痉挛，促进侧支循环的形成，近期效果尚可，远期效果不理想；③大网膜移植术和分期动静脉转流术：主要适用于病变严重，呈广泛性动脉闭塞的患者。

5. 其他治疗

（1）镇痛：病变持续发展至中后期，患者最突出的症状就是难以忍受的持续性疼痛，需要对症处理，可以使用吲哚美辛、曲马多、哌替啶等药物镇痛，慎用成瘾性镇痛药。对疼痛严重无法忍受，而且药物已经失去作用者，可行连续硬膜外阻滞或小腿神经阻滞术，能缓解疼痛，扩张血管，促进侧支循环建立。

（2）局部处理：干性坏疽者应保持创面干燥，避免继发感染；湿性坏疽者应去除坏死组织，积极控制感染。坏疽边界清楚后，行清创术或截肢（趾）术。

（3）高压氧治疗：可增加患肢体供氧，缓解疼痛，促进创口愈合。

七、预　防

针对本病的诱发因素，积极地采取预防措施，能稳定病情、减轻症状。

1. 绝对禁烟，是预防和治疗本病的一项重要措施。

2. 保持足部清洁与干燥、防止感染，因湿冷对病情更为有害，宜保持足部干燥；因患部已存在血液循环不良，即使轻微外伤亦易引起组织坏死和溃疡形成，故切忌任何形式的外伤。

3. 保持足部温暖，以改善足部血液循环，但不能加热，以免扩张远端血管而增加局部氧消耗量，加重病情。

4. 经常变动体位与进行足部运动，以利于血液循环。平时可进行足部运动（Buerger 运动），以促进患肢侧支循环。

5. 避免应用收缩血管药物。

6. 合理膳食。

考点提示：
血栓闭塞性脉管炎的治疗方法和预防措施

案例 18-3 分析

1. **初步诊断** 右下肢血栓闭塞性脉管炎（坏疽期）。

诊断依据：28岁，男性，北方人，因"右下肢发凉，间歇性疼痛3年，足趾发黑、溃烂半年"就诊。受寒后感右下肢发凉，乏力，有间歇性跛行。1年前出现右下肢僵硬、沉重、胀痛、麻木、发凉，夜间痛明显。有16年吸烟史。查体：右足肤色苍白，皮温低于左足，汗毛脱落，右足踇趾和第2趾趾端变黑，溃口有血性液体，其余趾甲增厚。右足背动脉搏动消失，故首先考虑为血栓闭塞性脉管炎（坏疽期）。

2. **检查** 明确诊断可辅以皮温测定、肢体抬高试验、多普勒超声，血管血流测定及DSA等检查。此外还需检测血糖、尿糖等，以排除糖尿病足。

3. **处理** 应该予以扩管、抗感染、中医中药等治疗，若排除了糖尿病，待坏疽边界清楚后，行清创术，必要时可行截肢（趾）术。

小 结

1. 原发性下肢静脉曲张的原因为静脉瓣膜缺陷、静脉壁薄弱和静脉内压力持久增高。患者久站后出现患肢酸胀不适、疼痛感觉，见小腿内侧和背后的浅静脉迂曲扩张、突起。能耐受手术者应进行手术治疗。

2. 下肢静脉血栓形成主要有三大原因：静脉血流滞缓、血液高凝状态和静脉壁损伤。凡患者长期卧床、施行大手术后，均应采取一些预防深静脉血栓形成的措施，尤其是高凝状态者和曾有静脉血栓病史者。常用措施包括床上下肢屈伸运动，尽早下床活动，以及抗凝、抗聚疗法等。

3. 血管闭塞性脉管炎分3期：局部缺血期主要特点是间歇性跛行；营养障碍期出现静息痛；坏疽期出现肢、趾坏死。处理原则是防止病变进一步发展；改善和促进下肢血液循环，降低伤残程度。

目 标 检 测

一、选择题

【A₁型题】

1. 决定下肢静脉曲张能否手术治疗的主要检查是
   A. Perthes 试验
   B. Trendelenburg 试验
   C. Buerger 试验
   D. 腰交感神经阻滞试验
   E. Pratt 试验

2. 原发性下肢静脉曲张的典型表现为
   A. 久立后有酸胀感
   B. 足背部水肿、色素沉着
   C. 皮肤脱屑、瘙痒
   D. 游走性浅静脉炎
   E. 下肢浅静脉曲张、蚓蜒扩张、迂曲

3. 血栓闭塞性脉管炎常见的病变部位是
   A. 上肢的动脉
   B. 上肢的静脉
   C. 下肢的大动脉
   D. 下肢的中小动静脉，以动脉为主
   E. 下肢的中小动静脉，以静脉为主

4. 患者平卧，患肢抬高70°~80°，持续60 s，若出现麻木、疼痛、苍白或蜡黄，提示
   A. Pratt 试验阳性
   B. Buerger 试验阳性
   C. Trendelenburg 试验阳性
   D. Perthes 试验阳性
   E. 腰交感神经阻滞试验阳性

5. 血管闭塞性脉管炎营养障碍期表现为
   A. 间歇性跛行
   B. 患肢怕冷、发凉、麻木感
   C. 浅静脉游走性静脉炎
   D. 足趾可有坏死溃疡
   E. 患肢持续性疼痛，夜间、卧床尤甚

6. 治疗下肢静脉曲张最根本有效的方法是
   A. 患肢抬高休息   B. 弹力绷带包扎
   C. 穿弹力袜   D. 注射硬化剂

E. 手术治疗
7. 诊断下肢静脉曲张最可靠的方法是
   A. 下肢静脉造影
   B. 下肢静脉压测定
   C. 多普勒超声检查
   D. CT 检查
   E. MRI 检查
8. 原发性下肢静脉曲张的病因是
   A. 深静脉阻塞
   B. 下肢深静脉瓣膜功能不全
   C. 下肢浅静脉瓣膜发育不良
   D. 先天性深静脉瓣缺如综合征
   E. 先天性动静脉瘘
9. 间歇性跛行是由于
   A. 肌无力
   B. 静脉血栓形成
   C. 动脉栓塞
   D. 动脉痉挛、供血不足
   E. 维生素 C 缺乏
10. 引起单纯性下肢静脉曲张的主要原因是
    A. 盆腔器官压迫
    B. 妊娠子宫压迫
    C. 长时间站立
    D. 静脉壁薄弱和静脉压持续升高
    E. 便秘
11. 下肢静脉曲张最容易发生皮肤溃疡的部位是
    A. 足背
    B. 小腿中 1/3 外侧
    C. 小腿中 1/3 内侧
    D. 小腿下 1/3 外侧
    E. 小腿下 1/3 内侧
12. Buerger 病最早出现的典型临床表现为
    A. 患肢肿胀
    B. 间歇性跛行
    C. 患肢持续性静息痛
    D. 游走性静脉炎
    E. 皮肤干燥、脱屑
13. 影响血栓闭塞性脉管炎发生最重要的因素是
    A. 吸烟
    B. 寒冷的工作环境
    C. 前列腺素失调
    D. 遗传基因异常
    E. 自身免疫功能紊乱
14. 大隐静脉起于
    A. 足背静脉弓内侧
    B. 足背静脉弓外侧
    C. 足底静脉网内侧
    D. 足底静脉网内侧
    E. 以上均不对
15. 下肢静脉曲张时最主要的临床表现是什么
    A. 下肢红、肿、热、痛，不能行走
    B. 下肢出现红线及腹股沟淋巴结肿大
    C. 下肢酸胀不适，站立时明显，行走或平卧时消失
    D. 下肢发绀，变粗、指凹性水肿，挤压腓肠肌疼痛
    E. 下肢苍白，变冷，触不到血管搏动

【A_2 型题】

16. 患者，男性，56 岁，左下肢酸胀沉重，小腿出现瘤样隆起的青筋 4 年半。体格检查：BP130/90mmHg，右下肢正常，左大腿内侧可见轻度大隐静脉曲张，小腿可见明显静脉曲张，内踝外皮肤有色素沉着伴溃疡，屈氏第一、第二试验均阳性，应考虑
    A. 大隐静脉入股静脉处瓣膜闭锁不全
    B. 小隐静脉入股静脉处瓣膜闭锁不全
    C. 大隐静脉入股静脉处及深浅静脉间交通支瓣膜闭锁不全
    D. 深静脉功能不全
    E. 深浅静脉交通支瓣膜闭锁不全

【A_3 型题】

（17～19 题共用题干）

患者，女性，36 岁，近年来，感觉双下肢沉重、酸胀，易疲乏，休息后症状减轻。就诊时可见双下肢内侧静脉明显隆起，蜿蜒成团，Trendelenburg 试验阳性。

17. 可能的诊断是
    A. 下肢静脉曲张
    B. 动静脉瘘
    C. 深静脉血栓形成
    D. 血栓闭塞性脉管炎
    E. 动脉硬化闭塞
18. 治疗的根本方法是
    A. 穿弹力袜
    B. 局部血管注射硬化剂
    C. 中医中药治疗
    D. 加强行走锻炼
    E. 手术治疗
19. 若决定手术治疗，还必须做的检查是
    A. Pratt 试验
    B. Buerger 试验
    C. Trendelenburg 试验
    D. Perthes 试验
    E. 腰交感神经阻滞试验

（20～22 题共用题干）

患者，女性，48 岁，理发员。下肢酸胀、沉重 5 年，活动或休息后减轻。体检见小腿内侧有

蚓状团块，足靴区有色素沉着。
20. 可能的诊断是
    A. 小隐静脉曲张
    B. 大隐静脉曲张
    C. 深静脉血栓形成
    D. 血栓闭塞性脉管炎
    E. 动脉硬化性闭塞症
21. 该患者出现此病的主要诱因是
    A. 深静脉阻塞
    B. 动脉硬化
    C. 循环血量增多
    D. 长期站立工作
    E. 静脉瓣膜缺陷
22. 若采取手术治疗，必须是
    A. 交通静脉试验阳性
    B. 深静脉通畅试验阳性
    C. 交通静脉试验阴性
    D. 深静脉通畅试验阴性
    E. 腰交感神经阻滞试验阴性

二、病例分析题

刘某，男性，60岁，长期务农，右下肢静脉迂曲扩张20年，伴下肢酸胀，水肿，活动抬高减轻，近2年右足靴区皮肤发红，时有瘙痒，逐渐加重，查右下肢大腿内侧、小腿后迂曲扩张的静脉团，足靴区色素沉着，皮肤变厚。

请问：
1. 该患者的临床诊断和诊断依据是什么？
2. 简述入院后的检查项目有哪些？
3. 该患者入院后的治疗措施有哪些？

（夏　岚）

第19章 泌尿、男性生殖系统疾病

泌尿、男性生殖系统包括肾、输尿管、膀胱、尿道、前列腺及男性生殖器（睾丸、附睾）等器官。主要疾病包括损伤、结石、感染、肿瘤、畸形及功能障碍等。

第1节 常见症状及检查方法

> **学习目标**
> 1. 掌握：泌尿、男性生殖系统外科疾病的主要症状及与疾病的关系。
> 2. 熟悉：泌尿、男性生殖系统的体格检查、实验室检查、器械检查、影像学检查。

一、泌尿、男性生殖系统外科疾病的主要症状

泌尿、男性生殖系统疾病的症状多局限于泌尿、男性生殖系统，但也可出现于其他系统，其他系统疾病的症状同样也可表现在泌尿、男性生殖系统。全面掌握患者症状及体征，对于泌尿、男性生殖系统疾病的诊断十分重要。其特有的症状主要包括与排尿或尿液异常有关的症状、尿道分泌物、疼痛、肿块及性功能症状等。

（一）与排尿或尿液异常有关的症状

1. 与排尿有关的症状

（1）尿频（frequency）：排尿次数增多称为尿频。正常成年人每天24h尿量约2000ml，一般每次尿量为300～400ml，一般每天排尿4～5次，夜间排尿0～1次。尿频可分两种情况：一种为每次尿量正常，次数增多，一天尿液总量增多，常见于糖尿病、尿崩症、肾衰竭多尿期或饮水过多时；另一种为一天尿液总量不变，每次尿量减少，排尿次数增多，常见于泌尿系感染、膀胱容量减少、下尿路梗阻引起残余尿量增多、神经源性膀胱和精神紧张等。老年人血管硬化，尿浓缩功能降低，尿量增加，排尿次数也会相应增加。

（2）尿急（urgency）：指患者突然有强烈的尿意而需迫不及待地排尿。尿急常与尿频同时存在。尿急可由膀胱炎症所致的膀胱敏感性增加引起。出现尿频、尿急、尿痛，在临床医学上称之为膀胱刺激症。

（3）尿痛（dysuria）：指排尿过程中膀胱区及尿道疼痛。膀胱、尿道及前列腺的炎症可引起尿痛。

（4）排尿困难（difficulty of urination）：指患者排尿不畅，包括多种情况，如排尿延迟、尿线无力、尿滴沥等。膀胱功能障碍及膀胱以下尿路梗阻均可引起排尿困难。

（5）尿失禁（incontinence）：指膀胱括约肌功能丧失，膀胱失去控制排尿的能力，尿液不自主地流出。尿失禁可由不同病因引起。

（6）尿潴留（urinary retention）：是指尿液滞留在膀胱内，不能自行排出。尿潴留分急性尿潴留和慢性尿潴留。尿潴留为排尿困难的最终状态，常见于膀胱以下尿路梗阻。引起尿潴留的因素不同，处理方法也不同。

> **临床尿失禁分类**
>
> 1. 真性尿失禁　常见病因为尿道括约肌损伤及中枢神经疾患所致的神经源性膀胱，支配膀胱的神经功能失调。
> 2. 压力性尿失禁　打喷嚏、大笑、咳嗽、跑跳动作等使腹内压突然增加时，尿液不自主地流出。多见于中年经产妇，由于多次分娩或产伤引起膀胱及尿道周围肌肉和筋膜支持作用减弱，使有效尿道长度缩短，尿道括约肌控尿能力减弱所致。
> 3. 急迫性尿失禁　突然的强烈尿意致尿液迫不及待地不自主流出，多见于急性膀胱炎、间质性膀胱炎等。
> 4. 充溢性尿失禁　膀胱过度充盈，引起尿液不自主流出。多见于良性前列腺增生所致的慢性尿潴留，膀胱内压力增高，超过尿道阻力，导致尿失禁。

考点提示：
与排尿有关的症状及常见病因

（7）漏尿（leakage of urine）：指尿液不经尿道外口排出，而由其他部位排出体外。漏尿常见于外伤、手术损伤、产伤、感染等原因所致的尿道瘘、尿道阴道瘘、膀胱阴道瘘、输尿管阴道瘘、尿道直肠瘘等。

2. 与尿液异常有关的症状

考点提示：
血尿出现的不同阶段及定位判断意义

（1）血尿（hematuria）：指尿液中含有血液，血尿是泌尿外科患者的常见症状，根据尿中含血量的多少分肉眼血尿和镜下血尿。一般在1000ml尿中含有1ml血液可呈肉眼血尿；离心尿液每高倍视野中红细胞计数≥3个以上为镜下血尿。根据血尿出现阶段可对病变部位进行定位判断：①初始血尿：见于排尿起始段，提示病变部位在前尿道或膀胱颈部；②终末血尿：见于排尿终末段，提示病变在后尿道、膀胱颈部和膀胱三角区；③全程血尿：见于排尿全程，提示病变在膀胱或其以上部位。

（2）脓尿（pyuria）：尿液离心后每高倍视野白细胞≥5个以上为脓尿。为避免标本污染，收集尿液时女性应清洗外阴后留取中段尿，男性包皮过长者应翻转包皮留尿。脓尿提示尿路感染的存在。

（3）乳糜尿（chyluria）：指尿液中含有乳糜或淋巴液。尿呈乳白色，严重时为凝固冻状。引起乳糜尿最常见的病因是丝虫病。

（4）气尿（pneumaturia）：指排尿时尿中出现气体。泌尿系统与肠道相通或泌尿系统发生产气细菌感染可引起气尿。

（5）少尿或无尿（oliguria and anuria）：每天尿量少于400ml为少尿，少于100ml为无尿或尿闭。少尿和无尿均提示肾功能不全。

（二）尿道分泌物

尿道分泌物（urethral discharge）是尿道和生殖系统疾病的常见症状，分泌物可表现为多种性状。脓性分泌物见于淋菌性尿道炎及非特异性尿道炎；血性分泌物提示尿道癌；支原体、衣原体所致的非淋菌性尿道炎可表现为无色或白色稀薄分泌物。

（三）疼痛

泌尿、男性生殖系统疾病可引起腰部、腰骶部、腹部及会阴部疼痛。

1. 肾脏及输尿管疼痛　肾脏疾病引起的疼痛多为肾区钝痛及绞痛。肾脏的炎症常表现为肋脊角的持续性疼痛。结石、血凝块等阻塞输尿管，可引起输尿管壁平滑肌痉挛，产生剧烈的肾绞痛。典型的肾绞痛表现为患侧腰部突发剧烈绞痛，可伴有恶心呕吐，大汗、辗转不安。疼痛可沿输尿管走行向同侧下腹部、腹股沟部、外阴或大腿内侧放射，男性可放射至同侧阴囊或睾丸,女性可放射至大阴唇。

肾绞痛是常见的急腹症之一,应与其他急腹症如急性阑尾炎、急性胆囊炎、胆囊结石等相鉴别。

2. 膀胱痛 位于耻骨上区,其性质常呈烧灼或刀割样疼痛,排尿时和排尿末疼痛加剧,常伴有尿频、尿急、尿痛等症状。膀胱痛多由感染、结石、肿瘤等刺激引起膀胱痉挛收缩及神经反射所致。

3. 会阴部、生殖器疼痛 多由睾丸、附睾、精索及前列腺疾病引起。睾丸疼痛多见于急性睾丸炎、睾丸肿瘤、睾丸损伤及扭转等。附睾疼痛最常见的病因是附睾炎。精索疼痛的常见病因为精索静脉曲张。

4. 前列腺痛 最常见于前列腺炎。急性前列腺炎可表现为会阴部、耻骨上及腰骶部痛,可伴有寒战及发热。慢性前列腺炎疼痛较轻,持续时间较长。

(四)肿块

肿块也是泌尿、男生殖系统疾病的常见症状之一。巨大肾积水、肾肿瘤、多囊肾等可引起肾脏肿块。胀满的膀胱可表现为膀胱肿块。阴茎及尿道肿块多为肿瘤。疝、鞘膜积液、附睾炎、睾丸肿瘤等可表现为阴囊内肿块。良性前列腺增生及前列腺肿瘤经直肠指检可触得前列腺肿大或肿块等。

(五)性功能症状

有性欲改变、勃起功能障碍(ED)、射精障碍(早泄、不射精和逆行射精)等。

二、泌尿、男性生殖系统外科检查

(一)体格检查

体格检查是泌尿外科诊断步骤中的重要组成部分。

1. 肾脏检查 注意肾区有无隆起及肿物。正常肾脏一般不易触到,深呼吸时有时可触及肾下极。立位或卧位时可能触及肾下垂的肾脏。在肾脏炎症性疾病时肾区叩击痛阳性,肾动脉狭窄时上腹及腰部可闻血管杂音。

2. 输尿管走行区检查 一般无阳性体征,应注意有无压痛。

3. 膀胱检查 膀胱除过度充盈外,一般不能触及。检查膀胱时应先排尿。叩诊可了解膀胱的浊音区。对排尿困难患者应注意有无残余尿。

4. 男性生殖系统检查 应注意有无阴茎畸形,有无包皮过长或包茎,包皮过长时应翻开包皮检查。阴茎头有无肿物、溃疡等;尿道口位置是否正常,有无红肿及分泌物;阴茎有无硬结。阴囊及其内容物检查时患者应取站立位,注意阴囊皮肤有无红肿和糜烂,阴囊是否肿大,注意双侧睾丸、附睾和精索的质地及有无肿大、触痛及肿物。精索静脉曲张及交通性鞘膜积液在卧位时即消失。阴囊肿物时应作透光试验,睾丸鞘膜积液时阳性。

经直肠指检检查前列腺及精囊。检查前应排空膀胱。注意前列腺大小、质地、有无结节和压痛,中央沟是否变浅或消失。精囊一般不能触及。注意肛门括约肌张力和球海绵体肌反射是否可引出。必要时可行前列腺按摩,取前列腺液。急性前列腺炎时禁忌前列腺按摩。

考点提示:
泌尿、男性生殖系统体检的特点和意义

(二)实验室检查

泌尿、男性生殖系统实验室检查包括肾功能检查,尿液、前列腺液、尿道分泌物、精液及特殊检查。

1. 尿液检查

(1)尿液的收集:收集尿液时应尽量避免尿液污染而影响检查结果。尿常规检查以新鲜尿为宜。男性包皮过长者应翻转包皮留尿,女性应留中段尿并避开月经期。尿培养应在

考点提示:
尿三杯试验检查方法和意义

清洗外阴后取中段尿,女性应导尿取标本。

(2) 尿常规检查:正常尿为淡黄色透明。晨尿比重>1.020。尿 pH 5~6.5。尿白细胞≥5/HP 提示尿路感染。尿蛋白过高与尿内红细胞白细胞不成比例时应考虑肾内科疾病。尿三杯试验对于判断镜下血尿和脓尿的来源有帮助。

尿三杯试验检查方法和意义

临床上遇到血尿、白细胞尿(脓尿)时,为了定病变部位,可做尿三杯试验。具体过程如下:清洗外阴及尿道口后,将最初 10~20ml 尿液留于第一杯中,中间 30~40ml 尿液留在第二杯中,终末 5~10ml 留在第三杯中。

第一杯尿,排尿开始出现血尿或脓尿,后两杯清晰,提示病变在前尿道或膀胱颈。

第一杯尿和第二杯尿清晰,第三杯尿出现红细胞和脓细胞,排尿终末出现的血尿或脓尿,提示病变部位在膀胱底部、后尿道或前列腺部位。

三杯尿皆浑浊或出现血尿,提示病变部位在膀胱或膀胱以上部位等。

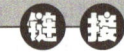

---

(3) 尿细菌培养:对怀疑有尿路感染者应行尿细菌培养,以明确有无感染及其细菌类型,以及细菌对药物的敏感性。尿中菌落计数超过 10^5/ml 提示尿路感染。

(4) 尿细胞学检查:取新鲜尿经离心沉淀后涂片染色检测肿瘤细胞,对尿路上皮性肿瘤的诊断具有重要意义,阳性率可达 70%~80%。

2. 前列腺液的检查 经直肠指检按摩前列腺,取前列腺液进行显微镜检查及细菌培养。显微镜下正常前列腺液呈现淡乳白色,较稀薄,镜下可见大量磷脂小体,每高倍视野见 1~5 个白细胞,白细胞超过 10 个以上表示有前列腺炎症存在。必要时可行前列腺液细菌培养。

3. 精液检查 检查前 5d 无排精,采用手淫或性交体外排精的方法收集精液,常规进行精液分析,正常精液为乳白色不透明,量为 2~6ml,有一定黏度,5~30min 液化;每毫升精液中含精子约 2000 万个,精子活动度超过 60%,以上数据评价男性生育力的重要依据。

4. 血清前列腺特异性抗原 (prostatic-specific antigen, PSA) 正常成年男性血清 PSA 值为 0~4ng/ml,血清 PSA 是临床上最常用的前列腺癌瘤标准。

(三) 器械检查

1. 导尿检查 (insertion of urethral catheter) 可用于测定残余尿、膀胱造影及引流膀胱尿液。

2. 残余尿测定 (determination of residual urine) 导尿及 B 超可测定残余尿。

3. 尿道扩张 (urethral dilation) 检查尿道有无狭窄,用于尿道狭窄扩张。

4. 膀胱尿道镜检查及逆行输尿管插管 (cystourethroscopy and retrograde catheterization) 尿道膀胱镜可直接观察尿道及膀胱病变,并可取活体组织做病理检查。经膀胱镜可行输尿管插管,收集肾盂尿及行输尿管肾盂造影。尿道狭窄、急性膀胱炎及膀胱容量过小者禁忌膀胱镜检查。

5. 经尿道输尿管肾镜检查 (ureteroscopy) 可直接观察输尿管及肾盂病变,取活体组织病理检查,并可在直视下取石、碎石、电灼或切除肿瘤。

6. 尿动力学检查 (urodynamic evaluation) 检查尿液经肾盂、输尿管、膀胱、尿道排出体外的动态过程。主要用于对尿液输送和各种储尿、排尿障碍性疾患作定量的客观诊断。

(四) 影像学检查

影像学检查在泌尿系疾病的诊断中十分重要,主要包括 B 超、X 线检查、放射性核素检查、CT及磁共振等。

1. B超 对人体无害且方便易行，在诊断及治疗中广泛应用，应用于泌尿系统各种性质占位性病变的定位和鉴别、泌尿系统结石、梗阻性疾病的诊断；同时还可应用于介入性治疗，如肾及膀胱穿刺造瘘、前列腺穿刺活检及前列腺癌内照射治疗等。

2. X线检查 是泌尿、男性生殖系统疾病的常规检查，包括泌尿系统普通摄片、排泄性尿路造影、逆行尿路造影、穿刺造影、肾动脉造影等。

（1）泌尿系统普通摄片：X线片的范围包括肾、输尿管、膀胱，观察脊椎及骨盆等骨骼系统有无病变及畸形，注意双肾轮廓和腰大肌阴影。

（2）排泄性尿路造影（intravenous urogram, IVU）：通过尿路排出造影剂，肾盏、肾盂、输尿管、膀胱显影，观察两肾功能及各种病变，如结核、结石、肿瘤、积水等。对造影剂过敏、肾功能差、心功能不全应禁用。造影前服泻药并做药物试验（图19-1）。

（3）逆行尿路造影（retrograde urography）：经膀胱行逆行插管，经导管注入造影剂入输尿管及肾，主要用于禁忌做排泄性尿路造影或显影效果差无法明确诊断者。

（4）肾穿刺造影（antegrade pyelography）：目前已较少使用，主要用于上述X线片仍不能明确诊断者，肾穿刺造影检查多在B超引导下进行。

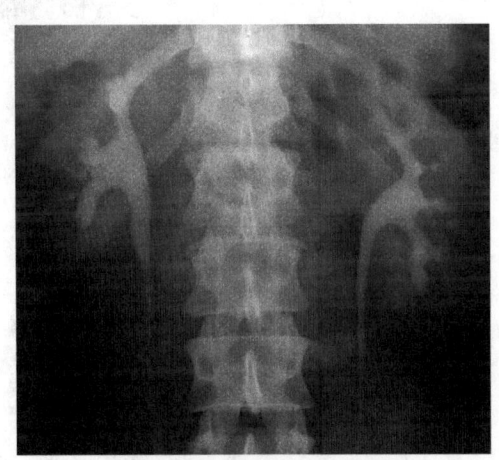

图19-1 静脉尿路造影肾脏形态

（5）肾动脉造影（angiography）：主要适用于肾血管疾病、肾实质肿瘤。怀疑肾肿瘤时，可在注射造影剂前注入肾上腺素8～10mg，正常肾血管有收缩反应，肿瘤血管无收缩反应。肾动脉造影的同时，还可行血管扩张术或栓塞术。

（6）淋巴造影（lymphography）：经足背淋巴管注入造影剂，显示腹股沟、盆腔、腹膜后淋巴管及淋巴结。主要用于阴茎癌、睾丸肿瘤等淋巴结转移的判断。

（7）计算机体层扫描（CT）：主要用于泌尿系统疾病及肾上腺肿瘤的诊断，其灵敏度高于B超。

（8）磁共振扫描（MRI）：MRI组织分辨率高，理论上其分辨率高于CT。MRI主要用于泌尿、男性生殖系统肿瘤的诊断及分期，肾囊肿的诊断，肾上腺肿瘤的诊断。

磁共振尿路水成像：可着重显示尿路中含液体部位的结构。无需造影剂，无需行输尿管逆行插管。

3. 放射性核素检查（radionuclide imaging） 利用放射性核素或其标志物对人体器官的趋向性，用γ照相仪或扫描仪显示核素在器官聚集与排出的变化，主要观察器官的位置、大小、形态、血运、功能等，其灵敏度高、无创。

（1）肾图（renography）：通过核素分泌至尿路，浓聚程度及其排出速率，判断肾小管分泌功能和显示上尿路有无梗阻，利尿肾图有助于鉴别上尿路梗阻性质。若注射利尿剂后核素排出速率无变化，提示机械性梗阻或已失去代偿。

（2）肾显像：肾静态显像显示核素在肾内的分布。肾动态显像显示肾吸收、浓聚及排泄的全过程，可了解肾功能，测定肾小球滤过率及有效血流量。

（3）肾上腺放射性核素显像：应用于肾上腺肿瘤的诊断。

小 结

泌尿系统疾病与排尿有关的症状有尿频、尿急、尿痛、排尿困难、尿失禁、尿潴留、少尿与无尿；与尿液异常有关的主要症状有血尿、脓尿、蛋白尿、乳糜尿、气尿、晶体尿。

目标检测

选择题

【A_1 型题】

1. 排尿中断的症状常见于哪种疾病
   A. 膀胱癌   B. 肾结石
   C. 输尿管结石   D. 膀胱结石
   E. 阴茎癌

2. 新婚后女性患者，有尿频、尿急、排尿疼痛，急性泌尿系感染症状，拟定初步治疗方案，下列哪项检查最适宜
   A. 尿常规   B. 尿培养
   C. 尿沉淀涂片染色检查 D. 膀胱镜检查
   E. 尿脱落细胞学

3. 下列哪种疾病不适宜做膀胱镜检查
   A. 输尿管肿瘤   B. 尿道肿瘤
   C. 尿道狭窄   D. 前列腺癌
   E. 膀胱肿瘤

4. 无痛性间歇性肉眼血尿最常见于
   A. 急性肾盂肾炎 B. 急性前列腺炎
   C. 肾结核   D. 膀胱肿瘤
   E. 肾肿瘤

5. 尿普通细菌培养有细菌生长、菌落数大于 10 万 /ml 认为是
   A. 尿液污染   B. 确诊尿路感染
   C. 泌尿系结核   D. 盆腔炎
   E. 前列腺炎

6. 下腹外伤患者，小便不能解出，下腹痛，腹肌稍紧张，需立即确定膀胱有无破裂应用哪种方法
   A. 尿道造影
   B. 膀胱造影
   C. 排泄性尿路造影
   D. 插入导尿管注水试验
   E. 膀胱 B 超

7. 尿路梗阻伴残尿量增加，尿液不断从尿道流出，应属那种情况
   A. 压力性尿失禁 B. 急迫性尿失禁
   C. 真性尿失禁   D. 充溢性尿失禁
   E. 混合性尿失禁

8. 成人尿量每天少于多少称为少尿
   A. 100ml   B. 200ml
   C. 300ml   D. 400ml

9. 镜下血尿是指每高倍视野下红细胞数
   A. >2 个   B. >3 个
   C. >5 个   D. >7 个
   E. >10 个

10. 既能显示尿路是否通畅，又能推断肾功能情况的检查是
    A. KUB
    B. 经膀胱肾盂逆行造影
    C. IVU
    D. 经皮肾盂造影
    E. 核素检查

第 2 节　泌尿系损伤

📖 学习目标

1. 掌握：肾、尿道损伤的临床表现，熟悉其处理原则。
2. 了解：输尿管、膀胱损伤的临床表现、诊断及急诊处理原则。

> **案例 19-1**
>
> 患者，男性，30岁。从高处跌下，右腰部着地，伤后腰痛并有肉眼全程血尿，有小血块。查体：BP110/70mmHg，P 100次/分；右腰部青紫压痛，腹部无压痛、反跳痛，B超检查，初步诊断为右肾破裂、左肾轻度挫伤。予输液及止血药物治疗。
>
> 问题：治疗期间应注意观察哪些情况？

泌尿系统损伤大多是胸、腹、腰部或骨盆严重损伤的合并伤。以男性尿道损伤最多见，肾、膀胱次之，输尿管损伤少见，主要病理表现为出血及尿外渗。急性期大出血可引起休克，血肿和尿外渗可继发感染，严重时导致局部脓肿、脓毒血症，尿道损伤可继发尿瘘或尿道狭窄。确诊泌尿系统损伤时，应注意有无合并其他脏器损伤。早期明确诊断，早期正确合理的处理，对泌尿系统损伤的预后极为重要。

一、肾损伤

肾损伤（renal trauma）常是严重复合性脏器损伤的一部分。因肾脏解剖位置隐蔽，一般不易受损。但肾脏为实质性器官，质地脆，包膜菲薄，一旦受到暴力打击也易致损伤。

（一）病因与分类

1. 按损伤机制

（1）开放性损伤：因刀刃、弹片、枪弹等锐器所致损伤，常伴有胸部、腹部等其他脏器的复合性损伤。

（2）闭合性损伤：因直接暴力如撞击、跌打、挤压、肋骨骨折等或间接暴力如高空坠落的对冲力所致损伤。直接暴力是由上腹部或腰背部受到外力撞击或挤压所致，是肾脏损伤最常见的原因。

（3）医源性损伤：指由于医护人员在治疗或检查过程中所造成的损伤，包括开放手术、腔内外科手术及检查等。例如，经皮肾镜及输尿管镜等，目前医源性肾损伤的产生有增多的趋势。

当肾脏本身存在病变如肾积水、肾囊性疾病、肾肿瘤、肾结核等病理情况时，更易受到损伤，甚至极轻微的创伤也可造成肾脏的"自发性"破裂。

2. 按病理改变分类

（1）肾脏挫伤：损伤仅局限于部分肾实质，形成肾脏瘀斑和（或）包膜下血肿，肾脏包膜及肾盂黏膜均完整。如损伤涉及肾脏的集合系统可有少量血尿。患者一般症状轻微，可自愈。

（2）肾脏部分裂伤：肾实质部分裂伤伴有肾包膜破裂，可致肾周血肿。如肾盂肾盏黏膜破裂，则可有明显的血尿。患者一般不需手术，经卧床休息后多可自行愈合。但应注意观察患者的生命体征，如病情恶化，应适时进行手术治疗。

（3）肾脏深度裂伤、横断或粉碎伤：肾实质深度裂伤，外及肾包膜，内达肾盂肾盏黏膜，常引起广泛的肾周血肿、严重的血尿和尿外渗。患者病情危重，均需行急诊手术治疗。

（4）肾蒂损伤：肾蒂血管损伤比较少见。肾脏动静脉直接起源于腹主动脉及下腔静脉，如果肾蒂血管部分或全部撕裂时可引起大出血、休克，患者多来不及诊治而致死亡（图19-2）。

考点提示：
肾损伤的分类、病因和病理

（二）临床表现

肾损伤因损伤程度不同临床表现差异很大，在合并其他器官损伤时，轻度的肾损伤症状常被忽视。主要症状可有休克、血尿、疼痛、腰腹部肿块、发热等。

1. 休克 严重肾裂伤、粉碎伤或合并其他脏器损伤时，因严重失血常发生休克而危及生命。

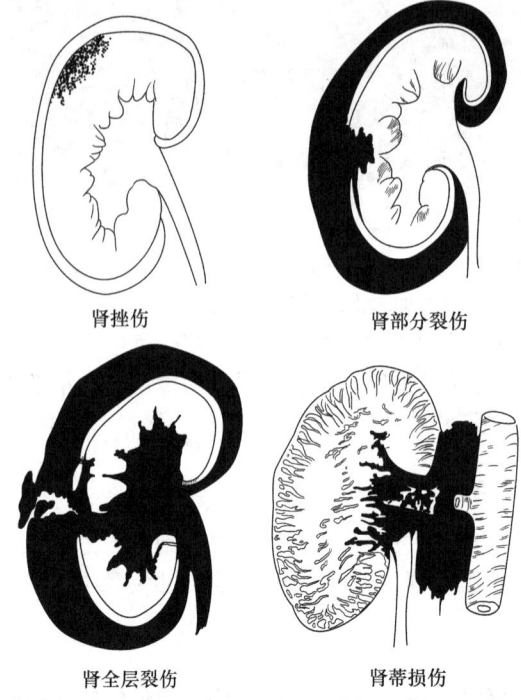

图 19-2 肾损伤的类型

2. 血尿 是确诊肾损伤的重要依据，但血尿与损伤程度并不一致。肾挫伤或轻微肾裂伤可引起明显肉眼血尿，而严重的肾裂伤可能只有轻微血尿或无血尿，如肾蒂血管撕裂、肾动脉血栓形成等因集合系统无损伤，肾盂、输尿管断裂等因集合系统不再延续均可无血尿。血尿严重时可形成血块阻塞上尿路，并可因血块在膀胱内积聚而致急性尿潴留。

3. 疼痛 肾被膜下血肿致被膜张力增高、肾周围软组织损伤、出血或尿外渗等可引起患侧腰、腹部疼痛。如果血液、尿液进入腹腔时，可出现腹膜刺激症状、腹痛等。血块通过输尿管时可引起同侧肾绞痛。

4. 腰腹部包块 出血及尿外渗可使肾周围组织局部肿胀、形成血肿或假性尿囊肿，从而形成局部包块，腰腹部可有明显触痛和肌肉紧张。

考点提示：
肾损伤的临床表现

5. 发热 血肿及尿外渗吸收可致发热，但多为低热。如继发感染，甚至出现肾周围脓肿、化脓性腹膜炎及感染性休克等，则可出现高热、寒战等，并伴有全身中毒症状。

（三）诊断

1. 病史 任何有外伤史的患者，无论是否有典型的腰腹部疼痛、肿块、血尿等，均要注意肾脏损伤的可能。

2. 体格检查 严重的胸腹部损伤时，往往容易忽视泌尿系统损伤。由于肾损伤的严重程度有时与症状不成比例，也容易造成误诊。体检时应注意观察患者生命体征是否平稳，注意有无腰腹部疼痛、包块、腹膜刺激征等。

3. 实验室检查 应尽早做尿常规检查，肾损伤患者尿中常有大量红细胞，红细胞位相示形态正常。血红蛋白及红细胞比容持续降低提示有活动性出血存在；血白细胞数增多、中性粒细胞比例增高提示存在感染灶。

4. 特殊检查 适宜的影像学检查，可以明确肾损伤的部位、程度、有无血肿及尿外渗、有无肾蒂血管损伤及其他脏器损伤等，并明确对侧肾脏情况。可有选择地进行以下检查：

（1）B型超声检查：为最普及、简便且无创的检查，能提示肾损伤的部位及程度、有无肾包膜下和肾周血肿、尿外渗、其他脏器损伤及对侧肾脏等情况，因此可作为首选检查。

（2）腹部平片（kidney-ureter-bladder X-ray plain film, KUB）及静脉尿路造影（intravenous urography, IVU）：了解肾脏功能及尿路集合系统的形态。

（3）CT（computerized tomography）：可清晰显示肾损伤的程度、尿外渗和血肿的范围及其他脏器复合性损伤，并可了解肾损伤与周围组织和腹腔内其他脏器的关系。在B超不能明确诊断及病情许可的条件下，可行急诊CT检查以明确诊断。

（4）肾动脉造影（renal arteriography）：可显示肾动脉和肾实质损伤情况，适宜于尿路造影未能显示肾脏损伤的部位和程度。行选择性肾动脉造影的同时可对损伤处行超选择性血管栓塞，以达到止血的目的。

（5）逆行尿路造影（retrograde urography）：适用于IVU时肾脏未显影或显影不清时，集合系统有损伤时可见造影剂外渗。

（6）肾图及肾动态：肾图可大致了解肾脏的功能情况及上尿路有无梗阻存在，肾动态可精确了解肾脏功能如肾小球滤过率等。

上述各项检查应视患者的具体情况进行有选择性的应用。

考点提示：
肾损伤的诊断

（四）治疗

肾损伤的治疗需依据损伤的范围及程度而定。轻微肾挫伤经短期卧床休息可以康复，部分肾挫裂伤可行保守治疗，严重肾脏裂伤、肾蒂损伤或合并其他脏器损伤的患者需行急诊手术治疗。

1. 肾脏损伤的处理原则 抢救生命，尽量保留肾脏。

2. 紧急处理 密切观察生命体征，有大出血、休克的患者需迅速积极抢救休克，给予输血、输液等支持治疗，以维持生命体征的稳定。并尽快进行必要的检查，确定肾损伤的范围、程度及有无其他器官合并损伤，同时作好急诊手术探查的准备。

3. 保守治疗 适用于肾挫伤、轻型肾裂伤及无其他脏器合并损伤的患者。

（1）绝对卧床休息2~4周，病情稳定、血尿消失后患者可离床活动。通常损伤后4~6周肾挫裂伤才趋于愈合，过早过多离床活动，有可能再度出血。

（2）密切观察生命体征：定时测量血压、脉搏、呼吸、体温，注意腰、腹部肿块范围有无增大。观察血尿程度，定期行血尿常规及红细胞比容检查。

（3）充分补充血容量和热量：维持水、电解质平衡，保持足够尿量，必要时输血。积极应用广谱抗生素预防感染，并使用止痛、镇静剂和止血药物。患者恢复后2~3个月内不宜参加剧烈活动或体力劳动。

（4）如出现下列情况时应改行手术治疗：抗休克治疗后血压仍不稳定或再度休克；血尿无减轻，红细胞、血红蛋白及红细胞比容呈进行性下降；肾区肿块进行性增大；有腹腔脏器合并损伤等。

4. 手术治疗 手术适应证：如为下列情况，应尽早行手术治疗，包括开放性肾损伤、检查证实为肾粉碎伤或肾盂破裂、肾动脉造影示肾蒂损伤及合并腹腔脏器损伤等。

尽早施行手术探察。治疗原则为尽量保留肾组织，可依具体情况行肾修补术或肾部分切除术。如患肾修复困难，在检查明确对侧肾脏功能正常情况下可切除患肾。

肾切除术时为何先要检查对侧肾情况？

人有两个肾脏，如切除一个肾对人体功能影响不大，所以在器官移植时健康人可捐献一个肾脏。但少数人先天性只有一个肾，称为孤立肾，也有的人一侧肾脏的功能因为疾病等原因已经丧失或明显减退，这些情况下就一定要保留孤立肾或另一侧健康的肾脏。

链接

---

5. 并发症及处理 主要由出血、尿外渗及继发性感染等所引起。腹膜后尿囊肿或肾周脓肿需要切开引流，输尿管狭窄、肾积水需施行成形术，如患肾功能丧失或肾萎缩可行肾切除术。

考点提示：
肾损伤的治疗

案例19-1分析

非手术治疗期间应密切监测伤者的血压、脉搏、呼吸、体温，动态测量腰部肿块大小及变化；动态监测血红蛋白和红细胞比容；注意尿液的血色变化等。

二、输尿管损伤

（一）病因

输尿管位于腹膜后间隙深处，受到周围组织的良好保护。因此输尿管损伤（ureteral trauma）多为医源性，外力所致损伤很少见。因此易被忽视，常在出现症状后才被发现，容易延误诊治。

> **输尿管损伤多见于医源性损伤**
>
> （1）多见于腹膜后及盆腔手术中钳夹、结扎误伤输尿管，游离输尿管过长，可致缺血坏死，尿漏或术后无尿等。
>
> （2）腔内泌尿外科检查及手术损伤输尿管，如逆行输尿管插管、扩张、支架置入等，输尿管镜及经皮肾镜检查、碎石、套石、取石及活检等操作，均可引起输尿管损伤。
>
> （3）放射性损伤：可见于腹部及盆腔肿瘤等放疗后，使输尿管管壁水肿、出血、坏死、纤维瘢痕组织形成，造成输尿管梗阻，甚或形成尿瘘。
>
> 外界暴力引起输尿管损伤多见于枪击伤及锐器刺伤，以及交通事故、从高处坠落引起输尿管撕裂或断离，常伴有大血管或腹腔内脏器损伤。

（二）病理

输尿管损伤因损伤类型、处理时间不同，可有挫伤、穿孔、结扎、钳夹、切断或切开、撕裂、扭曲、外膜剥离后缺血、坏死等。

（三）临床表现

1. 血尿 输尿管损伤时不一定有血尿出现，输尿管完全结扎、离断或管壁缺血坏死时常无血尿。

2. 尿外渗或尿瘘 尿液由输尿管损伤处渗入后腹膜间隙，引起腰痛、腹痛、腹胀、局部包块。如尿液漏入腹腔，则会产生腹膜刺激症状。

3. 感染症状 尿外渗可继发感染，表现为发热、腰痛、腹痛。感染严重时可出现脓毒血症如寒战、高热等。

4. 梗阻症状 输尿管被缝扎、结扎后可引起急性完全性梗阻，因肾积水可有患侧腰部胀痛、腰肌紧张、肾区叩痛及发热等。如孤立肾或双侧输尿管被结扎，可发生无尿。

（四）诊断及鉴别诊断

1. 诊断 输尿管损伤的早期诊断十分重要，损伤早期修复简单，术中如怀疑输尿管损伤时，可由静脉注射亚甲蓝，可见蓝色尿液从输尿管裂口流出。及时明确诊断并作正确处理，后果多良好。

绝大多数输尿管损伤可经静脉尿路造影（IVU）确诊。输尿管结扎可表现为造影剂排泄受阻或肾盂输尿管不显影；输尿管穿孔、撕脱或断裂可表现为造影剂外渗；输尿管扭曲或成角可表现为输尿管不完全性梗阻，病变上方肾盂输尿管扩张积水。当 IVU 不能明确诊断时，如肾盂输尿管不显影时，可行输尿管插管逆行尿路造影。CT 尿路重建可清晰连续显示肾脏集合系统造影剂的排泄情况，B 超可发现尿外渗和梗阻引起的肾积水。必要时可行此项检查以明确诊断。

2. 鉴别诊断

（1）阴道漏尿：需鉴别是输尿管阴道瘘还是膀胱阴道瘘。输尿管阴道瘘 IVU 有时可见造影剂外溢，膀胱内注入亚甲蓝，阴道内填塞纱布时无蓝染。而膀胱阴道瘘行膀胱镜检查可见瘘口，膀胱内注入亚甲蓝，阴道内填塞纱布时蓝染。

(2)双侧输尿管结扎引起无尿：应与急性肾小管坏死鉴别，必要时做膀胱镜检查及双侧输尿管插管，以明确有无梗阻存在。

(五)治疗

输尿管损伤的治疗目的是恢复上尿路的通畅，保护患侧肾脏功能。其治疗原则为彻底引流尿外渗，对外伤性输尿管损伤应先抗休克，处理其他脏器的严重合并伤，然后再处理输尿管损伤。

1. 输尿管外伤 如伴有其他脏器的严重损伤，病情危重，应首先抢救患者生命。外渗尿液可彻底引流，可以行伤侧肾造瘘，以待二期修复输尿管损伤。

2. 逆行插管引起的输尿管损伤 一般不太严重，可以保守治疗。但如发生尿外渗、感染或裂口较大者仍应尽早手术。在施行套石时不应使用暴力，如套石篮套住结石嵌顿，无法拉出时，可立即手术切开取石。

3. 手术时发生输尿管损伤 应及时修复。如有钳夹、误扎时应拆除缝线，并留置输尿管内支架管引流尿液。但如估计输尿管血供已受损，以后有狭窄可能时应切除损伤段输尿管后重吻合。对术中即发现的损伤，可一期修复，并留置支架管。如术后超过24h才发现，需先行患侧肾造漏，3个月后再行手术修复。

三、膀 胱 损 伤

膀胱位于盆腔内，一般不易受到损伤，但膀胱在充盈时受到外界暴力、贯通伤或骨盆骨折时，易遭受损伤，产生膀胱损伤（trauma of urinary bladder）。

(一)病因

1. 开放性损伤 创伤与体表相通，多见于由锐器、弹片或子弹贯通所致，常合并其他脏器损伤如阴道、直肠等，可形成腹壁尿瘘、膀胱直肠瘘或膀胱阴道瘘等。

2. 闭合性损伤 常由直接及间接暴力所致。医源性损伤多为闭合性损伤。

(1)直接暴力：膀胱在充盈状态下下腹部受到撞击，可使其最为薄弱、有腹膜覆盖的顶部发生破裂，尿液可进入腹腔内，形成腹膜内型膀胱破裂。

(2)间接暴力：外伤致骨盆骨折时，骨片刺破膀胱壁易导致底部破裂，尿液渗入盆腔内，形成腹膜外型膀胱破裂。

3. 医源性损伤 常见于膀胱镜检查或经尿道治疗等器械操作，如前列腺、膀胱癌等电切术及盆腔、阴道等手术。放疗及灌注治疗等也可引起膀胱损伤。

(二)病理

1. 挫伤 仅伤及膀胱黏膜或肌层，膀胱壁未穿破，局部有出血或形成血肿，无尿外渗，可出现血尿。

2. 膀胱破裂 分为腹膜内型与腹膜外型两类（图19-3）。

(三)临床表现

膀胱损伤因伤害程度不同及是否合并其他脏器损伤而有不同临床表现。

1. 休克 多为合并损伤如骨盆骨折等引起大出血所致，尿外渗及腹膜炎如治疗不彻底而继发感染，可致感染性休克。

2. 腹痛 腹膜外型破裂时，尿外渗及血肿进入盆腔及腹膜后间隙引起下腹部疼痛，可有压痛及腹肌紧张，直肠指检有触痛及饱满感。腹膜内型破裂时，尿液流入腹腔而引起急性腹膜炎症状，并有移动性浊音。

3. 血尿和排尿困难 膀胱壁轻度挫伤可仅有少量血尿，而膀胱壁全层破裂时由于尿外渗到膀胱周围或腹腔内，患者可有尿意，但不能排尿或仅排出少量血尿。

考点提示：
膀胱损伤类型、尿外渗范围及临床意义

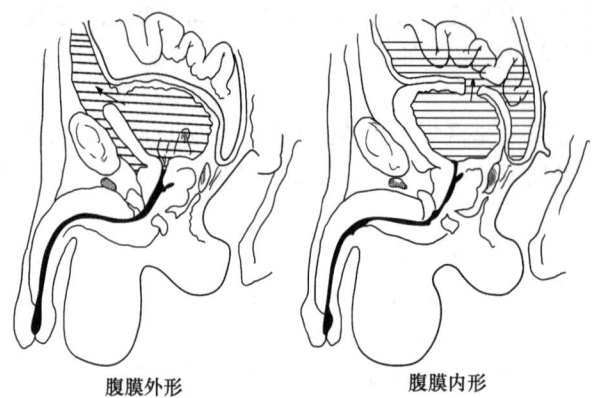

腹膜外形　　　　　腹膜内形

图 19-3　膀胱损伤类型及尿外渗范围

4. 尿瘘　开放性损伤可有体表伤口与膀胱相通而漏尿，如与直肠、阴道相通则经肛门、阴道漏尿。闭合性损伤在尿外渗继发感染后可破溃而形成尿瘘。

（四）诊断

1. 外伤史　患者有下腹部、腰背部或骨盆外伤史，随后出现腹痛、血尿及排尿困难等症状。

2. 体检　如发现下腹部压痛、触痛及肌紧张，直肠指检直肠前壁有饱满感及压痛，提示腹膜外膀胱破裂。全腹疼痛及肌紧张，伴压痛及反跳痛，并有移动性浊音，提示腹膜内膀胱破裂。

3. 导尿试验　膀胱损伤时尿管可顺利插入膀胱，但仅流出少量血尿或尿流出；而尿道损伤常不易插入。经尿管注入一定量生理盐水，片刻后吸出，抽出量差异很大，提示膀胱破裂。

4. X线检查　腹平片可以发现骨盆或其他骨折。膀胱造影可明确破裂的部位和大小。

（五）治疗

膀胱破裂的处理原则：尿流改道，充分引流尿外渗及尽早闭合膀胱壁的缺损。

1. 紧急处理　合并有休克者应积极抗休克治疗，补液止痛等，并妥善处理骨盆骨折。

2. 非手术疗法　膀胱损伤较轻者可留置导尿管引流尿液，并保持引流通畅，积极给予有效抗生素预防感染，操作时注意无菌及观察病情。

3. 手术疗法　膀胱破裂伴有出血或尿外渗，病情严重者，须尽早施行手术，彻底止血和清除外渗尿液及积血，缝合破损腹膜，修补膀胱破裂口，作耻骨上膀胱造瘘，并引流膀胱周围间隙。单纯盆腔血肿，尽量避免切开，以免发生大出血及感染。

4. 并发症的处理　对并发骨盆骨折的患者，应予适当处理。早期适当的手术治疗及抗生素的合理应用可大大减少损伤的并发症。

四、尿道损伤

案例 19-2

患者，男性，20岁，翻越椅背时会阴部受到骑伤，会阴部疼痛，肿胀，尿道口滴血，伤后排尿困难，5h急诊入院。查体：BP120/80mmHg，P82次/分，下腹膨隆，B超证实充盈的膀胱，导尿管不能插入。

问题：

1. 考虑什么部位损伤？
2. 怎样处理？

尿道损伤（urethral trauma）是泌尿系最常见的损伤，男性尿道长为17～20cm，以尿生殖膈为界分为前尿道及后尿道。前尿道包括阴茎头部、阴茎和球部，后尿道包括膜部及前列腺部。由于其解剖特点，男性尿道容易受伤。临床上以球部和膜部尿道的损伤最为多见。女性尿道短而直，长2.5～5cm，发生损伤的机会较少。尿道损伤往往合并阴道前壁损伤。尿道损伤如未及时处理或处理不当，可发生较为严重的并发症和后遗症。

1. 病因

（1）开放性损伤：多见于战时火器伤及锐器伤，常并发阴茎、睾丸等损伤或缺失，伤情复杂，治疗较困难。

（2）闭合性损伤：由外来暴力所致，最常见损伤原因为会阴部骑跨伤及骨盆骨折。

1）直接暴力：男性前尿道大部分外露，可直接受伤。当会阴部遭受撞击可造成球部尿道损伤。从高处跌下并骑在硬物上，尿道球部被挤压在硬物与耻骨弓之间，会造成典型骑跨伤。

2）间接暴力：骨盆骨折尿道可被撕裂或被骨折端刺破。此种损伤多见于膜部尿道。

（3）医源性损伤：系经尿道的器械检查或手术操作所致，如膀胱镜、输尿管镜及经尿道电切术等。损伤好发于球膜部，后期逐渐形成尿道狭窄。

2. 尿道损伤的病理变化

（1）损伤的程度：可分为三种类型。

1）挫伤：尿道黏膜或海绵体部分损伤，但阴茎筋膜完整。

2）破裂：是尿道壁部分全层断裂，但保持尿道连续性。

3）断裂：是尿道伤处完全断离，丧失其连续性。

尿道损伤可以引起尿外渗。尿道损伤的位置决定尿外渗的范围（图19-4）。

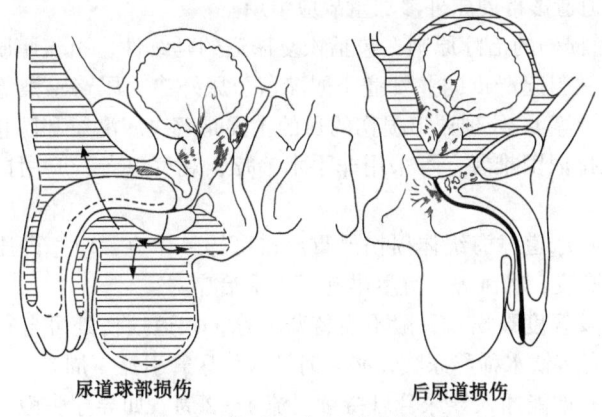

尿道球部损伤　　　后尿道损伤

图19-4　尿道损伤尿外渗的范围

（2）尿道损伤后期的病理变化：①狭窄：损伤后瘢痕收缩，或骨折端压迫尿道所致；②闭锁或缺损：损伤严重，瘢痕组织造成尿道完全不通；③假道：多由不正确的尿道扩张造成盲管长期不能愈合所形成；④瘘管：尿道远端梗阻，近端扩张感染、淤积，并穿破皮肤形成瘘管。

考点提示： 球部尿道损伤和膜部尿道损伤尿外渗范围，尿道损伤后期的病理变化

（一）前尿道损伤

1. 病因与病理　男性尿道球部损伤多为会阴部骑跨伤所致。当硬物把会阴部挤压在耻骨联合下方时，可造成球部尿道挫伤、裂伤或完全断裂。挫伤时仅局部水肿、出血，愈合后不发生狭窄；全层裂伤时，血肿和尿外渗愈合后可引起尿道狭窄。尿道完全断裂时因两断端退缩、分离，血肿与尿外渗愈合后常发生尿道闭锁。尿外渗处理不当，继发感染可形成脓肿和尿瘘。

2. 临床表现

（1）疼痛与肿胀：受伤部位疼痛及压痛，在排尿时加重，可放射到尿道外口及会阴部。尿道骑跨伤常导致会阴部及阴囊处肿胀、瘀斑及血肿形成，表皮呈青紫色。

（2）尿道出血：为最常见的症状，可有鲜血自尿道口滴出或溢出，尿液可为血性。

（3）排尿困难：大多数尿道损伤患者都有排尿困难。尿道挫裂伤或部分断裂时因疼痛而致括约肌痉挛，发生排尿困难，当尿道损伤严重造成尿道断裂时，可完全不能排尿，逐渐发生尿潴留。

（4）尿外渗：组织受尿液浸润可继发感染，严重时造成疏松结缔组织炎甚至脓毒血症。

（5）休克及全身感染症状：尿道球海绵体严重出血可导致休克。血肿及尿外渗如伴发或继发感染，可导致发热、乏力、头痛等症状。

3. 诊断 根据受伤经过，典型症状和检查所见一般可作出诊断。要特别注意尿道损伤与膀胱损伤的鉴别。

（1）病史：多数患者有会阴部骑跨伤史或会阴部外伤史，或经尿道的器械检查而致伤。

（2）体检：多数患者有较为典型的症状，局部有血肿、瘀斑及尿外渗，多可明确诊断。直肠指检对尿道损伤诊断很有帮助。尿道损伤时，直肠指检多可发现有明显压痛。

（3）导尿：可明确尿道是否连续、完整。如导尿管不能插入膀胱或刚插入尿道即有血流出，则为尿道损伤。根据导尿管受阻的部位可估计尿道损伤的部位。一旦插入导尿管，应留置2周以上以引流尿液，并起支撑尿道的作用。如插入困难，不应勉强反复试插，以免加重创伤和导致感染。

（4）X线平片和尿道造影：怀疑骨盆骨折可以摄取X线平片；尿道造影可发现造影剂外溢至尿道外。尿道造影可使尿外渗加重故应慎用。

4. 治疗 尿道损伤的治疗原则：包括恢复尿道的延续性，引流膀胱内尿液及彻底引流尿外渗。尿道损伤常引起严重的并发症（尿潴留、尿外渗、尿路感染等）和后遗症（如尿道狭窄、尿瘘及阳痿等）。处理尿道损伤的目的主要是解决尿潴留和防止尿道狭窄。对轻微损伤和尿道挫伤无排尿困难者，可采用非手术治疗，观察患者，应用抗菌药物，根据情况进行尿道扩张。

（1）急诊处理：尿道球海绵体损伤严重出血可导致休克，应立即压迫会阴部止血，并采取抗休克措施如输液、输血等，宜尽早施行手术治疗。

（2）尿道挫伤及轻度裂伤：一般不需特殊治疗，尿道损伤处可自行愈合。应用抗生素预防感染，鼓励患者多饮水稀释尿液，必要时插入导尿管引流1周。

（3）尿道裂伤：如能插入导尿管可持续引流1～2周。如导尿失败，应急诊行经会阴尿道修补术，并留置导尿管2～3周，必要时可施行耻骨上膀胱造瘘术。

（4）尿道断裂：如明确为尿道完全断裂时，应急诊行经会阴尿道断端吻合术，并留置导尿管2～3周。会阴或阴囊形成较大血肿的患者，在生命体征平稳的条件下，可经会阴切口清除血肿，再作尿道断端吻合术，但须慎重而仔细止血。对于有合并损伤或休克的患者，可先作耻骨上膀胱造瘘术引流尿液，待病情稳定后再二期处理尿道。

（5）并发症处理：前尿道损伤所致尿外渗如继发感染可导致会阴局部脓肿形成、组织坏死、尿瘘及耻骨骨髓炎等，尿路及肺部感染也较为常见。晚期并发症可有尿道狭窄及阳痿等。

1）尿外渗：在积极抗感染、留置导尿的情况下，尿外渗多可自行吸收。如伴发或继发感染时，可在会阴部尿外渗区做多个皮肤切口以彻底引流外渗感染尿液，切口应深达浅筋膜以下，并行耻骨上膀胱造瘘。彻底引流3个月后再行二期尿道修补。

2）尿道狭窄：是较重尿道损伤的常见远期并发症。尿道损伤患者拔除尿管后，常需定期做尿道扩张术。对晚期发生的尿道狭窄，可行经尿道内切开或切除狭窄部的瘢痕组织，如狭窄段较长或瘢痕严重，可经会阴部切口行尿道狭窄段或瘢痕段切除再吻合术。对尿瘘要行瘘道彻底切除或者搔刮瘘管，使之出现较为新鲜的肉芽组织以利愈合。

（二）后尿道损伤

1. 病因与病理 多发生于外伤性骨盆骨折时。膜部尿道穿过尿生殖膈，骨盆骨折时附着于耻骨下支的尿生殖膈突然移位，产生剪切样暴力，使薄弱的膜部尿道撕裂，甚至在前列腺尖处撕断，使尿液外渗到耻骨后间隙和膀胱周围，同时前列腺向后上方移位。骨盆骨折及盆腔血管丛的损伤可引起大量出血，在前列腺和膀胱周围形成较大血肿，可使患者出现失血性休克。

2. 临床表现

（1）休克：骨盆骨折所致后尿道损伤常因合并大出血，可引起创伤性及失血性休克，发生率可高达40%以上，可造成患者死亡。

（2）排尿困难或不能排尿：伤后排尿困难或不能排尿，可发生急性尿潴留。

（3）疼痛：下腹部疼痛及局部肌紧张，伴有压痛。随着病情发展，可出现腹胀及肠鸣音减弱。

（4）尿道出血：后尿道挫伤或部分断裂时尿道口可有鲜血滴出，但当完全断裂时，尿道口反而无流血或仅有少量血液流出。

（5）尿外渗及血肿：后尿道损伤如有尿生殖膈撕裂时，可在会阴部及阴囊出现血肿及尿外渗。

3. 诊断

（1）病史：外伤性骨盆骨折患者如出现尿道口滴血、排尿困难或尿潴留，应考虑后尿道损伤。

（2）体检：下腹部压痛、肌紧张，直肠指检可触及直肠前方有柔软、压痛的血肿，前列腺尖端可浮动。若指套染有血迹，提示合并直肠损伤。

（3）导尿检查：后尿道挫伤或部分断裂的患者尿管可插入膀胱，而完全断裂时则尿管不能置入膀胱。

（4）X线检查：骨盆前后位片可显示骨盆骨折。尿道造影，可见造影剂外溢，能够确定尿道损伤及尿外渗的部位及程度。

4. 治疗

（1）急诊处理：对于外伤性骨盆骨折所致后尿道损伤的患者，需先让患者平卧，勿随意搬动，以免加重损伤。有出血性休克患者，应行抗休克治疗。可置入导尿管的患者为尿道不完全断裂，留置尿管2~3周后损伤可愈合，患者可恢复排尿。如一次导尿失败则不宜再尝试，以避免加重局部损伤及血肿，并引起继发感染。尿潴留患者可行耻骨上膀胱穿刺造瘘以引流尿液，防止尿外渗加重。

（2）手术治疗：是为尽量恢复尿道的连续性及通畅性，避免尿道断端远离而形成瘢痕闭锁。在患者生命体征平稳、可耐受手术的条件下，可行早期手术治疗，多采用尿道会师术。如患者急诊时不能耐受手术，应在积极抗休克治疗、患者状态平稳后，于局麻下作耻骨上膀胱造瘘引流，待3个月后再行尿道瘢痕切除及尿道断端吻合术。

（3）二期手术及并发症的处理：对于当时患者状态不允许，而仅做膀胱造瘘的患者，可于3个月后行尿道瘢痕切除及尿道断端吻合术。后尿道损伤愈合后常发生尿道狭窄，为预防狭窄的发生，可定期行尿道扩张术。狭窄严重者可于受伤3个月后行经尿道内切开，或经会阴部切口切除狭窄部尿道瘢痕组织，作尿道断端吻合术。尿道长度不足者，可行尿

考点提示： 前尿道损伤和后尿道损伤的临床表现，损伤后期并发症的处理

道套入术或尿道内植皮术。后尿道合并直肠损伤,应作暂时性结肠造瘘,并立即修补损伤处。尿道直肠瘘应待3~6个月后再行修补手术。

案例19-2分析

患者为典型骑跨伤,会阴、阴囊青紫肿胀,肿胀向上扩展至腹壁,局部有瘀斑,膀胱充盈,导尿管不能插入膀胱,考虑尿道球部损伤;确认可进行尿道造影。可先行耻骨上膀胱造瘘,然后行经会阴尿道断端吻合术或尿道会师术,并留置导尿管2~3周,同时引流尿外渗。术后患者出现尿道狭窄表现,可定期行尿道扩张。

小 结

泌尿系损伤主要包括肾、输尿管损伤、膀胱损伤及尿道损伤。肾损伤有明显腰部或上腹部外伤史,主要症状可有休克、血尿,疼痛、腰腹部肿块、发热等。有外伤史的患者,无论是否有典型的腰腹部疼痛、肿块、血尿等,均要注意肾脏损伤的可能。

有下腹部、腰背部或骨盆外伤史,随后出现腹痛、血尿及排尿困难等症状。应考虑膀胱破裂的可能。

骑跨伤易造成球部尿道损伤,临床可有尿道出血、疼痛、排尿困难、局部血肿、尿外渗表现;骨盆骨折易造成尿道膜部损伤,临床可有休克、疼痛、排尿困难、尿道出血、尿外渗及血肿表现。

目 标 检 测

一、选择题

【A_1型题】

1. 闭合性肾全层裂伤的病理损伤范围为
   A. 肾实质深度裂伤,外及肾包膜,内达肾盂肾盏黏膜
   B. 损伤限于肾实质,肾瘀斑和(或)包膜下血肿,肾包膜及肾盂黏膜完整
   C. 肾实质部分裂伤伴有肾包膜破裂,肾盂血肿
   D. 肾蒂或肾段血管部分或全部撕裂
   E. 肾蒂撕裂合并其他脏器损伤

2. 判断肾损伤的程度,主要依靠
   A. 血尿程度
   B. 尿路X线平片
   C. 排泄性尿路造影、肾B超、CT检查
   D. 腹部可扪及包块
   E. 取决于外伤方式

3. 肾蒂损伤的主要临床表现为
   A. 显微镜下血尿
   B. 大量肉眼血尿
   C. 腰部肿块
   D. 腹膜为症状
   E. 严重的出血性休克

4. 闭合性肾损伤患者须绝对卧床休息到
   A. 休克纠正后
   B. 血尿较清后
   C. 腰部肿块不再增大
   D. 2~4d后
   E. 2~4周后

5. 肾损伤恢复后多长时间内不宜参加体力劳动
   A. 10~30d
   B. 2~3个月内
   C. 6~8个月内
   D. 1~3年内
   E. 终身不能参加

6. 术中疑有输尿管破裂,由静脉注射靛胭脂,观察
   A. 手术野是否有蓝色尿液流出
   B. 输尿管的蠕动是否增强
   C. 对侧肾脏的功能
   D. 患侧肾脏的功能
   E. 有无血管损伤

7. 疑有膀胱破裂行导尿试验,以明确诊断,主要观察
   A. 导尿管能否插入膀胱

B. 有无引流出血尿
C. 注入大量生理盐水后膀胱能否膨隆
D. 液体进出量的差异
E. 注水后行腹部 B 超检查时，腹腔或腹膜后液体量有无增加

8. 前尿道损伤时常出现
   A. 全程肉眼血尿　　B. 终末血尿
   C. 尿道口滴血　　　D. 盆腔腹膜外血肿
   E. 无血尿

9. 骨盆骨折后最易受到损伤的尿道部位是
   A. 悬垂部尿道　　　B. 尿道球部
   C. 尿道外口　　　　D. 尿道膜部
   E. 全段尿道

10. 尿道裂伤患者，插入导尿管成功，尿管留置时间为
    A. 导出尿液后立即拔出
    B. 2～3d
    C. 1 周
    D. 1 个月
    E. 2～3 个月

11. 肾损伤出现的主要临床症状，不包括
    A. 休克　　　　　　B. 血尿
    C. 疼痛　　　　　　D. 腰腹部肿块
    E. 尿外渗

12. 尿道损伤最常见的症状是
    A. 疼痛　　　　　　B. 尿道出血
    C. 排尿困难　　　　D. 尿潴留
    E. 尿外渗

13. 后尿道断裂诊断主要依靠
    A. 会阴部血肿
    B. 下腹及骨盆部皮下瘀斑
    C. 骨盆挤压痛
    D. 插导尿管不能进入膀胱
    E. 尿道造影

14. 肾损伤血尿不明显的是
    A. 肾挫伤　　　　　B. 肾蒂断
    C. 肾全层裂伤　　　D. 肾部分裂伤
    E. 肾盂部分撕裂

15. 可采取非手术治疗的肾损伤是
    A. 肾挫伤　　　　　B. 肾全层裂伤
    C. 肾蒂血管断裂　　D. 严重肾部分裂伤
    E. 肾损伤合并输尿管损伤

16. 球部尿道损伤后出现严重尿外渗，局部处理方法应是
    A. 局部穿刺抽吸外渗的尿和血液
    B. 局部热敷
    C. 理疗
    D. 尿外渗部位多处切开引流
    E. 消炎预防感染即可

17. 尿道膜部损伤时，尿生殖膈没损伤时，尿外渗至
    A. 会阴部　　　　　B. 阴囊部
    C. 阴茎部　　　　　D. 膀胱前列腺周围
    E. 下腹壁

【A₂ 型题】

18. 患者，男性，50 岁，骑跨在树干上，会阴部受伤，伤后排尿困难及尿潴留，会阴部阴囊肿胀，瘀斑伴剧痛，可能性最大的诊断是
    A. 会阴部软组织损伤　B. 尿道球部损伤
    C. 尿道膜部损伤　　　D. 膀胱破裂
    E. 骨盆骨折

19. 患者，男性，40 岁，因塌方，右腰部被砸伤 2h，伤后出现大量肉眼血尿，右肾区明肿胀，压痛，皮下可见瘀血斑，脉搏 120 次/分，BP80/50mmHg。应考虑
    A. 挫伤
    B. 实质损伤
    C. 实质与肾盂肾盏破裂
    D. 全层裂伤
    E. 肾蒂断裂

20. 患者，男性，28 岁。骑跨伤 8h，排尿困难，尿道口流血，排尿时会阴部疼痛加重。体检：阴囊明显肿大，有血尿外渗，尿管不能插入，其最佳的处理方法
    A. 以金属导尿管导尿
    B. 立即施行尿道修补
    C. 行尿道会师
    D. 耻骨上膀胱造瘘
    E. 施行尿道修补和引流积血尿外渗

21. 患者，男性，25 岁。因骑跨伤 4h 排尿困难来院。查体：尿道口滴血，会阴青紫，皮下瘀斑，在严密消毒下插入双腔导管流出正常尿液，该患者继续治疗的最佳方案
    A. 继续留置导尿管留置 2 周，以后适当尿道扩张
    B. 继续留置导尿管留置 1 周，以后适当尿道扩张
    C. 手术施行尿道修补术

D. 耻骨上膀胱造瘘

E. 不留置导尿管让其自然排尿

22. 患者,男性,23岁。因骑跨伤4h,排尿通畅但尿道痛。查体：会阴部有青紫瘀斑,无血肿,尿道口有血迹。该患者的治疗方法最好选择

    A. 留置导尿2周   B. 抗炎对症治疗
    C. 尿道探查   D. 留置导尿1周
    E. 耻骨上膀胱造瘘

23. 患者,男性,42岁。被车撞伤致骨盆骨折,不能排尿1d。查体：抬入病室,BP70/50mmHg,P120次/分,该患者入院后的紧急治疗最好方法是

    A. 尿道会师术
    B. 膀胱造瘘术
    C. 抗休克治疗后膀胱造瘘术
    D. 止痛止血镇静消炎
    E. 尿道缝合术

24. 患者,男性,27岁,右腰部撞伤2h,局部疼痛,肿胀,有淡红色血尿,初步诊断为右肾挫伤,采用非手术治疗。与肾挫伤程度相关的信息是

    A. 面色、意识   B. 腰部疼痛程度
    C. 血压、脉搏   D. 肢体温度
    E. 血尿颜色

25. 患者,男性,27岁。因墙倒被压骨盆骨折10h来院,查体：BP80/50mmHg,P110次/分,全身擦伤,骨盆处瘀斑重,当插入导尿管时留出新鲜血性液体400ml,膀胱仍胀满。肛门指检：可触及浮动的前列腺,该患者最佳治疗是

    A. 继续留置导尿管
    B. 立即行膀胱造瘘
    C. 抗休克好转后,进行尿道探查、尿道会师或尿道缝合治疗
    D. 抗休克下行膀胱造瘘或尿道缝合
    E. 立即行尿道会师或尿道缝合术

26. 患者,男性,30岁。从高处跌下,左腰部着地,伤后腰痛并有肉眼全程血尿,有小血块。查体：BP110/70mmHg,P100次/分；左腰部青紫压痛,腹部无压痛反跳痛,可初步诊断为

    A. 膀胱损伤   B. 输尿管损伤
    C. 脾损伤合并肾损伤 D. 肾损伤
    E. 肾挫伤

【A_3/A_4型题】

(27~30题共用题干)

患者,男性,32岁。因汽车从骨盆压过不能排尿4h,抬入诊室。查体：BP：70/50mmHg,P120次/分,膀胱位于脐耻之间,小腹及骨盆处皮下淤血。直肠指检可触之浮动的前列腺,输血补液后血压上升不明显。

27. 该患者诊断是

    A. 球部尿道损伤
    B. 骨盆骨折并后尿道损伤
    C. 骨盆骨折并膜部尿道损伤
    D. 膀胱损伤
    E. 前列腺部尿道损伤

28. 该患者尿外渗的部位是

    A. 三角韧带内   B. 会阴浅袋
    C. 腹壁浅筋膜   D. 腹腔内
    E. 膀胱前列腺周围腹膜外

29. 该患者最好的治疗是

    A. 立即高位膀胱造瘘
    B. 立即低位膀胱造瘘
    C. 留置导尿管
    D. 经会阴尿道切开尿道吻合
    E. 尿道复位术

30. 该患者术后尿道狭窄再手术的最短时间是

    A. 2周   B. 1个月
    C. 2个月   D. 3~6个月
    E. 1年以上

(31~33题共用题干)

患者,男性,25岁。下船时,会阴部骑跨在船沿上,立即出现尿道口滴血,之后不能排尿,发生尿潴留。体检发现会阴部,阴茎和阴囊明显肿胀。

31. 诊断考虑为：球部尿道断裂,但无尿外渗,应做哪项处理

    A. 耻骨上膀胱造瘘
    B. 耻骨上膀胱穿刺造瘘
    C. 留置导尿
    D. 会阴血肿清除+尿道断端吻合
    E. 尿道会师

32. 若患者术后3周发生排尿困难,尿线变细,可做哪项处理

    A. 尿道扩张
    B. 尿道会师术
    C. 经会阴部尿道切除吻合

    D. 经尿道镜狭窄切除术
    E. 膀胱造瘘术
33. 术后3周，拔导尿管后能自行排尿，但不久出现手术切口处肿痛，逐渐出现会阴部伤口漏尿，考虑最可能原因
    A. 吻合口愈合不佳
    B. 术后伤口感染
    C. 尿道吻合口远端狭窄
    D. 尿路感染
    E. 合并尿道直肠瘘

二、病例分析

[病例摘要] 患者，男性，42岁，右腰部外伤，肉眼血尿6h。

患者于6h之前因盖房，不慎从房上跌落，右腰部撞在地上一根木头上，当即右腰腹疼痛剧烈，伴恶心，神志一度不清。伤后排尿一次，为全程肉眼血尿，伴有血块。急送当地医院，经输液病情稳定后转入我院。平素体健，否认肝炎、结核病史，无药物过敏史。

查体：T37.3℃，P 100次/分，BP 96/60mmHg。发育营养中等，神清合作，痛苦容貌。巩膜皮肤无黄染，头颅心肺未见异常。腹部稍膨隆，上腹部压痛、反跳痛，未扪及包块，移动性浊音（－），肠鸣音弱。右腰部大片皮下瘀斑，局部肿胀，右腰部触痛明显，膀胱区叩诊实音，尿道口有血迹。实验室检查：①WBC $10.2×10^9$/L，HGB 98g/L；尿常规：RBC满视野，WBC 0～2个/高倍。②B超：右肾影增大，结构不清，肾内回声失常，包膜不完整，肾周呈现大片环状低回声。③胸片正常。

问题：
1. 诊断及诊断依据是什么？
2. 鉴别诊断有哪些？
3. 进一步检查有哪些？
4. 治疗原则是什么？

第3节 尿 石 症

> **学习目标**
> 1. 掌握：肾及输尿管结石的主要症状、诊断、治疗原则和预防措施。
> 2. 熟悉：膀胱及尿道结石的临床表现、诊断及治疗。
> 3. 了解：泌尿系结石的成因、成分及性质、病理生理。

案例 19-3

患者，男性，28岁，右腰部疼痛半年，1d前在运动后突发右下腹阵发性绞痛，并向会阴及右大腿内侧放射，发作时患者伴有恶心、呕吐及大汗，间歇时患者可安静休息。实验室检查：尿常规示红细胞（＋＋＋），白细胞（＋）。

问题：
1．初步诊断是什么？
2．为明确诊断还需要行什么检查？
3．疼痛发作时如何处理？

一、概 述

尿石症是泌尿系统各部位结石病的总称，根据结石所在部位的不同，分为肾结石、输尿管结石、膀胱结石、尿道结石。尿石症是泌尿外科最常见的疾病之一。

（一）尿路结石形成的原因

尿石症的病因比较复杂，一定的自然环境和特定的社会环境中生活，这都对尿石症的

发生产生一定影响。但这些外在影响必然要通过人体种族遗传、疾病、代谢异常和饮食习惯，以及泌尿系统等内因而起作用。

1. 尿石形成机制　尿石形成的机制比较复杂，目前认为尿石形成有两项基本要素：

（1）尿内晶体饱和度：尿内含有形成结石的晶体，主要成分有磷酸盐、草酸盐、尿酸盐等，如这些晶体在尿液中饱和度过高，则易引起析出、沉淀、结聚，以致尿石形成。

（2）晶体聚合抑制因子：尿内存在有晶体聚合抑制物质，如焦磷酸盐、枸橼酸、镁、多肽、尿素、黏多糖、透明质酸、甘氨聚糖等，这些抑制因子和晶体表面的某些特殊部位结合即可抑制晶体的再形成和聚合。

2. 尿石形成的诱发因素　正常尿内晶体饱和度和晶体聚合抑制因子的活性两者处于平衡状态，一旦由于某种因素破坏了这种平衡，不论是前者饱和度过高，亦或是后者活性降低，均可引起尿内晶体聚合，导致尿石形成。下列因素对尿石的成因起有明显的诱发作用。

（1）全身性因素

1）代谢紊乱：体内或肾内存在有某种代谢紊乱，可引起高钙血症、高钙尿症。例如，甲状旁腺功能亢进的患者，血钙增高，血磷降低，尿钙增高；痛风患者嘌呤代谢紊乱，血中尿酸增高，尿中尿酸排泄增多；特发性高尿钙症患者尿钙增高等均可容易形成结石。

2）饮食与营养：尿石的形成与饮食营养有一定关系，膀胱结石与营养的关系更为明显，主要是营养缺乏问题。据流行病学调查的结果，在发达的国家，肾结石发生率上升而膀胱结石的发病率降低，新中国成立后，我国也出现了这样明显的类似趋势。

3）生活环境：尿石在某些地区的多发，可能与地理、气候、水源及饮食习惯等因素有关。天气炎热、出汗多、尿液浓缩，水和饮食中含有过多的矿物质成分如草酸盐、尿酸盐等，易引起结石的发生。

4）长期卧床：骨折或截瘫的患者，长期卧床常可引起骨质脱钙，尿钙增加，同时由于尿液滞留、并发感染，尿中很容易形成尿石。

5）精神、性别、遗传因素：现代工业化社会中，高度职业紧张状态的人群结石发生率较高，可能与下丘脑垂体对尿浓缩及成分的调节失常有关。女性尿石发生率远较男性为低，可能与女性尿内枸橼酸浓度较高，有助于防止尿内结晶的聚合有关。家族遗传性有胱氨酸代谢异常可导致胱氨酸结石。

（2）局部因素

1）尿路感染：感染的菌落、脓块、坏死组织等均可构成结石核心，细菌中特别是变形杆菌、葡萄球菌等，有将尿素分解成氨的作用，有利于磷酸盐、碳酸盐的沉淀而形成结石，即所谓"感染性结石"。

2）尿路梗阻：先天性尿道狭窄、畸形；前列腺增生症、动力性排尿功能障碍均可引起尿流不畅，尿液滞留可使晶体沉淀、聚合形成结石。膀胱内尿液的潴留，合并感染，均易形成膀胱结石。

3）尿路异物：尿路内存留的异物，如长期留置的尿管，不吸收的手术缝线，患者自尿道外口放入的异物等，可成为结石的核心。

考点提示：
尿石形成机制及诱发因素

（二）尿石成分及特性

1. 草酸钙结石　在我国最多见，棕褐色、质硬、不规则、表面粗糙、呈桑椹状，X线平片容易显影。

2. 磷酸钙、磷酸镁铵结石　在尿路感染和梗阻时容易形成，灰白色、易碎、表面粗糙、不规则，在肾盂中常形成鹿角形。X线平片呈分层影像。

3. 尿酸结石　常在酸性尿液中形成，黄色或红棕色、质硬、表面光滑，多呈颗粒状，

X线平片不显影。

4. 胱氨酸结石 临床罕见，淡黄或黄棕色，质坚、表面光滑呈蜡样。X线平片不显影。

（三）尿石症的病理生理

泌尿系统结石引起的病理损害及病理生理改变主要有以下几种。

1. 机械性损伤 尿石可引起尿路黏膜上皮的损伤、出血，溃疡形成、炎性细胞浸润结石长期的慢性刺激有时尚可引起尿路上皮癌变的可能。

2. 梗阻 上尿路结石常造成尿流梗阻导致肾积水及输尿管扩张，损害肾组织及其功能。膀胱和尿道结石可引起排尿困难或尿潴留，久之也可引起双侧输尿管扩张、肾脏积水，损害肾功能。

输尿管结石易停留在输尿管的三个生理狭窄处，即肾盂输尿管交界处、输尿管跨越髂血管处和输尿管膀胱入口处。

3. 感染 尿石对尿路上皮的直接损害多伴有感染，特别是引起尿路梗阻时，感染则更易发生，感染严重者可导致肾盂肾炎、肾积脓及肾周围炎。

结石、梗阻和感染三者互为因果，促使病变发展。结石引起梗阻，梗阻诱发感染，感染又促成结石，加重梗阻，最终破坏肾组织，损害肾功能。

考点提示： 尿石症形成病理生理过程中结石、梗阻和感染三者的关系

4. 诱发息肉和肿瘤 结石长期局部的慢性刺激使输尿管产生炎性增生，在结石的远端形成息肉，息肉使得梗阻更加严重。尿路的变移上皮受到结石的长期刺激，有可能发生增生性改变、鳞状上皮化生，最终诱发癌变。

（四）尿石症的饮食预防策略

1. 多喝水 多喝多尿有助于快速排出细菌、致癌物质和易结石物质，减轻肾脏和膀胱受害的机会。

2. 少喝啤酒 虽然啤酒能利尿，但酿啤酒中含有钙、草酸、鸟核苷酸和嘌呤核苷酸等酸性物质，他们相互所用，可使人体内的尿酸增加，成为尿结石的重要诱因。

3. 控制肉类和动物内脏的摄入量 因为肉类代谢产生尿酸，动物内脏是高嘌呤食物，分解代谢也会产生高血尿酸，而尿酸是形成结石的成分。因此，日常饮食应以素食为主，多食含纤维素丰富的食品。

4. 低盐饮食 高盐饮食会加重肾脏的负担，而盐和钙在体内具有协同作用，并可以干扰预防和治疗肾结石药物的代谢过程，食盐的每天摄入量应小于5g。

5. 慎食菠菜 据统计，草酸钙结石者约占87.5%。如果食物中草酸盐摄入量过多，尿液中的草酸钙又处于过饱和状态，草酸钙晶体就可能从尿中析出而形成结石。在食物中，含草酸最高的是菠菜。

6. 睡前少喝牛奶 由于牛奶中含钙较多，结石形成的高危险因素是钙在尿中浓度短时间突然增高。饮牛奶后2～3h，正是钙通过肾脏排除的高峰，睡眠状态时，尿液浓缩，钙通过肾脏较多，故易形成结石。

7. 不宜多吃糖 服糖后尿中的钙离子浓度、草酸及尿的酸度均会增加，尿酸度增加，可使尿酸钙，草酸钙易于沉淀，促使结石形成。

8. 晚餐早吃 人的排钙高峰期常在进餐后4～5h，若晚餐过晚，当排钙高峰期到来时，人已上床入睡，尿液便潴留在输尿管、膀胱、尿道等尿路中，不能及时排出体外，致使尿中钙不断增加，容易沉积下来形成小晶体，逐渐扩大形成结石。

9. 多吃蔬菜水果 蔬菜水果含维生素B_1及维生素C，它们在体内最后代谢产物是碱性的，尿酸的碱性尿内易于溶解，故有利于治疗和预防结石。

考点提示： 尿石症主要预防措施

10. 减少蛋白质的摄入 有研究表明高蛋白饮食可增加尿结石的发病率，因此节制食

物中的蛋白质，特别是动物蛋白质，对所有结石患者都是有益的。

二、上尿路结石

肾、输尿管结石又称上尿路结石，主要症状是血尿和疼痛。一般为单侧，多见于青壮年。

1. 临床表现

（1）疼痛：较大肾结石无明显症状，若梗阻引起肾盏或肾盂积水，可表现为隐痛或钝痛；当小结石活动引起肾输尿管梗阻时，可产生肾绞痛。绞痛往往突然发生，剧烈难忍，呈阵发性，伴恶心呕吐，可沿输尿管向下腹、会阴部及大腿内侧放射；输尿管末端结石尚可引起膀胱刺激症状。

（2）血尿：与结石的部位、大小、活动度有关。常在运动、绞痛后出现血尿，一般为镜下血尿，也可有肉眼血尿。

（3）感染症状：合并泌尿系感染时有膀胱刺激症状，严重时有全身中毒性症状。有时感染可成为结石的唯一表现。尿常规检查见尿中有脓细胞。

（4）并发症：可引起肾积水，有时能触及增大的肾；双侧结石梗阻可影响肾功能，甚至出现肾衰竭。

2. 诊断

（1）病史和体检：病史中多有典型的肾绞痛和血尿，或曾从尿道排出过结石。查体可发现患侧肾区有叩击痛，并发感染、积水时叩击痛更为明显，肾积水较重者可触及肿大的肾脏，输尿管末端结石有时可经直肠或阴道指检触及。

（2）实验室检查：尿液常规检查可见红细胞、白细胞或结晶，尿 pH 在草酸盐及尿酸盐结石患者常为酸性；磷酸盐结石常为碱性。合并感染时尿中出现较多的脓细胞，尿细菌学培养常为阳性。多发性和复发性结石的患者，应测定血、尿的钙磷值、尿酸值等，以进一步明确结石的病因。

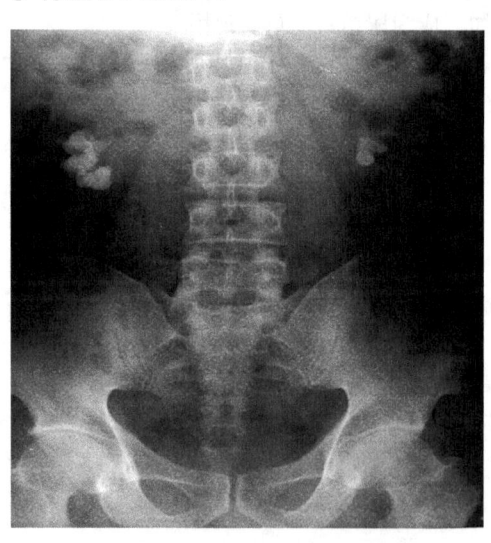

图 19-5　肾结石的 X 线表现

（3）X 线检查：是诊断肾及输尿管结石的重要方法，约 95% 以上的尿路结石可在 X 线平片上显影（图 19-5）。辅以排泄性或逆行性肾盂输尿管造影，对确定结石的部位、有无梗阻及梗阻程度、对侧肾功能是否良好，区别来自尿路以外的钙化阴影、排除上尿路的其他病变、确定治疗方案及治疗后结石部位、大小及数目的对比等都有重要价值。

（4）其他检查：B 超能显示结石特殊的声影，发现小结石和 X 线透光的结石，了解肾结构的改变，评价肾积水。肾图检查可见患侧尿路呈梗阻型图形。CT 扫描虽能也能诊断尿路结石，但不及 X 线平片和尿路造影片直观，且费用昂贵，一般不做常规检查。输尿管镜检查，可以在直视下看到结石。

3. 治疗　肾及输尿管结石的治疗要根据结石大小、部位、数目、形状、一侧或两侧，有无尿流梗阻、伴发感染、肾功能受损程度、全身情况及治疗条件等进行具体分析，全面考虑。

（1）肾绞痛的处理：①解痉止痛：常用药物为哌替啶及阿托品、山莨菪碱、维生素 K_3、钙离子拮抗剂、黄体酮等药物；②指压止痛：用拇指压向患侧骶棘肌外缘、第 3 腰椎横突处，可收到止痛或缓解疼痛的效果；③皮肤过敏区局部封闭：先用大头针在患侧腰部试出皮肤过敏区，然后用0.5%普鲁卡因20ml作过敏区皮内及皮下浸润封闭，有时可收到明显的止痛效果。

（2）非手术治疗：①大量饮水可增加尿量起到冲洗尿路，促进结石向下移动的作用，而且还可稀释尿液减少晶体沉淀；②调节尿pH：口服枸橼酸合剂，碱化尿液，对尿酸和胱氨酸结石有治疗和预防作用；③中草药治疗：常用药物有金钱草、海金沙、瞿麦、扁蓄、车前子、木通、滑石、鸡内金、石苇等，可随症加减；④针刺方法：针刺或电针肾俞、膀胱俞、三阴交、足三里、水道、天枢等可增加肾盂、输尿管的蠕动，有利于结石的排出；⑤经常做跳跃活动，或对肾下盏内结石行倒立体位及拍击活动，也有利于结石的排出；⑥其他方法：用氯化铵、醋羟胺酸（菌石通），防止感染性结石生长；饮食调节；控制感染，使用有效抗生素。

（3）体外冲击波碎石（extracorporeal shock wave lithotripsy，ESWL）：是肾和输尿管结石的首选疗法。ESWL与输尿管镜或经皮肾镜结合使用，从而使上尿路结石的治疗发生了根本性的变化，但过于肥胖、妊娠期、结石下段有梗阻者不能用此法。

ESWL 的原理与应用

体外冲击波碎石技术（ESWL）自从1980年首次应用体外冲击波治疗肾结石取得成功以来，这一方法发展迅速，在上尿路结石中的治疗作用已得到普遍承认并迅速推广和发展。基本原理是通过体外冲击波碎石机将一种机械波传导入体内，应用X线或B超定位系统聚焦于结石上，利用强大的波能将结石击碎，排出体外。ESWL优点是：效果好、痛苦小、损伤小、住院时间短、治疗费用低、并发症少。

ESWL术后并发症的预防和处理：①血尿和肾绞痛：一般采用对症处理；②发热和感染：伴有尿路感染，术后多数患者会出现发热，应常规术前应用抗生素。应高度警惕有输尿管"石街"的形成。为防止加重感染出现脓肾，应选用广谱的抗生素。行经皮肾造瘘引流，解除梗阻，保护肾脏功能。"石街"形成后可以经膀胱镜插入输尿管导管，适当地松动"石街"的碎石，以利结石的排出，必要时可配合输尿管镜取石或碎石解决，术前放置双J管是防止"石街"引起输尿管梗阻的最有效方法；ESWL术后如出现肾周血肿形成，应卧床休息，止血及预防感染治疗。

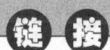

（4）经皮肾镜取石术（PCNL）：就是在腰部建立一条从皮肤到肾脏的通道，通过这个通道把肾镜插入肾脏，利用激光、超声等碎石工具，把肾结石击碎取出。

经皮肾镜取石术适用于：2cm以上的肾结石、体外碎石无效或伴有明显肾积水的2cm以下的肾结石，以及部分输尿管上段结石。

经皮肾镜取石术对肾脏及周围的结构影响小，不影响以后的各种肾脏手术。与体外碎石相比，它的治疗周期短、效果立竿见影，对肾功能的影响也较小。

（5）手术疗法：结石引起的梗阻已影响肾功能，或经非手术疗法无效，无体外冲击波碎石条件或经皮肾镜取石失败者，应考虑手术治疗。

1）手术治疗原则：对双侧肾结石先取手术简便安全的一侧；一侧肾结石，另一侧输尿管结石，先取输尿管结石；双侧输尿管结石先取肾积水严重的一侧。对有严重梗阻、全身虚弱不宜行较复杂的取石手术者，可先行肾造瘘。

2）术前准备：术前必须了解双侧肾功能情况，有感染者先用抗生素控制感染。输尿管结石患者在进手术室前或在手术台上术前摄尿路平片作结石的最后定位。

3）手术方式：根据结石大小、形状和部位不同，常用的有以下几种手术方式。①肾盂或肾窦切开取石术：切开肾盂、取出结石，鹿角状结石或肾盏结石，有时须作肾窦内肾盂肾盏切开取石；②肾实质切开取石术：肾结石较大，不能经肾窦切开取石者，需切开肾实质取石；③肾部分切除术：适用于肾一极多发性结石（多在肾下极），或位于扩张而引流不畅的肾盏内，可将肾一极或肾盏连同结石一并切除；④肾切除术：一侧肾结石并有严重肾积水或肾积脓，已使肾功能严重受损或丧失功能，而对侧肾功能良好者，可行切除患肾；⑤输尿管切开取石术：输尿管结石直径大于1cm或结石嵌顿引起尿流梗阻或感染，经非手术疗法无效者可行输尿管切开取石术；⑥套石术：输尿管中下段结石直径小于0.6cm，可试行经膀胱镜用特制的套篮或导管套取。

考点提示：肾、输尿管结石的治疗

三、膀胱结石

膀胱结石多在膀胱内形成，只有少数来自肾脏和输尿管结石。10岁以下的儿童患膀胱结石与营养不良有关，目前已有减少趋势。继发性结石多见于膀胱出口梗阻，如前列腺增生症、膀胱憩室、神经源性膀胱、膀胱内异物，长期留置导尿者。

1. 临床表现 膀胱结石的主要症状为尿频、尿急、尿痛、排尿障碍，典型症状为排尿突然中断并伴有下腹部和会阴部的疼痛。变换体位后又能继续排尿。因结石损伤膀胱黏膜，可有血尿。继发感染时膀胱刺激症状更加严重，尿液浑浊和脓尿。结石嵌顿于膀胱颈，出现排尿困难，尿流呈滴沥状或发生急性尿潴留。小儿膀胱结石则表现为排尿时啼哭不止，疼痛难忍，往往用手牵拉阴茎，并通过变换体位来缓解痛苦。

2. 诊断 膀胱结石可根据典型症状，作出初步诊断。进一步确诊可做X线检查，绝大多数膀胱结石可通过X线平片显示出结石的大小、数目和形状。B超检查能显示结石声影，改变体位声影也随之发生变化。膀胱镜检查可以直接看到膀胱结石，是诊断膀胱结石最直接的诊断依据。一些较大的膀胱结石，在排空膀胱后经双合诊时可能触到。用金属尿道探子插入膀胱，可探知结石的存在。

3. 治疗 膀胱内小的结石可经尿道自行排出，较大结石不能自行排出者可行膀胱镜膀胱内碎石术。碎石方法有体外冲击波碎石及液电式体外冲击波碎石、超声波碎石及碎石钳碎石。较大结石且无碎石设备者可行耻骨上膀胱切开取石术，对合并有膀胱感染者，应同时积极治疗炎症。

四、尿道结石

尿道结石临床少见，绝大多数尿道结石来自肾脏和膀胱，少数发生在尿道憩室或尿道狭窄处的近侧。

1. 临床表现 主要症状为排尿疼痛、排尿困难、尿线变细、呈滴沥状，有时出现血尿。若结石嵌顿在尿道时，可引起急性尿潴留。继发感染时尿道有脓性分泌物。

2. 诊断 尿道结石如发生在前尿道，沿尿道可扪及；后尿道结石可经直肠指检触到。用金属尿道探子检查时有摩擦音或撞击感。必要时可拍X线平片。

3. 治疗

（1）前尿道结石：可在尿道黏膜麻醉下经尿道注入润滑油，然后用血管钳夹取结石。操作时应尽量轻柔，避免损伤尿道。

（2）嵌顿于后尿道的结石：应在麻醉下用金属尿道探子将其推入膀胱，按膀胱结石处理。尿道结石尽量不做尿道切开取石，以免术后形成尿道狭窄或尿道瘘。

案例 19-3 分析

1. **初步诊断** 右侧输尿管结石。

    诊断依据：患者右腰部疼痛半年，运动后突发右下腹阵发性绞痛，并向会阴及右大腿内侧放射，间歇时患者可安静休息。尿常规：红细胞（+++），白细胞（+）。

2. **为明确诊断还需要行的检查** 右侧肾及输尿管B超，KUB及IVU；必要时行输尿管镜检查。

3. **肾绞痛处理** 以应用解痉止痛药物为主，常用阿托品、哌替啶肌内注射，还可应用山莨菪碱、吲哚美辛、硝苯地平、黄体酮等药物；必要时输液治疗。

小 结

尿石症根据其发生部位可分为上尿路结石及下尿路结石。与活动有关的疼痛加血尿是上尿路结石的主要特点，而尿流突然中断为膀胱结石的典型表现。目前约90%的结石可不再采用开放性手术治疗。

目 标 检 测

一、选择题

【A_1型题】

1. 某青年长跑后发生腰部绞痛，继而出现肉眼血尿，最大可能是
   A. 肾肿瘤　　　　　B. 输尿管肿瘤
   C. 膀胱肿瘤　　　　D. 上尿路结石
   E. 下尿路结石

2. 为预防结石复发，下列哪种结石需酸化尿液
   A. 草酸盐结石　　　B. 磷酸盐结石
   C. 尿酸结石　　　　D. 黄嘌呤结石
   E. 混合结石

3. 后尿道有一1.2cm×1.8cm×0.8cm结石，患者排尿困难，最后治疗方案是
   A. 经尿道外口钩取或钳碎结石
   B. 尿道切开取石
   C. 膀胱切开取石
   D. 将结石推回膀胱，经膀胱镜碎石取石
   E. 尿道碎石

4. 某患者左肾盂单个结石约2cm大小，右肾盂多发结石，IVP显示双肾积水。处理应是
   A. 左肾盂切开取石　　B. 左肾造瘘
   C. 右肾盂切开取石　　D. 右肾造瘘
   E. 双肾造瘘

5. 左肾上盏多发结石并明显扩张，最好的治疗方法是
   A. 肾盂切开取石　　　B. 肾切开取石
   C. 肾部分切除　　　　D. ESWL
   E. 以上都不是

6. 对侧肾功能良好的肾结石患者，下列哪种情况需作肾切除
   A. 肾盂结石功能尚可
   B. 肾盏结石
   C. 鹿角形结石合并肾积水
   D. 肾结石合并肾功能丧失
   E. 鹿角形结石无肾积水

7. 输尿管结石发生腰部绞痛的机制是
   A. 结石压迫输尿管壁，引起输尿管壁坏死
   B. 结石合并上尿路感染
   C. 结石嵌顿引起输尿管黏膜充血水肿
   D. 结石在输尿管内移动或嵌顿引起输尿管平滑肌痉挛
   E. 以上都不是

8. 引起尿频、尿急、排尿终末性疼痛和里急后重的结石是
   A. 肾盂结石　　　　B. 输尿管上段结石
   C. 输尿管末端结石　D. 输尿管中段结石

E. 膀胱结石

9. 输尿管结石手术，入手术室前需摄腹部 KUB，其目的是
   A. 做最后结石定位
   B. 了解结石以下尿路有无狭窄
   C. 了解双侧肾功能
   D. 排除泌尿系结核病变
   E. 以上都不是

10. 肾结石行体外冲击波碎石主要禁忌是
    A. 高血压   B. 糖尿病
    C. 前列腺增生   D. 结石急性发作
    E. 输尿管狭窄

11. 肾、输尿管结石最突出的表现是
    A. 疼痛   B. 血尿
    C. 肿块   D. 脓尿
    E. 包块

12. 患者，男性，40岁。KUB加IVP检查发现左输尿管下段结石直径0.4cm，既往曾经排出过小结石，首先考虑进行
    A. ESWL
    B. 保守疗法
    C. 开放手术
    D. 输尿管肾镜取石术
    E. 经皮肾镜取石术

13. 关于上尿路结石常用检查方法的描述，错误的是
    A. X线拍片可以查出95%以上的结石
    B. CT检查可以显示X线拍片不能显示的结石
    C. B型超声检查可以显示X线拍片不能显示的结石
    D. 排泄性尿路造影仅能发现钙化度高的结石
    E. 肾镜、输尿管镜检查可以发现各类结石

14. 诊断尿路结石首选的X线检查是
    A. 逆行肾盂造影   B. 静脉尿路造影
    C. 肾动脉造影   D. CT
    E. 腹部平片+静脉尿路造影

15. 右肾绞痛伴有镜下血尿，进一步检查应先进行
    A. 膀胱镜   B. 腹部平片
    C. 尿脱落细胞检查 D. CT
    E. 中段尿培养

16. 改变体位后又可以排尿提示
    A. 肾结石   B. 肾盂结石
    C. 输尿管结石   D. 膀胱结石

E. 尿道结石

17. 与活动有关的血尿和腰腹疼痛，首先应考虑的是
    A. 急性阑尾炎   B. 急性肾盂肾炎
    C. 上尿路结石   D. 卵巢囊肿扭转
    E. 膀胱癌

18. 适合体外冲击波碎石治疗的上尿路结石是
    A. 合并出血性疾病
    B. 合并急性尿路感染
    C. 肾盂结石
    D. 结石远端输尿管梗阻
    E. 妊娠期的结石

19. 关于上尿路结石的治疗哪项是不确切的
    A. 结石引起肾病前时应手术
    B. 双侧肾结石应先手术简单安全一侧
    C. 双侧输尿管结石，先取梗阻重一侧
    D. 一侧肾结石一侧输尿管结石，先取输尿管结石
    E. 结石引起梗阻，肾功能严重受损应手术

20. 哪种细菌尿路感染有利于磷酸盐结石形成
    A. 大肠埃希菌   B. 变形杆菌
    C. 产气杆菌   D. 铜绿假单胞菌
    E. 金黄色葡萄球菌

21. 关于尿路结石预防机制，以下正确的是
    A. 服维生素B以增加尿中草酸盐溶解
    B. 服氧化镁以减少尿中草酸盐排出
    C. 碱化尿液以利于磷酸盐的溶解
    D. 患草酸盐结石应多吃菠菜、西红柿，多吃高蛋白、高糖饮食
    E. 别嘌呤醇可使尿酸形成减少

22. 腹部平片不易显影的尿结石是
    A. 磷酸盐结石   B. 草酸盐结石
    C. 碳酸盐结石   D. 尿酸结石
    E. 混合结石

【A_2型题】

23. 患者，男性，45岁，阵发性右腹绞痛1d，伴恶心呕吐，无发热，腹痛发作时向右下腹放射，伴尿频、尿痛等症状。查体：腹软，右下腹有压痛，无反跳痛，膀胱区不胀，血WBC正常，尿常规WBC 0~1个/HP、RBC 7~10个/HP。最可能的诊断是
    A. 阑尾炎   B. 肾肿瘤
    C. 肾结石   D. 肾结核
    E. 输尿管结石

24. 患者，男性，70岁，排尿困难2年，腹部平片提示膀胱区有2.0cm椭圆形致密影。典型的临床症状是
   A. 膀胱刺激症状
   B. 进行性排尿困难
   C. 血尿
   D. 腰痛，血尿，脓尿
   E. 尿流中断，改变体位后好转

25. 患者，男性，36岁，腰痛2年，半个月前B超发现右肾结石3.0cm，并有右肾积水中度，5d前感冒发热并右腰痛加重，伴高热、尿频、尿痛，查体温38.5℃，右肾区叩痛明显，尿检红细胞充满/HP，肾图示肾功能严重受损，左侧正常，B超右肾中度积水，肾盂内透声不好疑为感染，右肾穿刺为脓性，其治疗方法是
   A. 右肾切除
   B. 右肾造瘘
   C. 右肾切开取石
   D. 继续消炎治疗
   E. 体外震波碎石

26. 患者，女性，30岁，因右肾结石行ESWL治疗3d后排出结石，2周复查右肾结石已排净，结石成分分析为磷酸盐结石，预防磷酸盐结石方法是
   A. 口服维生素B或氧化镁
   B. 口服别嘌醇
   C. 碱化尿液，服卡托普利
   D. 碱化尿液，少食动物内脏
   E. 控制感染，服氢氧化铝凝胶

27. 患者，男性，45岁，右腰钝痛3年，未经诊治，2周前B超可见右肾区有鹿角结石，面积在400mm²，有轻度积水，肾图示右肾轻度受损，IVU左肾正常，双输尿管正常，应最好采取治疗方法
   A. 经皮肾镜碎石
   B. 体外震波碎石
   C. 肾切除术
   D. 肾盂切开取石
   E. 肾实质切开取石

28. 患者，男性，50岁。KUB加IVP证实左输尿管上段结石直径1cm，左肾中度积水，试行ESWL2次，无结石排出，复查KUB结石无变化，下一步考虑进行
   A. 左输尿管切开取石术
   B. 输尿管肾镜取石碎石术
   C. 左肾和输尿管切除术
   D. 反复进行ESWL
   E. 保守治疗

29. 患者，男性，32岁，右下腹突发性绞痛，左肾区酸胀，伴尿频、尿急、尿道和龟头疼痛，诊断为输尿管结石，关于保守排石的陈述正确的是
   A. 每天饮水量3000ml左右
   B. 避免使用抗生素
   C. 为减轻疼痛减少运动
   D. 疼痛时服用止痛剂
   E. 进食高蛋白低纤维素饮食

二、病例分析

[病例摘要] 患者，男性，55岁，右侧腰痛伴血尿3个月。

3个月前，右侧腰部胀痛，持续性，活动后出现血尿并伴轻度尿急、尿频、尿痛。去医院就诊，反复化验尿中有较多红细胞、白细胞，给予抗炎治疗。1个月前B超发现右肾积水，来我院就诊，腹平片未见异常。静脉尿路造影（IVP）右肾中度积水，各肾盏成囊状扩张，输尿管显影，左肾正常。发病以来，食欲及大便正常。近2年来有时双足趾红肿痛，疑有"痛风"，未作进一步检查。否认肝炎，结核等病史。吸烟30余年，1包/日。

查体：发育正常，营养良好，皮肤巩膜无黄染，浅表淋巴结不大，心肺无异常。腹平软，肝脾、双肾未及，右肾区压痛（+），叩痛（+）。右输尿管走行区平脐水平，有深压痛。

实验室检查：血常规正常，尿pH5.0，尿蛋白（+），RBC30～50/高倍，WBC2～4/高倍，血肌酐141umol/L，尿素8.76mmol/L，尿酸596mmol/L（正常90～360mmol/L），肝功能正常，电解质无异常。24h尿酸定量1260mg（正常<750）。

B超：右肾盂扩张，皮质厚度变薄，未见结石影，右输尿管上段扩张，内径1.2～1.5cm。左肾未见明显异常。

膀胱镜检查膀胱正常，右输尿管逆行造影，插管至第5腰椎水平受阻，注入造影剂在受阻水平有一2.6cm×1.5cm大小充盈缺损，上段输尿管显著扩张。

问题：
1. 诊断及诊断依据是什么？
2. 鉴别诊断有哪些？
3. 进一步检查有哪些？
4. 治疗原则是什么？

第4节 泌尿、男性生殖系统感染

> **学习目标**
> 1. 熟悉：慢性前列腺炎的诊断及治疗。
> 2. 了解：急性细菌性膀胱炎、慢性前列腺炎的病因、临床表现、诊断和治疗。

一、概　述

致病微生物侵入泌尿、男性生殖系统内繁殖而引起的炎症，称泌尿生殖系统感染，如肾积脓、急性细菌性膀胱炎、尿道炎、急性前列腺炎、附睾炎等，是一种很常见的疾病。感染途径主要有上行、血行、淋巴和直接四种。根据患病部位将肾积脓、输尿管炎称为上尿路感染，膀胱炎、尿道炎称为下尿路感染。

二、肾积脓（自学）

肾积脓（pyonephrosis）是由于肾积水感染，肾脏发生严重的化脓性感染，肾实质遭到严重破坏，肾脏成为一个充满脓液的囊腔，又称为脓肾。

最常见的病因是上尿路结石造成梗阻，继发感染引起，也可在先天性畸形导致的肾积水或肾盂肾炎等疾病的基础上发生。最常见的致病菌为大肠埃希菌。

1. 临床表现　以高热、寒战等毒血症症状为主，伴有腰痛；慢性肾积脓患者反复发作腰痛，有消瘦、贫血等消耗性疾病的表现。如果尿路未完全梗阻，脓尿经输尿管进入膀胱会引起膀胱刺激症状，尿检可见大量脓球和细菌。

B超和CT检查均可提示肾积脓。

2. 治疗　应注意纠正贫血、改善营养状况，抗感染，纠正水、电解质紊乱；如果患肾尚有功能，应在积极抗感染的同时充分引流脓尿，然后手术解除梗阻，治疗结石等诱发因素。无功能脓肾应予以切除。

考点提示：肾积脓主要病因、临床表现和治疗原则

三、急性细菌性膀胱炎

急性细菌性膀胱炎（acute bacterial cystitis）是泌尿系统最常见的疾病，尤以女性多见。正常膀胱对细菌有很强的抵抗力，细菌很难通过尿路上皮侵入膀胱壁，尿道远段内的细菌一般也不能进入膀胱，但在上尿路感染、下尿路梗阻、膀胱本身病变抵抗力降低时，正常的膀胱黏膜抗感染屏障容易遭到破坏，则膀胱又极易引起感染。

1. 病因　膀胱的非特异性感染最常见的致病菌是革兰阴性杆菌，约占70%以上，常见的感染途径有：①上行性感染：细菌经尿道进入膀胱，这一感染途径最为常见。女性的尿道短而直，尤其是婴儿期、新婚期及妊娠期更易发生膀胱炎。泌尿系检查经尿道腔内操作时细菌带入膀胱，留置尿管后亦可诱发膀胱炎。②下行性感染：继发于肾脏的感染，细菌随尿液经输尿管进入膀胱。③局部直接感染：膀胱造瘘后与外界皮肤直接相通，细菌经瘘管直接侵入膀胱引起感染。膀胱炎尚可继发于本系统或邻近器官的感染。

2. 临床表现　急性膀胱炎可突然发生或缓慢发生，排尿时尿道有烧灼痛、尿频，往往伴尿急，严重时类似尿失禁，尿频尿急常特别明显，每小时可达5~6次以上，每次尿量不多，甚至只有几滴，排尿终末可有下腹部疼痛。尿液浑浊，有腐败臭味，有脓细胞，有时

出现血尿，常在终末期明显。耻骨上膀胱区有轻度压痛。部分患者可见轻度腰痛。炎症病变局限于膀胱黏膜时，常无发热及血中白细胞增多，全身症状轻微或缺如，部分患者有疲乏感。急性膀胱炎病程较短，如及时治疗，症状多在1周左右消失。

3. 诊断 急性膀胱炎由于症状多较典型，一般诊断并不困难。根据尿频、尿急和尿痛的病史，尿液常规检查可见红细胞、脓细胞，尿细菌培养每毫升尿细菌计数超过10万即可明确诊断。

4. 治疗

（1）一般治疗：患者需适当休息，多饮水，口服碳酸氢钠以碱化尿液；注意营养，避免刺激性食物，热水坐浴，给予解痉药物减轻膀胱刺激症状。

（2）抗菌药物治疗：根据尿细菌培养、药物敏感试验结果选用有效的抗菌药物。在未得到细菌培养结果之前，可应用广谱抗生素或尿内排泄浓度高、副作用小的抗菌药物，如磺胺类、呋喃类，待有了细菌培养及药物敏感试验结果后再调整治疗方案。治疗用药剂量要足、时间要长，一般要应用至症状消退、尿常规正常后再继续使用1～2周。治疗过程中要经常调整对细菌敏感的抗菌药物，以期早日达到彻底治愈，以防复发。单次大剂量抗菌药物治疗单纯性膀胱炎常能取得满意疗效：磺胺甲基异噁唑（SMZ）2.0g，甲氧苄氨嘧啶（TMP）0.4g，碳酸氢钠1.0g，1次/日。

（3）病因治疗：如解除尿路梗阻、去除膀胱内异物、结石等；对女性屡发性膀胱炎应进行妇科检查，以排除和治疗女性生殖道炎症；对上尿路来源、男性生殖器官炎症如前列腺炎等，均应同时积极处理。

考点提示：
急性膀胱炎的典型临床表现和处理原则

四、尿 道 炎

尿道炎（urethritis）是一种常见的疾病，其中主要包括通过性接触途径传播的淋菌性尿道炎（gonorrheal urethritis）和非淋菌性尿道炎。

（一）淋菌性尿道炎（简称淋病）

1. 病因 淋菌性尿道炎是一种常见的性病。淋病主要通过性交传染，好发于青壮年，为我国性传播疾病中发病率最高的疾病，常是上尿路急性感染的迁移或慢性感染所致，亦可诱发或继发于某些下尿路病变。

2. 临床表现 淋球菌一般在体内潜伏2～7d。急性感染主要表现为急性尿道炎，有浆液或排出脓性分泌物为主要特征。尿道内有瘙痒及灼热感，排尿时有疼痛，但无尿急、尿频感。多数患者1～2周内常侵入后尿道，其特征是排尿频繁、尿道窘迫及尿痛。女性除尿道炎外，尿道旁腺、子宫颈、输卵管亦可被感染，主要症状为发现白带增多呈脓样，可有下腹痛及尿频。

慢性感染时上述症状持续1个月以上或反复出现急性症状者，症状不如急性期明显，少数患者完全无自觉症状，尿中有淋丝可能为唯一症状。有些表现为慢性前列腺炎、精囊炎、附睾炎等，女性可伴有宫颈炎、前庭大腺炎、子宫内膜炎、输卵管炎等。

少数患者可伴发眼炎、膀胱炎、肾盂肾炎、关节炎，甚至心内膜炎等。

3. 诊断 根据不洁性交史和临床表现；尿道或阴道分泌物涂片或培养可发现革兰染色阴性的淋病双球菌，即可明确诊断。必须考虑反复发作或持续存在的原因，否则难以彻底治疗。男性应做直肠指检了解前列腺情况，并做阴囊、阴茎、尿道口诊查，排除生殖道炎症、尿道炎症或结石。女性应了解尿道外口、处女膜有无畸形，有无宫颈炎、阴道炎或前庭腺炎等。

4. 治疗 以青霉素类抗菌药物或氧氟沙星0.2～0.4g，2次/日；环丙沙星0.2～0.4g，2次/日；一般7～14d为一个疗程，配偶应同时治疗。

（二）非特异性尿道炎

致病菌以大肠埃希菌最常见。女性因尿道外口靠近阴道及肛门容易被污染，而发病率高于男性。男性多因存在尿道口或尿道内梗阻而患病，如包茎、尿道狭窄、尿道结石等，经尿道器械检查及插导尿管也是常见的诱因。

1. 临床表现 排尿时尿道有烧灼、刺痛感，伴尿频、尿急。男性患者可有尿道口分泌物，初期可为黏液样，以后转变为脓性。尿道外口因感染而红肿，黏膜外翻。慢性尿道炎可无明显症状，仅表现为晨起时尿道外口少许分泌物。

由于尿道炎很容易向上蔓延引起膀胱炎，有时难以将两者区分开。除了病史和体征，尿道口分泌物的涂片染色或培养，尿三杯试验，都有助于尿道炎的诊断。

2. 治疗 单纯尿道炎的抗生素治疗效果良好，配合休息与增加饮水，很快就可使症状缓解，尿道口分泌物消失。对于慢性尿道炎的处理，除上述治疗外，寻找和治疗诱因更为重要。

> 考点提示：
> 淋菌性尿道炎的传播途径、典型临床表现和预防措施

五、男性生殖系统感染

（一）急性前列腺炎（acute prostatitis）

1. 病因 大多由上行感染所致，如经尿道器械操作、在全身或局部抵抗力减弱时（在劳累、长时间骑车、酗酒、性生活过度、损伤等），致病菌由身体其他部位的病灶经血运或经尿道进入前列腺，最主要的致病菌为大肠埃希菌、葡萄球菌、变形杆菌和链球菌等。

2. 临床表现 发病急骤，有全身感染或脓毒血症表现，高热、白细胞升高，尿频、尿急、尿痛、尿道痛、会阴部和耻骨上疼痛，直肠胀满，排便困难，偶因膀胱颈部水肿、痉挛，可致排尿困难和尿潴留。

3. 诊断 直肠指检，可触到前列腺肿大，表面光滑、张力大，且有明显压痛。急性前列腺炎仅可作指检检查，切勿行前列腺按摩，以防炎症扩散。尿液检查可见脓细胞、红细胞，B超检查亦有助于诊断。

4. 治疗 患者卧床休息、多饮水及通便等一般处理。膀胱刺激症状严重者可给镇痛解痉药物和热水坐浴以缓解症状。抗菌药物可选用青霉素、链霉素、氨苄青霉素、先锋霉素等。经一般对症处理及抗炎治疗后，症状常于1～2周内消退。如症状不见好转或反而加重，确诊脓肿形成，应经会阴部行脓肿切开引流。

（二）慢性前列腺炎（chronic prostatitis）

1. 病因 慢性前列腺炎其病因较为复杂，绝大多数患者无明确的急性前列腺炎阶段。致病微生物主要是细菌，如大肠埃希菌、变形杆菌、克雷伯菌属等，其次有病毒、支原体、衣原体及其他致敏原等。性欲不节、前列腺充血、下尿路梗阻、会阴部压迫、损伤，邻近器官炎症病变波及前列腺及全身抵抗力下降、患者的精神状态等，都可能是慢性前列腺炎的原因之一。

2. 临床表现 不同患者症状表现相差很大，与精神因素有一定关系。常见的症状有：

（1）泌尿系症状：炎症累及尿道，患者可有尿频、尿急、尿痛和血尿症状，清晨排尿之前或大便时尿道口可有黏液或脓性分泌物排出。

（2）疼痛：下腹部、会阴部及后尿道可有疼痛感，放射至腰骶部、腹股沟、阴茎、睾丸等处。

（3）性功能减退：可有性欲减退、阳痿、早泄、射精痛、遗精次数增多等，或因输精管道炎症而使精子活动力减退，导致不育。

（4）神经衰弱症状：由于患者对本病缺乏正确理解或久治不愈，可有心情忧郁、乏力、失眠等。

（5）并发症状：由于细菌毒素引起的变态反应，可出现结膜炎、虹膜炎、关节炎、神经炎等。

3. 诊断 直肠指检前列腺可有轻微压痛，硬度增加或有硬结；前列腺液检查白细胞超过10个/高倍视野，卵磷脂小体减少；分段细菌培养尿液和前列腺液分段定位培养可鉴别尿道、膀胱及前列腺感染。

分段细菌培养尿液和前列腺液分段定位培养（Meares-Stemey"四杯法"）

1. 嘱患者多饮水，充盈膀胱，清洗尿道外口，留尿10ml，称为VB1，代表尿道标本。
2. 排尿200ml弃去，用第二支试管留尿10ml，称VB2，代表膀胱标本。
3. 按摩前列腺，取前列腺液送培养，称为EPS。
4. 按摩后再行排尿10ml，为VB3，代表前列腺及后尿道标本。

意义：①VB1菌落在100个/ml以上并超过其他标本者为尿道感染；②VB2菌落数超过1000个/ml为膀胱炎症；③EPS或VB3菌落数超过5000个/ml，而VB1及VB2阴性或少于3000个菌落数/ml，即VB3超过VB1两倍时，可诊断为细菌性前列腺炎。

---

4. 治疗

（1）一般治疗：消除思想顾虑，宜忌酒及刺激性食物，避免长时间骑车，有规律性生活等；局部理疗，坚持热水坐浴，每晚1次。

（2）前列腺按摩：定期行前列腺按摩，可促使前列腺炎性分泌物的排出，每周一次，同时还可进行前列腺液的常规检查，以评价治疗效果。

（3）药物灌注：经尿道插入特制的气囊尿管，向前列腺尿道部注入无菌生理盐水并抽吸数次，吸净脓性分泌物，再注入抗生素，每周1次。

（4）尿道扩张：对尿道狭窄或不通畅者定期尿扩以利排泄，且在探条通过尿道时，可拉长前列腺开口，有利于腺体引流。

（5）前列腺周围封闭：庆大霉素8万单位加1%普鲁卡因1~2ml，每天一次，7~10次为一个疗程，或青霉素80万单位、链霉素0.5g加1%普鲁卡因2~4ml，每周1~2次。对前列腺痛有缓解作用。

（6）抗菌药物：因一般的抗菌药物不易进入前列腺组织，临床上治疗较为困难。理想的抗菌药物需具备三个条件：①脂溶性碱性药物；②和血浆蛋白结合少；③解离度高。

（7）物理治疗方法：①超声波疗法：能改善局部血液和淋巴循环，加强局部新陈代谢；②短波、超短波疗法：杀菌作用非常直接，短波增强了机体的免疫防御机制所产生的间接效果；③微波疗法：是一种新的高频电疗法，更易深达组织内部，产生热疗作用；④腔道介入疗法：能激活和调节神经性中枢功能，使周围神经恢复正常，能在很大程度上减轻前列腺炎的相关症状；⑤坐浴疗法：将温度在40℃左右的水（手放入不感到烫），倒入盆内，每次坐浴10~30min，水温降低时再添加适量的热水，每天1~2次，10d为一个疗程；⑥自我按摩疗法：患者取下蹲位或侧向屈曲卧位，便后清洁肛门及直肠下段后，用自己的中指或示指按压前列腺体，每次按摩3~5min，以前列腺液从尿道排出为佳。

（三）附睾炎

附睾炎最常见于中青年。一般认为致病菌从输精管逆行进入附睾引起感染，近来认为经淋巴系统的许多附睾炎是由医源性因素造成的，长期留置导尿管、尿道扩张、经尿道手术等均可导致发病。由于附睾与睾丸紧密连接，附睾的炎症常波及睾丸，形成附睾睾丸炎。

导致附睾炎的致病菌与尿路感染中所见相似。

1. 急性附睾炎

（1）临床表现：发病突然，阴囊内出现明显疼痛肿胀，活动时疼痛加剧并可向腹股沟或下腹部放射。寒战、发热等全身症状常见，部分患者还会有膀胱刺激症状。体检：可见阴囊增大，皮肤红肿，附睾显著肿大，体积常可超过睾丸，触痛极为明显，精索增粗并有压痛。炎症重时附睾与睾丸之间的界限不清。血白细胞升高并有核左移。

急性附睾炎需要与睾丸扭转鉴别，后者发病突然，阴囊疼痛明显，睾丸常向上收缩。睾丸托举试验有助于鉴别：将阴囊托举至耻骨联合，急性附睾炎时疼痛减轻，睾丸扭转则加重。如鉴别困难，可行多普勒超声或放射性核素扫描了解睾丸血流情况，血流丰富者为附睾炎，反之为睾丸扭转。

（2）治疗：以应用敏感抗生素为主，病情重者宜静脉给药。急性期应卧床休息，将阴囊托起以减轻疼痛。疼痛剧烈者，可用利多卡因做精索封闭。早期可行阴囊冷敷防止肿胀，后期则可热敷加速炎症消退。

2. 慢性附睾炎

（1）临床表现：多由急性附睾炎治疗不彻底所致，少数无急性期，由长期轻度感染引起。阴囊轻度不适或坠胀感，有时为患者自己扪及阴囊内肿物而前来就诊，急性发作时症状较明显。查体：附睾增大质硬，或有局限性结节，可有轻度触痛，与睾丸分界清楚。双侧病变可导致男性不育。需要和附睾结核鉴别，后者表现为附睾尾部不规则增大，有时与阴囊皮肤粘连，输精管不规则增粗呈串珠样，进一步检查常可发现泌尿系结核的证据。

（2）治疗：急性发作时可给予抗生素治疗。反复发作者可考虑行附睾切除。

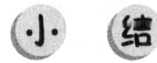

急性细菌性膀胱炎以女性多见，多为上行性感染。根据尿频、尿急和尿痛的病史，尿液常规检查可见红细胞、脓细胞，尿细菌培养每毫升尿细菌计数超过10万即可明确诊断。

慢性前列腺炎多数患者无明确的急性前列腺炎病史。患者可有尿频、尿急、尿痛和血尿症状，下腹部、会阴部及后尿道可有疼痛感；直肠指检前列腺可表现为前列腺硬度增加或有硬结。前列腺液中白细胞超过10个/高倍视野，卵磷脂小体减少。前列腺液细菌培养阳性。

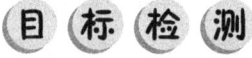

选择题

【A_1型题】

1. 泌尿、男性生殖系统感染最多见的致病菌是
    A. 革兰阴性杆菌　　B. 革兰阳性杆菌
    C. 革兰阴性球菌　　D. 革兰阳性球菌
    E. 炭疽杆菌
2. 上尿路感染包括
    A. 肾盂肾炎、输尿管炎
    B. 膀胱炎
    C. 尿道炎
    D. 前列腺炎（急、慢性）
    E. 精囊炎
3. 明确泌尿系感染首先取决于
    A. 排尿困难
    B. 会阴部疼痛
    C. 尿内发现大量红细胞
    D. 尿内找到细菌或出现白细胞
    E. 尿道外口红肿

4. 尿培养检查的尿标本采集后，处理时间为
   A. 2h 以内　　　　B. 4h 以内
   C. 6h 以内　　　　D. 8h 以内
   E. 10h 以内
5. 可诊断为有尿路感染的菌落计数至少为
   A. 10^4/ml　　　　B. 10^5/ml
   C. $10^4 \sim 10^5$/ml　　D. 10^8/ml
   E. 10^{10}/ml
6. 哪一种肾脏感染性疾病需手术处理
   A. 急性肾盂肾炎　　B. 慢性肾盂肾炎
   C. 急性肾周围炎　　D. 肾皮质炎
   E. 肾积脓
7. 女性尿路感染最常见的途径是
   A. 直接感染　　　　B. 淋巴感染
   C. 血行感染　　　　D. 上行感染
   E. 下行感染
8. 下尿路感染的主要症状是
   A. 脓血尿
   B. 尿频、尿急、尿痛
   C. 大便里急后重
   D. 会阴部疼痛
   E. 耻骨上疼痛
9. 淋菌性尿道的主要传播途径是
   A. 血行传播　　　　B. 空气传播
   C. 性接触传播　　　D. 经中间宿主传播
   E. 经上尿路感染下行传播
10. 急性细菌性前列腺炎是主要致病菌
    A. 经血行感染所致
    B. 经呼吸道感染所致
    C. 经中间宿主传播所致
    D. 经尿道逆行感染所致
    E. 经上尿路感染下行感染所致
11. 尿道炎时尿痛的特点是
    A. 排尿开始时出现疼痛
    B. 排尿终时尿痛加重
    C. 常伴有尿线中断
    D. 伴有耻骨上区疼痛
    E. 伴有终末血尿

【A_2 型题】

12. 患者，男性，28 岁，因 1 年来尿频，尿道有异物感及排白色黏液伴阴部不适，早泄，失眠来就诊，若为确诊慢性前列腺炎，常常做哪项检查确定
    A. 尿常规
    B. 尿液涂片找细菌
    C. 尿培养
    D. 前列腺液白细胞数
    E. 前列腺液培养
13. 患者，男性，67 岁，既往有膀胱炎史，近半年来出现尿频，夜尿需排 4～5 次，同时伴有尿痛及会阴部不适感，直肠指检触及前列腺饱满质软，有轻度压痛。前列腺液检查发现白细胞 15 个/HP，卵磷脂小体少。该患者最可能的诊断是
    A. 急性膀胱炎　　　B. 慢性膀胱炎
    C. 急性前列腺炎　　D. 慢性前列腺炎
    E. 前列腺增生症

第 5 节　泌尿、男性生殖系统结核

> 📖 学习目标
> 1. 熟悉：泌尿系结核的病理生理、临床表现、诊断和治疗。
> 2. 了解：肾结核在泌尿、男性生殖系统结核中的重要性。

案例 19-4

患者，男性，32 岁，小便次数增多半年，每天排尿可达 10 次以上，有时伴有尿急、尿痛，腰部有时感觉酸痛。5 年前曾患肺结核。实验室检查：尿常规显示酸性尿，白细胞（+++），红细胞（+++），蛋白（++）。静脉肾盂造影示左肾"无功能"，右肾正常。逆行肾盂造影示左肾和输尿管严重破坏，右肾、输尿管正常。

问题：
1．初步诊断是什么？
2．为明确诊断，还需要做哪些检查？
3．治疗原则是什么？

泌尿、男性生殖系结核（genitourinary tuberculosis）是全身结核病的一部分。在泌尿系肾脏是最先发生结核病变的部位，而肾结核则继发于肺结核。近年来，结核发病率有上升的趋势，泌尿及男性生殖系结核也有所上升。

一、肾、输尿管、膀胱结核

（一）病因病理

泌尿系结核（genitourinary tuberculosis）是全身结核病的一部分，绝大多数继发于肺结核，少数继发于骨、关节结核或肠结核。结核杆菌自原发病灶经血液、淋巴液到达肾，引起肾结核。因此肾结核在泌尿系结核中最为常见，也是泌尿系其他部位结核的感染源。约90%的肾结核为单侧病变，10%为双侧病变。20～40岁的青壮年多见，男性多于女性。

结核杆菌由原发病灶经血液或淋巴途径播散至肾脏，两侧肾脏多同时受累。结核杆菌停留在双侧肾皮质的肾小球周围毛细血管内，形成多发性微小结核病灶，如人体免疫力强，可以全部自行愈合而不出现临床表现，影像学检查亦没有异常改变，但尿液中可以查到结核杆菌，此期称为病理肾结核。如人体免疫力弱，肾皮质的多发性微小结核病灶逐渐扩大，结核杆菌经肾小管到达肾髓质的肾小管袢，因此处血流缓慢且血运较差，易于停留而形成肾髓质结核，肾髓质结核可经肾小管、淋巴管或直接蔓延至肾乳头，穿破肾乳头到达肾盏、肾盂而引起症状，称为临床肾结核。绝大多数为单侧病变，如不及时治疗，可向输尿管、膀胱、尿道及男性生殖系播散。

肾结核早期病变是在肾皮质内形成多发性结核结节，结核结节由纤维组织、淋巴细胞、浆细胞和上皮样细胞包绕菌落而成，病灶浸润、扩大、多个相邻病灶融合、中心坏死，形成干酪样脓肿。其内充满干酪样和钙化物质，形成肾积脓和肾钙化，干酪样物质排出后形成结核性空洞。纤维化和钙化是肾结核的典型病理改变。

肾髓质结核从肾乳头破溃入肾盏肾盂形成空洞性溃疡，结核逐渐累及全肾。含有结核杆菌的尿液流经输尿管及膀胱可引发输尿管及膀胱结核。肾盏颈及肾盂出口因纤维化狭窄，可形成局限性脓肿或结核性脓肾。

考点提示：
泌尿系统结核的感染途径及肾结核的病理

输尿管结核为多发性黏膜、黏膜下层结核结节、溃疡、肉芽肿和纤维化，病变的修复愈合，导致输尿管壁纤维化，管壁增粗、变硬、出现管腔阶段性狭窄甚至完全闭塞。输尿管的狭窄或完全闭塞，加速了肾结核病变的发展，引发肾积水，导致肾功能进一步下降甚至丧失。但由于含有结核杆菌的尿液不能流入膀胱，膀胱的结核病变会逐渐好转甚至愈合，膀胱刺激症状也逐渐缓解至消失，临床上把这种情况称之为"肾自截"。

（二）临床症状

1. 局部症状

（1）尿频、尿急、尿痛：典型症状主要在膀胱，尿频开始是由于含有脓液和结核杆菌的酸性尿对膀胱刺激所引起，后则由于结核性膀胱炎所致，病情发展后可形成广泛溃疡和膀胱挛缩，甚至表现为尿失禁。

（2）血尿、脓尿：血尿常在膀胱刺激征发生后出现，多为终末血尿。一般均有不同程度的脓尿，显微镜下尿内可见大量脓细胞，严重者尿呈洗米水样改变。

（3）肾区疼痛、肿块：肾结核一般不出现疼痛。当肾已严重破坏，成为巨大脓肾、肾结核继发感染或病变蔓延至周围组织时可出现疼痛，并可触及肿块，脓块阻塞输尿管时可出现绞痛。

2. 全身症状 患者全身症状不明显。部分患者可出现午后发热、盗汗、消瘦、贫血、乏力、食欲不振等。双肾结核或一侧肾结核伴对侧肾积水时，可以出现恶心、呕吐、水肿、贫血、少尿甚至无尿等肾功能不全的表现。

考点提示：
肾结核的临床表现

（三）诊断及鉴别诊断

泌尿系结核的诊断除了需确定泌尿系结核的存在外，还应明确病变的部位、范围及造成的破坏的程度，并了解对侧肾脏的情况及全身健康状况。

1. 诊断 泌尿系结核的典型症状表现在膀胱，膀胱刺激症状是多数泌尿系结核的最初症状，是诊断的重要线索。凡有尿频、尿急、尿痛等膀胱刺激症状，经一般抗菌药物治疗未见好转者；尿中脓细胞，普通细菌培养无细菌生长者；男性生殖系统结核者；肾外有结核病灶，尿中有红细胞、蛋白者，均应考虑肾结核的可能。

（1）尿液检查：对泌尿系结核的诊断有决定性意义，尿呈酸性，尿蛋白阳性，常规检查可见白细胞、红细胞。将尿沉渣涂片做抗酸染色，24h尿沉渣找抗酸杆菌。尿中找到抗酸杆菌对诊断肾结核有重要意义，结核杆菌培养结果可靠，阳性率高，但需要4～8周才有结果。

（2）影像学诊断：泌尿系造影仍为当前诊断肾结核的有效手段，它既可以清楚地显示病变部位及范围，也可显示肾脏的功能情况。

1）超声检查：可以初步确定肾结核的病变部位及有无肾积水等。

2）X线平片：泌尿系统平片可能见到结核钙化病灶影像。

3）静脉尿路造影：肾结核的X线诊断主要依靠静脉尿路造影。早期表现肾盏边缘不光滑，如虫蚀状，继而肾盏形成空洞，肾盏、肾盂变形。如全肾广泛破坏时，由于肾功能低下或完全丧失，患侧不能显影（图19-6）。

4）膀胱镜检查：早期可见黏膜充血水肿，结核结节，以膀胱三角区及患侧输尿管口为重。后期有结核性溃疡，患侧输尿管口可以呈"洞状"，边缘不光滑，喷尿浑浊或不喷尿。

2. 鉴别诊断

（1）膀胱非特异性炎症：发病比较急，血尿与膀胱刺激症状同时出现，普通尿培养有细菌生长，抗生素治疗有效。症状也可能反复出现，但无逐渐加重的趋势。

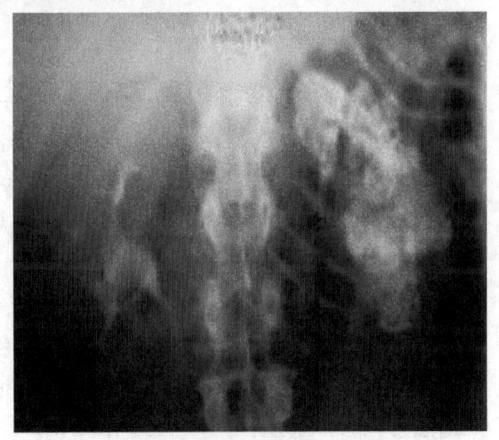

图19-6 静脉尿路造影示左肾盂不规则变形并肾钙化

（2）膀胱肿瘤：膀胱内原位癌或位于膀胱颈及三角区的肿瘤可以有膀胱刺激症状，但发生在血尿之后，血尿的程度也较显著。膀胱镜下活检可明确诊断。

（3）慢性前列腺炎：目前在青壮年男性人群中非常多见，也可表现为反复出现的膀胱刺激症状，急性发作时可有终末血尿。但患者常常有下腹及会阴部不适或疼痛，中段尿检查常为阴性，而前列腺液检查有大量白细胞存在。

（4）膀胱结石：尿痛更为明显，并有尿线中断现象，有时可自行排出较小的结石。B超或X线检查很容易作出诊断。

考点提示：
肾结核的诊断

（四）治疗

肾结核是全身结核病的一部分，治疗上应依据全身和局部情况制定治疗方法，才能取得满意的效果。主要采用全身抗结核药物，手术切除病肾或病变组织，对并发症的治疗。

1. 一般治疗 注意全身治疗，加强营养、注意休息、改善环境、避免劳累。

2. 抗结核药物治疗 治疗原则：要坚持早期、联用、适量、规律和全程的用药原则。与全身其他部位结核一样，主张联合用药，不能单独使用一种药物，以减少细菌产生耐药性。常用的抗结核药物为链霉素、异烟肼及对氨基水杨酸。如上述药物在治疗过程中出现严重不良反应或耐药性时，可选用利福平、乙胺丁醇、吡嗪酰胺及环丝氨酸等。

3. 手术治疗 手术方法的选择取决于病变范围、程度和对药物治疗的反应。

凡药物治疗 6～9 个月无效，且肾结核破坏严重者，可行手术治疗。①肾结核的手术治疗：包括肾切除术、肾部分切除术和肾病灶清除术。肾切除术前使用抗结核药治疗 2 周以上。②输尿管病变已形成局部狭窄段时可手术切除狭窄部，根据部位行肾盂输尿管吻合、输尿管端-端吻合或输尿管膀胱再吻合术。③膀胱手术：已挛缩的膀胱即便在药物治疗后也无法恢复正常储尿功能，可考虑利用肠管做肠扩大膀胱术，条件是泌尿系结核已完全治愈且无尿道狭窄存在，否则需行尿流改道的手术。

4. 肾结核晚期并发症的处理原则 肾结核的晚期并发症主要有对侧肾积水及膀胱挛缩。积水侧肾功能足以代偿，血尿素氮及肌酐正常者先切除结核肾，再处理肾积水；如积水侧肾功能已不能代偿而导致血尿素氮及肌酐升高时，先行积水侧肾造瘘术，待肾功能好转后再切除结核肾及处理肾积水。处理对侧肾积水时，如无膀胱挛缩，可行输尿管膀胱重植术。如有膀胱挛缩，则应施行膀胱扩大术的同时行输尿管肠腔移植术。膀胱挛缩的处理原则为如无尿道狭窄或膀胱阴道瘘，常采用乙状结肠膀胱扩大术。如有尿道狭窄或膀胱阴道瘘时，则采用回肠膀胱术或直肠膀胱术。

考点提示：
肾结核的治疗

二、男性生殖系结核

男性生殖系结核较常见。泌尿系结核可通过尿道感染男性生殖系统，主要为前列腺、精囊和附睾；部分男性生殖系统结核由血行播散感染。

1. 临床表现 多发生于 20～40 岁的人群，前列腺、精囊结核无明显症状，偶感会阴和直肠内不适。严重的精囊、前列腺结核往往表现为精液减少、脓精、血精、性功能障碍、久婚不育。输精管结核表现为增粗，变硬，可形成串珠样结节。附睾结核主要表现为附睾肿大，形成坚硬的肿块，多数不痛，或仅感轻微隐痛。发展缓慢，阴囊肿胀不适或下坠感。病变发展肿大形成寒性脓肿，与阴囊皮肤粘连，溃破形成窦道经久不愈。用一般抗生素不能治愈为其特点。双侧附睾病变精液无精子，失去生育能力。

2. 诊断 本病多为慢性病程、逐渐发展。附睾结核主要表现为附睾尾部不规则肿块并可与皮肤粘连，波及睾丸时与睾丸的正常界线消失，如有破溃更属典型症状。患侧输精管增粗、变硬，呈串珠样。如已发现泌尿系结核则更有助于诊断。直肠指检则前列腺多表现为变硬、缩小、表面不平，偶可触及发硬的精囊。附睾结核须与特异性附睾炎相鉴别。非特异性附睾炎时，附睾常为均匀性肿大、中等硬度，表面光滑，有压痛。

考点提示：
男性生殖系统结核的感染途径、易发生的部位和主要症状

3. 治疗 生殖系结核的抗结核药物治疗效果较好，其用药方法与泌尿系结核的治疗相同。前列腺和精囊结核一般均采用抗结核治疗。附睾结核早期可用抗结核药治疗。如病变范围较大，或有窦道形成时须行附睾切除术。一般睾丸很少被侵犯，故行附睾切除时应保留睾丸。如果病变侵入睾丸，手术时也仅需切除病变部位即可，仍应尽可能保留部分睾丸。手术治疗时也同样需要药物治疗配合。

案例19-4分析

1. **初步诊断** 左肾结核（肾自截）。

   诊断依据：患者有患肺结核史，出现尿频、尿急、尿痛半年。尿常规：酸性尿，白细胞（+++），红细胞（+++），蛋白（++）。静脉肾盂造影示：左肾"无功能"，右肾正常。逆行肾盂造影示：左肾和输尿管严重破坏，右肾、输尿管正常。

2. **为明确诊断还需要行的检查** 行尿沉渣涂片检查找抗酸杆菌，尿结核杆菌培养；双肾、输尿管及膀胱B超；必要时行双肾CT、MRI检查。

3. **治疗原则** 加强营养；抗结核药物应用；左肾切除术。

小 结

肾结核病变虽然在肾，但典型症状却在膀胱。尿频是肾结核最早出现的症状，凡有尿频、尿急、尿痛等膀胱刺激症状，经一般抗菌药物治疗未见好转者；尿中脓细胞，普通细菌培养无细菌生长者；男性生殖系统结核者；肾外有结核病灶，尿中有红细胞、蛋白者，均应考虑肾结核的可能。

附睾结核主要表现为附睾尾部不规则肿块并可与皮肤粘连，如有破溃更属典型症状。输精管结核，患侧输精管增粗、变硬，呈串珠样。

目 标 检 测

一、选择题

【A_1型题】

1. 下列泌尿系统疾病中哪一种的病理改变主要在肾脏而出现症状则主要由膀胱病变引起
   - A. 肾脏鹿角形结石
   - B. 海绵肾
   - C. 泌尿系结核
   - D. 急性细菌性膀胱炎
   - E. 多囊肾

2. 关于早期肾结核，下列叙述错误的是
   - A. 早期肾结核病变局限在肾皮质，并无临床症状
   - B. 尿中可以发现结核杆菌
   - C. 影像学检查不能发现病变
   - D. 尿常规检查可发现大量蛋白
   - E. 病变发展到肾髓质时成为临床肾结核

3. 下列抗结核药物中，不属于杀菌药的是
   - A. 异烟肼
   - B. 利福平
   - C. 链霉素
   - D. 吡嗪酰胺
   - E. 乙胺丁醇

4. 肾结核最常见的晚期并发症是
   - A. 自截肾
   - B. 膀胱阴道瘘
   - C. 膀胱直肠瘘
   - D. 附睾结核
   - E. 膀胱挛缩和对侧肾积水

【A_2型题】

5. 患者，男性，29岁，1年前因左肾、左输尿管及膀胱结核，行左肾和左输尿管切除术，手术后行抗结核治疗8个月。日前患者尿常规检查阴性，IVP显示右肾轻度积水，但患者尿频症状明显加重，原因是
   - A. 结核引起的尿道综合征
   - B. 膀胱结核未能控制
   - C. 结核复发
   - D. 合并有泌尿系统感染
   - E. 膀胱挛缩

6. 患者，女性，29岁，尿频、尿急、尿痛，加重时尿未有血尿，夜尿7~8次，尿检查：红细胞、白细胞、脓细胞均满视野，尿普通细菌培养无细菌生长，尿路平片未见明显异常，按膀胱炎治疗已半年未见好转。首先要考虑哪一种疾病
   - A. 慢性肾盂肾炎
   - B. 泌尿系肿瘤

C. 间质性膀胱炎 D. 泌尿系结核
E. 尿道炎

7. 患者，女性，25岁，膀胱刺激症状2年半，尿常规检查显示，尿中有大量红细胞、白细胞，血生化检查发现尿素氮和肌酐明显升高，IVP显示右肾不显影，左肾重度积水，膀胱显影不佳。确诊为泌尿系统结核，应选择何种治疗方案
A. 膀胱造口 B. 膀胱扩大
C. 立即血透 D. 左肾造口
E. 右肾切除

二、病例分析

[病例摘要] 男性，35岁，尿频、尿急、尿痛伴血尿6个月余。

6个月前无明显诱因渐出现尿频、尿急、尿痛，约1h排尿一次，排尿初始及终末为肉眼血尿，偶伴小血块，无低热、盗汗、腰痛。在当地医院行尿液检查有多数红、白细胞，给予"氟哌酸"、"环丙沙星"等口服，疗效不明显。现膀胱刺激症状反而加重，约半小时排尿一次。发病以来食欲正常，大便正常。平素体健，否认肝炎、肺结核等病史，无药物过敏史。吸烟15年，1包/天；饮酒10年，半斤/天。家族史无特殊。

体检：发育正常，营养中等。皮肤、巩膜无黄染，浅表淋巴结不大。心、肺、腹未见异常。左肾区轻微叩击痛。双肾未扪及。双输尿管走行区无压痛，未扪及包块，膀胱区无压痛，左阴囊附睾尾可扪及直径2.5cm大小不规则硬结，与阴囊皮肤无粘连，压痛不明显，双输精管粗硬，不光滑。直肠指检：前列腺不大，质地较硬，表面不光滑。脊柱四肢未见异常。

实验室检查：血常规正常，尿蛋白（++），红细胞满视野，白细胞20～30个/HP，血沉15mm/h，肝肾功能无异常。

胸片：右上肺陈旧结核病灶。

B超：左肾内部正常结构消失，可探及多个大小不等液性区，肾实质变薄并有破坏。右肾未见异常，右输尿管下段扩张，膀胱容量小于50ml。

腹平片（－），静脉尿路造影：左肾未显影，右肾显影，结构功能正常，右输尿管全长显影，下段扩张明显。膀胱显影，容量小。

问题：
1. 诊断及诊断依据是什么？
2. 鉴别诊断有哪些？
3. 进一步检查有哪些？
4. 治疗原则是什么？

第6节　泌尿、男性生殖系统肿瘤

📖 学习目标
1. 掌握：膀胱肿瘤的临床表现、诊断和治疗原则。
2. 熟悉：肾肿瘤的临床表现、诊断和治疗。
3. 了解：泌尿、男性生殖肿瘤的概况；阴茎癌、睾丸、前列腺肿瘤的诊断及治疗原则。

案例19-5

患者，男性，50岁，近1个月来小便经常呈血红色，严重时尿液自始至终呈红色，几天后可自行停止。排尿时无疼痛、发热。在家按"膀胱炎"服用抗菌药物无效果。查体：一般情况可，心肺正常，腹部无压痛、未触及肿块。

问题：考虑为哪些病？应做哪些检查？

泌尿系肿瘤是泌尿外科疾病中最常见的疾病之一，且大多数为恶性肿瘤。在泌尿、男性生殖系各处均可发生肿瘤，最常见的是膀胱癌，其次是肾脏肿瘤，近年来，前列腺癌在我国有明显上升趋势，阴茎肿瘤的发生率则明显下降。

一、肾脏肿瘤

肾脏肿瘤（tumor of kidney）占成人恶性肿瘤的1%～3%。肾脏肿瘤绝大多数为恶性，肾癌占肾脏肿瘤的绝大部分，肾盂癌较少见，肾母细胞瘤是婴幼儿中最常见的实体肿瘤。

（一）肾癌

肾癌（renal carcinoma）通常指肾细胞癌，也被称为肾腺癌，占原发肾恶性肿瘤的85%，发病因素至今尚未明确，病因可能与职业接触、吸烟、肥胖和遗传因素有关。

1. 病理 肾细胞癌起源于近曲肾小管上皮，常常外生性生长并侵犯肾周脂肪组织。这些特征性的病理变化有助于影像学诊断。临床上常用的肾细胞癌的分期方法有两种，即Robson分期和TNM分期。目前一般按Robson分类法可分为Ⅳ期：

Ⅰ期：肿瘤局限于肾实质。

Ⅱ期：病变突破肾包膜进入肾周脂肪囊，但肿瘤仍限制在Gerata's筋膜内。

Ⅲ期：癌栓进入肾静脉或下腔静脉，癌细胞进入淋巴结转移。

Ⅳ期：肿瘤侵及邻近器官或肿瘤发生远处转移。

2. 临床表现 肾癌高发年龄是50～60岁，男性多于女性；常见症状为血尿、腰痛、可触及包块等症状，被称为肾细胞癌的三联征。

（1）血尿：间歇无痛性肉眼全程血尿是最常见的初发症状，血尿可自行停止，又反复发生。肿瘤侵及肾盂、肾盏时血尿更为显著。

> **无痛性血尿是泌尿系肿瘤的早期重要信号**
>
> 正常人尿内一般无红细胞，在剧烈运动、长期站立或劳累以后，在显微镜视野下可见1～2个红细胞。在病理情况下，根据尿液中血液含量的多少分为镜下血尿和肉眼血尿，镜下血尿为显微镜下观察离心尿，每个高倍视野中红细胞＞3个。血尿又分疼痛性血尿和无痛性血尿。血尿伴或不伴有疼痛是鉴别良恶性疾病的重要依据。血尿伴有排尿疼痛多为尿石症或膀胱炎，而无痛性血尿除非另有其他明确的证据，否则往往是泌尿系统肿瘤的一个早期重要信号。
>
> 链接

（2）肿块：腰部或腹部肿块为肿瘤本身或输尿管梗阻引起肾积水、积脓所致。肾盂肿瘤较难触及，肾母细胞瘤则因增大迅速、肿块巨大而较易发现。

（3）疼痛：常为腰部钝痛或隐痛，血块通过输尿管时可发生绞痛。

（4）其他：部分肾癌患者可有肾外表现（肾细胞癌的肾外症候群），如低热、消瘦、虚弱、贫血，一般多在晚期出现。因肿瘤压迫、栓塞肾静脉，可引起精索静脉曲张；有些患者因肾实质受压缺血而引起肾性高血压。红细胞增多、高钙血症、非转移性的肝功能异常。

3. 诊断 肾癌典型的临床表现是血尿、包块和腰痛，这三个症状都出现则是晚期症状。因此，对40岁以上的患者，出现以上任何一个症状都应引起高度重视，尤其是无痛性全种肉眼血尿往往是肾癌的首发症状，更应首先考虑和排除肾肿瘤的可能。常用的检查有：

（1）X线检查：对肾癌诊断有决定意义，腹部平片（KUB）见肾影增大、不规则和钙化灶。

（2）静脉尿路造影（IVU）：见肾盂、肾盏因肿瘤压迫出现充盈缺损、不规则变形、移位等（图19-7）；一旦确诊肾癌，造影同时即行肾癌动脉栓塞。动脉栓塞后可使瘤体缩小，术中减少出血及癌栓扩散，亦可降低手术难度。

（3）其他检查：B超、放射性核素扫描、CT、MRI对诊断均有重要作用，超声诊断可作为常规检查。病理检查是确诊的依据。

考点提示：
肾癌的典型临床表现和常规检查方法、治疗原则

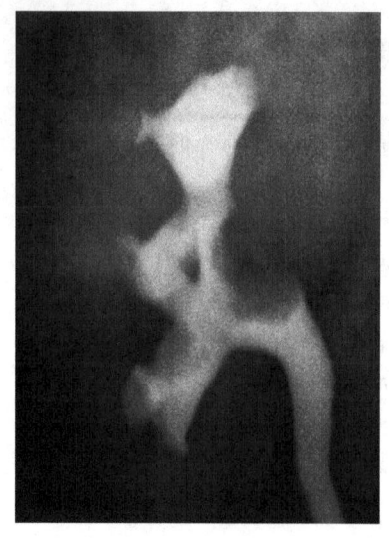

图 19-7　肾肿瘤静脉尿路造影

（4）实验室检查：贫血、血尿、血沉增快比较常见。贫血的发生率约为 30%，其原因并非失血、溶血等因素所致。这种贫血常常是正常色素性贫血。当肿瘤被切除后贫血能够逐渐恢复。

4．治疗　早期根治性肾切除是主要的治疗方法，术前、术后配合放射及化学治疗、激素治疗、生物治疗等，可显著提高手术存活率。

（二）肾盂癌

肾盂癌是指发生在肾盂或肾盏上皮的肿瘤，约占所有肾肿瘤的 10%。肾盂癌多数为移行细胞癌，少数为鳞癌和腺癌。患者年龄多在 40 岁以上，男女发病率约为 3∶1。其发病与芳香伯胺类物质如 β- 萘胺和联苯胺有密切关联；与吸烟、长期服用非那西丁类药物有关；感染或长期结石刺激可引起鳞癌或腺癌；鹿角形肾结石的患者移行上皮癌发病率明显增高。

1．病理　肾盂癌绝大多数为移行上皮细胞乳头状肿瘤，可单发或多发。肿瘤细胞分化和基底的浸润程度有很大差别。由于肾盂壁肌层很薄，淋巴组织丰富，易发生早期淋巴转移。肾盂癌可发生于肾盂的任何部位，有多中心发生的特点，可同时或先后发生输尿管肿瘤或膀胱肿瘤。

2．临床表现　早期最重要的症状为无痛性肉眼血尿，少数患者因肿瘤阻塞肾盂输尿管交界处后可引起腰部不适、隐痛及胀痛，偶可因凝血块或肿瘤脱落物引起肾绞痛，因肿瘤长大或梗阻引起积水出现腰部包块者少见。少部分患者有尿路刺激症状。晚期患者出现咯血及恶病质。

3．诊断　诊断方法基本同肾癌，大量反复肉眼血尿，血尿严重时可见输尿管管型血块。查体常无阳性体征发现，血尿发作时膀胱镜检查可见患侧输尿管口喷血，尿液细胞学检查可见肿瘤细胞。B 超、CT 检查可见肾盂实质占位性病变，静脉肾盂造影或逆行肾盂造影可见肾盂或肾盏内有不规则的充盈缺损。

4．治疗　肾盂癌仍然以手术为主，辅助放、化疗进行治疗。肾盂癌除行根治性肾切除外，还应将全部输尿管及输尿管口周围的膀胱壁一并切除，以防止残留的输尿管内再发生肿瘤。

（三）肾母细胞瘤

肾母细胞瘤（nephroblastoma）又称肾胚胎瘤或 Wilm's 瘤，是小儿泌尿系统常见肿瘤。在幼儿的各种恶性肿瘤中，本病约占 1/4，最多见于 3 岁以下的儿童，成人罕见。多数为一侧发病，双侧同时发病者约占 10%。

1．病理　肾母细胞瘤多表现为单个实性肿物，体积常较大，边界清楚，可有假包膜形成。组织学特征是具有幼稚的肾小球或肾小管样结构。由间叶组织的细胞、上皮样细胞和胚芽细胞三种成分组成的恶性混合瘤，常为一个大的实性瘤，外有包膜，内含多种组织，如腺体、神经、肌肉、软骨、脂肪等。肿瘤生长极快，高度恶性，早期即可发生远处转移，转移途径同肾癌，常转移至肺、肝、骨骼等。

2．临床表现　消瘦和腹部包块是本病最重要的症状。腹部包块最初常是在为孩子洗澡或换衣服时摸到，以后发现腹部包块迅速长大，由于肿瘤一般不侵犯肾盂，故肉眼血尿者较少，少数患儿可有镜下血尿。同时见患儿精神欠佳，食欲不振、烦躁哭闹、明显消瘦、低热，有时患儿血压升高，在短期内出现恶病质征象。

3．诊断及鉴别诊断　幼儿腹部发现包块，短期内明显增大，首先应考虑到肾胚胎瘤。

检查时腹部包块表面较平坦，质硬。

B 超、CT 扫描检查可明确肿块与肾脏关系及肿块性质，这对诊断本病有重要意义。腹部平片可见肿块阴影及有无钙化、骨化。静脉肾盂肾造影可见肾盂、肾盏受压或不显影，同时可了解对侧肾脏功能情况。在鉴别诊断中，须与巨大肾积水、肾上腺神经母细胞瘤相鉴别，B 超、CT 扫描检查可明确诊断。

4. 治疗 肾胚胎瘤一经确诊，应尽早经腹做肾切除术。对过大肿瘤术前可先行放疗促使瘤体缩小，以利手术，可减少出血及降低手术难度。术后切口愈合后即可开始继续放疗，可提高治愈率。

在手术、放疗和化疗联合应用下，肾胚胎瘤的长期生存率已有明显提高。如为早期患者，五年生存率在 90% 以上。但对单纯手术或病程较晚的患儿，五年生存率很不理想。

考点提示：
肾母细胞瘤的好发人群典型临床表现、治疗原则

二、膀 胱 肿 瘤

膀胱肿瘤（tumor of bladder）是泌尿系最常见的肿瘤，发病率在我国的泌尿生殖系肿瘤中占第一位，膀胱癌的平均发病年龄为 65 岁，男女之比为 2.7∶1。

（一）病因

病因尚不清楚，一般认为与以下因素有关。

1. 长期与苯胺类化学物质的接触 如染料、皮革、橡胶、油漆工等，可出现较高的膀胱肿瘤发生率。

2. 吸烟 是最常见的膀胱肿瘤致癌因素，大约 1/3 膀胱癌与吸烟有关。

3. 膀胱黏膜局部长期遭受刺激 如长期慢性的感染、寄生在膀胱的血吸虫病、膀胱结石的慢性刺激均可诱发膀胱肿瘤。而腺性膀胱炎、黏膜白斑被认为是癌前期病变，可诱发癌变。

4. 其他 滥用镇痛药物、尿中色氨酸和烟酸代谢异常的人群发生膀胱肿瘤危险性明显增加。

（二）病理

膀胱肿瘤大多来源于上皮细胞，占 95% 以上，而其中 90% 以上为移行细胞癌，鳞状细胞癌和腺癌较少见，但恶性程度远较移行细胞癌为高。

1. 膀胱癌的分级 广泛采用 WHO 的国际肿瘤组织学分类（WHO 2004）分级标准和国际抗癌联盟（UICC，2002）TNM 分期法为标准。前者将膀胱等尿路上皮肿瘤分为乳头状瘤、乳头状低度恶性倾向的尿路上皮肿瘤、低级别乳头状尿路上皮癌和高级别乳头状尿路上皮癌。

2. 膀胱癌的分期 指肿瘤浸润深度及转移情况，是判断膀胱肿瘤预后的最有价值的参数。目前普遍采用国际抗癌联盟的 2002 年第 6 版 TNM 分期法。

膀胱癌可分为非肌层浸润性膀胱癌（T_{is}，T_a，T_1）和肌层浸润性膀胱癌（T_2 以上）。原位癌虽然也属于非肌层浸润性膀胱癌，但一般分化差，属于高度恶性的肿瘤，向肌层浸润性进展的概率要高得多。因此，应将原位癌与 T_a、T_1 期膀胱癌加以区别（图 19-8）。

（三）临床表现

1. 血尿 绝大多数膀胱肿瘤患者的

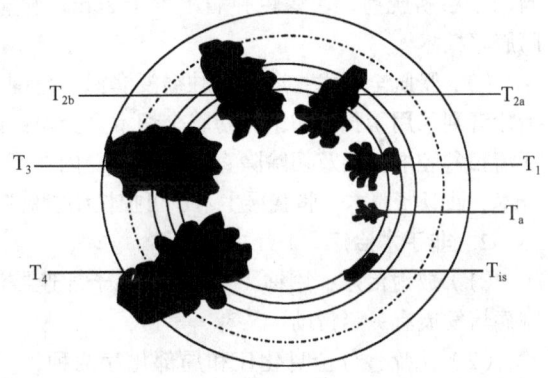

图 19-8 膀胱肿瘤分期

首发症状是无痛性血尿，如肿瘤位于三角区或其附近，血尿常为终末出现。如肿瘤出血较多时，可出现全程血尿。血尿可间歇性出现，常能自行停止或减轻，容易造成"治愈"或"好转"的错觉。血尿出现时间及出血量与肿瘤恶性程度、分期、大小、数目、形态并不一致。

2. 膀胱刺激症状 肿瘤坏死、溃疡或并发感染时，患者可出现尿频、尿急、尿痛等膀胱刺激症状，是膀胱肿瘤的晚期表现。

3. 其他 当肿瘤浸润达肌层时，可出现疼痛症状，肿瘤较大影响膀胱容量或肿瘤发生在膀胱颈部、或出血严重形成血凝块等影响尿流排出时，可引起排尿困难甚至尿潴留。膀胱肿瘤位于输尿管口附近影响上尿路尿液排空时，可造成患侧肾积水。晚期膀胱肿瘤患者有贫血、水肿、下腹部肿块等症状，盆腔淋巴结转移可引起腰骶部疼痛和下肢水肿。

4. 体格检查 体检查体时注意膀胱区有无压痛，肛指检查双合诊注意有无触及膀胱区硬块及活动情况，膀胱肿瘤未侵及肌层时，此项检查常阴性，膀胱癌患者触及盆腔包块，多是局部进展性肿瘤的证据，即提示癌肿浸润已深，病变已属晚期。

（四）诊断

中年以上出现无痛性肉眼血尿，特别是终末血尿者，都应想到泌尿系肿瘤，而首先应考虑膀胱肿瘤的可能。

1. 尿液检查 尿液脱落细胞检查，可查见肿瘤细胞，该检查方法简便，可作为血尿患者的初步筛选，但如果肿瘤细胞分化良好者，常难与正常移行细胞相鉴别，检出的阳性率不高。

2. 膀胱镜检查 对本病临床诊断具有决定性意义，绝大多数病例通过该项检查，可直接看到肿瘤生长的部位、大小、数目，并可根据肿瘤表面形态，初步估计其恶性程度，并进行活检以明确诊断。

3. 影像学检查 B超、CT扫描、静脉肾盂造影等对全面了解本病及排除上尿路有无肿瘤等都有一定价值。膀胱X线造影检查可见充盈缺损，浸润的膀胱壁僵硬不整齐。

（五）治疗

膀胱肿瘤治疗以手术切除为主。手术治疗分为经尿道切除肿瘤、膀胱切开切除肿瘤、膀胱部分切除、膀胱全切除等手术。根据肿瘤的病理并结合肿瘤生长部位、患者全身情况等选择适当的手术方式。放射治疗、化学治疗、免疫治疗等在治疗中作为一种辅助措施或作为肿瘤切除后预防复发的一种手段。

1. 手术治疗

（1）电灼或电切法：对小的表浅肿瘤，可经尿道施行肿瘤电灼或电切术，对较大的肿瘤亦可进行经尿道肿瘤切除，对多发表浅肿瘤可切开膀胱施行电灼及电切术。

（2）肿瘤及膀胱部分切除术：对已侵犯肌层的肿瘤可选择此种治疗方法，切除包括肿瘤的全层膀胱壁，切缘距肿瘤不少于2cm，肿瘤若邻近输尿管口则一并切除，另行输尿管膀胱移植术。

（3）膀胱全切术：适用于肿瘤浸润深、范围广或肿瘤位于三角区内难以上述方法手术治疗者则采用膀胱全切术。膀胱全切术又分单纯膀胱全切术及膀胱肿瘤根治全切术。后者包括清扫盆腔淋巴结及切除除直肠外的盆腔内器管。膀胱切除后尿流改道方式较多，如直肠膀胱术、回肠膀胱术、膀胱再生术、可控性肠管膀胱等，目前仍以回肠膀胱尿流改道者为多。

2. 非手术治疗

（1）放射治疗：用钴（^{60}Co）或电子加速器治疗，对肿瘤切除后预防复发及晚期癌肿控制病情发展有一定帮助。

（2）化疗：分全身化疗和局部化疗两种，局部化疗又有经髂内动脉内灌注和经膀胱内灌注等方法。目前较普遍的化疗用药还是多经膀胱内灌注。

> **膀胱内灌注方法**
>
> 丝裂霉素20~40mg加生理盐水或蒸馏水20~40ml，患者排空尿液后行膀胱内灌注，药液保留2~3h，每周一次，共8次，以后改为2周一次，再灌4次，共12次。其他灌注药物还有塞替派、喜树碱、5-氟尿嘧啶、多柔比星、顺铂等。

考点提示：
膀胱癌的病理、临床表现、诊断和治疗原则

（3）免疫治疗：卡介苗膀胱内灌注对预防肿瘤复发有明显疗效，据报道，干扰素、白介素等全身应用及膀胱内灌注对预防肿瘤术后复发亦有较好作用。

（4）其他：如激光、血卟啉、射频、热水加压、枯矾液注射等，临床疗效结论不一。

案例19-5分析

该患者应考虑泌尿系肿瘤。可进行B超、CT、MRI、IUV、尿沉渣细胞学检查、肾盂镜检查及膀胱镜检查。

三、前 列 腺 癌

前列腺癌（prostatic carcinoma, prostatic cancer, PCa）是男性生殖系最常见的恶性肿瘤，发病随年龄而增长，我国由于人口老龄化，近年来发病率有所增加，同时由于对前列腺癌的诊断方法的不断改进，使前列腺癌得以早期诊断，前列腺癌的发病率有所增加。

（一）病因病理

前列腺癌的病因尚未查明，可能与遗传、环境、性激素等有关。前列腺分泌功能受雄激素睾酮调节，促性腺激素的黄体生成素发挥间接作用。幼年阉割者从不发生前列腺癌。

前列腺癌98%为腺癌，起源于腺细胞，前列腺萎缩的外周带是癌的常见发生部位。前列腺癌多数为多病灶，分化程度差别极大，表现为癌腺泡结构紊乱。前列腺癌的病理分级，是根据腺体的分化程度和肿瘤的生长形式评估其恶性程度，当前列腺癌诊断确立后，就必须从癌的分级及分期中寻找影响预后的因素。分级方法对于判断预后有很大帮助。在前列腺癌的病理分级方面，目前最常使用Gleason评分系统。

> **Gleason评分分级标准**
>
> Gleason 1：癌肿极为罕见。其边界很清楚，膨胀型生长，几乎不侵犯基质，癌腺泡很简单，多为圆形，中度大小，紧密排列在一起，其胞质和良性上皮细胞胞质极为相近。
>
> Gleason 2：癌肿很少见，多发生在前列腺移行区，癌肿边界不很清楚，癌腺泡被基质分开，呈简单圆形，大小可不同，可不规则，疏松排列在一起。
>
> Gleason 3：癌肿最常见，多发生在前列腺外周区，最重要的特征是浸润性生长，癌腺泡大小不一，形状各异，核仁大而红，胞质多呈碱性染色。
>
> Gleason 4：癌肿分化差，浸润性生长，癌腺泡不规则融合在一起，形成微小乳头状或筛状，核仁大而红，胞质可为碱性或灰色反应。
>
> Gleason 5：癌肿分化极差，边界可为规则圆形或不规则状，伴有浸润性生长，生长形式为片状单一细胞型或者是粉刺状癌型，伴有坏死，癌细胞核大，核仁大而红，胞质染色可有变化。

前列腺癌的病理分期多采用 TNM 系统，分为 4 期。T_1 期：①T_{1a} 期：前列腺组织中发现有癌，偶发癌的体积＜切除组织的 5%；②T_{1b} 期：在切除的前列腺组织中病理检查发现癌，偶发癌的体积＞切除组织的 5%；③T_{1c} 期：单纯 PSA 升高，前列腺穿刺活检证实有癌肿。T_2 期：①T_{2a} 期：肿瘤局限于前列腺内，并有＜单叶的 1/2 或更少；②T_{2b} 期：肿瘤局限于，并＞单叶的 1/2；③T_{2c} 期：肿瘤侵犯前列腺的两叶，仍局限于前列腺内。T_3 期：①T_{3a} 期：肿瘤经过前列腺单侧或双侧的被膜向外延伸；T_{3b}：肿瘤侵犯精囊。T_4 期：肿瘤侵犯膀胱颈和（或）外括约肌和（或）直肠、肛提肌和（或）盆壁。

前列腺癌转移有三种途径：①向附近组织或邻近器官浸润，首先侵及两侧叶，穿破被膜，至输精管壶腹、精囊、膀胱颈和后尿道；②淋巴转移可至腹主动脉旁淋巴结等；③血行转移最常见为骨盆、脊椎、股骨，也可转移至肝、肺、胸膜、肾上腺、脑等内脏器官。

（二）临床表现

前列腺癌临床表现差别很大，与肿瘤分型有关。当癌肿侵及膀胱颈后尿道，可表现为下尿路梗阻症状，如尿频、尿急、尿流缓慢、尿流中断、排尿不尽，甚至尿潴留或尿失禁。血尿较少见。部分患者以转移症状就诊，表现为腰背痛、坐骨神经痛等。患者有慢性消耗症状，消瘦、无力、贫血等。对男性原发灶不明的转移癌，应排除前列腺癌。

（三）诊断

1. 直肠指检、经直肠超声检查（transrectal ultrasonography，TRUS）和血清前列腺特异性抗原（prostate-specific antigen，PSA） 目前公认的早期发现前列腺癌最佳的初筛方法。直肠指检可发现坚硬结节，正确率达 80%。经直肠超声检查（TRUS），在 TRUS 引导下在前列腺及周围组织结构寻找可疑病灶，并能初步判断肿瘤的体积大小。前列腺穿刺活检，是诊断前列腺癌最可靠的检查，经直肠穿刺或经会阴切开前列腺活检更为准确。

2. 其他影像学检查 ①CT：对于早期前列腺癌的诊断敏感性低于磁共振。对于肿瘤邻近组织和器官的侵犯及盆腔内转移性淋巴结肿大，CT 的诊断敏感性与 MRI 相似。②磁共振（MRI）扫描：MRI 检查可以显示前列腺包膜的完整性、是否侵犯前列腺周围组织及器官；在鉴别前列腺癌与伴钙化的前列腺炎、较大的 BPH、前列腺瘢痕、结核等病变时常无法明确诊断，存在一定局限性，最终明确诊断还需要前列腺穿刺活检取得组织学诊断。③前列腺癌的核素检查（ECT）：前列腺癌的最常见远处转移部位是骨骼。ECT 可比常规 X 线片提前 3～6 个月发现骨转移灶，敏感性较高但特异性较差。

考点提示：
前列腺癌的临床表现、诊断和治疗原则

四、治 疗

目前，前列腺癌的治疗方法主要有：前列腺根治手术、内分泌治疗、放疗、^{125}I 粒子植入治疗等。前列腺癌的治疗方法主要依据肿瘤临床分期、Gleason 评分、PSA 水平，患者年龄和全身状况等做出的决定。

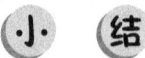

小 结

肾肿瘤的典型三大症状：血尿、疼痛和肿块。结合 X 线检查、尿路造影（首选）、超声、CT、MRI 等检查进一步明确诊断。

膀胱肿瘤的主要表现为间歇性、无痛性、肉眼全程血尿。

前列腺癌侵及膀胱颈后尿道，可表现为下尿路梗阻症状，如尿频、尿急、尿流缓慢、尿流中断、排尿不尽，甚至尿潴留或尿失禁。

目标检测

选择题

【A_1型题】

1. 出现下列哪种情况时，应最先考虑泌尿系肿瘤
   A. 膀胱刺激症状
   B. 无痛性肉眼血尿
   C. 排尿困难
   D. 尿失禁
   E. 尿潴留

2. 肾盂癌最常见的病理类型是
   A. 鳞癌
   B. 腺癌
   C. 变移上皮癌
   D. 变移上皮乳头状癌
   E. 膀胱肉瘤

3. 对 T_a、T_1 期膀胱肿瘤，膀胱内灌注治疗目前效果最好的是
   A. BCG
   B. 丝裂霉素
   C. 多柔比星
   D. 羟喜树碱
   E. 塞替派

4. 关于肾母细胞瘤的描述正确的是
   A. 发生于胚胎性肾组织，是上皮源的恶性肿瘤
   B. 与正常的肾组织有明显界限
   C. 是婴幼儿最常见的腹部肿瘤
   D. 常侵入肾盂肾盏内
   E. 多在5岁以后发病

5. 肾肿瘤的血尿特点是
   A. 间歇性无痛性肉眼血尿
   B. 全程肉眼血尿
   C. 全程肉眼血尿终末加重
   D. 腰部剧痛后出现血尿
   E. 血尿伴膀胱刺激症状

6. 膀胱肿瘤最多发生的部位是
   A. 膀胱三角区
   B. 颈部
   C. 两侧壁及后壁
   D. 底部
   E. 顶部

7. 膀胱肿瘤主要临床表现是
   A. 镜下血尿
   B. 终末血尿
   C. 间歇性无痛性肉眼血尿
   D. 腰痛伴血尿
   E. 血尿伴膀胱刺激症状

8. 我国泌尿男性生殖系肿瘤最多发于
   A. 肾脏
   B. 膀胱
   C. 输尿管
   D. 睾丸
   E. 前列腺

9. 肾母细胞瘤的早期临床表现是
   A. 腹痛
   B. 血尿
   C. 腹部包块
   D. 蛋白尿
   E. 发热

10. 肾肿瘤常见的三大症状是
    A. 疼痛、包块、低热
    B. 血尿、疼痛、包块
    C. 血尿、包块、高血压
    D. 消瘦、疼痛、低热
    E. 血尿、疼痛、乏力

11. 肾癌首选的治疗方法是
    A. 肿瘤切除术
    B. 肾癌根治术
    C. 放疗
    D. 化疗
    E. 中药治疗

12. 肾母细胞瘤的主要临床特点是
    A. 虚弱婴幼儿腹部有巨大包块
    B. 有血尿、尿频、尿痛
    C. 血中肾素活性升高
    D. 常早期转移至颅骨和肝
    E. 血中促红细胞生成素升高

13. 下列哪种疾病最易出现无痛性血尿
    A. 肾盂癌
    B. 肾囊肿
    C. 肾结核
    D. 肾结石
    E. 泌尿系感染

14. 在尿沉淀中找到变移上皮癌细胞，那么可不考虑下列哪种情况
    A. 肾盂癌
    B. 输尿管癌
    C. 膀胱癌
    D. 尿道癌
    E. 肾癌

15. 关于前列腺癌的诊断，下列哪项最准确
    A. 经直肠B超
    B. MRI
    C. PSA（前列腺特异抗原）
    D. 穿刺活检

E. CT
16. 关于膀胱肿瘤所致的血尿，下列哪项不是正确的
   A. 大多数为无痛性
   B. 一般为间歇性出现
   C. 多数为全程肉眼血尿
   D. 血尿程度与肿瘤大小不一致
   E. 血尿轻重与肿瘤恶性程度相平行
17. 膀胱肿瘤中最常见的为下列哪种
   A. 移行细胞癌 B. 腺癌
   C. 鳞状细胞癌 D. 平滑肌肉瘤
   E. 嗜铬细胞瘤
18. 前列腺癌的内分泌治疗分为部分阻断和完全阻断，请指出何为完全阻断
   A. 双侧睾丸切除
   B. 双侧睾丸切除+己烯雌酚
   C. 手术或药物去势+雄激素受体阻滞药
   D. 双侧睾丸切除+双肾上腺切除
   E. 手术去势+药物去势
19. 决定膀胱癌预后的是
   A. 肿瘤大小 B. 肿瘤部位
   C. 肿瘤的单发 D. 治疗方法
   E. 癌细胞分化程度和浸润深度及机体的免疫能力
20. 肾母细胞瘤最常见的经血转移部位是
   A. 脑 B. 肝
   C. 肺 D. 骨
   E. 肠
21. 膀胱肿瘤行膀胱部分切除术的范围要求距离肿瘤边缘
   A. 0.5cm B. 1.0cm
   C. 1.5cm D. 2.0cm
   E. 2.5cm
22. 一般情况下，膀胱移行细胞癌的最大特点是
   A. 易复发 B. 预后差
   C. 转移快 D. 肾衰竭早
   E. 早期即处理困难
23. 下列哪种膀胱肿瘤情况可采用经尿道电切或电凝
   A. 肿瘤小于2cm，有蒂，单发或为数不多
   B. 肿瘤侵犯膀胱肌层
   C. 多发且基底较宽
   D. 复发且恶性程度增加
   E. 肿瘤边缘距输尿管口不足2cm
24. 目前认为能预防的肿瘤是

   A. 肾癌 B. 膀胱癌
   C. 尿道癌 D. 前列腺癌
   E. 阴茎癌
25. 膀胱肿瘤的 T_2 期是指
   A. 乳头状无浸润
   B. 局限于固有层内
   C. 肿瘤浸润肌层深度小于1/2
   D. 肿瘤浸润肌层深度大于1/2
   E. 已有局部淋巴结转移
26. 青年男性中死于恶性肿瘤以下哪种肿瘤为最常见
   A. 膀胱肿瘤 B. 前列腺癌
   C. 睾丸肿瘤 D. 肾癌
   E. 肾胚胎癌
27. 关于排泄性尿路造影在诊断膀胱癌的价值，下列哪项是错误的
   A. 了解双肾功能
   B. 有否因膀胱肿瘤引起的上尿路梗阻
   C. 是否合并肾盂癌及输尿管癌
   D. 根据膀胱内充盈缺损，初步估计肿瘤大小及部位
   E. 可确定膀胱肿瘤浸润深度
28. 膀胱三角区有蒂乳头瘤（T_1期），肿瘤直径小于2cm，治疗应选择
   A. 经尿道电切或电凝
   B. 膀胱部分切除
   C. 膀胱全切除
   D. 化学疗法
   E. 放射疗法

【A_2型题】

29. 患者，男性，44岁，体检时B型超声波发现右肾下极有一2cm×2cm占位性病变。排泄性尿路造影未见右肾盂肾盏形态改变，CT示右肾恶性肿瘤。检查左肾形态和功能均正常。以下各项治疗方案，哪项正确
   A. 根治性右肾切除 B. 右肾切除
   C. 右肾下极切除 D. 右肾动脉栓塞
   E. 右肾部分切除、放射治疗和化学治疗
30. 患者，男性，58岁，无痛性肉眼血尿8个月，膀胱镜检查提示膀胱三角区右3cm团块。双合诊检查：肿物坚硬，诊断为膀胱浸润性癌。患者一般情况良好，最佳的治疗方案是
   A. 回肠膀胱术
   B. 膀胱全部切除及回肠膀胱术
   C. 膀胱部分切除术

D. 膀胱全部切除及输尿管皮肤造口术
E. 放射治疗后行膀胱全部切除及回肠膀胱术

31. 患者，男性，65岁，间歇性全程无痛肉眼血尿1个月。膀胱镜检发现左输尿管口喷血。IVP示左肾盂充盈缺损。可能的诊断是
    A. 肾癌　　　　B. 肾积脓
    C. 肾盂癌　　　D. 肾囊肿
    E. 以上都不是

32. 患者，男性，75岁。排尿困难5年，腰背痛2个月来诊。查体：前列腺左叶有一直径1cm大小质硬结节。血PSA>100ng/ml。首先要考虑的诊断是
    A. 良性前列腺增生症　B. 前列腺癌
    C. 前列腺炎　　　　　D. 前列腺结节
    E. 前列腺脓肿

33. 患者，男性，75岁。排尿困难5年，腰背痛2个月来诊。查体：前列腺左叶有一直径1cm大小质硬结节。血PSA>100ng/ml。为明确诊断，检查首先采取
    A. B超检查
    B. 全身骨扫描检查
    C. 直肠指检检查
    D. 经直肠前列腺穿刺活检
    E. MRI检查

34. 患者，男性，75岁。排尿困难5年，腰背痛2个月来诊。查体：前列腺左叶有一直径1cm大小质硬结节。血PSA>100ng/ml。检查发现第2、3、4腰椎有成骨性病灶。该患者的治疗宜采取
    A. 理疗
    B. 牵引
    C. TURP
    D. 前列腺癌根治术
    E. 去势治疗

第7节　泌尿系统梗阻

> **学习目标**
> 1. 掌握：急性尿潴留的病因鉴别、治疗原则。
> 2. 熟悉：前列腺增生的诊断和治疗。
> 3. 了解：泌尿系梗阻的病因和病理生理改变；肾积水的诊断和治疗。

案例 19-6

患者，男性，63岁，5年来无明显原因出现尿频，夜尿明显增多，每晚3~4次。近6个月来自感排尿费力，尿线变细，尿程变短，排尿时间延长，排尿末淋漓不尽，有尿不尽感。

问题：
1. 初步诊断是什么？
2. 为进一步明确诊断，需进行哪些必要检查？
3. 治疗原则是什么？

一、概　论

肾脏生成尿液后需经过肾盏、肾盂输尿管、膀胱和尿道排出体外，临床上将此部分称为尿路，泌尿系统梗阻也称尿路梗阻（obstruction of urinary tract）。

（一）梗阻的原因和分类

泌尿系统梗阻的原因很多，可涉及泌尿系统本身和其周围的多种疾病。根据其性质可分为机械性梗阻和动力性梗阻。机械性梗阻是指尿路被机械性病变阻塞，占大多数。动力性梗

阻是指尿路某个部位神经传导紊乱或肌肉弛张障碍，导致尿液淤积。此外，根据梗阻的严重程度分为完全性梗阻和部分性梗阻。还可以根据不同梗阻部位分为上尿路梗阻和下尿路梗阻。

1. 上尿路梗阻的原因

（1）机械性梗阻原因：肾及输尿管先天性异常（如肾盂输尿管交界处狭窄等），肾及输尿管结石，肾盂及输尿管肿瘤，输尿管炎症，宫颈癌淋巴结转移压迫输尿管，输尿管损伤等。

（2）上尿路动力性梗阻的原因：如先天性巨输尿管症等。

2. 下尿路梗阻的原因

（1）机械性梗阻的原因：前列腺增生症、膀胱颈挛缩、尿道狭窄、尿道瓣膜、尿道结石等。

（2）动力性梗阻的原因：以神经源性膀胱功能障碍常见。

（二）病理生理

泌尿系梗阻引起的基本病理改变是梗阻以上的尿路扩张，梗阻所致的尿滞留是尿路感染的重要条件，梗阻合并感染时，不仅感染难以控制，易发展为菌血症。尿液滞留亦有利于尿路结石的形成而结石本身又可引起和加重尿路梗阻，互为因果关系。如果持续发展，最终均出现肾积水及肾功能损害。

（三）临床表现

上尿路梗阻的临床症状多种多样，可有原发疾病的症状，也可以没有任何症状，患者常表现为患侧腰痛。并发感染时可有发热、脓尿，有的出现尿频、尿急等症状。并发结石时可出现血尿。肾积水明显时上腹部可触及肿块，间歇性梗阻则肿块时大时小。双侧严重肾积水可出现慢性肾功能不全症状，如食欲不振、恶心、呕吐及贫血等。双侧上尿路梗阻时可出现无尿。下尿路梗阻的临床表现主要为进行性排尿困难，表现为尿线细小，射尿无力，排尿滴沥，淋漓不尽，分段排尿，进而出现尿潴留及充盈性尿失禁。长期尿路梗阻可导致两侧肾积水及肾功能不全。

（四）诊断

1. 病史与体检　详细了解病史，患者排尿异常情况；有无结石排出、神经系统疾病等病史。体检时应注意腰部、腹部及耻骨上区有无肿块，女性应注意盆腔检查。男性要仔细检查包皮、尿道外口、尿道及前列腺。

2. 膀胱镜检查　可了解输尿管开口情况，发现前列腺增生，膀胱颈挛缩，膀胱结石及膀胱内小梁、小房，憩室等病变等。

3. 尿路造影　可显示不透光的结石阴影。上尿路梗阻时，患侧常有肾积水。输尿管积水可显示扩大、迂曲等。严重肾积水常致肾脏不显影。下尿路梗阻时，膀胱轮廓不规则，有憩室时可显示憩室的大小及部位。膀胱尿道造影可显示尿道狭窄及瓣膜等病变。

4. B型超声检查　上尿路梗阻时，患侧肾常可探到液平段，提示患肾积水。并发结石时可探及结石及其声影。下尿路梗阻时，膀胱内可测得不同程度的残余尿。

5. CT扫描检查　上尿路梗阻时，CT扫描除可检测结石影，可发现肾盂及输尿管肿瘤。测量患肾积水外，同时能测定患肾皮质的厚度，对决定治疗方案有重要参考价值。

6. 肾功能检查　梗阻早期，肾功能常无改变。单侧上尿路梗阻常致患侧肾功能减退，可由肾图及静脉尿路造影提示。长期两侧上尿路梗阻及下尿路梗阻时，可致两侧肾功能不全，血尿素氮及肌酐升高。肾图可显示患肾功能受损或梗阻性肾图。

7. 尿流动力学检查　下尿路梗阻时，最大尿流率降低（<10ml/s），排尿期膀胱内压明显增高（>70cmH$_2$O）。

（五）治疗原则

应尽快明确病因，针对病因治疗，解除梗阻，引流尿液，保护肾功能，解除梗阻。

1. 病因治疗　尿路梗阻疾病的治疗应在明确诊断、查明病因后积极消除引起尿路梗阻的原因。例如，肾盂输尿管连接部狭窄，如患肾仍有功能，应作肾盂成形术，即切除狭窄部分，作肾盂输尿管吻合。肾及输尿管结石可行体外震波碎石或手术取石术。良性前列腺增生症如情况允许，应行前列腺摘除术。双侧尿路梗阻的治疗原则：如两侧肾功能尚可时，宜先对肾功能较差侧施行手术，使两肾功能均能充分恢复；如两侧肾功能均差时，应选择肾功能较好的一侧先行手术，对侧也应尽快施行手术。

2. 梗阻以上造瘘术 如梗阻病因暂时不能解除，或患者情况不允许手术时，可先在梗阻以上部位行造瘘术，以利尿液引流，使梗阻引起的损害逐渐恢复，待条件允许后，再解除梗阻的病因。上尿路梗阻时行肾造瘘术。下尿路梗阻时行膀胱造瘘术。

3. 肾切除术 如上尿路梗阻导致严重肾积水，肾功能严重损害或合并严重感染时，而对侧肾正常，可将患侧肾切除。

考点提示：泌尿系统梗阻常见病因分类，诊断、治疗方法

二、肾 积 水

尿液从肾盂排出受阻，造成肾内压力升高、肾盏肾盂扩张、肾实质萎缩，称为肾积水（hydronephrosis）。

（一）病因和临床表现

任何原因引起的泌尿系统梗阻，最终都可造成肾积水，但由于梗阻的病因、部位和程度的差异，其临床表现和过程不尽相同。

特发性肾积水，又称原发性肾积水，多由肾盂输尿管连接处先天性病变引起，病变包括肾盂输尿管连接部的狭窄、粘连、高位连接、异位血管压迫等，发展缓慢，早期可无明显症状，积水达到一定程度时才出现腹部肿块。

结石、肿瘤、炎症和结核所引起的继发性肾积水，主要以原发病的症状和体征为临床表现，在原发症状加重而检查时发现肾积水。

肾积水有时呈间歇性发作，可见于输尿管或肾盂输尿管连接部梗阻，发作时可出现患侧腹部绞痛、恶心呕吐、尿量减少；经数小时或更长时间后，疼痛消失，随后排出大量尿液，称为间歇性肾积水。在某些生理状态下如正常妊娠期常有轻度肾、输尿管积水，称为生理性肾积水。

随着影像学的发展，肾积水常由超声检查时发现。

长时间梗阻所引起的肾积水，最终会导致肾功能逐渐减退乃至衰竭。

（二）诊断

肾积水的诊断应首先确定肾积水是否存在，进一步查明肾积水的病因、病变部位、梗阻程度、是否合并感染及肾功能损害的情况等。除原发疾病的症状外，患侧腰腹部常出现钝痛、隐痛。腹部肿块常是特发性肾积水的重要症状，泌尿系统本身的各种疾病及临近病变的检查与诊断时，均应注意有无肾积水的存在。有些疾病如结核、肿瘤等引起的继发性肾积水，其原发症状较显著，容易忽略肾积水的存在。

B超检查已成为肾积水和泌尿系梗阻检查的首选方法，可以显示肾积水的有无，以及积水程度及肾皮质萎缩情况。尿液常规检查和培养，可了解肾积水是否合并感染，必要时行结核杆菌和脱落细胞的检查，有助于肾积水的病因诊断。血液生化检查能够了解肾脏功能情况及体内的水电解质平衡、酸碱平衡状况。超过1000ml的积水被称为巨大肾积水。静脉尿路造影在诊断中有重要价值，其典型表现之一是积水的肾实质显影时间延长。CT、MRI等检查对肾积水原发病因的发现与诊断有着重要作用。

（三）治疗

1. 病因治疗 去除肾积水的病因是最根本的治疗。如梗阻尚未引起肾脏功能不可恢复的病变，解除梗阻后，可获得良好的治疗效果，治疗后肾积水及肾功能均会有所改善。治

疗方法的选择取决于病因的性质，先天性肾盂输尿管连接部狭窄可行肾盂成形术，肾、输尿管结石可行碎石或取石术，前列腺增生可行前列腺摘除术，这些手术近年很多可采用内腔镜进行。

2. 肾造瘘术 若肾积水病因暂时不能去除或因患者一般情况差暂时不能行病因治疗时，应在梗阻部位以上先行引流，待情况改善后，再施行去除病因的治疗。当梗阻原因不可能解除时，肾造瘘术则可作为肾积水永久性的治疗措施。

3. 肾切除术 当肾积水严重，肾功能严重受损，或伴有严重感染如肾积脓时，如对侧肾功能良好，可行患肾切除术。

三、良性前列腺增生

良性前列腺增生（benign prostatic hyperplasia，BPH）亦称前列腺肥大，是老年男性常见病之一，多在50岁以后才开始逐渐出现症状。目前认为，前列腺增生的下尿路症状并非全部由前列腺体积增大、尿道阻力增加引起，老年性的膀胱逼尿肌功能障碍也是重要原因之一。

（一）病因

良性前列腺增生的病因为多种因素相互作用，迄今并不完全清楚。老龄和有功能的睾丸是发病的基础，两者缺一不可。

（二）临床表现

良性前列腺增生的症状是随着下尿路梗阻所引起的病理改变的发展，多在50岁以后逐渐出现。症状决定于梗阻的程度、病变发展的速度，以及是否合并感染和结石，而不在于前列腺本身的增生程度。前列腺增生临床上主要有膀胱刺激症状、梗阻症状及梗阻的并发症等症状。

1. 尿频 尿频常是前列腺增生患者最初出现的症状。早期是因前列腺充血刺激所引起，夜间较显著，夜尿次数增加。梗阻加重，膀胱残余尿量增多时，有效容量缩小，尿频亦逐渐加重。膀胱逼尿肌功能的不稳定会使患者出现尿频、急迫性尿失禁等症状。

2. 梗阻症状 进行性排尿困难是前列腺增生最重要的症状，发展常很缓慢。有轻度梗阻时，可出现排尿踌躇、迟缓、排尿时间延长、尿后滴沥等症状。梗阻加重后排尿费力，尿线细、射程缩短，患者须加腹压以帮助排尿，尿流断续而无力，终呈滴沥状。梗阻加重到一定程度，排尿时不能排尽膀胱内全部尿液，出现膀胱残余尿。梗阻程度越重，残余尿量越大。过多的残余尿可使膀胱逼尿肌功能减低，逐渐发生慢性尿潴留，并可出现少量尿液自尿道口溢出，为充溢性尿失禁。前列腺增生的任何阶段中都可能发生急性尿潴留，多数因气候变化、饮酒、劳累等使前列腺腺体和膀胱颈部突然充血水肿所致。

3. 并发症状 前列腺增生腺体表面毛细血管及小血管充血扩张，会出现镜下或肉眼血尿，偶有大量出血形成膀胱内血块引起急性下尿路梗阻。合并下尿路感染时，尿频、尿急、排尿困难等症状加重，并会出现尿痛。伴有膀胱结石时症状更为明显，并可伴有血尿和排尿中断。晚期可出现肾积水和肾功能不全表现。长期排尿困难导致腹内压增高，发生腹股沟疝、脱肛或内痔等。

（三）诊断

凡50岁以上的男性出现进行性排尿困难，须考虑有前列腺增生的可能。老年患者有膀胱炎、膀胱结石或肾功能不全时，亦须注意有无前列腺增生。应通过以下方法诊断是否存在前列腺增生、梗阻的严重程度、有无并发症，并除外其他梗阻性疾病。

1. 病史 应详细询问患者的症状，是否存在排尿困难，并可利用国际前列腺症状评分（IPSS）系统对主观症状进行评价（表19-1）。

表 19-1 国际前列腺症状评分表（IPSS）

在过去1个月，你是否有以下症状	没有	在5次之中少于1次	少于半数	等于半数	多于半数	几乎每次	症状评分
1．是否有排尿不尽感？	0	1	2	3	4	5	
2．两次排尿时间是否小于2h？	0	1	2	3	4	5	
3．是否经常有间断性排尿？	0	1	2	3	4	5	
4．是否经常有憋尿困难？	0	1	2	3	4	5	
5．是否经常有尿线变细现象？	0	1	2	3	4	5	
6．是否经常需要用力才能开始排尿？	0	1	2	3	4	5	
	没有	1次	2次	3次	4次	5次以上	
7．从入睡到早起一般需要起来排尿几次？	0	1	2	3	4	5	

症状记分的总评分＝　　分

因排尿的症状而影响了生活的质量

	高兴	满意	大致满意	还可以	不太满意	苦恼	很糟
8．如果在你的后半生始终有现在的排尿症状，你认为如何：	0	1	2	3	4	5	6

生活的质量评分（QOL）＝　　分

症状积分的临床意义：IPSS 评分在 0～7 分为轻度，8～19 分为中度，20～35 分为重度

2. 直肠指检 是诊断前列腺增生症的重要步骤，可摸到前列腺肿大，表面光滑及质韧、有弹性，边界清楚，中央沟变浅或消失，增大的腺体大部突入膀胱时，指检不一定能触及增大的腺体，需用其他方法检查方能确诊。

3. 超声检查 常规应用超声检查测量前列腺体积和其内部结构，判断前列腺增生的程度，经直肠途径的超声检查更为精确。超声检查可方便地测定残余尿量，了解前列腺和膀胱有无结石及上尿路有无积水病变。

4. 尿流率检查 可以确定前列腺增生患者排尿功能的变化。当排尿量在150ml以上时，如最大尿流率<15ml/s 时，提示排尿不畅，最大尿流率<10ml/s 时，提示梗阻比较严重，应积极治疗。

5. 血清前列腺特异性抗原（PSA）测定 对前列腺增生患者均应行 PSA 测定，除外前列腺癌的可能性十分必要。

6. 肾功能检查 血清尿素氮、肌酐水平反应肾功能状态，同位素肾图及肾动态扫描对了解分肾功能状态很有意义。

7. 其他 当患者有血尿存在时或考虑梗阻可能影响到上尿路时，应行静脉尿路造影检查，除外上尿路病变，了解上尿路形态和功能。当下尿路梗阻症状与前列腺体积不相符合，或伴有肉眼血尿时，应考虑膀胱镜检查，以排除膀胱颈狭窄、膀胱肿瘤等其他疾病，同时可观察膀胱小梁、小室的形成，判断梗阻程度，并了解后尿道内情况等。

（四）鉴别诊断

应与其他下尿路梗阻性病变相鉴别，包括神经源性膀胱功能障碍等动力性梗阻和膀胱颈硬化症、前列腺癌、膀胱肿瘤等机械性梗阻。

1. 神经源性膀胱功能障碍 临床表现为排尿困难和尿潴留。神经源性膀胱功能障碍常有明显的神经系统损害的病史和体征，可伴有下肢感觉和运动的障碍、肛门括约肌松弛和反射消失等表现。应用尿流动力学检查均可明确鉴别。

2. 膀胱颈纤维化（膀胱颈挛缩） 多由于慢性炎症所引起。发病年龄较轻，直肠指检前列腺体积增大不显著，膀胱镜检查多可见膀胱颈口明显缩窄。

3. 前列腺癌 可合并于前列腺增生存在。当前列腺指检坚硬，有结节存在，或血清 PSA 水平升高时，可行前列腺穿刺活组织检查或针吸细胞学检查，诊断前列腺癌的存在。

4. 膀胱肿瘤 较大的膀胱肿瘤位于膀胱颈附近时，亦可造成膀胱出口梗阻症状。常有血尿，膀胱镜检查容易鉴别。

5. 尿道狭窄 多继发于尿道损伤、长期尿道感染等疾病，详细询问病史，辅助以尿道造影多可明确诊断，必要时可行膀胱尿道镜检查。

（五）治疗

前列腺增生的治疗方法包括药物治疗、手术治疗及非手术微创治疗。

1. 等待观察 良性前列腺增生可能在长时间内呈稳定状态，因而对症状较轻、前列腺轻度增生的患者可单纯观察，不予以特殊治疗，但应密切随诊，需要时选择适当的治疗方法。

2. 药物治疗 治疗药物较多，目前临床上常用雄性激素抑制剂和α受体阻滞剂。①前列腺增生与雄激素的水平相关，抑制或阻断雄激素的生成，可降低血清睾酮水平，继而引起前列腺缩小，常用非那雄安（保列治）5mg/d；②α受体阻滞剂可减轻前列腺平滑肌的张力，缓解梗阻，常用特拉唑嗪，初始剂量为1mg/d，睡前服用，1～2周时间内逐步调整为5～10mg/d。坦洛新0.4mg/d；③植物类药物：有花粉提取物等有一定的治疗效果，前列康片临床上亦被广泛应用。

3. 手术治疗 对于梗阻症状严重，膀胱残余尿量超过50ml，曾经出现过急性尿潴留，或有膀胱结石、感染、肾功能损害等合并症的患者，应争取早日手术治疗。有严重心、肺、肝、肾功能不全者，应先通过留置导尿管或耻骨上膀胱造瘘术引流尿液，待一般情况好转后再行手术。切除的方法可分为经尿道切除术（图19-9）和开放性切除两种。

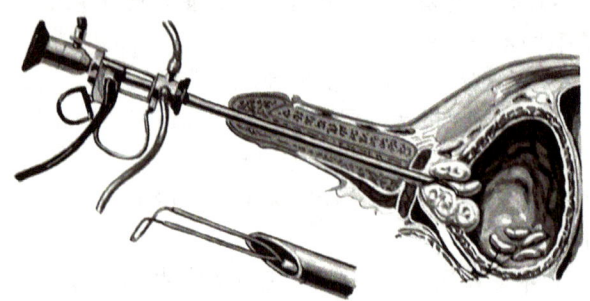

图19-9 经尿道前列腺电切术示意图

开放性手术包括耻骨上经膀胱前列腺切除术和耻骨后前列腺切除术等不同途径，适用于前列腺体积重度增大的患者。

Gleason 评分分级标准

经尿道前列腺切除术（transurethral resection of prostate, TURP）是通过内腔镜切除设备，采用电切环切除增生的前列腺组织，具有效果好、创伤小、患者恢复快等特点，是前列腺增生手术治疗的首选方法。此外，经尿道前列腺汽化切除、钬激光切除等方法的应用也越来越广泛。

4. 其他疗法　对于药物治疗效果不佳，又难以耐受手术治疗的患者可采取非手术疗法。经尿道微波、射频等热疗、前列腺尿道网状支架置入、前列腺体外超声聚焦治疗、经尿道前列腺针刺消融、经尿道电化学治疗、经尿道气囊高压扩张等方法，均具有一定的临床疗效，可用于一般情况较差，不能耐受手术或不愿接受手术的患者。

对严重的重要脏器功能不全情况无法改善、各种治疗方法效果差的患者，可持续留置导尿管或耻骨上膀胱造瘘管，定期更换，维持引流尿液通畅。

> 考点提示：
> 前列腺增生发病机制，常用诊断方法、处理原则

四、尿潴留

尿潴留（retention of urine）是指膀胱内积有大量尿液而不能排出，称为尿潴留。引起尿潴留的原因很多，一般可分为阻塞性和非阻塞性两类。

（一）病因

引起急性尿潴留的病因很多，主要可以分为机械性梗阻和动力性梗阻，有时可以是多种混合因素引起。

1. 机械性梗阻　以前列腺增生、尿道损伤和尿道狭窄等最为常见。此外，膀胱、尿道的结石、肿瘤、异物等及各种原因引起的血尿导致的膀胱内凝血块，均可能堵塞膀胱颈和尿道，造成急性尿潴留。

2. 动力性梗阻　各种原因引起的膀胱逼尿肌收缩无力、排尿功能障碍如麻醉，中枢和周围神经系损伤、炎症、肿瘤等引起的神经源性膀胱，均可以是急性尿潴留的原因。各种原因引起的低血钾，阿托品、普鲁苯辛、东莨菪碱等松弛平滑肌药物可使膀胱逼尿肌无力，均有发生排尿困难甚至尿潴留的可能。

（二）诊断

根据病史、膀胱胀满的症状及体征，而尿不能排出或不能完全排空时可确定为尿潴留。检查可发现下腹部隆起并有轻压痛，膀胱区叩诊可估计充盈膀胱的大小，易于诊断。B超检查有助于明确诊断，尿潴留应与无尿鉴别，无尿时膀胱内空虚无尿。

（三）治疗

急性尿潴留的治疗原则是解除病因，恢复排尿。当暂不能明确病因或解除梗阻时，应先引流尿液，再行进一步检查和处理。

1. 解除病因　病因明确并有条件及时解除者，应立即解除病因，恢复排尿。例如，包皮口或尿道口狭窄，局部切开即可恢复排尿；尿道结石可以立即取出结石或通过尿道镜碎石取石；在一些药物或低血钾引起的尿潴留，停药或补钾后可恢复正常排尿。

2. 导尿　是急性尿潴留最常用的治疗方法。导尿应遵守无菌操作，避免细菌感染。导尿管插入膀胱后，应使尿液缓慢排出，尤其是在膀胱高度充盈时；在导出尿量达到400～500ml时，应暂时夹闭导尿管，以免膀胱内压力迅速降低而引起膀胱内出血。当梗阻暂时不能解除或排尿功能一时难以恢复时，应留置导尿管。导尿管留置期间应每天清洁尿道口，定期更换引流袋。

3. 耻骨上膀胱造瘘　对梗阻严重，导尿管不能插入膀胱者，应行耻骨上膀胱穿刺造瘘术。自耻骨联合上缘2cm处无菌操作下直接穿刺膀胱，置入引流管，引流尿液。当膀胱充盈较轻或下腹部有手术史而结构不清时，膀胱穿刺造瘘可在B超引导下完成。

4. 其他　对病因尚未明确者，进一步检查了解病因，治疗原发病，彻底解除梗阻，恢复排尿功能。

案例 19-6 分析

1. **初步诊断** 良性前列腺增生。

   诊断依据：患者，男性，63 岁，出现尿频，进行性排尿困难。

2. **为明确诊断还需要行的检查** 直肠指检；前列腺B超；尿流率检查；前列腺特异抗体（PSA）测定。

3. **治疗原则** 药物治疗；对膀胱残余尿量超过 50ml，可行经尿道前列腺电切除术（TURP）。

小 结

肾积水主要的原因是肾盏、输尿管及以下排尿通道机械性梗阻所致，任何原因引起的泌尿系统梗阻，最终都可造成肾积水，但由于梗阻的病因、部位和程度的差异，其临床表现、过程及治疗方法不尽相同，但诊断方法基本相似。

前列腺增生常发生于老年男性，尿频是早期症状，进行性排尿困难是主要症状。

急性尿潴留首先要解除病因，恢复排尿，导尿是最常用的方法。

目标检测

选择题

【A₁ 型题】

1. 老年男性患者，出现进行性排尿困难，最常见的原因是
   - A. 前列腺癌
   - B. 前列腺增生
   - C. 膀胱颈纤维性增生
   - D. 膀胱结石
   - E. 尿道结石

2. 前列腺增生症合并急性尿潴留，并有明显肾功能障碍，应如何处理
   - A. 留置导尿管，积极纠正水电解质和酸碱平衡失调
   - B. 膀胱穿刺抽尿
   - C. 膀胱造瘘
   - D. 雌激素治疗
   - E. 前列腺切除

3. 前列腺增生患者最早出现的症状是
   - A. 排尿困难
   - B. 尿潴留
   - C. 尿频
   - D. 无痛性血尿
   - E. 腹股沟疝

4. 前列腺增生症的主要症状是
   - A. 尿频
   - B. 排尿痛
   - C. 进行性排尿困难
   - D. 尿急
   - E. 尿流中断

5. 前列腺增生的易发部位
   - A. 中央区
   - B. 外周区
   - C. 移行区
   - D. 整个腺体
   - E. 以上都不是

6. 前列腺电切时远端的重要标志是
   - A. 中央区
   - B. 外周区
   - C. 移行区
   - D. 整个腺体
   - E. 以上都不是

7. 哪一项不是动力性泌尿系梗阻的常见原因
   - A. 腰麻和肛管直肠术后
   - B. 中枢和周围神经系统疾病
   - C. 前列腺增生
   - D. 阿托品服用
   - E. 低血钾、高热等

8. 下列关于肾积水的临床特点，不正确的是
   - A. 肾积水合并感染时可出现全身中毒症状
   - B. 长时间梗阻引起的肾积水，最终会导致肾功能减退和丧失
   - C. 肾积水由上尿路梗阻引起，下尿路梗阻不引起肾积水
   - D. 轻度肾积水多无症状，中重度积水可引起

腰部疼痛甚至出现腹部肿块
E. 双侧肾完全梗阻可导致急性肾衰竭
9. 关于良性前列腺增生症的药物治疗，正确的是
A. 适用于轻、中度症状的前列腺增生症的患者
B. α受体阻滞剂作用于前列腺腺细胞上，抑制前列腺增生
C. 5-α还原酶抑制剂抑制双氢睾酮生成而降低前列腺内平滑肌张力
D. 5-α还原酶抑制剂抑制睾酮生成而降低前列腺内平滑肌张力
E. 5-α还原酶抑制剂抑制双氢睾酮生成而使前列腺部分萎缩
10. 非那雄胺（保列治）治疗前列腺增生的机制是
A. 抑制α受体
B. 抑制5-α还原酶
C. 抑制H_2受体
D. 抑制β受体
E. 抑制雄性激素受体
11. 前列腺增生在下列哪种情况下不宜行手术治疗
A. 伴有长期的、反复的下尿路感染
B. 伴有反复肉眼及镜下血尿
C. 合并腹股沟斜疝
D. 伴有急性尿潴留病史
E. 伴有尿道括约肌功能障碍
12. 关于双侧肾积水，一侧积水严重，一侧较轻的治疗，下列哪项正确
A. 可先治疗严重的一侧
B. 先治疗较轻的一侧
C. 双侧积水同时手术治疗
D. 不需要手术治疗，定期观察
E. 口服中药治疗
13. 解除尿路梗阻的方法，下列哪项首选
A. 留置导尿
B. 膀胱造口
C. 肾造口或经皮肾穿刺造口
D. 输尿管皮肤造口
E. 查清病因，解除原发病
14. TURP术中及术后常见的并发症有
A. 术后出血
B. TURP综合征
C. 膀胱穿孔
D. 尿失禁
E. 以上都是
15. 在尿流率测定的各项参数中，下列哪项最有意义
A. 最大尿流率
B. 平均尿流率
C. 排尿时间
D. 尿流时间
E. 尿量
16. 保守治疗前列腺增生的机制是
A. 抑制H_2受体
B. 抑制5-α还原酶
C. 抑制α受体
D. 抑制β受体
E. 抑制雄性激素受体

【A_2型题】

17. 患者，男性，75岁，排尿困难5年，尿线细，射程短，排尿时间延长。1d前突发不能自行排尿，下腹区胀痛难忍，应先行
A. 输液抗感染
B. 导尿
C. 前列腺切除术
D. 针刺
E. 理疗
18. 患者，男性，50岁，近1个月来夜间排尿次数增加，首先考虑
A. 尿道狭窄
B. 前列腺增生
C. 膀胱结石
D. 膀胱肿瘤
E. 神经源性膀胱功能障碍
19. 患者，男性，58岁，诊断为前列腺增生，要判断前列腺大小，最准确的是
A. 残余尿测定
B. B超
C. 膀胱造影
D. 直肠指检
E. 膀胱镜检查
20. 患者，男性，70岁，进行性排尿困难4年，多次出现过急性尿潴留，目前排尿呈点滴状，前列腺明显增大，质软，弹性，残余尿300ml，患者有冠心病已数年，时有心律不齐和心绞痛发作，最好采用哪种治疗方法
A. 用女性激素
B. 长期留置导尿管
C. 耻骨上膀胱造瘘
D. 前列腺切除
E. 双侧睾丸切除

【A_3/A_4型题】

（21~23题共用题干）
患者，男性，70岁，排尿犹豫，夜尿增多，与家人饮烈性酒后，小便不能自解，体检发现膀胱区明显膨隆。

21. 最可能的诊断是
A. 尿道结石
B. 尿道狭窄
C. 膀胱结石
D. 肾衰竭
E. 前列腺增生
22. 患者排尿困难，尿潴留，已10h未排尿。目前正确的护理措施是
A. 让患者坐起试排尿

B. 让患者听水声试排尿
C. 温水冲会阴部诱导排尿
D. 让患者放松自主排尿
E. 行导尿术排尿

23. 导尿时不能插入尿管，应采取何种治疗措施
    A. 前列腺癌根治术
    B. TURP
    C. 抗炎治疗
    D. 耻骨上膀胱造口术
    E. 双侧睾丸切除

（24、25题共用题干）

患者，男性，67岁。夜间尿频半年余，排尿困难2个月。B超检查：双肾未见占位性病变，膀胱充盈良好，前列腺4.5cm×4cm×3cm大小，残余尿量120ml。

24. 首先要做的检查是
    A. CT
    B. MRI
    C. 经直肠B超
    D. 尿流动力学
    E. 腹部X线平片

25. 治疗方法最好应采取
    A. 药物治疗
    B. 开放手术
    C. 经尿道电切术
    D. 局部放疗
    E. 局部理疗

第8节 男性疾病及男性计划生育

> **学习目标**
> 1. 熟悉：输精管结扎的适应证和禁忌证。
> 2. 了解：肾下垂、睾丸鞘膜积液和精索静脉曲张的病因、临床表现、诊断及治疗方法；计划生育的意义，男性避孕措施；输尿管结扎的术前准备、操作步骤、术后处理、并发症及处理。

案例 19-7

患者，男性，3岁。因右阴囊肿块1年入院。1年前给小孩洗澡时发现右阴囊内有一约核桃大小肿块，质软，无压痛，皮肤无红肿。因无特殊不适，未给予诊治。近3个月来，感右阴囊包块有增大趋势，而入院诊治。体格检查：右侧阴囊肿大约5cm×5cm×5cm，卵圆形，皮肤无红肿，囊性感，无触痛，睾丸触不清。肿块适度持续挤压无缩小。透光试验阳性。

问题：
1. 最可能的诊断是什么？
2. 怎样治疗？

一、隐睾

（一）定义

隐睾（cryptorchidism）为先天性阴囊内没有睾丸，它包括睾丸下降不全、睾丸异位和睾丸缺如。睾丸下降不全系指出生后睾丸未降至阴囊底部而停留在下降途中的某一部位，包括停留在腹腔内者。临床上常将睾丸下降不全称为隐睾。睾丸异位是睾丸离开正常下降途径，到达会阴部、股部、耻骨上、甚至对侧阴囊内。睾丸缺如是指一侧或两侧无睾丸，占隐睾患者的3%～5%。

（二）病因

隐睾是由睾丸下降异常造成的，引起睾丸下降异常的因素很多，常见的有：

1. 内分泌因素 如果母体绒毛膜促性腺激素不足或睾丸本身有缺陷而对该激素不发生

反应可影响睾丸下降的动力作用,常引起双侧睾丸下降不全。

2. 机械因素 如精索血管过短、睾丸引带或腹股沟管发育不良、睾丸和腹膜后组织粘连、提睾肌变异等阻碍睾丸下降。这种情况常引起单侧睾丸下降不全。隐睾对患儿的成长发育影响极大,并常常可合并有腹股沟斜疝。

(三)诊断

隐睾患者诊断一般不困难,患儿常因阴囊空虚、内无睾丸,或以"疝"为主诉来就诊。但对于摸不到睾丸的隐睾与睾丸缺如的鉴别应予重视,如果患者染色体为 XY 型,血清促卵泡激素(FSH)升高,血清睾酮(T)降低,而且睾酮的水平对绒毛膜促性腺激素(HCG)的刺激无反应,则考虑双侧睾丸缺如,不需要手术探查。对于单侧睾丸缺如术前难以确诊,激素试验是正常的。生殖腺静脉造影、腹腔镜检查、B 超、CT 扫描对诊断可能有帮助,必要时仍需手术探查。

(四)治疗

1. 内分泌治疗 隐睾患者在 1 岁以内睾丸有可能自行下降进入阴囊,因此在这个时期可采用内分泌治疗,双侧隐睾可先试用绒毛膜促性腺激素治疗,方法如下:①每天肌内注射 500U,共 20~30d,总量为 10 000~15 000U;②隔日肌内注射 1000U,总量同上;③隔日肌内注射 3300U,共 3 次,总量为 10 000U。如果激素治疗无效,不宜继续应用或重复应用,应改为手术治疗。

2. 手术治疗 若 2 岁仍未下降,则要采取手术治疗,施行睾丸下降固定术。对于单侧隐睾或用激素治疗无效的双侧隐睾均应手术治疗。

(1)手术时机:建议做睾丸固定的年龄越来越早。目前多认为在 2 岁以前做手术较好。对于低位隐睾亦可在 6 岁以前做手术。

(2)手术方法:经腹股沟斜切口,找到睾丸,充分游离精索和输精管,将睾丸固定于阴囊内。双侧隐睾如果不能固定于阴囊内,应保留一个睾丸并尽可能将其放在皮下,以保留其内分泌功能。对于青春期以后的单侧隐睾,尤其是高位的、摸不到睾丸的隐睾,应做睾丸切除,以防止癌变。

考点提示:
隐睾发病机制,对患儿的危害及处理原则

二、包茎和包皮过长

(一)定义

包茎是指包皮口过小,使包皮不能上翻显露出阴茎头;包皮过长是指包皮完全覆盖阴茎头,而包皮口并不小,可以上翻显露出阴茎头。

(二)包茎分类

1. 生理性包茎 新生儿包皮内面和龟头表面有轻度粘连,阻碍包皮翻转至冠状沟,这种包茎称为生理性包茎。出生后 2~3 年内随着上皮粘连被吸收而自然消失。

2. 真性包茎 指 3 岁以后包皮仍不能翻转至冠状沟者。

3. 继发性包茎 包皮过长者由于创伤、感染引起包皮口瘢痕形成,造成包皮口狭窄,包皮不能上翻。

4. 嵌顿性包茎 包皮口稍紧,用力可将包皮翻转至冠状沟,如未立即使之复位,包皮口卡于冠状沟处,使静脉回流受阻,远端的龟头和包皮水肿,称为嵌顿性包茎。

(三)临床表现

尿道外口狭窄,妨碍阴茎发育,有时包皮口小如针尖,排尿时尿液在包皮内积聚,使包皮膨大如球。包皮垢积聚可形成包皮垢结石,长期刺激可诱发癌变。长期排尿困难可影响肾功能。小儿患者可引起尿频和夜间尿床。如包茎嵌顿,患者有剧痛、甚至有排尿困难,严重者可引起包皮、龟头坏死。

（四）治疗

包皮环切术是治疗包茎和包皮过长的最佳手术方式，包括激光包皮激光环切术或者传统手术方式。

包茎：①生理性包茎多能自愈，暂不需要处理。②真性包茎及继发性包茎应及时行包皮环切术，如果伴有感染，须待感染控制后再行手术。如同时伴有尿道外口狭窄，应行尿道外口扩张或切开术。③嵌顿性包茎早期可用手法复位，复位失败时，可作包皮狭窄环背侧纵行切开松解，使包皮复位，复位后横行缝合切口，伤口愈合后择期行包皮环切术。如嵌顿时间比较短，包皮水肿或感染不明显，亦可直接行包皮环切术。

三、精索静脉曲张

（一）定义

精索静脉曲张系因静脉瓣膜功能不健全或血流受阻，精索静脉内血流淤滞，导致蔓状静脉丛迂曲扩张。通常在青春期出现临床症状。其发病率在15%左右，99%发生于左侧。

（二）临床表现

多数表现为阴囊部坠胀感，有时甚至疼痛，放射至下腹部、腹股沟区和腰部。站立过久、行走和劳动后症状加重，平卧休息后症状可缓解，也有伴头痛、无力、性功能障碍、神经衰弱等现象。精索静脉曲张合并不育症者，精液检查异常。

（三）诊断

重度精索静脉曲张时，患者站立位时即可见阴囊皮肤出现成团的蚯蚓状曲张静脉，可触及蚯蚓团状静脉，平卧位后，曲张的精索静脉缩小或消失。临床上可将精索静脉曲张分为三度：

1度（轻度）：站立时看不到阴囊皮肤有曲张静脉突出，但可摸到阴囊内曲张之静脉，平卧时曲张之静脉很快消失。

2度（中度）：站立时可看到阴囊上有扩张的静脉突出，可摸到阴囊内有较明显的曲张之静脉，平卧时包块逐渐消失。

3度（重度）：阴囊表面有明显的粗大血管，阴囊内有明显的蚯蚓状扩张的静脉，静脉壁肥厚变硬；平卧时消失缓慢。

（四）治疗

无症状的轻度精索静脉曲张不需治疗。

1. 非手术治疗 轻度精索静脉曲张或伴有神经衰弱者可托阴囊、冷敷等。

2. 手术治疗 较重的精索静脉曲张、精子数连续三次在2千万以下或有睾丸萎缩者；平卧时曲张之静脉可消失者，可行精索内静脉高位结扎术。

四、鞘膜积液

（一）定义

鞘膜腔内积聚的液体超过一定量而形成囊性病变，称为鞘膜积液。

（二）病因分类

在胎儿发育过程中，7~9个月时睾丸由腹膜后经腹股沟下降进入阴囊，睾丸附着两层腹膜，紧贴睾丸表面为鞘膜脏层，而与阴囊壁接触的为鞘膜壁层，两层之间间隙称鞘膜腔，内有极少量的淡黄色透明液体。附着睾丸的腹膜在下移时形成腹膜鞘状突。鞘状突在出生前后逐渐闭合，使得鞘膜腔与腹膜腔不相通。鞘膜积液分为原发性和继发性两种。继发性多存在原发病，如局部创伤、急性或慢性睾丸炎、附睾炎、精索炎，寄生虫病引起鞘膜积液。据积液的部位不同，可分为以下几种类型：

1. 睾丸鞘膜积液　睾丸固有鞘膜内有积液形成，此为最为常见的一种。

2. 精索鞘膜积液　鞘膜的两端闭合，而中间的部分未闭合且有积液，囊内积液与腹腔和睾丸鞘膜腔都不相通，又称精索囊肿。

3. 睾丸、精索鞘膜积液（婴儿型）　鞘突仅在内环处闭合，精索部未闭合，积液与睾丸鞘膜腔相通。

4. 交通性鞘膜积液　由于鞘突未闭合、睾丸鞘膜腔的积液可经一小管道与腹腔相通，又称先天性鞘膜积液。如鞘突与腹腔间的通道较大，肠管和网膜亦可进入鞘膜腔，即为先天性腹股沟疝。

有时睾丸鞘膜积液与精索鞘膜积液同时存在，但两者不通。同时可并发疝或睾丸下降不全。

（三）临床表现

多数鞘膜积液患者无症状，鞘膜积水的主要表现是局部包块、逐渐长大，可有坠痛、胀痛、牵扯痛。积液过多、包块过大者可引起阴茎内缩，影响排尿与性生活，使患者活动不便。

（四）诊断和鉴别诊断

鞘膜积液多数发生在一侧，主要表现为阴囊内或腹股沟区有一囊性肿块。少量鞘膜积液无不适症状，常在体检时被偶然发现；积液量较多者常感到阴囊下垂、发胀、精索牵引痛等。巨大睾丸鞘膜积液时，阴茎缩入包皮内。交通性鞘膜积液、站立时阴囊肿大。平卧后托起阴囊，积液逐渐流入腹腔，囊肿缩小或消失。睾丸鞘膜积水和精索鞘膜积水一般为球形或卵圆形。交通性鞘膜积水呈球形或梨形，平卧时可缩小或消失。鞘膜积水透光试验均为阳性，如鞘膜囊壁增厚、内容物浑浊、有出血，也可以不透光。疝、睾丸肿瘤、阴囊血肿透光试验为阴性，但小儿疝也可能透光。所以不能贸然进行穿刺。

鉴别诊断如下：

1. 与腹股沟斜疝的鉴别　交通性鞘膜积水与腹腔相通处极狭小，仅能通过液体，不能通过肠管或网膜，而疝则可通过。腹股沟斜疝疝囊颈、皮下环大。疝内容物可以还纳或过去有还纳史、咳嗽有冲击感。透光试验为阴性。

2. 与其他疾病的鉴别　①鞘膜积血：有外伤史，阴囊皮肤常有瘀斑。其重量也较积水为重。②睾丸肿瘤：质坚硬、不光滑而有特殊的沉重感，多无触痛。包块后方可摸到附睾，透光试验阴性。③鞘膜乳糜肿：有丝虫病的特点，包括粗腿、腹股沟淋巴结增大、血内嗜伊红细胞增高、夜间血内查到微丝蚴。阴囊包块透光试验为阴性，穿刺抽液可查到微丝蚴，液体为乳糜性。④精液囊肿：多位于附睾头，穿刺液为乳白色，可查见精子。

穿刺抽液可以明确诊断，但穿刺前必须明确病变不是疝，透光试验为阳性。穿刺前最好先做B超检查。

（五）治疗

1. 婴儿期各种鞘膜积水均有自愈的机会，所以2岁以内不需手术。小的、无症状的成人鞘膜积水也可暂不治疗。

2. 穿刺抽液并注入硬化剂　在阴囊前壁穿刺、抽出囊内液体，然后注入5%鱼肝油酸钠、盐酸奎宁（13.33%）、四环素溶液或无水乙醇等。每周1次，一般需2~4次。有时注射后可引起附睾炎、睾丸炎等并发症。对交通性鞘膜积水是禁忌的，对囊壁很厚、多房性囊肿或伴有附睾、睾丸病变者也不适用。所以至今仍未被广泛接受。

考点提示：
鞘膜积液的临床分类、临床表现、诊断和治疗

3. 手术治疗 睾丸鞘膜积水、婴儿型鞘膜积水、精索鞘膜积水可用鞘膜翻转术或鞘膜大部切除术。交通性鞘膜积水应经腹股沟切口，近内环处结扎腹膜鞘状突并将远端鞘膜囊翻转或切除。对继发性鞘膜积水必须治疗原发病。

案例 19-7 分析

1. 初步诊断　右侧睾丸鞘膜积液。
诊断依据：患者，男性，3岁，右侧阴囊肿大约 5cm×5cm×5cm、卵圆形，皮肤无红肿，囊性感，无触痛，睾丸触不清。肿块适度持续挤压无缩小。透光试验阳性。
2. 治疗　择期手术行鞘膜翻转术。

五、男性性功能障碍、不育和节育

（一）男性性功能障碍

男性性功能障碍是成年男子的常见病，包括性欲障碍（性欲亢进和性欲低下）、勃起功能障碍、阴茎异常勃起、射精障碍（早泄、不射精和逆向射精）和性高潮障碍等。多项调查结果显示，成年男子中不同程度的性功能障碍的发病率为 20%～60%，并随年龄增长而增加。性功能障碍不仅是医疗问题，而且关系到家庭稳定和社会安定，应予以足够重视。

1. 勃起功能障碍

（1）定义：勃起功能障碍（erectile dysfunction，ED）是成年男子的常见多发病，而且随着年龄增加发病率不断上升。以往的"阳痿"一词包含了男性性功能障碍的多种表现，现已为勃起功能障碍（ED）取代。年龄因素调整后统计分析表明：受教育程度低、糖尿病、心血管疾病、高血压、抑郁症是重要的危险因素，吸烟和酗酒等不良生活习惯也与勃起功能障碍的发生有关。

（2）病因：勃起功能障碍（ED）是成年男子的常见多发病，受精神心理疾病、糖尿病、心血管疾病、高血压等危险因素影响，并与吸烟和酗酒等不良生活习惯有关。阴茎勃起的发生依赖于中枢神经系统、外周神经系统和内分泌系统功能的正常发挥，并涉及了三个相互协同的血管变化：阴茎动脉血流增加、海绵体平滑肌舒张和阴茎静脉血流受阻。

（3）诊断：男子在3个月以上的时间内，持续性或反复发作不能获得和（或）维持充分的阴茎勃起以完成性交可初步诊断为勃起功能障碍（ED）。

1）有关病史：包括性生活史及躯体、精神疾病史，询问患者勃起功能减退的起源、持续时间、进展情况、严重程度等，有无夜间、晨间勃起及自慰勃起等。询问生活习惯、慢性躯体疾病及用药史、相关手术、盆腔放射治疗等。了解目前的心理状况（特别是抑郁症状），与其配偶的关系等，诊断时应考虑。

2）体格检查：重点了解第二性征、泌尿生殖系统、心血管和神经系统情况。

3）实验室检查：血、尿常规，空腹血糖，糖化血红蛋白（HBA1C），血生化和血脂等；下丘脑-垂体-性腺轴激素测定（LH、FSH、PRL、E_2、T），检测勃起功能障碍的内分泌原因。

4）特殊检查。

（4）勃起功能障碍的治疗：阴茎勃起是一个非常复杂的生理现象，勃起功能障碍病因错综复杂，多数系综合因素引起，以某一种病因主导，严重影响患者生活质量。勃起功能障碍患者的年龄、伴发疾病、严重程度各不相同，患者的治疗目标也有差异，任何单一疗法不能解决所有问题。应该让患者及其配偶了解各种不同类型治疗方法的疗效及其风险，根据个体和经济等因素综合考虑选择。

> **勃起功能障碍的特殊检查**
>
> 1. 国际勃起功能评分（International Index of Erectile Function-5, IIEF-5） 总分 25 分，低于 21 分为异常。
>
> 2. 夜间勃起试验（nocturnal penile tumescence, NPT 试验） 阴茎夜间勃起是与快速动眼相相伴的阴茎勃起现象，发生于各年龄段的男子，勃起机制尚不明了。常规的 NPT 试验包括持续的阴茎周长测量和重复测量阴茎勃起达到或最大程度接近轴向硬度，在睡眠时进行。因排除了清醒状态时的勃起抑制因素（如焦虑和紧张等），主要用于鉴别精神性与器质性勃起功能障碍。
>
> 3. 阴茎海绵体注射（intracavernous injection, ICI）试验 阴茎海绵体内注射血管活性药物后，记录阴茎勃起的起始时间、硬度和维持时间等参数。具体操作如下：罂粟碱 30~60mg 海绵体注射后观察 15min，注射后 15min 之内勃起（或刺激后），勃起角度大于 90°，维持勃起超过 15min 为正常（阳性）。主要反映阴茎海绵体血管机制的功能状况，如延迟勃起可能系动脉供血不足，过早疲软反映海绵体平滑肌或静脉闭锁机制障碍。

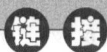

2. 早泄

（1）定义：阴茎进入阴道前或刚进入阴道即发生射精，或射精过快，其性伴至少在一半以上的时间不能满足者，称为早泄。早泄是最常见的男性性功能障碍。

（2）发病率和病因：早泄是最常见的男性性功能障碍，不同调查方法及统计方法统计的数据有差异，目前比较认可的发生率为 30%~35%。早泄或射精过快的局部因素主要有包皮过长而阴茎头敏感，以及前列腺、精囊及后尿道炎症刺激等。其他病因为中枢神经功能紊乱，大脑皮质、脊髓射精中枢兴奋性过高等。

（3）治疗：早泄或射精过快的治疗首先是消除心理障碍，切除过长的包皮，治疗前列腺和精囊的炎症。对龟头过度敏感者可在性交时应用避孕套或局部涂抹 2% 利多卡因胶脱敏，对部分患者性感集中训练也能取得良好效果。

3. 阴茎异常勃起 是指与性活动无关，或射精后仍维持勃起，时间超过 6h 者。阴茎持续勃起超过 6h，海绵体组织会发生缺氧和酸中毒。异常勃起处理不及时或处理不当可导致海绵体纤维化和勃起功能障碍。

（1）病因：阴茎异常勃起的发生原因主要有血液成分异常，血液黏度高，血流动力学异常和血管活性药物诱发等。值得注意的是，西地那非超量应用也可导致异常勃起。

（2）治疗：阴茎异常勃起治疗的目标是恢复阴茎海绵体正常的血流动力学，解除海绵体组织缺氧状况，改善局部循环，避免或减少阴茎海绵体平滑肌纤维化和 ED 的发生。

1）异常勃起的早期（12h 内）：局部应用间羟胺 2~10mg 收缩海绵体平滑肌，同时轻柔按摩阴茎海绵体，助其收缩。阴茎疲软后一般不再发生自发性勃起。

2）异常勃起的后期（12h 后）：异常勃起则以 7~9 号注射针头穿刺阴茎海绵体，放出积血约 100ml，至血色变鲜红（减压），后局部应用间羟胺 2~10 mg 收缩海绵体平滑肌，同时轻柔按摩阴茎海绵体，助其收缩。

（二）男性不育症

夫妇在结婚并共同生活的一年里，如未采取避孕措施，未能孕育后代，由于男方原因造成的不育者称男性不育症。

1. 病因及发病机制

（1）生殖器发育异常：睾丸异常（隐睾及睾丸发育不全），输精管及精囊异常（缺如或

考点提示：常见的性功能障碍有哪些，勃起功能障碍的诊断及治疗原则

发育不全）、尿道异常（上裂及下裂）及阴茎异常（发育不良、侧弯和屈曲畸形）等，可导致生精异常或精子输送障碍。

（2）内分泌异常：下丘脑、垂体、睾丸、甲状腺及肾上腺功能异常，常见低促性腺激素性睾丸功能不全、高促性腺激素性睾丸功能不全和高催乳素血症。内分泌异常可导致生精障碍，发生少精症或无精症。

（3）免疫功能异常：血清、精浆、精子表面或宫颈黏液中有抗精子抗体形成，干扰精子的功能。

（4）染色体异常：存在染色体异常，约占不育男子6%。

（5）生殖道感染：细菌、病毒、解脲支原体和沙眼衣原体感染，可引起输精管道梗阻和精液理化指标改变。

（6）输精管道梗阻：先天性、感染性及外伤手术引起的输精管梗阻。

（7）性功能障碍：勃起功能障碍及射精功能障碍（早泄、不射精及逆向射精），不能将精液射入女方生殖道。

（8）理化因素：放射线、重金属、化疗药物、乙醇及棉酚等，可造成精子形态、密度、活动力及授精力异常。

（9）精索静脉曲张：是男性不育的常见病因。

2. 诊断 夫妇双方检查；先简单后复杂；先易后难；由于辅助生育技术的发展，检查有简化的趋势。

（1）病史：家族史（遗传学背景、遗传病、近亲婚配、无精症有家族倾向）、个人史（生殖器及第二性征发育状况、影响生育的疾病如隐睾）、睾丸炎、盆腔、阴囊及会阴部手术史，以及职业接触、不良嗜好、婚姻生育及性生活史，还应询问婚后同居的时间、生育经历和采取的避孕措施等。

（2）体格检查：①全身检查：观察发育及营养状况，第二性征及嗅觉等。②生殖系统检查：检查睾丸（位置、数目、大小、质地）、附睾（粗细、质地）、输精管（粗细、质地）、精索静脉（是否曲张及程度）、尿道及前列腺等。③腹股沟区检查：有无隐睾、腹股沟疝和鞘膜积液等。

（3）精液检查：是判定生育能力的方法之一。手淫法收集标本，要求在检查前3～5d无排精。正常精液为乳白色不透明液体，排出后很快凝固，而后在30min内自行液化。射精后不凝固、不液化或液化延迟等均属异常。

（4）内分泌检查：①垂体：黄体生成素（LH）、促卵泡激素（FSH）和催乳素（PRL）。②甲状腺：T3、T4；肾上腺：脱氢表雄酮（DHEA）等。③睾丸：睾酮（T），放射免疫或酶联免疫测定。

（5）微生物学检查：如精液白细胞超标，则应检测与不育相关感染的细菌、支原体和衣原体。

（6）免疫学检查：抗精抗体主要存在于精子表面、精浆和宫颈黏液中，干扰精子的活动和穿透宫颈管。对精子活动力低下或精子异常凝集者应做抗精抗体检测。

（7）染色体检查：染色体核型及染色体分析（Y染色体微缺失等）。

（8）影像学检查：①输精管精囊造影：穿刺造影和开放式造影，观察输精管道的发育状况和通畅性；②B超：阴囊检查睾丸、附睾及精索静脉，经腹及直肠检查前列腺、精囊等。

（9）阴囊探查及睾丸活检：探查睾丸、附睾、输精管等，睾丸活检（单侧，较大一侧），观察生精细胞发育状况。

> **精液检查内容**
>
> 1. 正常值 精液量 2~5 ml；精液 pH 7.2~8.0；精子密度 20×10^6/ml 以上，总数 40×10^6 以上；活力 50% 以上前向运动（Ⅰ级+Ⅱ级），或 25% 快速前向运动（Ⅰ级）；形态 30% 以上正常形态（卵圆形）；白细胞计数，少于 1×10^6/ml。
> 2. 异常精液 少精子症，精子密度少于 20×10^6/ml；弱精子症，Ⅰ+Ⅱ级运动精子少于 50%，或Ⅰ级运动精子少于 25%；畸形精子症，头部形态正常的精子少于 30%；无精子症，精液中无精子（与不射精和逆向射精鉴别）。
> 3. 计算机辅助精子分析（computer-assisted sperm analysis，CASA） 可以客观地检测精子的各种参数如精子活动百分率、精子运动速度和精子形态等。精子活动力和精子形态是评价精子质量及生育力必备检查指标。

3. 治疗 治疗原则：①夫妇双方治疗；②预防性治疗，预防治疗生殖道感染和性传播疾病；③治疗睾丸下降不全；④去除环境不良影响；⑤停用有毒药物。

（1）内分泌治疗：①促性腺激素（HCG、HMG）治疗：适用于低促性腺激素性生精障碍或不明原因的不育症。HCG（作用类似 LH，1500~2000U，每周 3 次肌内注射，总量 10 000U）；HMG（作用类似 FSH，75~150IU，每周 2 次，肌内注射，总量 1000U）；②氯米酚：抑制雌激素对垂体的负反馈抑制作用，增加促性腺激素的释放。常规剂量 50 mg/d 口服，连用 3 个月。治疗中定期检测血 LH、FSH、睾酮水平和精液质量。

（2）抗感染治疗：治疗生殖道异性感染、非特异性感染，前列腺炎、精囊炎及附睾炎、淋菌性及非淋菌性尿道炎，支原体、衣原体、结核、梅毒及等感染。抗感染治疗可能改善精液的理化指标，或减少输精管道梗阻的机会。

（3）手术治疗：①精索静脉结扎术，治疗由精索静脉曲张导致的男性不育症；②睾丸下降固定术：宜在 2 岁前施行，可使曲细精管的损害显著减轻；③输精管道吻合术：有附睾-输精管吻合术、附睾管-输精管吻合术和输精管-输精管吻合术等，适用于各种原因导致的输精管道梗阻。

（4）辅助生育技术：①供精人工授精（AID）：使用供者的新鲜精液或冷冻精子授精，适用于无精子症；②精液体外处理及夫精人工授精（AIH）：将异常精液在体外处理后做人工授精，适用于异常精子症、勃起功能障碍和射精功能障碍等导致的不育症；③卵泡浆内单精子注射（ICSI）：将单个精子直接注入卵母细胞授精，免除了自然授精的多个环节，可以治疗无精子症和极度少精子症，也称为第二代试管婴儿。精子可以来源于射出的精液，也可取自睾丸、附睾、附睾管、输精管和膀胱。

（三）男性节育

人口控制已成为世界关注的问题之一。计划生育是我国的一项基本国策，有计划地控制人口增长，提高人口素质，为在新世纪里实现中华民族的伟大复兴，计划生育具有深远的意义。计划生育是指有计划的生育子女，控制人口增长，提高人口素质。为广大育龄夫妇提供安全、有效、可靠、可复、使用方便的避孕药物、用具及方法，意义极为重要。

1. 男性生殖生理特点 男性生殖系统包括生殖腺（睾丸）、生殖道（附睾、输精管和尿道）、附属性腺（精囊、前列腺和尿道球腺）和外生殖器（阴茎和阴囊）。睾丸具有产生精子，分泌睾酮的功能，睾丸的这两种功能受下丘脑-垂体-性腺轴的调节和控制。垂体分泌的促卵泡激素（FSH）直接调节精子的生成和成熟，黄体生成素 LH 调节睾酮的水平。

男性节育是指阻碍精子生成、阻断精子排出管道或干扰精液向女性生殖道的输送，即可达到节育的目的。

2. 常用的男性避孕方法

（1）性交中断法：性交时在射精前撤出阴茎，将精液排至体外。该法失败率较高，并可能影响男方的快感。

（2）避孕套法：性交前套在阴茎上，阻止精液进入阴道。该法使用方便，避孕效果可靠，为常用方法。据统计该法失败率约10%，主要原因是避孕套滑脱或破裂。

（3）输精管结扎：阻断精子排出管道。本法为安全可靠的永久性节育措施，适用于已有子女要求节育者。术后远期少数患者可能出现输精管痛性结节、附睾淤积、性功能障碍等，应妥善处理，必要时做输精管再通术。

（4）输精管注射（或可复性）绝育法：经阴囊皮肤用针头直接穿刺输精管，成功后注入苯酚504混合剂，此药在输精管内凝固，达到填塞输精管的目的。或注入聚醚型聚氨酯弹性体（简称MPU），在输精管内形成栓子。如需再育，取出栓子，输精管可再通。本法已应用于临床。

考点提示：男性计划生育的意义及常用方法

（5）药物避孕：应用外源性雄激素可负反馈抑制促性腺激素（FSH和LH）的分泌，使精子发生停滞，同时仍能维持和替代雄激素在外周血的作用。庚酸睾酮每周肌内注射200mg可使受试者达到严重少精或无精症水平，受试者在停药后均恢复了生精功能。

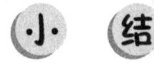

小 结

对于青春期以后的单侧隐睾，尤其是高位隐睾，应作睾丸切除，以防止癌变。

鞘膜积液主要表现为阴囊内或腹股沟区有一囊性肿块。少量鞘膜积液无不适症状。交通性鞘膜积液、站立时阴囊肿大，平卧后托起阴囊，囊肿逐渐缩小或消失。鞘膜积液患者透光试验阳性。

包茎是指包皮口过小，使包皮不能上翻显露出阴茎头；包皮过长是指包皮完全覆盖阴茎头，而包皮口并不小，可以上翻显露出阴茎头。包皮环切术是治疗包茎和包皮过长的最佳手术方式。

目标检测

选择题

【A_1型题】

1. 左侧精索静脉回流入
   - A. 上腔静脉
   - B. 下腔静脉
   - C. 肾静脉
   - D. 股静脉
   - E. 肠系膜静脉

2. 精索静脉从在何处汇合成精索内静脉
   - A. 腹膜后
   - B. 盆腔
   - C. 腹股沟管内环
   - D. 腹股沟管外环
   - E. 阴囊部

3. 继发性精索静脉曲张最常见于
   - A. 前列腺癌
   - B. 睾丸癌
   - C. 输尿管癌
   - D. 肾癌
   - E. 肠系膜癌

4. 检查精索静脉曲张的患者，应采取
   - A. 俯卧位
   - B. 左侧卧位
   - C. 右侧卧位
   - D. 平卧位
   - E. 站立位

5. 下列不属于男性性功能障碍的是
   - A. 阴茎勃起功能障碍
   - B. 早泄
   - C. 不射精
   - D. 逆行射精
   - E. 肾功能减退

6. 下列避孕措施最不可靠的是
   - A. 避孕套
   - B. 口服避孕药

C. 输精管结扎术　　D. 安全期避孕
E. 体外排精法
7. 造成男性不育的原因不包括
   A. 隐睾　　　　　B. 精索静脉曲张
   C. 输精管梗阻　　D. 膀胱结石
   E. 前列腺炎
8. 隐睾的简便检查方法是
   A. 体查　　　　　B. CT
   C. 腹腔镜　　　　D. B超
   E. MRI
9. 诊断隐睾最常用的特殊检查方法是
   A. 血管造影　　　B. CT
   C. B超　　　　　D. 膀胱镜
   E. MRI
10. 2岁以内的隐睾患者主张
    A. 观察　　　　　B. 肌内注射HCG
    C. 积极手术　　　D. 雄激素治疗
    E. 雌激素治疗
11. 经影像学检查未发现睾丸，最可能的诊断是
    A. 睾丸缺如　　　B. 高位隐睾
    C. 睾丸萎缩　　　D. 设备误差
    E. 睾丸坏死
12. 隐睾对人体构成的危险是
    A. 不育　　　　　B. 睾丸萎缩
    C. 睾丸恶变　　　D. 睾丸炎
    E. 睾丸鞘膜积液
13. 包皮嵌顿3d，阴茎头青紫、包皮明显水肿、淤血，紧急处理为
    A. 用药物控制感染
    B. 试行包皮复位
    C. 包皮嵌顿切开
    D. 包皮水肿部位穿刺抽水
    E. 包皮环切术
14. 5岁男孩右侧阴囊内一包块，尿频、透光试验阳性，平卧后可部分消失不痛，考虑哪种可能性大
    A. 右侧斜疝
    B. 右侧睾丸鞘膜积液
    C. 右侧交通性睾丸鞘膜积液
    D. 右侧睾丸肿瘤
    E. 右侧精索静脉曲张
15. 与隐睾有关的为
    A. 精索静脉曲张　B. 鞘膜积液
    C. 鞘膜积血　　　D. 睾丸肿瘤

E. 附睾炎
16. 继发于创伤的是
    A. 精索静脉曲张　B. 鞘膜积液
    C. 鞘膜积血　　　D. 睾丸肿瘤
    E. 附睾炎
17. 透光试验阳性的为
    A. 精索静脉曲张　B. 鞘膜积液
    C. 鞘膜积血　　　D. 睾丸肿瘤
    E. 附睾炎
18. 隐睾症在青春期男性中约占
    A. 50%　　　　　 B. 33%
    C. 10%　　　　　 D. 3%
    E. 不到1%
19. 手法复位嵌顿性包茎失败后，应采取
    A. 局部湿敷后再施行手法复位
    B. 包皮环切术
    C. 抗生素消炎后再做包皮环切术
    D. 纵行切开背侧包皮，1周后再行包皮环切术
    E. 切除形成包茎嵌顿的狭窄环
20. 隐睾症最宜手术的年龄是
    A. 2岁以前　　　 B. 3～6岁
    C. 7～9岁　　　　D. 10～13岁
    E. 14岁以后
21. 患儿，男性，1岁，诊断为右侧睾丸鞘膜积液，下列哪项是最佳处理方案
    A. 观察到2岁　　 B. 立即引流
    C. 药物治疗　　　D. 鞘膜翻转术
    E. 穿刺抽吸
22. 关于隐睾的治疗，下列哪项是错误的
    A. 内分泌治疗
    B. 睾丸松解固定术，一般应在2岁前进行
    C. 合并斜疝者，同时做疝修补术
    D. 如睾丸萎缩或疑有恶变者，应予切除
    E. 隐睾松解固定，可以防止睾丸恶性变

【A₂型题】
23. 患者，男性，30岁，婚后3年未育，劳累时感下腹坠胀。检查阴囊可触及蚯蚓状团块，平卧可消失。治疗应为
    A. 阴囊托带
    B. 鞘膜翻转术
    C. 精索内静脉高位结扎术
    D. 抗菌药物治疗
    E. 精索囊肿切除术

24. 患者，男性，1岁，双侧隐睾，最佳治疗方案为
    A. 等待自发下降
    B. 先激素治疗
    C. 先用性激素治疗，无效时到青春期前手术治疗
    D. 先用性激素治疗，无效则睾丸松解固定术
    E. 立即行睾丸松解固定术

【B型题】
（25～28题共用选项）
    A. 睾丸鞘膜积液   B. 精索鞘膜积液
    C. 交通性鞘膜积液   D. 睾丸肿瘤
    E. 腹股沟疝

25. 阴囊肿块，呈卵圆形，质软，无压痛，表面光滑，有弹性和囊样感，触不到睾丸和附睾，透光试验阳性
26. 囊性肿块，站立时肿块明显增大，透光试验阳性，卧位时肿块缩小或消失，睾丸不能触及
27. 位于腹股沟或睾丸上方的囊肿，透光试验阳性，囊肿与睾丸有明显的分界
28. 阴囊一侧肿块，质地坚硬，托起和掂量有沉重感，透光试验阴性

（林　坚）

第20章 运动系统疾病

> **学习目标**
> 1. 掌握：骨折的临床表现及诊断、急救、治疗原则。熟悉骨折常见并发症和影响骨折愈合的因素和开放性骨折的处理原则。了解骨折愈合过程、愈合标准和影响骨折愈合的因素。
> 2. 熟悉：关节脱位的临床表现、诊断及治疗原则。掌握肩、肘关节脱位的诊断，了解其复位方法；急性化脓性骨髓炎和化脓性关节炎的发病机制、早期诊断及治疗原则。
> 3. 了解：了解慢性化脓性骨髓炎的成因、诊断及治疗原则；骨与关节结核早期诊断和治疗原则；腰腿痛及颈肩痛的病因、发病机制、诊断和鉴别诊断及治疗原则；骨软骨瘤、骨巨细胞瘤及骨肉瘤的临床表现、X线诊断和治疗原则；常见骨折的移位特点、诊断和治疗。

运动系统包括脊柱和四肢的骨、关节、肌肉、肌腱、筋膜、滑膜、神经、血管、淋巴等组织和结构，上述任何组织或结构的疾病统称为运动系统疾病。

第1节 骨折概述

案例20-1

患者，男性，28岁，因右小腿被汽车撞伤3h在某诊所就诊，当时感右小腿疼痛，不敢活动。查体：一般情况可，右小腿肿胀、缩短、成角畸形，有异常活动，足背动脉可触及搏动。X线片示：胫骨中段粉碎性骨折，骨折断端重叠移位。行跟骨牵引治疗。后疼痛逐渐加重，小腿皮肤出现水疱，被动屈伸踝关节时小腿后侧剧痛，足背动脉搏动消失，趾端发绀。给予内服活血化淤中药治疗。72h后趾端感觉消失、发黑，小腿皮肤出现青紫斑，转上级医院行截肢术。
问题：患者肢体为何发生坏死？能否避免？

骨的完整性或连续性中断，称骨折（fracture）。

一、骨折的病因

1. 创伤性骨折 由外力作用于正常骨骼所发生的骨折。

（1）直接暴力：骨折发生在暴力直接作用的部位（图20-1）。局部软组织损伤较重，骨折多为横形或粉碎型，可造成开放性骨折。若发生在前臂或小腿双骨折时，两骨折线常在同一平面。例如：车轮撞击小腿，胫腓骨骨干在被直接撞击的部位发生骨折。

（2）间接暴力：骨折发生在暴力作用点以外的部位，暴力通过传导、杠杆或旋转作用，使远处发生骨折（图20-2）；软组织损伤较轻，骨折多为斜形或螺旋形。若骨折发生在前臂或小腿双骨折时，两骨折线常不在同一平面。例如，前扑跌倒手掌触地时所引起的桡骨远端骨折、肱骨髁上骨折等。

（3）牵拉暴力：因肌肉的急骤强力收缩牵拉，使肌腱附着处发生骨折，常为撕脱骨折（图20-3）。例如，肘关节不协调的猛烈旋转屈伸时引起肱骨内上髁或外上髁骨折、股四头

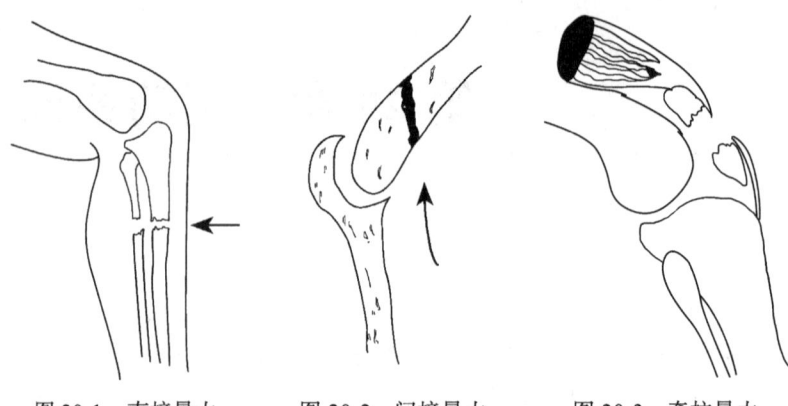

图 20-1　直接暴力　　图 20-2　间接暴力　　图 20-3　牵拉暴力

肌猛烈收缩致髌骨骨折等。

（4）积累劳损：长期反复轻微的直接或间接伤力集中在骨骼的某一处发生的骨折。例如，远距离行军可造成第 2、3 跖骨或腓骨下 1/3 骨干骨折，常称疲劳性骨折。

疲劳性骨折易误诊

疲劳骨折多见于新兵训练期，因已得到重视误诊的少；也可发生于青少年学生较长时间的强烈活动之后。在初期，症状轻微，易被当作软组织损伤，多不引起重视，待出现局部明显疼痛、肿胀等症状和质硬压痛的肿块时，多已在 2～3 周以后。在询问病史时，因患者没有典型的突然损伤后功能障碍的经历，常自述无明显诱因。在股骨下端的疲劳骨折从发病年龄、症状、体征、X 线片、化验上均易与骨肉瘤相混淆，尤其是在基层医院，容易因诊断错误而对患者采取截肢治疗，从而造成严重后果。

2. 病理性骨折　骨骼疾病（如骨髓炎、骨肿瘤）可造成骨质破坏、强度下降，在遭受轻微外力下即可发生骨折，临床上称为病理性骨折。

二、骨折的分类

1. 根据骨折处是否与外界相通分类
（1）闭合性骨折：骨折处皮肤或黏膜完整，骨折断端与外界不相通。
（2）开放性骨折：骨折处皮肤或黏膜破裂，骨折断端与外界相通。

有从体表看不到伤口的开放性骨折吗？

颅底骨折有脑脊液漏时、耻骨骨折引起的膀胱或尿道破裂、尾骨骨折引起的直肠破裂，骨折处通过口、鼻、外耳道、尿道、肠管和外界相同，细菌可以侵入，也属开放性骨折。

2. 根据骨折的程度分类
（1）完全性骨折：骨的完整性或连续性全部中断，如横形骨折、斜形骨折、螺旋形骨折等。
（2）不完全性骨折：骨的完整性或连续性仅有部分中断，如裂缝骨折、青枝骨折等。
3. 根据骨折端稳定程度分类
（1）稳定性骨折：骨折经复位后不易再发生移位的为稳定骨折，如裂缝骨折、嵌插骨折、横形骨折等。

（2）不稳定性骨折：骨折经复位后易再移位的骨折，如斜形骨折、螺旋形骨折、粉碎性骨折等。

4. 根据骨折断端的形态分类（图20-4）

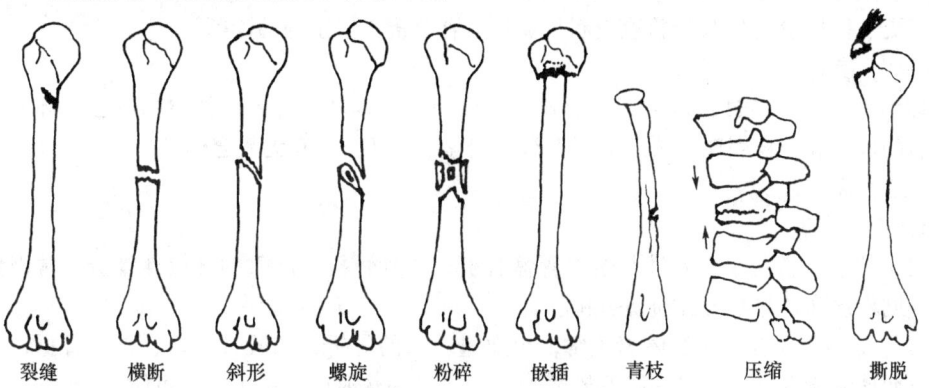

图20-4　骨折的类型

（1）裂纹（缝）骨折：像瓷器上的裂纹，无移位。

（2）横形（断）骨折：骨折线与骨干纵轴接近垂直。

（3）斜形骨折：骨折线与骨干纵轴呈一定角度。

（4）螺旋形骨折：骨折线呈螺旋状，多由扭转伤所致。

（5）粉碎性骨折：骨质碎裂成三块以上，多由直接暴力所致。

（6）嵌插骨折：此种骨折常位于干骺端密质骨与松质骨连接处，多由压缩暴力所致。

（7）青枝骨折：好发于儿童长骨干，儿童骨骼弹性好，如嫩绿青枝一样不易全断。

（8）压缩骨折：骨折多发生在椎体或跟骨等松质骨处，多由垂直压缩暴力所致。

（9）撕脱骨折：骨折常发生在肌腱附着外，由肌腱猛烈收缩所致。

（10）凹陷骨折：骨折多发生在颅骨或颜面骨，多由直接暴力所致。

（11）骨骺分离：经过骨骺的骨折，多发生在少年儿童。

三、骨折的移位

大多数骨折断端因暴力作用方向、肢体的重量、肌肉的牵拉、不恰当的搬运及治疗等因素均可造成不同程度的移位。移位方式有：成角移位、侧方移位、缩短移位、分离移位和旋转移位（图20-5）

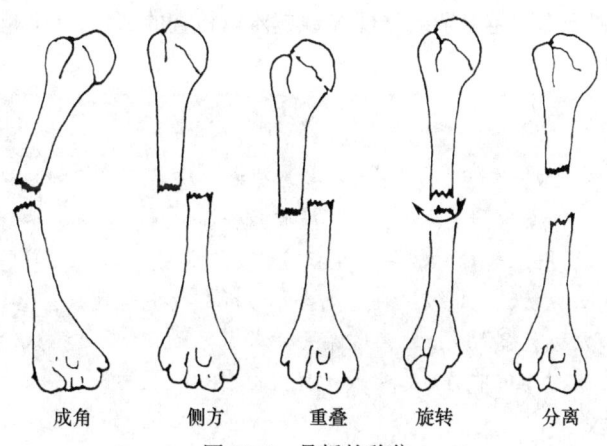

图20-5　骨折的移位

四、骨折的诊断

骨折的诊断包括明确有无骨折、骨折类型、骨折移位情况及是否有并发症等。应仔细收集病史、体格检查及X线检查资料，通过综合分析作出正确的诊断。

（一）病史

详细了解受伤经过，包括暴力形式、性质和轻重程度、患者受伤时的体位、环境及受伤前后的局部和全身表现，从而推断受伤轻重程度、部位、有无复合伤。

（二）临床表现

1. 全身表现

（1）休克：常见于多发性骨折、骨盆骨折、股骨骨折和严重的开放性骨折。常因大量失血、剧烈疼痛及并发内脏损伤引起。

（2）发热：骨折后一般体温正常，出血量较大的骨折，如股骨骨折、骨盆骨折，因血肿吸收而体温略有升高，但一般不超过38℃。出现高热时应考虑感染的可能。

2. 局部表现

（1）一般体征：①肿胀或瘀斑：伤处肿胀、瘀斑越重骨折的可能性越大；②压痛：压痛明显且最痛处可能就是骨折部位；③功能障碍：多因伤后疼痛、肌反射性痉挛或断骨失去支架作用而引起，伤后功能障碍明显应考虑骨折的存在。

（2）专有体征：①畸形：指原有的解剖形态发生了改变，由骨折断端移位引起；②异常活动（假关节活动）：指非关节部位出现了关节样活动；③骨擦音或骨擦感：由骨折断端相互摩擦而引起。

以上三个专有体征，只要发现一个即可确诊有骨折，但未见专有体征时并不能排除骨折存在。反常活动、骨擦感或骨擦音，只可在检查时注意，不可故意摇动患肢使之发生，以免增加患者的痛苦，造成骨折端损伤血管和神经等组织。

3. 影像学检查

（1）X线检查：在骨折诊断中，X线检查必不可少，对于了解骨折的具体情况有重要的参考价值，不仅可以证实有否骨折，而且能显示骨折的类型、程度及移位情况。X线拍片须摄正位、侧位片，并包括邻近关节，必要时可加摄特定位置或摄健侧相应部位进行对比。有些骨折早期X线片不易看到，待2~3周断端部分吸收后才能显露，所以对一些临床检查高度怀疑骨折，而X线片未显示者，一定要再过2~3周后，重新拍片复查。

（2）CT检查：CT以其分辨率高、无重叠和图像后处理的优点，弥补了传统X线检查的不足。骨和关节解剖部位越复杂或常规X线越难以检查的部位，CT越能提供更多的诊断信息。

四肢长度及肌力测量

1. **长度测量法** 取两侧肢体相对的浅表骨突作为标志，进行对比测量，重要的骨性标志上肢有肩峰、尺骨鹰嘴、尺骨茎突；下肢有髂骨前上棘、髌前、内踝。

2. **肌力测量法** 脑、脊髓和周围神经疾病，常需测定肌肉的瘫痪程度与治疗中肌力的恢复情况。肌力分六级：①0级：肌肉完全不收缩，为完全瘫痪；②1级：肌肉稍有收缩，不能带动关节活动；③2级：肌肉收缩可使关节活动，但不能对抗重力；④3级：肌肉仅有抗重力、无抗阻力的收缩；⑤4级：有抗重力和抗阻力的收缩；⑥5级：有对抗强阻力的收缩，为正常肌力。

（3）MRI 检查：磁共振所获得的图像清晰、精细，分辨率高，对比度好，特别对软组织层次显示和观察椎体周围韧带、脊髓损伤情况和椎体挫伤较好。

考点提示：骨折的临床表现和X线表现

五、骨折的并发症

骨折在发生、发展及愈合过程中可出现多种并发症，若不及时发现或处理不当，会危及患者生命或影响治疗效果。根据出现的时间分为早期并发症和晚期并发症。

（一）早期并发症

1. **休克** 严重创伤、骨折引起大出血或重要器官损伤所致。
2. **脂肪栓塞综合征** 是由于骨折处髓腔内血肿张力过大，骨髓被破坏，脂肪滴进入破裂的静脉窦内，可引起肺、脑栓塞。临床上出现呼吸功能不全、发绀、动脉低氧血症，以及烦躁不安、嗜睡，甚至昏迷或死亡。
3. **重要内脏器官损伤**
（1）肝脾破裂：严重的下胸壁损伤除可致肋骨骨折外，还可能引起肝、脾破裂出血。
（2）肺损伤：肋骨骨折时骨折端可使肺组织损伤，而出现气胸、血胸或血气胸。
（3）膀胱、尿道和直肠损伤：骨盆骨折可引起膀胱或尿道损伤，骶、尾骨骨折可损伤直肠。
4. **重要周围组织损伤**
（1）重要血管损伤：常见有肱骨髁上骨折伤及肱动脉，胫骨上端或股骨下端骨折伤及腘动脉。
（2）周围神经损伤：常见于肱骨下1/3骨折伤及桡神经出现腕下垂，腓骨颈骨折伤及腓总神经导致足下垂。
（3）脊髓损伤：脊柱骨折可伤及脊髓出现截瘫。
5. **骨筋膜室综合征** 是由骨、骨间膜、肌间隔和深筋膜形成的骨筋膜室内肌肉和神经因急性缺血而产生的一系列症候群。最多见于前臂掌侧和小腿后侧，常由创伤骨折的血肿和组织水肿使其室内容物体积增加或外包扎过紧，局部压迫使骨筋膜室容积减小而导致骨筋膜室内压力增高，出现肌肉缺血坏死，严重时肢体缺血坏死导致截肢。

骨筋膜室综合征的表现

骨筋膜室综合征多见于前臂掌侧和小腿，常由创伤形成的血肿和组织水肿使筋膜室内压力增高或外包扎过紧、局部压迫所致。典型表现是无痛（painless）、苍白（pallor）、感觉异常（paresthesia）、肌瘫痪（paralysis）、无脉（pulselessness），简称5"P"征。骨筋膜室综合征一经确诊需紧急切开筋膜室减压。如延误治疗可导致患肢坏疽或缺血性肌挛缩等严重后果。

（二）晚期并发症

1. **感染** 主要发生在开放骨折，可致化脓性骨髓炎。
2. **关节僵硬** 多因长期固定、关节内骨折复位不良或关节腔内积血发生机化粘连所致。
3. **损伤性骨化** 又称骨化性肌炎，是由于骨折或反复复位，造成周围软组织严重损伤，致使局部积血渗入受损的肌纤维间，血肿机化后逐渐转变为钙化骨，导致关节功能严重障碍。
4. **创伤性关节炎** 由于关节内骨折未解剖复位而畸形愈合，因关节面不平整，长期磨损引起损伤性炎症，关节活动时出现疼痛、肿胀、活动受限。
5. **下肢深静脉血栓形成** 多见于骨盆或下肢骨折，因长期制动使静脉血流缓慢，加之创伤后血液呈高凝状态，易形成血栓。

6. 缺血性骨坏死 由于骨折段的血液供应中断引起，如股骨颈骨折股骨头缺血坏死等。

7. 缺血性肌挛缩 是骨折最严重的并发症之一，见于肢体重要血管损伤及骨筋膜室综合征处理不当，缺血肌群变性、坏死、机化而出现挛缩，常造成严重残废。本并发症可出现典型畸形"爪形手"。

8. 畸形愈合 为骨折复位不佳、固定不当所致的骨折错位愈合，往往造成肢体畸形。

9. 骨延迟愈合或不愈合 骨折后超过通常愈合所需要的时间，断端仍有疼痛、X线检查显示骨痂很少，为延迟愈合；断端有异常活动而无疼痛，X线检查显示无连续骨痂生长、骨端硬化、髓腔封闭，则为不愈合。

考点提示：
骨折的并发症

10. 其他 脊柱、骨盆、股骨等严重骨折的患者，因长期卧床，尚可引起褥疮、坠积性肺炎、尿路感染及结石等。

六、骨折的愈合

1. 骨折愈合过程 骨折愈合是一个复杂而连续的过程，通常将其分为三个阶段（图20-6～图20-8）。

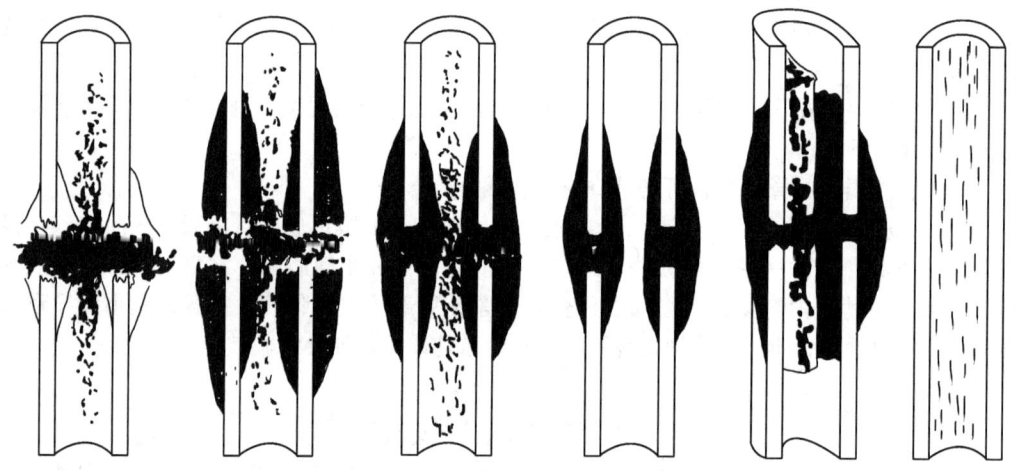

图 20-6 血肿炎症机化期　　　图 20-7 原始骨痂形成期　　　图 20-8 骨痂改造塑形期

（1）血肿炎症机化期：骨折后骨髓腔、骨膜下及周围软组织血管出血在局部形成血肿，血肿经机化后形成肉芽组织。肉芽组织内成纤维细胞合成和分泌大量胶原纤维，转化为纤维结缔组织，使骨折两端连接，称为纤维连接。这一过程约在骨折后2周完成。

（2）原始骨痂形成期：骨内、外膜增生，新生血管长入，成骨细胞大量增生，合成分泌骨基质，在骨折处形成骨样组织并骨化形成新骨，即膜内化骨。在骨皮质内外形成内骨痂和外骨痂。骨折断端间和髓腔内的纤维组织逐渐转化为软骨组织，骨化后形成新骨即软骨化骨。形成环状骨痂和髓内骨痂。这些骨痂相互连接，标志着原始骨痂形成。骨痂不断钙化加强，当其达到足以抵抗肌肉收缩及剪力和旋转力的作用时，骨折达到临床愈合，这一过程需4～8周。此时X线片上可见骨折处有连续骨痂通过，但骨折线仍隐约可见。

（3）骨痂改造塑形期：原始骨痂中新生骨小梁逐渐增粗，排列逐渐规则和致密。破骨和成骨细胞侵入死骨，完成死骨清除和新骨形成的替代过程。使骨折部位形成坚强的骨性连接，这一过程需1～2年。在应力轴线上成骨细胞增生活跃，新骨不断加强；轴线以外，破骨细胞增生活跃，多余骨痂逐渐被吸收。随后髓腔再通，骨折处逐渐恢复正常的骨结构。

2. 骨折愈合标准

（1）骨折临床愈合标准：①局部无压痛及纵向叩击痛。②局部无异常活动。③X线片显示骨折线模糊，有连续骨痂通过骨折线。④拆除外固定后，上肢能向前平举1kg重物持续1min；下肢能去拐在平地上步行3min，并不少于30步。⑤连续观察2周骨折处不变形。

（2）骨性愈合标准：①具备骨折临床愈合标准；②X线片显示有连续骨小梁通过骨折处，骨折线消失。

3. 影响骨折愈合的因素

（1）全身因素：年龄、营养状况及有无代谢障碍疾病都影响骨折的愈合。

（2）局部因素：骨折的类型、血液供应及软组织损伤程度、有无感染、有无软组织嵌入、治疗方法是否得当将影响骨折愈合的进程。

考点提示：
骨折愈合标准

七、骨折的急救

急救的目的是用最简单而有效的方法抢救生命，保护患肢，迅速转运，以便尽快得到妥善处理。

1. 抢救生命 进行初步检查，首先要判定有无颅脑、胸、腹部合并伤。如有颅脑伤或昏迷，应注意保持呼吸道通畅；如有气胸、窒息等，应紧急给予相应处理；如有休克，在条件允许时应迅速输液输血、保暖、吸氧等；如疼痛剧烈，在转运前可适当用镇静、止痛剂。

2. 包扎伤口 开放性骨折，伤口出血绝大多数可用加压包扎止血。大血管出血，加压包扎不能止血时，可采用止血带止血，最好使用充气止血带，并应记录所用压力和时间。创口用无菌敷料或清洁布类予以包扎，以减少再污染。若骨折端已戳出伤口，并已污染，又未压迫重要血管、神经者，不应将其复位，以免将污物带到伤口深处。应妥善固定，送至医院经清创处理后，再行复位。若在伤口包扎时，骨折端自行滑入伤口内，应作好记录，以便在清创时进一步处理。

3. 妥善固定 固定是骨折急救的重要措施。凡疑有骨折者，均应按骨折处理。闭合性骨折者，急救时不必脱去患肢的衣裤和鞋袜，以免过多地搬动患肢，增加痛苦。若患肢肿胀严重，可用剪刀将患肢衣袖和裤脚剪开，减轻压迫。骨折有明显畸形，并有穿破软组织或损伤附近重要血管、神经的危险时，可适当牵引患肢，使之变直后再行固定。固定可用特制的夹板，或就地取材用木板、木棍、树枝等。若无任何可利用的材料时，上肢骨折可将患肢固定于胸部，下肢骨折可将患肢与对侧健肢捆绑固定。

4. 迅速转运 患者经初步处理，妥善固定后，应尽快地转运至就近的医院进行治疗。

考点提示：
骨折的急救

骨折急救固定的目的

1. 避免骨折端在搬运过程中对周围重要组织，如血管、神经、内脏的损伤；
2. 减少骨折端的活动，减轻患者疼痛；
3. 便于运送。

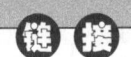

八、骨折的治疗

骨折治疗的原则是复位、固定、康复治疗（功能锻炼）。

1. 复位 是将移位的骨折段恢复正常或接近正常的解剖关系，重建骨的支架作用。早期正确的复位，是骨折愈合过程的必要条件。对于骨折的复位，应尽量争取达到解剖复位或接近解剖复位。如不易达到时，能够达到功能复位即可。不能为了追求解剖复位而反复进行多次复位，造成不必要的损伤及痛苦。

（1）复位的标准

1）解剖复位：即恢复骨的正常解剖关系，对位（两骨折端的接触面）和对线（两骨折段在纵轴上的关系）良好，称解剖复位。

2）功能复位：复位后两骨折段虽未恢复正常解剖关系，但骨折愈合后对肢体功能无明显影响者，称功能复位。每一部位功能复位的要求均不一样，一般认为功能复位的要求是：①旋转移位、分离移位必须矫正；②成人下肢缩短移位不超过1cm，儿童下肢缩短在2cm以内（无骨骺损伤）；③下肢侧方成角移位必须矫正，下肢轻微的前后成角，与关节运动方向一致不需要矫正；④长骨干横形骨折，骨折断端对位至少1/3以上，干骺端骨折至少应对位3/4左右。

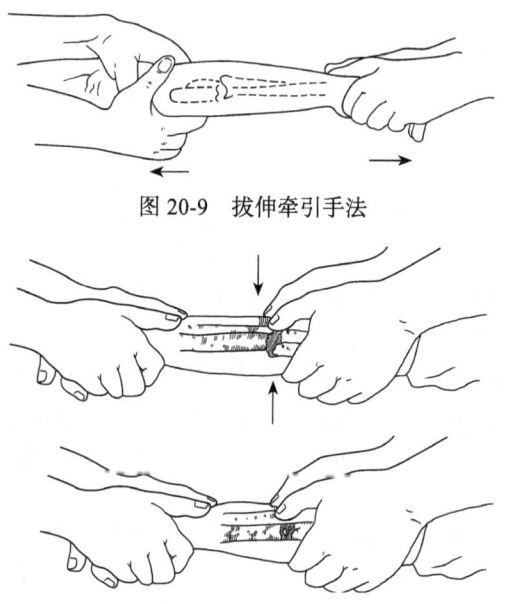

图20-9　拔伸牵引手法

图20-10　捺正端提手法

（2）复位方法：①手法复位：基本操作是在持续对抗牵引下，再利用手法纠正各种移位，复位时应以骨折远端对近端。祖国医学中的正骨八法可供参考（图20-9～图20-11）。②牵引复位：是用持续牵引的方法来进行骨折的治疗，持续牵引的目地为复位和固定。持续牵引有两种形式：皮肤牵引是将宽胶布贴在伤肢皮肤上或用皮牵引带通过对皮肤的牵拉进行牵引（图20-12），重量不超过5kg，适用于儿童；骨牵引是用不锈钢针穿过骨体通过对骨的牵拉进行牵引，可用较大重量，时间可维持数月，常用的有胫骨结节牵引（图20-13）、跟骨牵引、尺骨鹰嘴牵引等。③切开复位：即手术切开，直视下将骨折复位、安装内固定，适用于伴主要神经、血管损伤的骨折、手法复位或持续牵引复位

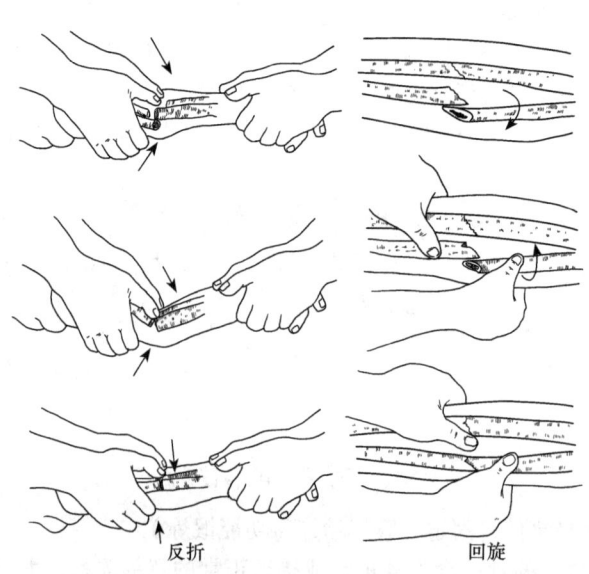

反折　　　　　　　回旋

图20-11　反折回旋手法

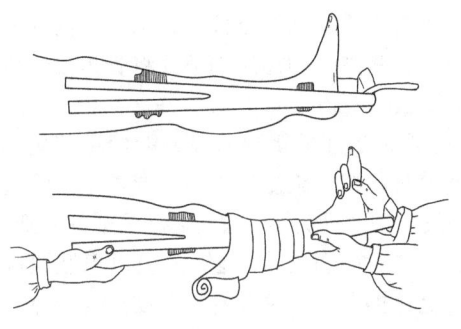

图 20-12 皮肤牵引

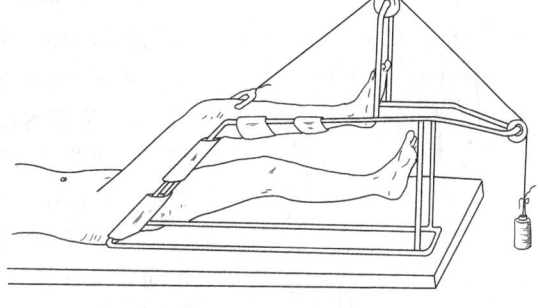

图 20-13 胫骨结节牵引

失败的病例、必须解剖复位的关节内骨折、陈旧骨折或骨折不愈合等。

2. 固定　骨折的固定方法有两类，即外固定和内固定。

（1）外固定：主要用于骨折经手法复位后的患者，也有些骨折经切开复位内固定术后，需加用外固定者。目前常用的外固定方法有小夹板、石膏绷带、外展支架、持续牵引（皮牵引和骨牵引）、外固定器等。较常用的有小夹板、石膏绷带外固定及持续牵引。

1）小夹板外固定：是利用具有一定韧性的柳木板、塑料板或铝板制成长、宽合适的小夹板，在适当部位加固定垫，绑在骨折部肢体的外面，外扎横带，以固定骨折。

2）石膏固定：是用熟石膏（无水硫酸钙）细粉末撒在特制的稀孔纱布绷带上，做成石膏绷带，用温水浸泡后，包在患者需要固定的肢体上（图 20-14、图 20-15），5～10min 即可硬结成型，并逐渐干燥坚固，对患肢起有效的固定作用。石膏固定分为：石膏托、石膏管型，根据固定范围分为长臂、短臂、长腿、短腿、髋人字等。

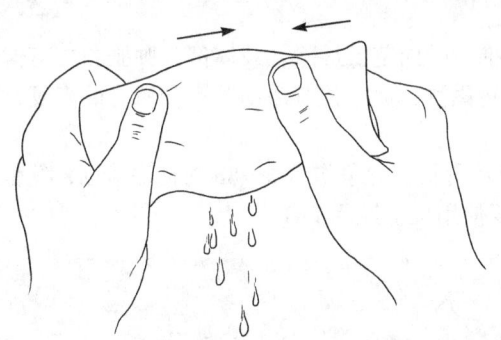

图 20-14 挤去石膏绷带的水分

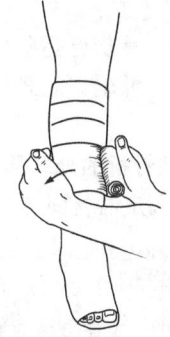

图 20-15 缠石膏绷带的手法

小夹板与石膏固定的优缺点

小夹板固定：不固定上下关节，有利于关节活动、早进行功能锻炼以防止关节僵硬、促进骨折愈合。具有固定可靠、骨折愈合快、功能恢复好、治疗费用低、并发症少等优点。缺点：固定不够牢固，绑得太松或固定垫使用不当易失效，而绑的过紧又可产生压迫性溃疡、骨筋膜室综合征、肌缺血性挛缩，甚至肢体坏死等严重后果，因此小夹板固定后应密切观察患肢感觉、温度、肤色、肿胀及脉搏等血运情况并及时调整绑扎的松紧度。石膏固定的优点：固定确实、符合体型、伤员较舒适、可维持较长时间，如不过紧，一般不增加肢体远侧肿胀，也便于运送。缺点：固定范围较大，必须超过骨折部的上下关节，妨碍伤肢功能锻炼导致肌萎缩、关节僵硬等。

（2）内固定：主要用于手术切开复位后，采用金属内固定物如接骨板、螺丝钉、髓内钉和加压钢板等将骨折段于解剖位置下予以固定（图20-16）。

3. 康复治疗 是骨折治疗的重要阶段，能使患肢血运畅通、预防关节僵硬和肌萎缩。康复锻炼须贯穿整个治疗过程中，遵循循序渐进及主动运动为主、被动运动为辅的原则。

（1）早期：骨折后1~2周内，功能锻炼应以患肢肌肉主动舒缩为主。原则上骨折上、下关节暂不活动。但身体其他部位关节应进行功能锻炼。

（2）中期：骨折2周以后，患肢肿胀已消退，局部疼痛减轻，骨折处已有纤维连接，此时应开始骨折上、下关节的活动。根据骨折的稳定程度，其活动强度和范围可逐渐增大，但肢体不宜做负重活动。

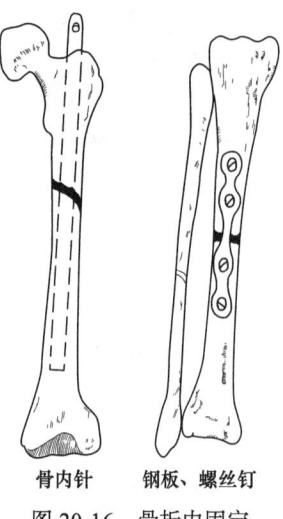

骨内针　　钢板、螺丝钉

图20-16　骨折内固定

四肢各关节的功能位

在治疗骨折或关节脱位时，需要将患肢固定于功能位，以便愈合后患肢功能尽快恢复，防止出现关节僵硬。四肢各关节功能位分别是：①肩关节：外展55°、内旋15°、前屈30°，儿童外展70°；②肘关节：曲肘90°；③腕关节：背伸30°；④手指各关节：拇指中度外展对掌，其余各掌指、近指间关节约屈45°、远指间关节屈25°，呈半握拳状；⑤髋关节：外展10°、外旋5°、屈15°；⑥膝关节：屈5°~10°；⑦踝关节：屈90°。

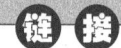

（3）晚期：骨折已达临床愈合标准，外固定已拆除。肢体部分肿胀和关节僵硬应通过锻炼使之消除。并辅以物理治疗和药物熏洗，促进关节活动范围和肌力的恢复，早日恢复正常功能。

考点提示：骨折治疗原则

4. 开放性骨折的处理原则 开放性骨折应力争伤后6~8h内彻底清创，复位后酌情选用外固定或内固定器材固定，术后常规使用抗生素及TAT。

案例20-1分析

该患者出现了骨筋膜室综合征，因未及时正确处理导致肢体缺血坏死。

凡肢体有明显外伤、骨折、外固定等情况的患者出现局部软组织张力高，深部广泛剧烈进行性疼痛，局部压痛严重，感觉减退，拉伸肌肉出现剧痛，毛细血管充盈时间延长或消失等，可判断发生了骨筋膜室综合征，而远端动脉搏动消失则是较晚期的表现。应及时切开筋膜室减压，解除室内高压，切开范围应广泛，坏死的肌肉应予清除。

附录1　正骨八法

①手摸心会：结合X线所见，仔细触摸伤肢，了解骨折的部位和移位情况，以便选择适当的复位手法。②拔伸牵引：沿着肢体纵轴方向在骨折远、近两端进行对抗牵引，以克服肌张力，矫正缩短移位，恢复肢体长度；牵引时用力宜由轻到重、持续施力，切不可骤用暴力；用力大小，应根据患者年龄、体质、骨折部位、缩短情况决定。③旋转屈伸：关节附近的骨折，应屈伸或旋转骨折远端以适应骨折近端，矫正旋转或成角移位。④捺正端

提：以捺正手法纠正侧方移位，两手掌相对挤压或用手提起下陷断端，按下突起的骨端。⑤摇摆叩击：骨折基本复位后断端可能仍有裂隙，为使骨折端紧密接触，可用两手固定骨折部，由助手在维持牵引下稍稍摇摆骨折远端，或纵向叩击，使骨折端紧密结合。⑥夹挤分骨：两骨并列部位，如尺桡、胫腓、掌骨、跖骨骨折后，复位时应以手指捏挤骨间隙，矫正成角移位及侧方移位使两骨分开。⑦折顶回旋：横断或锯齿状的骨端，有时靠牵引不能完全纠正缩短移位，可用两拇指压住突起的骨断端，其余两手四指环抱陷下的另一骨断端，先加大骨折原有成角，等拇指感觉到两骨断端的骨密质已经相接触时，即作反折使断端对合；回旋手法是按造成骨折径路的相反方向回旋，直至两骨折端的面对面为止。⑧按摩推拿：骨折复位后，对骨折周围软组织轻轻按摩推拿，达到散瘀消肿、舒筋活络的目的。

附录2 小夹板固定

1. 适应证与禁忌证　小夹板固定主要适用于四肢骨折，如闭合性管状骨骨折、创口小易愈合的开放性骨折、能手法复位的陈旧性骨折。对肿胀严重、疑有血管或神经损伤、合并感染的开放性骨折，以及需长途运送者不得应用。

2. 小夹板及固定垫的制备　①小夹板多用杉树皮、柳木板、竹片或塑料等制成，夹板的厚度大约0.5cm，其长度一般不超过骨折肢体上、下关节，为了适合肢体或关节外形，可用火烤弯进行塑形。小夹板宽度的总和应略窄于伤肢的最大周径，使每两块小夹板之间有一定的空隙。夹板边缘及四角需锉磨圆滑，在接触皮肤的一面垫一薄层毡片或棉花，使之柔软，以免压迫皮肤。②固定垫常用质地柔软的毛头纸或纱布折成不同的形状，分方形垫、塔形垫、高低垫、分骨垫等。

3. 固定方法　①放置固定垫：用胶布固定。仅有侧方移位时，通常放两垫即可，分别置于骨折端的侧方（二点挤压法）；如为成角畸形，一垫置于凸侧，另两垫置于凹侧（三点挤压法）。②安放小夹板：一般常用前、后、左、右四块，依次放好。③捆绑横带：多用四条，将结打在肢体外侧板上，松紧度以能用手指将横带上下移动1cm为准。

附录3 石膏固定

操作注意事项：①石膏绷带固定前，应清洁皮肤，有伤口则先换药。②将肢体关节固定于功能位或所需的特殊位置。③在骨突起或软组织较少的部位加棉花等厚衬垫，以免引起压迫性溃疡。④当需要加强石膏绷带时，先制作石膏条（夹板），即根据需要的长度，来回重叠石膏绷带约6层厚，然后放入水桶内浸透，再取出迅速摊开，并以手掌压紧抹平成一整体，置于预定部位按抚妥帖，外缠绷带。⑤桶内盛约40℃的温水，从密封处取出石膏绷带卷逐一浸入水内，待气泡排尽，以双手握其两端，挤出多余水分，立即包缠，浸泡或取出过久石膏绷带卷将变硬。⑥石膏绷带卷行滚过式包缠，后一周重叠前一周的1/3~1/2，骨折处多缠几圈以求紧固，关节的伸屈面可用石膏条（石膏夹板）加固；厚度一般9~12层，每缠一层均用手掌抹平，使之整体凝合。⑦当石膏尚未干时，在一定部位施加均匀的平面性压力，按肢体轮廓塑形；⑧石膏稍干后，用小刀修除多余部分，务必露出指（趾）尖，继用手掌磨平石膏表面，并在石膏上写明诊断及固定日期，有创口或需开窗者，宜画出位置。⑨石膏未完全干固前禁止搬动，以免折断；也不可搁置在硬板上，否则将压坏。

（王品琪）

第 2 节 常见骨折

案例 20-2

患者，男性，9岁，左肘关节半屈位、手掌着地跌倒，伤后左肘部肿胀、疼痛、伴功能受限4h就诊。体格检查：左肘部肿胀及压痛、半屈位畸形，肘后三角正常。左前臂及手部血运良好，感觉及活动正常。

问题：
1．最可能的诊断是什么？
2．明确诊断首选的检查是什么？
3．应警惕哪些并发症？
4．如何治疗？

一、锁骨骨折

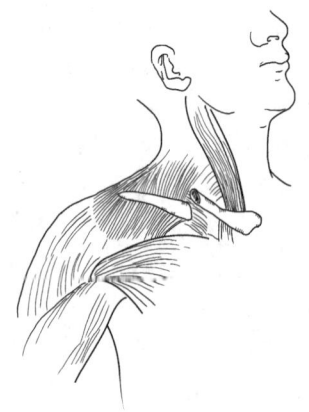

图 20-17　锁骨骨折

1. 病因和类型　锁骨骨折（fracture of clavicle）多数由间接暴力所致，如跌倒时手掌着地或肩外侧着地，好发于锁骨中 1/3 处。成人多为短斜形，儿童可为青枝骨折。直接暴力所致者较少见，多呈粉碎性骨折。锁骨骨折后，其近侧端因胸锁乳突肌的牵拉而向上向后移位，远侧端因受上肢重量的牵拉而向下，又因胸大肌等的牵拉，向前、向下移位，而致断端重叠（图 20-17）。

2. 临床表现和诊断　伤后患者常用健侧手支托患肢肘部。局部肿胀，有压痛和畸形，因锁骨位于皮下，易于触及移位的骨折断端。粉碎性骨折的骨片偶可刺破胸膜，出现皮下气肿或气胸；有时损伤臂丛神经或锁骨下动、静脉。X线检查可了解骨折的具体情况。

3. 治疗

（1）三角巾悬吊：儿童的青枝骨折及成人无移位的骨折，仅用三角巾悬吊患肢2~4周即可开始活动。

（2）复位方法：患者挺胸叉腰端坐，局麻后，术者将伤侧肩部向外、上、后方拉动，以一腿屈膝顶于患者的两肩胛骨之间，以骨折远端对接近端。

（3）固定方法："∞"（横8字）形绷带固定，在术者维持双肩向后、外、上的牵引力下，先于两侧腋窝内各置一个较大的棉垫，用绷带做"∞"形包扎5~7层，外加宽胶布粘贴，固定4周左右。

（4）切开复位内固定：对复位后再移位，开放性骨折，伴血管、神经损伤者，可行切开复位固定。

（5）康复锻炼：经常注意挺胸抬肩、主动进行握拳、旋腕、屈伸肘关节，后伸两肩锻炼，睡觉时仰卧、肩胛区垫薄枕。

考点提示：
锁骨骨折的临床表现、诊断和治疗

二、肱骨外科颈骨折

肱骨外科颈是指解剖颈下2~3cm处。

1. 病因与类型　肱骨外科颈骨折（fracture of surgical neck of humerus）常因跌倒时手部或肘部着地造成，患者以壮年、老年居多。由于伤时的伤肢所处的位置不同，骨折后出现不同的移位，分为无移位型、外展型、内收型（图20-18）。

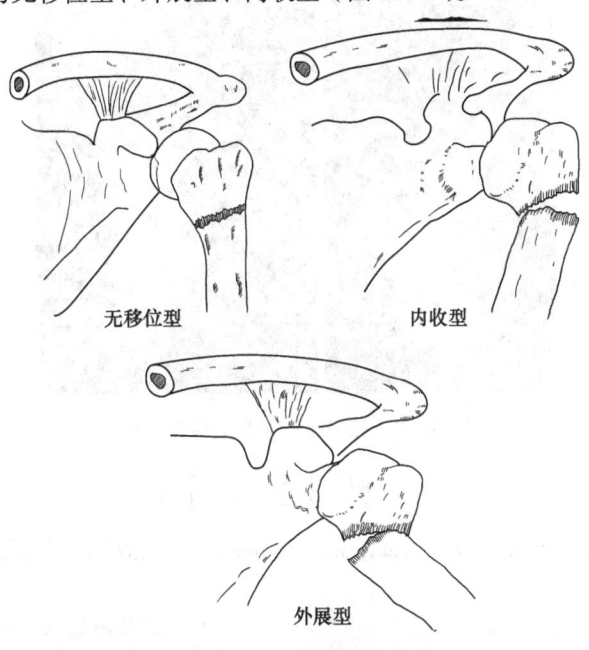

无移位型　　内收型

外展型

图20-18　肱骨外科颈骨折

2. 临床表现和诊断　患肩疼痛、肿胀、瘀斑、活动受限，骨折处有明显压痛；若断端有嵌插时可缺乏骨折的专有体征。X线检查可明确骨折类型及移位情况。

3. 治疗　无明显移位者仅在腋窝置以大棉垫，并用三角巾悬吊患肢3～4周，即可开始活动。外展型、内收型均可行手法复位，一般采用小夹板固定。早期功能锻炼应注意外展型避免外展活动、内收型不宜内收活动。对于两部分以上的骨折，应及时行切开复位钢板内固定手术。

考点提示：
肱骨外科颈骨折的临床表现、诊断和治疗

三、肱骨干骨折

肱骨外科颈下1～2cm至肱骨髁上2cm段内的骨折，称肱骨干骨折（humeral shaft fracture）。

1. 病因和类型　由直接暴力所致肱骨干骨折，常发生于肱骨中、上段，多为粉碎性或横断形；由间接暴力所致骨折，多见于肱骨干下1/3，多为斜形或螺旋形。骨折线在三角肌止点以上时，骨折近侧端因受胸大肌、背阔肌及大圆肌的牵拉而向前、向内移位；远侧端因肱二头肌、肱三头肌的牵拉而向上移位。骨折线在三角肌止点以下时，近折段受三角肌牵拉而向前、外移位，远折段因肱二头肌、肱三头肌牵拉向上移位。肱骨干中下1/3交界处之后有一条桡神经沟，有桡神经紧贴而过，该部骨折时极易损伤桡神经（图20-19）。

2. 临床表现和诊断　局部有肿胀、疼痛和压痛，上臂出现短缩、成角畸形，有异常活动及骨擦音（感）等；合并桡神经损伤时可表现腕下垂、掌指关节不能伸直、拇指不能外展，手背桡侧皮肤感觉减退。X线检查可显示骨折具体情况。

3. 治疗

（1）手法复位小夹板固定：手法复位成功率较高。复位后小夹板固定。前臂中立位三角巾悬吊4～6周，注意须用三角巾或另加吊带将患肘托起以免因远端肢体重量牵引而致再分离。

（2）切开复位内固定：对反复手法复位失败、多发性骨折、合并神经血管损伤、骨断端有软组织嵌入等，应采用切开复位内固定。闭合性骨折因桡神经多为挫伤，骨折经手法复位后，可先密切观察3个月，如无恢复现象，再做神经松懈或吻合手术。开放性骨折力争6～8h内彻底清创、行骨折复位内固定，同时探查桡神经。

考点提示：
肱骨干骨折的临床表现、诊断和治疗

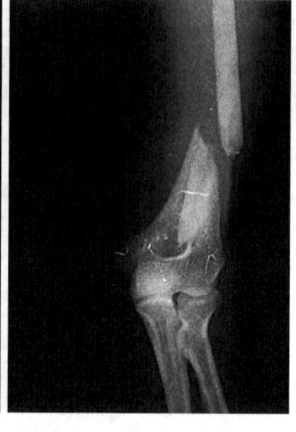

图 20-19　肱骨干中下段粉碎性骨折

四、肱骨髁上骨折

肱骨髁上骨折（supracondylar fracture of humerus）是指肱骨干与肱骨髁的交界处发生的骨折。

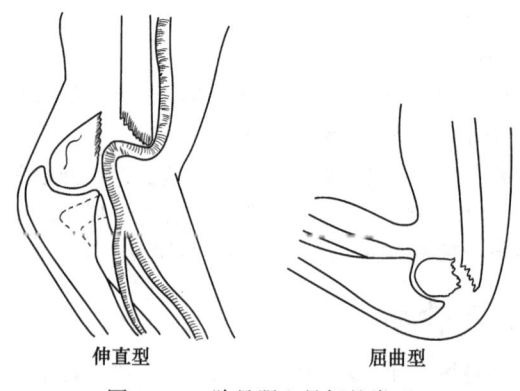

图 20-20　肱骨髁上骨折的类型

1. 病因和类型　肱骨髁上骨折，多见于儿童，根据暴力的不同和骨折移位的方向，可分为屈曲型和伸直型（图20-20）；其中伸直型占90%以上。因跌倒时肘关节处于过伸位，掌心着地，骨折远端向后上方移位，可伴有尺侧或桡侧移位；近折端向前下方移位，易挤压损伤肱动脉、静脉和正中神经。屈曲型发生于肘关节屈曲位跌倒时后方着地时，因暴力由后下方撞击尺骨鹰嘴，使远折端向前上方移位，合并血管、神经损伤少见。

2. 临床表现和诊断　受伤后肘部明显疼痛、肿胀、皮下瘀斑，活动障碍，患肢短缩。局部明显压痛，有骨摩擦音及假关节活动。伸直型肘部向后方突出，呈半屈位畸形，易误诊为肘关节脱位，肘后三角关系正常，可予鉴别。诊断中应注意有无血管神经损伤。X线检查可确定骨折及移位情况。

3. 治疗

（1）手法复位外固定：①伸直型骨折应及早手法复位，尽快解除骨端压迫血管神经，用石膏托固定于屈肘位，必须注意桡动脉搏动，若搏动减弱，宜将肘关节稍伸直一些，术后密切观察患肢血运，随时调节关节的屈曲程度；②屈曲型骨折：于伸直位牵引复位，用石膏托固定于伸肘位；③若伤肢过度肿胀，甚至水疱形成，手法复位很难成功，宜改为尺骨鹰嘴持续牵引，待数天后水肿消退再复位固定。

（2）切开复位内固定：对手法复位失败或伴有合并有血管神经损伤，应采用切开复位内固定。

在对肱骨髁上骨折的诊治中，应严密观察前臂肿胀程度及手的感觉、运动功能。如出现高张力肿胀、手指主动活动障碍，被动活动剧痛，桡动脉搏动扪不清，皮温降低，感觉异常，应诊断筋膜室高压存在，需紧急手术，切开减压。预防前臂缺血性肌挛缩的发生。

考点提示：
肱骨髁上骨折的临床表现、诊断和治疗

五、前臂骨折

1. 病因与类型 前臂骨折可为单根骨折，亦可双根骨折，还可一根骨折另一骨的上端或下端脱位。由直接暴力所致者，多为粉碎或横断骨折，且两骨折处在同一平面上；由间接或旋转暴力引起者，两骨的骨折线不在同一平面，常为横断或斜行骨折。当发生双骨折时，极易重叠、旋转、成角和侧方移位。桡骨上 1/2 骨折，近端由于肱二头肌和旋后肌的牵拉呈屈曲、后旋位，远折端因旋前圆肌及旋前方肌的作用而旋前；桡骨下 1/2 骨折时，骨折线若位于旋前圆肌止点以下，近折端受旋后肌、旋前圆肌的牵拉而处于中立位（图 20-21）。

2. 临床表现和诊断 伤后局部出现疼痛、肿胀、肢体畸形、功能障碍，可有异常活动、骨擦音或骨擦感。X 线检查可明确骨折类型及移位情况，摄片需包括上、下尺桡关节，并注意有无脱位。

3. 治疗 前臂双骨折治疗的关键是恢复前臂的旋转功能。治疗目标除了良好的对位、对线以外，特别注意防止畸形和旋转。

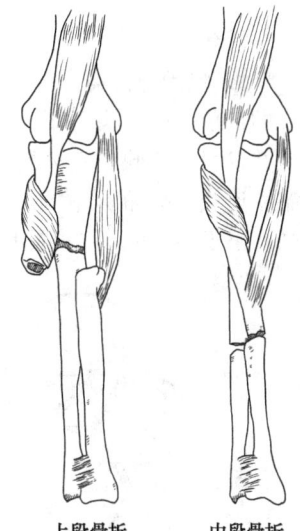

上段骨折　　中段骨折

图 20-21　尺桡骨骨折的移位

（1）手法复位外固定：闭合性骨折应先试用手法复位。患者平卧，臂丛麻醉，尺、桡骨上 1/2 骨折时前臂远段置于旋后位，下 1/2 骨折时前臂远段置于中立位，经充分持续牵引下，先矫正旋转移位（重点），再矫正成角和重叠移位，术者用双手拇指与其余手指在尺桡骨间用力挤压，使骨间膜分开。复位后两骨之间前后的皮肤上各置一条分骨垫，然后以小夹板固定，肘屈曲 90°悬挂于胸前。复位固定后尚需定期复查，防止再度错位。早期功能锻炼时，应避免过早做前臂旋转活动。

（2）手术复位内固定：对手法复位失败，或伴有血管、神经、肌腱损伤，受伤时间较短、伤口污染不重的开放性骨折，陈旧性骨折畸形愈合或不愈合等，应采用切开复位，视情况选用钢板螺丝钉或髓内钉内固定。

六、桡骨下端骨折

桡骨下端骨折（fracture of the distal radius）是指发生在桡骨下端 3cm 以内的骨折。

1. 病因与类型 多由间接暴力引起，以伸直型骨折（Colles 骨折）多见。因跌倒时手掌着地，腕背伸、前臂旋前，暴力向上传导，发生桡骨下端骨折，骨折远端向背侧、桡侧移位。Smith 骨折少见，由于跌倒时手背着地，腕关节急剧掌屈所致，其远端向掌侧移位。

2. 临床表现和诊断 伤后腕关节明显肿胀疼痛、压痛及功能障碍，伸直型远侧端向背侧及桡侧移位，正面呈"枪刺样"畸形，侧面是"餐叉"畸形（图 20-22）。屈曲型与伸直型相反，远侧端向掌侧移位。X 线检查，可明确诊断及区分骨折类型。

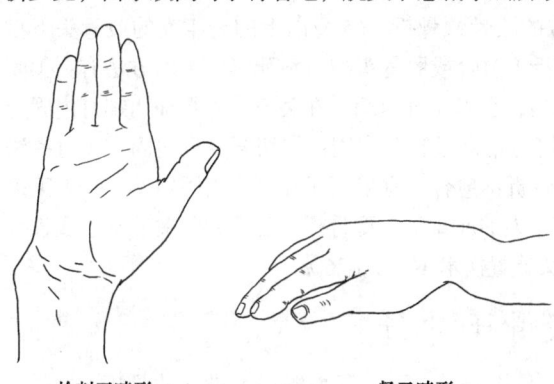

枪刺刀畸形　　餐叉畸形

图 20-22　伸直型骨折的畸形

3. 治疗方法 以手法复位外固定为主，少数需要手术治疗。Colles 骨折，在持续牵引下矫正重叠移位，用力将远折段向掌侧及远侧挤压，同时屈腕尺偏

考点提示：
桡骨下端骨折的临床表现、诊断和治疗

位，用小夹板或石膏绷带外固定于尺偏掌倾位，2周后改功能位再固定2~4周。整复固定前后均应注意患肢手指有无感觉、活动异常。拆除外固定后加强腕关节功能锻炼。

七、股骨颈骨折

1. 病因与分类 股骨颈骨折（fracture of femoral neck）常因扭转跌倒时引起，按骨折线的部位，分为头下型、经颈型和基底型（图20-23），头下骨折时局部供血破坏严重，最易并发股骨头缺血性坏死及不愈合。根据X线正位片上显示的骨折线倾斜度（骨折线与两髂嵴连线的夹角），大于50°者，称内收型，此型常有移位、剪力大、固定困难，不愈合率高；小于30°者，称外展型，此型多有嵌插、剪力小、较稳定，愈合率较高（图20-24）。

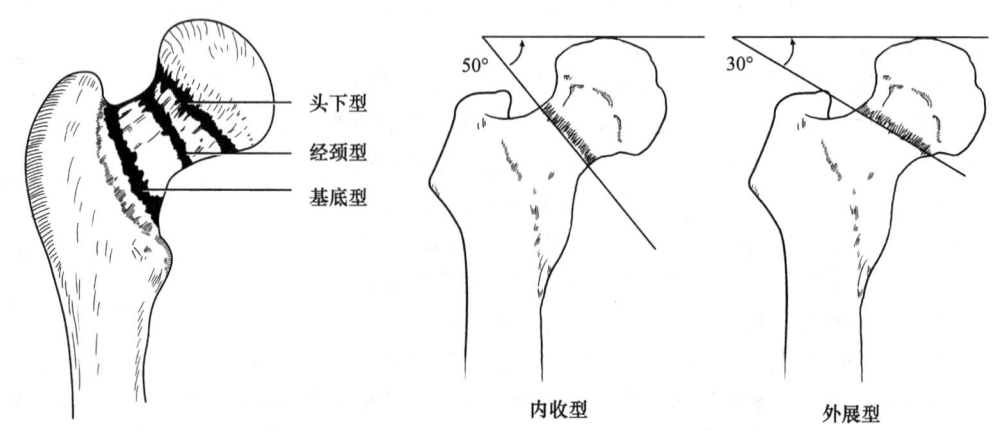

图20-23　股骨颈骨折的类型（按部位分）　　图20-24　股骨颈骨折的类型（按Pauwells角分）

2. 临床表现及诊断 跌倒后髋部疼痛，不能站立和走路，活动髋关节诱发疼痛，患肢呈屈曲、短缩、外旋、内收畸形，足跟纵向叩击痛，股骨大转子上移；但某些无移位或外展嵌插骨折的患者，在伤后仍能行走。X线检查可明确诊断和移位情况。

3. 治疗

（1）非手术疗法：适用于无明显移位的骨折，嵌插型或外展型骨折等，年龄过大，全身情况差，或合并有严重心、肺、肾、肝等功能障碍者。可采用穿防旋鞋，持续皮牵引6~8周，约3个月后开始离床扶双拐活动，约半年后方可离拐负重。一般来说，非手术治疗后股骨头缺血坏死的发生率较手术疗法为低。但卧床时间长，常因长期卧床而引发一些并发症，如肺部感染、泌尿道感染、褥疮等。

（2）手术疗法：适用于内收型或有移位的股骨颈骨折，65岁以上的老年人的股骨头下型骨折，青少年的股骨颈骨折，畸形愈合，骨折不愈合或股骨头缺血坏死等。手术方法有：①闭合复位内固定：在X线监视下牵引复位成功后，手术切开组织，在关节囊外行加压螺钉内固定（图20-25），或130°角钢板固定，也可将螺钉与角钢板联合应用；②切开复位内固定：对手法复位失败，固定不可靠，或青壮年的陈旧性骨折不愈合，宜采用切开复位内固定术；③人工关节置换术：对全身情况尚好，65岁以上的老年人的股骨头下型骨折，已合并骨关节炎或股骨头坏死者，可选择单纯人工股骨头置换术或全关节置换术（图20-26）。

考点提示：
股骨颈骨折的临床表现、诊断和治疗

八、股骨干骨折

股骨干骨折（fracture of femoral shaft）是指转子以下、股骨髁以上骨干的骨折。

1. 病因和类型 股骨为人体骨中最粗大的管状骨，骨干周围肌肉组织丰富，只有遭受

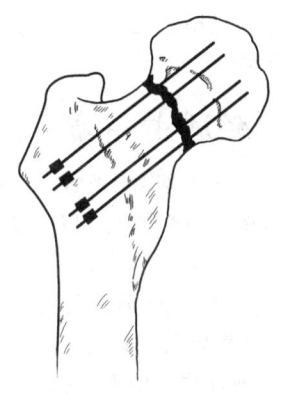 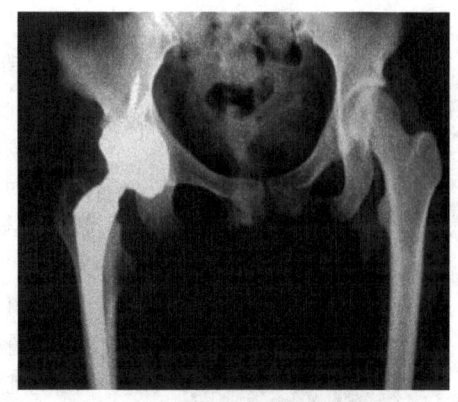

图 20-25　股骨颈骨折多针内固定　　图 20-26　人工髋关节置换术后

强大暴力时才能引起骨折。由于外力的冲击和伤后肌收缩，骨折后可发生显著移位。①股骨上 1/3 骨折时，近折段受髂腰肌、臀肌和外旋肌群的牵拉，呈前屈、外旋、外展移位，远折段在内收肌群牵拉下，则向上、向后、向内移位；②股骨中 1/3 段骨折除按暴力撞击方向成角外，因内收肌收缩，引起向外成角畸形；③股骨下 1/3 骨折，远折段受腓肠肌的牵拉而向后倾斜，可压迫或损伤腘动脉、静脉及坐骨神经。

2. 临床表现和诊断　患者因严重损伤常伴有休克。受伤后局部肿胀、皮下瘀斑，出现成角、短缩、旋转等畸形，局部压痛，异常活动、骨擦感（音）明显。X 线检查可明确骨折部位和移位情况。股骨下 1/3 段骨折，远折端易损伤腘动脉故应注意检查足背动脉和胫后动脉搏动。

3. 治疗　股骨干骨折的复位固定方法颇多，可酌情选用。①悬吊式皮牵引：适用于 3 岁以下儿童，一般 3～4 周后即可达到较牢固的临床愈合。②滑动式皮牵引：适用于 4～12 岁儿童，将患肢放在牵引架上作皮牵引，复位后再用小夹板外固定。③骨牵引加小夹板外固定：适用于 12 岁以上的任何类型患者，公认疗效最佳。④手法复位石膏外固定：在麻醉下手法复位，行髋人字石膏外固定。⑤手术切开复位加压钢板内固定是较常用的方法（图 20-27）。由于达到了坚强内固定，术后可早期活动。但可能产生应力遮挡效应，影响骨愈合的质量。⑥切开复位，带锁髓内钉固定是近几年出现的一种新的固定方法（图 20-28）。插入髓内钉后，在钉远端打入

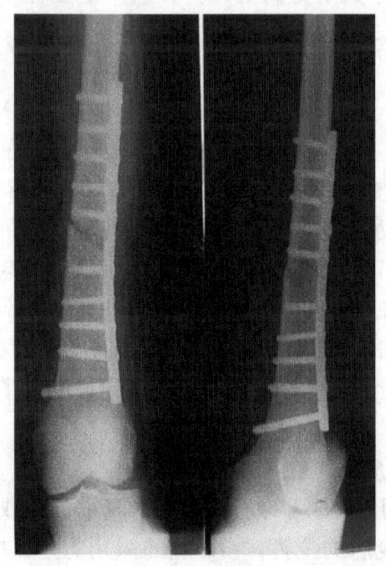 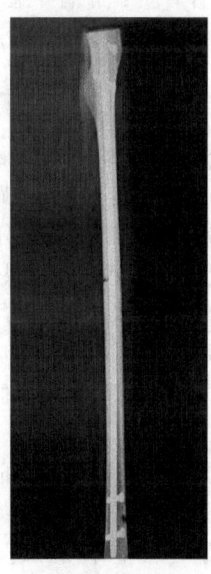

图 20-27　股骨骨折加压钢板内固定术后　　图 20-28　股骨骨折带锁髓内针内固定术后

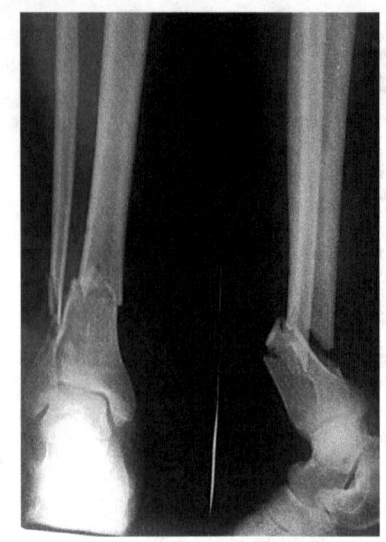

图 20-29 胫腓骨骨折

螺栓,加压,在大转子区钉尾部加栓,形成既可加压又可控制远侧骨段旋转的髓内钉。

九、胫腓骨骨折

1. 病因和类型 常为直接暴力所致,少数由间接暴力引起,好发于中段或中下段交界处,以胫腓骨骨干双骨折多见(图20-29),单胫骨骨折次之,单腓骨骨折最少。胫骨前内侧位于皮下,骨折端易刺破皮肤形成开放性骨折。上1/3骨折由于远骨折段向上移位,压迫腘动脉分叉处,可致小腿下段缺血或坏疽;中1/3骨折若挤压重,常引起骨筋膜室综合征;下1/3骨折因血运不良,往往发生延迟愈合或不愈合。腓骨颈骨折可伤及腓总神经。

2. 临床表现和诊断 受伤后局部肿胀、疼痛,可有短缩、成角、旋转畸形。查体有压痛、异常活动、骨擦感(音),要注意有无并发症表现。X线检查可确定骨折类型及移位情况。

3. 治疗 胫骨承受体重的5/6,骨折后应优先处理,凡有成角、旋转、缩短畸形者,必须完全纠正,恢复胫骨上、下关节面的平行关系,以免膝、踝关节因力线偏移而致创伤性关节炎。

(1) 胫腓骨骨干双骨折:闭合性骨折无移位者,需外固定;有移位的稳定骨折,行手法复位,小夹板或管形石膏外固定;对不稳定骨折,宜先用跟骨骨牵引加小夹板外固定,然后酌情改管形石膏外固定。开放性骨折经早期彻底清创、准确复位,条件好可行螺丝钉钢板内固定;清创欠满意,特别是有感染可能或粉碎性骨折者,通常选用跟骨牵引,待伤口愈合后再加小夹板外固定,或清创后立即做长腿石膏外固定。

(2) 单纯胫骨骨折:因腓骨完整,常使骨折后的胫骨仍能保持一定的稳定性,可按稳定性骨折处理。

(3) 单纯腓骨骨折:腓骨干骨折或上、下胫腓关节分离后,需尽量功能复位。腓骨颈有移位的骨折常伴有腓总神经损伤,可出现垂足的表现,要予以注意。

考点提示: 胫骨骨折的临床表现、诊断和治疗

十、踝部骨折

1. 病因和类型 踝部骨折(fracture of ankle)多由间接暴力引起,当暴力使足部极度内翻(最多见)、外翻、外旋、背伸或跖屈时,则能引起外踝、内踝、胫骨远端后缘的唇状突起、胫骨远端前唇等骨折。踝部骨折可分为Ⅰ型(内翻内收型)、Ⅱ型(外翻外展型及内翻外旋型)、Ⅲ型(外翻外旋型),又可分为单踝骨折、双踝骨折、三踝骨折(即内踝、外踝加胫后唇或前唇骨折),常合并韧带及关节囊损伤,严重者尚伴有距骨移位,下胫腓关节分离。

2. 临床表现 伤后局部疼痛、肿胀、出现瘀斑、压痛明显、功能障碍严重,移位骨折有外翻、内翻、外旋等畸形,距骨脱位时则畸形更为显著。X线检查可确定诊断和了解骨折移位情况。

3. 治疗 踝部骨折属最常见的关节内骨折,应力求在麻醉下解剖复位。因内、外踝通过韧带同距骨相联,复位的关键在于恢复距骨与胫骨远端的正常关系,其中外踝或腓骨下端在维护踝关节稳定性上作用显著,为了保持整复后的位置,常不得不采用螺丝钉内固定。①无移位的单踝、双踝骨折或单纯外踝骨折移位已手法整复者等,可用小夹板或膝下管形

石膏，固定踝关节于功能位；②有移位的单内踝、双踝、三踝骨折，特别是被撕脱的后踝胫骨面，以及下胫腓关节分离者，宜早期切开复位，内固定，术后加小腿石膏管形外固定；③并发创伤性关节炎，严重妨碍行走、负重，可考虑踝关节融合术。

十一、脊柱骨折

脊柱骨折（fracture of spine）可发生于颈椎、胸椎或腰椎，其中胸腰段脊柱骨折最多见。

每块脊椎骨分椎体与附件两部分。临床可将脊柱分为前、中、后三柱，即前柱含椎体的前1/2，纤维环的前半部分和前纵韧带；中柱包括椎体的后1/2，纤维环的后半部和后纵韧带；后柱包含后关节囊、黄韧带、脊椎的附件、关节突及棘间、棘上韧带。中柱和后柱包裹了脊髓和马尾神经，尤其是中柱的损伤，骨折片或髓核组织可突入椎管导致脊髓损伤。因此对脊柱骨折患者必须了解有否中柱损伤。

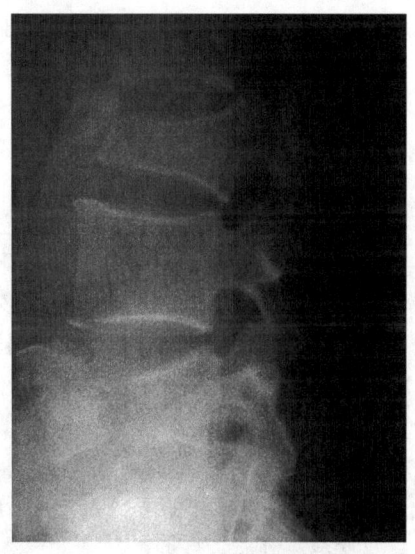

图20-30 腰椎骨折

1. 病因和类型 脊柱骨折包括椎体及附件骨折，可合并脱位，若损伤脊髓常发生截瘫；多由间接暴力引起，如从高处跌落时臀部或足着地，冲击性外力向上传达至脊柱发生骨折，以 T_{11}、T_{12}、L_1、L_2 最多见（图20-30）。胸腰椎骨折可分为：①单纯楔形压缩性骨折；②爆破型骨折；③Chance骨折；④屈曲-牵拉型损伤；⑤脊柱骨折-脱位。

2. 临床表现和诊断 伤处疼痛、肿胀、脊柱活动受限，坐立或翻身困难。骨折处棘突有明显压痛和叩痛，胸、腰椎骨折常有后突畸形。合并截瘫时，损伤脊髓平面以下感觉、运动、反射障碍、大小便障碍；颈椎骨折可致四肢截瘫，第4颈椎以上损伤致高位截瘫时，可致呼吸停止。X线或CT、MRI检查有助于骨折部位、程度、脊髓损伤情况的诊断。

3. 急救搬运 现场急救，除抢救生命外，搬运方式至关重要。对疑有脊柱骨折者，搬运时须有三人以上平托或将其成一整体滚动至木板上，切忌一人搂抱或一人抬头一人抬脚，避免加重脊髓损伤。搬运疑有颈椎骨折者，应有专人双手托扶牵引头部，保持与躯干长轴一致，随躯干慢慢移动，以防颈椎过伸，过屈和旋转，平卧于硬板上，头颈两侧用沙袋垫好，限制头颈部活动。

4. 治疗

（1）非手术治疗：适用于单纯性压缩性骨折，椎体压缩不到1/3者。①颈椎骨折压缩或移位较轻者，用枕颌吊带卧位牵引复位。复位后头颈胸石膏背心固定3个月。较重者用持续颅骨牵引。待X线片复查复位良好即可改用头颈胸石膏背心固定3个月。②胸、腰椎体压缩程度在1/5以内者，应平卧硬板床，骨折处垫厚枕，在数日后逐渐进行腰背肌后伸锻炼。3个月后带围腰渐下床活动。椎体压缩高度超过1/5的青少年及中年患者，应在俯卧位使脊柱过度后伸情况下进行复位，可用两桌法或双踝悬吊法。随后做石膏背心固定3个月。

（2）手术治疗：适用于①爆破型骨折有神经症状者；②Chance骨折；③屈曲-牵拉型损伤；④脊柱骨折-脱位。宜及早经前或后路手术复位、植骨和内固定。

考点提示：
脊柱骨折的临床表现、诊断和治疗

十二、骨盆骨折

1. 病因和类型 骨盆骨折（fracture of pelvis）多由强大直接的暴力所致，如车碾压伤、高空跌落、塌方砸伤等，常伴有盆腔脏器损伤及大出血。按骨盆环损伤程度可分为：①稳定性骨折，如骨盆边缘撕脱性骨折、骶尾骨骨折、骨盆环单处骨折；②不稳定性骨折，如骨盆双处骨折。

2. 临床表现和诊断 伤后局部疼痛、不能行走和翻身、活动下肢时疼痛加重，骨盆挤压、分离试验阳性（即从双侧髂前上棘处对向挤压骨盆或向后分离骨盆，引起疼痛）。骨盆环单处骨折常无移位，两处以上骨折则移位明显。并发膀胱或尿道损伤时有血尿、尿外渗及排尿困难，大出血时可致腹膜后血肿并呈休克表现，肠破裂则出现腹膜炎或直肠周围感染等。X线或CT检查可显示骨折类型和移位情况。

3. 治疗

（1）并发症的治疗：应积极抗休克（必要时结扎两侧髂内动脉控制出血）、妥善处理内脏合并伤。

> **考点提示：**
> 骨盆骨折的临床表现、并发症

（2）骨盆骨折的处理：①无移位的骨盆骨折，宜平卧硬板床休息或加用宽大的布带紧裹骨盆；②移位明显者，须行患侧股骨髁上牵引或用骨盆兜悬吊牵引；③耻骨联合分离，骨盆环双处骨折伴骨盆环破裂者，目前多主张手术治疗；④骶尾骨骨折向前移位压迫直肠，则伸手指入肛门，向后推挤骨折复位。遇陈旧性尾骨骨折疼痛，可在尾骨周围注射皮质激素。

案例 20-2 分析

1. 初步诊断：左肱骨髁上骨折。
   诊断依据：左肘关节半屈位、手掌着地跌倒，肘部肿胀、疼痛，伴功能受限，半屈位畸形，肘后三角正常。
2. 为明确诊断首选肘部X线检查。
3. 应警惕肘部神经血管的损伤及筋膜室综合征的发生。

（王品琪）

第3节 关节损伤

案例 20-3

患者，男性，19岁，6个月前曾在运动中扭伤左膝关节，出现疼痛、肿胀、弹响，时有交锁现象。查体：左大腿肌肉稍萎缩，左膝关节外侧间隙压痛，伸屈活动度受限（5°～100°），麦氏征阳性。

问题：
1. 初步诊断是什么？
2. 目前较好的辅助检查方法是什么？
3. 怎样处理？

一、膝关节韧带损伤

膝关节的关节囊松弛薄弱，关节的稳定性主要依靠韧带和肌肉。膝关节周围有内侧副韧带、外侧副韧带，关节内有前交叉韧带、后交叉韧带，以内侧副韧带最为重要。膝关节韧带损伤后，关节不稳定，影响关节功能。

（一）膝关节侧副韧带损伤（injury of collateral ligaments of knee joint）

膝关节的内、外侧各有一条侧副韧带。内侧副韧带位于股骨内上髁与胫骨内髁之间，内侧副韧带是膝关节稳定的主要支柱；外侧副韧带起于股骨外上髁，止于腓骨小头，比较薄弱。在侧副韧带损伤中，内侧副韧带损伤较多见，常见于运动损伤。当膝关节外侧受到直接暴力，膝关节猛烈外翻，导致内侧副韧带部分或完全撕裂。严重者可合并膝关节囊、半月板或交叉韧带的损伤。外侧副韧带损伤主要为外力作用于膝内侧，膝过度内收造成，较少见。

1. 临床表现和诊断 有外伤病史，受伤时有时可听到韧带断裂的响声，伤后膝关节处剧烈疼痛，出现肿胀，有时有皮下淤血，关节处于强迫体位，或屈曲或伸直。检查局部压痛明显，内侧副韧带损伤压痛点在股骨内上髁，偶尔也可在胫骨内髁下缘处；外侧副韧带损伤压痛点在腓骨小头或股骨外上髁处。侧方应力试验有助于诊断（图20-31）：膝关节伸直位，检查者一手握住患肢踝部，另一手顶住侧方关节上方，若手掌放在外侧，小腿外展，如有剧痛或内侧关节间隙略有分离者，表明内侧副韧带损伤或断裂；若手掌放在内侧，小腿内收，如有剧痛或外侧关节间隙略有分离者，表明外侧副韧带损伤或断裂。合并半月板、交叉韧带损伤时，常有关节血肿，浮髌试验阳性。

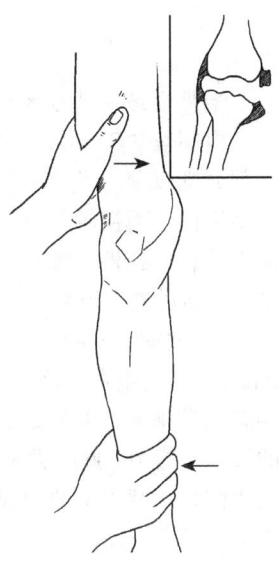

图20-31 侧方应力试验

X线检查，膝关节应力位平片对膝关节侧副韧带损伤的诊断有意义。一般认为内外侧间隙相差4～12mm为部分断裂，大于12mm为完全断裂。

2. 治疗 膝关节内副韧带或外副韧带部分断裂时，可用长腿石膏托固定4～6周，然后离床功能锻炼。如完全断裂，需尽早做韧带修补术，恢复关节稳定性。

（二）膝关节交叉韧带损伤（injury of cruciate ligaments of knee joint）

膝关节前交叉韧带起自股骨髁间窝的外侧面，向前内下方止于胫骨髁间嵴的前方，可防止胫骨上端向前移动和旋转移位；后交叉韧带起自股骨髁间窝的内侧面，向后下方止于胫骨髁间嵴的后方，可防止胫骨上端向后移动和旋转移位。膝关节伸直位下内翻损伤和膝关节屈曲位下外翻损伤都可造成前交叉韧带撕裂，常合并内、外侧副韧带和内侧半月板损伤。当膝关节屈曲位或伸直位，暴力直接作用于胫骨上端的前面，可致后交叉韧带损伤，并可将该韧带在胫骨和股骨的附着处撕脱。

1. 临床表现和诊断

（1）前交叉韧带损伤：是运动员常见的损伤，受伤时关节内有撕裂感，随即关节松弛无力，不稳定。关节疼痛，积血明显，关节活动障碍，不能伸直。前抽屉试验：屈膝90°，胫骨上端前移增加为阳性，有助于诊断。

（2）后交叉韧带损伤：伤后关节明显肿胀和疼痛，关节腔内积血，腘窝血肿较明显，膝关节有后脱位倾向。后抽屉试验：屈膝90°，胫骨上端能推向后方为阳性，是后交叉韧带损伤的重要体征。

X线检查可确定有无撕脱骨折。MRI检查可显示出交叉韧带有否损伤。关节镜检查对诊断交叉韧带损伤十分重要，可确定有无合并半月板或关节软骨损伤。

2. 治疗

（1）前交叉韧带损伤：单纯前交叉韧带部分断裂，可用长腿石膏托屈膝30°固定4～6周，新鲜前交叉韧带断裂应争取早期在关节镜下做韧带修复手术。陈旧性前交叉韧带损伤需行关节功能重建术。

（2）后交叉韧带损伤：后交叉韧带损伤主张手术治疗，可行关节镜下手术或传统手术。

二、膝关节半月板损伤

半月板是一种月牙状纤维软骨，位于胫骨平台与股骨髁之间。每个膝关节有两个半月板，内侧呈"C"形，外侧近似"O"形。半月板周边部较厚，附着于胫骨平台的边缘，中央部分则较薄，呈游离状。其接触股骨髁的上面略凹陷，适应股骨髁的凸度，增强膝关节的稳定性，而接触胫骨髁的下面则平坦。半月板中内部分无血液供应，营养主要来自关节液，只有与胫骨髁缘连接的边缘部分（即外围的10%～30%），能从滑膜得到血液供应。因半月板血供差，破裂后愈合能力很差。

1. 发病机制和分类 研磨力量是产生半月板破裂的主要原因。半月板损伤（meniscus injury）可发生在外侧、内侧或内外两侧，外侧半月板损伤率较内侧高。膝关节伸直时，两侧副韧带紧张，关节稳定，半月板损伤机会少。当膝关节处于半屈曲时，股骨髁与半月板的接触面缩小，此时膝关节猛烈伸直，同时做旋转运动，则半月板受重力的挤压、研磨，可发生破裂。膝关节的半屈、内收或外展、挤压和旋转是半月板损伤的四个必需因素。如膝关节先呈半屈位并内收小腿，继而股骨强烈外旋并伸直膝关节，就可致外侧半月板损伤。若小腿外展，股骨强烈内旋并伸直膝关节，就可致内侧半月板损伤。

半月板破裂的类型：①纵裂；②中1/3撕裂；③前角撕裂；④前1/3撕裂；⑤后1/3撕裂；⑥分层劈裂（图20-32）。

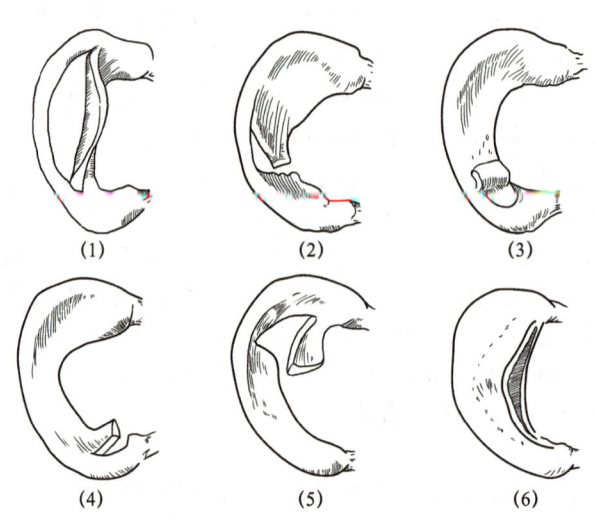

图20-32 半月板破裂的类型

（1）纵裂；（2）中1/3撕裂；（3）前角撕裂；（4）前1/3撕裂；（5）后1/3撕裂；（6）分层劈裂

2. 临床表现和诊断

（1）多数患者有膝关节外伤史，多见于运动员、矿工、搬运工等青壮年。

（2）受伤后膝关节有剧痛，不能自动伸直、关节迅速肿胀，可有关节内积血。

（3）急性期过后，膝关节感隐痛，患者行走时感觉关节不稳，特别是上下台阶时明显。少数患者有时在活动中突然听到"咔嗒"一声，便发生伸直障碍，需摆动小腿或膝关节，再听到"咔嗒"声，关节方能伸直，此种现象称关节交锁。

（4）体格检查：慢性阶段有股内侧肌萎缩与膝关节屈曲挛缩，弹跳，膝关节间隙压痛，此为半月板损伤的重要诊断依据。

（5）特殊试验：①膝关节过伸试验：若有破裂或游离软骨片卡于关节内，膝过伸时引起剧痛;②膝关节过屈试验:半月板后角损伤,膝过屈时将引起剧痛,按响声和疼痛出现的部位,推断损伤的部位;③半月板旋转试验(McMurray-Fouche 试验):患者仰卧位,检查者一手放在患膝关节外间隙处作触诊,另一手握住足跟部,屈曲髋膝关节,然后小腿极度外旋环转(试验内侧半月板),或内旋环转(试验外侧半月板),同时逐渐伸直膝关节,若出现疼痛或听到"咔嗒"声为阳性,即为半月板破裂(图 20-33);④研磨试验(Apley 试验):患者俯卧位,屈膝 90°,推压并研磨膝关节,损伤的半月板可引起疼痛(图 20-34)。

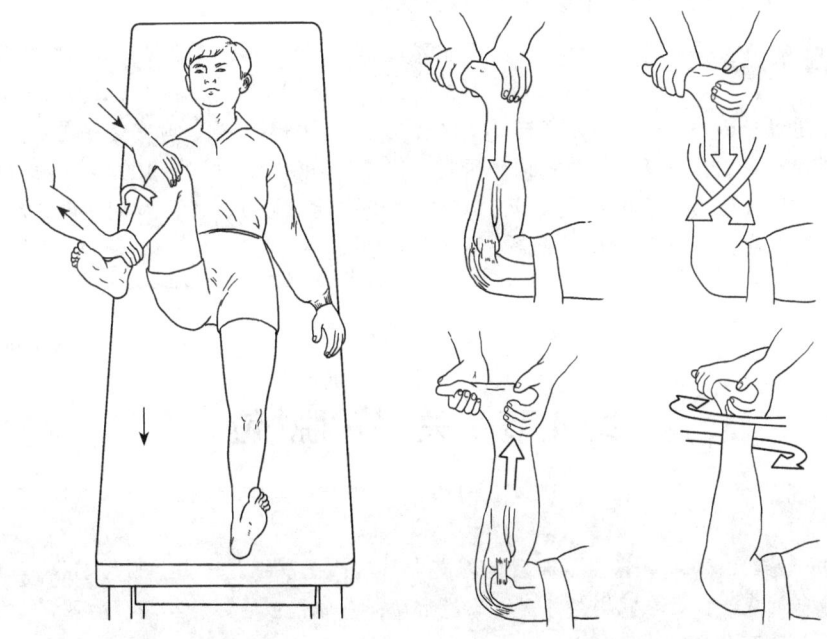

图 20-33　半月板旋转试验　　　图 20-34　研磨试验(Apley 试验)

（6）影像学检查与关节镜检查:X 线检查主要用于除外膝关节的其他病变与损伤。分辨率高的 MRI 片可以显示有无半月板变性或损伤,有无合并关节积液和其他韧带损伤。关节镜作为一项诊疗技术,不仅可直接观察半月板损伤的部位、类型、是否合并其他关节内病变,还可进行活组织检查和损伤半月板修复或部分切除术。

3. 治疗　损伤急性期,有关节腔内积血者可在局麻下抽净后加压包扎,长管状石膏托制动 4 周。疼痛减轻后,做股四头肌功能锻炼。确诊半月板破裂保守治疗无效时,应尽早做半月板撕裂部分切除术,可防止日后发生创伤性关节炎。术后用棉垫加压包扎患膝,加强股四头肌锻炼,但应避免过早负重。近年来通过膝关节镜进行损伤半月板修复或将破裂的游离部分切除,保留完整部分,术后可早期起床活动,恢复快。

三、踝关节扭伤

踝关节扭伤是踝部的韧带损伤,轻者仅部分撕裂,重者则完全断裂,踝关节韧带主要有三组:内侧副韧带、外侧副韧带、下胫腓韧带。

1. 病因　踝关节扭伤常发生在下台阶或在高低不平的路上行走时,踝关节于跖屈位遭受内翻或外翻暴力,使踝部韧带过度牵拉导致韧带部分损伤或完全断裂,也可致韧带被拉长、撕脱骨折、踝关节或下胫腓关节半脱位、全脱位;若急性韧带损伤修复不好、韧带松弛,导致复发性损伤,发生踝关节不稳定。

2. 诊断　有典型的关节扭伤史,内踝或外踝处及附近软组织肿胀、压痛、皮下淤血,在内翻或外翻时疼痛加重。X线摄片可以明确是否伴有骨折或踝关节脱位。

3. 治疗 急性损伤应立即冷敷以减少局部出血及肿胀程度，48h后可局部理疗促进组织愈合；韧带部分损伤后松弛者，在踝关节90°位极度内翻位（内侧副韧带损伤时）或外翻位（外侧副韧带损伤时）靴形石膏固定或用宽胶布、绷带固定2~3周；韧带完全断裂合并踝关节不稳者或有小的撕脱骨块也可采用靴型石膏固定4~6周；若骨折线进入关节，可切开复位、固定骨折片或直接修复断裂的韧带，术后用石膏靴固定4周。对反复损伤，副韧带松弛，踝关节不稳者，应长期穿高帮鞋保护踝关节。

> **案例20-3分析**
>
> 根据患者左膝关节有急性外伤史，伤后出现疼痛、肿胀、弹响，时有交锁现象。查体：左大腿肌肉稍萎缩，左膝关节外侧间隙压痛，伸屈活动度受限（5°~100°），麦氏征阳性。初步诊断左膝关节外侧盘状半月板损伤。目前较好的辅助检查方法为MRI。确诊后处理方法：目前主张在关节镜下行半月板缝合修补或摘除术。

（王品琪）

第4节 关节脱位

> **案例20-4**
>
> 患者，男性，30岁，乘坐客车时，因发生两车相撞事故受伤，于伤后1h被紧急送入医院。神志清楚，自诉右髋剧烈疼痛，不能活动；查体见：右下肢缩短，右髋屈曲内收内旋畸形，大转子上移。
>
> 问题：考虑为何种情况？分析受伤的机制是什么？应如何处理？

一、概　　述

关节脱位（dislocation）是指组成关节的各骨面失去正常的对合关系，俗称脱臼。

（一）病因及分类

1. 按脱位的原因分类

（1）创伤性脱位：正常关节遭受外力而致脱位，临床最常见。

（2）先天性脱位：关节发育不良致关节不稳所引起的脱位，与胚胎发育不良、胎位不正、羊膜早破等因素有关，如先天性髋关节脱位。

（3）习惯性脱位：由于创伤性脱位使关节囊、关节周围韧带撕裂或撕脱，如处理不当使关节囊及韧带未能很好地修复而发生松弛，以后每遇较轻外力作用就可致该关节反复发生脱位。

（4）病理性脱位：关节结构被病变破坏而发生的脱位，如关节结核或化脓性关节炎引起的关节脱位。

2. 按脱位程度分类

（1）完全性脱位：关节完全失去对合关系。

（2）不完全性脱位：关节部分失去对合关系。

3. 按脱位后的时间分类

（1）新鲜脱位：3周以内的脱位。

（2）陈旧脱位：3周以上的脱位。陈旧性脱位的关节腔及周围软组织内血肿已机化，复位困难。

4. 按脱位关节与外界的关系分类
（1）闭合性脱位：皮肤完整，关节腔与外界不相通。
（2）开放性脱位：皮肤软组织破损，关节腔与外界相通。

5. 按远侧骨端关节面移位方向分类
（1）前脱位：远侧骨端关节面移向前方。
（2）后脱位：远侧骨端关节面移向后方。
（3）侧方脱位：远侧骨端关节面移向侧方，又可分为左脱位及右脱位。
（4）中心型脱位：如髋关节脱位时，股骨头冲破髋臼底部进入骨盆形成中心型脱位。

（二）诊断

1. 有外伤史

2. 一般表现 脱位的关节疼痛、肿胀、青紫瘀斑、活动功能丧失等。

3. 关节脱位专有体征
（1）畸形：关节外形改变，伤肢缩短或延长。
（2）弹性固定：伤肢因周围肌肉痉挛，关节囊、韧带扭曲牵拉而固定于畸形状态，在被动活动时可感到一定弹性阻力。
（3）关节空虚感：因关节的骨端发生了移位，触诊见原关节部位空虚，或触及异位的骨端。

4. X线检查 可明确脱位及其类型，了解有无合并骨折等。

5. 并发症
（1）骨折：常伴有不同程度的关节内、外骨折。
（2）神经血管损伤：关节脱位时由于牵位和压迫作用，可能导致关节附近重要血管、神经损伤。
（3）其他：晚期可能发生骨化性肌炎、创伤性关节炎、缺血性骨坏死等。

（三）治疗

1. 闭合性脱位 治疗原则是：复位、固定及功能锻炼。

（1）复位：主要采取手法复位，应尽早及时进行，手法要轻巧，一般按脱位时骨端脱出的途径逆行复回原处，必要时适当麻醉可解除疼痛和达到肌肉松弛以利于复位。严禁动作粗暴和反复复位，以免加重周围软组织损伤。

复位成功的标志：①被动活动恢复正常；②骨性标志复原；③X线示脱位已复位。

对合并关节内骨折、软组织嵌入、陈旧性脱位等，且手法复位失败者，可行手术切开复位。

（2）固定：复位后以适当外固定使关节处于稳定位置2～3周，以便受伤的关节囊、韧带、肌肉等软组织顺利修复愈合，避免发生习惯性脱位或骨化性肌炎。

（3）功能锻炼：复位后固定期间注意指导患者进行关节周围肌肉的舒缩活动和患肢其他关节的主动运动。解除固定后，逐渐进行以受伤关节为重点的主动功能练习，可酌情给予药物熏洗及理疗等。禁忌粗暴扳拉，以免发生骨化性肌炎。

2. 开放性脱位 争取在6～8h内彻底清创，将关节复位，缝合关节囊、软组织及皮肤，囊外乳胶膜引流48h，外用石膏托固定关节于功能位3～4周，并有效防治感染。若关节腔污染较重，清创后宜置细硅胶管两根于关节囊内，供术后行抗生素液滴注或灌洗。

二、常见的关节脱位

（一）肩关节脱位

肩关节脱位（dislocation of shoulder joint）占全身关节脱位的第一位，绝大多数为前脱位。由于肩关节盂小而浅，肱骨头大而阔，其活动范围大而稳定性差。当侧身跌倒，上肢极度外展、手掌着地时，肱骨头被间接暴力推向腋窝部，冲破关节囊而脱位。

1. 临床表现和诊断 有伤肢外展外旋或后伸着地受伤史。肩部疼痛、肿胀、肩关节活动障碍。伤肢弹性固定于轻度外展位，患者常以健手托住伤肢前臂。本型呈方肩畸形（图20-35），关节盂空虚，可触及脱位的肱骨头。贴胸搭肩征（Dugas征）阳性：即患者伤肢肘部贴于胸部时手不能放置于对侧肩部或手放置于对侧肩部时肘部不能贴于胸部。X线检查可明确诊断。

2. 治疗 应尽早在局部麻醉下（2%普鲁卡因10ml注入关节腔内）手法复位，复位的方法：

（1）足蹬复位法：患者仰卧，术者立于患侧，双手握住伤肢腕部，足跟置于腋下，沿肱骨纵轴方向牵引，逐渐加大牵引力及足蹬的推挤力，同时旋转上臂并内收、内旋，持续3～5min，常能听到或感到复位的弹响声（图20-36）。

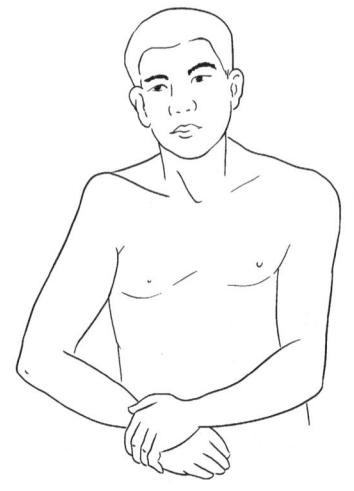

图20-35 肩关节脱位的方肩畸形

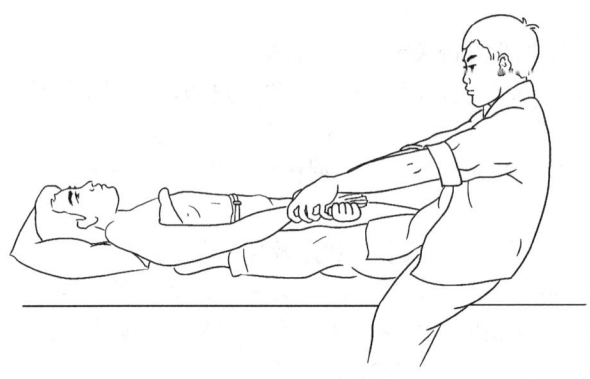

图20-36 肩关节脱位复位方法（足蹬复位法）

考点提示：
肩关节脱位的临床表现、诊断和治疗

（2）旋转法：患者坐位或仰卧位，术者一手握腕部、屈肘至90°，另一手握肘部持续牵引，同时使上臂外展，逐渐外旋、内收，肘贴胸壁，最后内旋上臂，将患侧手掌放到健肩上，即可复位。

复位后，用三角巾托起伤肢，再用一块三角巾将其固定在胸前内收内旋位。鼓励患者做腕关节及手指活动，3周后去除固定，逐步增量练习肩关节活动。

（二）肘关节脱位

肘关节脱位（dislocation of elbow）占全身各关节脱位的第二位，常为后脱位，多见于青壮年。常因跌倒时手掌着地，间接暴力使上肢外展、肘关节过伸而发生后脱位。严重时可合并尺骨冠状突骨折、肱骨内上髁骨折、尺神经损伤等。

1. 临床表现和诊断 有外伤史。伤后肘部疼痛、肿胀、活动障碍；检查时肘部增粗、后突畸形、前臂缩短；前臂处于半屈曲位，并有弹性固定；肘前扪及脱位的肱骨远端，肘后出现空虚,可扪及尺骨鹰嘴;肘后三角关系发生改变。检查可明确诊断(图20-37)。

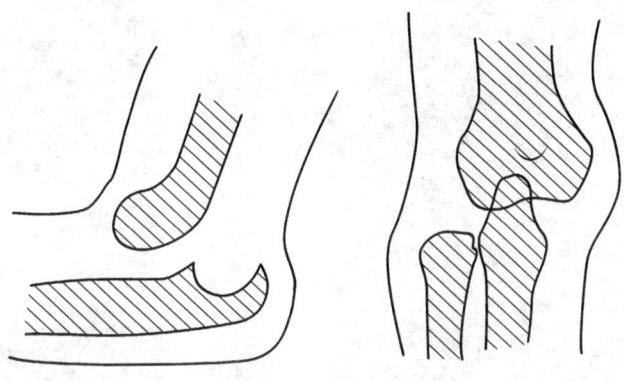

图 20-37　肘关节脱位的 X 线表现

2. 治疗　一般用手法复位多能成功。局部麻醉后助手持伤侧上臂对抗牵引,术者一手握住伤肢腕部、顺原畸形方向持续牵引,另一手掌之拇指、大鱼际部由前向后握住肱骨远端,其余四指于肘后将鹰嘴突向前提拉。复位成功的标志是肘关节能被动屈伸肘关节、肘后三点关系正常。随即长臂石膏托固定肘关节于90°,再用三角巾悬吊胸前3周。早期活动肩、腕及手指各关节;去除固定后,逐步加强伤肘屈伸和前臂旋转活动,禁止强力拉扯,以免引起关节周围软组织损伤导致骨化性肌炎。

(三)桡骨小头半脱位

桡骨小头半脱位(subluxation of the radial head)以5岁以下小儿多见,由于桡骨小头发育尚不完全,环状韧带薄弱,当前臂在伸直旋前位被猛力牵拉,桡骨小头可自环状韧带向下脱出,牵拉消失后,桡骨小头不能回到正常解剖位置,而向桡侧移位,形成半脱位。

1. 临床表现及诊断　儿童上肢有被向上牵拉受伤史,伤后患儿哭闹或诉局部疼痛,活动受限,一般无肿胀或畸形,呈略屈肘位、前臂旋前。桡骨小头压痛明显,前臂旋后时疼痛加剧。X线检查无异常。

2. 治疗　及早手法复位,一般无需麻醉,术者一手拇指向后内挤压桡骨小头,另一手握腕将患肘屈曲至90°向远端稍加牵引前臂,并做旋后旋前活动,大多可感到复位成功的轻微弹响,随之患肘疼痛消失、活动自如。小儿肯用患手取物,说明复位成功。以颈腕吊带保持屈肘位3d。以后避免再牵拉伤肢,否则极易复发。

考点提示:
桡骨小头半脱位的临床表现、诊断和治疗

(四)髋关节脱位

髋关节是一种典型的杵臼关节,周围有坚强的韧带与强壮的肌群,不易脱位。只有在强大的暴力下才能脱位。髋关节脱位(dislocation of hip)是因髋关节处于屈曲、内收位时,外力在膝部由前向后冲击,股骨头冲破后关节囊而脱出,称为后脱位(图20-38);若股骨头从关节囊前方内下部分薄弱区穿破脱出,称前脱位(图20-39);若股骨头冲破髋臼穿入盆腔内,称为中心型脱位,少见。

1. 临床表现和诊断　有严重而典型的外伤史;髋关节后脱位时,局部疼痛,髋关节不能主动活动。患肢屈曲、内收、内旋、短缩畸形(图20-40)并弹性固定,患侧股骨大转子上移明显,臀部膨隆,有时能触及股骨头。若合并坐骨神经损伤者有下肢的感觉和运动功能障碍。X线检查可了解脱位情况及是否合并髋臼骨折。

2. 治疗　尽早在腰麻(青壮年)或全麻(老年、小儿)下手法复位。最好在伤后24~48h内复位完毕。

(1)提拉法(Allis):患者仰卧,助手压住骨盆,必要时加宽布带绑在床板上。术者一手

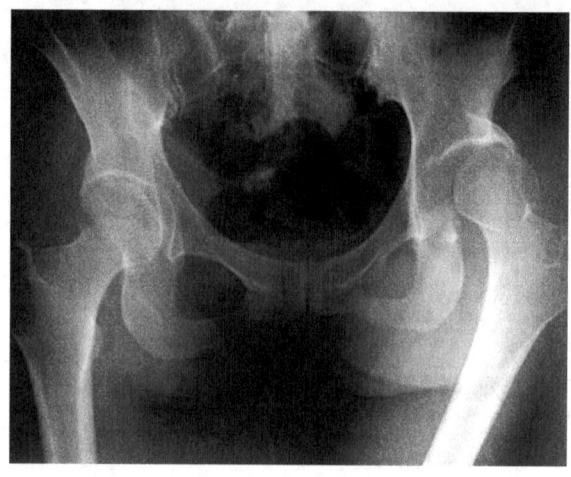
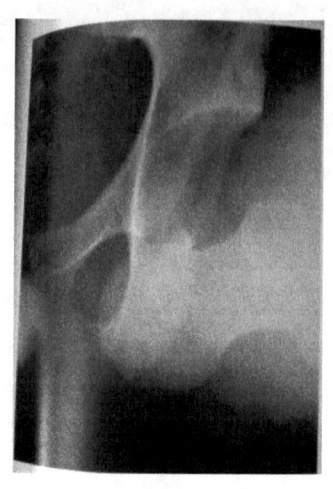

图 20-38　髋关节后脱位　　　　　　图 20-39　髋关节前脱位

握住踝关节上方，另一手臂横放于腘窝部后方，屈髋、屈膝均90°，缓慢提拉及外旋，使股骨头滑入臼内（图20-41），当听到复位的弹响声，患髋被动屈伸、旋转活动恢复，再伸直大腿。

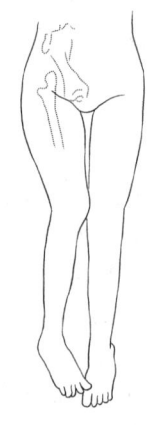
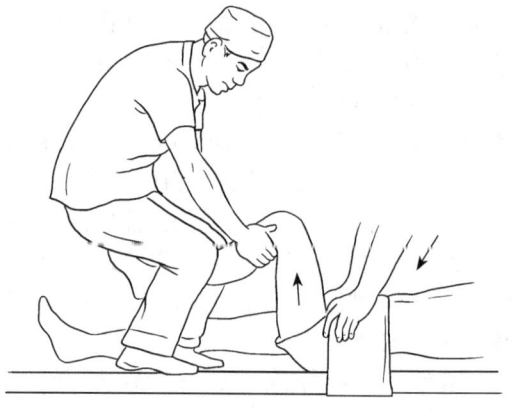

图 20-40　髋关节后脱位的畸形　　　图 20-41　髋关节后脱位复位方法（提拉法）

（2）旋转法：患者卧位，助手固定骨盆。术者一手握住伤肢踝部，另一只手挽腘窝处，牵引下缓慢屈髋屈膝，并内收、内旋髋关节，使膝部贴近对侧髂前上棘和腹壁，然后继续牵引外展、外旋、伸直，即可复位。复位过程中，左侧大腿历经的路线犹如画一问号、右侧大腿则画一反问号。

髋关节复位后虽不易滑出，但要求持续皮牵引伤肢或卧床休息3~4周再扶拐行走，3个月后才练习负重活动，否则易致股骨头缺血坏死及创伤性关节炎。

案例20-4分析

考虑为右髋关节后脱位。发生事故时，患者处于屈膝、髋关节屈曲内收及轻度内旋状态，膝部顶于前座椅背，汽车突然停驶时，膝部受到暴力，导致股骨头自髋关节囊的后下部薄弱区脱出。X拍片检查证实为右髋关节后脱位，髋臼无骨折。在腰麻下行手法复位成功。

（王品琪）

第5节 骨与关节的化脓性感染

案例20-5

患儿,8岁,化脓性扁桃体炎2周,经治疗好转。近日寒战、高热伴右下肢疼痛不适2d入院。患儿2d前开始寒战、高热,自觉右下肢疼痛并逐渐加重,不愿活动。查体:T 38.8℃;右下肢活动受限;股骨远端深部压痛阳性,触诊发现局部皮温增高。血常规检查:白细胞14×10^9/L,中性粒细胞0.87。X线检查未见异常。

问题:初步诊断是什么?主要治疗措施是什么?

骨与关节化脓性感染是指化脓性致病菌侵入骨膜、骨质及骨髓腔引起的炎症,又称化脓性骨髓炎(suppurative osteomyelitis),按病程发展可分为急性或慢性化脓性骨髓炎,也可波及关节引起化脓性关节炎。骨与关节化脓性感染好发于儿童,男性多于女性。其常见感染途径有:①经血液循环感染:身体其他部位的化脓性病灶中的细菌经血液循环播散至骨骼,称血源性骨髓炎,临床上最常见;②经伤口感染:细菌通过伤口直接进入骨骼,如开放性骨折发生了感染,或骨骼手术后出现了感染,称创伤后骨髓炎;③经邻近软组织感染:邻近软组织感染蔓延至骨髓,如脓性指头炎引起指骨骨髓炎,慢性小腿溃疡引起胫骨骨髓炎,称为外来性骨髓炎。

一、急性血源性化脓性骨髓炎

急性血源性化脓性骨髓炎是骨髓炎的一种常见类型,病情急,多由金黄色葡萄球菌从血液播散到骨髓腔而导致感染。病理变化主要是骨质破坏与死骨形成,儿童多见,起病快,症见寒战、高热,患区疼痛等。若治疗不及时则会危及生命,易演变为慢性骨髓炎。早期诊断与治疗非常重要。

(一)病因

急性血源性化脓性骨髓炎,常发生于小儿长管状骨的干骺端。常见的致病菌为金黄色葡萄球菌,其次为溶血性链球菌。小儿长管状骨生长活跃,干骺端有丰富的毛细血管网,血流缓慢,血中细菌容易沉积;或因外伤使干骺端毛细血管网破裂出血,局部抵抗力下降,易受感染;或因全身性疾病、营养不良等,使全身抵抗力下降;或因其他部位有活动性感染病灶,如疖、痈、扁桃体炎和中耳炎等,当原发病灶处理不当时,该处细菌进入血液循环,进入骨营养动脉,滞留于长管状骨的干骺端毛细血管内繁殖而发生感染。

骨骺与骨、关节感染的关系

小儿长管状骨的干骺端处血管网丰富、血流缓慢,为细菌停留繁殖提供了有利条件,所以化脓性骨髓炎好发于儿童;随着骨骺的骨性成熟和钙化,骨骺和干骺端的血管发生了交通,血流迟缓状态不再存在,局部发生感染的机会下降,所以成人的血源性化脓性骨髓炎少见。此外,小儿骨骺有骨骺板,没有血管相通,可以阻止干骺端的感染向邻近的骨骺和关节内扩散;如果骨骺位于关节腔内,骨骺化脓性病灶破溃后脓液可直接流入关节腔,引起化脓性关节炎。

（二）病理

血源性骨髓炎的病理特点是骨质破坏、坏死和新骨形成互相并行；急性期以骨坏死为主，慢性期以死骨形成、骨质增生为主。

当骨内感染灶形成后，其发展后果取决于患者的抵抗力、细菌毒力和治疗措施。身体抵抗力强，细菌毒力弱，治疗及时，病变可痊愈或形成局限性骨脓肿，称布劳德氏脓肿（Brodie's abscess）；身体抵抗力弱，细菌毒力强，治疗不及时，则病变可沿骨髓腔及骨小管扩散导致全骨髓炎，有三种扩散蔓延途径：①向骨髓腔扩散；②向外扩散：脓液穿破骨质或骨小管扩散至骨膜下，形成骨膜下脓肿，再穿破骨膜，形成软组织内脓肿，直至穿破皮肤形成经久不愈窦道；③侵入关节：由于骺板保护，小儿骨髓炎极少穿入关节，成人缺少此屏障，脓肿可直接穿入关节，形成化脓性关节炎。

因脓液破坏骨组织血液循环使骨缺血坏死，形成死骨，死骨分离脱落，局部形成无效腔，影响骨的坚固性，容易发生病理性骨折；在死骨形成的同时，局部炎症刺激引起炎性肉芽组织增生及骨膜反应增生，形成新骨，包围于原骨之外，称为"包壳"，"包壳"将死骨和感染的肉芽组织包围其中，形成病理行无效腔；在无效腔内小块死骨可被吸收或经窦道排出，或逐渐被新骨所替代，但大块死骨则长期留于其内，无效腔不能闭合，感染不能消灭，即转变为慢性骨髓炎。

（三）临床表现

1. 全身症状 起病急骤，先有全身不适，食欲减退，寒战、高热，体温可达39～40℃，重者可有感染性休克。

2. 局部症状 早期患部持续性疼痛，附近肌肉痉挛，患肢不愿活动，患部皮温高有深压痛，当脓肿穿入骨膜下开始出现软组织肿胀，穿破骨膜后，由于压力减轻可有短暂的疼痛缓解，但软组织红、肿、热、痛更为明显；脓肿穿入髓腔后则疼痛与肿胀范围更为严重，可发生病理性骨折。

3. 辅助检查

（1）白细胞总数明显增高、中性粒细胞增高。

（2）早期血液细菌培养可为阳性。

（3）局部分层穿刺：对早期诊断有重要价值，如在骨膜下或骨髓内抽到脓液可明确诊断。

脓肿分层穿刺术

用骨髓穿刺针，在压痛最明显的干骺端处刺入软组织内，取出针芯回抽无脓，再套插针芯依次穿至骨膜下、骨髓腔，切忌一次穿进干骺端内，以免将软组织感染引入骨髓腔。抽得脓液后，常规涂片找脓细胞及细菌，并做细胞培养、药物试验。

（4）X线检查：早期无异常发现，2周后可有骨膜反应或骨质破坏。

（5）CT检查：较早发现骨膜下脓肿。

（6）放射性核素骨扫描：病灶部位的血管扩张和增多，使 ^{99m}TC（锝）早期浓聚于干骺端的病变部位，一般于发病后48h即可有阳性结果。

（四）并发症

急性血源性骨髓炎过去死亡率很高（约25%），近年来因早期诊断和综合性治疗，死亡率已大为降低（约2%）。因骨骼感染引起骨质破坏，形成死骨，常转为慢性化脓性骨髓炎，甚至发生各种并发症，影响功能。常见的并发症为：①化脓性关节炎。②病理骨折。③肢体生长障碍，如骨骺破坏，肢体生长长度受影响，患肢变短；或因骨骺附近炎症，血液供给丰富，使骨骺生长较快，患肢反而稍长。有时亦因骨骺部分受累，形成畸形生长，如膝内翻或外翻等。④关节挛缩及强直。⑤外伤性骨髓炎常因感染而有骨折延迟愈合和不愈合接，以及关节活动受限等。

（五）诊断和鉴别诊断

结合患者健康史、典型临床表现和辅助检查，一般可明确诊断；但应与下列疾病鉴别：

1. 疏松结缔组织炎 全身中毒症状较轻，局部炎症较广泛，压痛范围也较大。

2. 急性化脓性关节炎 肿胀、压痛在关节间隙而不在骨端，关节活动度几乎完全消失，有疑问时，关节腔穿刺抽液检查可明确诊断。

3. 风湿性关节炎 一般病情较轻，发热较低，局部症状亦较轻，病变部位在关节，且常有多个关节受累。

（六）治疗

治疗目的在于尽早控制感染，防止死骨形成，避免转为慢性骨髓炎。具体措施：早期足量联合应用抗生素；尽早切开引流脓液，减轻扩散和骨质破坏；加强营养，纠正水电解质紊乱；患肢皮牵引或石膏固定，可减轻疼痛、防止关节挛缩畸形及病理性骨折。

1. 全身支持疗法 包括加强营养、充分休息与良好护理，注意水、电解质平衡，少量多次输血等。

2. 药物治疗 及时采用足量而有效的抗菌药物，选用广谱抗生素，常两种以上联合应用，以后再依据细菌培养和药物敏感试验的结果及治疗效果进行调整。抗生素应继续使用至体温正常、症状消退后2周左右。

3. 局部或手术治疗 用适当夹板或石膏托限制活动，抬高患肢，以防止畸形，减少疼痛和避免病理骨折。如局部明显压痛或局部脓肿形成，应及时切开引流。手术除切开软组织脓肿外，还需要在患骨处钻洞开窗，去除部分骨质，暴露髓腔感染部分，以求充分减压引流；早期可行闭式滴注引流，伤口愈合较快。

> **案例 20-5 分析**
>
> 1. 该患儿临床诊断是急性血源性化脓性骨髓炎。
> 2. 主要治疗措施是早期足量联合应用抗生素；尽早切开引流脓液，减轻扩散和骨质破坏；加强营养，纠正水电解质紊乱；患肢皮牵引或石膏固定，可减轻疼痛、防止关节挛缩畸形及病理性骨折。

考点提示：
急性化脓性骨髓炎的临床表现、诊断和治疗

二、慢性化脓性骨髓炎

慢性化脓性骨髓炎多因急性化脓性骨髓炎迁延而来；患者病程较长，甚至数年或十数年仍不能痊愈；目前，对大多数病例，通过妥善有计划治疗，短期内可以治愈。

（一）病因

形成慢性骨髓炎常见的原因如下：①在急性期未能及时和彻底治疗，有大量死骨形成；②有死骨或弹片等异物和无效腔的存在；③局部广泛瘢痕组织及窦道形成，循环不良，利于细菌生长，而抗菌药物又不能达到。

（二）病理

病灶区内遗留有无效腔、死骨、窦道是慢性骨髓炎的基本病理改变；有时局部形成的慢性窦道，其引流较通畅，死骨、脓液等坏死组织经窦道排出后，窦道可暂时闭合；但因局部有死骨、无效腔的存在，炎症不易控制，当机体抵抗力下降，感染又可急性发作；如此反复发作，使骨质增生硬化、周围软组织大量瘢痕增生，皮肤色素沉着，局部皮肤也可因反复炎性脓液刺激发生恶变。患者可因长期消耗出现内脏淀粉样改变及贫血、营养不良等全身变化。

（三）临床表现

患者一般只有局部表现，并可反复发作；病程较长者或急性发作期可出现全身表现。

1. 局部表现 肢体局部增粗、变形；皮肤可有红肿疼痛和色素沉着；窦道排出脓液，有时排出小块死骨；病灶附近关节可挛缩僵硬、肌肉萎缩；如发生病理骨折，可有肢体短缩或成角畸形。

2. 全身表现 全身可有反复发作的低热、消瘦、贫血、营养不良等表现。

3. 辅助检查 X线照片可显示死骨及大量较致密的新骨形成，有时有异物存在；可有局限性骨内脓肿或硬化性骨髓炎。

（四）诊断和鉴别诊断

慢性骨髓炎的诊断，根据以往有急性骨髓炎或开放性骨折病史，局部病灶检查及X线片表现，不难确诊，但仍需与下列病变鉴别。

1. 结核性骨髓炎 一般多侵入关节，病史较缓慢，有结核病或结核病接触史等。X线片显示以骨质破坏为主而少有新骨形成。

2. 骨样骨瘤 常易诊断为局限性脓肿，但其特征为经常性隐痛，夜间疼痛较重，局部压痛明显，但无红肿，少有全身症状，X线片可进一步提供鉴别依据。

3. 骨干肉瘤 局部及X线片表现偶可与骨髓炎混淆，但根据发病部位、年龄、临床表现及X线片特征可资鉴别。

（五）治疗

慢性化脓性骨髓炎的治疗，一般采用手术、药物的综合疗法，即改善全身情况，控制感染与手术处理。如有死骨、窦道及空洞、异物等，则除药物治疗外，应手术根治。手术应在全身及局部情况好转，死骨分离，包壳已形成，有足够的新骨，可支持肢体重力时进行。手术原则是彻底清除病灶，包括死骨、异物、窦道、感染肉芽组织、瘢痕等，术后适当引流，才能治愈骨髓炎。常用手术方法有病灶清除开放引流、清除病灶、滴注引流、病骨切除、截肢等。

考点提示：
慢性化脓性骨髓炎的临床表现、诊断和治疗

三、急性化脓性关节炎

急性化脓性关节炎是指关节部位受到细菌感染引起的化脓性炎症。约85%以上的致病菌是金黄色葡萄球菌。感染途径多数为血源性传播，儿童多见，最常发生在髋关节和膝关节，以单发关节为主，可致关节丧失功能。所以急性化脓性关节炎的早期诊断和治疗，是确保关节功能不致发生障碍和丧失的关键。

（一）病因病理

最常见的致病菌为金黄色葡萄球菌，细菌进入关节内的途径有：①血循环：身体其他部位的化脓灶内细菌通过血液循环传播到关节内；②直接蔓延：关节附近的化脓性病灶直接蔓延至关节内；③开放侵入：关节的开放性损伤，直接侵犯到关节内；④医源性：关节手术后或关节内注射发生感染。以上四种途径，主要以血循环进入关节内为常见。感染后，滑膜分泌增多，关节因积液而肿胀。病变发展可以分成三个阶段：

1. 浆液性渗出期 滑膜明显充血、水肿、有白细胞浸润及浆液性渗出，一般没有关节软骨破坏。感染若能控制，关节功能将不受影响。

2. 浆液纤维蛋白性渗出期 愈合后由于粘连形成，关节功能有一定程度的障碍。

3. 脓性渗出期 滑膜坏死，软骨面溶解剥落，骨质破坏，愈合后关节强直，关节功能丧失。

（二）临床表现及诊断

1. 起病急骤，全身感染中毒症状重，白细胞数明显升高。

2. 受累关节肿胀、剧痛，常处于屈曲位、活动障碍，因肌痉挛并发关节半脱位或全脱位；浅表的膝关节、肘关节局部红、肿、热、痛等明显。深部的关节，如髋关节，局部的红、肿、热不明显。关节积液在膝部最显著，浮髌试验阳性。

浮髌试验

患者仰卧，膝伸直，放松股四头肌。检查者一手放在髌骨近侧，施以轻压，将髌上囊中的液体挤入关节腔；另一手的示、中二指用急迫的动作将髌骨下压，即可感到髌骨碰击股骨髁，出现漂浮感，此即浮髌试验阳性。

3. 关节穿刺。抽出液为浆液性（清亮），纤维蛋白性（浑浊）或脓性（黄白色），白细胞或脓细胞甚多，可检出大量细菌。

4. X线摄片。早期仅显示关节囊膨胀，稍后关节软骨破坏、纤维蛋白粘连、脓液吸收，致使关节间隙变窄，到晚期关节间隙完全消失。

（三）鉴别诊断

1. 风湿性关节炎 常为多发性、游走性、对称性关节肿痛，关节穿刺液浅黄色、澄清、无脓细胞、无细菌，血清抗链球菌溶血素O试验呈阳性。

2. 类风湿关节炎 非游走性多关节肿痛，手、足小关节易受累，关节不红，病程较长者常有关节畸形，类风湿因子试验多阳性，关节穿刺液柠檬色、浑浊、白细胞数中等，发现有包涵体的中性粒细胞。

3. 创伤性关节炎 有创伤史，发病缓慢，关节肿痛随活动增多而加剧，经休息则缓解。穿刺液血性或清亮，白细胞较多。

4. 关节结核 病程长、多有结核中毒症状及肺原发病灶，受累关节夜间痛明显，肿胀而不红。穿刺液黄色、浑浊，见干酪样碎屑，白细胞较多。

5. 痛风 起病急、多在夜间发作，可有低热，好发于跖趾关节。局部红肿显著。实验室检查：血沉增高，血尿酸增高。穿刺液内有尿酸盐结晶。

（四）治疗

1. 早期足量全身性使用抗生素 原则同急性血源性骨髓炎。

2. 关节穿刺抽液注射抗生素 每天一次关节穿刺，抽尽关节液后注入抗生素。如果抽出液逐渐变清，而局部症状和体征缓解，说明治疗有效，可继续使用，直至关节积液消失，体温正常。如果抽出液性质转劣而变得更为浑浊，甚至成为脓性，说明治疗无效，应改为灌洗或切开引流。

3. 关节腔灌洗 用于表浅的大关节，经穿刺套管插入两根管子，一根为灌注管，另一根为引流管。每天用抗生素溶液2000~3000ml灌洗，直至症状和体征消失。

4. 关节切开引流 用于较深的大关节，切开关节囊，放出关节内积液，用盐水冲洗后，在关节腔内留置两根管子后缝合切口，按上法做关节腔持续冲洗。

5. 固定与功能锻炼 对病变关节进行局部治疗后即可将患肢置于下（上）肢功能锻炼器上做24h持续性被动运动，至急性炎症消退后，鼓励患者做自主运动。没有下（上）肢功能锻炼器时，用石膏托或皮肤牵引，将局部适当固定，3周后开始锻炼，但关节功能恢复往往不甚满意。

（孙志强）

第6节　骨与关节结核

案例 20-6

患者，男性，28岁，左膝关节肿胀、疼痛伴低热，盗汗，纳差3个月；查体：患者消瘦、贫血面容，T 37℃；左膝关节梭形肿大，浮髌试验（＋）。X线提示关节间隙增宽，骨质疏松，未见骨质破坏。实验室检查：红细胞沉降率50mm/L。

问题：
1. 医疗诊断是什么？
2. 其治疗原则是什么？

一、病　因

骨与关节结核是常见病，多继发于肺或肠结核，结核杆菌由原发病灶经血液侵入关节或骨骼，当机体抵抗力较强时，病菌被控制或消灭；机体抵抗力降低时，潜伏感染灶中的结核菌繁殖，突破包围的组织而发病，并出现临床症状。一般病程缓慢，偶有急性发作。骨与关节结核在儿童与青少年发病率最高，但成人也可发生，一般为单发，常发生在脊椎，其次为膝、髋及肘关节等。发生在脊柱的约占50%，负重关节如膝关节、髋关节、踝关节等也较多。

二、病理及分类

结核菌侵入骨关节后，当机体抵抗力强，入侵菌可被消灭或潜伏在骨的干骺端及关节滑膜中。至机体抗病力降低，则逐渐形成单纯骨结核或滑膜结核，进而演变为全关节结核。骨关节结核的病理同样可分渗出期、增殖期、干酪样变性期，三期交错移行，界限并不清楚。

1. 单纯骨结核　如属骨端松质骨结核，其中心型病灶位于松质骨中心，常有死骨，小死骨吸收出现空洞，周围骨质硬化，死骨较大难被吸收、系久病不愈的主要原因；边缘型因周围软组织供血良好，一般无死骨，仅表现为骨质侵蚀缺损。若为骨干处结核，亦由于周围血液循环丰富，多不形成大块死骨或大片骨质坏死区，而以骨膜新生骨明显。

2. 单纯滑膜结核　好发于滑膜丰富的膝、髋关节。病初滑膜充血、水肿、渗出，使无色、透明、黏性的正常滑液变为浅黄、浑浊，无黏性的结核性渗出液，此时治愈，关节功能尚可保存；后期滑膜因纤维组织增生变硬，影响关节活动。

3. 全关节结核　由于关节软骨具有一定的屏障作用，骨端单纯性松质骨结核较单纯滑膜结核更易变成全关节结核，随着关节软骨下骨质和关节囊等被破坏，关节软骨分离，干酪样坏死物、结核性肉芽及小死骨聚成寒性脓肿，一旦穿破为窦道，可继发化脓性感染，使骨关节破坏进一步加重。

三、临床表现

（一）全身表现

轻重不一，一般为慢性发病过程，多为低热、消瘦等症状，如合并感染，可有高热、伤口流脓等。

（二）局部表现

根据累及部位不同可有不同表现。

1. 脊柱结核 主要累及椎体，发病率由高而低，依次为腰椎、胸椎、颈椎及骶尾段。

（1）疼痛：早期疼痛不明显，多为轻微钝痛，有时椎体虽已破坏变形，患儿仍戏耍如常。

（2）脊柱屈伸障碍：如颈椎结核，颈椎各方向运动受限，患儿常双手抱头；腰椎结核则不能弯腰，需下蹲拾物，称拾物试验阳性。

（3）畸形：脊椎有后突（驼峰）或侧弯畸形，尤以胸椎结核多见。

（4）寒性脓肿：晚期形成寒性脓肿，颈椎结核寒性脓肿多在咽后壁；胸椎结核寒性脓肿位于椎旁，需X线摄片方能发现；腰椎结核寒性脓肿则出现在腹股沟和下腹部，破溃后往往形成经久不愈的瘘管。

（5）脊髓受压表现：部分胸椎结核患者，因破坏重可有脊髓受压，严重者可并发截瘫。

2. 髋关节结核

（1）跛行：早期稍跛行，髋关节局部压痛，因闭孔神经受激惹，常有反射性膝关节痛，可被误诊为膝关节病变。

（2）疼痛：活动后加重。儿童夜啼现象明显，系指睡熟后肌松弛，偶一活动患髋疼痛，小儿惊哭，随之肌保护性痉挛使关节稳定，疼痛解除，仍旧入睡。

（3）患侧髋关节屈曲挛缩畸形与运动障碍：患髋屈曲、内收畸形，活动范围受限。"4"字试验阳性，即患者平卧于检查桌上，蜷其患肢，将外踝搁在健侧肢髌骨上方，检查者用手下压其患侧膝部，若患髋出现疼痛而使膝部不能接触桌面即阳性；托马斯（Thomas）征阳性，用来检查髋关节有无屈曲畸形，即患者平卧于硬桌上检查者将其健侧髋、膝关节完全屈曲，使膝部贴住或尽可能贴近前胸，此时腰椎前凸完全消失而腰背平贴于床面，若患髋存在屈曲畸形，即能一目了然，根据大腿与桌面所形成的角度，断定屈曲畸形为多少。

（4）脱位及窦道形成：后期患肢股骨头破坏后并发后脱位，出现前屈、内收、内旋畸形，常有冷脓肿，溃破后形成经久不愈的瘘管。

3. 膝关节结核

（1）活动受限：患膝肿胀，关节积液，稍有活动不便。浮髌试验阳性。

（2）肢体生长障碍：若股骨下端或胫骨上端的骨骺遭受破坏，患肢生长障碍而较健肢缩短。

（3）畸形发生：后期患肢肌肉失用性萎缩，与肿大强直的膝关节构成"鹤膝样"外观。

四、诊 断

1. 临床表现 有结核病接触史，或有结核病原发病灶，结合上述全身和局部表现即应高度怀疑本病。

2. 实验室检查 可有贫血、红细胞沉降率多增速。可有结核菌素皮内试验阳性。对病灶及关节积液时可作穿刺化验，查结核菌及结核培养协助诊断。

3. X线检查 早期X线照片可无明显改变，以后有骨质疏松，关节间隙变窄，以及骨质破坏和寒性脓肿，但少有新骨形成；必要时应与对侧关节对比。

4. CT、MRI检查 有助于发现寒性脓肿、死骨、病骨及观察脊髓受压及受损程度等。

5. 病理学检查 可做病灶的病理学检查以提高确诊率。

五、鉴 别 诊 断

注意与化脓性关节炎、类风湿关节炎等相区别。化脓性关节炎全身症状严重，常有败血症现象，发病急骤，高热，白细胞数增高；局部有急性炎症表现；关节抽液有脓液，显微镜下有脓球、细菌，培养有化脓细菌。类风湿关节炎为多数关节受累，时好时坏，无脓肿形成；关节抽液多为草黄色，无细菌。

六、治　疗

治疗原则是全身治疗与局部治疗兼顾。

1. 全身治疗　包括休息、营养，一般支持疗法及抗结核药物的应用；早期诊断新发现的病例，大多不需要手术，单用药物可治愈，由此可见骨关节结核化疗的重要性。常用结核病化疗用药参见《内科学》肺结核部分。

2. 局部治疗　应用牵引（主要在髋、膝关节）与固定，预防与矫正患肢畸形，保持关节在功能位，需4～6个月，如病变主要在滑膜部分，骨质受累较少，应注意争取保留关节的活动功能。

3. 手术治疗　在全身支持疗法和抗结核药物的控制下，及时、彻底地进行手术治疗，可以缩短疗程，预防或矫正畸形，减少残废和复发，此外，手术治疗应严格掌握手术适应证和手术时机。常用手术方法如下：

（1）病灶清除术：此手术是直接进入病灶，完全或近乎完全将病变去除干净。实践证明，此手术可达到缩短疗程，提高治愈率的目的。

1）病灶清除术的适应证：①病灶内有较大或较多死骨，不易自行吸收；②病灶内或其周围有较大脓肿；③有经久不愈的窦道；④单纯滑膜结核经非手术治疗无效；⑤单纯骨结核，有向关节内突破可能时；⑥脊椎结核合并有脊髓压迫症状时。

2）手术时机：应视患者全身和局部情况而定。①患者必须有耐受手术的能力，无心、肝、肾、肺重要器官功能严重损害；②局部无急性混合感染；③经过一定时间的抗痨药物准备，最好是在经过2～4周抗痨药物治疗，全身症状消失或明显好转，血沉下降时进行手术。

3）病灶清除术要点：单纯性滑膜结核，经手术去除病变的滑膜，术后牵引和固定一段时间，多能获得治愈并保全一定的关节功能。如病灶仅局限在骨内，可只做病灶清除，去除死骨、结核肉芽组织、脓汁等。在全关节结核，切除病变的滑膜，软骨及骨组织，消除死骨，结核性肉芽组织、脓汁等，有合并感染的还需要切除窦道及邻近瘢痕组织。

（2）关节融合术：晚期全关节结核因关节严重广泛破坏已不能恢复活动功能，用手术方法清除病灶后固定于功能位，有内固定作用，病变得到治愈，关节不痛。

（3）寒性脓肿的处理：为了防止自行突破引起合并感染及压迫器官，可采用反复抽吸法，即在局部浸润麻醉下，用较粗针头在较高位置穿入，经过一段正常组织，再穿入脓腔尽量抽吸脓汁，注入1g链霉素，封盖伤口，防止因穿刺而引起的窦道形成。较大寒性脓肿形成，需手术治疗，切开脓肿，吸尽脓汁，沿脓腔探至骨关节病灶，清除死骨、肉芽组织、脓肿壁等。注入青霉素、链霉素后缝合伤口，继续按所在的骨关节结核治疗。

（4）纠正畸形：如关节结核愈后骨性强硬，有严重畸形，应考虑截骨术纠正畸形。

（5）截肢：如患部骨关节广泛病变，合并感染，致患部完全失去功能时，经慎重考虑后施行。例如，足部跟骨、距骨、舟骨等广泛结核破坏合并感染，足部严重畸形，使足完全失去功能，可考虑小腿截肢，配戴假肢。

判断骨关节结核病变是否治愈的标准为：①全身情况良好，体温正常，食欲好，血沉正常。②局部无明显症状，无脓肿或窦道。③X线片显示脓肿消失或钙化，无死骨或已被吸收替代；骨质疏松好转，病灶边缘轮廓清晰或关节已融合。符合上述三项表示病变已静止。④起床活动一年或参加工作半年后仍能保持以上三项指标者表示已基本治愈。

考点提示：
脊柱结核、髋关节结核的临床表现、诊断和治疗

> **案例 20-6 分析**
>
> 1．考虑左侧膝关节结核，患者有结核中毒症状、左膝关节梭形肿大，浮髌试验（＋）。
> 2．其治疗原则是全身与局部兼顾。全身治疗包括休息、营养，一般支持疗法及抗结核药物的应用；局部治疗包括牵引与固定，必要时手术治疗。

（孙志强）

第 7 节　周围神经损伤

> **案例 20-7**
>
> 患者，女性，28 岁。车祸伤后感右侧肘关节处疼痛不适；局部有肿胀、压痛，上臂出现短缩、成角畸形；同时发现患者右侧腕下垂、拇指不能外展，手背桡侧皮肤感觉减退。X 线检查提示：肱骨骨折。
> 问题：
> 1．患者的肱骨骨折合并有什么损伤？
> 2．治疗原则及措施是什么？

周围神经损伤是由于各种原因引起的神经支配区域出现感觉、运动和营养障碍。周围神经是指中枢神经以外的神经，包括 12 对脑神经、31 对脊神经和自主性神经（交感神经、副交感神经）。

一、应用解剖

周围神经分为脑神经、脊神经和自主神经，遍及全身皮肤、黏膜、肌肉、骨关节、血管及内脏等。它是神经元的细胞突起，又称神经纤维，由轴索、髓鞘和施万（Schwann）鞘组成。轴索构成神经纤维的中轴，内含有微丝、微管、线粒体和非颗粒性内质网组成的轴浆，功能是神经元和神经终末结构之间神经冲动的传导。髓鞘由髓磷脂和蛋白组成，包在轴索外，呈若干节段，中断部称郎飞结（Ranvier node），具有防止兴奋扩散作用。施万鞘由 Schwann 细胞组成，是神经再生的通道。

二、神经损伤的分类

周围神经可因切割、牵拉、挤压等而损伤，使其功能丧失，按损伤程度，可分为三类：

1. 神经传导功能障碍（neuropraxia）　神经暂时失去传导功能，神经纤维不发生退行性变。临床表现运动障碍明显而无肌萎缩，痛觉迟钝而不消失。数日或数周内功能可自行恢复，不留后遗症，如术中止血带麻痹。

2. 神经轴索中断（axonotmesis）　神经受钝性损伤或持续性压迫，轴索断裂致远端的轴索和髓鞘发生变性，神经内膜管完整，轴索可沿施万鞘管长入末梢。临床表现为该神经分布区运动、感觉功能丧失，肌萎缩和神经营养性改变，但多能自行恢复。严重的病例，神经内瘢痕形成，需行神经松解术。

3. 神经断裂（neurotmesis）　神经完全断裂，神经功能完全丧失，需经手术修复，方能恢复功能。

三、损伤神经的变性和再生

神经断裂后，其近、远端神经纤维将发生华勒（Waller）变性。伤后1周，近端轴索长出许多再生的支芽，如神经两断端连接，再生的支芽中如有一根长入远端的施万鞘的空管内，并继续以2～4 mm/d的速度向远端生长，直至终末器官，恢复其功能，其余的支芽则萎缩消失。而且施万细胞逐渐围绕轴索形成再生的髓鞘。如神经两端不连接，近端再生的神经元纤维组织，迂曲呈球形膨大，称为假性神经瘤。远端施万细胞和成纤维细胞增生，形成神经胶质瘤。周围神经内含有感觉神经和运动神经纤维，两者在神经内相互交叉，修复神经时需准确对合，各自长入相应的远端才能发挥功能。神经修复后，要经过变性、再生、穿越吻合瘢痕及终末器官生长成熟等过程，其再生速度平均每天以1～2 mm计算。

四、临 床 表 现

（一）神经损伤共有表现

1. 运动功能障碍 神经损伤，其所支配的肌呈弛缓性瘫痪，主动运动、肌张力和反射均消失。关节活动可被其他肌肉所替代时，应逐一检查每块肌的肌力，加以判断。由于关节活动的肌力平衡失调，出现一些特殊的畸形，如桡神经肘上损伤的垂腕畸形、尺神经腕上损伤的爪形手等。随时间延长，肌逐渐发生萎缩，且肌萎缩的程度和范围与神经损伤的程度和部位有关。

2. 感觉功能障碍 皮肤感觉包括触觉、痛觉、温度觉，检查触觉用棉花，检查痛觉用针刺，检查温度觉分别用冷或热刺激。神经断伤，其所支配的皮肤感觉均消失。由于感觉神经相互交叉、重叠支配，实际感觉完全消失的范围很小，称之为该神经的绝对支配区，如正中神经的绝对支配区为示、中指远节，尺神经为小指。如神经为部分损伤，则感觉障碍表现为减退、过敏或异常感觉。感觉功能检查对神经功能恢复的判断亦有重要意义，特别是两点辨别觉，即闭目状态下，区别两点同时刺激的能力，其标准是两点间的距离，距离越小越敏感。

3. 神经营养性改变 即自主神经功能障碍的表现，神经损伤立即出现血管扩张、汗腺停止分泌，表现为皮肤潮红、皮温增高、干燥无汗。晚期因血管收缩而表现为苍白、皮温降低、自觉寒冷，皮纹变浅触之光滑。还有指甲增厚，出现纵嵴、生长缓慢、弯曲等。

（二）常见神经损伤的表现

上肢神经容易出现损伤，主要包括臂丛神经、正中神经、尺神经、桡神经等损伤；下肢重要的神经是前方的股神经和后方的坐骨神经。

1. 臂丛神经损伤（brachial plexus injury） 多由牵拉所致；臂丛神经损伤主要分为上臂丛、下臂丛和全臂丛神经损伤。上臂丛包括颈5、6、7，由于颈5神经单独支配的肌肉功能障碍不明显，主要临床表现与上干神经损伤相似，即腋神经支配的三角肌麻痹致肩外展障碍和肌皮神经支配的肱二头肌麻痹所致的屈肘功能障碍。下臂丛为颈8、胸1神经，其与下干神经相同，主要临床表现为尺神经及部分正中神经和桡神经麻痹，即手指不能伸屈，并有手内部肌麻痹表现，而肩、肘、腕关节活动基本正常。全臂丛损伤表现为整个上肢肌呈弛缓性麻痹，全部关节主动活动功能丧失。

考点提示：正中神经损伤的临床表现

2. 正中神经损伤 正中神经在肘上无分支，其损伤可分为高位损伤（肘上）和低位损伤（腕部）。腕部损伤时所支配的鱼际肌和蚓状肌麻痹及所支配的手部感觉障碍。临床表现主要是拇指对掌功能障碍和手的桡侧半感觉障碍，特别是示、中指远节感觉消失。而肘上损伤则所支配的前臂肌亦麻痹，除上述表现外，另有拇指和示、中指屈曲功能障碍。

3. 尺神经损伤　尺神经易在腕部和肘部损伤，腕部损伤主要表现为骨间肌、蚓状肌、拇收肌麻痹所致环、小指爪形手畸形及手指内收、外展障碍，以及手部尺侧半和尺侧一个半手指感觉障碍，特别是小指感觉消失。肘上损伤除以上表现外另有环、小指末节屈曲功能障碍，一般仅表现为屈曲无力。

> 考点提示：
> 尺神经损伤的临床表现

4. 桡神经损伤　桡神经在肱骨中、下 1/3 交界处紧贴肱骨，该处骨折所致的桡神经损伤最为常见，主要表现为伸腕、伸拇、伸指、前臂旋后障碍及手背桡侧和桡侧 3 个半手指背面皮肤，主要是手背虎口处皮肤麻木区。典型的畸形是垂腕。如为桡骨小头脱位或前臂背侧近端所致骨间背侧神经损伤，则桡侧腕长伸肌功能完好，伸腕功能基本正常，而仅有伸拇、伸指障碍，而无手部感觉障碍。

> 考点提示：
> 桡神经损伤的临床表现

5. 股神经损伤　股神经损伤较少见，且多为手术伤，伤后主要临床表现为股四头肌麻痹所致膝关节伸直障碍及股前和小腿内侧感觉障碍。

6. 坐骨神经损伤　坐骨神经由胫神经和腓总神经组成，分别起自腰 4、5 和骶 1~3 的前、后股，包围在一个结缔组织鞘中。穿梨状肌下孔至臀部，于臀大肌深面沿大转子与坐骨结节中点下行，股后部在股二头肌与半膜肌之间行走，至腘窝尖端分为胫神经和腓总神经，沿途分支支配股后部的股二头肌、半腱肌和半膜肌。损伤后表现依损伤平面而定。髋关节后脱位、臀部刀伤、臀肌挛缩手术伤及臀部肌内注射药物均可致其高位损伤，引起股后部肌肉及小腿和足部所有肌肉全部瘫痪，导致膝关节不能屈、踝关节与足趾运动功能完全丧失，呈足下垂。小腿后外侧和足部感觉丧失，足部出现神经营养性改变。由于股四头肌健全，膝关节呈伸直状态，行走时呈跨越步态。如在股后中、下部损伤，则腘绳肌正常，膝关节屈曲功能保存。

7. 腓总神经损伤　腓总神经于腘窝沿股二头肌内缘斜向外下，经腓骨长肌两头之间绕腓骨颈，即分为腓浅、深神经。前者于腓骨长、短肌间下行，小腿下 1/3 穿出深筋膜至足背内侧和中间。后者于趾长伸肌和胫前肌间，贴骨间膜下降，与胫前动、静脉伴行，于拇、趾长伸肌之间至足背。支配小腿前外侧伸肌群及小腿前外侧和足背皮肤。腓总神经易在腘部及腓骨小头处损伤，导致小腿前外侧伸肌麻痹，出现足背屈、外翻功能障碍，呈内翻下垂畸形，以及伸拇、伸趾功能丧失，呈屈曲状态，小腿外侧和足背前、内侧感觉障碍。该处损伤位置表浅，神经均可触及，应尽早手术探查。功能不恢复者，晚期行肌腱移位或踝关节融合矫正足下垂畸形。

> 考点提示：
> 腓总神经损伤的临床表现

五、诊　　断

根据外伤史、临床表现和辅助检查，结合患肢运动功能、感觉功能及营养变化判断神经损伤的部位、性质和程度。

1. 汗腺功能检查　对神经损伤的诊断和神经功能恢复的判断均有重要意义。手指触摸局部皮肤的干、湿和显微镜放大观察指端出汗情况虽可帮助作出判断，但化学方法的检查则更为客观。碘淀粉试验，即在患肢检查部位涂抹 2.5% 碘酒，待其干燥后再扑以淀粉，若有出汗则局部变为蓝色；茚三酮试验，即将患手指腹印压在涂有茚三酮的试纸上，出现蓝紫色指纹，则表示有汗。还可用固定液将指纹形态固定并将其保存，以供日后多次检查进行对比观察。无汗表示神经损伤，从无汗到有汗则表示神经功能恢复，而且恢复早期为多汗。

2. 叩击试验（Tinel 征）　既可帮助判断神经损伤的部位，亦可检查神经修复后，再生神经纤维的生长情况。即按压或叩击神经干，局部出现针刺性疼痛，并有麻痛感向该神经支配区放射为阳性，表示为神经损伤部位。或从神经修复处向远端沿神经干叩击，Tinel 征阳性则是神经恢复的表现。

3. 神经电生理检查　肌电检查和体感诱发电位对于判断神经损伤的部位和程度，以及帮助观察损伤神经再生及恢复情况有重要价值。

六、治　疗

神经损伤的治疗原则是尽可能早地恢复神经的连续性。

1. 闭合性损伤　大部分闭合性神经损伤属于神经传导功能障碍和神经轴索断裂，多能自行恢复。因此，需观察一定时间，如仍无神经功能恢复表现，或已恢复部分神经功能，但停留在一定水平后不再有进展，或主要功能无恢复者，则应行手术探查。观察时间一般不超过3个月，最好每月做一次电生理检测，如连续两次无进步则不必再等待。观察期间应进行必要的药物和物理治疗及适当的功能锻炼，防止肌萎缩、关节僵硬和肢体畸形。

2. 开放性损伤　切割伤，创口整齐且较清洁，神经断端良好而无神经缺损，闭合伤口后估计不会发生感染，有一定技术和设备条件，均应一期进行神经缝合等手术治疗。辗压伤和撕脱伤致神经缺损而不能缝合，断端不整齐且难以估计损伤的范围，应将两神经断端与周围组织固定，以防神经回缩，留待二期行神经修复。火器伤，受高速震荡，神经损伤范围和程度不易确定，不宜行一期处理。

未行一期缝合的神经断伤，在创口愈合后3~4周即应手术。创口感染者，在愈合后2~3个月进行。开放性损伤，神经连续性存在，神经大部分功能或重要功能丧失，伤后2~3个月无明显再生征象者，应立即手术探查。

> **案例20-7 分析**
>
> 1. 患者的肱骨骨折合并右侧桡神经损伤。
> 2. 神经损伤的治疗原则是尽可能早地恢复神经的连续性；对本例患者需急诊行神经探查及神经缝合术处理。

（孙志强）

第8节　运动系统畸形

> **案例20-8**
>
> 新生儿2个月，1d前其母为其洗澡时无意中发现右颈部有一枣大的肿块，局部无红肿，头部轻度向右偏斜。患儿无发热及腹泻，偶有吐奶。
> 问题：
> 1. 初步诊断是什么？
> 2. 鉴别诊断是什么？
> 3. 提出治疗方案。

运动系统畸形是骨科常见病、多发病，根据病因大致可分为非神经源性（先天性畸形、姿态畸形）、神经源性（脊髓灰质炎后遗症、脑或脊髓疾病）及创伤性畸形（关节、四肢、脊柱外伤后遗畸形）。本节主要介绍常见的先天性运动系统畸形。

一、先天性肌斜颈

先天性肌斜颈（congenital torticollis）是一侧胸锁乳突肌纤维性挛缩，导致颈部和头面部向患侧偏斜畸形。

（一）病因

各种原因引起胸锁乳突肌纤维化，逐渐挛缩导致斜颈。引起肌纤维化的原因尚不十分明了。多数学者认为臀位产、产伤及牵拉等因素导致胸锁乳突肌损伤出血、血肿机化、挛缩而形成。

（二）临床表现

婴儿出生后，无意中发现一侧胸锁乳突肌出现肿块，2～3周肿块渐变硬，不活动，呈梭形，指头大小。半年左右肿物逐渐消退，但胸锁乳突肌纤维性挛缩、变短，呈条索状，牵拉枕部并偏向患侧，下颌转向健侧肩部。随生长发育，双侧面部不对称，健侧饱满，患侧变小，双眼不在一个水平线，严重者导致颈椎侧凸畸形。

（三）诊断和鉴别诊断

先天性肌斜颈诊断无困难，应与其他原因所致斜颈鉴别诊断：

1. **骨性斜颈** 颈椎异常如寰枢椎半脱位、半椎体等，胸锁乳突肌不挛缩，X线检查可确诊。
2. **颈部炎症** 淋巴结肿大，局部压痛及全身症状，胸锁乳突肌无挛缩。
3. **眼肌异常** 眼球外肌的肌力不平衡，斜视患者以颈部偏斜协调视物。

（四）治疗

早发现，早治疗，效果显著。非手术疗法适用于1岁以内的婴儿，包括局部热敷、按摩、手法扳正和固定头部。目的是使肿块及早消散，防止肌肉纤维发生挛缩。手术疗法适用于1岁以上的患儿，可予胸锁乳突肌切断术。

案例20-8分析

根据患儿的病史、临床症状和体征，初步诊断为先天性肌斜颈，但应与骨性斜颈、眼性斜颈、颈部软组织炎症等疾病作鉴别：①骨性斜颈为颈椎异常，出现异常活动，颈椎侧弯等表现，但胸锁乳突肌不挛缩。X线检查可确诊。②颈部软组织炎症可出现全身症状如发热、拒食，局部淋巴结肿大，压痛，颈部活动受限，胸锁乳突肌无挛缩；③眼性斜颈是因眼球外肌的肌力不平衡，造成斜视，患儿颈部偏斜以协调视物。

确诊后，早期手法治疗效果显著。可采用轻柔按摩热敷，物理治疗，适度向健侧牵拉头部。睡眠时可用沙枕固定。

二、先天性并指、多指畸形

（一）先天性并指（congenital syndactylia）

先天性并指亦称蹼指，病因不清，与遗传有关，双侧多见。最常见于第3、4指，拇指极少累及。最常见相邻两指仅软组织连接，偶尔有骨及关节连接。有时并发足趾畸形，同时还有其他肢体异常。

治疗：对无骨关节畸形者，学龄儿童以手术治疗为宜。手术原则：指间软组织切开，皮肤"Z"形延长或缺损伤口全层植皮。

（二）多指畸形（polydactylism）

多指畸形是最常见的畸形，常与短指、并指等畸形同时存在，多见于拇指及小指。畸形有三型：①外在软组织块与骨不连接，没有骨骼、关节或肌腱；②具有手指所有条件，附着于第1掌骨头或分叉的掌骨头；③完整的外生手指及掌骨。

治疗：以切除副指、保留正指为原则。除X线检查外，还应临床观察指功能，确定正指与副指。手术在 1 岁以后为佳，少数仍需较长时间观察手的功能，以便准确保留正指，切除副指。

三、发育性髋关节脱位

发育性髋关节脱位（developmental dislocation of the hip，DDH），过去称为先天性髋关节脱位（congenital dislocation of the hip），是儿童骨科最常见的髋关节疾病，发病率在 1‰ 左右，女孩的发病率是男孩的 6 倍左右，左侧约为右侧的 2 倍，双侧约占 35%。本病主要是髋臼、股骨近端和关节囊等存在发育上的缺陷而致关节不稳定，最后发展为髋关节脱位，若矫正和恢复关节组成的正常关系，关节会随生长而正常发育，故又有作者称之为先天性髋关节发育不良。

（一）病因

多因素影响。常见因素有：遗传因素，约 20% 患儿有家族史；髋臼发育不良及关节韧带松弛；胎儿在子宫内胎位异常，承受不正常的机械性压力，影响髋关节的发育等可以引起发育性髋关节脱位。

（二）临床表现和诊断

1. 站立前期　新生儿和婴儿临床症状常不明显，往往不能引起家长的注意。如果发现有下列体征时应考虑有发育性髋关节脱位的可能。

（1）临床表现

1）两侧大腿内侧皮肤皱褶不对称，患侧皮皱加深增多。

2）患儿会阴部增宽，双侧脱位时更为明显。

3）患侧髋关节活动少且受限。蹬踩力量较健侧弱。常处于屈曲位，不能伸直。

4）患侧肢体短缩。

5）牵拉患侧下肢时有弹响声或弹响感。

6）患侧股内收肌紧张、挛缩。

（2）诊断：下列检查有助于诊断。

1）髋关节屈曲外展试验：双髋关节和膝关节各屈曲 90°位时，正常新生儿及婴儿髋关节可外展 80°左右。外展受限在 70°以内时应疑有髋关节脱位。检查时若听到响声后即可外展 90°表示脱位已复位。

2）Allis 征：平卧位双髋屈曲 90°，双腿并拢对齐，患侧膝关节低于健侧。

3）Ortolani 及 Barlow 试验（"弹进"及"弹出"试验）

A. Ortolani（"弹进"）试验：新生儿仰卧位，助手固定骨盆。检查者一手拇指置于股骨内侧上段正对大转子处，其余指置于股骨大转子外侧。另一手将同侧髋、膝关节各屈90°，并逐步外展，同时置于大转子外侧的四指将大转子向前、内侧推压，此时听到或感到"弹跳"，即为阳性。这是脱位的股骨头通过杠杆作用滑入髋臼而产生。因新生儿哭闹、乱动或内收肌挛缩时，该体征可能表现为阴性，但并不能排除脱位的存在。

B. Barlow（"弹出"）试验：患儿仰卧位，屈髋屈膝逐步内收髋关节，检查者用拇指向外、后推压，听到弹响声或感到弹跳（股骨头自髋臼脱出）；当解除推压力时，复现弹跳（股骨头自然弹回髋臼内），即为阳性。阳性结果表示髋关节不稳定，有可能脱位。

对 3 个月以上的婴幼儿，不宜采用上述检查方法，以免造成损害。

4）超声检查：发现股骨头在髋臼外即可确诊为发育性髋关节脱位，应用此法进行普查最为方便有效。

5）X 线检查：对疑有发育性髋关节脱位的患儿，应在出生 3 个月后（在此之前髋臼大部分还是软骨）拍骨盆正位片。X 线片上可发现髋臼发育不良，半脱位或脱位。

2. 脱位期　患儿一般开始行走的时间较正常儿晚。单侧脱位时患儿跛行。双侧脱位时，站立时骨盆前倾，臀部后耸，腰部前凸特别明显，行走呈鸭行步态。患儿仰卧位，屈髋屈膝90°时，双侧膝关节不在同一平面。推拉患侧股骨时，股骨头可上下移动，似打气筒样。内收肌紧张，髋关节外展活动受限。

Trendelenburg征（单足站立试验）呈阳性：正常情况下，用单足站立时，臀中、小肌收缩，对侧骨盆抬起，才能保持身体平衡。如果站立侧髋关节脱位，因臀中、小肌松弛，对侧骨盆不但不能抬起，反而下降。对有髋关节外展受限，下肢不等长，跛行及鸭步者，拍髋关节正位片可明确脱位性质和程度。

（三）治疗

本病的预后关键在于早期诊断和早期治疗。治疗方法与诊断时年龄和脱位程度有关。随年龄的增大，发生股骨头缺血坏死等并发症的风险就越大，患儿将来可能发展为髋关节退行性改变和骨性关节炎，因此越早治疗越好。1岁以内，使用带蹬吊带法。保持双髋于外展屈曲位，仅限制髋关节的伸展活动，其他活动不受限，疗程3~6个月。幼儿期（1~3岁）：对一部分轻型患儿，可采用手法整复，石膏固定。4岁以上儿童：此时脱位程度加重，骨与软组织的继发改变也较严重，手法整复难以成功，应采用手术治疗。手术的目的是增加髋臼对股骨头的包容，使股骨头与髋臼达到同心圆复位。常用的术式包括Salter骨盆截骨术或Chiari骨盆内移截骨术。

四、先天性马蹄内翻足

先天性马蹄内翻足（congenital equinovarus）亦称先天性畸形足，是一种常见的先天畸形，发生率约为1‰，男性多于女性，双侧发病约占半数。

（一）病因

先天性马蹄内翻畸形的病因迄今不清，多数学者认为该畸形为胚胎早期受内、外因素的影响导致发育异常或肌发育不平衡所致。也可能与胎儿足在子宫内位置不正有关。

（二）病理

先天性足内翻下垂，初期足内侧肌挛缩，张力增加；踝关节后侧关节囊、韧带及腱膜肥厚，变短，以跗骨间关节为中心，导致足前部畸形：①跗骨间关节内收；②踝关节跖屈；③足前部内收内翻；④跟骨略内翻下垂。

随生长发育，畸形更趋严重，跟腱、胫后肌、趾长屈肌、拇长屈肌等肌腱及跖腱膜挛缩；足部外侧软组织及肌持续被牵拉而延伸，足外展功能渐丧失。小儿开始行走后逐渐产生骨骼畸形，跗骨排列异常，足舟骨变小内移，骰骨发育异常粗大，跟骨跖屈，距骨头半脱位等，严重者常合并胫骨内旋等畸形。

（三）临床表现

出生后出现一侧或双侧足程度不等内翻下垂畸形。轻者足前部内收、下垂，足跖面出现皱褶，背伸外展有弹性阻力。小儿学走路后，步态不稳，跛行，用足外缘着地，畸形逐渐加重。足部及小腿肌力平衡失调，以及体重影响，足内翻下垂加重。延误治疗者畸形更明显，足前部向后内翻，足背负重部位产生胼胝及滑囊，胫骨内旋加重。

（四）诊断

本病畸形明显，很少与其他足部畸形相混淆，诊断不难。但初生儿的足内翻下垂较轻者，足前部内收、内翻尚不显著，常容易被忽略。最简便诊断法是用手握足前部向各个方向活动，如足外翻背伸有弹性阻力，应进一步检查确诊，以便早期手法治疗。晚期足内翻下垂，畸形更加明显，X线片显示跟骨下垂，其纵轴与距骨纵轴平行，足跗骨序列紊乱。

X线检查在确定内翻、马蹄的程度及疗效评价上具有重要意义。

(五)鉴别诊断

1. 先天性多发性关节挛缩症 累及四肢多关节,畸形较固定,不易纠正,早期有骨性改变。

2. 脑性瘫痪 为痉挛性瘫痪,肌张力增强,反射亢进,有病理反射,以及其他大脑受累的表现。

3. 脊髓灰质炎后遗马蹄内翻足 为肌力平衡失调所致,肌有麻痹和萎缩,肌电图或体感诱发电位检查可确定腓骨肌麻痹。

(六)治疗

先天性马蹄内翻足治疗的目的是矫正畸形,保持足部柔韧性和肌力。早期手法或外用石膏外固定等矫形治疗,足功能恢复较好。如手法矫形无效或畸形复发,可选择手术疗法,常采用跟腱延长或足内侧挛缩组织松解术;10岁以上患者畸形显著者,可考虑关节融合术。

(孙志强)

第9节 颈肩痛与腰腿痛

一、颈肩痛

> **案例 20-9**
>
> 患者,男性,26岁。10d前搬抬重物时突感腰痛难忍,并向右下肢放射性疼痛,不能平卧,咳嗽加剧,痛窜至足背,伴麻木,大小便正常。体格检查:腰部活动受限,腰背肌痉挛,腰4~5椎旁压痛,腰向前弯曲受限,右下肢直腿抬高试验45°阳性,加强试验阳性,右跟腱反射减弱,右足背外侧浅感觉减弱,肌力正常。
>
> 问题:
> 1. 最可能的诊断是什么?
> 2. 诊断本病最有价值的辅助检查方法是什么?
> 3. 最佳的治疗方法是什么?

颈肩痛在临床上常见,引起颈肩痛的原因较多,多见于颈肩部软组织的急、慢性损伤,颈椎退行性变或先天性因素所致,有时很难找到确切病因。本节以颈椎病为代表进行介绍。

颈椎病

颈椎病(the cervical spondylosis)是泛指颈段脊柱病变后所表现的临床症状和体征。目前国际上较一致的看法是指颈椎间盘、椎骨、骨连结的退行性变所致脊神经根、交感神经、椎动脉、脊髓等结构损害而表现的临床症状和体征。因下颈段处于动静交界部位,所受应力最大、最集中,故以 $C_{4\sim5}$、$C_{5\sim6}$、$C_{6\sim7}$ 病变最常见。40~60岁属高发年龄,60岁后有自愈倾向。男性多于女性,单侧受累多于双侧。

1. 病因

(1) 颈椎间盘退行性变:是颈椎病发生和发展的基础。由于椎间盘退变而使椎间隙狭窄,关节囊及韧带松弛,颈椎的稳定性下降,引起椎间盘突出、骨质增生、韧带变性,导致脊髓、神经、血管受到刺激或压迫。

（2）损伤：急性损伤可加重已退行性变的颈椎或椎间盘损害而发病；慢性损伤可使已退变的颈椎退变加速而提前出现症状。外伤所致颈椎骨折与脱位所并发的脊髓或神经根损害则不属颈椎病范畴。

（3）颈椎先天性椎管狭窄：在此基础上，即使退行性变比较轻，也可出现压迫症状而发病。

2. 临床表现 不同类型的颈椎病，常有各自的特点。

（1）神经根型：最常见，占颈椎病的50%～60%。根性症状如麻木、疼痛典型，其范围与颈脊神经所支配的区域一致，仰头、咳嗽、喷嚏时症状加重；压头试验阳性（图20-42），即患者正坐，颈后伸偏向患侧，检查者左手托其下颌、右手自其头顶逐渐下压，有颈痛或放射痛；臂丛神经牵拉试验阳性（图20-43），即检查者一手扶患者头部患侧，另一手握患侧上肢外展90°，两手反向牵拉，出现放射痛或麻木感；X线线摄片显示颈椎曲度改变、不稳或增生骨赘形成。

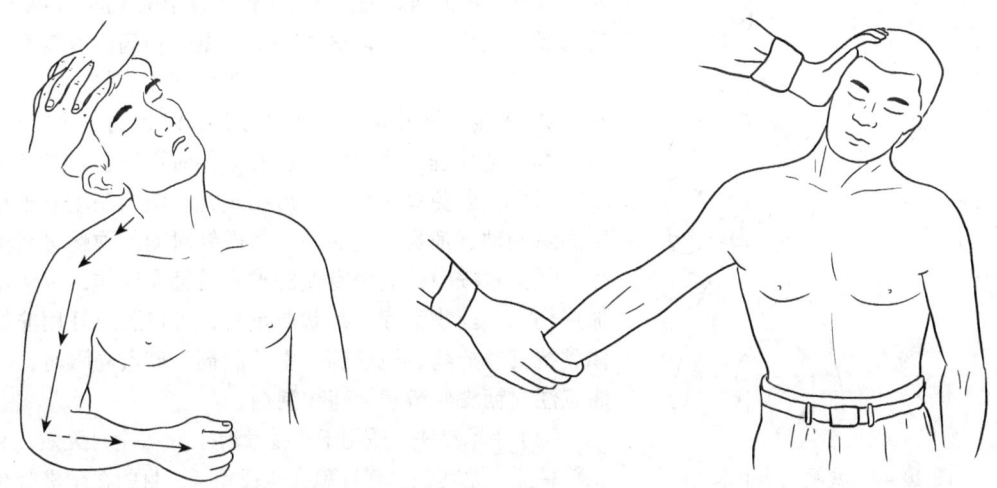

图20-42 压头试验　　　　图20-43 臂丛神经牵拉试验

（2）脊髓型：占颈椎病的10%～15%，四肢乏力，行走或持物不稳、有踩棉花感，以后有脊髓受压的感觉、运动障碍表现，其中周围型症状从下肢开始，中央型症状从上肢开始。X线摄片显示椎体后缘骨质增生，椎管前后径狭窄；脊髓造影、CT、MRI可显示脊髓受压情况。

（3）椎动脉型：曾有猝倒发作，并伴有颈源性眩晕；旋颈试验阳性，即头后旋时昏倒，倒地后立即清醒；此外患者还可出现头痛、视觉障碍等表现。X线摄片显示椎间关节失稳或钩椎关节骨质增生。确诊本型，尤其是手术前定位，应根据颈动脉造影、CT、MRI检查，而椎动脉血流图及脑电图仅供参考。

（4）交感神经型：出现头晕、眼花、耳鸣、手麻、心动过速、心前区疼痛等一系列椎动脉交感神经丛激惹症状；X线检查显示失稳或退变，CT、MRI检查与神经根型相似。

（5）混合型：兼有上述2～3型表现，临床上较多见。

3. 诊断 据临床表现与X线摄片一般能作出诊断，必要时可辅以CT、MRI、脊髓造影、椎动脉造影等特殊检查。具有典型颈椎病临床表现，而X线片尚未显示异常者，在仔细排除其他相似疾患的前提下，可诊断为颈椎病；无颈椎病临床表现，仅X线片发现异常者，不能诊断颈椎病，可对X线片上的阳性体征如实描写，或仅诊断为颈椎骨关节病变。

4. 治疗 应根据颈椎病分型酌情而定，最多见的神经根型绝大多数能用非手术疗法治愈或减轻症状，手术指征必须从严掌握；而脊髓型宜早期手术治疗。

（1）非手术疗法：包括牵引、针灸、理疗、防伤、防寒、适当内服抗炎药等，适用于脊

> **颈椎疾病假象多**
>
> 部分颈椎病可长期被误诊为眼部疾患、食管疾病、心血管病、癔症等,以下症状易被误诊:①吞咽困难:约1.6%患者有此表现,易被误为食管癌、癔症等;②高血压:颈椎病可致血压升高或降低,但以前者多见,称颈性高血压,与刺激交感神经有关,易被当作原发性高血压;③乳房疼痛:这种疼痛易被误诊乳房疾病、心绞痛、胸膜炎等;④下肢瘫痪或排便障碍;颈部症状多数轻微易被掩盖;⑤视力障碍:表现为视力下降、间歇性视物模糊、一眼或双眼胀痛、怕光、流泪、视野缩小,严重者可失明;⑥突然摔倒:易被误诊为脑动脉硬化或小脑疾患。

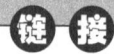

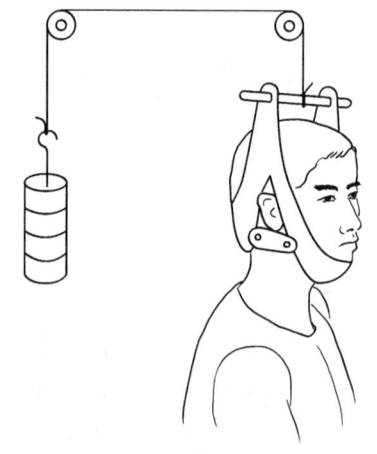

图 20-44 枕颌带牵引术

考点提示:
颈椎病的临床表现、诊断和治疗

髓型以外的颈椎病。①枕颌吊带做头颈牵引(图20-44):适用于神经根型、椎动脉型和交感型颈椎病,有效率达80%~90%。患者平卧或坐位,头前屈15°左右,牵引重量2~6kg,每天数次,每次约1h,10次为一个疗程,可连续三个疗程,休息2周后有必要时再牵引。脊髓型不宜牵引,以免症状加重,可用颈托和围领制动。椎动脉型除制动、消炎、止痛外,尚需针对动脉硬化进行治疗。②推拿按摩:应由专业医护人员轻柔操作,以免增加损伤。③药物治疗:症状严重时,可口服或外用非甾体类抗炎镇痛药、肌松药、中药制剂。痛点局限时,可痛点注射糖皮质激素类药物制剂。

(2)手术疗法:适用于非手术治疗3~6个月无效,又无禁忌证,尤其是出现脊髓受压征象者,目的在于椎管减压和植骨增强颈椎的稳定性。根据手术途径不同,可分为前路手术、前外侧路手术及后路手术三种。

二、腰椎间盘突出症

腰椎间盘突出症(the lumbar disc herniation)是因腰椎间盘变性,纤维环破裂,髓核突出而压迫神经根、马尾神经所表现的一种综合征,是腰腿痛最常见的原因之一。

1. 病因病理 椎间盘退行性变是基本因素,随年龄增长,人体各种组织即出现退行性变,其中椎间盘的变化发生较早,主要变化是髓核脱水,脱水后椎间盘失去其正常的弹性和张力,在此基础上由于较重的外伤或多次反复的不明显损伤,造成纤维环软弱或破裂,髓核即由该处突出。

髓核多从一侧(少数可同时在两侧)的侧后方突入椎管,压迫神经根而产生神经根受损伤征象;也可由中央向后突出,压迫马尾神经,造成大小便障碍。如纤维环完全破裂,破碎的髓核组织进入椎管,可造成广泛的马尾神经损害。由于下腰部负重大,活动多,故突出多发生于 $L_{4~5}$、$L_5~S_1$,其次为 $L_{3~4}$ 间隙。腰椎间盘突出症从程度上可分为:①膨隆型:纤维环有部分破裂,表面光滑。髓核因压力而向椎管局限性隆起压迫相邻组织,该型最轻,最易于恢复。②突出型:纤维环完全破裂,髓核突破纤维环,刺激、压迫周围组织,此型最常见,常需手术治疗。③脱出型:髓核穿破后纵韧带,形同菜花状,但其根部仍然在椎间隙内,需手术治疗。④游离型:大块核组织突破纤维环和后纵韧带,完全突入椎管,与原间盘脱离,需手术治疗。⑤Schmorl结节及经骨突出型:前者是指髓核经上、下软骨终板的发育性或后天性裂隙突入椎体松质骨内；后者是髓核沿椎体软骨终板和椎体之间的血管通道向前纵韧带方向突出，形成椎体前缘的游离骨块。此两型临床上仅有腰痛，而无神经根症状，无需手术治疗。

> **哪些原因可导致腰椎间盘突出**
>
> ①外伤：腰扭伤不直接引起突出，但在失去腰背部肌肉的保护下，极易造成椎间盘突出。②过度负重：从事重体力劳动和举重运动常因过度负荷造成椎间盘早期退变。③长期震动：汽车和拖拉机驾驶员在工作中，长期处于坐位及颠簸状态，腰椎间盘承受的压力较大。④不良体位的影响：人体需要不断更换各种体位，包括坐、站、卧及难以避免的各种非生理性姿势，这就要求脊椎及椎间盘应随时承受各种不同的外来压力；如超出其承受能力或一时未能适应外力的传导，则可遭受外伤或累积性损伤，如抬举重物时的姿势十分重要，不良姿势常诱发本病的发生。⑤脊柱的畸形：先天性及继发性脊柱畸形患者，由于椎间盘不仅不等宽，并且常存在扭转，这使得纤维环所承受的压力不一，而容易加速椎间盘的退化。

2. 诊断 主要依据为病史、典型症状及 CT 或 MRI 检查。

（1）病史：约 70% 有弯腰提重物或身体急剧旋转受伤史，部分患者仅轻劳动致伤，有时受凉后或起床时突然发病。

（2）临床表现

1）腰痛：一般先有下腰部痛，发生率约为 91%。

2）坐骨神经痛：可以单独出现，也可以与腰痛同时出现。典型的坐骨神经痛是从下腰部沿臀部、大腿后侧、小腿外侧、足跟、足背放射痛。当排便、咳嗽、喷嚏等腹内压增高时加剧，病程中有明显的间歇期，稍不注意就会复发；部分患者尚有间歇性跛行。

3）马尾综合征：向正后方突出的髓核或脱出、游离的椎间盘组织可压迫马尾神经，出现大、小便功能障碍，鞍区感觉异常。

4）腰椎侧弯：是为减轻疼痛的代偿性畸形，椎间盘突出物位于神经根内侧脊柱凸向健侧，突出物位于神经根外侧则脊柱突向患侧。

5）压痛：突出间隙的棘突间或略偏一侧有深部压痛点，沿臀部坐骨神经径路亦有压痛，并常向下肢放射。

6）直腿抬高试验阳性及加强试验阳性（图 20-45）：患者仰卧，患肢伸膝位抬高，在 70° 以内出现坐骨神经痛，并感到向小腿或足的放射痛即为阳性。若将患肢放低到刚好不痛时，将足背屈又出现疼痛为加强试验阳性。由于个人体质的差异，该试验阳性无统一的度数标准，应注意两侧对比。

7）神经系统表现：70%~80% 患者有受压迫神经根支配区域的感觉、运动和反射改变，如 L_5 神经根受累时，小腿前外侧及足内侧痛、触觉减退，S_1 神经根受压者，外踝、足外侧痛、触觉减退；L_5 神经根受累时踝及趾背伸力下降；踝反射减弱或消失表示 S_1 神经受累。

（3）辅助检查

1）X 线平片：正侧位片显示脊柱侧凸或腰椎生理前凸消失，受累椎间隙变窄，上、下椎体边缘骨赘唇状增生等，尚能排除其他骨质病变。

2）CT 和 MRI：是目前普遍采用的检查方法，可显示出骨性椎管的形态、黄韧带是否增厚及椎间盘突出的大小、方向，突出髓核与脊髓、马尾神经、脊神经根之间的关系等，对本病有较大诊断价值。

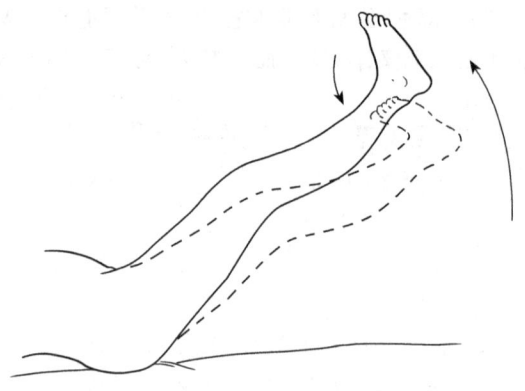

图 20-45　直腿抬高试验和加强试验

3）肌电图等检查：可协助确定神经损害的范围及程度，观察治疗效果。

3. 治疗

（1）非手术疗法：适应于年轻、初次发作或病程较短者；休息后症状可缓解者；X 线检查无椎管狭窄。方法：①严格卧床休息（包括不坐起、进食及大小便），卧床 3 周后带腰围起床活动，3 个月内不做弯腰持物动作；②骨盆持续牵引约 2 周；③理疗和推拿、按摩；④皮质激素硬膜外注射，可减轻神经根周围的炎症、粘连；⑤髓核化学溶解法：将胶原蛋白酶注入椎间盘内或硬脊膜与突出的髓核之间，溶解髓核和纤维环，使椎间盘内压力降低和突出髓核缩小达到缓解症状的目的。

> **为什么需要卧床休息？**
>
> 卧床休息是腰椎间盘突出症最基本的治疗方法，方法简单，没有任何创伤及附加痛苦，选用硬板床对初次发病及早期患者可得到满意效果。卧床休息可减少神经炎性物质毒素吸收、促进炎症消退和恢复，也可以防止神经纤维粘连发生。卧床休息就是让患者平卧在硬板床上，只允许在床上翻身，而不允许坐起或站立，进餐及大小便时也不能站起来。但过分的卧床休息有时反而会导致神经根的粘连、体力下降，现主张卧床时间 1 周左右。卧床期间及以后应加强背腹肌力量的锻炼。

考点提示：
腰椎间盘突出症的临床表现、诊断和治疗

（2）经皮髓核切除术：通过髓核镜在 X 线监视下进入椎间隙，切除椎间盘。

（3）手术治疗：经严格非手术治疗无效，或马尾神经受压者可考虑行髓核摘除术。近年来采用微创外科技术使手术损伤减小，取得良好效果。

> **日常生活、工作时怎样保护腰部？**
>
> 弯腰搬物是生活和工作中常见的动作，不正确的姿势，可诱发腰椎间盘突出，不正确的姿势如双腿伸直或稍屈曲情况下依靠弯腰搬物，会增加腰椎间盘的压力，造成腰椎间盘突出症。正确的弯腰搬物姿势是先屈曲髋、膝关节，充分下蹲后保持直腰搬物。洗东西时，不要将盆放在地上或其他太低的位置，而应放在不必过度弯腰的高度，以避免腰部过度弯曲。某些劳动应在高度适当的台子上进行，保持脊柱挺直，不要左右歪斜、东倚西靠，尽可能不弯曲腰部。扫地、拖地时，应将扫帚或拖把的把加长，以避免过度弯曲腰部。平时要加强腹、背部肌肉锻炼，达到保护腰椎的目的。

案例 20-9 分析

根据患者有腰部受力外伤病史，伤后出现典型的腰腿痛，有感觉及反射的改变，直腿抬高试验及加强试验阳性，右跟腱反射减弱，足背外侧浅感觉减弱。最可能的诊断是腰椎间盘突出症，根据感觉和反射的改变病变应定位在 L_5 与 S_1 间隙。为明确诊断，首选腰椎 CT 检查。该患者病史短，症状不重，应首选非手术治疗，包括卧硬板床、腰椎牵引、理疗，用非甾体类抗炎镇痛药及神经营养药，并适当做功能锻炼。

（王品琪）

第10节 运动系统慢性损伤

案例 20-10

患者，男性，45岁，农民，腰背部疼痛2年，疼痛与气候无关。无明显外伤史，休息时症状减轻或消失，劳累时加重，弯腰活动受限，腰部过伸或轻叩时疼痛减轻。体检：腰部外观及活动范围正常，腰部两侧相当于棘突两旁骶棘肌处轻度肌张力增强及压痛，下肢无异常。

问题：
1. 初步诊断是什么？
2. 说出治疗原则是什么？

一、腰肌劳损

腰肌劳损（strain of lumbar muscles）为腰部肌及其附着点筋膜，或骨膜的慢性损伤性炎症，是临床腰痛的常见原因。

（一）病因及病理

躯干在负重活动时，起辅助稳定作用的腰背肌将超负荷工作，以求躯干稳定。长期如此，肌肉即产生代偿性肥大、增生。此外，长期弯腰工作者，腰部肌持续呈紧张状态，使小血管受压，供氧不足、代谢产物积累，刺激局部而形成损伤性炎症。

部分患者为急性腰部外伤治疗不当，迁延而成慢性腰肌劳损。

（二）临床表现

1. 腰痛，无明显诱因的慢性腰痛为主要症状，呈酸胀痛，休息后可缓解，卧床过久又感不适，稍事活动后又减轻，活动过久疼痛再次加重。
2. 有固定压痛点，压痛点常在疼痛区的肌肉起、止点附近，或神经肌肉结合点。在压痛点进行叩击，疼痛反可减轻，这是与深部骨疾患区别之一。
3. 有单侧或双侧骶棘肌痉挛征。
4. 可能有脊柱后凸、侧凸或长期坐位、弯腰工作史。

（三）治疗

1. 自我保健疗法，适当休息，定时改变姿势，避免弯腰持物等是减轻症状、防止再发的根本方法。必要时可使用腰围，同时还应训练腰部肌力量。

2. 疼痛部位理疗，以及手法和力度适当的推拿、按摩。
3. 压痛点行肾上腺皮质类固醇注射治疗。
4. 疼痛较重时，可服用非甾体抗炎剂、局部外用肌松弛剂及地西泮类镇静剂。

二、狭窄性腱鞘炎

狭窄性腱鞘炎（narrow tenosynovitis），好发于手指和腕部。在手指常发生屈指肌腱炎，俗称"弹响指"或"扳机指"；在拇指为拇长屈肌腱鞘炎，又称"弹响拇"。在腕部常发生拇长展肌和拇短伸肌腱鞘炎，又称为桡骨茎突狭窄性腱鞘炎或称 dé Quervain 病。发病率以桡骨茎突狭窄性腱鞘炎最高，其次为弹响指。

（一）病因

手指长期、快速活动，如织毛衣、管弦乐演奏；或手指长期用力活动，如洗衣、书写文稿、电脑操作等慢性劳损是主要病因；初次参加手工劳动；不熟练的技术操作，均可引起本病。

（二）病理

肌腱在跨越关节处，都有坚韧的腱鞘管将其约束在骨膜上，鞘管内层为滑膜，肌腱在鞘管内滑动；外层为纤维鞘，两侧附着于骨，形成骨-纤维鞘管。在掌指关节处腱鞘增厚最明显，称为环状韧带。屈拇或屈指肌腱在相对较窄而无弹性的骨-纤维鞘管内长期、快速、用力的手指活动中，与环状韧带强烈摩擦而发生慢性损伤。屈肌腱和腱鞘均发生损伤性炎症，出现水肿、增生、变性和粘连。腱鞘水肿、增生使骨-纤维鞘管狭窄，进而压迫水肿的肌腱，在环状韧带区腱鞘特别狭窄坚韧，水肿的肌腱被压成葫芦状，阻碍肌腱滑动。如用力伸屈手指，葫芦状膨大部肌腱在环状韧带处强行挤过，即发生弹拨动作和响声，伴有疼痛，故称弹响指（图20-75）。

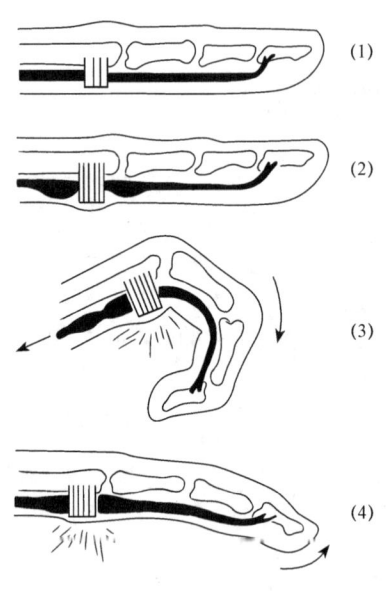

图20-46 弹响指
（1）正常肌腱和腱鞘；（2）发病后肌腱呈葫芦形肿大，腱鞘肿胀；（3）手指主动屈曲时，远侧膨大挤过狭窄的腱鞘，发生弹响；（4）手指伸直时也同样发生弹响

此外，拇长伸肌和指总伸肌腱鞘、肱二头肌长头腱鞘、腓骨长和腓骨短肌腱鞘、胫前和胫后肌腱鞘，也可以发生腱鞘炎。

（三）临床表现及诊断

1. 屈指肌腱狭窄性腱鞘炎 好发于中、环指，示、拇指次之。起病缓慢，早期晨起患指发僵、疼痛，缓慢活动后减轻或消失。随着病情发展，手指伸屈时有弹响声或弹响感伴明显疼痛。检查时，可在远侧掌横纹处触及黄豆大小的痛性结节，屈伸患指该结节可随屈肌腱上、下移动，并出现弹响声或弹响感。发生交锁后，若被动屈伸手指，可出现扳机样动作和弹响，故称之为"弹响指"或"扳机指"。发生在拇指者称弹响拇。

2. 桡骨茎突狭窄性腱鞘炎 腕关节桡侧疼痛，逐渐加重，提物时乏力，拇指活动受限。检查时，患侧桡骨茎突表面或其远侧有局限性压痛，有时可扪及痛性结节。握拳尺偏腕关节时，桡骨茎突部出现疼痛，称为 Finkelstein 试验阳性。

（四）治疗

1. 局部制动和腱鞘内注射醋酸泼尼松龙有很好疗效。药物要准确注入鞘管内，避免注入血管。
2. 对非手术治疗无效者，可在局麻或臂丛麻醉下，纵向切开腱鞘狭窄部分，松解粘连，直到肌腱能正常滑动为止。

三、腱鞘囊肿

腱鞘囊肿（ganglion）是关节附近的一种囊性肿块，病因不太清楚。慢性损伤使滑膜腔内滑液增多形成囊性疝出；或结缔组织黏液退行性变可能是发病的重要原因。多为单房性，也可以是多房性。囊内为无色透明胶水样黏液，囊壁为致密的纤维组织，壁内衬有滑膜细胞。

（一）临床表现

以女性和青少年多见，好发于腕背、足背等处。病变部出现一缓慢长大的包块，早期无症状，到一定程度活动关节时有酸胀感。查体发现0.5~2.5cm的圆形或椭圆形包块，表面光滑，与皮肤无粘连，基底固定，扪之如硬橡皮样实质性感觉。重压包块有酸胀痛。用9号针头穿刺抽出透明胶冻状物。

（二）治疗

偶尔腱鞘囊肿会自行消失。有时被挤压破裂而自愈，但复发率高。

1. 非手术治疗 先用粗针头吸尽囊内黏液，然后向囊内注入醋酸泼尼松龙0.5ml或缝扎粗丝线，并加压包扎，使囊腔粘连而治愈。本方法简单，痛苦较少，复发率也较低。

2. 手术治疗 对手指腱鞘囊肿穿刺困难或其他部位多次复发的腱鞘囊肿，可手术切除。手术应完整切除囊肿，如系腱鞘发生者，应同时切除部分相连的腱鞘；如系关节囊滑膜疝出，应在根部缝扎切除，以减少复发机会。

四、肱骨外上髁炎

肱骨外上髁炎（external humeral epicondylitis）是前臂伸肌总腱起点附近的慢性损伤性炎症，又称"网球肘"。

（一）病因及病理

在前臂过度旋前或旋后位，无论是被动牵拉伸肌（握拳、屈腕）或主动收缩伸肌（伸腕）均会在肱骨外上髁伸肌总腱起点附着处产生应力。长期反复这种动作即可引起该处的慢性损伤，特别是不协调的动作，更易造成局部损伤。手和腕长期、频繁活动的职业，如家庭妇女、砖瓦工、木工、网球和羽毛球运动员易得此病。

肱骨外上髁炎的基本病理变化是慢性损伤性炎症，炎症还可累及附近的肌筋膜、骨膜、滑膜，也可造成神经关节支或肌皮血管神经束的卡压。

（二）临床表现

有明显的职业特点及近期患肢劳损史。逐渐出现肱骨外上髁处明显疼痛，在用力握拳、伸腕时加重以致不能持物。查体时，在肱骨外上髁至桡骨小头范围内有局限性的压痛点。皮肤无炎症。前臂伸肌腱牵拉试验（Mills征）：伸肘，握拳，屈腕，然后前臂旋前，此时肘外侧出现疼痛为阳性。有时疼痛可放射到前臂。

（三）治疗

限制用力握拳伸腕动作是治疗和预防复发的基础。痛点局部注射醋酸泼尼松龙或得宝松（复方倍他米松）1ml和2%利多卡因1~2ml混合液，疗效良好。经过非手术治疗症状无改善或反复发作者，可考虑手术治疗。选用伸肌腱起点剥离松解术或卡压神经血管束切除结扎术。

五、粘连性肩关节囊炎

粘连性肩关节囊炎（adhesive capsulitis of shoulder），是发生在肩周肌、肌腱、韧带、滑囊、关节囊等软组织的慢性损伤性炎症，导致肩盂肱关节囊粘连、僵硬，活动时疼痛、功能受

考点提示：
狭窄性腱鞘炎的临床表现、诊断和治疗

限为其临床特点。本病曾又称肩周炎或冻结肩。

(一) 病因及病理

本病多发生在40岁以上中老年人，软组织退行性变，对外力的承受能力减弱是基本因素；长期过度活动、姿势不良等所致肩部慢性损伤，是主要的诱因；外伤后肩部固定过久，肩周组织继发萎缩、粘连，或肩部急性挫伤、牵拉伤后因治疗不当等，均可发生本病。病理变化为关节囊慢性纤维化而增厚；加上滑膜充血、水肿最终导致关节囊腔粘连、狭窄。喙肱韧带呈带状增厚挛缩是外旋受限的主要原因。

(二) 临床表现和诊断

本病发病率2%～5%，年龄40～70岁，女性多于男性，有自限性。常发生于左肩，亦可双侧先后发病，主要症状是逐渐加重的肩部疼痛，疼痛可放射至颈部或上臂。患肩关节主动、被动活动均不同程度受限，夜间可因翻身移动肩部而痛醒，严重时患肢不能梳头、洗脸和扣腰带。检查见肩部肌肉不同程度萎缩，以肩袖间隙区、肱二头肌长腱压痛为主。肩关节主动与被动活动均受限，尤以外展、外旋、后伸受限最明显。肩关节X线一般无特殊改变，可见局部不同程度的骨质疏松、冈上肌钙化、大结节密度增高；MRI显示关节囊增厚，当厚度＞4mm对诊断本病特异性达95%。

(三) 鉴别诊断

1. 肩袖损伤 60岁以上老人多见，以肩部疼痛、压痛，活动时加重，肩关节无力，肩关节功能明显受限，甚或日久者可见冈下肌等肌萎缩；被动活动范围基本正常；落臂征；B超、MRI有特征性表现。

2. 颈椎病 主要鉴别点是颈椎病的疼痛与颈神经根分布相一致，患肢被动活动基本正常，而粘连性肩关节囊炎疼痛来自痉挛的肌肉。颈椎病X线片，斜位相应椎间孔狭窄。

(四) 治疗

本病可自愈，自然病程在1年左右。治疗目的：缓解疼痛，恢复功能。治疗方法包括：①早期进行理疗、针灸适度推拿，可改善症状；②痛点注射：痛点局部注射醋酸泼尼松龙或得宝松，能明显缓解疼痛；③药物治疗：疼痛严重者可短期口服非甾体类抗炎镇痛药物，并辅以适量口服肌松剂；④对症状较重，非手术治疗无效者，可手术行粘连松解，再注入类固醇或透明质酸钠，或取得满意疗效；⑤肩外因素所致粘连性肩关节囊炎，除局部治疗外，还需对原发病进行治疗；⑥功能锻炼：要贯穿于治疗全过程，每日进行肩关节的主动活动，活动时以不引起剧痛为限（图20-47）。

> **考点提示：** 粘连性肩关节囊炎的临床表现、诊断和治疗

六、股骨头骨软骨病

股骨头骨软骨病为股骨头骨骺的缺血性坏死，又称Legg-Calvé-Perthes病、扁平髋等。

(一) 病因和病理

本病原因尚不太清楚，现认为慢性损伤是重要因素。外伤使骨骺血管闭塞，继发缺血坏死。股骨头骨骺发生缺血后病理发展有四个期：①缺血期：软骨下骨细胞由于缺血而坏死，骨化中心停止生长。这一过程持续数月到年余，临床症状不明显。②血供重建期：新生血管从周围组织长入坏死骨骺，逐渐形成新骨。此期可持续1～4年，是治疗的关键。处理恰当，能避免发生髋关节畸形。③愈合期：骨吸收自行停止，继之不断骨化，直到纤维肉芽组织全部为新骨所代替。这一过程中畸形仍可加重，且髋臼关节面软骨也可受到损害。④畸形残存期：病变静止，畸形固定。

(二) 临床表现

多发生于3～10岁儿童，男女之比为6:1，单侧发病较多。起病缓慢，病程长。最常

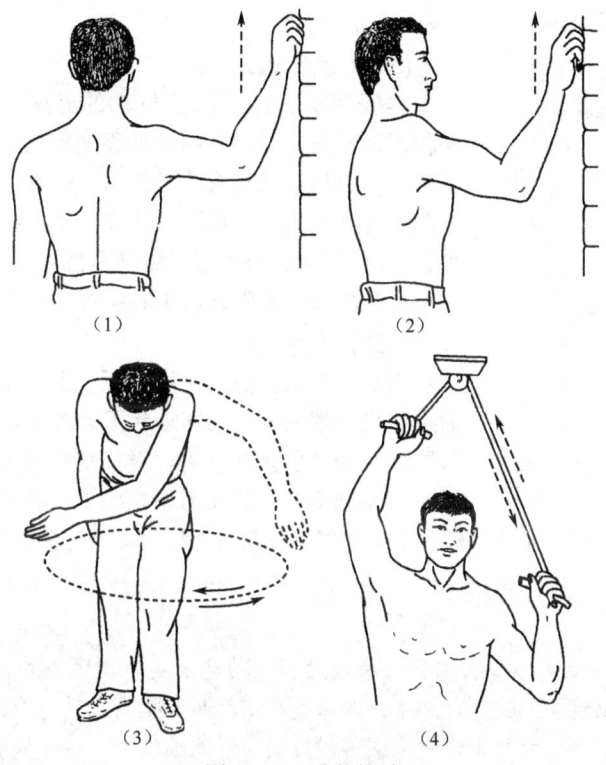

图 20-47 功能锻炼
（1）爬墙外展；（2）爬墙上举；（3）弯腰垂臂旋转；（4）滑车带臂上举

见的症状是髋部疼痛，少数患者以患肢膝内上方牵涉痛为首诊主诉，随疼痛加重而出现跛行。疼痛和跛行的程度与活动度有明显关系。检查可见：跛行，患肢肌萎缩，内收肌痉挛。晚期症状缓解，患肢短缩，患髋关节屈曲内收畸形，外展、后伸、内旋受限。Thomas 征阳性。X 线检查，早期关节囊肿胀，关节间隙增宽。骺线加宽，与股骨颈相连区域有不规则骨质疏松。随后出现骨骺碎裂，严重者股骨头进行性扁平，最终疏松区重新钙化，骨骺碎块融合，病变愈合后可见股骨头扁平、宽大、半脱位，股骨颈短而粗。

（三）治疗

如何避免或减轻对坏死骨骺的压力，保持一个理想的解剖学和生物力学环境，预防血供重建期和愈合期中股骨头的变形。使股骨头能包容在髋臼内，达到头臼相称，维持髋关节有良好的活动范围，是治疗的主要目的。

1. 非手术疗法 先行外展、内旋位牵引，以解除肌肉痉挛，减轻股骨头受压并达到股骨头被充分包容。然后，用支架将患髋固定在外展 40°、轻度内旋位。白天带支架用双拐行走，夜间去除支架，但双下肢仍需维持外展、内旋位。支架使用时间为 1～2 年，每 3～4 个月复查 X 线片，直至股骨头完全重建为止，方可拆去支架负重行走。

2. 手术疗法 可酌情选用髋关节滑膜切除术、骨骺钻孔术、股骨转子下内旋、内翻截骨术、骨盆截骨术及血管植入术等。

七、胫骨结节骨软骨病

胫骨结节是髌韧带的附着点，股四头肌长期、反复、猛烈地收缩，通过髌骨和髌韧带，集中于胫骨结节骨骺，使之发生慢性损伤而产生骨骺炎，甚至缺血、坏死，还可以出现不同程度的骨骺撕脱、破碎。本病又称胫骨结节骨软骨炎、胫骨结节骨骺缺血坏死或 Osgood-

Schlatter 病。

(一) 临床表现

本病好发于 12～14 岁好动的男孩，多为单侧。常有近期剧烈运动史。以胫骨结节处逐渐疼痛、肿块为特点，伴伸膝乏力，疼痛与活动有明显关系。检查：患侧胫骨结节明显隆起、皮肤无炎征，质硬，压痛较重。抗阻力伸膝时，疼痛加重。X 线检查：可见胫骨结节骨骺增大、密度增高、"碎裂"或呈舌状隆起，周围软组织肿胀等（图 20-48）。

(二) 治疗

本病属自限性疾病，18 岁后，胫骨结节与胫骨上端骨化后症状自行消失，但局部隆起不会改变。18 岁前，减少膝关节剧烈活动症状多会缓解。对症状较重者，可辅以理疗或膝关节短期制动。一般无需服止痛剂，亦不宜局部注射皮质类固醇激素。对成年后仍有小块骨骺未融合并伴有长期局部疼痛者可行钻孔或植骨以促进融合。

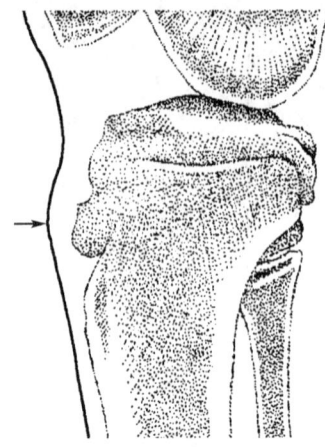

图 20-48　胫骨结节骨软骨病

案例 20-10 分析

根据患者为男性，45 岁，农民，有慢性损伤的职业史。无明显外伤史，腰背部疼痛休息时症状减轻或消失，劳累时加重，腰部过伸或轻叩时疼痛减轻，腰部两侧骶棘肌处轻度肌张力增强及压痛，故初步诊断为腰部慢性损伤可能性较大。治疗原则：①制动：适当休息，使用腰围。②理疗、按摩。③局部注射肾上腺皮质激素。④疼痛较重时，可服用非甾体抗炎药状。局部外用肌松剂及地西泮类镇静剂。⑤防治结合：定时改变姿势，训练腰部肌力量，注意搬抬时姿势。

（王品琪）

第 11 节　骨 肿 瘤

案例 20-11

患者，男性，13 岁，1 个月前无诱因出现右小腿疼痛，近 2 周进行性加重，以夜间明显，伴发热 38.1℃。查体：右股骨中段膨隆，压痛明显，局部皮温增高，X 线片示股骨骺、中段骨质虫蚀样破坏，骨膜呈"葱皮"样改变。

问题：
1. 可能的诊断是什么？
2. 处理原则是什么？

一、总　　论

1. 定义　凡发生在骨内或起源于各种骨组织成分的肿瘤统称为骨肿瘤。

骨肿瘤的发病与患者的年龄有关，如骨肉瘤多发于儿童和青少年，而骨巨细胞瘤多见于成人。另外解剖部位对肿瘤的发生也有重要意义，许多肿瘤多见于长骨生长活跃的部位即干骺端，如股骨下端、胫骨上端、肱骨上端，而骨骺很少受影响。

2. 分类和外科分期

（1）分类：①按肿瘤来源分类：分为原发性和继发性，前者是发生于骨组织及其附属组织本身的肿瘤，后者是指发生在其他组织或器官的恶性肿瘤经不同的方式转移而来；②按肿瘤细胞来源分类：可分为骨性、软骨性、纤维性、骨髓性、脉管性和神经性等；③按肿瘤细胞所显示的分化类型及所产生的细胞间质分类：可分为良性、恶性及少数的临界肿瘤。

（2）外科分期：肿瘤病理分级反映肿瘤的生物学行为和侵袭性程度。用外科分期来指导骨肿瘤的治疗，是一个合理而有效的措施。骨肿瘤的外科分期是结合外科分级（grade，G）、肿瘤区域（territory，T）及转移（metastasis，M）来进行的。

外科分级决定于临床表现、影像学特点、组织学形态和实验室检查等变化，可分为三级：①G代表肿瘤性质：G_0为良性，G_1为低度恶性，G_2为高度恶性；②T代表肿瘤范围：T_0为囊内，T_1为间室内，T_2为间室外；③M代表转移：M_0无转移，M_1有转移。根据G、T、M情况进行外科分期，大致判断肿瘤的良恶程度。

3. 临床表现

（1）疼痛与压痛：疼痛是生长迅速的肿瘤最显著的症状。良性肿瘤多无疼痛，但有些良性肿瘤，如骨样骨瘤可因反应骨的生长而产生剧痛。恶性肿瘤几乎均有局部疼痛，开始为间歇性，疼痛较轻，以后发展为持续性剧痛，伴有压痛。

（2）局部肿块：良性肿瘤常表现为质硬而无压痛，生长缓慢，常被偶然发现。局部肿胀、肿块发展迅速，表浅静脉怒张多见于恶性肿瘤。

（3）功能障碍和压迫症状：靠近关节的肿瘤，由于疼痛和肿胀可使关节活动障碍。脊髓肿瘤不论是良性还是恶性都可引起压迫症状，出现截瘫。

（4）病理性骨折：轻微外伤引起病理性骨折是某些骨肿瘤的首发症状，也是恶性肿瘤和骨转移癌的常见并发症。

晚期恶性骨肿瘤可出现贫血、消瘦、低热、食欲不振、体重下降等全身症状。

4. 诊断 骨肿瘤的诊断须结合临床、影像学、病理学及生化测定等进行综合分析判断。

（1）X线检查：骨肿瘤基本改变，即骨质的破坏或吸收，有些骨肿瘤表现为骨的沉积，称为反应骨。这种瘤细胞产生类骨，称为肿瘤骨。

良性骨肿瘤具有界限清楚、密度均匀的特点。多为膨胀性病损或者外生性生长。恶性骨肿瘤的病灶多不规则，呈虫蚀样或筛孔样，密度不均，界限不清。

（2）CT和MRI检查：可为骨肿瘤的存在及确定骨肿瘤的性质提供依据，能更清晰显示肿瘤范围及转移情况。

（3）实验室检查：骨肿瘤患者除全面实验室检查外，应特殊注意血钙、血磷、酸性磷酸酶和碱性磷酸酶的测定。一般骨组织破坏较快时，血钙可增高；成骨性肿瘤血清碱性磷酸酶可增高；男性酸性磷酸酶增高，多提示骨肿瘤来自于晚期前列腺癌。

（4）病理检查：病理组织学检查是确诊骨肿瘤唯一可靠手段。按标本采集方法分为切开活检和穿刺活检两种。

5. 治疗 应以外科分期为指导，原则为尽量达到既切除肿瘤，又可保全肢体。

（1）良性骨肿瘤：①刮除植骨术：适用于良性骨肿瘤及瘤样病变；②外生性骨肿瘤的切除，如骨软骨瘤切除术，关键是完整切除肿瘤骨质、软骨帽及软骨外膜，防止复发。

（2）恶性骨肿瘤：采取以手术治疗为主，以化学治疗、放射治疗、免疫及中药治疗为辅的综合治疗措施。对于就诊较晚，患肢破坏较重和对其他辅助治疗无效的恶性骨肿瘤可考虑行截肢术，但要严格掌握手术适应证。

二、常见骨肿瘤

（一）骨囊肿

骨囊肿（bone cyst）是一种髓内、通常是单腔的、囊肿样局限性瘤样病损，囊肿腔内含有浆液或血清样液体。本病常见于儿童和青少年；好发于长管状骨干骺端，依次为肱骨近段、股骨近段、胫骨近端和桡骨远端。

1. 临床表现及诊断 多数无明显症状，有时局部有隐痛或肢体局部肿胀。绝大多数患者在发生病理性骨折后就诊。X线表现为干骺端圆形或椭圆形界限清楚的溶骨性病灶，骨皮质有不同程度的膨胀变薄，无硬化性边缘，单房或多房性。

> 考点提示：
> 骨囊肿的临床表现

2. 治疗 骨囊肿可以自愈，特别在骨折后，囊肿可被新骨填塞。用甲泼尼松龙注入囊腔有一定的疗效，多数可恢复正常骨结构。对于保守治疗无效者，可行刮除植骨术。本病易复发。

（二）骨软骨瘤

骨软骨瘤（osteochondroma）是一种常见的、软骨源性的良性肿瘤，好发于长管状骨的干骺端，位于骨表面的骨性突起物，其顶面有软骨帽。骨软骨瘤多见于青少年，肿瘤随年龄增长而长大，当骨骺线闭合后肿瘤停止生长。本病有单发和多发两种，常有家族遗传史，约有1%发生恶变。

1. 临床表现 可长期无症状，多数是无意中发现骨性肿块而就诊。当肿瘤长大对周围组织产生压迫时，可出现疼痛。

2. 辅助检查 X线检查见长骨干骺端骨性突起，可呈有蒂、杵状或鹿角状，表面有不规则的钙化影。

> 考点提示：
> 骨软骨瘤的临床表现

3. 治疗原则 一般不需治疗。若生长过快，影响关节活动功能及压迫血管、神经应手术切除。切除范围应包括肿瘤基底四周部分正常骨组织、整个软骨帽和覆盖肿瘤的纤维膜或滑囊等。

（三）骨巨细胞瘤

骨巨细胞瘤（giant cell tumor of bone）是我国常见的潜在恶性或交界性溶骨性肿瘤，可分为巨细胞瘤和恶性巨细胞瘤。本病好发于股骨下端和胫骨上端，20~40岁多见。根据单核基质细胞和多核巨细胞的分化程度及数目，骨巨细胞瘤可分为三级：Ⅰ级，基质细胞稀疏，核分裂少，多核巨细胞甚多；Ⅱ级，基质细胞多而密集，核分裂较多，多核巨细胞数目减少；Ⅲ级，以基质细胞为主，核异型性明显，核分裂极多，多核巨细胞很少。因此，Ⅰ、Ⅱ级为良性，Ⅲ级为恶性。分级对肿瘤属性和程度的确定及治疗方案的制订有较大的参考价值。

1. 临床表现 局部疼痛、肿胀，局部包块压之有乒乓球样感觉和压痛，如肿瘤侵及关节将影响关节功能。

2. 辅助检查 X线检查显示骨端偏心性溶骨性破坏，骨皮质变薄、膨胀，呈肥皂泡样改变，无骨膜反应。

> 考点提示：
> 骨巨细胞瘤的临床表现

3. 治疗原则 手术治疗为主，根据病理改变选择局部切除、肿瘤段切除或截肢术。本病化疗无效，对手术困难的部位可放疗，但易引起肉瘤变。

（四）骨肉瘤

骨肉瘤（osteosarcoma）是原发性骨肿瘤中最多见、恶性程度很高的恶性肿瘤。本病好发于10~20岁青少年，以长管状骨的干骺端多见，尤以膝关节上、下的骨端最多见。病理特点是肿瘤细胞直接形成骨样组织，故也称成骨肉瘤。血行转移以肺多见。

1. 临床表现 局部疼痛，初起间歇隐痛，以后逐渐加重呈持续性疼痛，直至剧痛难忍。病变部位肿胀，肿瘤血管丰富，表现皮温高、静脉怒张、震颤和血管杂音。本病可导致病理性骨折，附近关节功能障碍，晚期恶变质。

2. 辅助检查 X线检查多能反映骨与软组织的病理变化，成骨型骨肿瘤显示不同形态，边界不清，排列紊乱的肿瘤骨；溶骨型骨肿瘤表现骨质破坏区不规则虫蛀样或筛孔样改变。除骨质破坏外，尚可见长骨干骺端骨膜增生，X线片上出现三角形的骨膜反应阴影，即 Codman 三角，当肿瘤骨与反应骨沿放射状血管方向沉积，即出现"日光射线"形态。

考点提示：
骨肉瘤的临床表现

3. 治疗原则 处于 $G_2T_{1\sim2}M_0$ 的骨肉瘤，行以手术为主的综合治疗，手术前、后大剂量化疗，行肿瘤段切除假体植入的保肢手术，或截肢手术。

（五）尤文肉瘤

尤文肉瘤（Ewing's sarcoma）是源于骨髓的间充质细胞，以小圆细胞含糖原为特征。本病好发年龄为儿童；好发部位为股骨、胫骨、腓骨、髂骨和肩胛骨等。

1. 临床表现 主要症状为局部疼痛、肿胀，并进行性加重。全身情况迅速恶化，常伴低热、白细胞增多和血沉加快。

2. X线表现 骨干发生较广泛的溶骨性浸润性骨破坏，骨皮质呈虫蛀样破坏；骨膜增生，有新骨形成，呈板层状或"葱皮状"现象。

3. 治疗 属 $G_2T_{1\sim2}M_0$ 的肿瘤，对放疗极为敏感，经小剂量照射后，能使肿瘤迅速缩小，局部疼痛明显减轻。但由于尤文肉瘤易早期转移，单纯放疗远期疗效差。化疗也很有效，但预后仍差。现采用放疗加化疗和手术（保肢或截肢）综合治疗，生存率已提高到 50% 以上。

考点提示：
尤文肉瘤的临床表现

案例 20-11 分析

根据患者的临床表现和 X 线表现，可能的诊断为尤文肉瘤，但确诊最有价值的检查是病理学检查，需要结合临床表现和病理检查综合分析。同时应与化脓性骨髓炎、骨肉瘤等疾病进行鉴别诊断。确诊后应采取的治疗方案是放疗、化疗和手术（保肢或截肢）等综合治疗。

目 标 检 测

一、选择题

【A_1 型题】

1. 哪项是骨折的特有体征
   A. 瘀斑　　　　　　　B. 假关节活动
   C. 挤压试验阳性　　　D. 功能障碍
   E. 压痛
2. 属于骨折全身表现的是
   A. 休克　　　　　　　B. 肿胀
   C. 疼痛　　　　　　　D. 畸形
   E. 瘀斑
3. 下列骨折类型中最不稳定的是
   A. 嵌插骨折　　　　　B. 横行骨折
   C. 压缩骨折　　　　　D. 青肢骨折
   E. 斜行骨折
4. 骨折的早期并发症下列不对的是
   A. 休克　　　　　　　B. 内脏损伤
   C. 脂肪栓塞　　　　　D. 缺血性骨坏死
   E. 神经损伤
5. 骨折的晚期并发症下列错误的是
   A. 关节僵硬　　　　　B. 畸形愈合
   C. 延迟愈合　　　　　D. 损伤性骨化
   E. 神经损伤
6. 关节内骨折最常见的并发症是
   A. 创伤性关节炎　　　B. 缺血性骨坏死
   C. 骨化性肌炎　　　　D. 骨生成异常
   E. 骨折不愈合
7. 影响骨折愈合最重要的因素是
   A. 外伤所致的骨折类型
   B. 骨折部位的血液供应情况
   C. 患者的年龄
   D. 患者是否有代谢性疾病
   E. 全身营养状态
8. 可致骨折不愈合的因素是
   A. 年龄小

B. 骨折部位血循环丰富
C. 正确的功能锻炼
D. 及时复位
E. 反复整复

9. 石膏绷带固定时，下列处理不正确的是
   A. 将肢体关节固定于功能位
   B. 在骨突起部位加棉花等衬垫
   C. 露出指（趾）尖
   D. 抬高伤肢、减轻水肿
   E. 局部压迫疼痛时应向石膏内塞入棉花

10. 股骨颈骨折好发于
    A. 老年男性   B. 老年女性
    C. 青年男性   D. 青年女性
    E. 儿童

11. 易发生筋膜室综合征的损伤部位是
    A. 头部   B. 胸部
    C. 手和上臂   D. 小腿
    E. 足

12. 怀疑脊柱骨折的患者，搬运的方法正确的是
    A. 数人平托
    B. 平背
    C. 搂抱
    D. 一人抬头、一人抬足
    E. 坐轮椅

13. 易引起神经损伤的骨折是
    A. 肱骨外科颈骨折   B. 股骨颈骨折
    C. 肱骨干骨折   D. 胫骨骨折
    E. 股骨干骨折

14. X线检查对骨折的意义主要是
    A. 了解受伤机制   B. 明确诊断
    C. 判断骨折预后   D. 了解伤情
    E. 了解骨质密度

15. 骨折的治疗最正确原则是
    A. 复位、固定和功能锻炼
    B. 一般要求解剖复位
    C. 坚持固定与活动相结合
    D. 骨与软组织并重
    E. 局部与全身治疗兼顾

16. 既有复位又有固定作用的是
    A. 小夹板   B. 石膏
    C. 持续牵引   D. 支架
    E. 钢板螺丝钉

17. 骨折急救固定的目的是
    A. 止痛
    B. 防止骨折断端再发生移位
    C. 防止再损伤
    D. 便于伤员搬运
    E. 以上都是

18. 骨折的急救哪项不对
    A. 包扎伤口
    B. 临时固定
    C. 外露骨端予以还纳
    D. 可疑骨折也予固定
    E. 脊柱骨折用硬板运送

19. 易发生缺血坏死的是
    A. 股骨干骨折   B. 股骨颈骨折
    C. 肱骨骨折   D. 脊柱骨折
    E. 尺桡骨骨折

20. 易引起血管损伤的骨折是
    A. 肱骨髁上骨折   B. 股骨颈骨折
    C. 肱骨干骨折   D. 脊柱骨折
    E. 尺桡骨骨折

21. 股骨头的主要血液供应来源是
    A. 旋股内、外侧动脉的分支
    B. 股圆韧带内的小凹动脉
    C. 股骨干的滋养动脉升支
    D. 闭孔动脉
    E. 阴部内、外动脉

22. 关节脱位的特有体征是
    A. 肿胀   B. 疼痛
    C. 功能障碍   D. 异常活动
    E. 畸形

23. 肱骨髁上骨折与肘关节脱位的不同点是
    A. 功能障碍
    B. 肿胀
    C. 上肢短缩
    D. 肘后三点关系正常
    E. 疼痛

24. 肩关节脱位的表现中不正确的是
    A. 肩部外伤史   B. 方肩畸形
    C. 关节盂空虚   D. Thomas征（＋）
    E. Dugas征（＋）

25. 髋关节后脱位的典型畸形是髋关节
    A. 屈曲、内收、内旋
    B. 屈曲、内收、外旋
    C. 屈曲、外展、内旋
    D. 屈曲、外展、外旋
    E. 屈曲、外旋

26. 急性血源性骨髓炎最好发的部位是
   A. 短骨状骨干   B. 长骨状骨干
   C. 长骨干骺端   D. 长骨状骨骨端
   E. 以上都不是
27. 早期确定急性骨髓炎的方法是
   A. 局部分层穿刺   B. 血常规
   C. X线拍片   D. B超
   E. CT
28. 急性血源性骨髓炎好发于
   A. 儿童   B. 老年男性
   C. 老年女性   D. 青年男性
   E. 青年女性
29. 急性血源性骨髓炎X线摄片检查，有骨膜反应及骨破坏征象的时间是
   A. 1d   B. 3d
   C. 5d   D. 1周
   E. 2周
30. 急性化脓性关节炎的好发部位是
   A. 踝关节   B. 肩关节
   C. 膝关节   D. 肘关节
   E. 腕关节
31. 骨、关节结核最多见于
   A. 踝关节   B. 脊柱
   C. 膝关节   D. 髋关节
   E. 腕关节
32. 骨、关节结核最可靠的诊断依据是
   A. 结核中毒症状   B. 寒性脓肿
   C. 死骨   D. 既往结核病史
   E. 细菌学、病理学诊断
33. 骨与关节结核的主要感染途径是
   A. 血源播散   B. 淋巴系统播散
   C. 邻近结核组织蔓延 D. 皮肤接触感染
   E. 经呼吸道传播
34. 恶性骨肿瘤的诊断中最主要的依据是
   A. 病情发展史
   B. 明显的体征
   C. 实验室检查
   D. X线或放射性核素检查
   E. 病理组织学检查
35. 腰椎间盘突出症最多见于
   A. 胸腰段   B. $L_{2\sim 3}$
   C. $L_{3\sim 4}$ D. $L_{4\sim 5}$
   E. $L_5\sim S_1$
36. 直腿抬高试验，正常一般至少提高到
   A. 40°～49°   B. 50°～59°
   C. 60°～70°   D. 80°～99°
   E. 90°及以上
37. 脊髓型颈椎病的有效治疗措施是
   A. 针灸   B. 按摩
   C. 理疗   D. 头颈牵引
   E. 手术
38. 椎动脉型颈椎病的典型表现是
   A. 猝倒发作，倒地后立即清醒
   B. 头晕、眼花、耳鸣
   C. 手麻
   D. 心动过速
   E. 心前区疼痛
39. 良性骨肿瘤的X线表现特点是
   A. 边缘清楚，无骨膜反应
   B. 骨质破坏
   C. 边缘不清楚，有明显的骨膜反应
   D. 可见Codman三角
   E. 呈多处虫蛀状
40. 关于骨巨细胞瘤，下列错误的是
   A. 本肿瘤属潜在的恶性肿瘤
   B. 多于20～40岁青壮年
   C. 膝关节的两骨端及桡骨远端最常见
   D. 病变多在骨干中段
   E. 单纯刮除、植骨可有复发，最好做广泛整块切除
41. 关于骨肉瘤，下列错误的是
   A. 好发于股骨下方和胫骨上方干骺端
   B. 局部肿胀、疼痛，有时表现类似急性炎症
   C. X线摄片上可见骨质破坏、骨膜下新骨形成的日光放射状阴影
   D. 一经摄片诊断，应即刻行高位截肢术
   E. 术前、术后均应用化疗

【A_2型题】

42. 患者，男性，25岁，自约5m高处坠落，臀部着地，感腰疼，双下肢活动障碍。搬运患者时，哪项不对
   A. 避免脊柱弯曲   B. 三人平抬
   C. 放于硬板上   D. 背负搬运
   E. 翻身时上下身要同时转动
43. 患者，女性，30岁，左上臂外伤后2h，X线片示肱骨中下段骨折，左手腕下垂，不能伸直。考虑为
   A. 尺神经损伤   B. 桡神经损伤

C. 正中神经损伤 D. 肌皮神经损伤
E. 合并腕部骨折

44. 患者，男性，新兵，18岁，军训后出现足部疼痛，在第二跖骨处出现肿胀并压痛，拍摄X线时见第二跖骨远端有梭形骨膜增生，其最可能是
 A. 骨样骨瘤 B. 骨软骨病
 C. 软骨病 D. 病理性骨折
 E. 疲劳性骨折

45. 患者，男性，23岁，右小腿中1/3骨折入院，管形石膏固定24 h后，自诉足趾疼痛，发凉，查体：足趾不敢活动，你认为以下哪种方法不正确
 A. 拆除石膏外固定
 B. 立即切开筋膜减压
 C. 抬高患肢以利于静脉回流
 D. 医用脱水剂
 E. 急查血电解质和尿素氮

46. 胫腓骨中1/3骨折患者，复位后，用长腿石膏固定，4个月骨折愈合拆除石膏后，发现膝关节功能发生障碍，其原因是
 A. 肌肉萎缩 B. 关节僵硬
 C. 关节强直 D. 骨折复位不理想
 E. 骨折畸形愈合

47. 患者，男性，马车翻车时砸伤下腹部，查体：耻骨联合处压痛，挤压试验阳性，膀胱胀满，橡皮导尿管插入一定深度未引出尿液，导尿管尖端见血迹，此时应考虑
 A. 导尿管插入深度不足
 B. 导尿管插入方法不对
 C. 导尿管阻塞
 D. 骨盆骨折合并尿道断裂
 E. 骨盆骨折合并膀胱损伤

48. 患者，男性，5岁，肘部外伤，用哪种体征来鉴别肱骨髁上骨折和肘关节脱位最可靠
 A. 肿胀明显
 B. 肘关节活动明显受限
 C. 疼痛
 D. 畸形
 E. 肘后三角关系有无改变

49. 一名前臂骨折患者，经手法复位，小夹板固定5h后，感觉剧痛，手指麻木，肿胀，发绀，活动不灵，其主要原因是
 A. 神经损伤

B. 神经受压和静脉受压
C. 动脉受压和静脉受压
D. 静脉受压
E. 动脉损伤

50. 患者，男性，28岁。外伤致肱骨中下1/3骨折，伴有桡神经损伤，临床上除骨折体征外，还可出现的体征是
 A. 手指不能靠拢
 B. 伸指、伸腕功能丧失
 C. 屈指、屈腕功能丧失
 D. 屈指、伸指功能丧失
 E. 伸腕功能存在、伸指功能丧失

51. 患者，男性，13岁，入院前开始突然高热39.5 ℃，持续1周，大腿外上方疼痛，肿，该侧压痛严重，但无波动感，白细胞计数$19.5×10^9$/L，中性83%，最佳检查方法是
 A. 血沉 B. 血培养
 C. X线检查 D. 局部分层穿刺
 E. B超

52. 患者，男性，40岁，腰痛2个月。2周前因扭伤腰部，疼痛加剧又向右小腿外侧放射，腰部活动受限，腰4、5棘突间偏右有固定压痛，右小腿及足背外侧痛觉下降，直腿抬高试验阳性，加强试验阳性，右足拇指背伸力下降，X线示正常，最可能的诊断为
 A. 腰背肌筋膜炎 B. 慢性腰损伤
 C. 强直性脊柱炎 D. 腰椎结核
 E. 腰椎间盘突出症

53. 患者，女性，50岁，右肩痛，右上肢上举、外展受限8个月，无肩周红、肿、热等表现，疼痛可向颈、耳、前臂及手放射。最可能的诊断是
 A. 肩关节骨关节炎 B. 肩周炎
 C. 肩关节结核 D. 颈椎病
 E. 类风湿关节炎

【A_3型题】
(54、55题共用题干)
　　患儿，8岁，跌倒时手掌着地，肘关节半屈，查肘部明显肿胀及压痛，呈向外突出及半屈位畸形，桡动脉搏动消失，肘后三角正常。被动伸指时有剧烈痛。

54. 最有可能的诊断是
 A. 伸直型肱骨髁上骨折
 B. 屈曲型肱骨上髁骨折
 C. 肘关节脱位

D. 桡骨小头半脱位
E. 尺骨鹰嘴骨折
55. 正确的治疗方案为
    A. 立即切开筋膜减压，切开的皮肤可不必缝合
    B. 持续尺骨鹰嘴骨牵引
    C. 立即手法复位，后侧石膏托固定
    D. 急症手术切开复位及钢板内固定术
    E. 臂丛阻滞或应用血管扩张剂无效后立即手术探查

（56～59题共用题干）

患者，男性，28岁，摔倒后致单纯性左肩关节脱位，1h后入院就诊。X线片未见合并骨折征象。

56. 此时应首先采取哪种治疗措施
    A. 局麻后手法复位
    B. 局麻后切开复位
    C. 全麻后手法复位
    D. 切开复位后同时修复关节囊
    E. 骨牵引后行外展架固定
57. 复位成功的标志是
    A. 方肩
    B. 疼痛减轻
    C. 原肩胛盂处有空虚感
    D. 弹性固定
    E. Dugas征阴性
58. 复位成功后，可屈肘90°用三角巾悬吊上肢
    A. 1周   B. 2周
    C. 3周   D. 4周
    E. 5周
59. 该患者解除外固定后，其左侧肩、肘关节活动受限，应如何处理
    A. 进行关节各个活动方向的主动锻炼
    B. 在麻醉下行手法扳正
    C. 行关节囊切开松解术
    D. 单纯予以理疗
    E. 延长外固定1～2周

（60～62题共用题干）

患者，男性，26岁，左腰腿痛1个月加重5d。检查：直腿抬高试验及加强试验阳性，左拇趾背伸肌力减弱，X线平片示腰椎屈度变直，轻度退行性改变。

60. 依据病史体征及X线检查其诊断应是
    A. 腰肌劳损   B. 梨状肌综合征
    C. 椎管狭窄症   D. 腰椎间盘突出

E. 棘上韧带炎
61. 为明确诊断进一步检查最好是
    A. 脊椎静脉造影   B. B超
    C. 脊髓造影   D. MRI检查
    E. 硬膜外造成影
62. 最好的治疗方案是
    A. 绝对卧床休息
    B. 立即大重量骨盆牵引
    C. 推拿按摩
    D. 理疗
    E. 立即手术治疗

（63～65题共用题干）

患者，男性，13岁，左膝肿痛伴发热7d，病前有跌伤史，初始高热寒战，体温达39℃。左膝肿痛，行走时痛重、拒压，浮髌试验阳性，白细胞计数增高。

63. 此患儿最可能的诊断是
    A. 膝部骨折
    B. 急性血源性骨髓炎
    C. 尤文肉瘤
    D. 膝关节结核
    E. 左膝关节化脓性关节炎
64. 最有价值的进一步检查是
    A. 拍X线平片
    B. 查白细胞计数及分类
    C. 查ESR
    D. 膝关节穿刺，做革兰染色涂片及脓液细菌培养
    E. 做CT检查
65. 此时的治疗最好是
    A. 每天做1～2次关节穿刺
    B. 应用大剂量抗生素
    C. 膝关节腔冲洗闭式引流
    D. 膝关节石膏托外固定
    E. 做持续性膝关节被动功能锻炼，防止关节内粘连

【B型题】

（66、67题共用选项）
    A. 压缩骨折指   B. 疲劳骨折
    C. 撕脱骨折   D. 病理性骨折
    E. 青枝骨折
66. 积累劳损可引起
67. 骨髓炎可引起

（68、69题共用选项）

A. 肱骨中下 1/3 处骨折
B. 股骨颈骨折
C. 股骨干骨折
D. 腓骨上段骨折
E. 胫骨下 1/3 骨折

68. 易发生神经损伤的是
69. 易发生缺血坏死的是

（70～72 题共用选项）

A. 脂肪栓塞 B. 缺血性骨坏死
C. 缺血性肌挛缩 D. 创伤性关节炎
E. 骨化性肌炎（损伤性骨化）

70. 股骨干骨折，髓腔血肿张力过大，骨髓破坏，出现呼吸困难等应考虑
71. 关节内骨折，未准确复位，关节面不平整，畸形愈合可致
72. 关节附近骨折，骨膜剥离形成较大骨膜下血肿、机化、钙化后可致

（73～75 题共用选项）

A. 股骨干中上段骨折
B. 股骨下段骨折
C. 胫骨平台骨折
D. 胫腓骨中段骨折
E. 腓骨颈骨折

73. 可能合并腘动脉损伤的是
74. 可能合并腓总神经损伤的是
75. 引发骨筋膜室综合征最多的骨折是

二、病例分析

［病例分析 1］患者，女性，6 岁。2h 前跳动中向前跌倒，手掌着地后，患儿哭闹。诉右肘部痛，不敢活动右上肢。遂来急诊就医。

体格检查：尚能合作。右肘向后突出处于半屈曲位。肘部肿胀，有皮下瘀斑。局部压痛明显，有轴心挤压痛。肘前方可及骨折近端，肘后三角关系正常。右桡动脉搏动稍弱。右手感觉运动正常。

问题：
1. 诊断及诊断依据是什么？
2. 鉴别诊断有哪些？
3. 进一步检查有哪些？
4. 治疗原则是什么？

［病例分析 2］患者，男性，29 岁。在劳动中不慎身体向右侧倾倒，手掌撑地，伤后伤肩疼痛，不敢活动，被迫用左手托右侧前臂，以缓解疼痛。

体格检查：右侧肩外轮廓的圆滑线消失，形成"方肩"，右侧肱骨头脱出于喙突下方，原肩胛盂处呈空虚感。肩部出现外旋外展畸形。关节周围轻度肿胀。被动活动右肩引发剧烈疼痛，将右手搭在左肩上，右肘不能靠胸（Dugas 征阳性）。

问题：
1. 初步诊断及诊断依据是什么？
2. 鉴别诊断有哪些？
3. 进一步检查有哪些？
4. 治疗原则是什么？

（王品琪）

目标检测题参考答案

第 2 章

1. D 2. E 3. A 4. D 5. C 6. B
7. B 8. E 9. C 10. B 11. C 12. C
13. E 14. C 15. D 16. C

第 3 章

1. A 2. C 3. A 4. E 5. D 6. D
7. B 8. C 9. D 10. C 11. B 12. A
13. A 14. E 15. B 16. C 17. D

第 4 章

1. C 2. B 3. C 4. E

第 5 章

1. C 2. B 3. E 4. D 5. A 6. C
7. A 8. B 9. C 10. B 11. C 12. D
13. B 14. D 15. D 16. B 17. B
18. E 19. D 20. A

第 6 章

1. D 2. A 3. B 4. C 5. D 6. C
7. A 8. B 9. D 10. B 11. D 12. B
13. A 14. D 15. E 16. C

第 7 章

1. A 2. B 3. C 4. A 5. A 6. D
7. B 8. A 9. A 10. A 11. B

第 8 章

1. A 2. C 3. A 4. C 5. D 6. B
7. C 8. D 9. B 10. C 11. E 12. B
13. C 14. D 15. E

第 9 章

一、选择题

1. D 2. D 3. D 4. D 5. C 6. D
7. A 8. A 9. E 10. E 11. C 12. D
13. E 14. C 15. C 16. B 17. A
18. C 19. C 20. D 21. C 22. B

二、病例分析

1. 初步诊断及诊断依据
（1）初步诊断：①腹部闭合性损伤；②肝破裂；③失血性休克。
（2）诊断依据：①右侧下胸部及上腹部外伤史；②伤后右上腹部疼痛，伴有全腹压痛、反跳痛、肌紧张，以右上腹部明显；③伤后脉搏120次/分，血压80/50mmHg，面色苍白，头布冷汗，四肢发凉；④移动性浊音（+）；⑤血红蛋白 90g/L，白细胞 $12×10^9$/L；⑥B 超提示：肝右叶膈面有液性暗区，肠间隙增宽。

2. 鉴别诊断：①脾破裂；②肠破裂；③胸部闭合性损伤、肋骨骨折；④胸、腹联合性损伤。

3. 进一步检查：①诊断性腹腔穿刺；②胸部 X 线检查，必要时腹部 CT 检查；③尿常规。

4. 治疗原则：①严密观察病情，监视生命体征；②抗生素控制感染；③抗休克：扩容（输血、输液）；④边抗休克，边手术（开腹探查），肝损伤止血，缝合；清除积血。

第 10 章

1. D 2. E 3. B 4. D 5. E 6. B
7. C 8. A 9. E 10. C 11. B 12. B
13. E 14. A 15. B 16. B 17. D

453

18. B 19. B 20. C

第 11 章

1. C 2. D 3. C 4. C 5. C 6. E
7. B 8. C 9. E 10. E 11. B 12. A
13. D

第 12 章

一、选择题

1. D 2. C 3. D 4. B 5. D 6. D
7. C 8. D 9. E 10. B 11. C 12. B
13. D 14. B 15. C 16. C 17. C
18. C 19. C 20. E

二、病例分析

1. 初步诊断及诊断依据、鉴别诊断
（1）初步诊断：①闭合性颅脑损伤；②左侧硬膜外血肿；③小脑幕切迹疝；④左侧头皮血肿。
（2）诊断依据：①头部坠落伤后8h，意识不清1h；②昏迷、清醒、再昏迷的意识障碍过程；③头痛、恶心、喷射状呕吐；④相应体征：左侧头皮血肿，双侧瞳孔不等大，左侧对光反射消失，右侧肢体偏瘫，Babinski征左侧（＋），右侧未引出。
（3）鉴别诊断：①硬膜下血肿；②脑挫裂伤；③脑干损伤。
2. 进一步检查：①CT或MRI检查，以明确损伤部位和范围；②积极完成急诊手术前的常规实验室检查。
3. 治疗原则：①降颅压措施；②急诊手术。

第 14 章

一、选择题

1. D 2. A 3. E 4. E 5. E 6. B
7. D 8. A 9. B 10. C 11. C 12. B
13. D 14. B 15. E 16. B 17. C
18. B 19. D 20. C 21. D 22. D
23. B 24. C 25. C 26. B 27. B
28. D 29. A

二、病例分析

1. 诊断及诊断依据
（1）诊断：甲状腺功能亢进症（原发性）。
（2）诊断依据：①有怕热多汗，性情急躁；②食欲增加，体重下降；③甲状腺肿大，突眼；④脉率加快，脉压增大。
2. 鉴别诊断：①单纯性甲状腺肿；②神经官能症；③结核，恶性肿瘤。
3. 进一步检查：①颈部B超，同位素扫描；②T_3、T_4、TSH测定；③碘摄取率。
4. 治疗原则：①内科药物治疗；②必要时行甲状腺次全切除术。

第 15 章

第 1 节

1. D 2. B 3. A 4. E 5. B 6. B
7. C 8. B 9. D 10. A 11. B 12. B
13. B

第 2 节

1. E 2. D 3. E 4. A 5. A

第 3 节

1. E 2. E 3. A 4. B 5. E 6. C
7. D 8. A 9. C 10. E 11. B 12. E

第 4 节

1. A 2. B 3. D 4. C 5. B 6. A
7. C 8. C 9. C 10. A 11. C 12. E
13. D 14. D 15. E 16. A 17. A
18. A

第 16 章

1. A 2. E 3. C 4. A 5. D 6. D
7. B 8. C 9. A 10. D 11. B 12. A
13. C 14. C 15. D 16. E 17. D

第 17 章

第 1 节

一、选择题

1. C 2. D 3. E 4. C 5. C 6. C
7. E 8. E 9. E 10. C 11. B 12. B

13. C 14. A 15. B

二、病例分析题

[病例摘要1]分析：

1. 初步诊断：①嵌顿性股疝；②机械性肠梗阻。

2. 诊断依据：①患者，女性，36岁；②左侧腹股沟韧带外下方半球形肿物2年余；③肿块平素有可复性，6h前突然增大，不能还纳，伴腹痛、呕吐。

3. 鉴别诊断：①腹股沟斜疝；②腹股沟直疝；③腹股沟淋巴结肿大；④腹股沟区脂肪瘤。

4. 治疗原则：积极备术，急诊手术治疗。

[病例摘要2]分析：

1. 初步诊断：腹股沟直疝（右侧）。

2. 诊断依据：①老年男性，体形较瘦；②右侧腹股沟内侧端，耻骨结节上外方半球形肿块；③肿块部进入阴囊；④平卧时肿块可自行消失。

3. 鉴别诊断：①腹股沟斜疝；②股疝；③腹股沟淋巴结肿大。

4. 进一步检查：①肿块行透光试验；②肿块还纳后压迫腹环，站立观察肿块是否出现；③B超检查。

5. 治疗原则：无禁忌证者择期手术。

第2节

一、选择题

1. A 2. D 3. D 4. D 5. A 6. D
7. D 8. B 9. E 10. C 11. D 12. D
13. C 14. B 15. A

二、病例分析题

1. 初步诊断：①胃十二指肠溃疡穿孔；②弥漫性腹膜炎。

2. 诊断依据：①突然上腹部剧痛，伴腹膜刺激征；②十二指肠溃疡病史。

3. 鉴别诊断：①胆囊炎，胆囊结石急性发作；②急性胰腺炎；③急性阑尾炎；④急性胃肠炎。

4. 进一步检查：①立位腹部平片；②B超检查；③重复血尿淀粉酶测定。

5. 治疗原则：①禁食，胃肠减压，作好术前准备；②开腹探查：行穿孔修补术。

第3节

一、选择题

1. C 2. E 3. B 4. D 5. B 6. B
7. B 8. D 9. B 10. A 11. D 12. D
13. A 14. B

二、病例分析题

病例1分析：

1. 初步诊断：①肝破裂；②失血性休克；③腹膜炎。

2. 诊断依据：①右上腹暴力撞击史；②右上腹持续腹痛，向右肩放射，有腹膜刺激体征和移动性浊音；③血红蛋白偏低。

3. 鉴别诊断：①单纯腹壁和胸壁挫伤；②空腔脏器损伤；③肋骨骨折。

4. 进一步检查：①B超探测肝膈面及小肠间隙；②腹腔穿刺或灌洗，有无血液或含有胆汁；③胸片。

5. 治疗原则：①注意病情发展，必要时输血；②开腹探查、止血、缝合裂口、清洗腹腔。

病例2分析

1. 初步诊断：①脾破裂；②失血性休克；③肋骨骨折。

2. 诊断依据：①左季肋部外伤史；②胸片证实肋骨骨折；③腹痛遍及全腹，伴有失血症状。

3. 鉴别诊断：①单纯肋骨骨折及软组织挫伤；②其他腹腔脏器损伤：肝、小肠；③血胸。

4. 进一步检查：①腹部B超：肝脾及血肿块；②腹部平片：有无膈下游离气体；③胸片：肋骨，胸腔积液；④腹腔穿刺。

5. 治疗原则：①严密观察病情，复查Hb、P、BP必要时输血；②开腹探查：脾切除，条件许可时缝合裂口或脾部分切除术。

第4节

1. B 2. A 3. B 4. B 5. C 6. D
7. E 8. D 9. B 10. C 11. B 12. D

13. E 14. C

第 5 节

1. D 2. A 3. D 4. E 5. E 6. A
7. E 8. E 9. E 10. B 11. B 12. D

第 6 节

1. C 2. C 3. C 4. E 5. D 6. C
7. A 8. D 9. E 10. C 11. D 12. D
13. D 14. A 15. C 16. D 17. B
18. A 19. D 20. E 21. A 22. D
23. A 24. B 25. B 26. C 27. B
28. D 29. D 30. D 31. C 32. E
33. D 34. D 35. D 36. D 37. D
38. D

第 7 节

1. D 2. D 3. C 4. E 5. C 6. A
7. E 8. D 9. C 10. C 11. B 12. B
13. A 14. D 15. C 16. A 17. E
18. C 19. A 20. E

第 8 节

一、选择题

1. B 2. B 3. D 4. B 5. B 6. D
7. A 8. D 9. A 10. A 11. B 12. E
13. C 14. C 15. B

二、病例分析题

1. 诊断：肝癌（原发性，肝细胞性）。
2. 诊断依据：①右上腹痛逐月加重，伴纳差，体重下降；②乙型肝炎病史；③巩膜轻度黄染，TBIL 上升，GGT 上升，AFP 上升；④B 超所见。
3. 鉴别诊断：①转移性肝癌；②肝内其它占位病变：血管瘤、腺瘤等。
4. 进一步检查：①上消化道造影，钡灌肠检查；②CT；③必要时行肝穿刺活检。
5. 治疗原则：①手术；②介入治疗；③肝移植。

第 9 节

一、选择题

1. D 2. A 3. D 4. B 5. A 6. D
7. D 8. C 9. C 10. D 11. B 12. B
13. E

二、病例分析题

1. 诊断：①上消化道出血；②食管静脉曲张破裂出血可能性大；③肝硬化门脉高压、腹水。
2. 诊断依据：①有乙肝病史及肝硬化体征（蜘蛛痣、脾大、腹水）；②出血诱因明确，有呕血、柏油样便；③脾大、腹部移动性浊音（＋）；④B 超所见。
3. 鉴别诊断：①胃十二指肠溃疡；②胃癌；③肝癌；④胆道出血。
4. 进一步检查：①肝功能检查，乙肝全套、AFP、血常规；②影像学检查：B 超、CT，缓解时可作食管造影；③内镜检查。
5. 治疗原则：①禁食、输血、输液；②三腔二囊管压迫；③经内镜硬化剂注射及血管套扎术止血；④贲门周围血管离断术。

第 10 节

一、选择题

1. D 2. B 3. C 4. B 5. C 6. E
7. B 8. D 9. D 10. C 11. A 12. D
13. C 14. D 15. E 16. B 17. D
18. A 19. E 20. D 21. B 22. E
23. C 24. E 25. A

二、病例分析题

1. 诊断：①胆总管结石并化脓性胆管炎；②梗阻性黄疸。
2. 诊断依据：①反复发作右上腹绞痛，近期出现 Charcot 三联征；②直接胆红素及 WBC 升高；③有胆囊结石二次手术史。
3. 鉴别诊断：①胆道损伤导致的狭窄、梗阻；②胆道下端肿瘤。
4. 进一步检查：①B 超、CT；②发作期避免应用 ERCP 或 PTC。
5. 治疗原则：①抗感染；②胆总管探查，引流。

第 11 节

一、选择题

1. C 2. A 3. E 4. B 5. C 6. B
7. D 8. A 9. D 10. C 11. D 12. B
13. B 14. D 15. C 16. C

二、病例分析题

1. 诊断：急性重症胰腺炎。
2. 诊断依据：①急性持续性上腹痛，向腰背部放射，伴恶心、呕吐，吐后腹痛不减轻；②查体有上腹部肌紧张，压痛，可疑反跳痛和腹水征及麻痹性肠梗阻征象；③化验血WBC数和中性比例增高、腹平片结果不支持肠穿孔和明显肠梗阻；④既往有胆结石史。
3. 鉴别诊断：①溃疡病急性穿孔；②急性肠梗阻；③急性胃炎；④慢性胆囊炎急性发作。
4. 进一步检查：①腹部B超和CT扫描；②若有腹水，则应穿刺化验及腹水淀粉酶活性测定；③血清淀粉酶活性、血糖、血 Ca^{2+}、K^+、Na^+、Cl^-；④血气分析、血清正铁白蛋白。
5. 治疗原则：①减少胰腺外分泌：禁食和胃肠减压；抑制胰腺分泌药物如生长抑素；②对抗胰酶活性药物（抑肽酶、加贝酯）；③抗生素；④支持疗法：输液、营养支持、镇痛。

第 12 节

1. A 2. B 3. E 4. A 5. D 6. A
7. A 8. C 9. D 10. E

第 18 章

1. C 2. E 3. D 4. B 5. E 6. E
7. A 8. C 9. D 10. D 11. E 12. E
13. A 14. A 15. C 16. E 17. A
18. E 19. D 20. B 21. D 22. D

第 19 章

第 1 节

1. D 2. B 3. C 4. E 5. B 6. D
7. D 8. D 9. B 10. C

第 2 节

1. A 2. C 3. E 4. E 5. B 6. A
7. D 8. C 9. D 10. C 11. E 12. B
13. E 14. A 15. A 16. D 17. D
18. B 19. E 20. B 21. B 22. C
23. C 24. C 25. C 26. E 27. C
28. E 29. A 30. D 31. A 32. A
33. B

第 3 节

1. D 2. B 3. D 4. C 5. A 6. D
7. D 8. E 9. A 10. E 11. A 12. B
13. D 14. E 15. B 16. D 17. C
18. C 19. A 20. B 21. E 22. D
23. E 24. E 25. A 26. E 27. A
28. B 29. A

第 4 节

1. A 2. A 3. D 4. A 5. B 6. E
7. D 8. B 9. C 10. D 11. A 12. D
13. D

第 5 节

1. C 2. D 3. E 4. E 5. E 6. D
7. D

第 6 节

1. B 2. D 3. B 4. C 5. A 6. C
7. C 8. B 9. C 10. B 11. B 12. A
13. A 14. E 15. D 16. E 17. A
18. C 19. E 20. C 21. B 22. B
23. A 24. E 25. C 26. C 27. E
28. A 29. A 30. E 31. E 32. B
33. D 34. E

第 7 节

1. B 2. C 3. C 4. C 5. C 6. C
7. C 8. C 9. C 10. B 11. E 12. A
13. E 14. E 15. A 16. E 17. B
18. E 19. B 20. E 21. D 22. E
23. D 24. D 25. C

第 8 节

1. C 2. C 3. D 4. E 5. E 6. C

7. B 8. D 9. D 10. A 11. B
12. C 13. C 14. B 15. D 16. C
17. B 18. D 19. D 20. A 21. A
22. E 23. C 24. D 25. A 26. C
27. B 28. D

第 20 章

一、选择题

1. B 2. A 3. E 4. D 5. E 6. A
7. B 8. E 9. E 10. B 11. D 12. A
13. C 14. D 15. A 16. C 17. E
18. C 19. B 20. A 21. A 22. E
23. D 24. A 25. A 26. C 27. A
28. A 29. E 30. C 31. B 32. E
33. A 34. E 35. A 36. C 37. E
38. A 39. A 40. D 41. D 42. D
43. B 44. E 45. E 46. B 47. D
48. E 49. C 50. B 51. D 52. E
53. B 54. D 55. D 56. A 57. E
58. C 59. A 60. D 61. D 62. B
63. E 64. D 65. C 66. B 67. D
68. A 69. B 70. A 71. D 72. E
73. B 74. E 75. D

二、病案分析

[病例分析 1]

一、诊断及诊断依据

1. 诊断：右肱骨髁上骨折（伸直型）。

诊断依据：①好发年龄（10 岁以下）；②典型受伤机制；③局部压痛及轴向挤压痛，并触及骨折近端；④肘后三角关系正常。

2. 鉴别诊断：肘关节后脱位。

3. 进一步检查：右肘侧位 X 线片。明确诊断，了解骨折线的位置和骨折移位情况。

4. 治疗原则：手法复位，屈肘位后侧石膏托固定 4~5 周。

[病例分析 2]

1. 初步诊断及诊断依据

（1）初步诊断：肩关节脱位（右肩关节前脱位）。

（2）诊断依据：①外伤史；②右侧肩外轮廓形成"方肩"畸形、肩胛盂处呈空虚感；③Dugas 征阳性。

2. 鉴别诊断：①锁骨骨折；②肘关节脱位；③肱骨外上髁骨折④桡骨小头半脱位。

3. 进一步检查：右肩 X 线拍片，辅助诊断，了解脱位情况。

4. 治疗原则：一旦确诊，尽早手法复位。常采用 Hippocrates 法复位，三角巾悬吊固定 3 周。